足踝外科学精要

ORTHOPAEDIC SURGERY ESSENTIALS:
FOOT AND ANKLE

(第2版)

原　著　DAVID B. THORDARSON

主　译　张建中

副主译　王显军　李淑媛

译　者　王　智　董　岩　沈松坡
　　　　彭建光　包贝西　肖　犇
　　　　王显军　李淑媛　张建中

北京大学医学出版社

ZUHUAI WAIKEXUE JINGYAO

图书在版编目(CIP)数据

足踝外科学精要:第2版/(美)托德森(Thordarson,D.B.)原著;张建中主译. —北京:北京大学医学出版社,2013.11(2019.11重印)

ISBN 978-7-5659-0666-4

Ⅰ.①足… Ⅱ.①托… ②张… Ⅲ.①足—外科手术 ②踝关节—外科手术 Ⅳ.①R658.3

中国版本图书馆CIP数据核字(2013)第240863号

北京市版权局著作权合同登记号:图字:01-2013-7247

Orthopaedic Surgery Essentials: Foot and Ankle. 2nd ed.
David B. Thordarson.
ISBN-13:978-1-4511-1596-3

Copyright © 2013 by Lippincott Williams & Wilkins, a Wolters Kluwer Business. All Rights Reserved.
This is a simplified Chinese translation co-published by arrangement with Lippincott Williams & Wilkins/Wolters Kluwer Health, Inc., USA

Simplified Chinese translation Copyright 2013 by Peking University Medical Press. All Rights Reserved.

本书封底贴有Wolters Kluwer Health激光防伪标签,无标签者不得销售。

本书提供了药物的准确的适应证、副作用和疗程剂量,但有可能发生改变。读者须阅读药商提供的外包装上的用药信息。作者、编辑、出版者或发行者对因使用本书信息所造成的错误、疏忽或任何后果不承担责任,对出版物的内容不做明示的或隐含的保证。作者、编辑、出版者或发行者对由本书引起的任何人身伤害或财产损害不承担任何法律责任。

足踝外科学精要(第2版)

主　　译:张建中
出版发行:北京大学医学出版社
地　　址:(100191)北京市海淀区学院路38号 北京大学医学部院内
电　　话:发行部 010-82802230;图书邮购 010-82802495
网　　址:http://www.pumpress.com.cn
E - mail:booksale@bjmu.edu.cn
印　　刷:北京信彩瑞禾印刷厂
经　　销:新华书店
责任编辑:冯智勇　刘 燕　　责任校对:金彤文　　责任印制:罗德刚
开　　本:889mm×1194mm　1/16　印张:23　字数:738千字
版　　次:2013年11月第1版　2019年11月第2次印刷
书　　号:ISBN 978-7-5659-0666-4
定　　价:160.00元

版权所有,违者必究

(凡属质量问题请与本社发行部联系退换)

原著者

Eva Asomugha, MD
Resident Physician
Department of Orthopaedic Surgery
The Cleveland Clinic Foundation
Cleveland, Ohio

Umur Aydogan, MD
Director
ECEM Foot and Ankle Clinic
Karsiyaka-Izmir, Turkey

Aaron A. Bare, MD
Shoulder and Knee Specialist
OAD Orthopaedics
Warrenville, Illinois

Gregory C. Berlet, MD
Attending Physician
Department of Orthopaedics
Orthopaedic Foot and Ankle Center
Westerville, Ohio

Michael J. Botte, MD
Orthopaedic Surgeon
Scripps Clinic
La Jolla, California

Eric Breitbart, MD
Orthopaedic Surgeon
Hospital for Special Surgery
New York, New York

Michael E. Brage, MD
Associate Professor
Department of Orthopaedics and Sports Medicine
University of Washington
Orthopaedic Surgeon
Department of Orthopaedics and Sports Medicine
Harborview Medical Center
Seattle, Washington

Chad B. Carlson, MD
Orthopaedic Surgeon
Bone and Joint Surgeon
Bismarck, North Dakota

Jonathan T. Deland, MD
Orthopaedic Surgeon
Hospital for Special Surgery
New York, New York
Constantine A. Demetracopoulos, MD

Orthopaedic Surgeon
Hospital for Special Surgery
New York, New York

Mark E. Easley, MD
Associate Professor of Orthopaedic Surgery
Co-Director, Foot and Ankle Fellowship
Duke University Medical Center
Durham, North Carolina

Richard D. Ferkel, MD
Orthopaedic Surgeon
Department of Orthopaedic Surgery and Sports Medicine
Southern California Orthopedic Institute
Van Nuys, California

Orrin Franko, MD
Orthopaedic Surgeon
Scripps Clinic
La Jolla, California

Ryan C. Goodwin, MD
Orthopaedic Surgeon
The Cleveland Clinic
Cleveland, Ohio

Steven L. Haddad, MD
Senior Attending Physician
Illinois Bone and Joint Institute, LLC
Glenview, Illinois

Jeffrey D. Jackson, MD
Orthopaedic Surgeon
Salt Lake Orthopaedic Clinic
Salt Lake City, Utah

Anish R. Kadakia, MD
Clinician Educator
Department of Orthopaedic Surgery
University of Chicago Pritzker School of Medicine
Chicago, Illinois
Attending Physician
Department of Orthopaedic Surgery
Illinois Bone and Joint Institute
Glenview, Illinois

Todd A. Kile, MD
Assistant Professor
Department of Orthopaedic Surgery
Mayo Medical School
Rochester, Minnesota
Consultant
Department of Orthopaedic Surgery
Mayo Clinic
Phoenix, Arizona

Christopher Y. Kweon, MD
Resident
Department of Orthopaedics
Banner Good Samaritan Orthopaedic Residency
Phoenix, Arizona

Sheldon S. Lin, MD
Orthopaedic Surgeon
Hospital for Special Surgery
New York, New York

Jeffrey A. Mann, MD
Private Practice
Oakland, California

Ellis K. Nam, MD
Assistant Professor
Department of Orthopaedic Surgery
University of Illinois
Attending Surgeon
Department of Surgery
Illinois Masonic Hospital & St. Joseph Hospital
Chicago Orthopaedics & Sports
Chicago, Illinois

David E. Oji, MD
Chief Resident
Department of Orthopaedic Surgery
Johns Hopkins University School of Medicine
Baltimore, Maryland

Lew C. Schon, MD
Assistant Professor
Department of Orthopaedic Surgery
Johns Hopkins University School of Medicine
Chief, Foot & Ankle Fellowship and
Orthobiologic Laboratory
Division of Foot and Ankle
Department of Orthopaedic Surgery
Union Memorial Hospital
Baltimore, Maryland

James J. Sferra, MD
Orthopaedic Surgeon
Cleveland Clinic
Department of Orthopaedic Surgery
Head, Section of Foot and Ankle Surgery
Orthopaedic and Rheumatologic Institute
Cleveland Clinic
Cleveland, Ohio

G. Alexander Simpson, MD
Orthopaedic Surgery Resident
Department of Orthopaedics
OhioHealth Doctors Hospital
Columbus, Ohio

David B. Thordarson, MD
Professor
Department of Surgery
Division of Orthopaedics
Cedars Sinai Medical Center
Beverly Hills, California

Keith L. Wapner, MD
Clinical Professor
Department of Orthopaedic Surgery
Perelman School of Medicine at the University of Pennsylvania
Philadelphia, Pennsylvania

译者前言

足踝部疾病是骨科常见疾病。但很多骨科医生在处理此类疾病时感到无所适从。即使像姆外翻这样普通、常见的足趾疾患，如果想要获得确切的疗效，在选择治疗方案时有时也并非一件容易的事。原因是什么？长期的临床培训，使我们对关节、脊柱和创伤已比较熟悉，但对我们的脚却忽略很多。脚的那些复杂的解剖结构和生物力学让那些没有经验的医生望而却步。但"千里之行，始于足下"，足对人之重要，不言而喻。而我希望足踝外科的知识也能够为骨科医生们提供有用的帮助。

面对一个患有足踝疾病的患者，重要的不是怎样去做手术，而是结合患者实际情况制订一个合理的治疗方案。这需要我们认真、细致地查体，分析问题所在，找出病理改变，选择正确的治疗方案。这个过程需要医生具备良好的骨科基本理论和技能。例如，一个后足的畸形，需要了解畸形发生的部位，畸形在踝上、踝关节，还是在踝下？畸形是柔软的，还是僵硬的？踝关节和距下关节有无关节炎及其程度如何？关节周围的韧带是否完整？足踝部肌腱的肌力如何？膝、髋关节的功能如何？我们需要了解疾病产生的原因。畸形是由外伤所致，还是神经肌肉病变的结果？畸形是痉挛型，还是麻痹型？痉挛型畸形是脑部外伤（常由胫前肌引起）所致，还是脑瘫（常由胫后肌引起）后遗症？麻痹型畸形是源于脊髓灰质炎，还是 CMT 病？不同的病因和不同的病理影响着治疗的选择。另外，是否需要手术，什么时间手术，做什么样的手术等都是我们在治疗抉择时需要考虑的问题。这些都比完成一个手术困难得多，需要我们不断地学习、积累、实践、提高。

目前，国内足踝外科手术学的书籍已有很多，但介绍足踝外科基本知识的书籍较少。大部头书籍较多，能够简明扼要、又比较全面地介绍足踝外科基本理论的书籍较少。本书不是针对足踝外科专家而写，而是为那些需要处理足踝疾病的骨科医生和刚刚进入足踝外科领域的年轻医生提供基础知识的一本书。本书内容不求全面、不只讲手术技术，但却涵盖了足踝外科临床诊疗中最实用的知识。如实用解剖、生物力学、矫形器、创伤、关节重建、韧带修复、关节镜技术等等方面的基本概念和基础知识。这些知识对于我们掌握足踝外科诊疗原则、打好临床实践的基础是非常必要的。时隔 9 年后，本书第 2 版的出版，与时俱进，又增加了很多新的内容，如各种微创技术应用、关节置换进展和新的治疗结果评价等。

当我校对完这本书的中文版时，我觉得学习到了不少新的知识。如果我们能静下心来，细细地读这本书，我们一定能够体会到书中介绍的足踝外科的基本理论非常有用。我非常愿意将这本书推荐给那些需要处理足踝部疾病的骨科医生们，我也会推荐将这本书作为新加入足踝外科专业的医生的必读教材之一。

虽然我们非常努力，想把这样一本国外著名的足踝外科教材忠实地翻译成中文奉献给大家，但鉴于水平有限，错误和疏漏之处在所难免，尚望读者不吝赐教。

首都医科大学附属北京同仁医院
足踝外科矫形中心
张建中
2013 年 10 月 6 日

原著前言

足踝外科是骨科中快速发展的一个领域。25年前，大多数普通骨科医生对处理足踝部疾病几乎没有什么兴趣。然而，他们现在已经开始认识到处理足踝部病变患者所具有的复杂性和挑战性。美国足踝外科协会的会员也从1994年的600人增加到今天的1800人左右。

本书重点是为骨科医生提供该领域的核心知识，所选作者都是积极从事骨科教育的专家。本书内容不求成为足踝外科的百科全书，但却力图涵盖足踝外科的几乎所有方面。书中介绍的知识可以帮助骨科医师为治疗足踝部疾病做好准备，同时本书也可作为骨科专业考试和美国骨科委员会考试的参考书。书中不但介绍了足踝外科技术，尤其注重对患者进行诊治时所需要的基础知识以及如何合理地制订治疗计划。

足踝外科是一个发展迅速且极具挑战性的专业领域，她包含了骨科中的几乎所有方面——创伤、感染、重建外科（如融合术）、关节置换、截骨术和肌腱移位术等。

欢迎来到足踝外科领域，我确信您一定会喜欢她！

David B. Thordarson，MD

目 录

第1章 足与踝的解剖和生物力学………… 1

第2章 体格检查与矫形器 …………… 23

第3章 神经肌肉疾病 …………… 42

第4章 神经卡压综合征 …………… 80

第5章 糖尿病足 …………… 103

第6章 外翻、内翻和籽骨疾病 …… 124

第7章 足第2~5趾畸形和小趾滑囊炎 … 142

第8章 肌腱病变 …………… 173

第9章 足跟及跟骨下疼痛 …………… 207

第10章 踝与后足退行性关节病 ……… 220

第11章 中足与前足退行性关节病 …… 246

第12章 急性踝关节扭伤、慢性踝关节及距下关节不稳定 …………… 267

第13章 踝关节及距下关节镜手术 …… 275

第14章 足踝部创伤 …………… 320

索 引 …………… 355

第 1 章
足与踝的解剖和生物力学

CONSTANTINE A. DEMETRACOPOULOS, JONATHAN T. DELAND

掌握足踝部的功能解剖，是我们纠正足踝部病理改变所必须具备的知识。本章介绍的足踝部基本解剖与生物力学内容，是足踝疾病治疗的基础知识。

专用术语

为了有效地交流，医生有必要了解用于描述足踝部各种解剖姿势的专业名词。可令人遗憾的是，用于描述相同姿势和动作的名词在文献中往往有不确切的用法。在描写肢体的姿势和运动时，大多数采用身体的中间矢状面作为参考，以描述内翻、外翻、外展和内收等活动。足蹈趾的内翻和外翻定义也同样遵循此惯例（图1.1）。而描述蹈趾的外展和内收时，参考面则转移到足的长轴，长轴定义为第 2 跖骨中轴至足跟的平面轴线。蹈趾运动远离这一轴线时称为外展，而相反的方向称为内收。

足踝部的运动与姿势采用最简单的三轴正交系统进行定义（图1.2）。

- 旋前，由足部外展、外旋、背伸三平面活动组成，使足部的外侧缘抬高。
- 旋后，由足部内收、内旋、跖屈三平面活动组成，使足部内侧缘抬高。

足跟（跟骨）的姿势与距骨相关，采用踝关节的正交系统进行定义。姿势名词马蹄足（equinus）与跟行足（calcaneus）在某些情况下会用到，它们分别是跟骨跖屈和跟骨背伸的同义词。

足踝部解剖

皮肤与浅筋膜

足背皮肤薄，与其下方筋膜连接疏松，而且几乎没有皮下脂肪。因此皮肤活动度相对较大，为足背手术切口暴露留有余地，皮下结构触诊相对容易。相反，足跟、足内外侧缘及跖球部均有强大的垂直纤维组织将皮肤与足跖面组织紧密连接，这些垂直纤维构成脂肪填充的小室或间隔，这些结构在足跟下方及跖球部下方增大，起到吸收震荡的作用。创伤或手术损伤间隔结构，或注射类固醇引起脂肪组织萎缩，可使其吸收震荡的功能永久受损，从而导致疼痛。足跖侧皮肤充足的血供主要来自足底内、外侧动脉及趾底总动脉。因此，医生在此区域内手术时，可以更自由、更安全地选择手术切口和切口方向。真皮内浅层及皮下静脉系统与足背静脉系统在足内、外侧相吻合。淋巴系统通过网状间隙从跖侧面流向足背面，这就是足底感染能引起足背肿胀的原因。

骨与关节解剖

足部有 26 块骨，若干籽骨（通常是 2 个）和趾骨，组成 34 个关节。传统上将足部分为前足、中足和后足。

前足

前足延伸至跖跗关节（Lisfranc 关节），包括 5 个

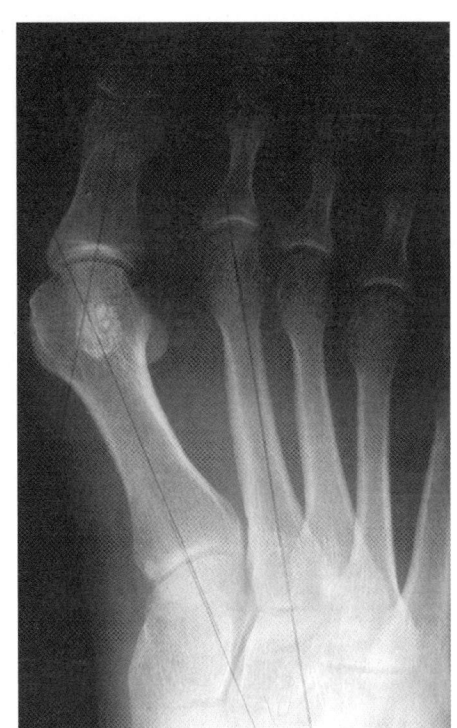
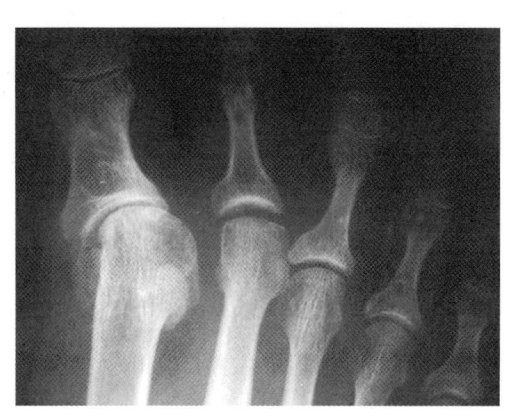

图1.1 蹚外翻（A）和蹚内翻（B）参考的是身体的中间矢状面。

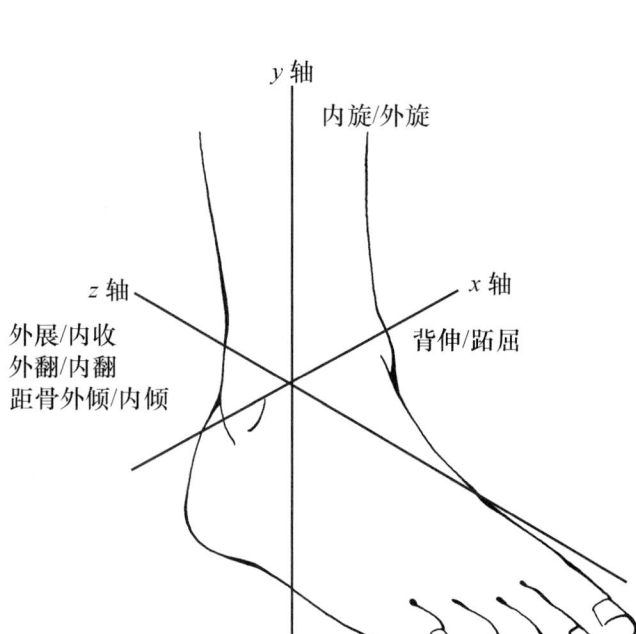

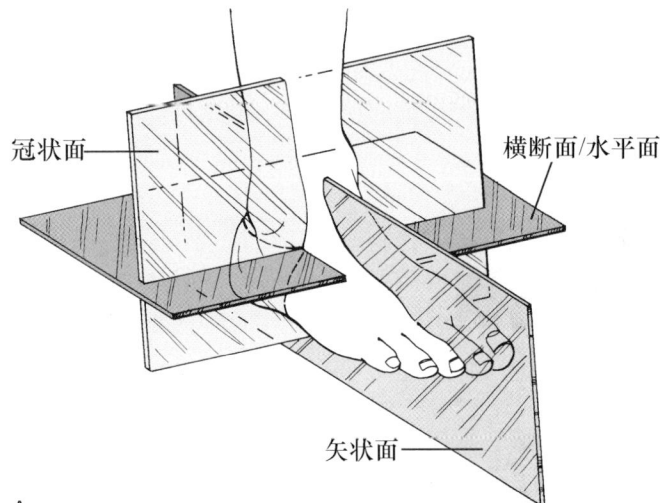

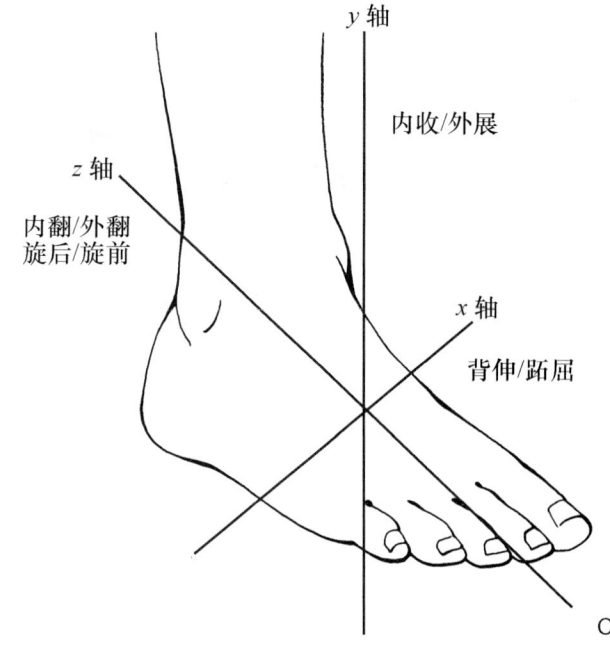

图1.2 （A）三正交平面代表的是：冠状面或额状面（$x\text{-}y$）、矢状面（$y\text{-}z$）、横断面或水平面（$x\text{-}z$）。矢状面的活动围绕 x 轴，冠状面的活动围绕 z 轴，水平面的活动围绕 y 轴。（B）图示踝关节的轴线以及围绕这些轴线相关的旋转活动。（C）图示足部的轴线以及围绕这些轴线相关的旋转活动。

跖骨和 14 个趾骨。传统上将足趾和相应跖骨（又称为"序列"）的顺序从内侧向外侧排列，如把踇趾命名为第 1 趾，最外侧小趾命名为第 5 趾。同样，跖骨间隙和趾蹼间隙，从内向外依次为第 1 至第 4 间隙。只有踇趾有 2 个趾骨，其他小趾均由 3 个趾骨组成。约有 15% 的人第 5 趾只有 2 个趾骨。第 1、2、3 跖骨在其基底部有相应的楔骨。第 4 跖骨和第 5 跖骨在其基底部与骰骨形成关节。跖骨具有独特性，因为只有它们是在其长轴的垂直方向上承受体重的长骨。跖骨远端骺部（跖骨头）有两个跖侧的突起，称为髁。外侧髁（腓侧）比内侧髁（胫侧）更大。跖骨的长度各不相同。通常第 1 跖骨比第 2 跖骨短，其余跖骨依次缩短。所有跖骨与足底负重平面都有一定的倾斜角。第 1 跖骨倾斜角最大（15°~25°），其余跖骨倾斜角从内向外逐渐减小：第 2 跖骨为 15°，第 3 跖骨为 10°，第 4 跖骨为 8°，第 5 跖骨为 5°。正常站立时，跖骨头部均处于一个平面上。第 1 跖列承受 2/5 的体重分布，而其他的 4 个外侧跖列承受剩余的 3/5 体重。第 4、5 跖骨均在矢状面上有一定的活动度，第 1 跖骨活动度稍小一些。第 2、3 跖骨因为与相应的楔骨形成稳定的关节，位置比较固定。

第 1 跖骨基底部为不规则四边形，和内侧楔骨的远端形成第 1 跖楔关节。有时第 1 跖骨基底部外侧还会与第 2 跖骨基底部内侧形成关节。第 1 跖楔关节在水平面上的内倾角度具有个体差异，通常为 8°~10°。第 1 跖骨内翻时可能有更大的内倾角。第 1 跖骨和第 2 跖骨间夹角通常小于 10°（图 1.3）。第 1 跖楔关节并不直接沿矢状面活动，而是沿着背内侧向跖外侧的方向活动。跖侧第 1 跖楔韧带是维持背伸稳定的主要结构。足底跖间韧带把第 2 至第 5 的跖骨连接起来。但是，第 1 跖列与第 2 跖列间没有足底的韧带连接。这种连接的缺失使第 1 跖列在矢状面上有更大的活动度。第 1 跖楔关节活动度过大可以引发踇外翻和第 1 跖骨内翻，有时也是造成成人获得性平足症的原因之一。

踇趾和第 1 跖趾关节

踇趾的第 1 跖趾关节是一个浅的球窝型关节，被动活动度为背伸 40°~100°，跖屈 3°~43°。而内收与外展活动相对受限。第 1 跖骨头呈凸轮形，大于近节趾骨基底。所以关节活动比铰链关节更复杂，其旋转中心是动态的。扇形的韧带起于跖骨头的内、外侧

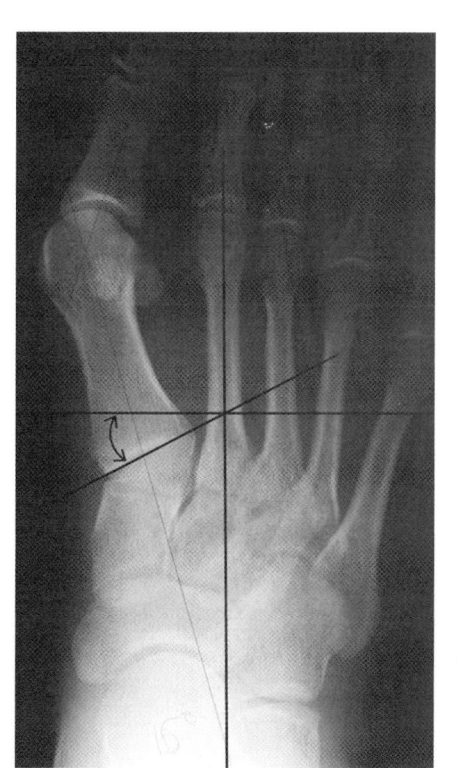
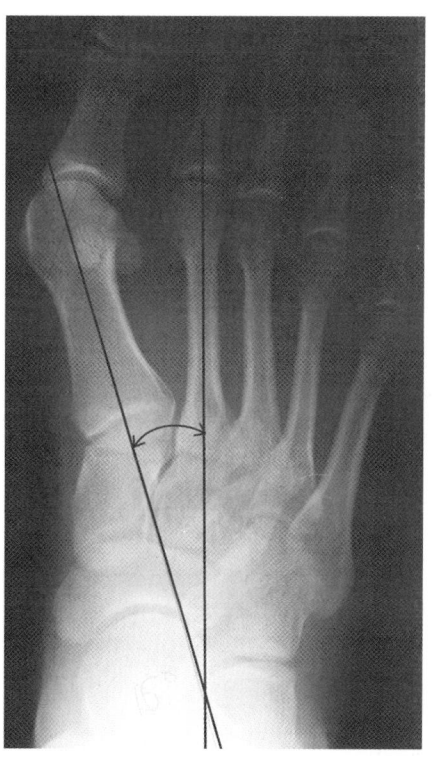

图 1.3 （A）足前后位 X 线片，箭头示第 1 跖楔关节角。（B）足部负重位 X 线片，示第 1 跖骨间角。此角度于负重位测量更准确，因为此角度负重时会增大。

髁，构成内、外侧副韧带，分别形成限制内、外翻的静力性应力结构。在足底，强大的纤维软骨样组织称为跖板，为跖趾关节提供额外的稳定性。跖板由足底筋膜与跖趾关节囊的跖侧部分汇合而成。跖板牢固地附着于近节趾骨基底，但在跖骨颈处只是与关节囊形成较松弛的连接。跖板不仅可承受跖趾关节背伸时来自跖腱膜方向的拉力，而且负重时还承受跖骨头传导的压力。跖趾关节囊本身即是由韧带和肌腱汇合而成，包括侧副韧带、跖板、跖籽韧带和趾籽韧带、拇展肌、拇收肌、伸趾短肌和拇短屈肌。

在跖骨头底部表面，有两个纵向走行的软骨覆盖的沟，分割它们的是圆形隆起结构，称为嵴部。拇短屈肌腱分为内、外两部，在拇趾近节趾骨基底部各有一肌腱止点。在肌腱内有各有一个籽骨，与各自的沟部形成关节。籽骨的关节表面也覆盖有透明软骨。两个籽骨间连接着厚的籽骨间韧带，以维持籽骨间关系和相应的拇短屈肌腱的固有走行。当在某一角度牵拉时（如，拇趾位于背伸姿势时），籽骨的存在使肌腱具有力学优势。从形态上看，籽骨的大小与形状差异很大。10%以上的人内侧（或胫侧）籽骨为二分籽骨，这一现象要与骨折相鉴别。这一现象90%为双侧同时存在，内侧籽骨的二分形态较外侧（或腓侧）籽骨更多见。内侧籽骨还可分为3部分或是4部分，而外侧籽骨则很少形成多于2部分以上的形态。籽骨是许多结构的附着点（图1.4）。

Lisfranc 关节

Lisfranc 关节复合体把前足与中足分开。Lisfranc 关节由5个跖骨、3个楔骨及骰骨组成。正是这一个复合关节结构使前足与中足相连。

足分三柱：

1. 内侧柱，由第1跖骨与内侧楔骨组成；
2. 中间柱或中柱，由第2、3跖骨与中、外侧楔骨组成；
3. 外侧柱，由第4、5跖骨与骰骨组成。

Lisfranc 关节复合体的稳定性受多个因素的影响。第2跖骨的基底部嵌入内侧与外侧楔骨之间，牢固地连接于中间楔骨上（图1.5），形成一个"楔石"样榫接结构，增加水平面稳定性。相对稳定的第2跖列，与内、外侧楔骨相邻，承受潜在增加的应力，这可造成舞蹈者特征性的第2跖骨基底部应力性骨折。由不规则四边形楔骨和第2、3跖骨的基底部组成的拱形结构，增加了冠状面的稳定性（图1.6）。此外，跖侧跖跗韧带与背侧跖跗韧带（跖侧更强），以及跖侧跖骨间韧带的存在，更增加了关节的稳定性。骨性结构的特点，与强大的足底韧带结构存在，使得跖骨基底部骨折更容易向背侧而不是向跖侧移位。第2跖骨，并不与第1跖骨基底部相连，而是被 Lisfranc 韧带连接于内侧楔骨上。此韧带是 Lisfranc 复合体中最

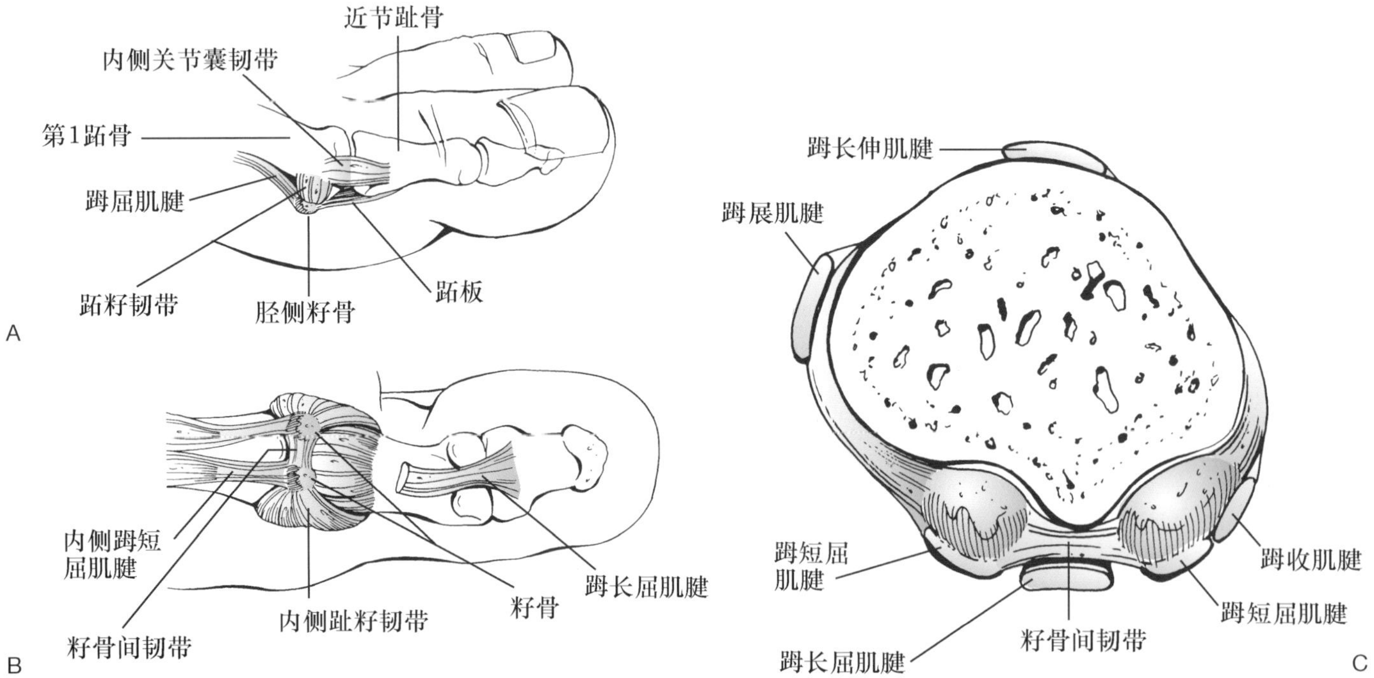

图1.4 （A）第1跖趾关节的解剖。（B）跖侧观。（C）第1跖趾关节从头部的横断面解剖。

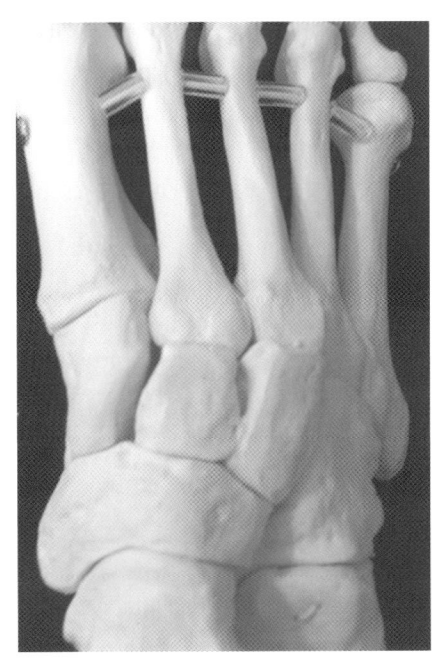

图 1.5 足模型展示了第 2 跖骨基底部嵌入内侧与外侧楔骨之间。

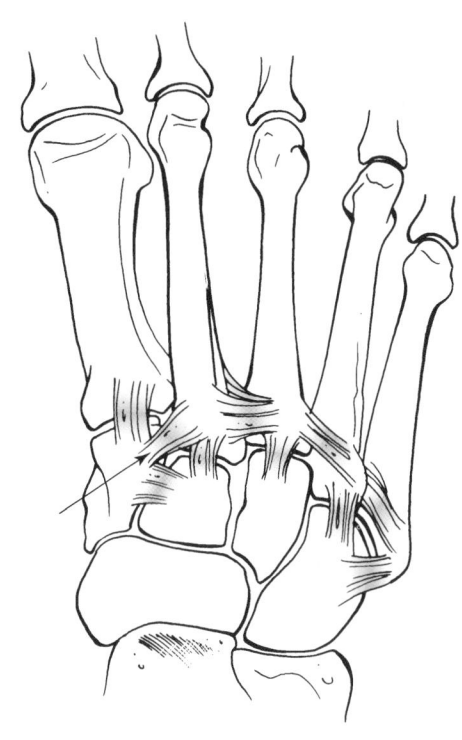

图 1.7 跖侧跖跗韧带和跖侧跖骨间韧带。注意跖侧跖骨间韧带在第 1 和第 2 跖骨间缺失。Lisfranc 韧带（箭头）从内侧楔骨斜行至第 2 跖骨基底部。

和肌腱。中足包括舟骨、骰骨和 3 个楔骨，它从远端的跖跗关节至近端的跗横关节。

舟骨有一个凹陷的后表面，与距骨相关节，它还有一个凸起的前表面，分成 3 个关节面，与 3 个楔骨形成关节。内侧突出部分有一个结节，是胫后肌腱的主要止点。舟骨的跖侧表面附着了跟舟内上韧带和跟舟下韧带（弹簧韧带复合体）。弹簧韧带复合体的内上部分止点就在胫后肌腱的内侧深层。舟骨的背侧附着有一系列韧带，包括距舟韧带、舟楔背侧韧带、舟骰背侧韧带。背侧表面还有分歧韧带的内侧束（跟舟部分）相连，分歧韧带呈 Y 形，起自跟骨前结节的上表面，是强有力的韧带。

舟骨为传导从后足到前足的力量起了相当大的作用。由于这个原因，加之舟骨本身中 1/3 部分血运较少，因此易于出现应力性骨折和缺血性坏死。此外，三关节融合术后（距舟关节、跟骰关节和距下关节），距舟关节最容易出现不愈合。

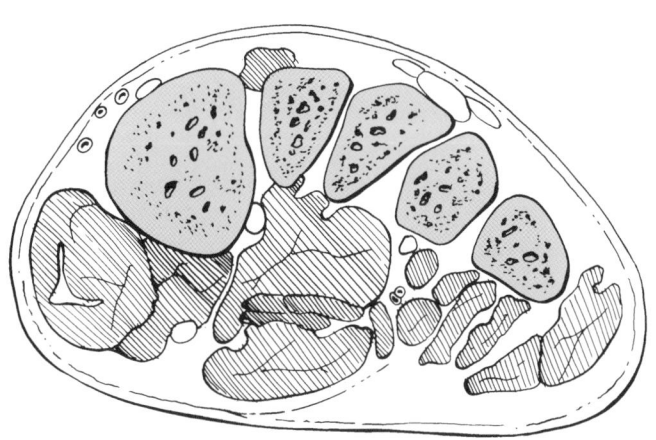

图 1.6 第 2 和第 3 跖骨楔形基底部形成了"楔石"效应，在冠状面稳定足弓。

强大的韧带，在内侧楔骨的底部表面有较宽的附着点，斜行止于第 2 跖骨基底部的跖侧（图 1.7）。复合体的损伤能造成第 2 跖骨基底部撕脱骨折。骨折片仍与 Lisfranc 韧带相连，此现象在 X 线检查时可见（Fleck 征）。

中 足

中足的 5 块骨之间的位置相对固定。作为一个整体，它们成为前足和后足之间的力学传导结构。此外，中足还能保护走行于踝关节至足部的神经、血管

骰骨参与足外侧柱构成，位于跟骨前面和第 4、5 跖骨基底之间。其后方，与跟骨形成一个马鞍状关节。前方被小骨嵴分为两个关节面，第 4、5 跖骨基底部与之形成活动关节。内侧表面有一个关节面，与

外侧楔骨，有时还包含舟骨，形成关节。骰骨被分歧韧带的外侧束（起自跟骨）和跟骰背侧韧带固定于跟骨背侧。跖侧的稳定结构包括跟骰跖侧韧带（跖短韧带）和跖长韧带的深层纤维。在骰骨的跖侧可见到一个沟（槽）。跖长韧带的浅层纤维，在走行至第2、3、4跖骨基底时，跨过腓骨沟，形成骨纤维通道（骰骨隧道），腓骨长肌腱在其中穿行。

各楔骨和它们前方相应的跖骨，以及舟骨后表面形成关节。内侧楔骨是3个楔骨中最大的一个，它呈楔形的较薄的一边指向足背侧。它是多个肌腱，包括腓骨长肌腱、胫后肌腱和胫前肌腱以及Lisfranc韧带的部分止点。

中间和外侧楔骨与第2和第3跖骨基底部紧密相连。楔形的楔骨像罗马式拱门上的石块一样，为足部内侧纵弓提供固有的骨性稳定。胫后肌腱的部分束支在此两个楔骨的跖面都有止点。

跗横关节（Chopart关节）

中足与后足的分界处就是跗横关节（Chopart关节），它包括距舟关节与跟骰关节。

距舟关节是一个球窝型关节，是被称为"足臼"（acetabulum pedis）的复杂运动系统的关键部分。足臼是一个深窝状结构，内容有距骨头，由舟骨、跟骨的前关节面和中关节面、跟舟内上韧带和跟舟下韧带（弹簧韧带复合体）以及分歧韧带的跟舟束支共同组成（图1.8）。与跟骰关节联合，足臼允许轴向面和水平面两个平面的运动。这样的运动有助于负重时吸收震荡和维持足的稳定。不仅如此，在行走于不平地面时，它可以保持前足与后足形成合适的对位关系。

弹簧韧带复合体包括3个解剖结构：跟舟内上韧带（是弹簧韧带复合体中最大、最强的部分）、跟舟下（跖侧）韧带和第3韧带。内上韧带组成部分包括距舟关节囊内侧，并与三角韧带的浅层胫舟部分相融合。它呈三角形，因为与距骨头形成关节，因此包含了纤维软骨组织。跟舟内上韧带的浅层纤维与胫后肌腱还有额外的连接。跟舟下韧带是一条较窄的韧带，全部由纤维结构组成，位于足臼的最底部。第3韧带与跟舟内上韧带有明显的区别。它起自跟骨前、中关节面间的切迹，止于舟骨结节。弹簧韧带复合体，特别是内上组成部分，被认为是防止距舟关节畸形的最主要的静力性限制结构。此韧带功能不全是成人获得性平足症的主要致病因素。

距舟关节或距下关节的任何活动都会涉及跟骰关节。跟骨前关节面在垂直方向凹陷，在水平方向凸出。骰骨的后侧面为波浪形相交错的特征性表面。当足跟内翻，前足旋前时，两个相对的表面相互匹配度达到最大，此时足部呈推进姿态。

后足

后足包括跟骨和距骨。跟骨是最大的跗骨，组成了足的跟部，其复杂的外形包含6个面：

1. 上面通过3个关节面和距骨形成关节（前、中、后关节面）。
2. 前面与骰骨相关节。
3. 后面是跟腱的止点。
4. 内侧面有一个骨板突起，称为载距突，它通过中关节面支撑部分距骨头，同时还是一系列韧带的止点。
5. 外侧面的特点是有一个骨突起，称为腓骨滑车，将腓骨长肌腱和腓骨短肌腱分开。
6. 下表面是后足主要的负重面，还是跖腱膜和一系列足内肌、韧带的附着点。

距骨是跗骨中第二大骨，分为3个部分：距骨头、距骨颈和距骨体。距骨颈连接着头部和体部。颈部的位置相对于体部突向前、跖、内侧，此特点在骨折重建时很重要。距骨沟是位于颈部下方的一个深沟，方向从前外侧斜行向后内侧。在距骨与跟骨上表面形成关节处，距骨沟与对应的沟部（跟骨沟）形成一个骨性的通道，称为跗骨窦。连接距骨沟止于跟骨沟的是强大的双层结构的跟距骨间韧带。

距骨体大部分被关节软骨覆盖。在其上方与胫骨

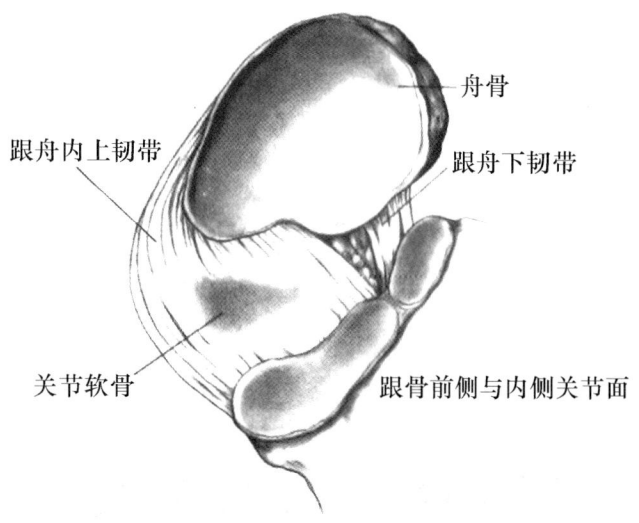

图1.8　足臼的距骨头部被移除后背侧观。

顶形成关节，内侧及外侧与相应的踝部相关节。下方与跟骨的后关节面相关节。

距骨头部几乎都有关节软骨覆盖。它与前方的舟骨形成关节，下方与跟骨的前、中关节面形成关节。

距骨的后面有两个骨性突起：距骨内侧结节与外侧结节，在两者之间穿过的是姆长屈肌腱。外侧结节更为突出，并可能在距骨体之外单独骨化，形成一个副骨，称为三角骨。它是足部第二常见的副骨，可能在后踝撞击综合征中成为致病因素。距骨外侧结节还可能出现骨折（Shepherd 骨折），从而出现类似三角骨的表现。

距骨外侧突是一个骨性的隆起，位于距骨的外侧关节面下方。其下方与跟骨的后关节面形成关节。外侧突可骨折（滑雪者骨折），此为踝关节外侧疼痛的鉴别诊断之一。

距骨无肌腱或肌肉的起止。

距下关节

距下关节是距骨的下关节面像"侧坐马鞍"样坐在跟骨的上关节面内侧而形成的关节。这一关节包括三个关节面：前关节面位于跟骨前突的内上方，中关节面位于载距突，后关节面是三个中最大的。前关节面与中关节面通常延续为一个关节面。在跟骨上有一条沟，将前、中关节面与后关节面分开，形成了跗骨窦的底部。跟骨前突可有先天性异常，经纤维或是骨性的桥接与舟骨的外侧融合（跟舟跗骨联合）。同样，跗骨联合还可能出现于中关节面（距跟联合）。此两种异常结构占跗骨联合的90%以上，出现的概率几乎相同。

三角韧带、跟腓韧带、跟距外侧韧带、颈韧带、骨间韧带和伸肌下支持带共同稳定距下关节。其外侧结构被分为浅层、中层和深层（图1.9和框1.1）。随着足跟内翻程度增加，外侧韧带断裂的顺序为：跟腓韧带，跟距外侧韧带，然后是骨间韧带。其中跟腓韧带作为距下关节外侧主要的稳定结构仍有一定争议。此韧带纤维的走行以及此部位一些解剖变异（如，跟距外侧韧带在40%个体中缺失），有时会加强此韧带，也可能减弱其作用。距下关节的活动度估计为24°；然而，在人群中有比较大的变异，很难进行临床测量。不仅如此，对于何为距下关节松弛或是不稳定也没有清楚的定义。一项研究表明切断颈韧带或是骨间韧带最大可增加距下关节2.6°的活动度。由于距下关节的活动度开始就较小，这一点增加可能意义重大，临床上表现为关节不稳，或是跗骨窦综合征。

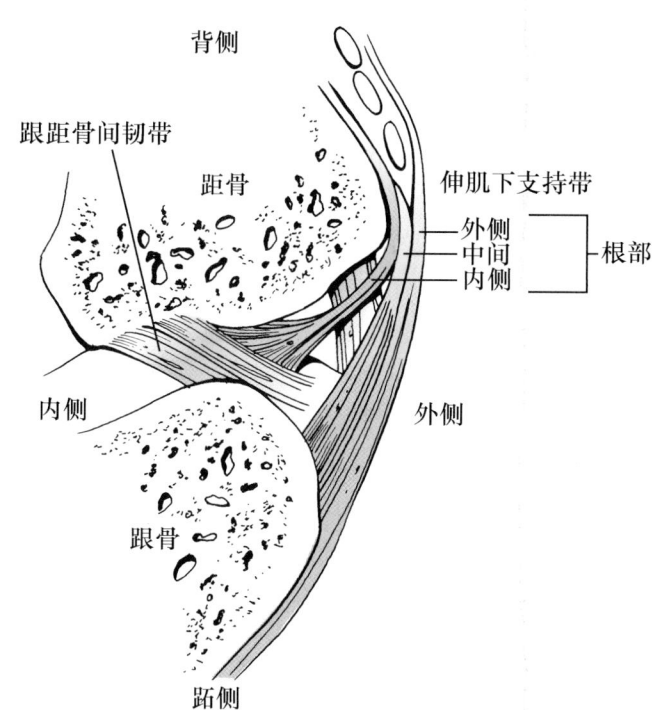

图1.9 距下关节的外侧稳定结构。（Adapted from Harper MC. The lateral ligamentous support of the subtalar joint. Foot Ankle Int 1991；11：354-358.）

框1.1　距下关节的外侧韧带支持结构

浅层
下支持带的根部
跟距外侧韧带
跟腓韧带

中层
下支持带的中间起始部
颈韧带

深层
下支持带的内侧根部
跟距骨间韧带

From Harper MC. The lateral ligamentous support of the subtalar joint. Foot Ankle Int 1991；11：354-358.

踝关节

距骨体（穹顶）位于由胫骨和腓骨远端形成的关节中。踝穴由上方的胫骨顶（平顶部）又称为pilon，和内踝与外踝组成。胫骨远端骨骺区后方的增宽部分常被称为后踝。胫骨最远端的扩大部分是内踝，它被一条纵行的沟分为前、后两个小丘。内踝的内表面由透明软骨覆盖，并与距骨内侧形成关节。在腓骨远端也有同样的结构，并与距骨外侧形成外踝。在其近端，腓骨位于胫骨后外侧的凹陷内。踝关节的韧带分为三组：胫腓联合韧带、外侧韧带与内侧韧带。

胫距关节联合（下胫腓联合）

下胫腓联合位于胫骨顶水平，维系胫骨与腓骨间关系，并由 4 条韧带组成：

1. 下胫腓前韧带（AITFL）
2. 下胫腓后韧带（PITFL）
3. 胫腓骨横韧带（TTFL）
4. 胫腓骨间韧带（ITFL）

其中，下胫腓前韧带起自胫骨前结节，止于腓骨前方。有时此韧带有一束支止于腓骨的最前方表面（Baxter 韧带），当此束支与距骨前外侧撞击时，引发不适症状。下胫腓后韧带起自腓骨后方，是胫腓联合处最强韧的部分。胫腓骨横韧带起于腓骨下胫腓后韧带的深面下方，延伸至内踝的后缘。在其两者中间形成后唇，与距骨体的后外侧面形成关节，此结构有效地增加了胫距关节的深度。胫腓骨间韧带跨过一个区域，即腓骨干的远内侧和胫骨干的远外侧之间的区域，并正好紧贴胫腓关节的近端。这是一条强大的韧带，阻止了距骨在腓骨与胫骨之间向近端移动，也是主要的限制胫腓关节横向移动的结构。它还向近端延续至骨间膜。

踝关节背伸时，距骨宽大的前部旋转入踝穴内，这一韧带复合结构允许腓骨移动、旋转和向近端移位。这一动态关系使得腓骨分担了约 16% 的轴向应力。

踝关节外侧韧带复合体

踝关节外侧韧带复合体的组成有距腓前韧带、跟腓韧带和距腓后韧带。其中距腓前韧带起自外踝的前面，向前内侧走行，止于距骨颈部的外侧面，止点恰位于关节面远端。此韧带 15～20 mm 长，6～8 mm 宽，2 mm 厚。其纤维与踝关节前方关节囊相融合。距腓前韧带是踝外侧韧带复合体中最弱的韧带，最常受损伤。

跟腓韧带是一条圆形韧带，20～25 mm 长，6～8 mm 厚。起自外踝尖前方，距腓前韧带远端，向下、向后延伸到腓骨肌腱的深面，止于跟骨外侧的上部。此韧带是关节外韧带，跨过了胫距关节与距下关节两个关节。

距腓后韧带位置较深，走行自外踝后内侧至距骨结节外侧。距腓后韧带约 3 cm 长，5 mm 宽，5～8 mm 厚。它是三条韧带中最强的一条。后踝间韧带是距腓后韧带上缘处的扩张部，连接到胫骨远端的后缘。距腓后韧带在踝关节背伸时受到的张力较大。此韧带损伤造成的临床问题尚不清楚。它通常不会损伤，断裂则更为罕见。

内侧韧带复合体

三角韧带是踝关节的内侧副韧带。它分为两部分：浅层与深层。浅层是宽大、扇形、连续走行的结构，起自内踝的前丘部。浅层三角韧带没有明显的束样结构，但是为了描述，可根据止点分为三部分。前部（距舟部分）连接于舟骨内侧，与弹簧韧带的上内侧部分纤维相混合。三角韧带中部（胫跟部分）垂直走行向下止于跟骨的载距突。三角韧带浅层的第 3 部分（胫距后部分）向后外侧延伸止于距骨结节的内侧。

三角韧带深层在解剖上与浅层分离，厚且短，可分为两个明显的韧带：胫距前、后深层韧带。两者都在关节内，滑膜外。前部起自前外侧丘部，止于距骨内侧，恰位于关节面边界远端。后部是整个三角韧带最强的部分，起自后丘，向下后方走行，也止于距骨内侧。

三角韧带的深、浅两层都具有对抗距骨外翻倾斜力量的作用。深层有最强的限制外翻的作用。三角韧带是限制向前移位时的次要限制结构（此时外侧韧带是主要限制结构）。

肌肉与肌腱

足部有内在肌群与外在肌群。内在肌的整个肌肉位于足内部。外在肌位于小腿部，但其肌腱止于足，并作用于足。

内在肌群

趾短伸肌是足背侧唯一的内在肌。它起于跟骨前突，在趾长伸肌外侧，止于外侧足趾的背侧腱膜。姆短伸肌是不同于趾短伸肌的另一块肌腹，止于姆趾基底部。姆短伸肌的肌腹过度肥大时，可在第 1 跖骨间隙处见到明显的团块。趾短伸肌起到伸趾间关节的作用。

跖侧的内在肌传统上根据深度分为四个解剖层次。

第 1 层（最浅层）包括（从内至外）姆展肌、趾短屈肌和小趾展肌，此外还包括肌肉外层的跖腱膜。所有此层的结构均起自跟骨，止于趾骨近端，形成足绞盘系统的束带。踇展肌腱止于踇趾内侧基底部，与第1跖趾关节囊相连。踇外翻畸形时，此肌腱止点相对于关节的位置向下方滑移，使此肌腱由一条外展肌成为踇趾的一条屈曲、旋前肌。趾短屈肌发出4条肌腱，各止于相应的2~5趾。这些肌腱走行穿过垂直间室，止于相应足趾的中节趾骨基底部。肌腱远端分束，中间有趾长屈肌腱穿过。趾短屈肌挛缩可造成近端趾间关节屈曲，从而卷动绞盘系统。小趾展肌止于第5趾跖板的外侧面。

第2层足内肌有踇长屈肌和趾长屈肌、跖方肌和4条蚓状肌。跖方肌起于两个肌腹，分别位于跟骨下面的内、外侧，连接至趾长屈肌腱外侧缘，连接处恰位于趾长屈肌分为四束肌腱处的近端。跖方肌作用类似屈2~5足趾的"助手"。踇长屈肌和趾长屈肌止于远节趾骨的基底部，起到屈曲远趾间关节的作用。蚓状肌起自分束后4条趾长屈肌腱的内侧缘。它们从跖骨横韧带的下方穿过后，止于伸趾腱帽的内侧。蚓状肌的作用是屈跖趾关节，同时伸近趾间关节和远趾间关节。

第3层足内肌有踇趾和第5趾的短内在肌。踇短屈肌起自两个头（骰骨和外侧楔骨的跖侧面，以及内侧与中间楔骨的跖侧面）。止点处分为两束不同的肌腱止于近节趾骨。小趾短屈肌起自第5跖骨的基底跖侧，止于近节趾骨。踇收肌有两个头：斜头与横头。斜头较大，起自第2、3、4跖骨基底部。其向远侧内侧走行，最终与横头相汇合。横头起自跖板和第3、4、5跖趾关节的跖骨间韧带。其走行向内侧，与斜头汇合。两个头部组成一个较短的共同肌腱，并与踇短屈肌的外侧头以及外侧（腓侧）籽骨汇合。踇展肌腱、踇短屈肌的外侧头和跖间韧带汇合后，通常被称为联合腱，这一称谓特别见于踇外翻矫形的相关文献中。

第4层（最深层）包括7块骨间肌（4块背侧，3块跖侧），还包括胫后与胫前肌腱的止点和腓骨长肌腱止点。足背双羽状骨间肌的作用是相对于足中轴线外展足趾。跖侧单羽状骨间肌起内收作用。第1背侧骨间肌止于第2趾的内侧。第2、3、4背侧骨间肌止于相应足趾的外侧。3块跖侧骨间肌止于第3、4、5足趾的内侧基底部。当背侧跖侧骨间肌挛缩时，跖趾关节屈曲，近趾间关节因背侧扩张部的作用而伸直。

外在肌群

外在肌群起自小腿的4个间室之一（前间室、外侧间室、后侧浅间室、后侧深间室）。前间室包括足的伸肌，分别是趾长伸肌、踇长伸肌和胫前肌，这些肌肉由腓深神经支配。胫前肌是唯一有滑膜鞘的伸肌腱。外侧间室包括腓骨长短肌，由腓浅神经支配。后侧深间室包括胫后肌、趾长屈肌和踇长屈肌。后侧浅间室包括比目鱼肌和腓肠肌。两个后侧间室的肌肉都由胫后神经支配。

前间室。 在踝关节以上水平，前间室的肌肉和肌腱的排列由外侧向内侧为：趾长伸肌、踇长伸肌和胫前肌。胫前动脉和腓深神经位于踝关节以上水平的踇长伸肌和胫前肌肌腱之间。这些结构向远端跨过踝关节后，关系会发生改变。踇长伸肌跨越神经血管束，位于其内侧。在跨过踝关节之前，所有的前间室结构穿过伸肌上支持带的深部。这一强韧的结构紧贴在胫骨干和腓骨干的前方，避免了肌腱在承受应力时出现"弓弦样"改变。

胫前肌是主要的踝关节背伸肌，同时也是足的内翻肌。踇长伸肌止于踇趾远节趾骨的基底部背侧。它起到背伸踇趾跖趾关节和趾间关节的作用，也帮助踝关节背伸。趾长伸肌腱穿过足的下伸肌支持带后分为4条独立的肌腱，这4条肌腱通过背侧扩张部止于相应的外侧足趾的中、远节趾骨基底背侧。趾长伸肌也帮助踝关节背伸。

外侧间室。 当从外侧入路时，腓骨长肌位于腓骨短肌的浅层，其肌腱成形处较腓骨短肌更靠近端。腓骨长肌与腓骨短肌的肌腱走行于外踝，位于腓骨上支持带的深面。在此水平，腓骨短肌位于腓骨长肌前方，并与外踝的后表面直接接触。腓骨短肌的前位使其更容易出现磨损断裂。损伤支持带可造成这些肌腱有症状的半脱位或脱位。

在足部，腓骨长肌穿过腓骨滑车下方（位于跟骨外侧隆突），然后走行于骰骨沟内（如前述）。在此处，肌腱转向内侧，止于第1跖骨基底和内侧楔骨的跖侧。有时可在腓骨长肌转向足外侧的肌腱内部见到一籽骨，称为腓籽骨（os peroneum）。腓骨长肌使足外翻，并可以跖屈踝关节，特别是跖屈第1跖骨。腓骨短肌走行于腓骨肌腱滑车的上方，止于第5跖骨基底部，是主要的足部外翻肌。

后侧深间室。 胫后肌、趾长屈肌和跗长屈肌占据在小腿后侧深间室内。胫后肌腱直接穿过内踝的后方，在到达舟骨的主要止点前位于弹簧韧带的内下方。这一肌腱在除距骨以外的所有跗骨上都有扩展部发出。此外这些胫后肌的扩展部还可见于第 2、3、4 跖骨。胫后肌使足内翻，同时辅助踝关节跖屈。

趾长屈肌腱在踝关节近端走行于胫后肌腱的上方。穿过内踝时，走行于胫后肌腱的后方。再穿过踝管，然后斜行向外侧走行于足底，并穿过跗展肌和趾短屈肌。于足的跖内侧的 Henry 结处，趾长屈肌在跗长屈肌腱的浅层穿过。解剖学上讲，这一交叉出现在第 1 跖骨的基底部。之后趾长屈肌分为 4 条肌腱，分别止于第 2~5 趾相应的远节趾骨基底部。

跗长屈肌腱走行于胫骨远端后表面，距骨的后面和载距突的下方，有独立的骨纤维通道。后侧深间室内 3 条肌腱的顺序，在穿过内踝后方时，可采用 "Tom, Dick and Harry"（TP, FDL, FHL）来帮助记忆。3 个结构穿过屈肌支持带的深面，而屈肌支持带形成了踝管的顶部。

跗长屈肌腱向远端走行于足底部，穿过 Henry 结节后，止于跗趾远节趾骨基底。跗长屈肌腱通常有腱性分束，与趾长屈肌腱相连接，典型的是与第 2、3 趾相连。跗长屈肌腱的作用是跖屈跗趾，帮助足部通过踝关节跖屈。

后侧浅间室。 后侧浅间室内有小腿三头肌，三块肌肉汇合形成跟腱，提供步态中主要的跖屈力量。此肌肉复合体由腓肠肌的内、外侧头以及比目鱼肌组成。腓肠肌可屈膝关节，因为其起点位于股骨髁的后方，膝关节的近端。比目鱼肌起自腓骨、胫骨和骨间膜，位于腓肠肌的深面。在小腿三头肌内还有一条跖肌。这是一条较小的肌肉，起点邻近腓肠肌的外侧头，位于股骨外侧髁。其肌腹短，并发出一个长的肌腱部，向内下方走行于比目鱼肌和腓肠肌内侧肌腹之间，止于跟腱内侧。跖肌是一条发育不全的肌肉，可用于肌腱移植。跖肌腱在 7% 的人中不发育。

跟腱是腓肠肌和比目鱼肌混合而成的腱性部分，其中腓肠肌部分更长。两条肌腱在止点近端 5~6 cm 处融合。跟腱的宽度变化较大，1.2~2.5 cm 长不等。在止点近端 12~15 cm 处，肌腱纤维开始逐渐向内侧旋转 90°，此处内侧纤维转向后侧，后侧纤维转向外侧。这一绳索样扭曲可以增加弹性，允许肌腱更好地吸收张力。肌腱止于跟骨后面，跟骨后上结节的近端。

在后上结节与跟腱止点间的近端边上，有跟骨后滑囊。在皮下，皮肤与跟腱远端之间还有一个跟腱后滑囊。跟骨后滑囊炎、跟腱后滑囊以及止点性跟腱炎都与突起的跟骨后上结节有关（又称为 Haglund 畸形或 "pump bump"）。

跟腱并不是由一个真正的滑膜鞘包裹，而是由腱周组织形成的单层细胞结构包裹。在前方腱周组织形成一种血管系膜样组织，为肌腱提供大部分血供。其他血供来源于腱腹移行处和骨止点端。血供在止点近端 2~6 cm 处最为薄弱，这一区域是跟腱最常发生断裂的部位。

足与踝部的神经支配

足部所有的运动神经与大多数的感觉神经都起源于坐骨神经。唯一的股神经分支是隐神经，它接受踝关节内侧面的感觉，有时还分布于足部。坐骨神经分出两支，较大的，偏内侧为胫神经，另一支为腓总神经。

胫神经的纤维来源于 L4、L5、S1、S2 和 S3。它垂直走行于腘窝，位于腘动、静脉的深面，穿过比目鱼肌圆弧部进入小腿的后侧深间室。在腘窝内，胫神经支配腓肠肌的双侧头、比目鱼肌和跖肌。此外，还发出腓肠神经。在深筋膜室的上半部分，胫神经走行在胫后肌与趾长屈肌的肌腹之间。在下半部分，它走行于趾长屈肌腱和跗长屈肌腱之间，然后进入踝管。踝管是一个骨纤维结构，位于内踝后方，由前方的胫骨和外侧的距骨后突以及跟骨组成。由屈肌支持带覆盖后，形成一个封闭空间，使它成为一个管状结构。胫神经最后分为三支：跟内侧神经、足底内侧神经、足底外侧神经。在 93% 的人群中，这些分支出现在踝管内部。

跟内侧神经支配足跟跖侧和足底近端内侧部的感觉。足底内侧神经是最大的胫神经分支，走行于跗展肌深面，然后是趾短屈肌的深面。它分为跗内侧神经和 3 支趾底总神经。它们共同支配中足和前足跖内侧 2/3 的感觉，跗趾、第 2 趾和第 3 趾的内侧、外侧与跖侧感觉，以及第 4 趾内侧的感觉，这一分布类似手部的正中神经（图 1.10）。足底内侧神经支配足部一系列足内肌的运动（表 1.1）。

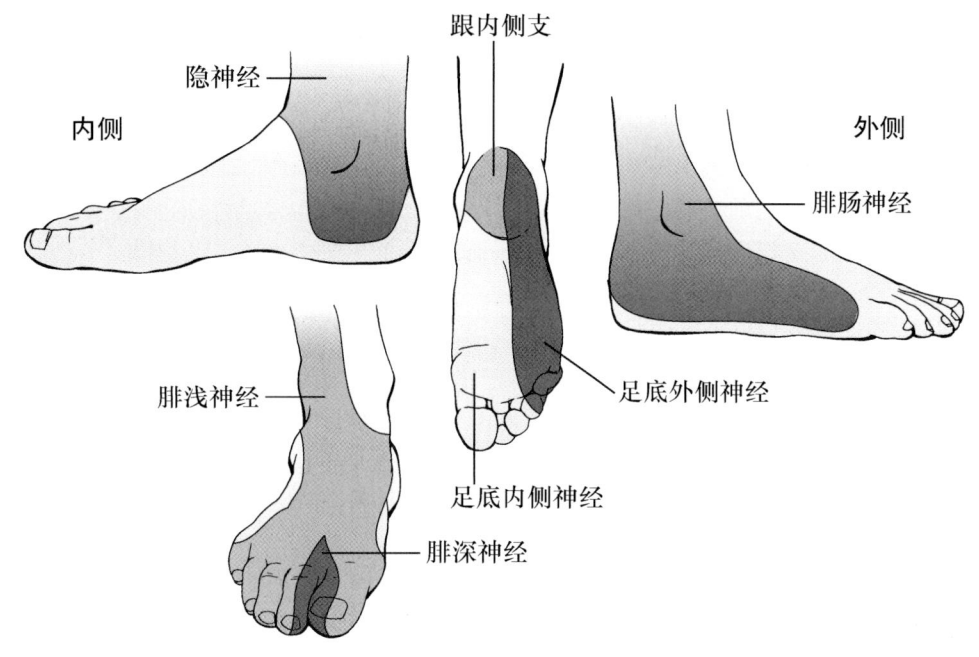

图 1.10 足与踝部的皮神经分布。

表 1.1 足部的运动与感觉神经分布

神经	运动支配	感觉分布
胫后神经（L4，L5，S1，S2，S3）	后侧浅间室：腓肠肌（S1），比目鱼肌（S1），跖肌（S1） 后侧深间室：腘肌（L5，S1），FHL（S1），FDL（S1，S2），胫后肌（L4，L5）	见足底内、外侧神经和跟内侧神经
足底内侧神经（L4，L5）	FDB，踇展肌，FHB，第1蚓状肌	中足和前足足底内侧的2/3；第1、2、3趾的跖侧；第4趾跖侧内侧的一半；中跗与跖骨关节（类似于手的正中神经）
足底外侧神经（S1，S2）	跖方肌，ADM；深支：第1、2、3跖侧骨间肌；第2、3、4蚓状肌；踇收肌	浅支：中足和前足足底的外侧1/3；第4趾跖侧的外侧半；第5趾的跖侧（类似于手部的尺神经） 深支：中跗与跖骨关节
跟内侧神经（S1，S2）	无	足跟跖侧
小趾展肌神经	ADM	无皮分布，但有一些深感觉纤维
腓总神经（L4，L5，S1，S2）	见腓深神经与腓浅神经	膝关节支；小腿的近端前外侧部（通过外侧腓肠神经）
腓深神经	胫前肌，EDL，EHL，第3腓骨肌 外侧支：EDB	内侧支：第1跖骨间隙背侧，踇趾外侧和第2趾内侧 外侧支：中跗与跖骨关节
腓浅神经	腓骨长、短肌	小腿远端前外侧的2/3；足背和足趾的背侧部分
腓肠神经（S1，S2）	无	小腿的下外侧部，足跟外侧，足的外侧缘，第5趾外侧
隐神经（L3，L4）	无	小腿和足部的内侧部分直至第1跖趾关节

FHL，踇长屈肌；FDB，趾短屈肌；FDL，趾长屈肌；FHB，踇短屈肌；ADM，小趾展肌；EDL，趾长伸肌；EHL，踇长伸肌；EDB，趾短伸肌。

足底外侧神经走行更为倾斜，更靠外侧，在跨展肌、趾短屈肌和小趾展肌的深面，跖方肌的浅层，邻近足底外侧动脉。足底外侧神经的第1支（支配小趾展肌，或称Baxter神经）穿过跨展肌外侧筋膜和跖方肌内侧筋膜之间。此处，它可能会被卡压，造成跟骨内侧疼痛。足底外侧神经在此之后在第5跖骨基底部分为两支：深支和浅支。深支深入到跖方肌内，延续为一弓形，穿过第4、3、2跖骨的近端。足底外侧神经的浅支穿过小趾短屈肌和小趾展肌之间。表1.1列出了胫神经和其分支支配的感觉与肌肉。

4条趾底总神经纵向走行于足底部。神经从内侧向外侧命名为第1至第4神经。第1至第3趾总神经是足底内侧神经的分支，而第4趾总神经是足底外侧神经的浅支分支。大约在跖骨头的水平和跖骨间横韧带的深处，每一条趾底总神经分为一对趾底固有神经，在足趾跖侧穿过相应的足趾两边。肿胀和神经束瘢痕可在此分叉部出现，大多数出现在第3跖骨间隙，造成疼痛（Morton神经瘤）。

在近端，腓总神经绕过腓骨颈的外侧，穿过腓骨长肌腹部然后分为两支：腓深神经和腓浅神经。腓总神经的神经束来自L4、L5、S1和S2。腓深神经走行于小腿前间室深部，正位于骨间膜的前方，支配此间室内的所有肌肉。在小腿近1/3走行于趾长伸肌和胫前肌之间，在小腿中部和远1/3位于跨长伸肌和胫前肌之间，在整个走行中，平行胫前动脉的外侧。在踝关节的近端，它穿过跨长伸肌腱的深面，然后位于足背侧跨长伸肌腱和趾长伸肌腱之间。腓深神经向前进入踝关节，并从卜伸肌支持带的深面穿过，然后分为内、外侧两个终末支。内侧支走行于足背动脉的外侧，足背第1、2跖骨之间。支配第1背侧趾间隙和跨趾外侧、第2趾内侧相应的感觉。临床上，这一区域可用于方便地测试腓深神经的功能。

腓浅神经走行于腓骨长肌肌腹近内端，支配腓骨长肌和腓骨短肌。它距外踝尖近端平均12.5 cm处，从前方穿出外侧间室。此神经在腓骨尖以近约6.5 cm处分为内侧支与中间支，支配足背感觉。两支均穿过上、下伸肌支持带的浅面。内侧支较大，走行平行跨长伸肌腱。它发出交通支与隐神经汇合，组成足背内侧皮神经至跨趾（此神经在跨外翻矫形手术时有损伤的风险），然后分为两条趾背神经。中间支穿过第4、5趾的伸肌腱，与腓肠神经交通，向第3趾间隙处走行，然后分为两条趾神经分支。跖屈第4趾时在皮下时常可以见到中间支的走行（图1.11）。临床上这一

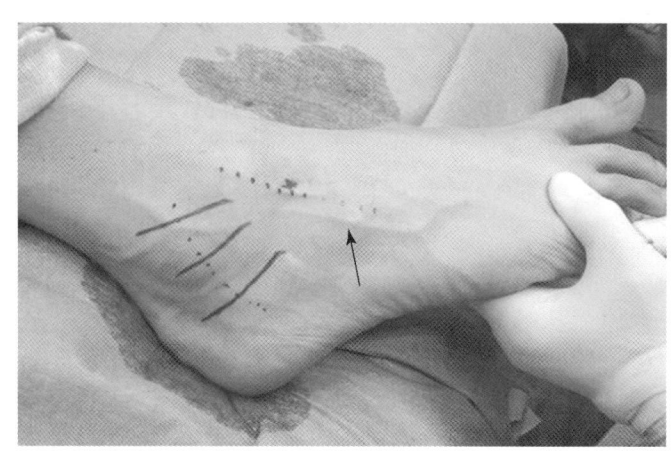

图1.11 第4趾跖屈时可见到腓浅神经的中间内侧支在皮下走行（箭头处）。

点可避免前外侧关节镜入路时造成神经损伤。

隐神经（L3、L4）完全由感觉神经纤维组成，它起自股神经，在膝关节处走行至皮下，向下在皮下脂肪内至小腿内侧面，然后与隐静脉伴行。此神经通常有分叉，约在内踝尖上方15 cm处，两分支共同走行至内踝的前方。

腓肠神经是一条表浅的感觉神经，由外侧和内侧腓肠神经在小腿远端1/3处汇合而成。外侧腓肠神经起自腓总神经，内侧腓肠神经起自胫神经腓骨头近端处。这一"总"腓肠神经走行始于小腿后部的中线，然后逐渐偏外侧下行。远端分支有多种变异，发出2支或3支跟外侧支，有时还在足部腓骨肌腱远端分叉。腓肠神经是最常用的神经移植供体和活检来源。

踝关节阻滞技术

局部麻醉在足与踝部手术中有诸多优势。局部麻醉在术后可以提供12小时或更长的止痛效果，患者可在阻滞效果结束前使用口服止痛药。缺点是它的麻醉效果与全身麻醉不同。局部麻醉很适合如今这个时代的治疗性价比，也适合倾向于进行门诊手术治疗的趋势。此外，这些技术在急诊情况下，需要快速、安全、有效的麻醉时，也非常有效。

操作时患者取仰卧位，小腿可以自由内、外旋活动。通常手术针对的是足部某一个特定区域，所以只需要阻滞特定的神经即可。使用25G或27G针头。由于进行阻滞时患者可能会很不舒服，轻度镇静会有所帮助。要进行全足阻滞，每侧足部共需要15～20 ml，如果只进行足趾阻滞，需要2～3 ml即可。我们使用2%利多卡因和0.5%～0.75%的丁哌卡因进

行 1 : 1 配制。这样的制剂可快速起效，同时还有长效的效果。在每毫升利多卡因中加入 10 μg 的可乐定，可增加阻滞的时效。有的学者还建议把稀释浓度的（1 : 200 000）肾上腺素加入麻药中。但是我们通常使用的麻药内不加入肾上腺素。使用肾上腺素可造成血管痉挛，如果可能，应当避免在踝关节以下使用。不加入肾上腺素的利多卡因用于成年人，最大安全剂量是不超过每公斤 4.5 mg。换算后大约是一名 70 kg 的患者最多用 1% 利多卡因（10 mg/ml）31 ml。丁哌卡因的最大安全剂量是不超过每公斤 2.5 mg，换算后是一名 70 kg 的患者使用 0.5% 丁哌卡因 35 ml。利多卡因和丁哌卡因的效果有叠加，因此使用 1 : 1 的比例，每种药物的最大剂量要减半。

进行胫神经阻滞时，膝关节屈曲，小腿向外旋转，显露踝关节后内侧。把小腿放在枕头上以抬高踝关节，便于操作。在内踝尖近端 2 cm 处进行标定，然后再在跟腱的内缘做一条水平线相交于一点。进针要靠近跟腱的内侧缘，直接向前方，直到与胫骨的后侧皮质接触。然后针尖部回退约 2 mm。在此水平，胫神经位于跟腱的内缘下方，动脉位于正内侧（图 1.12A、B）。在注射前进行抽吸，然后注入 10 ml 局麻药物，保证注射药物不会进入邻近的动脉或静脉内。另一拇指可以直接触摸屈肌支持带远端。当注射时，可感觉到充盈感，表明注射入正确的平面。

进行腓深神经阻滞时，首先要触诊𧿹长伸肌腱和趾长伸肌腱的位置。在趾长伸肌腱的内缘进行标记，然后触及足背动脉。在踝关节远端，腓深神经的内侧支走行于动脉的外侧。如果阻滞在踝关节远端进行，针头应当直接垂直皮肤在足背动脉的外侧进针，然后到达𧿹骨面，再回撤 2 mm 到达神经较浅的位置（图 1.12C）。回抽后注射 5 ml 局麻药。如果阻滞在踝关节近端进行，注射针需再次垂直于皮肤，进入动脉的内侧和𧿹长伸肌腱的外侧，直到刺至骨面，这一位置进针要比足背部更深，达到胫骨的前侧皮质（图 1.12D）。注射针回撤 2 mm 回抽后注射。

隐神经、腓肠神经和腓浅神经走行于足部皮下组织中。阻滞这些神经，可用局麻药在踝关节前方广泛地皮下，从跟腱的外侧缘至内踝注射一圈。这一注射环位于踝尖水平的近端，如果需要，也可在中足部进行注射。注射层次正确时，可见到明显的皮丘（图 1.12E~G）。注射约需要 5 ml 局麻药物。

足趾阻滞需两次注射完成。首先在足趾基底部背内侧打一个皮丘。向跖侧进针，到达跖侧皮肤。注射过程中通过从跖侧向背侧回撤针尖，形成一个"柱"状的止痛区域。然后针回退到起始部，针尖不离开皮肤，针再次向外侧走行，同时进行浸润麻醉。当针尖到达足趾的背外侧角时，注射针需拔出，并在此位置再次向跖侧直接刺入。然后，注射针向跖侧皮肤走行、回撤，注射药物形成一个柱状区域（图 1.13）。肾上腺素绝对不能用于足趾阻滞，避免血管痉挛，影响足趾的血运。

足踝部血运

足部的血运由 3 条血管供给：胫前动脉、胫后动脉和腓动脉。腘动脉在腘窝内，腘肌的远端边上，分叉形成胫前动脉和胫后动脉。分叉处远端约 3 cm，腓动脉分支从胫后动脉分离出来，位于小腿后深间室内。

胫前动脉穿过骨间膜的上缘进入小腿前间室。动脉向下紧贴腓深神经的内侧走行。在经过踝关节之前，它发出外踝前动脉（与腓动脉的穿支相汇合）和内踝前动脉（与胫后动脉汇合）。之后，胫前动脉经过上、下伸肌支持带的下方，成为足背动脉。在其走行于足背侧时，足背动脉发出以下的分支，由近端向远端依次为：跗外侧动脉、跗内侧动脉、弓状动脉、第 1 跖背动脉。

弓状动脉走行在中足背侧，经过第 2~5 跖骨基底部，位于伸肌腱的下方。它分出跖背动脉，走行于第 2、3、4 跖骨间隙内。

胫后动脉是腘动脉两终支中较大的一支，是足部主要的供给动脉，在小腿后侧深间室向下内侧走行，位于胫神经的内侧。动脉在进入踝管前穿过神经的前方，并穿过内踝成为血管神经束的一部分。之后出现分支形成两条终支：足底内侧动脉和足底外侧动脉。每一支走行于相应的足底内、外侧神经旁。在分叉之前，胫后动脉还发出内踝后动脉（与相应的内踝前动脉汇合）、内踝支与跟骨内侧支。

足底动脉弓是足底外侧动脉的延续，走行于足底部，从第 5 跖骨基底部至第 1 跖骨间隙近端。其穿支向背侧，穿过跖骨间隙近端，与足背的血运交通，Lisfranc 损伤脱位时可损伤穿支。

腓动脉位于𧿹长屈肌的深面，走行于腓骨外侧，在深屈肌间室内。它发出分支至𧿹长屈肌、第 3 腓骨肌、腓骨短肌、腓骨长肌和比目鱼肌。在跟骨处形成多支跟外侧支和一支外踝后支。穿支穿过骨间膜远端，穿过小腿前间室，与外踝前动脉交通。最后，

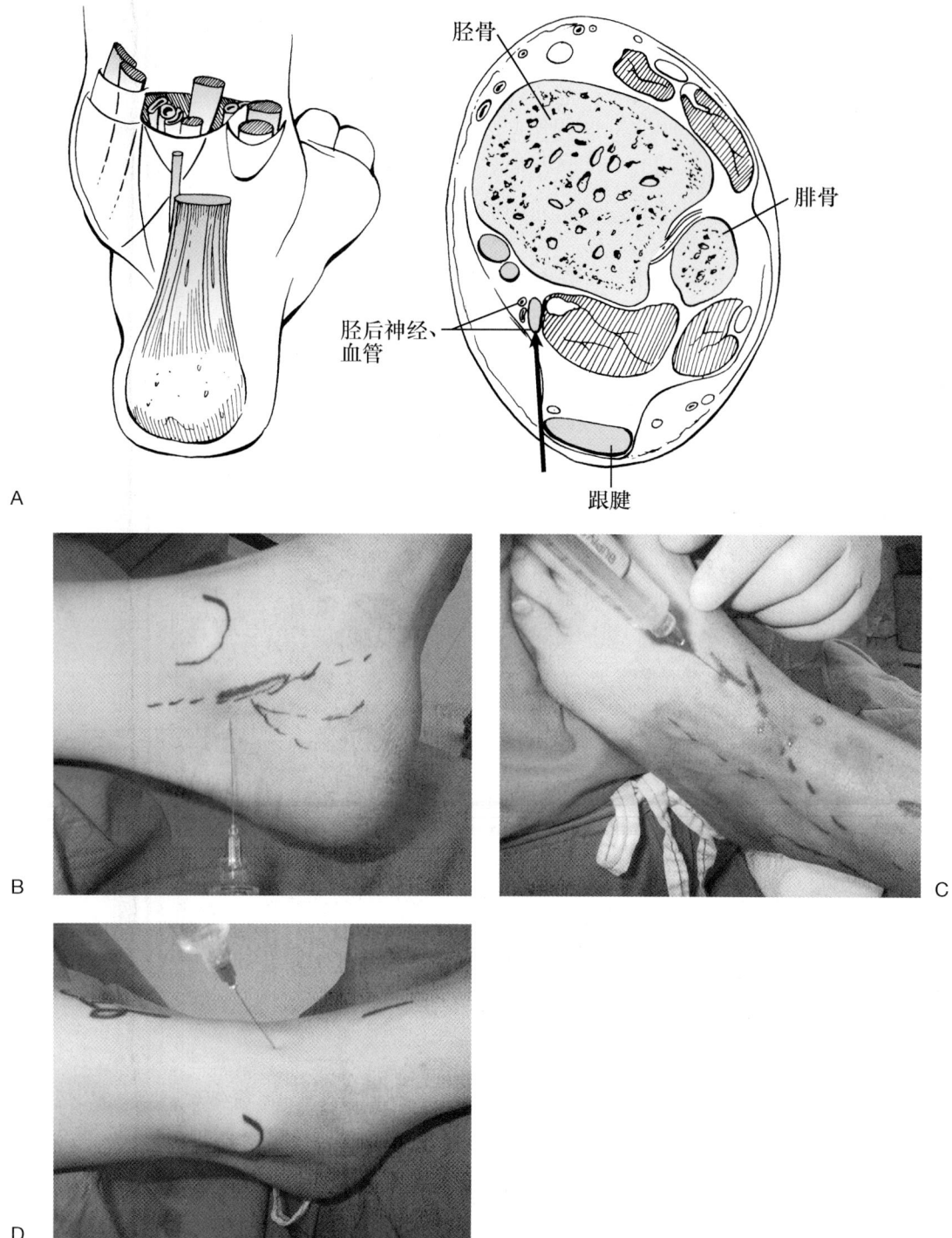

图1.12 踝关节阻滞技术。（A）横断面的素描图，示腓深神经和周围结构的关系；（B）胫神经阻滞；（C）在踝关节远端阻滞腓深神经；（D）在踝关节近端阻滞腓深神经。

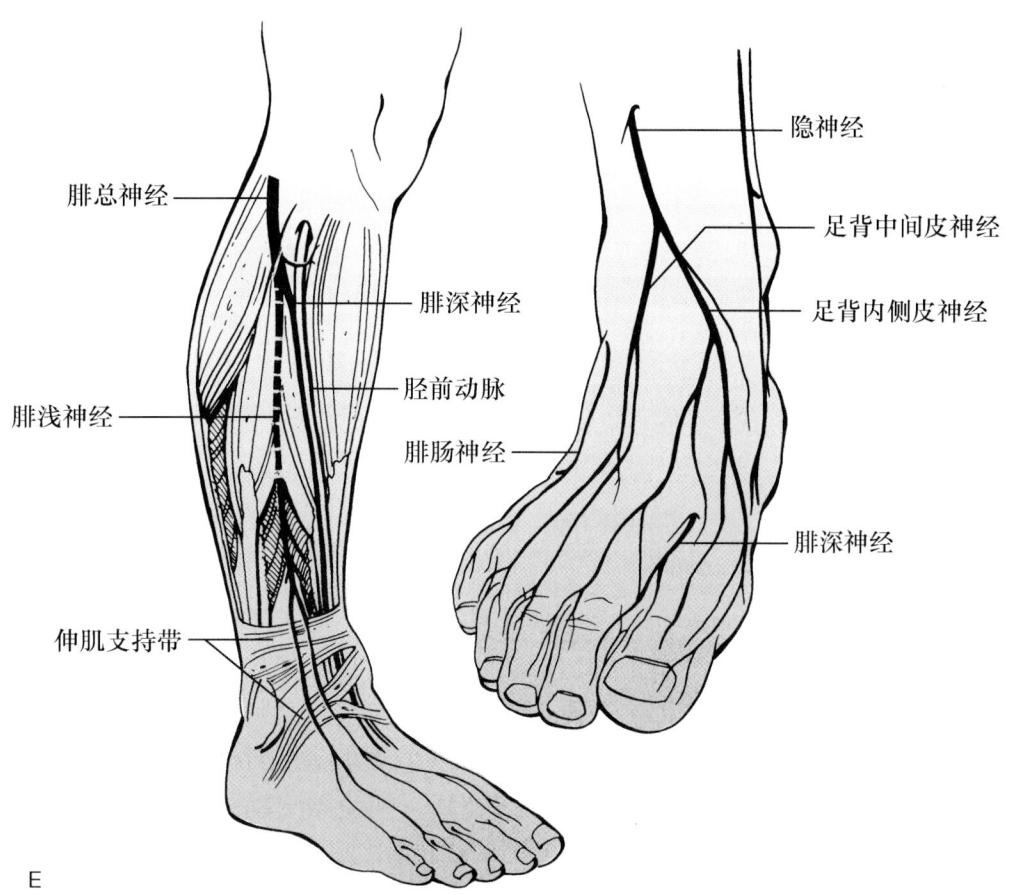
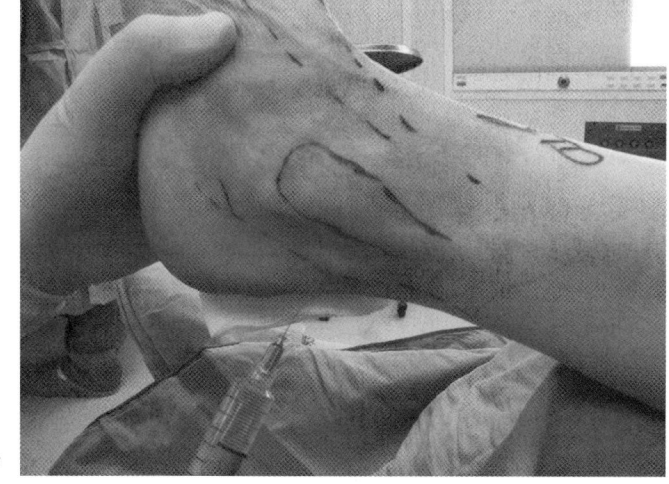
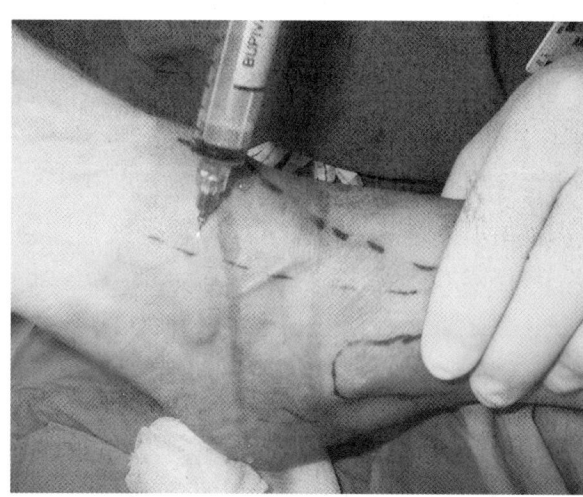

图 1.12（续图） （E）素描图示足背侧的感觉神经；（F）腓肠神经阻滞；（G）"环形"阻滞。

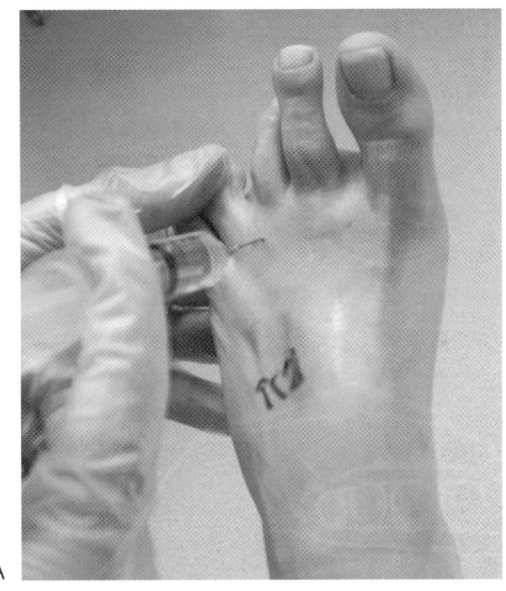
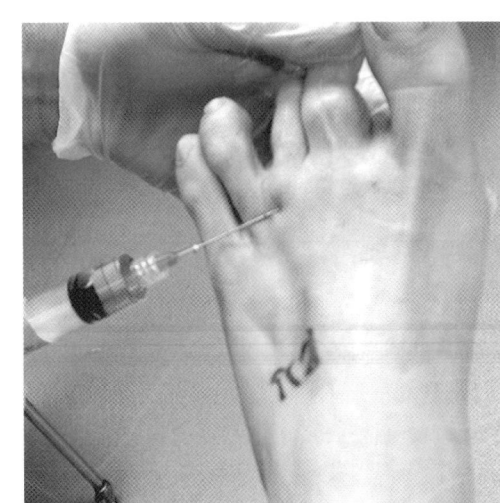
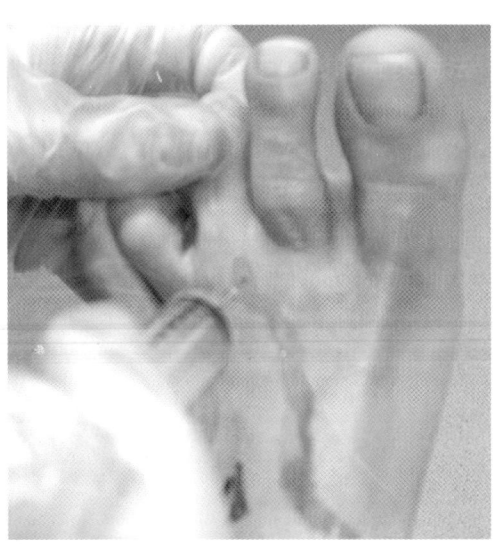

图 1.13　足趾阻滞技术。(**A**) 在趾根部外侧使用同一位置注射麻醉药；(**B**) 在足趾背侧改变注射方向；(**C**) 之后进针点位于已经麻醉的区域。

它与足背动脉的跗外侧动脉汇合。大约踝关节近端 5 cm 处，胫骨干远端的后面，交通支与相应的胫后动脉交通支相吻合。外踝后支与胫前动脉的外踝前支相吻合。腓动脉负责跟外侧皮肤的血运。临床上，行跟骨骨折手术固定采用后外侧入路时要注意血管解剖。

第 1 跖骨头的自发性缺血坏死罕见；但有报道踇外翻术后出现此并发症。这种情况特别容易见于跖骨远端 Chevron 截骨。第 1 跖骨头有三条血供。第 1 跖背动脉和第 1 跖底动脉分别走行于第 1 跖骨的背外侧和跖外侧。后者起源于足背动脉的深穿支。足底内侧动脉浅支走行于足底内侧。这三条血管在第 1 跖骨头处吻合成血管网，在背侧和外侧血供更丰富，此处第 1 跖背动脉也发出若干分支。足底交叉吻合是一个广泛的复合结构，位于籽骨近端和跖骨头，为跖骨头的跖内侧和跖外侧供血。第 1 跖骨头也接收骨内的血供。

第 5 跖骨基底干骺结合处骨折（所谓的 Jones 骨折）以高不愈合率而著名。其骨外血供源自第 4 跖背动脉和足底弓。这些血管在内侧的近端和跖骨中 1/3 汇合形成血供的分水岭。一支滋养血管，作为骨内血供的一部分，在同样的位置穿过内侧皮质。在此处进行截骨或过多的手术剥离可造成不愈合。

了解距骨的血运非常重要，因为距骨颈骨折脱位有很高的缺血性坏死率。距骨的血运来源于 5 条血管：踝管内的动脉（胫后动脉的分支）、跗骨窦内动脉、足背动脉的颈部背侧支、后结节血管和胫后动脉的三角分支。距骨表面主要由透明软骨覆盖。距骨血运由距骨颈部、距骨体的内侧面、跗骨窦和后结节的入口区供给。距骨体部接受了主要的血供，来自踝管动脉与跗骨窦动脉之间的距骨颈部下方的交通侧支。距骨颈部的骨折可造成这一关键交通支断裂。不过，在距骨后结节周围，有来自胫后动脉与腓动脉丰富的交通网。这些血管供给距骨体部，顺行走行。足背动脉的分支是距骨头部的一支次要血供支，从背侧进入颈部。三角支，走行于三角韧带的胫距与距跟部分，供应距骨体的内侧。

足踝部生物力学

一般来讲，患者因为疾病找足踝医生就诊时，疾病可分为四类：疼痛无结构不稳、疼痛伴结构不稳、结构不稳定但无疼痛和异常生物力学引发疼痛。疼痛可因病理性改变引发（如肌腱炎、关节炎、感染、肿瘤、骨折），也可由生物力学不稳定引发（如 Lisfranc 关节功能不全、胫后肌腱功能不全、第1跖列松弛造成的转移性疼痛），还可由异常的生物力学引发（如跟腱挛缩引发跖侧溃疡、跖骨过长引发跖骨痛）。患者有不稳定时，可能没有疼痛症状，比如 Charcot-Marie-Tooth 病患者。从上述的几类情况中仔细地找到患者症状的病因，是治疗的关键第一步。一旦找到生物力学病因，就可以给出恰当的治疗，其前提是医生需要了解基本的足踝部生物力学机制。

运动学

对于学习足踝运动学的医生而言，全面描述步态中每个关节的活动显得过于复杂，以至于容易丢失关键性概念。因此，通常加以简化，通过某些假设减少复杂性。比如，假设关节活动度限制在一个平面或是一个轴上，或假设少动关节（或不动关节）根本无活动，把它们看做是僵硬的阶段或连接。

胫距关节的旋转轴包含了一系列功能性的瞬时转动中心。但是从最具有临床意义的角度考虑，这一轴线可以认为是穿过双侧踝远端尖部的直线。此轴线在水平面上有 20°～30°的外旋，在冠状面上有约 8°的内翻（图 1.14）。因此，此关节的旋转轴并不垂直于胫骨轴线。从胫骨旋转以及距下关节活动的方面观察，这样的轴线关系有重要的作用。当踝关节背伸时，胫骨内旋。相反，当足跖屈时，胫骨外旋（图 1.15）。

胫骨旋转伴随距下关节的活动，正是由于此联合运动，允许胫骨在步态周期中发生内旋、外旋活动（图 1.16）。联合活动的概念是一个非常重要的运动学

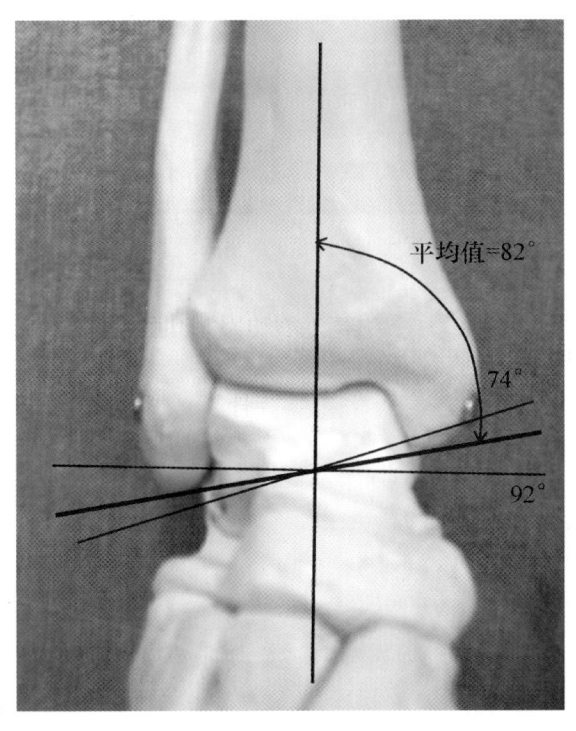
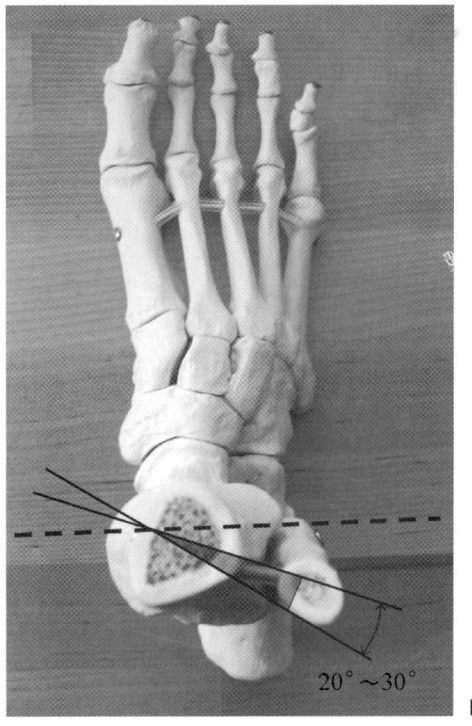

图 1.14 （A）踝关节旋转轴线的冠状面观；（B）踝关节旋转轴线的水平面观。

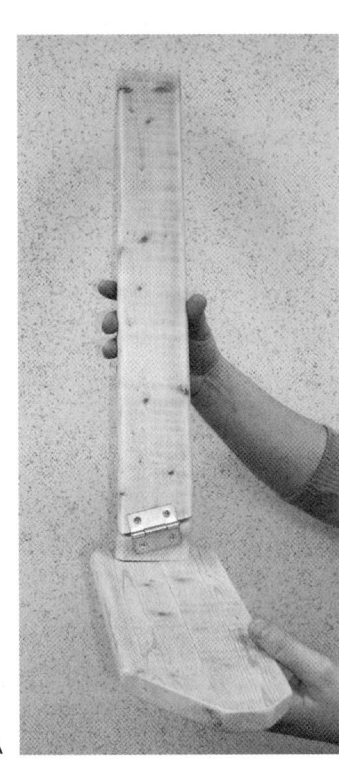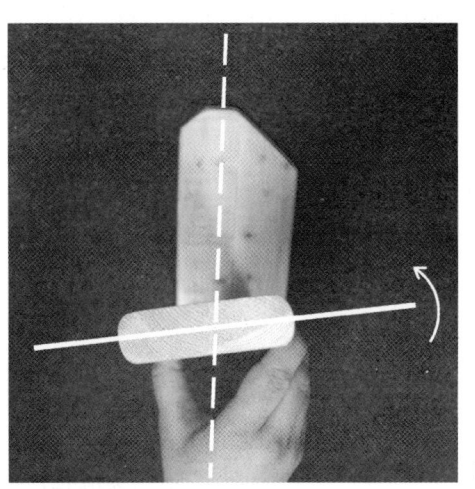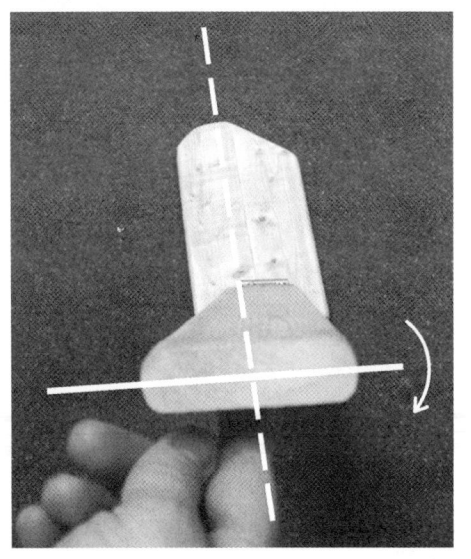

图 1.15 （**A**）模型展示了倾斜的踝关节轴线的效应。背伸引发胫骨的内旋（**B**），而跖屈造成胫骨的外旋（**C**）。

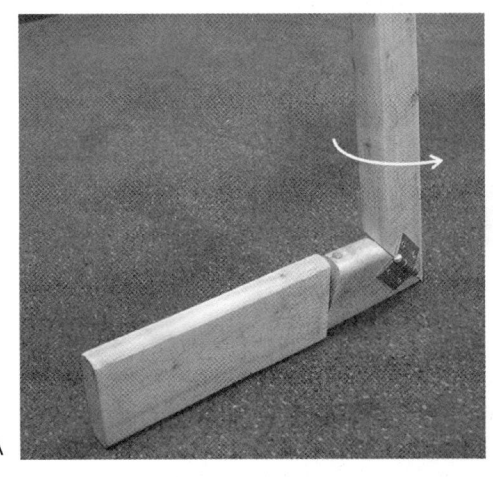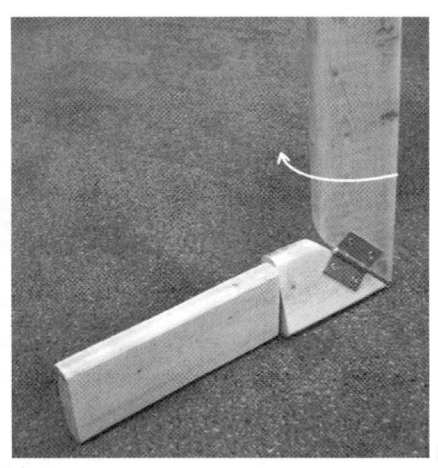

图 1.16 距下关节的活动被类比为一个斜接的铰链结构。垂直的部分代表胫骨，较短的近端水平部件代表后足，远端水平部件代表前足。近端、远端水平部件由一螺钉固定，以模拟跗横关节。（**A**）胫骨内旋与后足外翻活动相关联；（**B**）胫骨外旋与后足内翻活动相关联。

概念。当一个关节有主要活动（如踝关节背伸与跖屈）时，会伴随和主要活动相关的次要活动（如内旋和外旋）。次要活动异常，可干扰关节的主要活动。

使用此模型，我们可以想象，垂直部分绕一个较为水平的铰链（或距下关节轴线）旋转，可以带动水平部分进行更多的旋转。如果以一个更垂直的位置放置铰链，结果相反。无症状的平足患者足部有一个较为水平化的距下关节，临床上这样的距下关节比"普通"足部有更大的活动度。反之，高弓足有更为垂直的距下关节，因此足部趋于僵硬。距下关节与踝关节的运动学不同，踝关节的活动根据相对简明的距骨与踝穴的几何关系，可以预测其活动形式。而距下关节的运动学，因其复杂的多关节几何结构，而难以估计其活动形式（图 1.17）。

当前足保持稳定状态时，距舟关节和跟骰关节（即跗横关节）可以让后足进行旋转运动。这一关系由一个被称为足臼的区域辅助完成，其解剖已经在前面叙述过。关节的主要活动是外展和内收，此外有少量的背伸和跖屈活动。还可进行旋前和旋后活动。从解剖上讲，当足跟位于外翻位时，距舟关节和跟骰关节的关节面为平行关系。功能上讲，这一关系使跗横关节具有一定的韧性。当足跟内翻时，当初平行的关节面改变为不平行关系，从而使跗横关节变得僵硬而利于足部推进（图 1.18）。

跖腱膜是增加足部稳定性的结构。其功能可类比为西班牙式绞盘系统（图 1.19）。当足跟部抬起，跖趾关节背伸时，经过跖骨头处牵拉跖腱膜，跖腱膜紧张，通过下压跖骨的作用增加足纵弓的高度。这一作用在第 1 跖骨处最为明显，并逐渐向第 5 跖骨处减弱。其次要运动是将跟骨拉至更为内翻的位置。

胫后肌腱在步态中通过跗横关节活动，对后足部内翻起到关键的作用。通过内收跗横关节，舟骨在距骨头处向内侧旋转，使距下关节内翻。足跟完全抬高需要依赖胫后肌腱将跗横关节稳定于内收位。当进行关节融合术时，需要考虑跗横关节和距下关节间的联合活动会受到影响。距舟关节融合可减少距下关节 9% 的活动度。而距下关节融合同样可减少跗横关节的活动度。小腿三头肌通过跟腱发挥作用，是最强大的后足内翻肌。但是，后足必须处于内翻位置，跟腱才具有内旋力量（图 1.20）。足跟抬起时，胫骨外旋，距骨继发性倾斜（距骨制动），跖腱膜牵拉的绞盘机制以及胫后肌腱的牵拉作用，共同使后足位于内翻位，使小腿三头肌可以"锁定"足跟的位置。如此形成一个坚固的向前推进的平台结构。

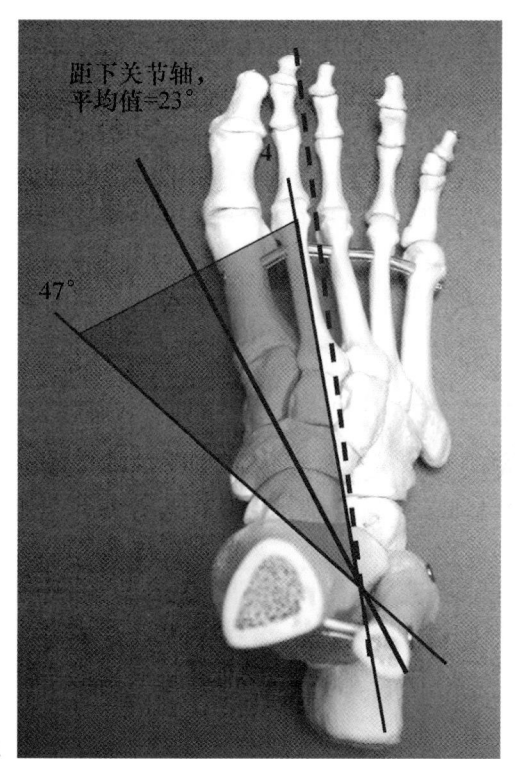
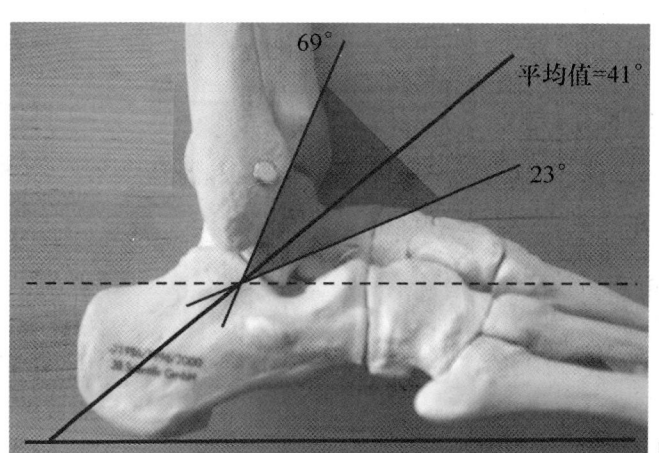

图 1.17 （A）距下关节的水平轴活动度为 4°～47°；（B）距下关节在矢状面活动度为 21°～69°。个体间活动度存在差异。（修改自 Isman Re, Inman VT. Anthropometric studies of the human foot and ankle. Bull prosthet Res 1969；10：97.）

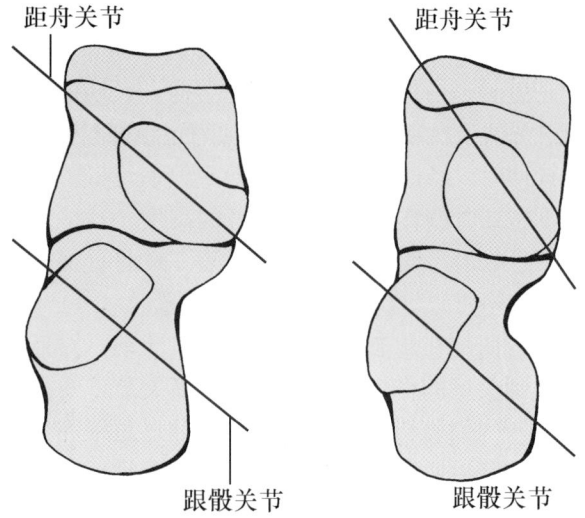

图1.18 跗横关节的功能。当跟骨外翻时，距舟关节和跟骰关节相平行，允许此关节复合体活动。跟骨内翻时，此轴线不再平行，使跗横关节变得僵硬。

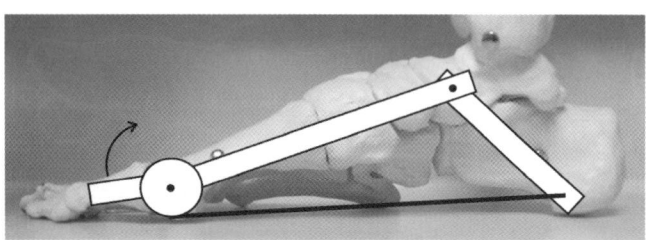

图1.19 西班牙式绞盘系统。其构架在足部骨骼模型上示意。当足趾背伸时，绞盘系统卷起并紧张跖腱膜，帮助稳定足部。

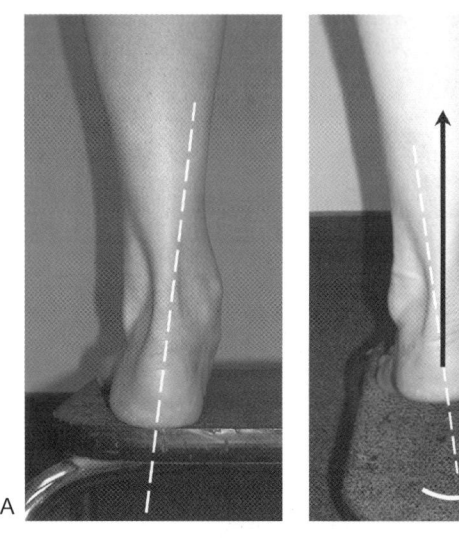

图1.20 （A）跟骨在站立时位于外翻位；（B）踮脚尖时，跟骨摆动到跟腱力线（黑箭头）的对侧成为内翻位，使小腿三头肌成为强大的后足内翻力量。

步 态

一个完整的步态周期定义为同侧的一次足部推进至下一次足部推进的过程。站立期开始于足部接触地面时至同侧足趾推进。这一时期占步态周期的62%。摆动期起自足趾离开地面至足部再次接触地面的过程，这一时期占余下的38%步态周期时间。每一个步态周期可分为3个阶段：站立期有双下肢站立初期、单下肢站立期和再次双下肢站立期；摆动期有摆动初期、摆动中期、摆动末期。周期还可根据其功能状态进一步划分（图1.21）。

完整的步态分析需要在步态实验室内完成，可以记录运动学数据，动态肌电图和足底压力数据。运动学测量关节或节段的不同活动速度、加速度和位移。通过摄像头跟踪标准化的标记物，以捕获数据，进行三维运动分析。了解肌肉的运动非常重要，以判断问题出现的原因，以及决定哪一块肌肉或是肌腱应当用于转位术。动态肌电图数据在正常步态中（图1.21）可总结为以下内容：跟骨着地期，小腿前方的肌肉作用为控制足部的下落，并控制足部至平放期。这一小腿前方肌肉（主要是胫前肌）的离心收缩过程，也具有能量吸收的作用。之后外在肌肉的活动大部分被屈肌群取代，最先活跃的是胫后肌。胫后肌腱稳定足部帮助发动足跟抬高。腓骨肌腱开始发挥作用，形成内翻稳定力量，之后在单下肢站立期踝关节开始背伸。小腿三头肌活跃，足跟抬高，之后其他的跖屈肌肉也开始活动。在摆动初期，跖屈活动停止，之后伸肌活动开始使足部背伸，允许足部力量消减，可以开始下一次跟骨着地期。随着足部从足部着地至足趾离地，足底负重中心快速地从足跟部远端向着第1跖骨头区移动并最终通过踇趾（图1.22）。

踝关节的韧带稳定结构

踝关节的韧带身负重任。它必须既能提供胫距关节和距下关节的稳定性，又不能干涉这些关节复杂的活动。Inman把距骨比作一个圆锥形的横截面，其尖端位于内侧，底部向外（图1.23）。扇状的三角韧带复合体恰好适合内侧的稳定性，此处三角的尖端与圆锥的尖端重叠。在外侧，此区域的旋转活动更大，因此韧带需要更为扩展，稳定踝关节的要求更高。了解外侧韧带每一条韧带之间的关系以及胫距关节和距下关节的关系是理解这些稳定结构功能的前提条件。

踝关节外侧的稳定依赖距腓前韧带和跟腓韧带。

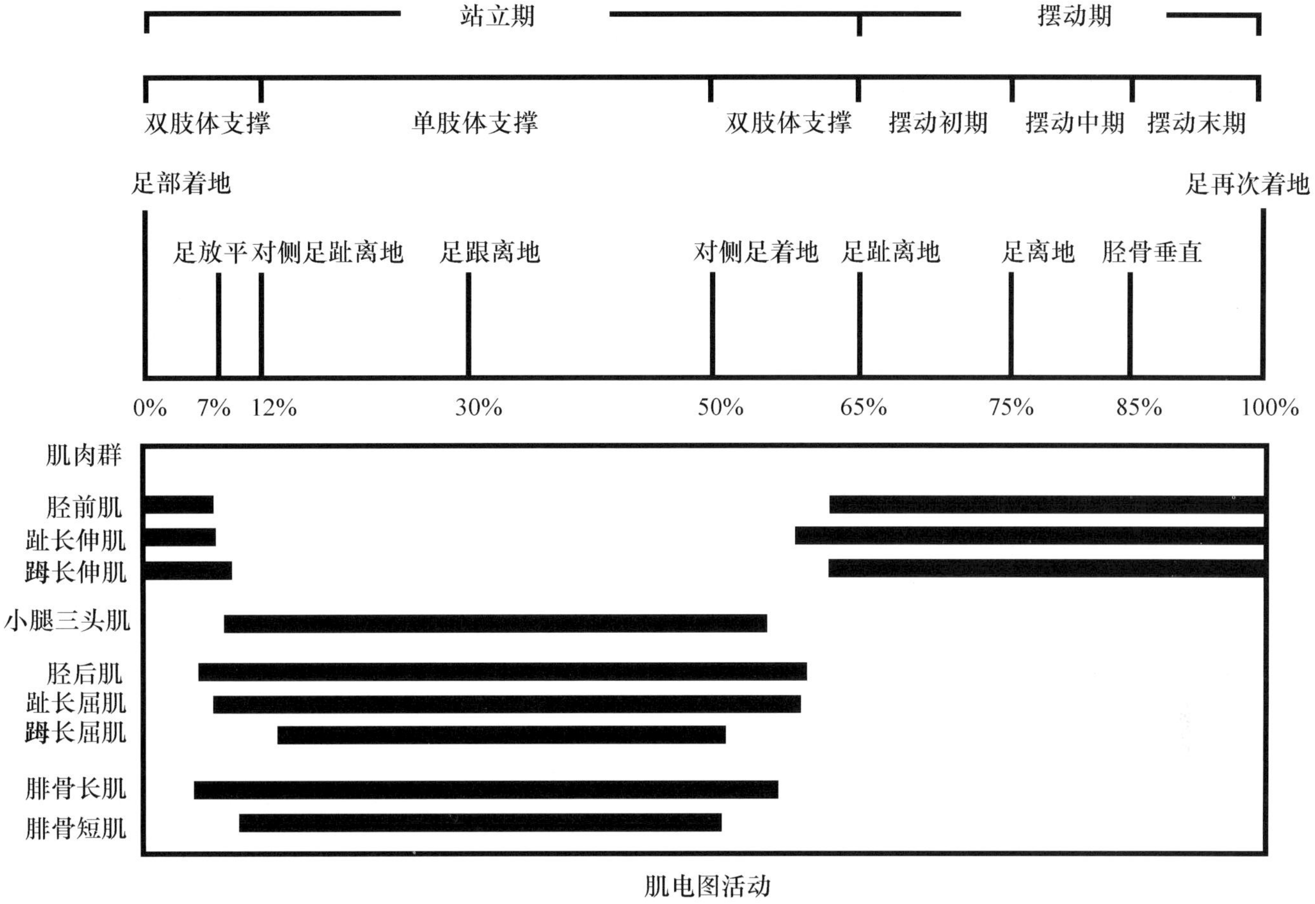

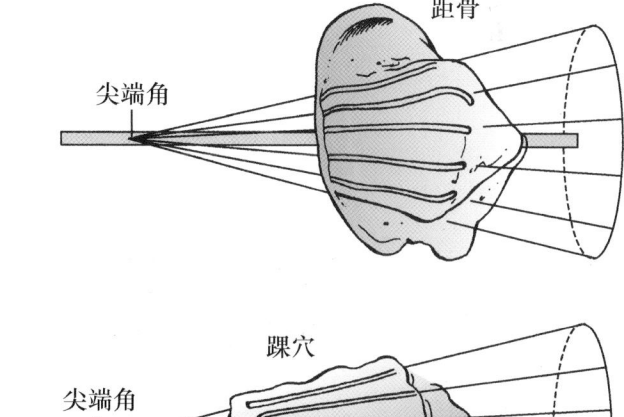

图1.21 正常步态与肌肉电活动相关性的描线图。(Adapted from Sutherland DH, Kaufman KR, Moitoza JR. Kinematics of normal human walking. In: Rose J, Gamble JG, eds. Human walking, 2nd ed. Baltimore: Williams & Wilkins, 1994: 23-44.)

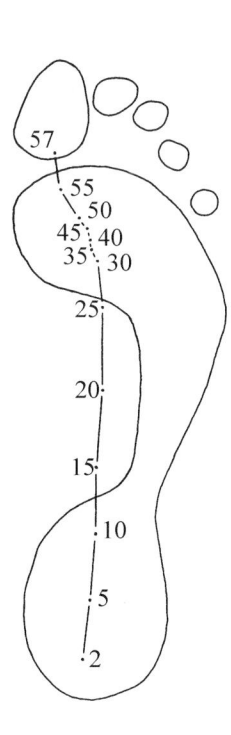

图1.22 重心在步态站立期的运动轨迹。穿过足底的点表示在站立期中，某一特定时间所处的步态周期的百分点的足底力量的合力。注意重心穿过足跟与足底时移动得很快，图中表示为点间隙较大。此外，还可注意到重心在距骨头区占用的时间与前者不成比例。(Adapted from Hutton WC, Stott JRR, Stokes JAF. The mechanics of the foot. In: Klenerman L, ed. The foot and its allied disorders. Oxford, UK: Blackwell Scientific, 1982: 42.)

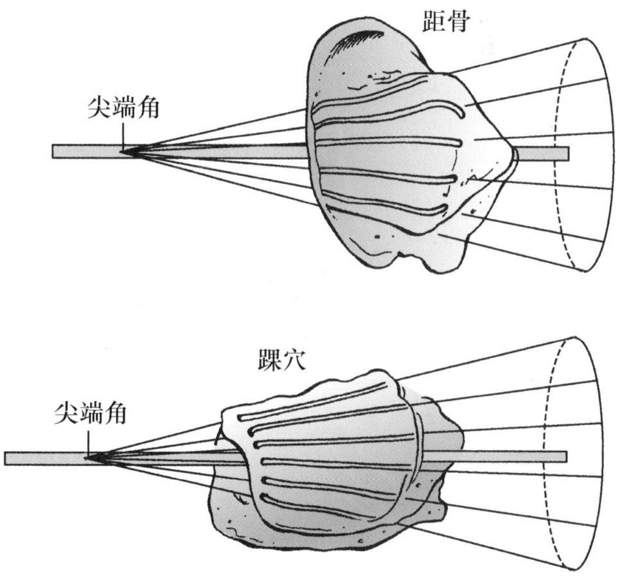

图1.23 距骨类似一个圆锥横截面，尖端位于内侧，由三角韧带复合体固定。(Adapted from Inman VT. The joints of the ankle. Baltimore: Williams & Wilkins, 1976.)

在中立位时，两条韧带都参与稳定作用。当足跖屈时，由于距腓前韧带的纤维走行方向更为垂直，提供踝关节外侧的主要稳定性。相反，跟腓韧带的纤维此时更为水平，其稳定作用被弱化。当背伸时，两韧带的角色互换。在矢状面，两条韧带之间的夹角平均为105°。也有不同程度的变异，角度从70°~140°不等。当这些差异达到极值时，可能会造成生物力学改变。如果想象这两条韧带在同一点通过一个运动弧，或解剖变异使两韧带均不能成为真正的侧副韧带时，可能是某些人易于出现慢性踝关节扭伤的原因。此外，"韧带松弛"的患者可能并不是真正的韧带松弛，而可能是在这个位置上做检查时，韧带不能提供理想的稳定性。

（王　智　译　张建中　校）

推荐阅读

Elftman H. The transverse tarsal joint and its control. Clin Orthop 1960;16:41.

Hamilton WG. Clinical symposia: surgical anatomy of the foot and ankle, vol 37, no 3. New Jersey: Ciba-Geigy, 1985.

Hicks JH. The mechanics of the foot. II. The plantar aponeurosis and the arch. J Anat 1954;88:25.

Inman VT. The joints of the ankle. Baltimore: Williams & Wilkins, 1976.

Mann R, Coughlin M, eds. Surgery of the foot and ankle, 7th ed. St. Louis: Mosby, 1999.

Sarrafian SK. Anatomy of the foot and ankle: descriptive, topographic, functional, 2nd ed. Philadelphia: JB Lippincott, 1993.

第 2 章
体格检查与矫形器

RYAN C. GOODWIN, JAMES J. SFERRA, EVA ASOMUGHA

体格检查

详尽的病史和体格检查是正确诊断和恰当治疗疾病的基础。本章重点介绍足踝部专科体格检查的要点，强调系统的全身检查可提供一致的、可重复的信息，从而努力将漏诊率降至最低，同时优化诊疗效率。此外本章还介绍了足踝部矫形器使用的基本原则，并对一些特殊病例进行了分析。

病　史

仔细询问病史永远都非常重要。尽管全面的病史十分有用，但某些足踝的专科病史也必不可少。患者的年龄、性别、职业、业余活动是病史的基础。职业需求、穿鞋习惯也非常有帮助。

应明确主诉。疼痛常常是患者来诊的主要原因。但是其他症状如畸形、肿胀、不稳和僵硬等也可能是患者的主要问题。导致症状加重或缓解的因素，以及症状出现的时间（如晨起加重，或是症状持续数周至数月）都应予以考虑。如存在感觉障碍，如麻木、烧灼感、刺痛感和任何相关症状的放射，则提示患者可能有神经性病损，应予以明确。还应记录既往接受的治疗及其效果。

其他相关病史也很重要，因为许多系统性疾病可致使足与踝部更易罹患某些疾病。特别要询问患者的糖尿病史、血管病史、炎性关节炎病史和神经性疾病病史。注意近期用药及有无药物过敏史。手术史，尤其是既往足踝部手术史，也有价值。还要询问患者有无外伤史。对于准备手术的患者，一定要记录之前对麻醉药物有无不良反应。

常规记录吸烟史、饮酒史，因这两者均会明显影响手术及非手术治疗的效果。未解决的诉讼和劳动赔偿要求也会影响诊断、治疗计划和患者最终的疗效。

运动员病史采集时，要特别注意重点详细地询问损伤机制、慢性症状和代偿机制，这些可能为诊断提供重要线索。对于急性损伤要注意细节，包括足或踝部在损伤时相对于身体的位置；是否有特殊的感觉出现，如爆裂感、交锁感或嘎吱声；损伤后是否可以即刻负重；损伤后是否立即进行了某些复位活动。对于慢性症状，要询问运动员先前的治疗史；症状是否由长久以前的创伤引起，症状是否仅出现于体育活动中，是否有外因造成的症状加重，如穿鞋或使用运动鞋垫。患者参与的体育运动的类型，如急转活动、跳跃或奔跑，也是重要的线索。

早期初步查体

对每一名患者均应进行系统性和可重复性的初步检查，以获得准确、完整的客观资料。通过系统回顾可获得一些与主诉并不特别相关的信息。在进行了常规的初步检查之后，可根据患者的主诉和其他的表现来进行重点的体格检查。通过对每一名患者进行相同的初步查体，可以避免出现重要的遗漏。

视 诊

穿 鞋

应注意对患者鞋子的检查，因其对多种足踝疾病的诊断具有帮助价值。不合适的鞋子类型或号码已经被认为是引起多种足病的原因。研究显示在一定人群中存在着足部实测尺码与其所穿鞋的鞋码的严重不一致。此外，很多患者左足与右足的实际尺码不一致，这常在选择鞋码时并没有予以考虑。

应检查患者鞋部的特殊特征：

- 鞋前方的褶皱在前足部为斜行，而不是横行，提示有跛僵硬。
- 鞋前头的磨损可能提示患者垂足。
- 严重的平足畸形，可造成鞋底内跟内侧的断裂。
- 严重的内旋足或是高弓足可引发鞋底外侧严重磨损。

站立位视诊

初步检查后，让患者取站立位，开始系统性地从足踝前方和后方视诊。

- 患者应显露从膝部至足趾的整个小腿及足部。
- 如有任何局部畸形，应当检查后足和前足整体的力线关系。
- 要注意足纵弓的形态。足弓高度具有不少临床量化标准，如 Staheli、Chippaux-Smirak、足趾截去指标以及足弓长度指数等。不过，这些指数主要用于研究。舟骨高度和标准化的舟骨高度（与足长度进行标准化）被认为是测量足弓高度最准确的临床指标。
- 强调站立负重位检查的重要性永不为过。
  □ 足部结构可能在坐位时表现为正常，但在负重受力后即发生明显的改变，这常见于过度松弛性平足畸形、柔软性足趾畸形和跖趾关节过度松弛的患者。
- "多趾征"说明有后足外翻（图 2.1）。
- 步态检查是初步检查的一项重要内容。
- 观察时要评估有无任何双侧的不对称，足部是否能够跖行，足的位置，评估步态中足跟触地、足部放平、足趾离地这一步态过程的情况，并注意其间有无逃避动作。
- 从后方观察患者伸膝时行单侧或双侧提踵试验的情况。

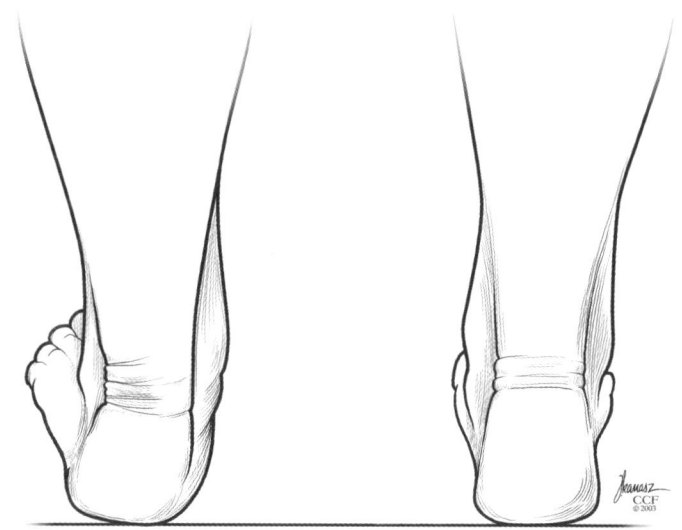

图 2.1　"获得性平足"中因胫后肌腱断裂（左足）产生的对线不良和"多趾征"。（Reprinted with permission of the Cleveland Clinic.）

- 双侧对比有助于发现病变。
- 如果不能完成单侧提踵或是缺少后足对称性内翻活动，提示存在胫后肌腱疾病（图 2.2）。

坐位检查

- 坐位行血管检查包括触诊足背动脉和胫后动脉的搏动。
  □ 足背动脉通常位于跛长伸肌腱和趾长伸肌腱之间，在第 1 跖骨基底和内侧楔骨背侧突起的近端外侧。

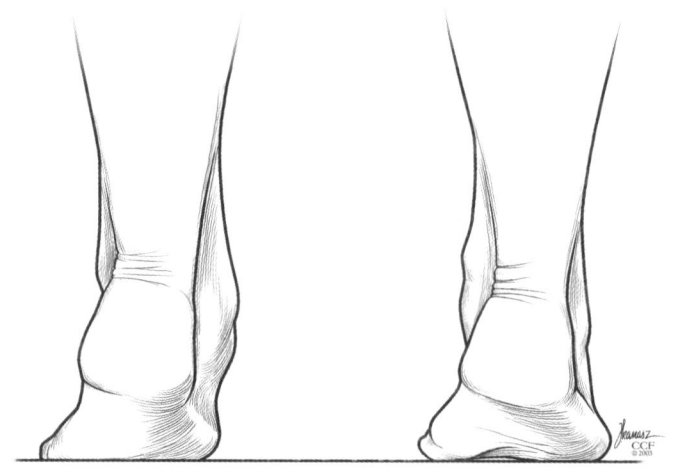

图 2.2　双足跟提踵试验。右侧可见正常的跟骨内翻，而左侧消失。（Reprinted with permission of the Cleveland Clinic.）

- □ 胫后动脉的搏动可在后踝后方与跟腱内侧缘之间距离大约1/3处触及。
- □ 如果搏动微弱或是缺失，则需行一步的血管检查，尤其是考虑进行手术之前，或是患者有开放损伤时。
- □ 这些检查包括通过脉搏容量测试足趾压力，以及经皮氧分压水平的测定。
- 检查皮肤和趾甲的异常。
  - □ 出现胼胝提示局部受力增加，这是足部力学机制异常的有力线索。
  - □ 皮肤改变预示血管疾病，注意有无肿胀和红斑。
- 进行大体感觉检查，可以避免漏诊。
  - □ 在第1至第4趾蹼间隙（腓神经的深、浅支）以及足底部（胫神经）行轻触觉检查。
  - □ 简要检查足的内、外侧面（隐神经和腓肠神经）。
  - □ 更为详细的神经检查可在之后的查体中进行。
- 在患者坐位时进行关节活动度的简要检查，也许能发现患者可能存在的足踝部病变。
  - □ 被动和主动活动度检查简单易于实施，是常规初步检查的一部分。
    - □ 正常的踝关节被动活动度约为背伸20°至跖屈50°。
  - □ 距下关节活动也可在患者坐位时检查。
    - □ 检查者一只手握住患者后足，另一只手被动活动距下关节。
    - □ 正常距下关节内翻与外翻活动度均约为15°，通常要和健侧对照。
  - □ 踝关节的活动度检查要在患者屈膝时进行，以消除腓肠肌的作用，并保持后足位于中立位，以避免在跗横关节处出现背伸（图2.3）。
  - □ 检查前足的外展与内收活动时，需要固定后足后行前足的被动活动。
    - □ 正常的前足活动度是内收20°，外展10°。
    - □ 被动活动受限或是疼痛，则意味着某个关节有关节退行性改变，或之前有融合，或是存在其他与关节相关的疾病。
  - □ 行主动活动的大体检查时，嘱患者以足趾在空中做弧形活动。此外，让患者踮脚趾行走，或是用足的内侧或外侧缘行走，也可提示患者是否具有正常的活动度。
  - □ 在足与踝主动活动的所有平面内行抗阻力量检查，以发现肌腱、肌肉和神经病变的存在。

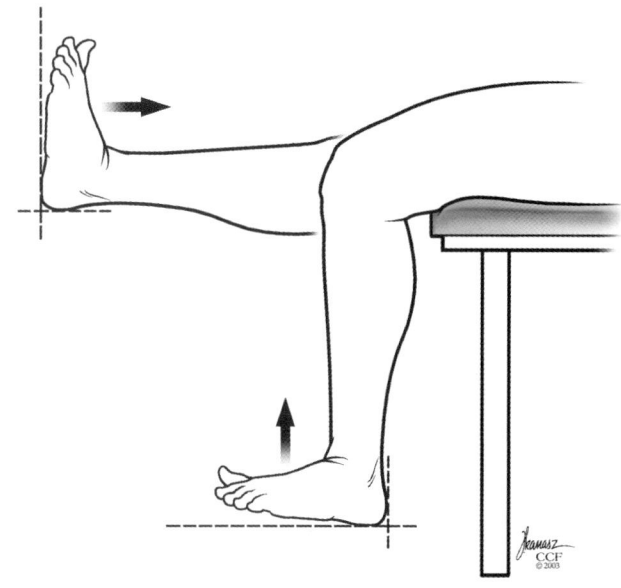

图 2.3 踝关节背伸——于膝关节伸直与屈曲时分别进行。后足要保持于中立位。

简要的初步检查为之后有针对性的检查提供了一个良好的基础。在相对短的时间内简要评估患者足踝部的力线、外观、神经血管情况、关节活动度和肌力，可避免遗漏关键问题。随后即可以针对具体问题进行扼要有序的重点检查。

重点查体
皮肤和趾甲

- 行足踝部查体时，注意软组织覆盖的完整性非常重要，尤其是对于准备手术的患者。
  - □ 注意之前手术的瘢痕以及皮肤的整体质量。
  - □ 皮肤萎缩和毛发稀疏提示外周血管疾患。
  - □ 下垂性红趾是足部灌注不足的表现。
  - □ 静脉功能不良可表现为踝上区域的色素沉着。
  - □ 肿胀、红肿和皮温升高可能由蜂窝组织炎、炎性关节炎和神经性关节疾病等因素引起。
  - □ 注意有无溃疡，及其位置与外观特点。
- 胼胝可因局部皮肤受超过正常的轴向或剪切应力的作用而出现。
  - □ 尽管胼胝的作用是防止出现水泡、保护深层结构，但是它们反而会成为病理性压力增加的原因，特别是对于神经性疾病的患者，常常因此出现溃疡。
  - □ 病毒可致足疣，它引起的胼胝很难与机械作用引起的胼胝相鉴别。修剪表面的胼胝后，足疣通常会在基底部露出点状的黑色乳头样结构。挤压足疣可引发疼痛，而普通的胼胝是无痛感的。
- 皮肤纹理会在足疣周边变形绕过，而在普通胼胝上走行不变。
■ 恶性黑色素瘤是足部最常见的原发性恶性肿瘤。
- 其在足部的病变通常很细微，可能只表现为一小块甲下或是皮下的变色。如果患者近期没有受到创伤，则要高度怀疑此疾病，以避免诊断延迟或误诊。
■ 趾甲疾病通常会引起患者的注意。
- 鞋子内部的封闭空间可使趾甲容易产生一些手指甲不会出现的问题。甲床炎、甲沟炎和甲部真菌感染都是常见的趾甲感染性疾病，通过简单的视诊即可做出诊断。
- 甲床炎是甲皱襞近端的感染，而甲沟炎指内侧或外侧甲皱襞的感染。这些常被称为嵌甲。
- 甲真菌病指真菌感染趾甲，造成甲板变厚、呈黄灰色改变、变色、皲裂、软化或翘起。
- 趾甲软化还见于银屑病。

骨骼与软组织

骨　骼

由于疼痛是常见的主诉，其定位与诱发对于形成正确的诊断很有价值。足踝部的骨与软组织解剖结构都位于皮下，相对容易触诊。医生掌握解剖知识后，通常可直接定位引起疼痛的结构。

■ 检查应集中在患者主诉部位。
■ 让患者用一根手指指出最痛部位是确定检查重点的简单方法
■ 触诊一处或多处的骨和软组织结构，可以再次诱发疼痛。

足内侧面容易触及的骨性标志包括第 1 跖趾关节、第 1 跖骨、内侧楔骨、舟骨结节、距骨头、载距突、内踝和跟骨内侧。

■ 第 1 跖趾关节常发生𬯎外翻畸形或退行性病变。
■ 舟骨结节是胫后肌腱的主要止点，触诊疼痛提示肌腱止点病变。
■ 舟骨的缺血性坏死或应力性骨折可有压痛。
■ 平足畸形的患者，其距骨头更为突出。
■ 内踝易于触诊，是胫距关节内侧的支撑结构。
■ 载距突位于内踝下方约 1 指宽处。可能不能触及，但是它作为弹簧韧带的止点并支撑距骨，有重要作用。

足外侧容易触及的骨性标记有第 5 跖趾关节、第 5 跖骨、第 5 跖骨基底部、骰骨、包括前突和腓骨肌腱滑车的跟骨外侧部分、外踝、距骨顶部及颈部。

■ 第 5 跖骨基底部有腓骨短肌腱止点，出现疼痛提示肌腱止点病变或是骨折。
■ 腓骨肌腱滑车可在跟骨外侧、外踝下方触及，腓骨肌腱（长肌腱与短肌腱）在此绕过跟骨外侧后分叉前行。
■ 外踝是踝关节的外侧支撑结构。
- 外踝比内踝更向远端延伸，并略偏后，使得踝穴位置相对于胫骨长轴呈 15°外旋。
- 此处易发生骨折。
■ 当足处于跖屈并轻度内翻位时，距骨顶部在外踝前方即可触及。
- 此处的疼痛提示骨软骨损伤、骨折或是滑膜炎。
■ 跗骨窦是一个柔软的区域，在后足的外侧易于触及，它是检查距下关节病变的特异部位。
■ 深触诊可能引出跟骨前突疼痛，提示骨折或关节病变。
■ 距骨的外侧突可触及，也是可能损伤的部位（滑雪板骨折）。
■ 距骨颈的外侧也可在一些患者触及。注意肿胀、压痛或是疼痛的区域，查体时需要在距骨颈外侧进行深部触诊。如果可引发疼痛而患者又有外伤史，则需要行进一步 CT 或 MRI 检查，以排除隐匿性骨折。高达 39% 的踝与中足骨折在初步查体和影像学检查时被漏诊。足后部的触诊在患者坐位时进行。
■ 握住跟骨并施加轻柔的压力可引发疼痛时，应考虑有跟骨应力性骨折。
■ 跟骨后滑囊可用拇指和其他手指在跟腱两旁凹陷处挤压触及。
■ 跟骨内侧结节可在足底内侧触及，此处是𬯎展肌和趾短屈肌的止点，是常见的成人足跟痛的位置。
■ 触诊时在跟骨跖面中间的压痛有可能是骨膜炎的表现。
■ 跟骨后面可出现疼痛，在儿童这是骨骺炎（Sever 病）的表现，而在成人是止点性跟腱炎的表现。
■ 足底面检查的骨性标志物包括籽骨和跖骨头。
■ 在第 1 跖趾关节足底部行深触诊可查及两个籽骨。
- 这两个籽骨位于𬯎短屈肌腱内，有助于分散第

1 序列的负重，也为𧿹短屈肌腱提供机械助力。
- 此处的压痛提示有籽骨炎、应力性骨折或是缺血性坏死。
- 𧿹外翻时可出现籽骨位置的改变。
- 第 2~5 小跖骨的跖骨头在前足底部易于触诊，如果足跟脂肪垫变薄或是跖趾关节出现滑囊炎，则可能出现疼痛。
- 胼胝可见于应力过度的区域
- 跖骨头的压痛可源自缺血坏死（Freiberg 病）。

软组织

根据患者的症状，软组织触诊也同样要以先系统后重点的方式进行。

- 在前足内侧，第 1 跖趾关节是常见的发病部位，特别是出现𧿹外翻畸形时。
  - 第 1 跖趾关节可有滑囊形成，并可能在关节的内侧有压痛。
  - 痛风也可能出现于此，并有疼痛。
  - 平足畸形在长期站立时可出现此处的胼胝或压痛
- 在后足与踝关节的内侧，三角韧带通常在内踝的下方可触及（图 2.4）。
  - 内踝与跟腱间的软组织凹陷区内走行有胫后肌腱、趾长屈肌腱和血管神经束（胫后动脉与胫神经）以及𧿹长屈肌腱。
  - 胫后肌腱在自内踝后方到其舟骨结节止点处之间的区域最易触及。
  - 𧿹长屈肌腱由于位置较深一般不能触及。
  - 如果叩诊胫神经出现向远端走行区的感觉异常时，为 Tinel 征阳性，可能提示有踝管综合征。
- 在足背部，沿踝关节内侧面较易触及胫前肌腱，该肌腱止于第 1 跖骨基底内侧。
  - 𧿹长伸肌腱位于胫前肌腱外侧，可沿第 1 跖列向远端探查。
  - 压痛可能提示肌腱病变。
  - 位于伸肌支持带下方沿踝关节的肿块可能为断裂的胫前肌腱。
- 在踝关节的外侧，可触及 3 条主要的踝关节外侧韧带——距腓前韧带、距腓后韧带和跟腓韧带（图 2.5）。
  - 如果出现压痛则表明有外侧韧带损伤。
- 腓骨肌腱可在踝关节的外侧触及。
- 在远端，第 5 跖骨头部可出现小趾囊炎导致的炎性滑囊。
- 跟腱是人体最大的肌腱结构，可在后足皮下触及，其止点向下止于跟骨。
  - 如果跟腱断裂，可触及缺损处。
  - 当有慢性炎症或是肌腱炎时可出现结节或压痛。
  - 跟骨后滑囊或是跟骨滑囊可分别在跟腱的前方和后方表面引发疼痛。
- 跖腱膜自其在跟骨内侧结节上的止点至其在足内侧的走行全长均可触及。压痛可提示存在炎症，如果有结节出现可能是足底纤维瘤。

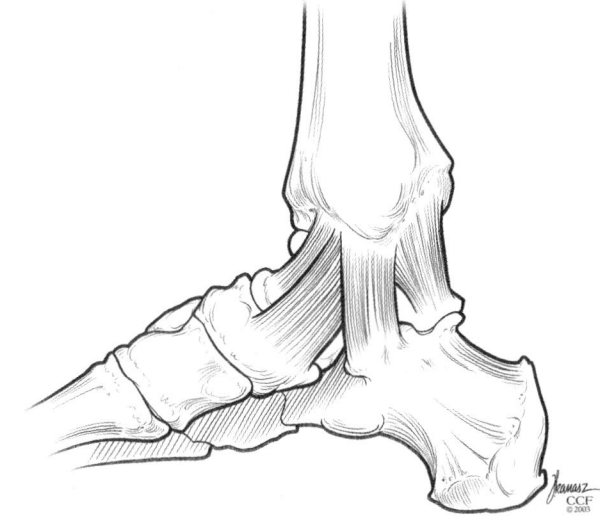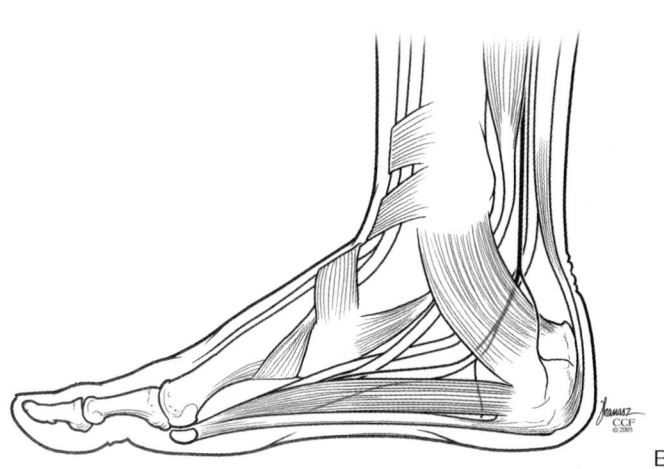

图 2.4 踝关节内侧面观。(**A**) 深层——三角韧带。(**B**) 浅层——支持带/肌腱结构。(Reprinted with permission of the Cleveland Clinic.)

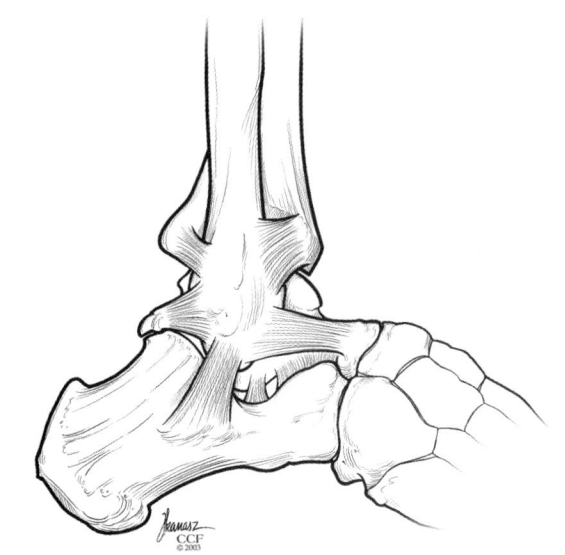
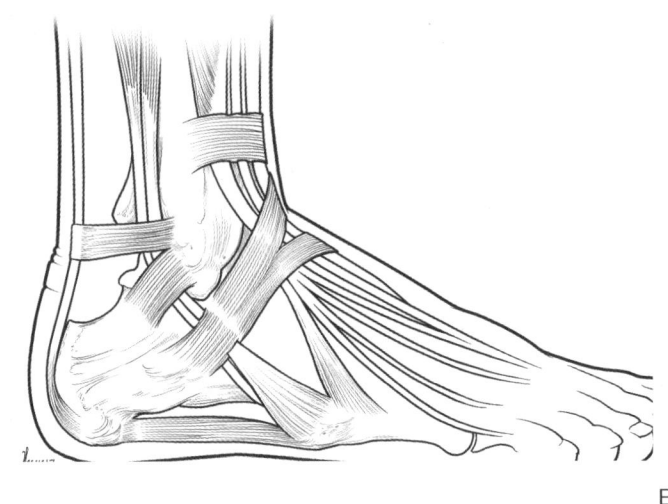

图 2.5 踝关节的外侧面观。(**A**) 深层——外侧韧带。(**B**) 浅层——支持带/肌腱结构。(Reprinted with permission of the Cleveland Clinic.)

神 经

有一些主诉、症状以及并发的疾病需要医生在初步检查基础上进行更为彻底的神经检查。

- 周围神经病变可能由系统性疾病引起，如糖尿病。
- 患者有对称性的感觉减弱或是缺失，呈袜套样分布。
- 跟腱反射消失及振动觉减弱提示有周围神经病变。
- 患者可感知 5.07（10-g）尼龙单丝时，说明保护性感觉存在。

如果患者有神经相关的症状，则需要考虑更特异的周围神经病变，如神经卡压或是手术或创伤性损伤。

- 腓总神经可在腓骨颈处卡压，造成足背侧感觉麻木，足与足趾背伸无力。
- 腓浅神经可在腓骨前方、踝关节上方 8～10 cm 穿浅筋膜处出现卡压（图 2.6）。
  □ 沿神经走行叩诊可诱发感觉异常或疼痛。
- 胫神经与其分支可在内踝后方踝管处被卡压（图 2.7）。
  □ 患者通常会诉足底部有烧灼感、疼痛或麻木感。
  □ 如果有压痛，或是 Tinel 征阳性，并叩诊时感觉异常扩大，这些都有助于诊断踝管综合征。

单独的周围神经损伤常常由创伤引起，有时是由既往的手术造成。

- 手术行后足外侧切口时，容易损伤腓肠神经，可造成足外侧缘的麻木。
- 行踝前入路或中足背侧入路时，有损伤足背皮神经的风险。
  □ 纵行切口可减小医源性损伤风险。
- 姆外翻手术的背侧入路有损伤足背皮神经的可能。
- 跖腱膜松解时采用的内侧切口可能会伤及跟内侧神经。
- 切口区皮肤感觉过敏、沿神经走行出现针刺样疼痛、远端出现感觉缺失以及叩诊时引发感觉异常都是周围神经损伤的表现。

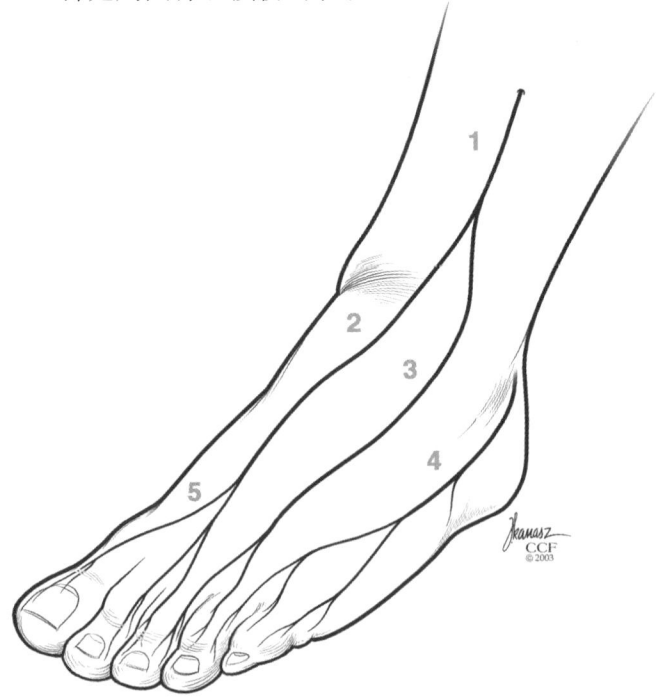

图 2.6 神经——背外侧观。(1) 腓浅神经（数字标记的地方是神经穿过筋膜时可能出现卡压的部位）；(2) 足背内侧皮神经；(3) 足背中间皮神经；(4) 腓肠神经；(5) 姆趾背侧神经。(Reprinted with permission of the Cleveland Clinic.)

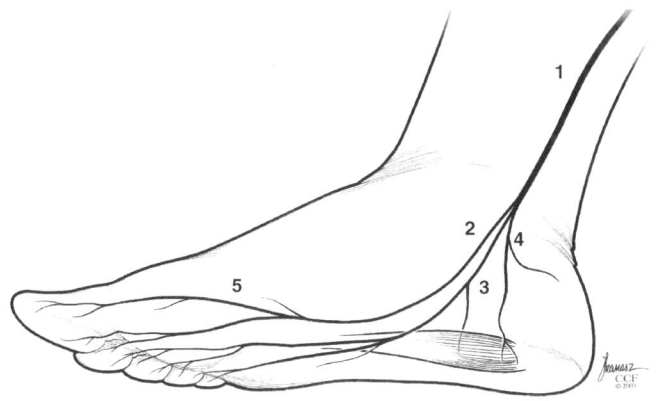

图 2.7 神经——足底内侧观。(1) 胫神经;(2) 足底内侧神经;(3) 足底外侧神经;(4) 跟内侧神经;(5) 姆趾跖底内侧神经。(Reprinted with permission of the Cleveland Clinic.)

- Charcot 关节病可出现于有周围神经病变的患者,造成骨与关节破坏。
  - □ 它可自发性出现,或更常见由轻微外伤引发。
  - □ 查体示,受累区域出现肿胀、红肿和皮温升高,有时有轻度的压痛,可与蜂窝组织炎相混淆。
  - □ 中足的 Charcot 病变可能发展为摇椅样足底畸形,造成中足塌陷,最终导致在异常的骨性突起处形成溃疡。

肌肉肌腱复合体

腓肠肌-比目鱼肌复合体(gastrocnemius-soleus, GCS)和跟腱为足部提供了强大的跖屈力量。

- 由于这一肌肉群的强大,即使肌力减弱,也可以轻易地对抗检查者的徒手检查力量。
- 反复进行单侧提踵活动的疲劳试验是发现双侧肌群微小差别的最好方法。
- 短缩的 GCS 复合体与一系列的疾病有关——由于其病理性地增加了正常步态时的足底压力——这些疾病有跖痛症、跖腱膜炎、前足溃疡、Charcot 关节病中足塌陷。手法检查胫后肌的最好方法是在足跖屈旋前时检查其对抗内翻的力量。
- 肌腱完好时,患者可行单侧提踵并伴有轻度跟骨内翻。
- 如果在单侧或是双侧提踵试验中后足不能出现内翻,则提示胫后肌腱功能不全;这是最为敏感的查体试验,可用来确诊。
- Ⅱ型胫后肌腱功能不全(PTTD)的患者,其距下关节的等长内翻与前足内收的力量与对侧相比可分别减少 20% 和 30%。
- 胫后肌腱肿胀征指的是在无外伤史的前提下,肌腱的走行区出现可凹性肿胀,这一表现对诊断 PTTD 有很高的敏感性和特异性。
- 胫前肌是主要的足与踝背伸肌。
- 拍打步态可提示胫前肌功能不全。
- 踝关节抗阻背伸检查可能是手法检查胫前肌功能的最佳方式。
- 胫前肌腱可在抗阻背伸踝关节时,于踝关节背内侧触及。
- 腓骨肌(腓骨长肌与腓骨短肌)是足的外翻肌。
- 其肌力可通过抗阻主动外翻足部进行检查。
- 腓骨肌腱从腓骨后方的腓骨沟内半脱位或脱位时,可在背伸踝关节的状态下通过抗阻外翻足部进行检查。

关 节

第 1 跖趾关节主要行背伸与跖屈活动,也可能进行内收与外展活动。

- 查体时,踝关节的姿势很重要,因为姆长屈肌腱紧张可限制背伸,特别是踝关节位于中立位或是轻度背伸位时。
- 同样,当踝关节跖屈时,紧张的姆长伸肌腱可限制第 1 跖趾关节的跖屈。
- 如果跖趾关节活动受限,应当在踝关节背伸与跖屈时都进行检查。
- 疼痛与被动活动受限提示有潜在的疾病,如姆僵硬或滑囊炎。
- 测量姆趾的外展与内收活动时可以第 1 跖列的长轴作为参考,但通常只用于评价内外翻畸形的可复性。

距下关节距、距舟关节、跟骰关节组成后足关节。

- 这三个关节中的任一关节活动受限都会造成整个复合体活动度明显下降。
  - □ 如选择性融合三个关节中的任意一个关节,或是青少年患者有跗骨联合时。
- 踝关节需要被动背伸至中立位以将距骨锁定于踝穴之中,以避免胫距关节的旋转,从而提高对关节活动度观察的有效性。
- 用一只手握住足跟,并用另一只手被动内翻和外翻足部(图 2.8)。
- 由于踝关节位于中立位,理论上讲,紧张的跟腱限制了这一位置的某些活动。在这个假设前提下,可行有效的旋前试验,检查者将手指置于后距下关节面的关节线处,以触诊距下关节的活动。

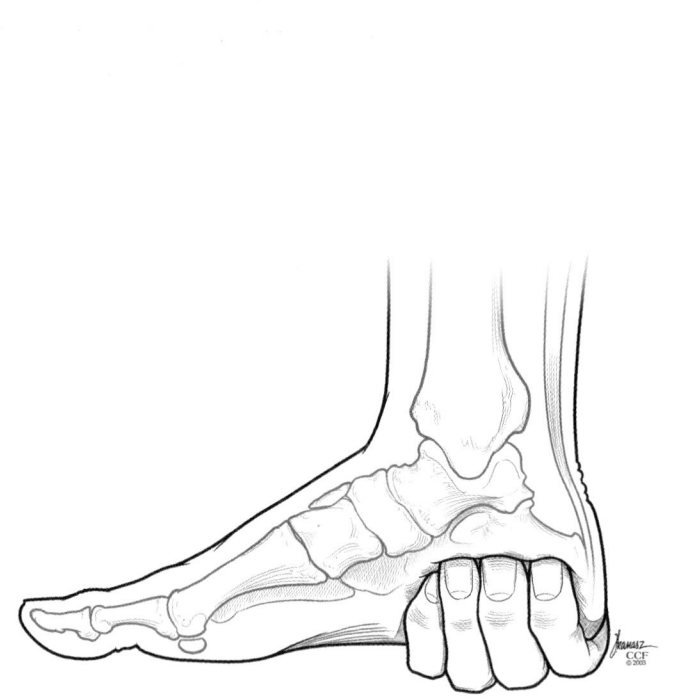
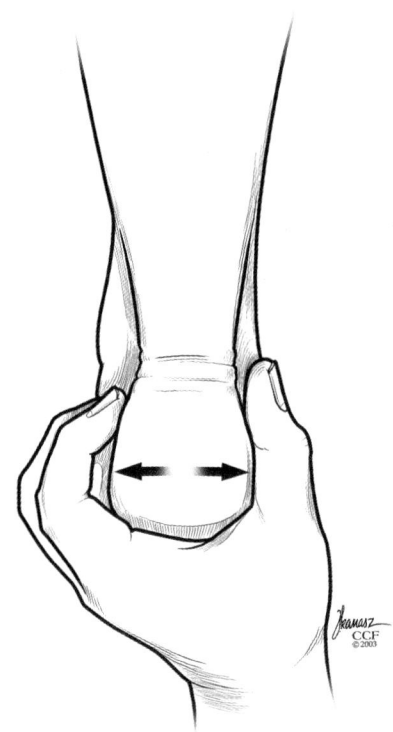

图 2.8　跟骨内翻与外翻。(Reprinted with permission of the Cleveland Clinic.)

- 轻柔的活动后足关节复合体时，距舟关节易于触及，也可更好地检查跗横关节的绝对活动。
- 后足活动度通常记录为占健侧活动度的比例。

　　踝关节从本质上讲是一个铰链关节，其活动仅限于矢状面。踝关节活动受限可严重影响整体的步态周期以及步态的力学。

- 正常的踝关节被动活动度通常是背伸 20°到跖屈 50°。
  □ 该角度为胫骨力线与足底面平行线之间的夹角。
- 踝关节活动受限，尤其是背侧受限，其两个最常见的原因是踝关节退行性改变和跟腱挛缩。
- 在后足中立位时，先后对比在屈膝及伸膝状态下踝关节的背伸角度，以明确单独腓肠肌紧张对背伸程度的影响，这一检查又被称为 Silfverskiold 试验（见图 2.3）。
- 如果被动背伸度在屈膝时明显增加，则腓肠肌挛缩是造成活动受限的主要原因，这一点在平足症畸形的患者非常重要。
- 由于距下关节过度外翻可造成踝关节出现背伸增加的现象，因此检查时要保持后足中立位或是轻度的旋后位，以消除此畸形。
- 前抽屉试验可以检查踝关节韧带有无松弛。
  □ 踝关节取跖屈位，检查者用一只手固定胫骨远端，另一只手握住跟骨以控制后足。
  □ 然后轻柔地向前平移足跟部并观察有无半脱位出现（图 2.9）。
  □ 与健侧踝关节行双侧对比检查，对发现异常有重要作用。

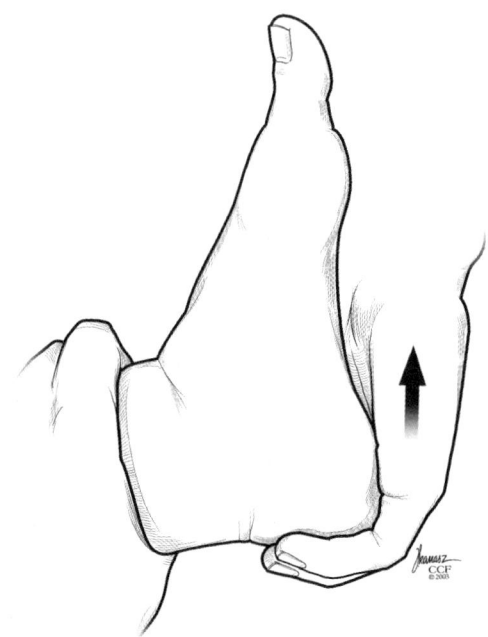

图 2.9　前抽屉试验。(Reprinted with permission of the Cleveland Clinic.)

- 有报道在尸体上进行前外侧抽屉试验，该检查被认为能更好地评价距骨脱位后发生的前外侧旋转
  □ 踝关节取跖屈位，触及距骨并施加内旋力量。如果关节间隙变大或两侧对比不一致，则提示踝关节外侧不稳定或韧带断裂。
- 下胫腓前韧带损伤，或称为"高位踝关节扭伤"，较踝外侧扭伤少见。
  □ 重复这一损伤机制时，可固定小腿后进行足外旋，在此类患者会引发疼痛。
  □ "挤压试验"，即在小腿中段挤压胫骨与腓骨，也可引发踝关节疼痛。
  □ "足跟叩击试验"也用来诊断胫腓韧带或下胫腓联合韧带的损伤。患者坐位，屈膝90°，踝关节位于中立位。用一只手固定小腿，另一只手叩击足跟中心部。阳性表现是引发踝关节前方、后方或小腿远端的疼痛，分别对应下胫腓前韧带、下胫腓后韧带或是骨间韧带的损伤。

前 足

踇外翻

- 第1跖趾关节的外翻畸形受到了不同程度的关注。
- 畸形有的可以被动纠正，有的则不能（图2.10）。
- 外翻畸形通常还会伴有踇趾旋前（图2.11）。
- 有的患者可能会表现为第1跖趾关节远端出现踇外翻，或是趾间关节外翻。区分这两者很关键，因为治疗趾间关节外翻的术式与其他的踇外翻手术并不相同。
- 除了常规的踇外翻影像学检查以外，其他的临床

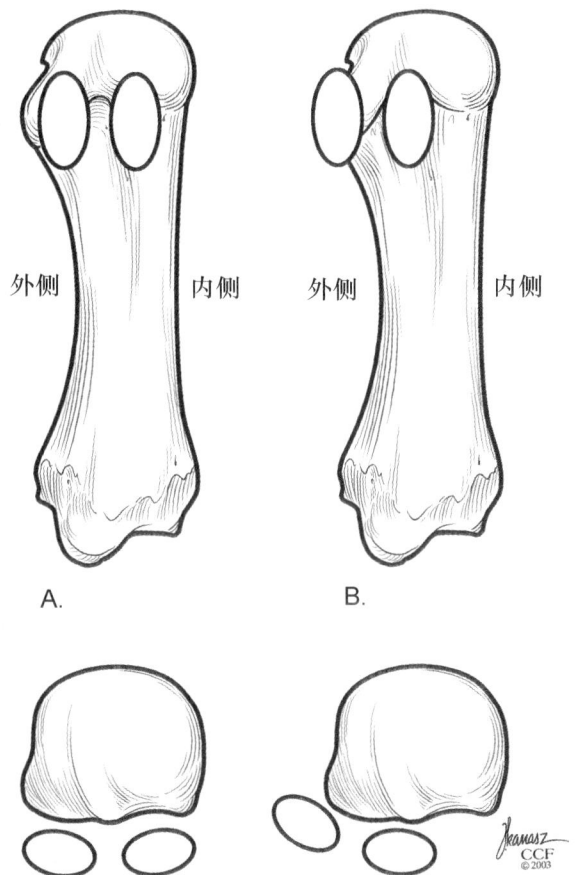

图2.11 （A）籽骨位于中立位。（B）籽骨半脱位并踇趾旋前。（Reprinted with permission of the Cleveland Clinic.）

诊断和评估手段也应当采用。这包括几何测量、前足周长测量和标准化摄片。

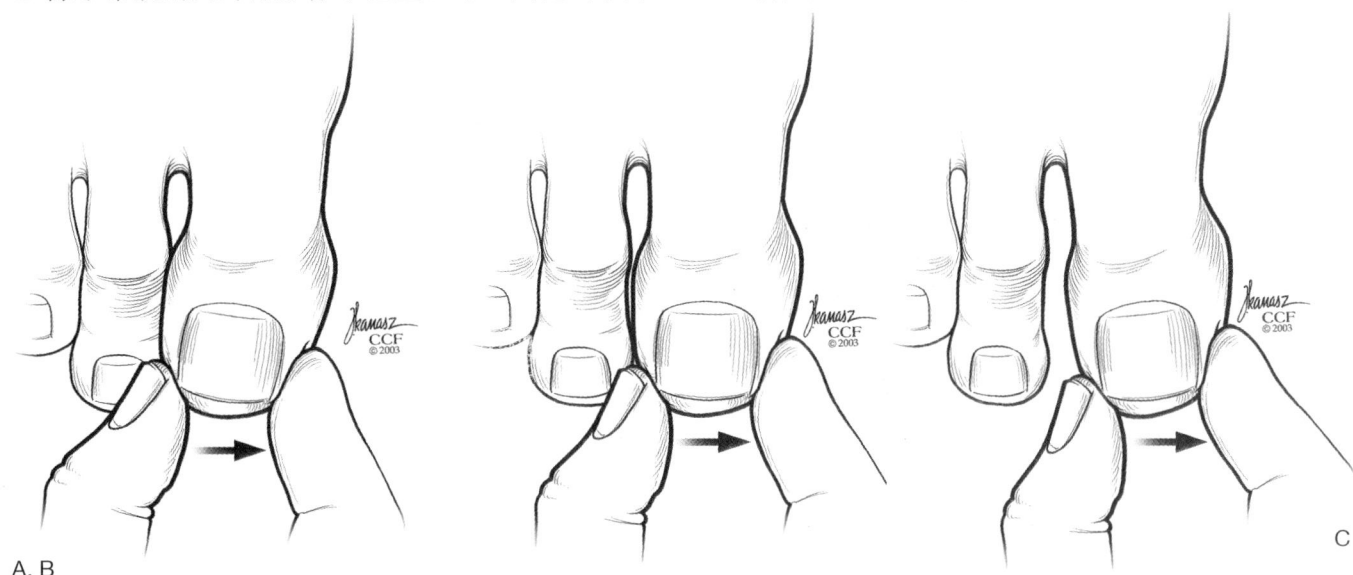

图2.10 被动纠正踇外翻。（A）不可矫正。（B）可矫正至中立位。（C）可过度矫正。（Reprinted with permission of the Cleveland Clinic.）

- □ Manchester 分级是非侵入性的临床踇外翻畸形分级方法，通过将患者踇指与 4 张标准化的代表不同畸形程度的图片相对比，进而分级。这种方法在研究中最为有用。
- ■ 踇外翻还可并发第 1 跖趾关节退变性疾病、活动受限，并有疼痛。踇僵硬和第 1 跖趾关节骨性关节炎的区别在于前者的背伸活动度几乎完全消失。
  - □ 第 1 跖趾关节研磨试验可引发踇僵硬患者的疼痛。检查时对第 1 跖趾关节轴向施压并在各个平面上进行活动，包括旋转，踇僵硬患者行此检查时通常会有疼痛。
  - □ 有时可触及背侧骨赘。
  - □ 第 1 跖列的过度松弛也可为踇外翻的病理表现之一。
    - □ 进行此检查时，保持踝关节于中立位，用一只手握住第 2~5 跖骨，然后另一只手向跖侧与背侧移动第 1 跖骨（图 2.12）。

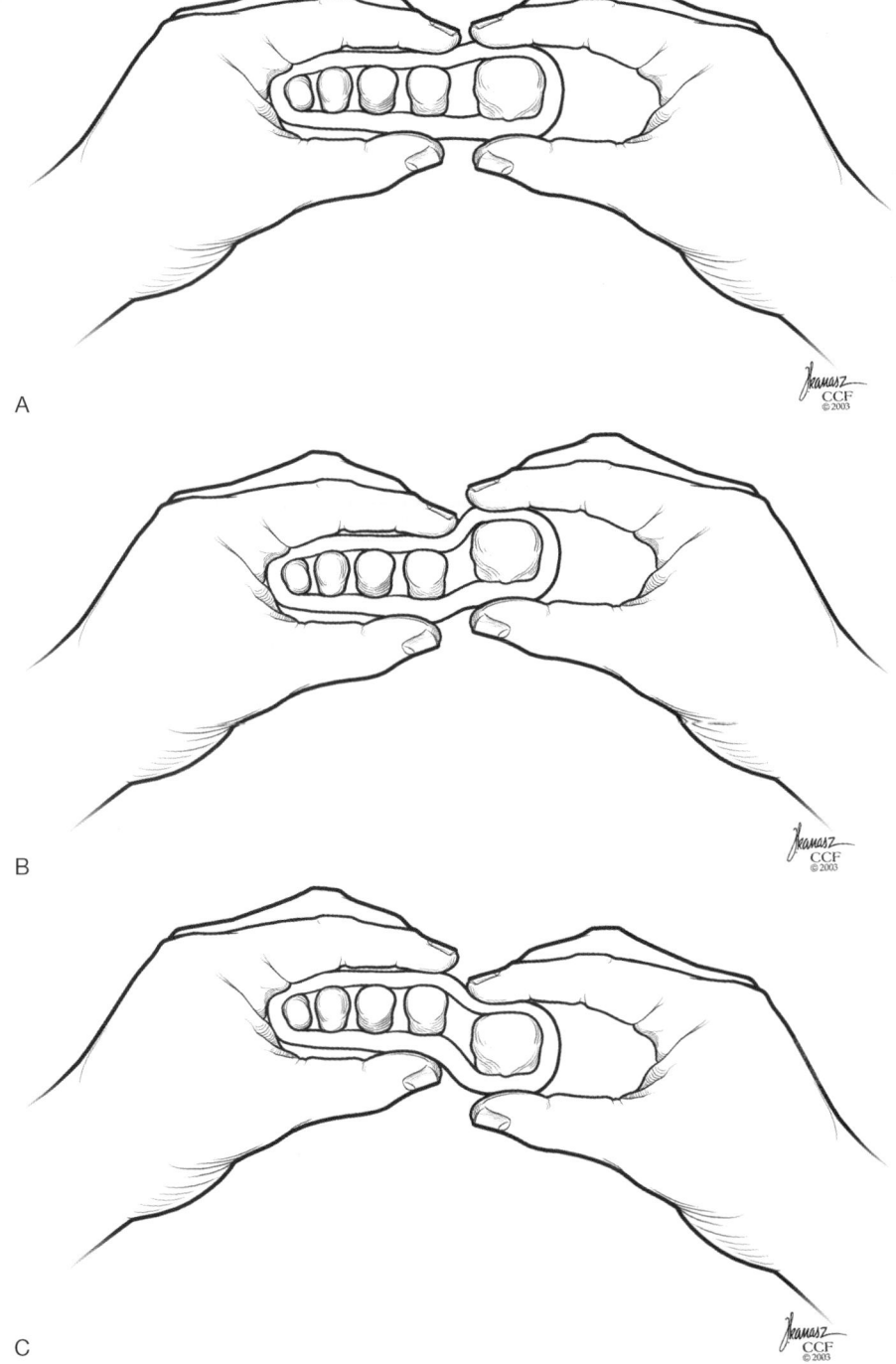

图 2.12 检查第 1 跖楔关节过度活动。（A）无过度活动。（B，C）第 1 序列过度活动。（Reprinted with permission of the Cleveland Clinic.）

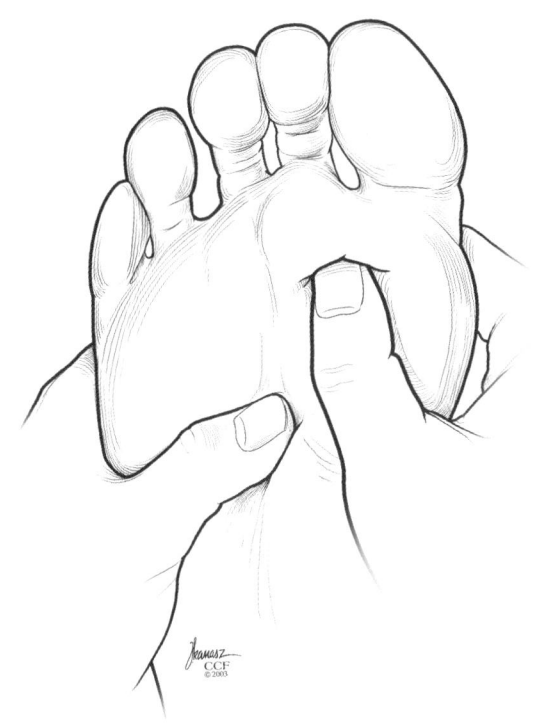

图 2.13 籽骨压痛的位置。图中示腓侧籽骨压痛。（Reprinted with permission of the Cleveland Clinic.）

- □ 过度松弛的患者需要进行第1跖楔关节融合术。
- □ 第1跖趾关节跖侧的疼痛是𢛴外翻患者中较为常见的问题，患者此时存在籽骨的半脱位。
- □ 籽骨负荷过大可引发疼痛，触诊时可触及籽骨（图2.13）。

第2～5足趾

爪状趾（claw toe）的定义是足趾的远趾间关节和近趾间关节都有屈曲畸形（图2.14）。

- 畸形可能是柔软的，也可是僵硬的。
- 跖趾关节可能不受累，或伴有过伸畸形。
- 足背侧可形成胼胝，并伴有疼痛。

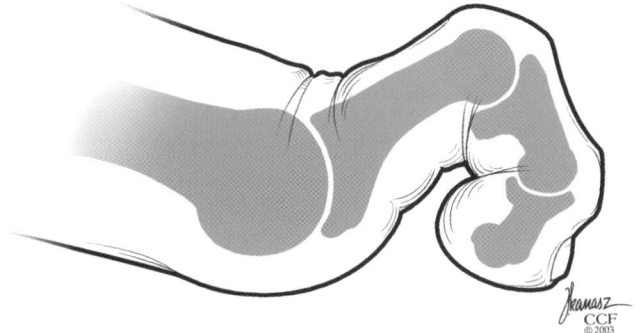

图 2.14 爪状趾。（Reprinted with permission of the Cleveland Clinic.）

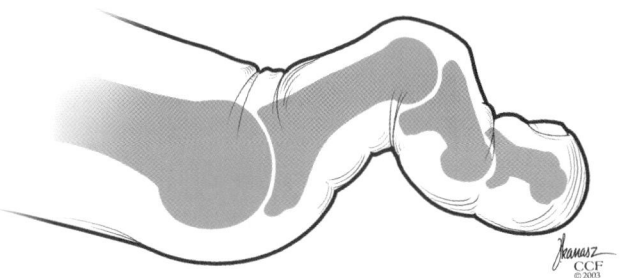

图 2.15 锤状趾。（Reprinted with permission of the Cleveland Clinic.）

- 柔软的爪状趾畸形通常是穿鞋造成的。最终会成为僵硬性畸形。
- 更僵硬的爪状趾畸形可因一些疾病导致，如遗传性运动和感觉神经性疾病（Charcot-Marie-Tooth病），或是类风湿关节炎引发不稳定，或由深筋膜室综合征引发的趾长屈肌腱挛缩。
- 在踝关节跖屈时可被动纠正，但是在踝关节背伸时变得僵硬的畸形可能是由屈肌腱挛缩造成。
- 僵硬性畸形者趾尖处可能形成胼胝。

锤状趾（hammer toe）的定义为近趾间关节屈曲，而远趾间关节伸直畸形（图2.15）。

- 跖趾关节通常固定于中立或是过伸位。
- 痛性胼胝通常形成于近趾间关节的背侧。
- 这一畸形与手指的钮孔畸形相似，可为柔软性或是僵硬性。
- 跖骨头突出，并可能产生痛性胼胝。

槌状趾（mallet toe）定义为远趾间关节屈曲，而近趾间关节位于中立位或是轻度伸直位的畸形（图2.16）。

- 跖趾关节通常为中立位。
- 疼痛和胼胝通常发生在趾尖和远趾间关节处，畸形可为僵硬性或柔软性。
- 趾长屈肌腱的外在性挛缩可能是造成柔韧性畸形的原因，此时要在踝关节背伸与跖屈两个位置下检查。

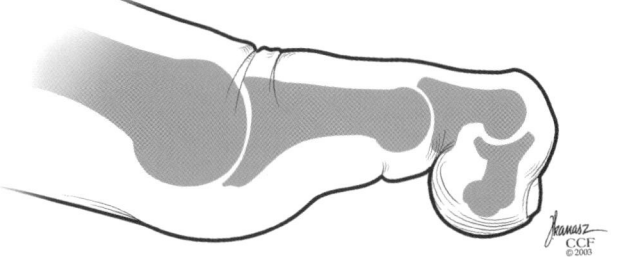

图 2.16 槌状趾。（Reprinted with permission of the Cleveland Clinic.）

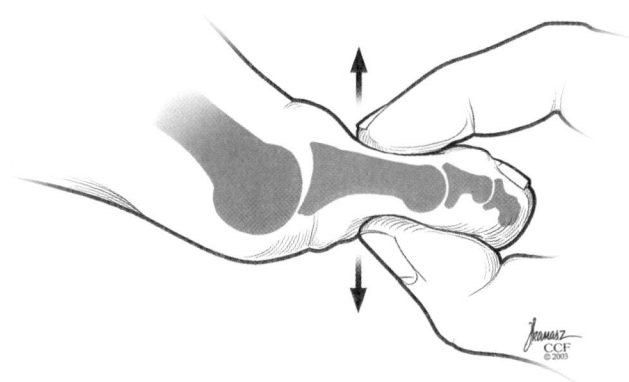

图2.17 足趾移位试验。1度：半脱位。（Reprinted with permission of the Cleveland Clinic.）

交叉趾（crossover deformity）发生在第2~5足趾时，可与跖趾关节不稳定伴随出现。

- 第2趾是最常受累的足趾。
- 跖趾关节力学上的不平衡造成关节囊等限制结构的减弱。
- 有时，病变可能由系统性疾病引起（例如，类风湿疾病）。
- 查体通常可见第2趾向背内侧偏斜。此时应行抽屉试验以检查有无不稳定存在。抽屉试验阳性体征被认为是跖趾关节不稳定的首要客观证据。
- 第2趾骑跨于𝺀趾之上通常见于严重的𝺀外翻畸形。足趾间的空隙，尤其是第2趾蹼间隙增大，是出现交叉趾的早期表现
- 如果畸形持续加重，会出现跖趾关节半脱位和最终脱位。
- 对称性的松弛伴有足趾移位（图2.17）可能是全身松弛症的表现。邻趾间局部皮肤出现的慢性刺激可引发过度角化，称为鸡眼（corn）。
- 软性鸡眼常见于趾蹼间隙，可形成浸润性病损，这是由于长期穿鞋，趾间小环境相对潮湿造成的。
- 鸡眼通常是由相邻足趾间骨突起造成不正常的压力引起（图2.18）。

跖痛症

局限于跖趾关节跖侧面的疼痛被称为跖痛症（metatarsalgia）。跖痛症的病因有多种，可分为关节内源性（关节囊炎、关节囊损伤、退行性改变、缺血坏死）与关节外源性（跖间神经瘤、屈肌腱鞘炎、跖骨应力性骨折）。

- 有跖趾关节囊炎症的患者在受累跖骨头处触诊时有压痛。

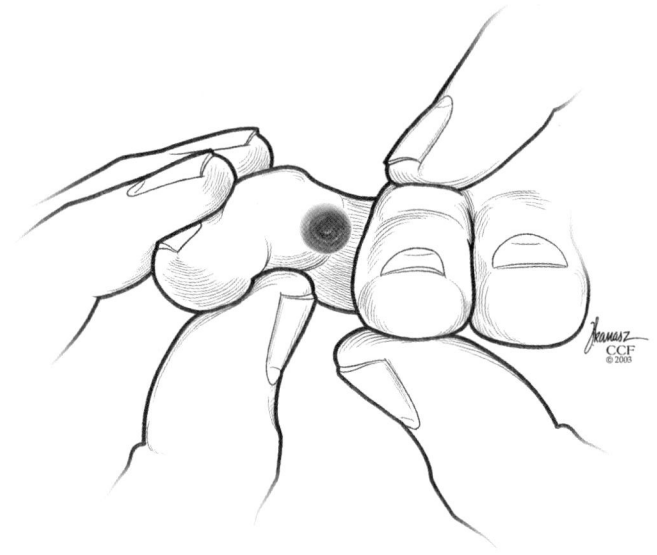

图2.18 足趾间的软性趾间鸡眼。（Reprinted with permission of the Cleveland Clinic.）

  □ 关节囊退变最终破裂，导致疼痛性关节不稳，并足趾位移试验/抽屉试验呈阳性表现。
  □ 交叉趾畸形可造成关节的不稳定。
- 关节炎或滑膜炎造成局部疼痛，典型的疼痛位于背侧，因为关节软骨的损伤始于背侧。
  □ Freiberg病或跖骨头缺血性坏死于触诊时背侧与跖侧均可出现疼痛。
- 屈肌腱腱鞘炎表现类似关节囊炎，患者出现受累跖列跖侧的疼痛。
  □ 可通过屈肌腱处有无疼痛，或抗阻跖屈时有无疼痛出现来将其与关节囊炎相鉴别。
- 跖间神经瘤可表现为趾蹼间隙处（最常见于第3趾蹼间隙）疼痛、麻木和查体时压痛（图2.19）。
  □ 挤压前足时可有明显的弹响（Mulder弹响），这种现象可提示疾病存在，但不是诊断性的（图2.20）。
  □ 使用局麻药物行诊断性注射后症状缓解是最为可靠的确诊试验。
  □ 如果患者有既往神经瘤切除的手术史，复发或是持续出现症状的情况并不少见。典型情况下，症状在手术后12个月内出现，可能提示神经瘤切除不完全或是再次复发，这是由于术后的神经残端邻近足底负重区所致。
- 跖骨应力性骨折可造成骨折部位局部疼痛并有红肿和皮温升高。

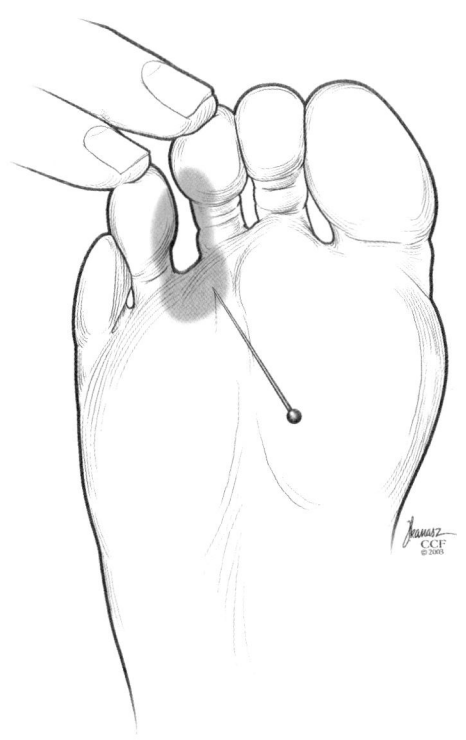

图 2.19 趾间神经的感觉分布。（Reprinted with permission of the Cleveland Clinic.）

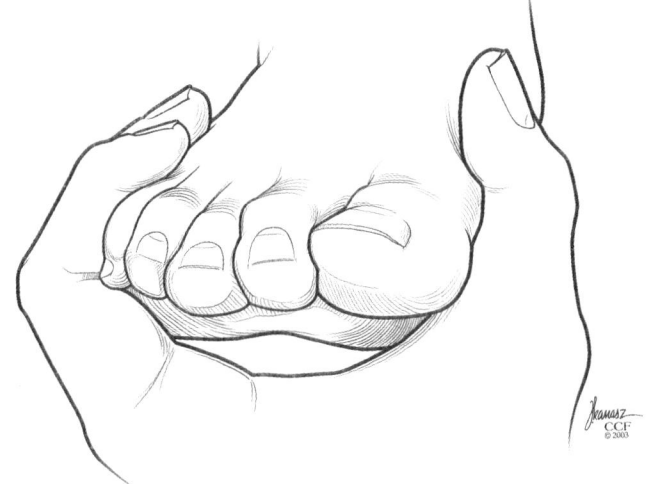

图 2.20 挤压前足行 Mulder 弹响试验。（Reprinted with permission of the Cleveland Clinic.）

足跟疼痛

- 足跟疼痛的病因曾被归于关节炎性、创伤性、生物力学异常、神经性以及其他类型。
- 足跟跖侧疼痛的最常见原因是作用于跖腱膜的生物学应力引发跖腱膜炎。
- 其特殊体征为，在跟骨内侧结节跖腱膜起点处可触及疼痛。
  - 足跟脂肪垫可出现肿胀。
  - 其他的临床表现包括跟腱紧张、体重指数（BMI）过大、疼痛因穿鞋不合适而加重。
  - 应当检查足跟脂肪垫的质量与高度，因其可能是引起足跟痛的一个主要原因。
  - 进行绞盘活动试验（指过伸第 1 跖趾关节或所有跖趾关节）时，因牵张跖腱膜可诱发疼痛
- 足跟后的疼痛通常提示跟腱疾病。跟腱外观异常提示存在慢性炎性改变或是肌腱病。
- 患者取坐位，沿跟腱全长触诊，注意有无压痛、增厚或是结节存在。
  - 跟腱炎时，其止点处可见整体或局部性压痛及肿胀。
  - 触及跟腱有缺损，结合病史，提示慢性或是急性跟腱断裂。Thompson 试验为，于患者俯卧时挤压小腿后侧肌群，如跟腱完整，可引发踝关节跖屈。俯卧状态下如果与健侧对比踝关节处于更为背伸的下沉位置，则也可提示有跟腱断裂。
- Haglund 畸形（跟骨结节的后上方出现骨性突起）伴或不伴有跟骨后滑囊，特发于 20～30 岁的女性。通常症状可因穿鞋加重。查体时，跟腱后外侧有压痛，并可触及后外侧突出。
- 在青少年中，跟骨骨骺炎（Sever 病）更为常见，在跟骨突起处后方出现压痛（图 2.21B）。
- 活动量突然增大后出现隐匿性的足跟痛提示可能有应力性骨折。
  - 足跟挤压试验可以诱发患者疼痛，这对于跟骨应力性骨折几乎有确诊的意义。
- 足底纤维瘤位于足底筋膜上，可出现于足底任何部位，但是通常见于足弓中段。
  - 足底纤维瘤患者可同时并发 Dupuytren 挛缩，因此也要对患者手部进行检查。
- 神经源性足跟痛也可引发症状。跟骨跖侧中心部位的压痛可能提示有足跟中部疼痛综合征（图 2.21A），此疾病可因神经性原因引发。

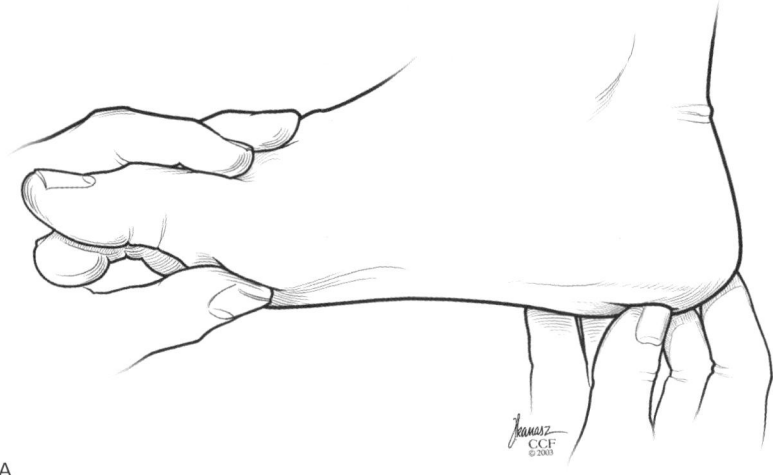

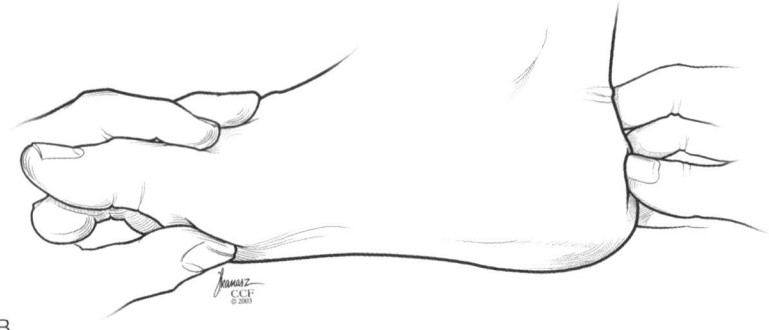

图 2.21 足跟触诊。(A) 下方。(B) 后方。(Reprinted with permission of the Cleveland Clinic.)

- 因神经卡压或神经瘤累及而出现症状的神经有：胫神经（踝管综合征）、跟内侧神经（足跟神经瘤）、足底内侧神经、足底外侧神经（支配小趾展肌的分支卡压）和腓肠神经，包括跟外侧支。
- 患者可有感觉异常和 Tinel 征阳性（沿神经走行叩诊可引发症状）。
- 背伸外翻试验时伴或不伴跖趾关节过伸，可以增加踝管内和足底神经的张力。如果被动背伸踝关节，并外翻、过伸所有跖趾关节时，可诱发足底足跟区疼痛，则此试验为阳性。但有的研究认为这一试验对于神经相关性疾病并不具特异性。

肌腱疾病

■ 肌腱病通常表现为受累肌腱区域出现渐进性的疼痛。
  - 受累肌腱过度疲劳时可加重疼痛。
  - 患者可有起始痛。
  - 局部可有肿胀、皮温高、压痛、无力和被动牵拉肌腱时的疼痛。
  - 可发展为固定性畸形。

■ 触诊跟腱时要注意有无压痛与增厚（图 2.22）。
  - 轻度牵拉跟腱可引发一定程度的不适。
  - 如果怀疑跟腱已经完全断裂，可行 Thompson 试验，嘱患者取俯卧位，足部探出检查床外。
    - 轻轻挤压受累的小腿肌腹，当跟腱完整时，可引起跟腱的被动紧张，使踝关节跖屈。

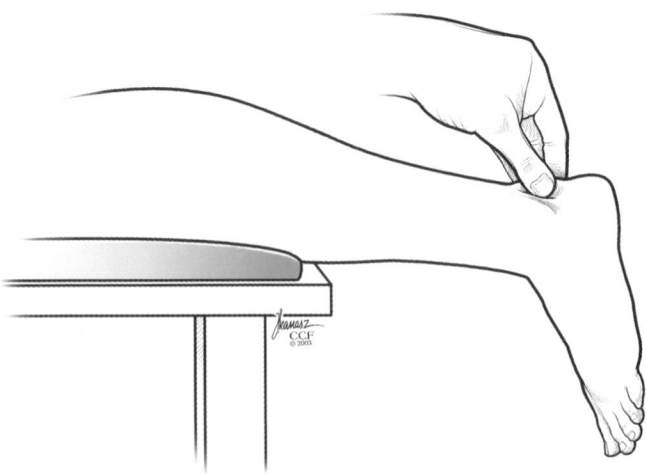

图 2.22 跟腱触诊。(Reprinted with permission of the Cleveland Clinic.)

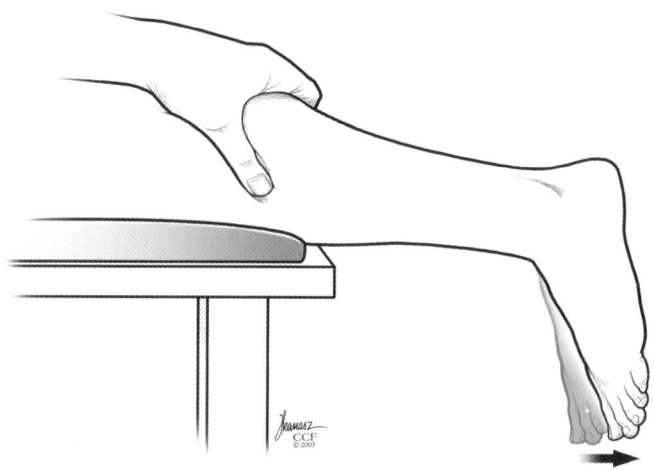

图 2.23 Thompson 挤压试验。(Reprinted with permission of the Cleveland Clinic.)

□ 如果无跖屈动作，说明跟腱可能失去完整性（图 2.23）。
■ 急性胫后肌腱断裂很少见，常见的是渐进性的退变性疾病，最终导致获得性平足畸形。
□ 患者取站立位，从后方检查，可见受累的后足一般呈外翻状，以及因前足外展而出现的"多趾征"，这一表现通常为双足非对称性的（见图 2.1）。
□ 单足或是双足提踵试验时不能内翻后足，说明胫后肌腱功能不全；这是确诊时最为敏感的查体试验。
□ 沿胫后肌腱的走行触诊，直至其在舟骨结节的主要止点，观察是否有压痛。

□ 可将患足置于跖屈位，通过检查其抗阻内翻及内收能力来检查胫后肌腱的功能，此时可观察到突出的肌腱或引发疼痛。
□ 与未受累侧相对比有助于判定病变的严重程度。
■ 胫前肌腱断裂或肌腱炎很罕见，易漏诊。
□ 患者可诉踝前区的疼痛、肿胀，伴或不伴特发的外伤史。
□ 胫前肌腱主要走行于皮下，可在踝关节内上方至其在第 1 跖骨基底部的止点之间触及。
□ 主动背伸踝关节时应很容易看到胫前肌腱，如果视诊发现肌腱缺失，则有肌腱断裂可能。患者可能有系统性疾病或局部应用激素史。
□ 肌腱炎倾向于出现在老年超重的女性，典型的表现是中足内侧烧灼样疼痛及肌腱止点背侧部分出现肿胀。
■ 腓骨肌腱炎可引发与活动相关的外踝或后足区疼痛。
□ 沿肌腱的走行区触诊可及后踝区疼痛，或少数情况下疼痛位于第 5 跖骨基底上的腓骨短肌腱止点处。
□ 还可见沿跟骨外侧壁的肿胀，以及被动拉伸肌腱时的疼痛。
□ 腓骨肌腱半脱位可能是引起上述症状的原因之一。
□ 踝关节背伸时主动抗阻外翻和外展足部可在外踝处引发痛性腓骨肌腱半脱位（图 2.24）。
□ 同样，在用力外翻和背伸踝关节时行腓骨肌挤压试验，如可引发外踝处的任何疼痛、摩擦感或是弹响则认为是阳性表现。

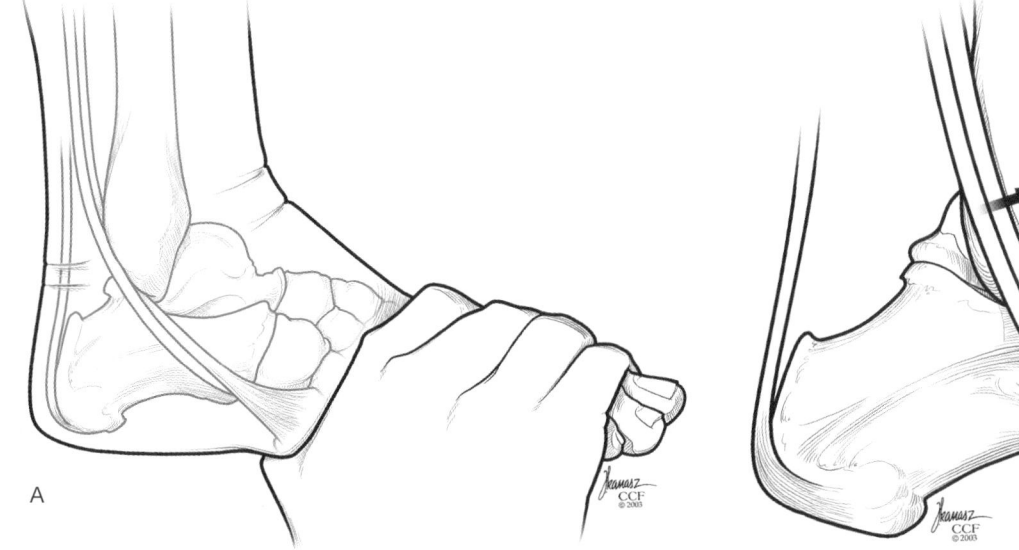

图 2.24 腓骨肌腱半脱位。(A) 复位。(B) 半脱位。(Reprinted with permission of the Cleveland Clinic.)

- 踇长屈肌腱炎最常见于舞蹈者。
  - 踇长屈肌可因反复地在距骨后突的内外侧结节间沟内活动而发生炎症。
  - 抗阻主动屈曲踇趾引发的疼痛具有诊断意义。
  - 严重的病例中可发展为狭窄性腱鞘炎，踇趾出现交锁与扳机样活动。
  - 在少数情况下，由于踇长屈肌近端瘢痕化，可导致第1跖趾关节出现相对性活动受限，而形成功能性踇僵硬，尽管此时的关节为正常关节。

运动员的体格检查

检查运动员时必须考虑到更多的方面，这些检查可能对于普通患者没有必要或是不可能进行。尤其是对于一些仅在患者从事某些特定活动时才出现症状的慢性疾病，检查时需嘱运动员重复该项活动，如跳跃、舞蹈、骑车、变向跑和冲刺。如果因伤病不能完成这些活动，可通过回顾录像以观察有无病理性的代偿性活动，或是引发症状的姿势。观察有无肌肉疲劳时，采用反复活动试验要比单次的力量试验更有效。

需要重视的是，运动员中任何阳性的查体发现，都可能由较早期的创伤引发。如，踇外翻畸形或踇趾背伸，可能继发于先前的跖板断裂，或是内侧副韧带损伤、踇短屈肌腱内侧头损伤，或是内侧籽骨损伤。同样，第5跖骨应力性骨折可能继发于慢性的内侧软组织结构损伤。

矫形器

介　绍

矫形器最简单的定义是对身体有生物力学作用的外部器具。石膏、夹板、市售支具以及个性化定制的器具等都可称为矫形器。当医生给患者开具矫形器的处方时，头脑中要明确其预期达到的治疗目标。矫形器的优点包括控制活动（限制或是减少活动）、纠正畸形、支撑和分担部分轴向应力的作用。

尽管特定的矫形器存在很多原生命名，现在已经有更为准确的标准化矫形器术语，该命名依据其应用的身体部位及预期具备的生物力学控制作用而制定。

例如，AFO 是指踝-足矫形器（ankle-foot orthosis），起于足趾跨过踝关节止于小腿。

矫形器的命名除了包括其应用的身体部位外，每种矫形器还可通过其对各个关节的力学限制程度来予以进一步区分。表2.1中列出了对关节的5种限制程度。另外，附加使用表2.2中列出的修饰性词语可以更具体地描述矫形器的类型。这种命名方式可说明应用某种矫形器可预期获得的确切功能。只要治疗医师能给出确切的、详尽的处方，矫形器师即可以此为依据采用多种材料制作出合适的矫形器，以满足患者的特殊生物力学需求。

足部矫形器（foot orthoses，FOs）适用于治疗很多常见的足踝部问题，由于其适合置入大多数鞋子内部，因而可以被大多数患者所接受。大多数足部矫形器的设计基于以下原理：

- 可提供全表面接触
- 可以在纠正后的生物力学姿势下为足部提供支撑
- 限制过度活动
- 代偿已经受限的活动，或是适应已经僵硬的畸形
- 减少冲击力

全表面接触是所有个性化定制矫形器的固有优势。其设计理念在于将体重分散到尽可能大的表面上以降低任何特定区域的压力。对于感觉受损的患者，全表面接触内垫与可缓冲冲击力的材料相结合，如封闭微孔聚烯烃泡沫（Plastazote），可有助于减少局部的压力。矫形器可以限制过度活动，比如通过支撑纵弓限制过度旋前。固定性畸形无法通过矫形器纠正，但是可以采用设计合理的矫形器予以适应，实质上是在僵硬的畸形与地面之间提供支撑，从而为行走创造一个跖行的表面。

表 2.1　矫形器限制作用的5个级别

级别	描述
自由（Free）	在特定平面上活动不受限
辅助（Assist）	通过矫形器提供外力以增加所需活动的幅度、力量或速度
抗阻（Resist）	通过矫形器提供外力以减少不希望出现的活动（与辅助相反）
抑止（Stop）	在某个方向上阻止活动
控制（Hold）	身体某部分在各个平面上都被制动

表 2.2 改良的矫形器术语

改进	描述
锁定（Lock）	可拆卸的约束
限度（Degree）	在指定平面内可选择的活动度止点
可调（Variable）	可调节的阻挡
轴向减荷（Axial unloading）	将轴向的负荷从骨骼转移至软组织

足部矫形器可分为三种基本类型：适应性或柔软性矫形器、半硬性矫形器和矫正性或硬性矫形器。

- 适应性足部矫形器（Accommodative FOs）可支撑或缓冲已经形成畸形、缺血或神经性病变的足部，从而可以用来进行保护性的支撑。
  - 多数的市售内垫设计用于轻度的不适与疼痛，如本身适应的跖痛症，它们通常使用柔软而有弹性的材料制作（图 2.25）。
- 半硬性（Semirigid）矫形器作用很大，因其可以由多层不同的材料制成，从而提供不同程度的控制，可用于解决多种不同的足部问题。
  - 半硬性矫形器可通过增加跖骨垫和补正垫而改变设计，易于调整。
- 矫正性（Corrective）矫形器由硬性材料制作，其成功用于患者更为困难，需要严格观察细节，且最初应用过程中需有一个过渡转换期以提高患者的依从性（图 2.26）。
  - 使用硬性矫形器可能引发皮肤问题，但是它们在控制柔软性畸形时相当出色。
  - 给感觉障碍或者既往有皮肤溃疡史的患者应用硬质矫形器时要特别注意。

补正（posting）指通过在矫形器下方内侧或是外侧边缘增加一块小的楔形材料而改进矫形器的方法。这些楔形块的大小通常限于 1/8 英寸（3.1 mm）厚，否则矫形器会变得过大而无法置于鞋内。如果需

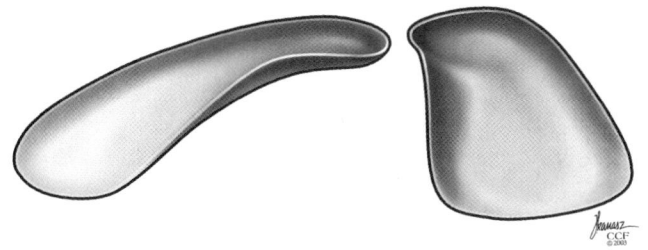

图 2.25 足纵弓支撑矫形器。（Reprinted with permission of the Cleveland Clinic）

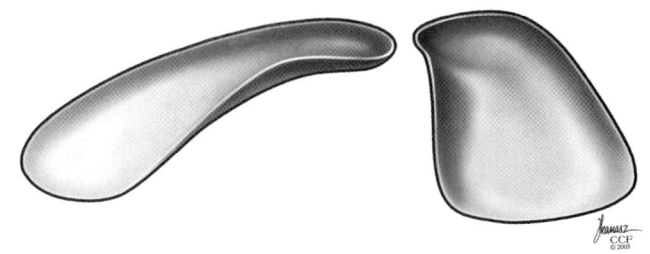

图 2.26 加州大学生物力学实验室足部矫形器（UCBL）。（Reprinted with permission of the Cleveland Clinic）

要更多的校正，可以选择在鞋底部增加楔形块。较大的校正可通过改造鞋底实现，最大可添加 1/4 英寸，多数患者可以很好地耐受。

近年来，有大量的研究对比定制矫形器或半定制矫形器与预制矫形器之间的区别。阐明这些矫形器疗效的不同，可以为患者节省几百美元的开销。近来一篇综述中对比了使用定制踝足支具和使用其他的治疗方法治疗多种疼痛性足病的效果，其他方法包括假矫形器、预制矫形器、手术治疗以及夜间夹板。作者得出结论，定制矫形器可减轻类风湿性跖痛症、跖腱膜炎和跟外翻的相关疼痛；但是对于跖痛症和跖腱膜炎的患者，定制矫形器并不比非定制矫形器具有更多的优势。

一项在尸体中进行的模拟性动态步态试验，观察了定制与半定制足部矫形器对于第 2 跖骨应力的影响，结果表明定制矫形器相对于半定制矫形器可以更明显地减少骨应力。

在支持使用定制矫形器方面，一项前瞻性研究评估了定制鞋对足部退行性疾病患者缓解疼痛与减轻足部压力的效果。数据表明，在 5 种不同的活动中，半定制鞋可显著减轻足底疼痛与对疼痛的感知。

但是现有数据依旧在一定程度上无法定论定制矫形器是否优于预制鞋垫，它们都可以改善患者的生物力学和症状。定制矫形器的优势在于，可允许治疗师根据患者具体的解剖和病变特点对矫形器行调整。应用矫形器治疗常见足踝部疾病的部分原则列于下文。

跟腱炎

矫形器在跟腱炎治疗中的主要作用是减少跟腱的应力。这可通过两种方法实现。第一种方法，固定足部于相对跖屈位，以减少跟腱的应力。可通过足跟部加厚来直接实现。建议至少将后跟垫高 3 mm。对于后跟封闭的鞋子，其内最高可置入 0.5 英寸（1.27 cm）的后跟垫，而不会使足跟脱出鞋后缘。第二种方法，

在足部其余力学特性正常的情况下，可使用矫形器矫正任何可复性的跟骨内翻或外翻畸形，以减少距下关节旋转造成的跟腱应力增高。可通过加深跟杯（16 mm 深）来实现，同时采用鞋底外加楔形补正的方法以纠正内翻或外翻畸形。矫形器应当是半硬质的，并止于跖骨头近端，以使前足在行走时位于后足的轴线下方，从而进一步增加前足的跖屈。

平足症

平足畸形的矫正需要结合畸形的诸多综合表现仔细考虑。在多数中-重度病例中，矫形需要包含整个前足、中足和后足，这通常需要采用半硬质矫形器来完成。对于前足的病理性外翻，可在跖骨头下方增加外在的楔形块，以产生内翻的姿势。在足弓部，通常需要沿其内侧加高，以支撑塌陷的足弓部，并减少内侧结构的应力。最后，如果患者固有的跟骨外翻随着平足畸形的加重而出现，需要在加深跟杯的同时另加一个内翻后足的加厚垫（约 20 mm）。

跚僵硬

尽管中-重度跚僵硬症状通常在手术干预后明显改善，但矫形器可作为计划手术前的一种临时处理措施，还可用于患者不适于手术治疗或是手术延期时。矫形器的主要作用是通过硬质夹板样结构固定于跖趾关节的跖侧面，减少出现关节炎的第 1 跖趾关节的活动度。这通过一个延伸至病变关节远端的硬性的延长部或柄部来实现。最常采用的是硬性的 Morton 延长。其作用为吸收步态周期中跨跖趾关节的背伸力矩。可将这一延长部融合于起自足跟的全长足垫之中。患者使用这样的硬性矫形器时需要选择鞋子以适应其复合式内垫，这对于一些患者来说可能有困难。就这点而论，半硬性的内垫可能更易于被接受。

跖腱膜炎/足跟痛

在治疗足跟部的病变中，矫形器有两重作用：提供跟部缓冲垫，减少局部炎性软组织或痛性骨刺的应力；以及改善由任何后足对位对线不良引起的后足结构应力过度。跖腱膜炎患者，可通过采用至少 3 mm 厚的胶冻样跟骨垫来达到上述两个目的。跟骨骨刺病变可能更适合应用马蹄形垫，以抬高任何疼痛的骨刺。对于严重的病例，可将上述两种足垫复合于一个薄的延伸至全足的鞋垫之上，并置于加深的跟杯内，后者可减少任何引发跟部炎症的病理性距下关节活动。

跖痛症

跖痛症是常见的疾病之一，在很多足部疾病中都会出现，如高弓足、跚僵硬、锤状趾或其他任何造成足部压力向外侧第 2~5 跖骨头转移的疾病。矫形器的应用通常会非常明显地改善跖痛症患者的足部疼痛。如果可能，要让患者试着自己指出最为疼痛的位置。还可以指导患者在就诊前标记出最为不适的部位，以指导医生恰当地放置矫形器。然后制作带跖骨垫的鞋垫，以缓冲受累跖骨头的应力并支持整个跖骨头跖侧软组织。3 mm 厚的缓冲垫通常已经够用，并易于被患者接受。理想的鞋垫是全接触型的，可以把负荷转移到邻近的骨性结构之上，从而减少疼痛的跖骨头受到的应力。如果使用单独的足垫，一定要告知患者将其放在疼痛区的近端，否则可能因病变区域跖屈而加重疼痛。

高弓足/高弓内翻足

在高弓足或高弓内翻足畸形中，足部力量的不平衡造成足弓增高，通常伴有前足内翻畸形。因此矫形器治疗的目标是多重的，包括减少中足和前足的旋后，增加足底接触总面积从而减少外侧结构负荷，以及稳定后足。因此使用半硬性、全接触的矫形器可以达到最好的效果。矫形器可以支持足的大部分宽度和整个足弓以分布足底压力。在高弓足畸形中，外侧加厚和加缓冲垫可有助于抬高外侧结构并为其减压。前足内翻者可使用外翻的前足延长部以对抗前足的旋后力量。应用深跟杯并将后跟抬高至少 3 mm，可以减少后足的不稳定性。在跖屈的第 1 跖骨头下挖出凹陷，可减少应力并有利于纠正柔软性的跟骨内翻。

踝足矫形器

对于更广泛的、涉及到踝关节的畸形，这可能需要用到踝足矫形器（AFO）。多数的这类矫形器都是由轻塑料材料制作而成（聚丙烯），并可适用于大多数的鞋内使用。它们的外观像是后托式夹板，即在小腿后方与足底部接触肢体（图 2.27）。AFO 设计的最为重要的方面是患者的依从性。要想方设法地让患者和家属能依从恰当的矫形器治疗。

踝足矫形器（AFO）和其他的矫形器一样，应当为患者提供以下帮助：控制活动、矫正畸形、支撑虚弱的肢体部分，以及部分减轻轴向负荷的作用。AFO 可间接影响身体远端部位。如，地面反作用型

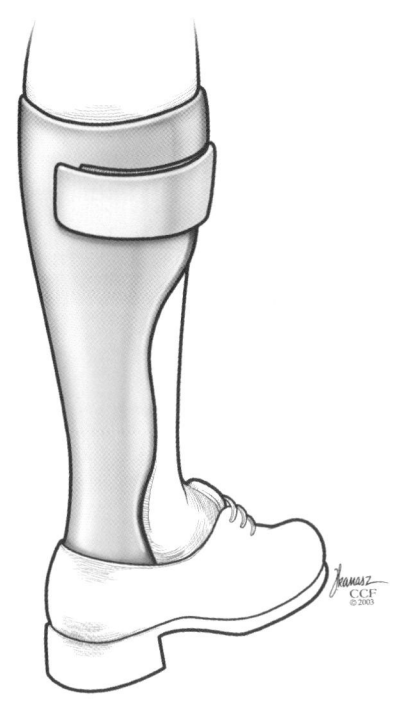

图 2.27 硬性模塑式塑料踝足矫形器。（Reprinted with permission of the Cleveland Clinic.）

AFO（硬性的塑料 AFO，踝关节锁定于轻度背伸位，前方用内衬垫稳定胫骨）以硬性结构限制踝关节活动，但也可以在站立中期减少膝关节的伸直，利用相对力量较好的股四头肌代偿虚弱的腓肠肌，这种情况见于脊髓麻痹、不全性脊索损伤和脊髓灰质炎。如果患者有足下垂，使用带有铰链的 AFO，通过弹性力量辅助背伸机制可以代偿虚弱的胫前肌。有时候，需要进行部分轴向负荷减压，而不是全轴向减压。此时一部分足部来源的轴向负荷被转移到近端胫骨髁部，以减轻部分足部负荷。硬性的 AFO 也可用于踝关节炎或是距下关节炎患者，此时限制受累关节的活动，从而减轻症状。

成人获得性平足症（adult acquired flat foot deformity，AAFD），也更多地被称为胫后肌腱功能不全（PTTD），由于其应用矫形器的非手术治疗近年来出现很多进展，而需要予以特别介绍。AAFD 的确切病理改变见后文相关章节。简要地讲，主要的始动因素是胫后肌腱功能降低。步态中胫后肌腱维持着中足与前足的坚硬，对抗地面反作用力形成的背伸力矩，并将其传导至踝关节。进行性的内侧软组织病变最后造成骨性结构畸形和关节面退变，特别是踝关节与后足部分。有吸收力矩作用的 AFO 可以用于此疾病，可将站立晚期产生的一部分背伸力量转移至 AFO 的材料之上。可使用硬性或半硬性的矫形器。其他的考虑因素还包括采用的 AFO 是否带关节。没有关节的矫形器限制了踝关节的活动，理论上讲可分担更多的负荷。但是部分踝关节活动是步态中正常生物力学所必需的；因此，一些治疗师喜欢采用带有关节的矫形器，以允许踝关节一定程度的背伸，但仍可以分担部分负荷。如吸收力矩性 AFO 包括了系带式的 Arizona 踝足矫形器和 UCBL 踝足矫形器（University of California Biomechanics Laboratory，加利福尼亚大学生物力学实验室）。近端承重式 AFO 也值得一提，不过由于其设计很笨重，患者不喜欢而很少用到。这类的矫形器包括小腿系带式或是髌腱承重式踝足矫形器，其设计能够将患者的体重直接转移至地面，使踝与足部完全不负重。

矫形器处方

在开具任何一种矫形器处方时，正确地描述非常关键。准确的诊断应当是处方的一部分。如果医生有一名优秀的矫形器师，在需要达到特殊的要求时，要在处方中进行特别的说明。处方上书写"带关节塑料 AFO，在跖屈中立位进行阻挡"，避免了矫形器师选择使用其他能达到同样目的的矫形器。有时还需要向矫形器师提出当面交谈和沟通的要求，以确保达到正确的治疗目标。

最后，当开具矫形器处方后，还要有恰当的随访，以保证矫形器合适、功能满意。当患者逐渐增加其使用矫形器的时间时，一定要教给患者要有一个试戴期。通常最初患者一周内可能只穿戴矫形器 1~2 次，每次几小时。逐渐增加穿戴的时间，直到患者在其主要的活动时间内都穿戴矫形器。患者需逐步磨炼那些容易引起问题的部位，如压力增高的骨突部位，或是软组织摩擦的部位，这些都会引发疼痛而妨碍患者规律性使用矫形器。

（王　智　译　李淑媛　张建中　校）

推荐阅读

Alexander IJ. The foot examination and diagnosis, 2nd ed. New York: Churchill Livingstone, 1997.
Goldberg B, Hsu JD. Atlas of orthoses and assistive devices, 3rd ed. Philadelphia: Mosby-Year Book, 1997.
Hoppenfeld S. Physical examination of the spine and extremities. East Norwalk: Appleton-Century–Crofts/Prentice Hall, 1976.
Michael JW. Overview of orthoses. In: Spivak JM, ed. Orthopaedics—a study guide. New York: McGraw-Hill, 1999.

第 3 章
神经肌肉疾病

MICHAEL J. BOTTE, ORRIN FRANKO

通常将能够引发足部畸形的神经肌肉疾病分为两种主要类型：痉挛型（spastic）和瘫痪型（paralytic）。痉挛型由中枢神经系统的上运动神经元损伤引起（包括大脑和脊髓），这些损伤包括创伤性颅脑损伤（traumatic brain injury，TBI）、中风、脊髓损伤（spinal cord injury，SCI）和脑瘫（cerebral palsy，CP）。而瘫痪型或麻痹型（无力）往往由下运动神经元（包括周围神经）损伤引起。遗传性运动和感觉神经性疾病（Charcot-Marie-Tooth disease，CMT 病）是典型的例子，其损伤包括周围神经脱髓鞘和退变。周围神经撕裂伤和脊髓灰质炎同样可累及下运动神经元，导致瘫痪而非痉挛。

无论痉挛型还是瘫痪型，最终都可导致肢体的肌肉失衡。当存在明显的肌肉失衡时，强壮、活跃或有力学优势的肌肉其力量超过无力或瘫痪的肌肉，从而牵拉肢体形成畸形（图 3.1）。足踝部一些常见的畸形由神经肌肉病变引起，包括马蹄足、内翻足、马蹄内翻足、高弓足以及各种足趾畸形。由于病因、相关畸形及治疗方法不同，本章将痉挛型病变与瘫痪型病变分为两部分进行讨论。

虽然内容重点围绕足部问题，但分析病情及制订手术计划时必须考虑足与髋、膝在功能上的相互依赖性。评估患者时要有整体观并强调多学科协作的理念。

痉挛型畸形

发病机制
病因学

创伤性颅脑损伤常见病因是头颅直接打击伤、穿透伤或脑缺氧。直接打击造成局部神经即刻断裂，并可合并来自后续硬膜下血肿或硬膜外血肿导致的缺血损伤。创伤性颅脑损伤常见于汽车和摩托车车祸伤、暴力伤和枪击伤。缺氧损伤常由溺水、化学性窒息、药物过量和心肌梗死等引起。这些患者为广泛性全脑损伤，预后不佳。溺水事件是导致儿童获得性痉挛的最常见原因。此外，脑损伤也可由严重的炎症、感染、肿瘤、代谢紊乱或其他能够导致神经元坏死的血管损伤或畸形引起。

中风或脑血管意外（cerebrovascular accident，CVA）常由脑血栓、游离栓塞或脑出血而致的脑供氧障碍引起。中风患者中，约有 3/4 为大脑栓塞。动脉硬化和吸烟史是已知的血栓易感因素。在修正了其他的危险因素之后，吸烟者发生缺血性脑卒中的风险约是不吸烟者的 2 倍。高血压是自发性出血和蛛网膜下腔出血的诱因，约 1/6 的脑血管意外患者有高血压。1/10 的脑血管意外由血栓引起，并且血栓常常与动脉粥样硬化或心律失常等颅外病变有关。房颤可使中风的风险提高 5 倍。

脊髓损伤最常见的病因是创伤，通常为直接损伤、挤压伤或由于脊柱骨折或脱位而导致的血肿压

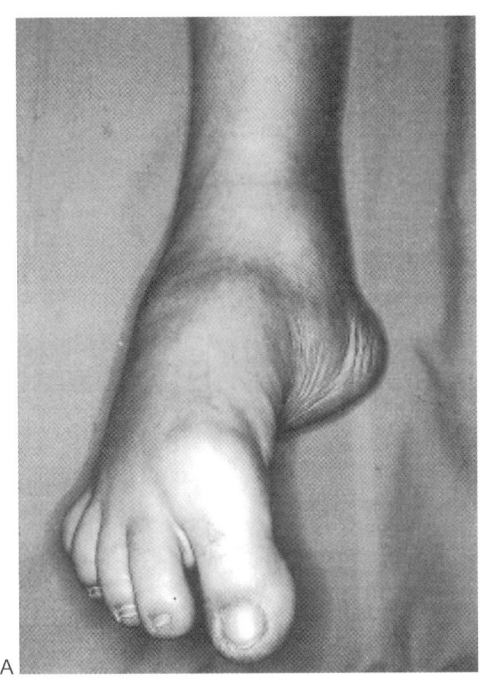
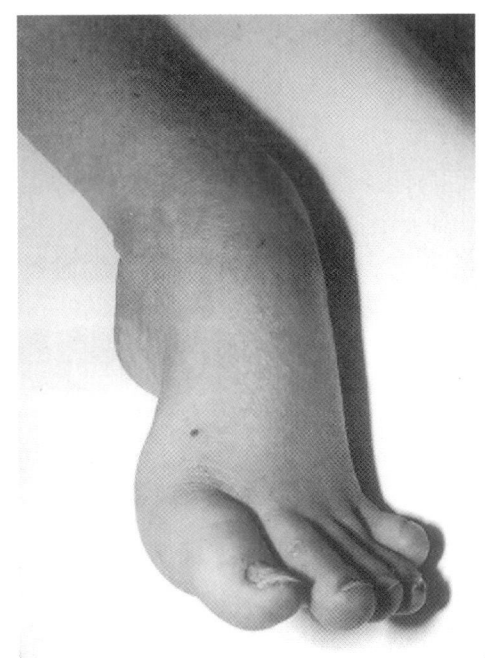
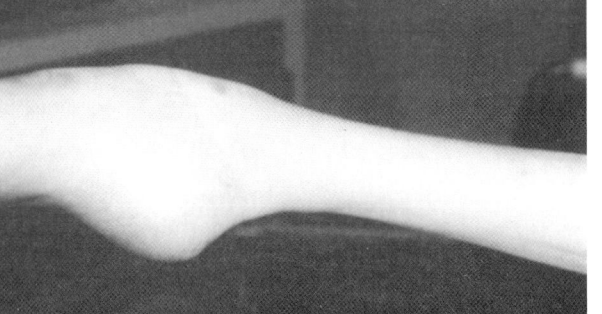
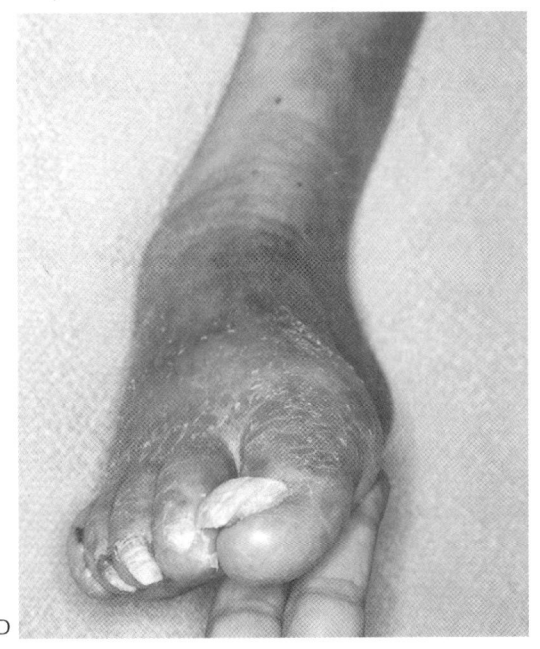

图 3.1 获得性痉挛型患者足部畸形照片。最典型的畸形是马蹄内翻足伴足趾屈曲畸形。(**A**) 年轻男性患者，因枪伤造成创伤性颅脑损伤后发生的马蹄内翻足和趾屈曲。(**B**) 女性患者，因被殴打造成闭合颅脑损伤后发生的马蹄内翻足。(**C**) 溺水后缺氧性脑损伤后严重的痉挛型僵硬性畸形。注意马蹄畸形程度和足趾屈曲畸形。双侧畸形。(**D**) 脑血管意外后老年患者的马蹄内翻足。

迫。常见损伤原因的大致比例为：车祸事故（40%~48%）、坠落伤（8%~21%）、暴力伤（15%~37%）、运动损伤（14%~15%）和其他原因损伤（3%）。运动损伤中，跳水和冲浪所致损伤占70%，其次为足球、滑雪、体操、摔跤和骑马。其他原因包括肿瘤所致的压迫以及由于感染、炎症或血管病变而致的脊髓病变。

痉挛型脑瘫包括产前、产中或产后很短时间内所致的多种脑损伤。这些损伤与缺氧、创伤、代谢性或感染性原因以及先天性畸形相关。出生前发生的缺氧损伤包括脐带血流障碍（脐带脱垂或扭转）、胎盘异常（胎盘早剥或胎盘梗死）、凝血障碍以及母体的心肺疾病。出生时难产可能发生外伤或缺氧导致的脑损伤。根据疾病预防与控制中心（CDC）估计，出生时缺氧导致的脑瘫不足10%。难产最常见于异常胎位或胎先露或滞产。新生儿呼吸暂停（产后呼吸不能）与早产、怀孕或分娩期间缺氧、胎儿心肺功能不全（因肺膨胀不全、支气管阻塞、肺水肿或解剖上的畸形所致）等有关。胎儿期损伤也常见于有毒物质损害、自然产生的有毒物质聚集（如Rh血型不匹配）、代谢环境异常（如母体的尿毒症或糖尿病）或感染因素。胎盘感染（绒毛膜羊膜炎）会导致12%的足月新生儿和28%的早产儿发生痉挛型脑瘫。

流行病学

从这些神经肌肉疾病的流行病学特征可见其所带来问题的重要性，以及其对诸多患者、家庭和社会造成的重大影响。

根据疾病预防与控制中心估计，2011年美国每年有170万人发生创伤性颅脑损伤。其中有52 000人死亡，而很大一部分幸存者出现了痉挛型神经肌肉疾病。创伤性颅脑损伤是造成年轻人获得性痉挛型肢体畸形的主要病因。也是55%的多发伤患者在住院2日内死亡的主要病因。15~25岁的男性是创伤性颅脑损伤的最高发人群，而0~4岁的儿童及65岁以上的老人是另外常发生此类损伤的人群。尽管存在严重残疾，但许多创伤性颅脑损伤患者，经积极康复和手术重建仍能长久生存并获得足够的功能。由于大多数创伤性颅脑损伤发生于青年时期，因此尽管幸存者有伤病，也通常能够享受正常寿命。足踝部畸形及步态失调是此类人群中常见的问题。

疾病预防与控制中心于2011年的估计显示，在美国每年约有79万5千人发生中风。每年约有半数的中风患者能够存活。其中大约61万患者为第一次发病或是有新发病灶，约18.5万幸存患者会有中风的再次发作。虽然中风可发生于任何年龄的人群，但是几乎有3/4的中风发生于65岁以上。中风居美国人口主要死因的第3位（位居心脏病和癌症之后），同时也是成年人偏瘫的主要原因。目前超过200万人在中风之后遗留永久性的神经损害，中风最初几个月存活下来的患者，其寿命预期一般为5年以上。据估计10%的中风患者其痉挛畸形可以通过手术纠正，这就意味着每年会有2万至2.5万例新发的手术候选人。此外，美国已有约250万中风幸存患者，可加入这一大批可以从手术治疗中获益的人群。

脊柱创伤预防、护理与治疗基金会记录显示，美国每年约有1万2千例新发创伤性脊髓损伤，目前已有20万名创伤性脊髓损伤患者。据报告受伤的平均年龄为16~30岁，年龄中位数为28.7岁。其中男性患者占80%。主要发生机制是车祸伤、坠落伤、暴力损伤、运动损伤以及其他因素造成的损伤。其发生率随着白天时间的延长、气温的增高而增多，常与夏日季节性的活动及户外体育运动有关。其中53%的损伤发生在周末（周五至周日）。在欠发达和发展中乡村，枪伤所致的脊髓损伤有着较高的发病率。在运动伤中，约5%的脊髓损伤导致不完全截瘫，4%导致截瘫，47%导致不全四肢瘫痪，45%导致完全四肢瘫痪。

脑瘫是儿童时期最常发生的运动受损性疾病。据全世界以人口为基础的研究报道，脑瘫发生率估计为每1000名成活新生儿中1.5~4人以上。地区性估计显示，美国每1000名1岁以内儿童中有1.7~2名脑瘫患儿，在中国为0.93~1.28名，在欧洲为2.08名。通常，约有1/7的脑瘫患儿在出生后的第一年内无法存活。男性儿童发生脑瘫的概率是女性儿童的1.2倍。痉挛型脑瘫是最常见的类型，约占脑瘫儿童的80%。双侧痉挛型瘫痪占7%~36%。2006年，56%的脑瘫儿可独立行走，33%行走能力有限或没有行走能力。约20%的脑瘫患儿有严重的智力缺陷，这也是导致其不能行走的原因之一。早产儿及低体重胎儿发生脑瘫概率较高，出生时体重不足1500 g的婴儿脑瘫的发生率是出生体重2500 g或更高的婴儿的70倍以上。

病理生理

痉挛型神经肌肉疾病是由于从大脑到脊髓的上运动神经元抑制性通道被中断造成（图3.2）。由于抑制性通路的缺失，肌肉受到脊髓反射的作用加强，导致痉挛，从而导致肌肉失衡与肢体畸形。足踝部最常

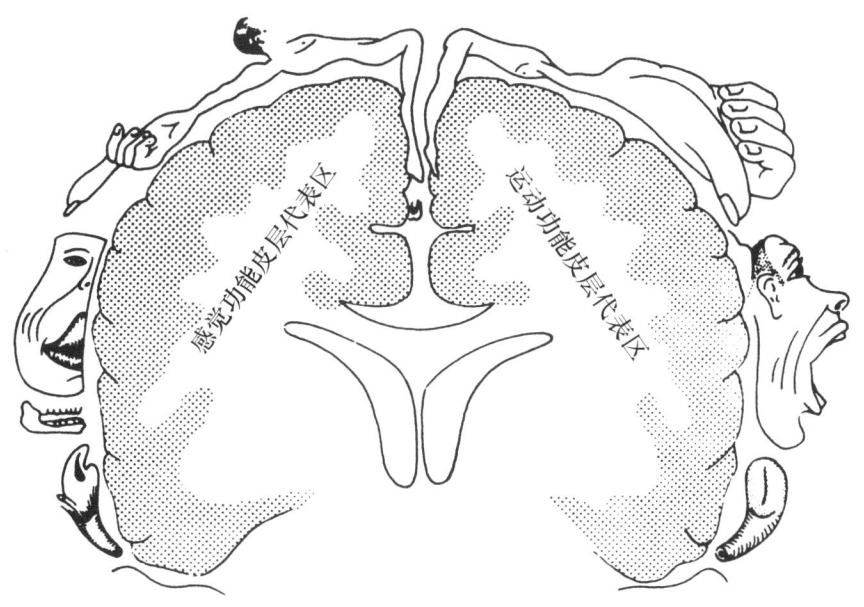

图 3.2 图中显示大脑控制运动和感觉功能的部分。控制足踝的部分位于中矢状面的皮层。大脑前动脉供应该区域，如果受到血栓或出血影响，足踝部就会发生特有的选择性缺陷。更常见的是，直接穿透伤、脑膜下血肿或脑血管意外累及侧面和中矢状面皮层，导致双上、下肢缺陷。缺氧性损伤和溺水产生全脑损伤，导致双上、下肢畸形，通常是僵硬性的。

见的畸形是马蹄足和内翻足。

痉挛的病程特点

获得性痉挛引起的病变（创伤性颅脑损伤、脑血管意外和不完全性脊髓损伤）均有一个最初的演变（变化）特点，这对于制订合适的手术计划和选择手术时机非常重要。在这些病变中，在中枢神经系统最开始受到刺激后，立刻发生短时间（几小时到几周）的软瘫或麻痹、肌张力减退和患侧肢体牵张反射抑制。神经损伤阻断了大脑到肌肉的抑制性通路，使肌肉仅在脊髓神经反射弧的影响或是直接控制下发挥生理作用。受反射弧的影响，肌肉对被动牵拉过度敏感，出现反射性收缩。因而在病损初期的肌张力减退之后，存在一定时期的肌张力增高。牵张反射恢复后，逐渐发展为反射亢进，并渐渐达到高峰直至肌痉挛出现。肌张力高和反射亢进在几天或几周内达到最高峰。除张力增高外，肌肉也可呈现出反射亢进、阵挛或是强直。阵挛指牵拉肌肉之后，出现一种非正常的反复有节律的肌肉收缩活动。此时意识控制受损，整体上可能无力并丧失灵巧性。痉挛型瘫痪见于严重受累的肌肉。

由于上运动神经元通常具有某种程度的恢复能力，此类损伤在经历很长时间后可获得自发性改善，在这期间痉挛会改善，肌肉也可恢复到较为正常和张力略有减低的状态。在此恢复期内，力量、协调性和意识控制力及感官和认识功能都有不同程度的恢复。不同类型的获得性痉挛的恢复期是不同的（表3.1）。

表 3.1 痉挛型疾病的神经恢复时间

疾病	恢复时间（月）
脑血管意外	6
不完全脊髓损伤	12
创伤性颅脑损伤	18+
脑瘫	静止

重建手术常常需要延迟直到患者已无进一步神经性恢复时（或通过康复不再获得改善后）。如果畸形持续存在而神经恢复已达到平台期，表3.1所列出的痉挛恢复时限可作为安排手术时间的大致指南（将在手术治疗中深入讨论）。

痉挛导致的肢体畸形

在出现痉挛型畸形时，强大的或亢进的肌肉，或那些有力学优势的肌肉，力量超过瘫痪无力的肌肉，牵拉肢体出现畸形。这一过程导致神经肌肉疾病中常见的足踝部畸形出现，最常见的是伴有足趾屈曲畸形的马蹄足与马蹄内翻足（图3.1和图3.3）。马蹄足畸形常常是由腓肠肌和比目鱼肌的痉挛发展而来的，此外还有胫后肌、踇长屈肌和趾长屈肌造成的影响。主要的内翻致畸力量来源于胫前肌（在创伤性颅脑损伤或脑血管意外中）或胫后肌（在脑瘫中）。如果同时有腓骨长、短肌功能不全时，畸形会更严重。创伤性颅脑损伤和脑血管意外中胫前肌引起的足内翻的机制，与脑瘫中胫后肌的作用机制之间的不同点非常重

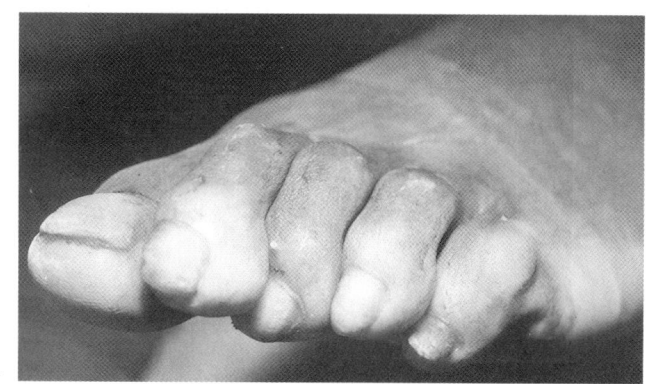
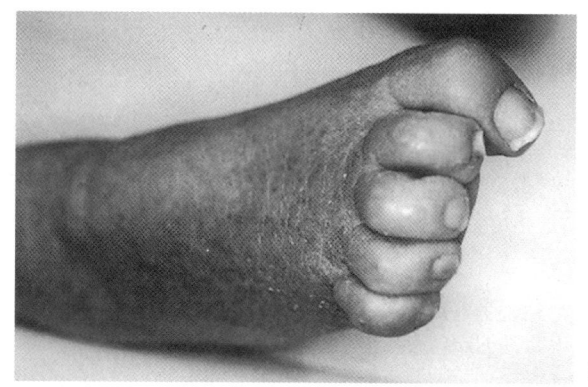
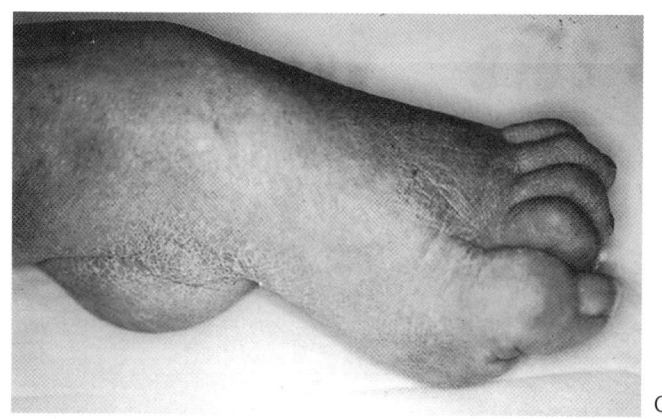

图 3.3　脑血管意外后（A）和创伤性颅脑损伤后（B，C）痉挛型足趾畸形的照片。

要，这些肌肉病变的不同可指导手术中矫正时处理哪一块特定的肌肉。在创伤性颅脑损伤、脑血管意外及脑瘫中高弓足畸形不太常见，它常与足内在肌肉无力有关（瘫痪型畸形中常见，见后文讨论）。

脑部损伤区域与受累肢体严重性之间的解剖联系

不同区域的脑损伤会出现不同的临床表现。矢状面大脑中皮层主要控制下肢和足的感觉和运动功能（图 3.2），大脑前动脉供应该区域。中风累及大脑前动脉会导致下肢偏瘫，该区域的脑损伤会引起严重的足部畸形（图 3.1 和图 3.3）。然而，更常见的是脑血管意外累及大脑中动脉。大脑中动脉供应支配面部、上肢和躯干的大脑皮层。这类患者的语言障碍和上肢缺陷往往多于下肢受累，但下肢症状也可能更为明显。创伤性颅脑损伤常累及该区域的大脑皮层，并且有和脑血管意外患者同样的症状（图 3.4）。缺氧性损伤能够导致更大范围的脑损伤，引发多样的双侧上、下肢功能不全。整个脑和脑干也可能受累，导致临床上最为严重的痉挛型四肢瘫痪和智力迟钝的临床症状。在脑瘫中，由于可能病因和脑损伤机制很多，会出现多种临床表现和多种运动障碍，包括手足徐动症和共济失调。手足徐动症（athetosis）表现为连续缓慢的和不协调的抖动运动，尤其在手部。共济失调（ataxia）由于肌肉的协调失衡，导致无规律的肌肉运动、意向性震颤和明显的站立行走不稳。共济失调常见于小脑病变。

分　型

痉挛型畸形可以通过多种分类标准和说明项目来进行分类。这些分类基于获得性还是静止性痉挛，以及累及的肢体。另外，还可根据痉挛的程度、累及的肌肉群、运动紊乱的类型和呈现的畸形的类型来进行分类。

根据获得性与静止性痉挛分类

获得性痉挛疾病包括创伤性颅脑损伤、中风和脊髓损伤，在这些疾病中，痉挛发生于先前正常的肢体。静止性痉挛包括脑瘫，神经损害常发生在出生时或围产期。获得性痉挛不同于静止性痉挛，获得性痉挛随脑及脊髓损伤的神经恢复情况而发生改变（减轻）。脑瘫中的痉挛相对静止，通常不随时间而改变（然而脑瘫导致的畸形也可能随时间变化，在快速发育或是因长期的痉挛作用于未发育成熟的骨骼时有变化）。

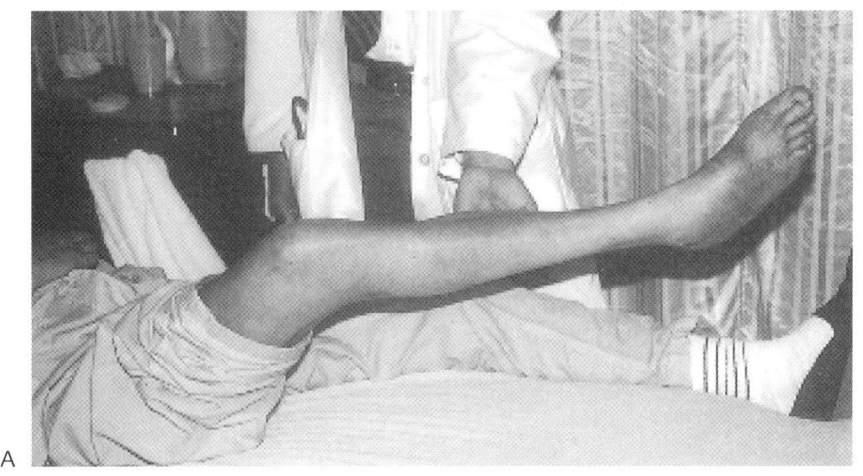

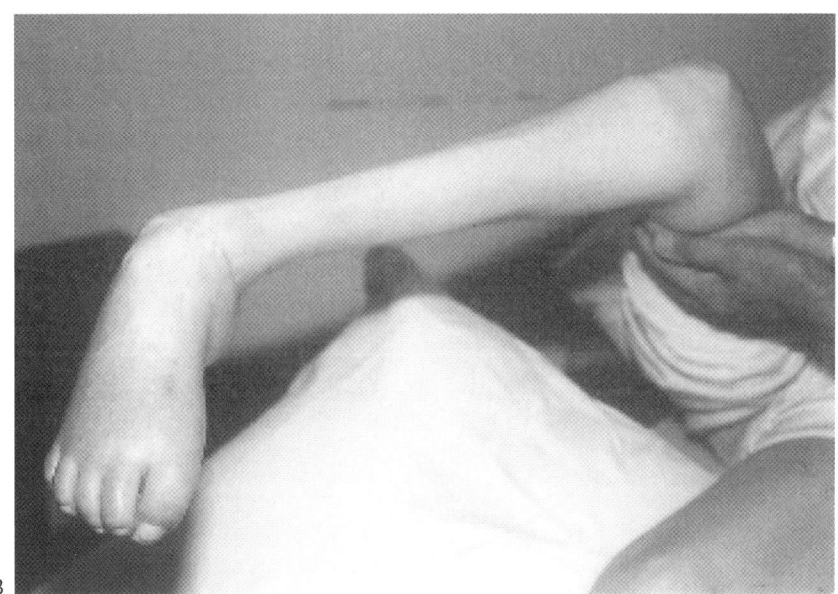

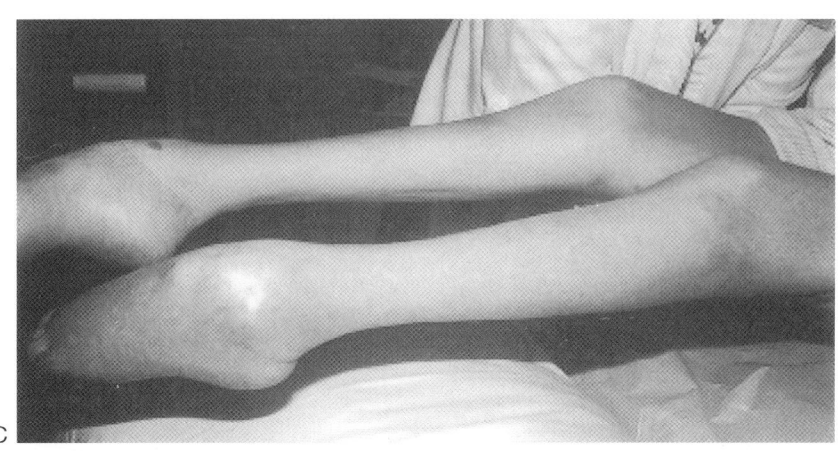

图 3.4 在脑血管意外后（A）、创伤性颅脑损伤后（B）和缺氧性脑损害后（C）髋和膝痉挛型屈曲畸形的照片。在脑血管意外和创伤性颅脑损伤偏瘫患者累及一侧肢体；缺氧引起全脑损害者累及双侧肢体。可见马蹄内翻畸形。

根据受累肢体的分类

痉挛分为累及一个肢体的痉挛型单瘫（monoplegia，monoparesis），累及双下肢的截瘫（paraplegia，paraparesis），累及四肢的四肢瘫（quadriplegia，quadriparesis，tetraplegia，tetraparesis）。后缀plegia和paresis分别表示瘫痪和无力。双侧瘫（diplegia）用于表示下肢受累多于上肢。偏瘫（hemiplegia，hemiparesis）常用来表示同侧的上、下肢瘫痪。在脑瘫引发的痉挛型瘫痪中，双侧瘫痪占50%，偏瘫占30%，四肢瘫占20%。

根据畸形程度的分类

Goldner根据畸形程度将脑瘫分为轻、中、重度。轻度畸形是指腓肠肌群的轻度痉挛，有胫前肌自主控制活动，由大脑皮层细胞损伤所致的肌肉无力很小，或是没有肌力失衡。内收肌痉挛很弱，腘绳肌轻度紧张，可与马蹄足并存。中度畸形中肌张力较高，存在严重的软组织挛缩或是僵硬性小腿肌肉挛缩，足的内翻或外翻肌肉不平衡或是亢进，没有自主控制的足背伸活动。严重畸形意味着小腿肌僵硬性挛缩、肌肉萎缩、手法不能矫正的马蹄足，内翻或是外翻肌力过度牵拉造成肌力不平衡，失去自主或是不自主的背伸活动。屈髋肌及内收肌群通常也有挛缩，并伴有腘绳肌挛缩，造成髋关节屈曲内收畸形，以及膝关节的屈曲挛缩。

根据运动病变的脑瘫分类

近年来，脑瘫常根据患者异常运动的类型来进行分类，这种分类将患者分为两个主要群体：伴有痉挛型（约80%）和伴有锥体外系症状或肌张力异常活动型（约20%）。锥体外系症状组发生在那些脑基底神经节损伤的患者，表现为手足徐动症、舞蹈症、投掷症、共济失调或肌张力减低（表3.2）。手足徐动症表现为不自主的、持续抖动活动，通常累及手及躯干。舞蹈症（chorea）的主要特征是不间断、不自主多样的快速、高度复杂的肌肉跳动。投掷症（ballismus）通常是由于肢体近侧肌肉挛缩造成的随意运动障碍性投掷或猛烈的动作。共济失调主要特点是丧失协调能力和严重的平衡能力受损以及相关的步态失衡。肌张力减退（hypotonia）是肌肉张力异常丧失或减退。这种分类方法具有临床相关性，因为经典的痉挛型畸形采用传统肌松药（如苯二氮䓬）和肌肉延

表 3.2 脑瘫患者的锥体外系运动失调

疾病	描述
手足徐动症	持续性非自主性抖动，常见于双手及躯干
舞蹈症	持续性非自主性地进行各种快速、高度复杂的急性运动
投掷症	通常由于肢体近端肌肉收缩导致运动障碍性投掷动作或猛烈的动作
共济失调	协调能力丧失及严重的平衡丧失伴随步态失调
肌张力减退	肌张力异常丧失或减退

长术及肌肉缩短术治疗有效，而锥体外系运动型对药物或手术治疗的效果不佳。

基于畸形的分类方法

痉挛型足部畸形通常分为马蹄足、内翻足、马蹄内翻足、外翻足、扁平外翻足。马蹄内翻足是最常见的形态。伴随的足趾畸形表现多样，但是可以分为内在肌减弱型畸形（爪状趾畸形，为跖趾关节伸直、近侧和远侧趾间关节屈曲）、锤状趾畸形（主要是跖趾关节伸直，近侧趾间关节屈曲）及槌状趾畸形（主要是远侧趾间关节屈曲）。

诊　断

病史及体格检查

了解病因及神经损害类型，以及开始受累的病史长短（天、月或年）非常重要。注意疾病是获得性还是静止性痉挛。患者认知损害（包括记忆问题、焦虑或迟钝）可能需要家庭成员、医护人员的帮助，还要查看患者的医疗记录。如果痉挛为获得性（如创伤性颅脑损伤或中风），应判断患者是否仍处于神经恢复阶段，还是已达到恢复的平台期（表3.1）。

收集病史资料时，要了解迄今为止患者所接受的康复治疗及所取得的效果，包括物理治疗的类型和治疗剂量、使用的夹板和矫形器、既往及目前用来减轻痉挛症状的口服药物及注射治疗（肉毒菌或苯酚），以及任何既往手术史。

对于某些足踝部病变，可部分依据病史来判断其功能，如患者能否自主控制足部，能否行走、体位转移、穿衣，能否把脚平放在轮椅脚踏上或地板上，或

者能否承受体重。还要确定挛缩是否为疼痛性。

明确患者能否佩带矫形器、能否穿鞋、能否把脚平放在轮椅脚踏上和有无皮肤角化或皮肤破损问题。

临床特点

在痉挛性病变中，最常见的足踝畸形是踝跖屈和后足内翻，引发常见的马蹄内翻畸形。各种足趾畸形常同时存在，通常为足趾屈曲畸形，跨趾的跖趾关节和趾间关节屈曲。然而跨趾可能有跖趾关节伸直、趾间关节屈曲的畸形，形成爪状趾或"仰趾畸形"。少见的畸形有跖屈外翻或是高弓足，或各种足趾伸直畸形。痉挛型病变常累及髋、膝。髋部最常见的畸形为屈曲内收，膝部最常见的畸形为屈曲畸形。

畸形可继发一些临床问题。功能问题包括行走障碍、上轮椅困难、足在轮椅脚踏板上的摆放困难（图3.5）、不能穿鞋或保护性鞋子、穿衣困难。畸形可以导致疼痛性胼胝、皮肤浸渍和压疮，做个人卫生困难，以及肢体疼痛。马蹄内翻足由于压力集中于第5跖骨头或第5跖列的跖骨茎突，经常引起足底外侧的痛性胼胝。足趾屈曲畸形导致趾尖抵于地面，故可形成趾尖部胼胝。当跖趾关节伸直近趾间关节极度屈曲时与鞋子间的压力增大，近趾间关节的背侧也可以形成胼胝。严重的内翻可以导致足内侧皮肤褶皱处皮肤浸渍和破损。畸形长期存在，如果没有活动，可以导致软组织固定性挛缩。长期失衡状态引起关节半脱位和脱位。严重的足部畸形无法通过穿鞋获得舒适和保护，也同样可能无法佩戴合适的矫形器。继发的后足、足外侧和趾间的压疮可导致骨髓炎和截肢。

除了功能性问题，足踝部畸形还可因其外观及社会认同而影响患者及其家庭。创伤性颅脑损伤和脑血管意外发生后，通常可以看到患者有认知缺陷、激进行为以及其他人格改变，进一步加大了临床诊断和治疗的难度。

运动损害的临床评估包括肌张力检查，反射或自主控制检查，阵挛、强直或僵硬性挛缩的检查。检查包括肌力、肌肉位相活动和灵活程度以及关节主、被动活动度。如果痉挛比较轻，可以进行肌力定量测定。

动态肌电图（EMG）可以提供肌肉位相活动信息（图3.6）。当患者走动时，电活动可以被记录下来。此测验可以显示正常（位相）活动、过度活动（痉挛）或者静止（瘫痪）存在的情况。动态肌电图对单纯体格检查难以评估的肌肉活动特别有用。它有助于判断是哪些肌肉导致了畸形，尤其是多块肌肉都可能与畸形有关时。

僵硬性的肢体畸形可由严重的痉挛或是僵硬性的软组织挛缩造成，二者的区分比较困难。由痉挛引起的畸形在突然伸展后会出现阵挛，或是持续伸展数分钟后痉挛被纠正。其他的确定办法可通过注射利多卡因行神经阻滞来判断，阻滞受累的肌肉之后，肌肉痉挛引发的畸形会有改善。屈髋畸形时可考虑行股神经阻滞，髋内收畸形时可行闭孔神经阻滞，马蹄足与足趾屈曲畸形时可在膝关节水平行胫神经阻滞。

评估有无行走、站立或坐下的潜在能力是临床检查的一个重要方面。20%～30%的中风患者可以恢复正常的行走，75%的患者恢复部分行走功能。对一个获得性痉挛型偏瘫的成年人，其行走需要具备以下条件：

■ 自主性髋屈曲
  □ 主动屈髋30°对于肢体前行通常是必须的。
  □ 有时，内收肌能够代替无力的屈肌辅助肢体前行，在松解内收肌矫正髋内收畸形前必须考虑这点。
■ 坐位与站立的充分平衡
  □ 患者通常会倾斜向健侧，使用健手挂拐。由于上肢在偏瘫时受累，通常不能使用助步器。
  □ Perry推广了一种用于检查平衡性的双下肢支撑站立试验：记录患者挂拐站立时躯干的轴线及偏瘫下肢自发性支撑的程度。即使偏瘫再严重，患者应当能将身体重心转移至健侧来完成站立。倒向偏瘫侧提示不能行走的原因是躯体忽视（body neglect），而不是肢体残疾。
  □ 髋或膝部的本体感觉丧失后，其平衡感也被破坏。
■ 肢体稳定性
  □ 在保持站立时，髋、膝和踝部必须有足够的稳定性来支撑身体。
  □ 做偏瘫肢体的单腿站立试验一定要小心，要保护患者以防摔倒。
  □ 躯干前倾提示伸髋肌无力。膝屈曲伴踝背伸可能提示比目鱼肌无力。站立时膝屈曲位说明股四头肌力量良好，此时股四头肌仍能够在屈膝状态支撑身体重量。膝过伸通常提示股四头肌无力，或者踝关节跖屈挛缩。
  □ 即使患者不能行走，站立仍是一个重要的功能，以方便向轮椅上转移或穿衣。直立姿势的先决条件是达到足和踝的跖行状态，可以伸膝、伸髋，有充足的躯干、头和颈部的平衡力。

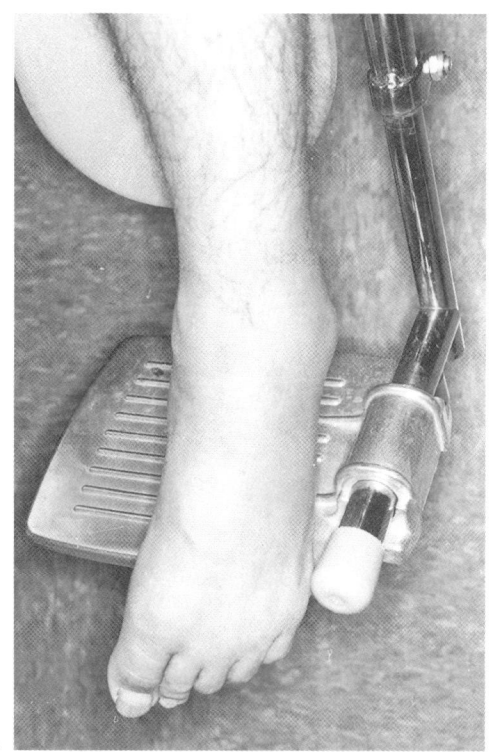
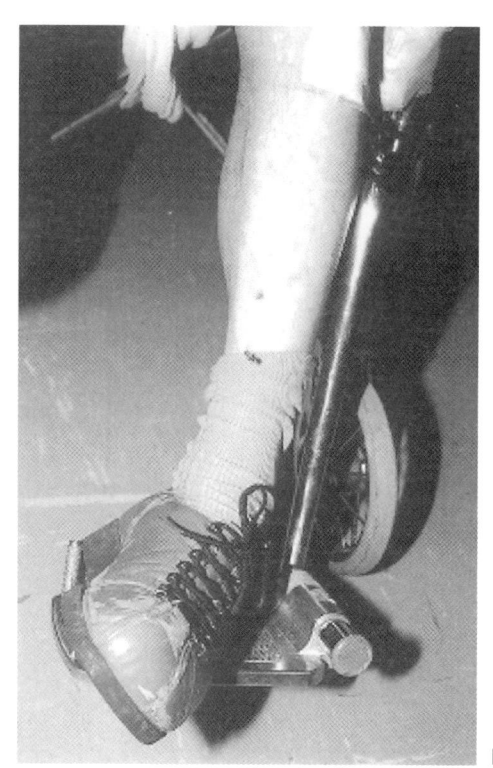
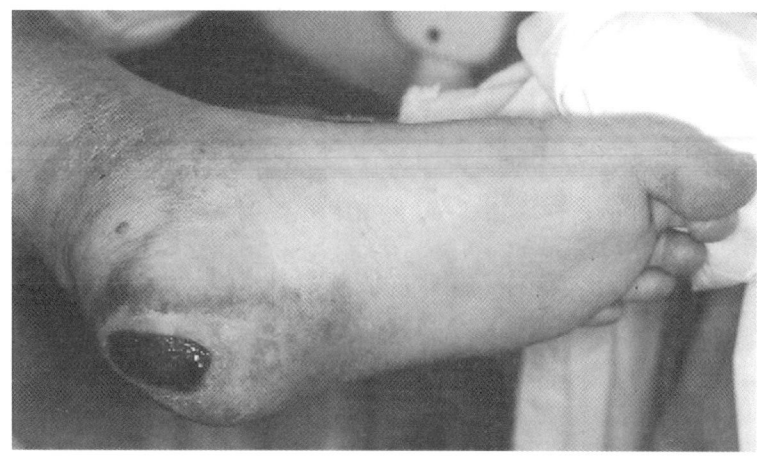
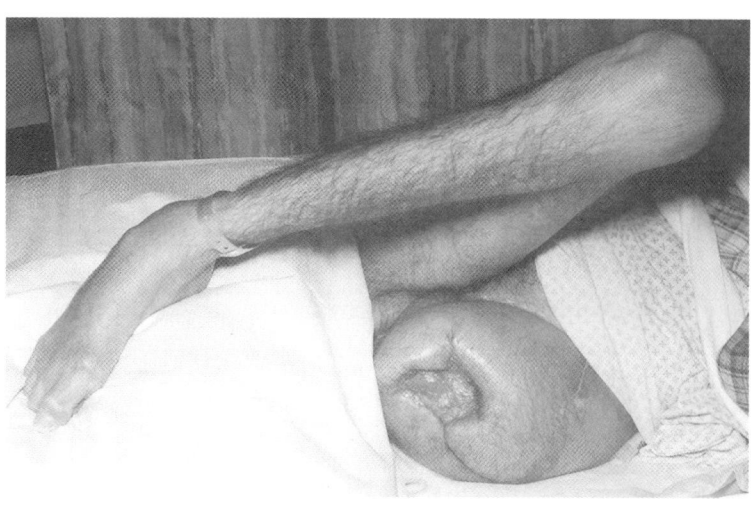

图 3.5 痉挛型马蹄内翻足的相关问题。（**A**）痉挛型马蹄内翻足畸形引起的足在轮椅脚踏板上的姿势和摆放问题。（**B**）患者脑血管意外后引起的获得性痉挛型畸形使足不能以跖面平放在轮椅足踏板上。当使用足踝矫形器试图矫正时，出现皮肤破损（注意小腿近端外侧的绷带）。（**C**）有糖尿病的偏瘫患者，皮肤破损。膝部屈曲畸形导致后足长期受压造成皮肤溃疡。（**D**）痉挛型四肢瘫患者，由于挛缩引起的皮肤破溃导致骨髓炎和坏死性感染，患者后来要求截肢。通过合适的位置摆放、垫衬、经常性翻身和挛缩的矫正，可以预防皮肤溃疡的发生。挛缩相关问题怎么强调都不是多余的，手术是预防这些问题的一个辅助手段。

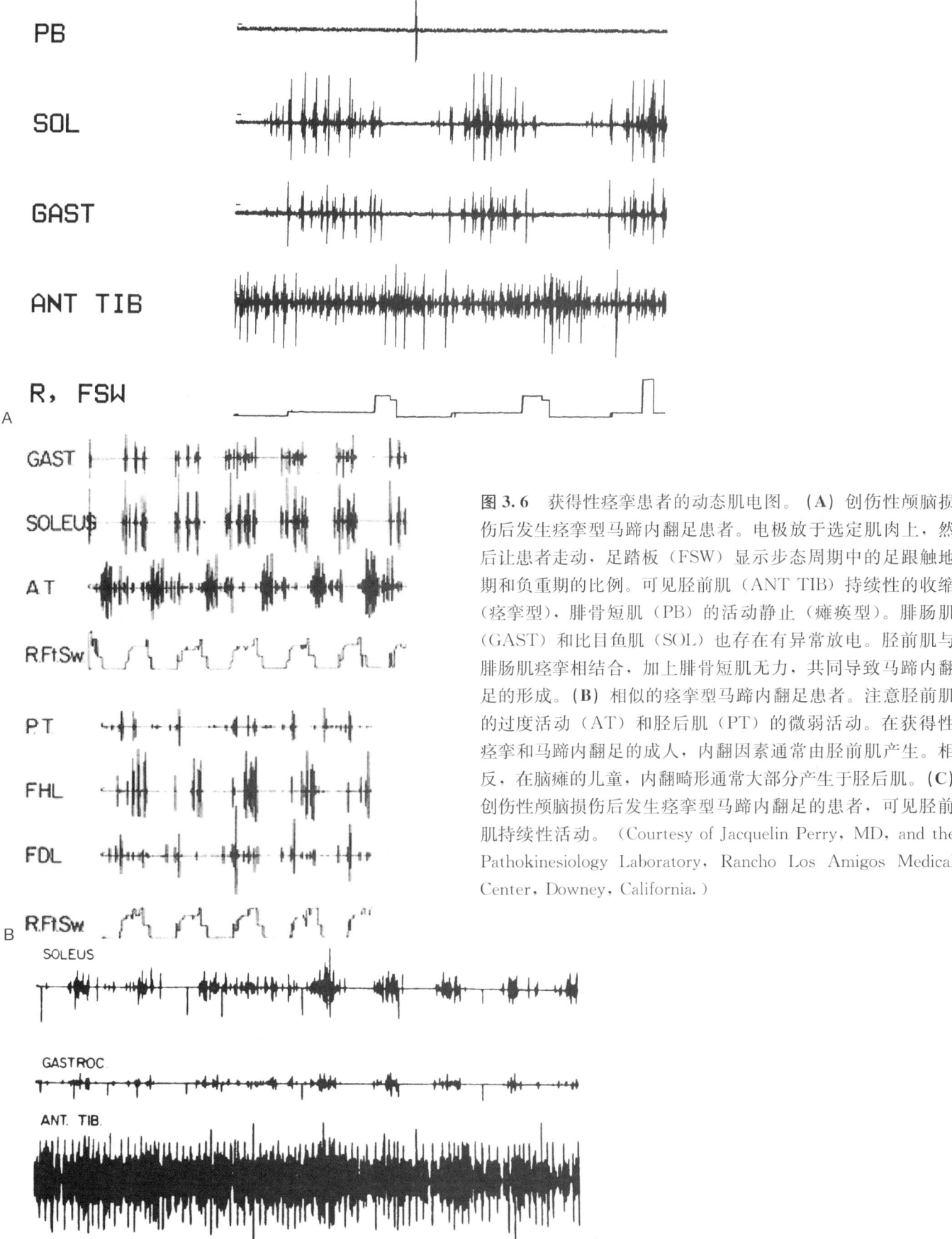

图3.6 获得性痉挛患者的动态肌电图。（A）创伤性颅脑损伤后发生痉挛型马蹄内翻足患者。电极放于选定肌肉上，然后让患者走动，足踏板（FSW）显示步态周期中的足跟触地期和负重期的比例。可见胫前肌（ANT TIB）持续性的收缩（痉挛型），腓骨短肌（PB）的活动静止（瘫痪型）。腓肠肌（GAST）和比目鱼肌（SOL）也存在有异常放电。胫前肌与腓肠肌痉挛相结合，加上腓骨短肌无力，共同导致马蹄内翻足的形成。（B）相似的痉挛型马蹄内翻足患者。注意胫前肌的过度活动（AT）和胫后肌（PT）的微弱活动。在获得性痉挛和马蹄内翻足的成人，内翻因素通常由胫前肌产生。相反，在脑瘫的儿童，内翻畸形通常大部分产生于胫后肌。（C）创伤性颅脑损伤后发生痉挛型马蹄内翻足的患者，可见胫前肌持续性活动。（Courtesy of Jacquelin Perry, MD, and the Pathokinesiology Laboratory, Rancho Los Amigos Medical Center, Downey, California.）

中风或脑损伤能严重损害足部感觉。通过触摸、针刺、尼龙单丝试验和本体感觉检查来进行感觉功能评价。认知缺陷的患者由于不能很好配合，其感觉评估通常比较困难。感觉缺陷会增加皮肤损伤的风险。

持续性的肢体疼痛是中风或脑损伤后常见的感觉错乱问题。尽管仍对此问题了解不多，但是这一种疼痛常常被认为是"中枢源性"的，以弥散性疼痛为特征，并且难以定位。受累侧的腿与足部不时地出现严重疼痛，还可能有同侧上肢疼痛。中枢性疼痛可代表一种复杂性局部疼痛综合征（complex regional pain syndrome，之前称为交感性反射性神经营养不良），或者其他局部疼痛综合征的一种变异。其他引起足部疼痛的原因包括：长期肌肉牵张造成的肌肉痛、痉挛或挛缩引起的关节姿势改变、肌力不平稳造成的关节半脱位、异位骨化（HO，heterotopic ossification，见于髋或膝部，少见于足踝部）、隐匿的急性或应力性骨折，以及畸形肢体牵拉神经引起的周围神经疾病。肢体疼痛应该通过合适的检查、标准 X 线片、其他影像学以及电生理检查来进行评估。交感神经功能异常的检查包括通过腰交感神经封闭和三相锝骨扫描进行检测。可疑的异位骨化（HO）可以通过锝骨扫描或者检测血清碱性磷酸酶浓度来进一步评估。

躯体忽视（body neglect）是指创伤性颅脑损伤和脑血管意外的患者由于无法认知自身一侧躯体部分而出现的临床症状。通过对偏瘫患者在站立或者试图行走时进行检查评估。当患者没有适应被忽视的一侧身体的重量时，行走会很困难。患者通常不能观察身体中线另一边的患侧躯体，以及倾向于偏向或倒向患侧。患者自画像中经常会忽视患侧肢体的存在。躯体忽视通常预示行走功能的预后不良。

对神经肌肉性足畸形的患者进行认知缺损的评估，有助于筛选那些可以积极康复的患者，制订现实的目标、预后和期望值。认知能力（在创伤性颅脑损伤和脑血管意外患者中）评估是通过问题应答、完成指令、心理测验以及康复计划中学习能力的直接测试来进行的。学习能力下降和短期记忆丢失可能仅出现在测试中。额叶损伤的患者，其认知缺陷可能更严重，但运动和感觉缺陷较少。这些患者和高龄者的临床表现相似，伴随注意力分散和缺乏康复的主动性。

失语症（aphasia）指交流能力的丧失。可以是表达性的或感觉性的，并且通常与左侧大脑皮层损害有关。感觉性失语预示机体的某些方面（如行走再训练等）恢复预后不良，因为患者无法理解指令。然而，表达性失语患者如果能够明白指令，可适宜于进行康复。

失用症（apraxia）是指患者在没有运动功能损害的情况下，无法完成已经学习的目的性运动。它的特点是无法完成日常活动，例如系鞋带、行走、上下楼梯等。失用症通常更多发生于右脑半球损伤者。严重的失用症患者行走功能预后不好。

脑血管意外和创伤性颅脑损伤患者会发生行为和心理异常，包括敌视、怨恨、抑郁、退缩或情绪不稳定。这些行为通常是患者发病前人格特征的反射，如攻击行为。精神病学会诊有助于评估。对患者发病前状态的了解有助于应对棘手的患者，有助于从心理学角度确定其功能预后情况。

影像学特点

- 通常拍摄标准的足踝部正位、侧位、斜位 X 线片用来评估和记录畸形的程度。
- 负重位 X 线片通常比较难以取得，可能需要放射技师协助支撑或摆放位置（图 3.7）。
- 标准 X 线片也用来评估引起畸形的其他骨性原因。患者有固定性畸形、足踝部有手术史或有下肢合并骨性创伤时，拍摄标准 X 线片特别重要。
- 标准的髋和膝关节 X 线片可以检查僵硬性挛缩中有无神经源性异位骨化。神经源性异位骨化很少发生于足踝部，但是创伤性颅脑损伤和脊髓损伤的患者髋部异位骨化常见，并偶见于膝关节。

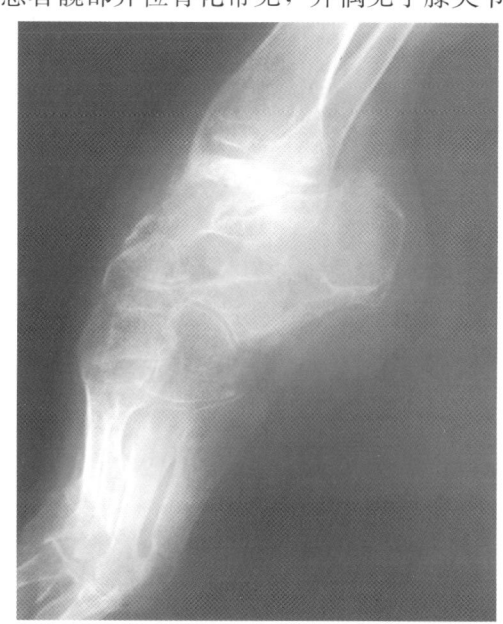

图 3.7 严重僵硬性获得性马蹄内翻足患者的踝关节标准侧位 X 线片。可见跖屈的畸形程度。因受累肢体不能负重导致骨量减少。通常不能进行负重相拍摄。

- 如果患者合并骨损伤，或是想了解关节面的完整程度，或是患者之前有手术史，则可以用计算机轴向断层摄影（CAT 扫描）进一步评价。
- 髋与膝部的 CT 扫描也有助于确立异位骨化的三维特征。这种情况下，医生在检查前要明确是使用 CT 扫描还是 CAT 扫描。
- 三相锝骨扫描有助于判断患者是否同时并发有复杂性局灶性疼痛综合征。
- 锝骨扫描和血清碱性磷酸酶测定有助于确立异位骨化的成熟度和活动度。
- 由于痉挛型畸形的患者难以保持静止或者难以忍受检查，因此很少进行足踝部 MRI 检查。如果对特定软组织（如肌腱或韧带）的完整性持有疑问，偶尔可行 MRI 检查。
- 如果怀疑患者的胫后动脉或足背动脉完整性受损，尤其是当患者有创伤史或手术史时，需要行动脉造影检查。许多成年的脑瘫患者，在少年时期可能有不止一次的足踝部手术史。

治 疗
非手术治疗

- 一般康复策略（流程图 3.1）
  □ 初期通常为非手术治疗，尤其对处于神经损伤恢复期的患者（表 3.1）。
  □ 非手术治疗由一套全面的康复计划组成，通常包括物理治疗、夹板固定、系列性矫形石膏、肌肉松弛药物以及神经封闭。
  □ 当非手术治疗对阻止挛缩无效，并且患者错过了神经恢复期时，则应考虑手术治疗。
- 物理治疗
  □ 物理治疗包括被动伸展、加强软弱的拮抗肌力量、静力夹板（包括静态渐进性夹板疗法）、矫正或系列石膏、生物反馈、功能再训练（平衡、站立、移动和行走），以及疼痛肢体的脱敏治疗。
  □ 辅助治疗包括功能性肌肉电刺激，可以用来加强软弱的拮抗肌、协助关节活动、抑制痉挛活动。
- 肌肉松弛药物
  □ 巴氯芬、硝苯呋海因钠和地西泮都是有效的一线肌松药物，可降低轻度痉挛的肌张力。
  □ 巴氯芬通常采取口服给药，痉挛严重时可以采用鞘内注射。
  □ 地西泮有强效肌肉松弛特性，但是具有昏睡和嗜睡的副作用，并且可能成瘾，因而在很多患者不是最理想的选择，尤其是患者需要长期治疗时。
  □ 这些药物也具有潜在的肝毒性，故需要定期做肝功能检查。
- 活动、夹板和矫形器治疗
  □ 在综合康复计划中，关节活动和夹板固定是治疗痉挛型畸形最重要的第一步。
  □ 每天进行最大范围的关节活动度练习，关节挛缩即不会发展。每天进行数次关节活动锻炼以拉伸短缩的肌肉。
  □ 在马蹄内翻足畸形，通过最大限度地被动背伸和后足外翻来进行拉伸活动。伸膝位活动踝关节可进一步拉伸腓肠肌。纠正马蹄足畸形需要拉伸跟腱时，要内翻足部锁住后足，以防中足塌陷导致摇椅足。拉伸要轻柔、缓慢和持久。"牵拉和维持"是一种有效的方法，常由物理和职业治疗师所应用。
  □ 当患者有足够的自主控制时，可以通过增加主动抗阻活动来加强肌肉力量。
  □ 以有良好衬垫的前后双夹板、定制夹板或静态足踝支具（AFO；图 3.8）将踝关节固定在合适位置。双立柱金属和皮革制成的 AFO 通常应用于较重的痉挛，而轻质合成材料 AFO 适用于较轻的痉挛。衬垫良好的"靴型"矫形器也很有效，并有不同尺码的成品以适应不同的患者。
  □ 可以通过每天拉伸足趾，和在 AFO 中添加有衬垫的趾部夹板维持足趾位置，将足趾屈曲畸形降到最小化。
  □ 静力夹板和"约束石膏（inhibitive casts）"可通过限制活动来减少痉挛性肌张力，因为它可减少牵张反射的刺激，从而降低痉挛。
  □ 活动夹板或牵引装置用于痉挛性肢体时要谨慎，因为持续性的拉伸可能产生刺激而加重痉挛，或者造成永久性的阵挛。
  □ 一些市售活动性夹板对踝和膝部畸形有效，这些产品还可进行跨关节的定量牵拉。
  □ 当存在僵硬性挛缩且痉挛很轻时，活动性夹板通常会更加有效。虽然其设计很好，衬垫也很好，但是必须密切观察压力区或可能出现的皮肤破损，尤其是在患者挛缩较重时。
- 系列石膏固定
  □ 如果已经形成僵硬的关节挛缩，系列石膏固定

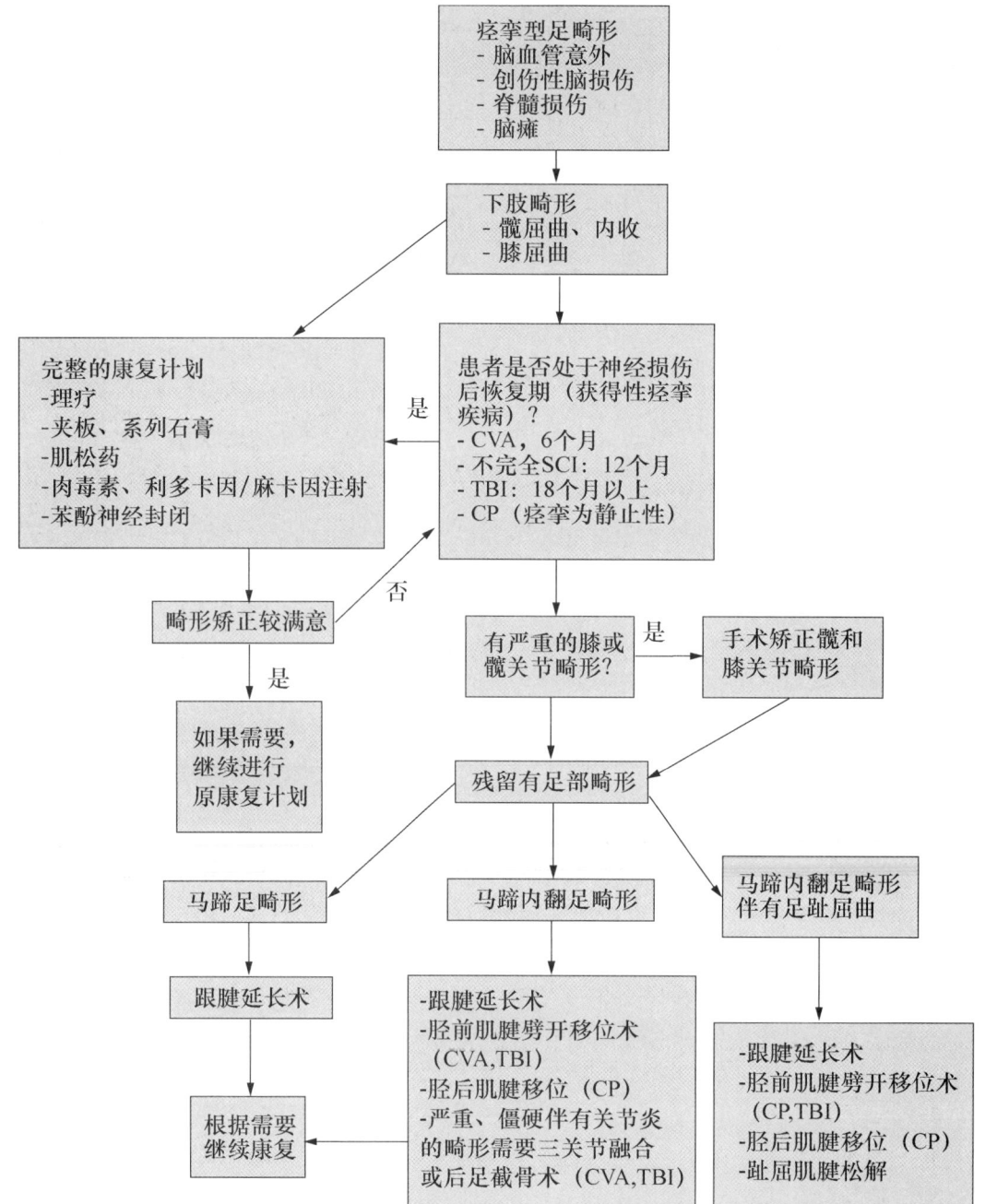

流程图 3-1　获得性痉挛足畸形的治疗流程图。CVA，脑血管意外；SCI，脊髓损伤；TBI，创伤性颅脑损伤，CP，脑瘫。

是一种有效的治疗方式，可以通过缓慢拉伸软组织而矫正畸形。
- 对于僵硬性马蹄内翻足畸形，将肢体被动牵拉后固定于可纠正的最大位置，然后以衬垫良好的短腿石膏固定。
- 理想状态为，每周去除石膏检查有无皮肤受压，然后再增加被动关节活动度，并以新的石膏再固定。应用"牵拉-维持"技术，通过石膏达到静态渐进性矫形。
- 6~8 周后，由于短缩的肌肉、韧带、肌腱被逐渐延长，很多挛缩可以得到显著改善。
- 在牵伸肢体和行石膏固定之前，对胫神经或坐骨神经行利多卡因注射封闭，可以放松痉挛的肌肉，有助于矫正畸形。系列进行的神经封闭对减少总体痉挛或不希望出现的挛缩形态有帮助。

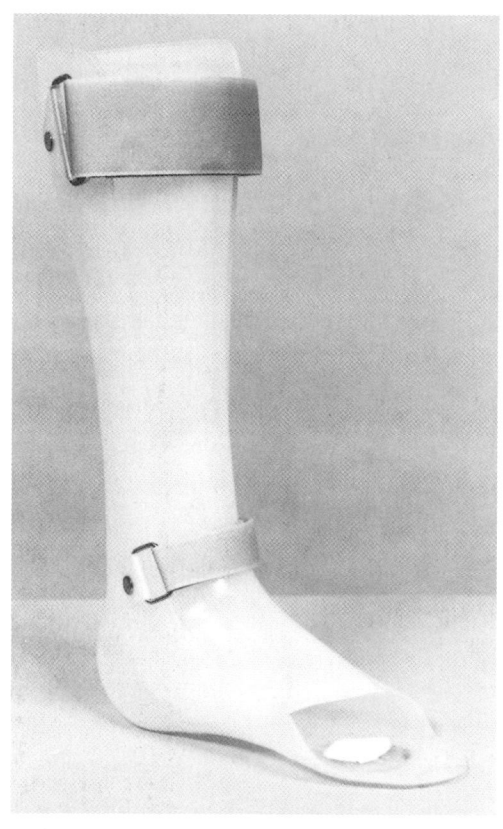 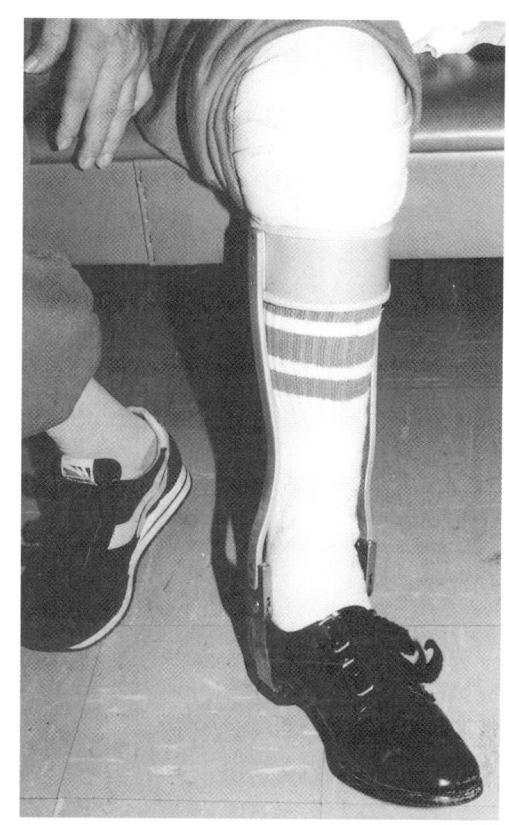

图 3.8 神经肌肉疾病患者常用的踝足矫形器（AFO）。（**A**）轻质合成材料的踝足矫形器，常用于痉挛型马蹄足畸形。这种矫形器可以矫正或维持矫正轻度的柔软性马蹄内翻足。这种矫形器也应用于瘫痪患者，如脊髓灰质炎或 Charcot-Marie-Tooth 病患者，如果患者的腓肠肌无力或已发展成足下垂，矫形器可以帮助支撑足部。可以在踝部放置铰链以便活动，如果有瘫痪型足下垂，可以安装弹簧装置帮助足回到中立位。（**B**）更加坚强的双立柱足踝矫形器，由皮革和金属立柱制成。这种足踝矫形器用于轻型矫形器不能充分矫正的严重获得性痉挛畸形。此类矫形器可阻止踝部活动以稳定或矫正、控制畸形。或者，也可以设定不同程度的踝部活动度以便适应特定的痉挛或无力。

■ 苯酚神经阻滞

□ 以稀释的苯酚（3%～5%的溶液）行神经阻滞可产生即时却长效的阻滞效果，可减轻痉挛长达几个月。这些运动神经阻滞法可在神经恢复期松弛肌肉。暂时的痉挛消失有助于肢体活动、预防挛缩。

□ 由于脑损伤的神经恢复时间较长，因而应用此类封闭治疗的次数较多。

□ 苯酚法神经阻滞的有效时间不一。这取决于最初注射的准确度，以及再生的神经轴突到达运动终板的距离和时间。成功的封闭可以维持六周到三个月的时间。

□ 已报道有多种苯酚法神经阻滞治疗下肢痉挛的方法。

□ 封闭股直肌的股神经运动分支可减少髋屈曲。

□ 封闭闭孔神经可减少髋内收痉挛。

□ 封闭分布到腘绳肌的坐骨神经运动支可以减少膝屈肌痉挛。

□ 封闭分布到腓肠肌和比目鱼肌的胫神经运动支可减轻马蹄内翻足畸形。

□ 封闭分布到踇长屈肌和趾长屈肌的运动神经分支可以减轻足趾屈曲痉挛。

□ 苯酚法封闭可以通过直接穿刺或是切开注射完成，这取决于解剖入路的难易和神经的运动、感觉构成。

□ 如果神经主要为运动纤维（如股神经或闭孔神经），则整个神经可以在神经刺激器或是超声引导下，进行闭合注射。

□ 如果有大量感觉和运动纤维混合（例如坐骨干或胫神经干），一般不要行闭合注射。因为可能造成保护性感觉一并缺失，或是可造成异常痛觉出现。

□ 混合性神经行开放性封闭比较好，手术显露运动分支，在其进入肌肉前行单独注射，可避开感觉纤维（图 3-9）。

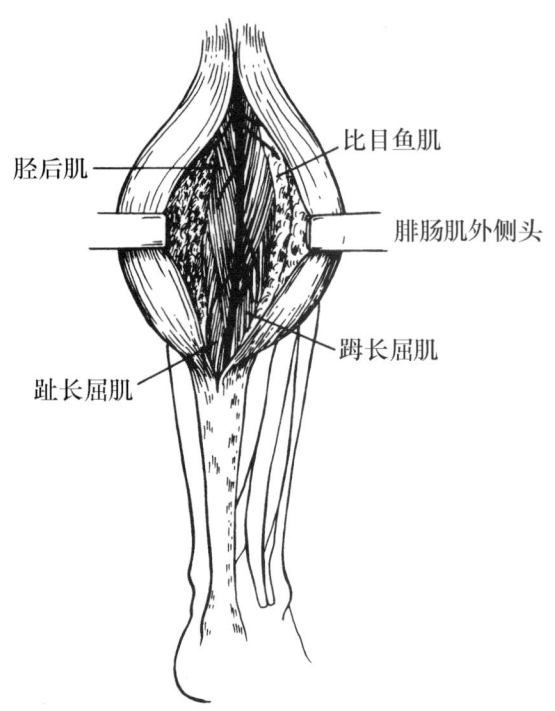

图 3.9 显露胫神经的运动支进行苯酚神经阻滞。或者，还可以将肉毒素直接注入受累肌肉的肌腹来治疗，而无需行单独运动神经注射阻滞。(Reproduced with permission from Botte MJ，Keenan MA. Brain injury and stroke. In: Gelberman RH, ed. Operative nerve repair and reconstruction. Philadelphia: JB Lippincott, 1991: 1444.)

- 开放性封闭通常比闭合性更加彻底和长效。因为开放性封闭可以更加准确地进行直接神经支注射。
- 闭合性封闭效果不够或时间太短时，也可以用开放性封闭。

■ 肉毒素
- A 型肉毒杆菌毒素肌肉注射剂 [onabotulinumtoxin A, Botox (BTX), Allergan, Inc., Irvine, California] 可有效降低肌张力。
- 这种毒素是产生于肉毒杆菌 (Clostridium botulinum) 的一种神经毒素。它可干扰突触部位释放乙酰胆碱，从而产生功能性去神经化的肌肉（松弛）。这种方法和苯酚相似，可以使痉挛减轻、肌肉松弛达数月。
- 肉毒素直接注射于肌腹内。且不像苯酚注射那么精确（必须注射到运动神经上），即使注射到肌神经接头处附近也可以。
- 肉毒素注射后通常 12～72 小时起效，且可以持续 3～6 个月。
- 据报道 80% 的患者可获得改善。如果畸形持续存在或复发，则需要于 2 周或 2 周以后再次注射。要达到足够的肌肉松弛程度通常需要在同一点注射超过 6 次的肉毒素。
- 肉毒素注射比苯酚注射价格贵。且其持续时间一般不如准确定位的苯酚注射持续时间长。但是这种治疗操作简单，避免了开放（手术）操作，因此利于推广。
- 虽然与苯酚注射相比肉毒素注射是一项新的技术，但其治疗肌肉痉挛的有效性和安全性已经确立。在许多康复医疗中心，肉毒素注射已经取代了苯酚注射。

手术治疗

获得性痉挛患者其痉挛所致肢体畸形行手术治疗的适应证是，畸形问题在综合多学科康复治疗后无改善。单独外形的损毁通常不是手术适应证，除非同时伴有功能、个人卫生护理或姿势出现问题。当患者仍处于恢复期有望自行改善时，在手术前通常考虑行肉毒素肌肉注射或是苯酚法神经封闭治疗。当患者过了恢复期，自行改善无望时，考虑手术矫正。一般来讲，重建性手术一定不可用于尚处在恢复期、综合康复计划中不断改善的患者。这意味着中风 6 个月后、创伤性颅脑损伤 18 个月后，才考虑行手术治疗。

手术治疗的目的为改善功能，减轻由痉挛或挛缩引起的长期畸形造成的疼痛，预防或治疗足疼痛性胼胝，便于个人卫生护理，利于身体姿势和穿衣，预防褥疮。矫形手术还可使患者术后穿鞋或戴 AFO 变得可行。当不能行走的患者出现卫生护理、体位和褥疮等问题时，考虑重建手术治疗。

单独分析每个下肢关节。手术计划中，必须考虑整个下肢情况。在矫正足畸形前，需要另外进行严重的髋或膝畸形的矫形手术，以便于后期重建手术时足的姿势利于在手术台上摆放。

髋部畸形的手术治疗

髋的主要问题是内收肌和屈肌痉挛及其相关的静止性挛缩。现在没有合适的矫形器可治疗这些畸形。初期非手术治疗包括物理治疗中的关节活动训练和间断性俯卧位复位。肉毒素肌肉注射、连续进行闭孔肌利多卡因和丁哌卡因神经封闭、或闭合性苯酚神经封闭，可以减轻内收肌痉挛，便于行拉伸训练。偏瘫患者内收肌痉挛很少引起卫生护理问题，如果畸形为单侧，而对侧髋有足够的活动度可允许皮肤护理。然而，剪刀样交叉的髋内收使肢体跨过中线，导致不能行走、站立和体位转换。长期剪刀样交叉，可引起腹股沟皮肤皱褶处皮肤浸渍或破溃。

对于内收畸形，确切的手术是内收肌松解和闭孔神经切断。长收肌和股薄肌通常需要处理，此外还可包括部分短收肌。如果内收肌是患者唯一的前进力量，则必须小心，避免行完全内收肌松解或神经切断。否则患者走路时出现下肢外旋。通过诊断性利多卡因封闭闭孔神经、模拟内收肌松解或神经切除术，可以进行术前行走功能的评估。动态肌电图对于这些病例也有帮助。伴有内收肌痉挛的创伤性颅脑损伤和脑血管意外的成年患者，单独进行内收肌松解通常就足够了。在小儿脑瘫患者，当存在严重痉挛时，闭孔神经切断通常被认为是内收肌松解的辅助治疗。松解髋内收肌时，通常同时松解同侧屈髋肌和屈膝肌（见后文）。

髋屈曲畸形的初期治疗为被动活动和进行俯卧位治疗。用夹板固定屈曲型髋部畸形十分困难。行肌肉注射肉毒素或以苯酚进行运动神经阻滞，所阻滞的髋屈曲肌肉包括股直肌、缝匠肌、髂腰肌和阔筋膜张肌。持久的畸形持续存在或复发、屈曲畸形引起腹股沟皮肤溃疡、体位问题或者行走有屈曲姿势，这些都是考虑行手术松解的指征。髋屈曲畸形通常伴随有膝屈曲畸形，可以在后足、骶部、大转子部位引起褥疮。手术松解也是为后期足部畸形矫正做准备，使患者体位恢复能在之后进行足部重建手术。手术松解的屈髋肌包括股直肌、缝匠肌、阔筋膜张肌和髂腰肌。股直肌、缝匠肌和阔筋膜张肌可以用单一前入路进行肌肉起点的下移来松解或延长。髂腰肌可在近小转子止点的腱性部分进行松解或延长。对于不能行走的患者，髋屈肌松解有助于患者穿衣和帮助患者变换体位以防止褥疮的发生。做髋内收肌松解术后，同侧髋和膝屈曲畸形常可同时矫正。

创伤性颅脑损伤患者的髋部强直，也可能是由神经源性异位骨化引起。髋关节强直可以发生于异位骨化。标准X线片检查通常具有诊断意义。在切除术之前通过血清碱性磷酸酶或锝骨扫描可以进一步检查其成熟度。术前进一步进行髋关节CAT扫描可以从三维结构上判断骨的质量，有助于手术计划的制订。

膝部畸形的手术治疗

膝部最常见的畸形是由下肢腘绳肌痉挛引起的屈曲畸形。通常内外侧的腘绳肌均受累。不过，一些患者有相反的畸形（伸膝），表现为膝关节伸直畸形或下肢不能屈膝。这种畸形是由股四头肌痉挛引起的。

膝部屈曲畸形会引发一些问题。不能行走的患者，其足跟、骶部或者大转子部位可发生褥疮。能行走的患者，其站立时需要加强股四头肌的收缩以稳定屈曲畸形的膝关节，故能量消耗大幅度增加，此外为稳定髋关节伸肌也需要增加做功。初期治疗包括牵伸训练、夹板治疗或者系列矫正石膏治疗。针对腘绳肌的肉毒素肌肉注射或苯酚运动神经阻滞是重要的辅助治疗。如果引起问题的畸形不能改善，则考虑手术。对于不能行走的患者，治疗通常为腘绳肌远端松解（图3.10），通常不松解膝关节后关节囊以便稳定膝关节，任何残留的关节囊挛缩，都可以在肌肉松解后通过拉伸和系列矫正石膏来治疗。对于能行走的患者（或有行走可能的患者），为给其保留一定的主动屈膝功能，可在腘绳肌腱-腹联合区或肌腱区行Z形延长术。如果仍有屈曲畸形存在，则最好保留患者腘绳肌的伸髋功能，采用Eggare的方法，通过把腘绳肌远端止点从胫骨近端移位到股骨远端来完成。

僵直步态属于股四头肌痉挛造成的动力问题。股四头肌在站立相末期和摆动相早期收缩使膝关节伸展，导致僵直步态，并使膝关节不能正常屈曲。这是与膝屈曲性挛缩相反的畸形，其发生概率通常很小。僵直步态的患者必须抬高骨盆，旋转肢体，才能实现抬足行走。治疗可考虑行股四头肌内的肉毒素注射，或考虑以苯酚封闭运动神经支。一般来讲，非手术治疗此类畸形比较困难。肌电图检查显示，异常活动局限在股直肌和股中间肌，但在有些病例，股四头肌的全部四块肌肉都受累。如果只是股直肌和股中间肌引起这种畸形，对这些肌肉选择性松解应该可以使膝关节屈曲，缓解僵直步态（图3.11）。

如果动态肌电图检查显示股四头肌的所有四个头均活动过度，则松解股直肌和股中间肌通常效果不够。但是，将四个头均松解也并不合适，因为必须要保存一些伸肌功能以便稳定膝关节。目前，尚没有有效的方法能够解决这个棘手的问题。解决严重痉挛的一个办法是松解受累肌肉，减轻患肢的僵直表现，如果残留股四头肌无力，再使用膝-踝-足矫形支具给予支持。另一个方法是松解股直肌和股中间肌（必要情况下也可包括股外侧肌和内侧肌）并且残留一定程度的可接受的僵直步态。

足踝部畸形的手术治疗

痉挛性疾病引起的足踝部畸形通常包括踝关节跖屈、马蹄内翻足或后足内翻。后足扁平外翻畸形很少见。

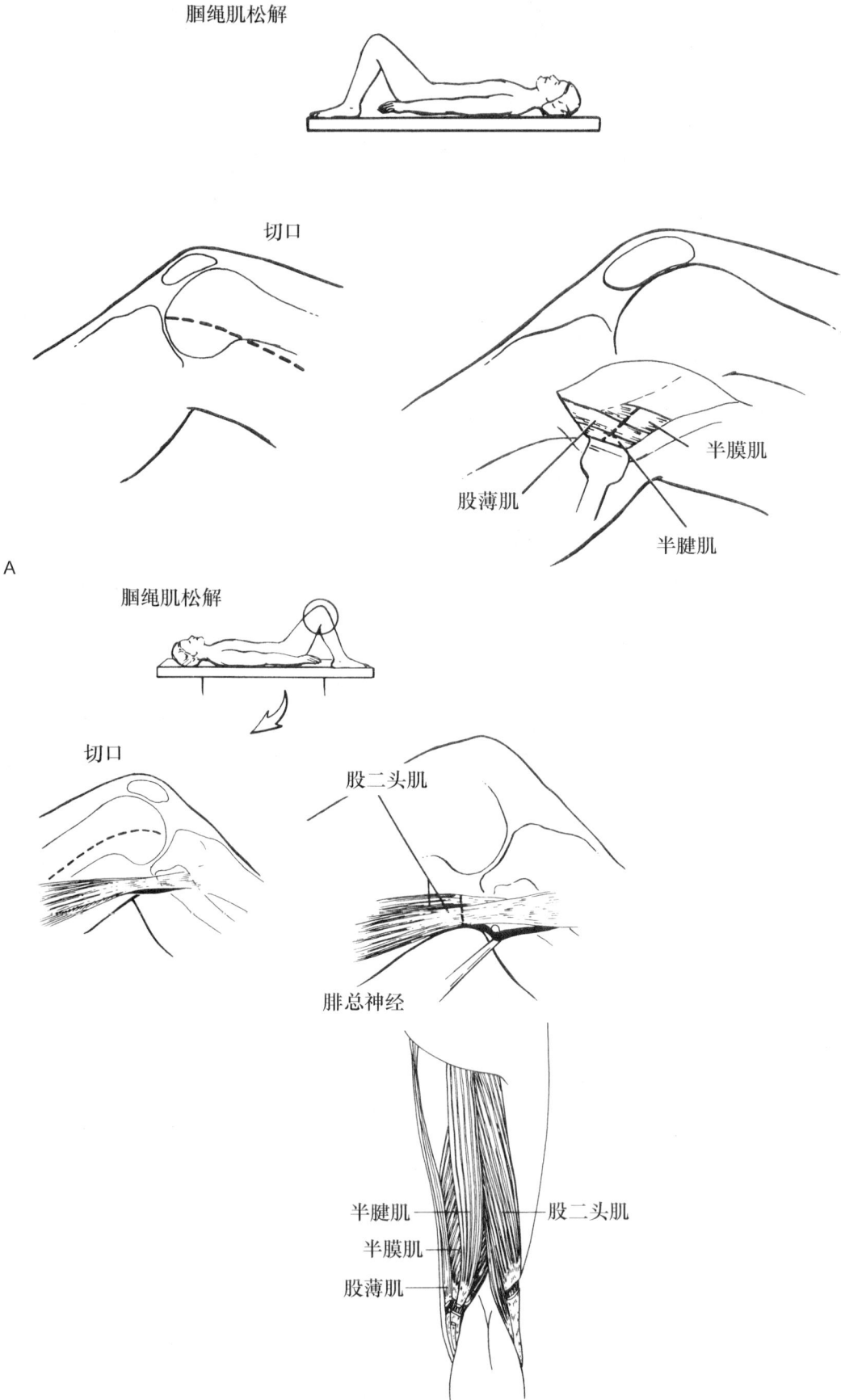

图 3.10 松解或延长内侧（A）和外侧（B）远端腘绳肌。在内侧延长或松解半腱肌、股薄肌、半膜肌。在外侧行股二头肌两个头的松解或延长。（Reproduced with permission from Botte MJ, Keenan MA. Brain injury and stroke. In：Gelberman RH，ed. Operative nerve repair and reconstruction. Philadelphia：JB Lippincott，1991：1442-1443.）

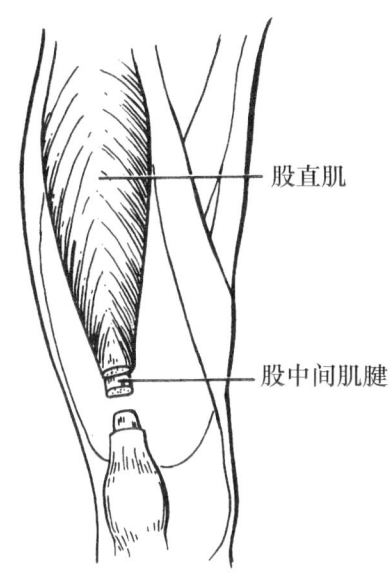

图 3.11　股直肌和股中间肌远端松解。

而马蹄内翻足最常见。马蹄样畸形是由腓肠肌、比目鱼肌痉挛所致，此外还有姆长屈肌、趾长屈肌、胫后肌痉挛参与。因脑损伤或中风后引发的获得性痉挛的成年患者，其内翻畸形常常是由胫前肌为主的肌肉过度活动所致，同时还有趾长屈肌和姆长屈肌的紧张。在获得性痉挛的成年患者，胫后肌的受累程度不一，但是在伴有痉挛型马蹄内翻足的小儿脑瘫患者，内翻原因主要是胫后肌的过度紧张。因这些差异的存在，小儿患者的手术操作通常选择对胫后肌进行直接移位或延长，而在脑损伤或中风的成年患者，更常选择胫前肌进行手术。

在脑损伤或中风患者，足趾屈曲畸形也很常见，因具体肌肉失衡不同，导致的畸形不同。跖趾关节、趾间关节和远侧趾间关节均出现屈曲导致足趾弯曲畸形。跖趾关节伸直、近侧趾间关节屈曲而远端趾间关节伸直引起锤状趾。跖趾关节伸直，近侧趾间关节和远侧趾间关节屈曲，导致爪状趾。当有足内在肌瘫痪（伴有外在肌痉挛）时，更常引起爪状趾畸形。未经治疗的马蹄足会发展为足趾外在屈肌挛缩，而矫正踝关节跖屈畸形后，肌腱固定效应使足趾屈曲更加严重。被动矫正马蹄足后，足趾屈肌紧张度会增加。

足部畸形的初期治疗应采用非手术疗法。康复计划包括应用物理治疗来伸展软组织，用肌松药来减轻痉挛，通过佩戴锁定 AFO 支具、前后夹板式固定或间断性石膏联合被动活动来治疗。静力夹板通常优于动力弹簧装置，因后者可以加重痉挛或持续性阵挛。如果单独佩戴支具不能控制畸形，而患者又处于痉挛恢复期，则对腓肠肌、胫后肌、姆长屈肌和趾长屈肌进行肉毒素注射或是苯酚法运动神经阻断可能会有帮助。如果痉挛不再出现，但仍残留有软组织僵硬性挛缩，则需佩戴动力夹板和系列石膏进行治疗。

如果非手术治疗不能成功解决挛缩问题，并且患者过了神经恢复期，可以用手术治疗来纠正畸形。手术治疗马蹄内翻足的适应证包括：引起功能障碍的畸形、穿鞋或佩戴支具困难、足摆放困难、胼胝或压迫性溃疡等皮肤问题。足踝重建术更明确的适应证包括：畸形严重以致不能佩戴踝-足矫正器，或尽管佩戴踝-足矫正器但残留的畸形影响行走。此外，一些患者在佩戴踝-足矫正器后即可行走良好并且有足够的本体感觉和小腿力量，他们在重建手术后可以免戴支具。对于不能行走的患者，如果行畸形矫正后能够把足平放于轮椅的足踏板上或可以穿防护鞋，也应该考虑手术。内翻畸形也可导致跖骨茎突部位外侧或第 5 跖骨头的外侧产生胼胝或皮肤溃疡。

创伤性颅脑损伤和脑血管意外患者的马蹄内翻足的重建术通常需要联合跟腱延长术（tendo Achilles lengthening，TAL）与胫前肌腱劈开部分移位术（split tibialis anterior tendon transfer，SPLATT）。Keenan 报道通过将姆长屈肌和趾长屈肌转移至跟骨可以弥补跟腱延长造成的跖屈无力。小儿脑瘫患者，马蹄内翻足的重建通常需要联合跟腱延长与胫后肌腱移位或延长术。

有时候需要松解踝关节的后方关节囊以便充分矫正严重的长期马蹄足。跟腱延长可包括 Z 形延长、部分延长和经皮三段肌腱部分切断松解术。对于先前没有做过肌腱延长的患者，经皮三段肌腱部分切开松解术较为可靠并且有效。手术采用微小切口以保证安全，且当腓肠肌和比目鱼肌都被累及时也足够解决问题。如果只有腓肠肌痉挛，则可行选择性部分肌肉延长。对于以前做过延长并且畸形复发的患者，切开行延长术相对较好，因为既往延长术产生的粘连会影响经皮延长术的效果。

■ 经皮三段跟腱部分切开松解术（图 3.12）
  □ 用 11 号手术刀于 3 个部位行肌腱部分切断，切口间隔约 3 cm。
  □ 远端和近端切口位于内侧，有助于控制马蹄足经常出现的内翻。
  □ 于各水平闭合切断大约一半的肌腱组织。
  □ 被动背伸足部至背伸 5°，使肌腱延长。
  □ 胫前肌劈开转移、趾屈肌松解，以及姆长屈肌和趾长屈肌的跟骨移位术通常一起进行。

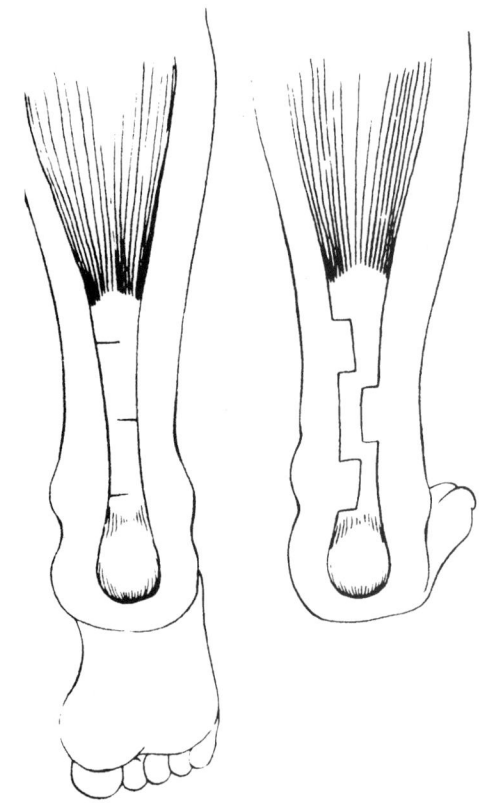

图 3.12 经皮三段跟腱部分切开延长术。

- 即使对于需要矫正的马蹄足患者，进行跟腱延长术也会导致远期腓肠肌-比目鱼肌复合体无力。将趾长屈肌和姆长屈肌转移至跟骨，可以增加被手术延长的腓肠肌-比目鱼肌复合体的肌力。这一肌腱移位术通过松解外在趾屈肌，还可有助于纠正并发的足趾屈曲畸形问题。将松解的肌腱组织通过钻孔和挤压螺钉固定于跟骨。
- 包扎切口，以衬垫良好的短腿石膏固定。
- 应该预防过度矫正，以免导致跟行步态。
- 术后以短腿石膏制动 6 周。
- 如果此手术与胫前肌腱劈开部分移位术联合进行，则去除石膏后应以锁定 AFO 支具和夜间夹板继续保护 4～5 个月。

■ 跟腱延长：切开 Z 形延长术
- 沿跟腱内侧或外面作 8 cm 长纵行切口。
- 避免损伤后外侧的腓肠神经。
- 于跟腱上 Z 形切口将其延长至适当的长度完成矫形。
- 根据肌腱的旋转走向，在远端靠近附着点处切开肌腱前 2/3，而在近侧 3 英寸（7.6 cm）处切开肌腱内侧 2/3。

- 另外一种方法为在近端切开跟腱后半部分，并在远端切开跟腱前半部分，使肌腱的粗糙表面暴露于近端，该处有较厚的皮下组织覆盖。
- 伸直膝关节，将足轻柔背伸到欲矫正的位置，使跟腱滑动至合适的长度。
- 对于已经进行过延长的跟腱，由于先前的粘连可能阻碍肌腱充分滑动至理想长度，整个 Z 形切开部分都应该使用手术刀完成。
- 用 2-0 或 3-0 不可吸收缝线于适合的长度缝合肌腱。避免过度延长以免发生足跟部畸形。
- 上文所述，将趾长屈肌腱和姆长屈肌腱转移至跟骨，可以增加延长的（无力的）腓肠肌-比目鱼肌复合体的肌力，此手术可与跟腱延长术同时进行。

■ 有时，严重的长期的马蹄足畸形，需要行踝关节后方关节囊松解后才能充分矫正。
- 完成跟腱的 Z 形延长后，继续行踝后方组织分离。
- 姆长屈肌通常自外向内走行经过踝后方。
- 牵开该肌腱并横行切开后关节囊。创伤性颅脑损伤和脑血管意外患者很少需要松解后关节囊，行单纯跟腱延长就可以足够矫正畸形。
- 术后护理同经皮跟腱手术。

对于由单独腓肠肌挛缩导致的马蹄足畸形，通常在腱腹接合部位行选择性肌腱延长或在近端肌肉起始部位行腓肠肌松解。可以通过屈膝测试看腓肠肌放松时马蹄足畸形是否消失，来判断畸形是否单纯由腓肠肌挛缩引起。通常，在腓肠肌的近端进行松解和于腱腹移行区进行延长的术式使用并不多，因为其他在肌腱水平进行延长的手术方法更为简单有效，且手术显露更小。此外，肌电图显示脑瘫致马蹄足畸形患者的步态中，经常出现腓肠肌和比目鱼肌两块肌肉活动性均增高，因此，肌腱部分的延长可以对这两块肌肉同时延长。

■ 腓肠肌部分延长术
- 在小腿后方中 1/3 处做纵行切口。
- 切开深筋膜显露腓肠肌。
- 在其与比目鱼肌纤维连接处近侧横向切开腓肠肌腱膜。
- 钝性分离腓肠肌与其深面的比目鱼肌。
- 将足被动背伸于中立位置后，将回缩的腱膜与比目鱼肌缝合在一起。
- 术后踝部固定 4 周，随后进行活动练习和增强力量的物理治疗。

在创伤性颅脑损伤和脑血管意外的患者中，踝部和后足内翻通常主要由胫前肌痉挛引起。如果存有疑问，可行术前肌电图检查以帮助判断内翻畸形由哪一块肌肉引起。踇长屈肌、趾长屈肌、比目鱼肌和胫后肌都可能与畸形有关。

胫前肌腱劈开部分移位术通常用来矫正足内翻。此方法是将胫前肌群外侧1/2或2/3转移至骰骨或外侧楔骨处，从而将致畸形的肌力转化为一种矫正力。通常保留部分肌腱不转移以预防过度矫正。胫前肌腱劈开部分移位术通常与跟腱延长术联合用于矫正马蹄内翻足畸形，通过将踇长屈肌腱和趾长屈肌腱转移至跟骨的方法增强跖屈的力量（同前文所述），通常采用趾屈肌松解术矫正足趾屈曲畸形。

尽管在创伤性颅脑损伤和脑血管意外的患者中，胫前肌是导致足内翻的主要致畸原因，但胫后肌也可能继发挛缩从而引起畸形纠正不足。进行胫前肌腱劈开部分移位术时，可以同时进行胫后肌的Z形延长或部分延长。此外，残留的紧张可能与内侧关节囊（距舟关节和舟楔关节）挛缩有关，需要行关节囊切开。

■ 胫前肌腱劈开部分转移术（图3.13，图3.14）

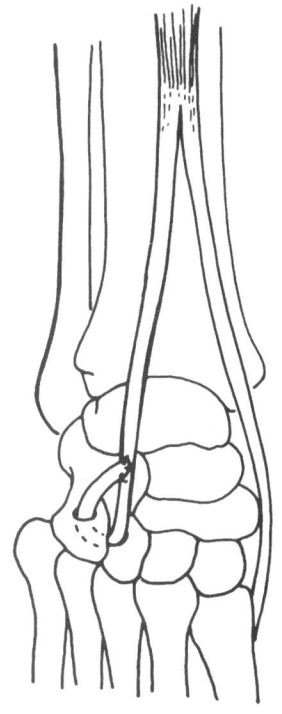

图3.13 胫前肌腱劈开部分转移术（SPLATT）用来矫正由胫前肌痉挛造成的马蹄内翻足畸形。将胫前肌腱的外侧1/2转移至足外侧以提供矫正力。将转移肌腱固定到骰骨或骰骨和第3楔骨上。(Reproduced with permission from Botte MJ, Keenan MA. Brain injury and stroke. In: Gelberman RH, ed. Operative nerve repair and reconstruction. Philadelphia: JB Lippincott, 1991: 1445.)

□ 于第1个切口内找到胫前肌附着处。
□ 将肌腱外侧1/2~2/3从附着处分离，以缝线固定肌腱末端，离断肌腱，沿其纤维纵行向近端劈开肌腱。

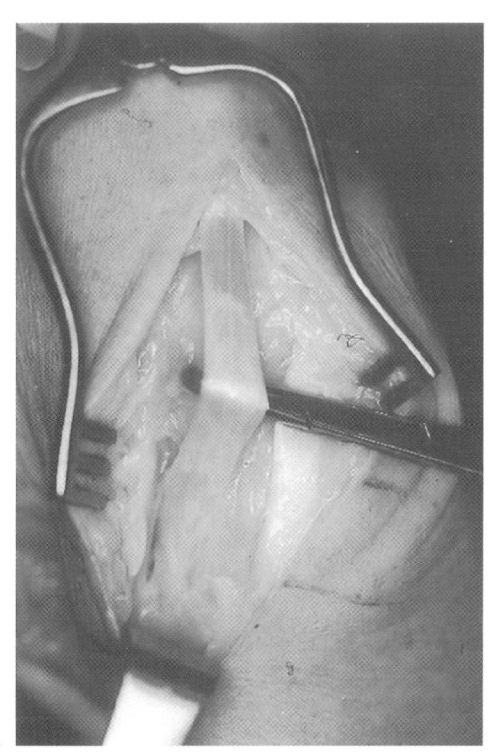
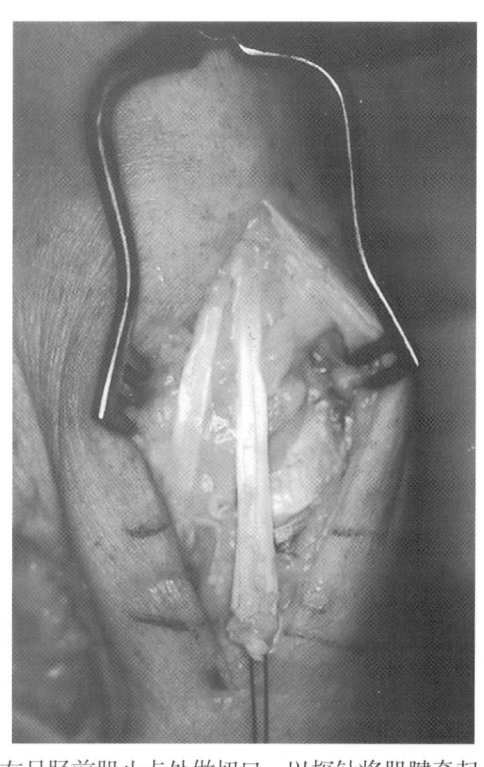

图3.14 胫前肌腱劈开转移术的术中照片。(A) 于左足胫前肌止点处做切口，以探针将肌腱牵起，准备劈开。(B) 纵行劈开肌腱，将肌腱的外1/2自其附着点切断。为便于在皮下转移肌腱，在肌腱上置缝线。

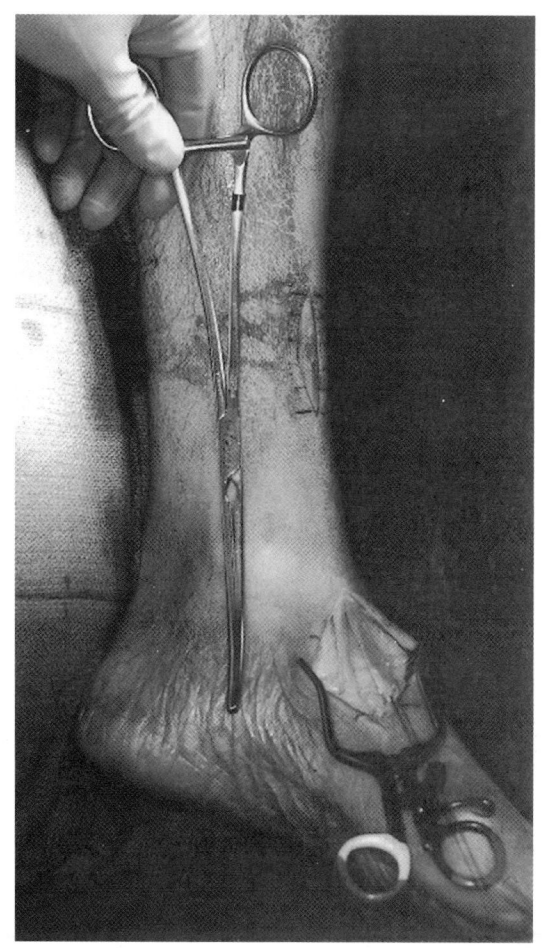
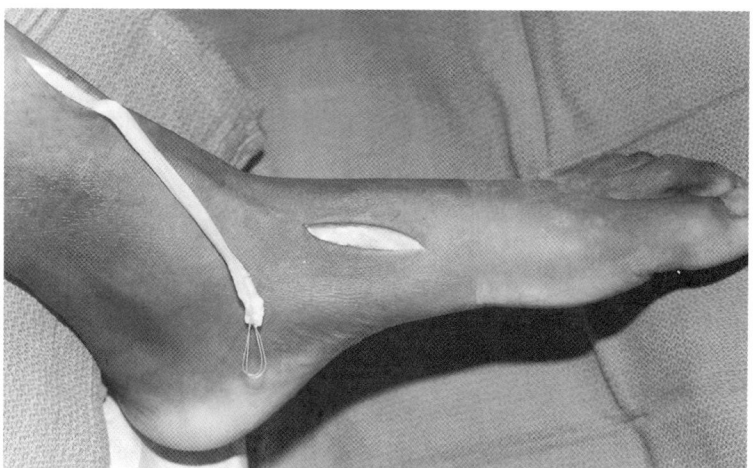
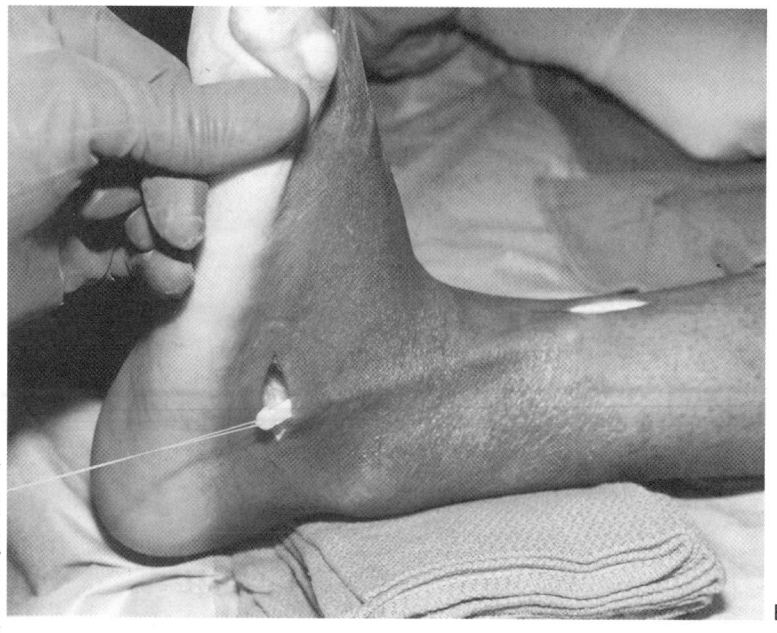

图 3.14（续图） （C）用长钳子将劈开的肌腱从第 1 个切口拖至第 2 个切口内。（D）劈开的肌腱被拉入小腿远端前方第 2 个切口内，准备向第 3 个切口转移。（E）将肌腱转移到骰骨表面的第 3 个切口内。（F）第 3 个切口近观，肌腱穿过骰骨上预钻的骨孔。（G）将肌腱反折与其自身缝合。

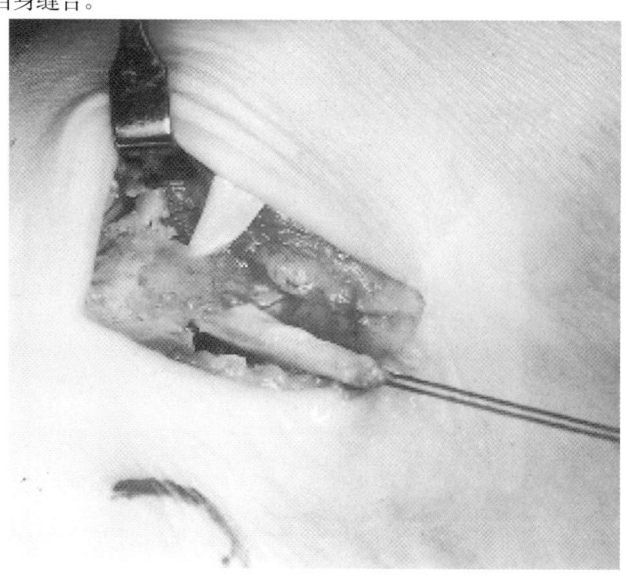
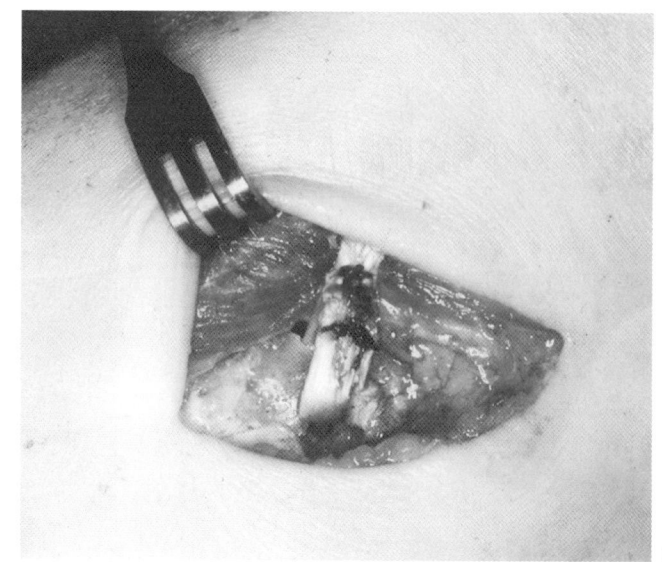

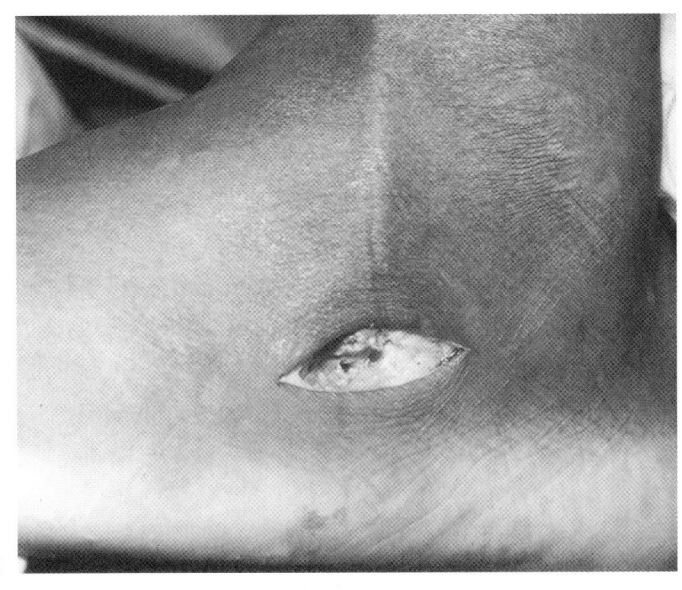

图 3.14（续图） （H）照片显示转移的肌腱被固定于骰骨，注意在皮下可看到转移的肌腱轻度紧张。可以通过界面螺钉将肌腱固定于骨孔中以加强固定。

- 手术通过 3 个切口进行：第 1 个切口位于第 1 跖骨的基底部，用来离断部分胫前肌附着点；第 2 个切口位于踝部近端 8 cm，用来穿过和转移劈开的肌腱；第 3 个切口位于骰骨和外侧楔骨，用来重新附着固定肌腱。
- 用止血钳从皮下、伸肌支持带的浅层由第 2 个切口（胫骨侧）至第 1 个切口穿出。
- 以钳子夹住肌腱断端，将其拉出第 2 个切口，同时进一步劈开肌腱。
- 用长钳从皮下将肌腱从第 2 个切口拉至第 3 个切口内。
- 在骰骨或外侧楔骨上钻一 4 mm 骨孔，于足外侧将肌腱穿过骨孔固定。然后保持足于矫正后的位置，用 2-0 不可吸收线把反折的肌腱断端与其自身缝合。也可以界面螺钉进行腱骨固定或加强固定。

■ 趾屈肌腱松解术（toe flexor release，TFR）（图 3.15）
- 在各足趾近侧屈曲皮褶处纵行切开 2 cm 切口。
- 保护神经血管束，打开屈肌腱鞘。

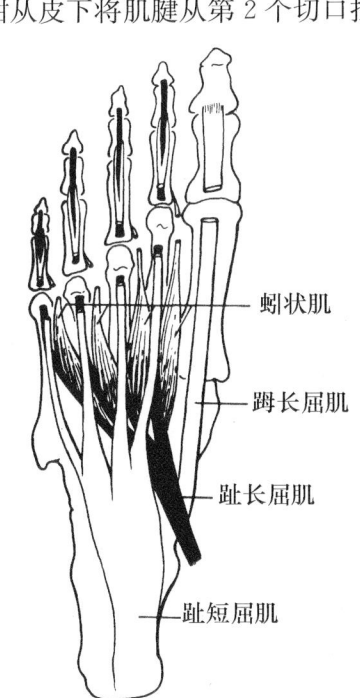
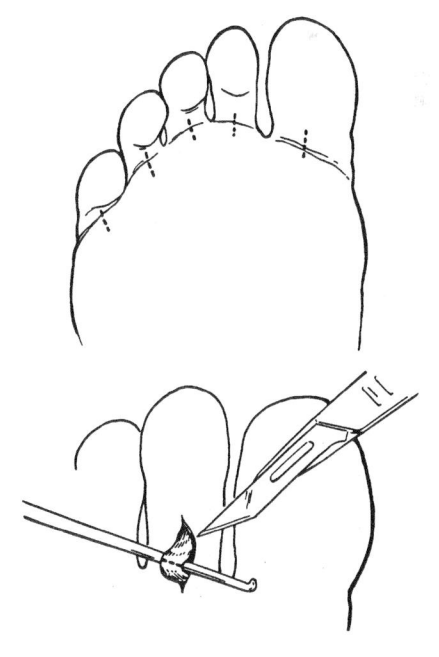

图 3.15 趾屈肌腱松解术。（A）松解内在和外在趾屈肌腱。（B）切口位于各个受累足趾的跖侧基底部。将肌腱牵拉至切口内并切断。

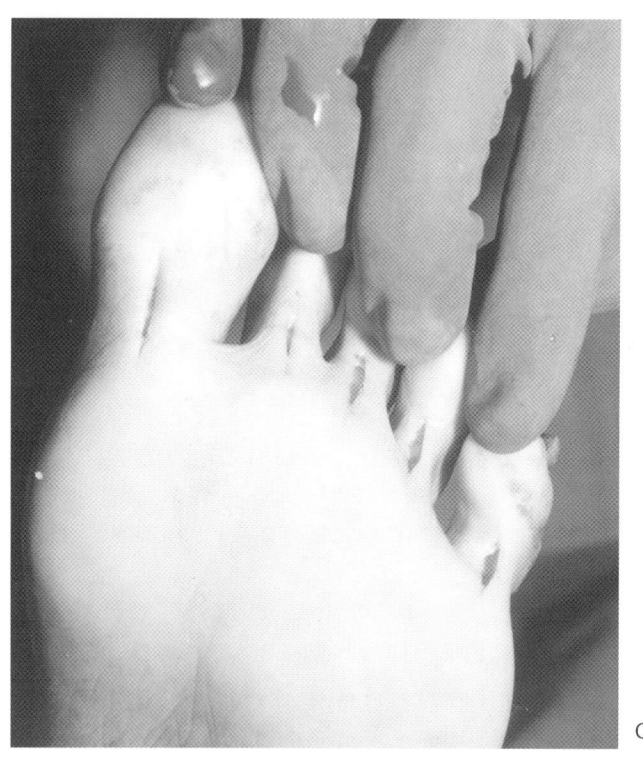

图 3.15（续图） （C）照片显示趾屈肌腱松解后的切口和获得的矫形效果。（A、B Reproduced with permission from Keenan MA, Gorai AP, Smith CW, et al. Intrinsic toe flexion deformity following correction of spastic equinovarus deformity in adults. Foot Ankle 1987；7：333-337.）

- 使用小直角拉钩将肌腱牵至切口附近以便于切断。
- 首先辨认趾短屈肌，它通常由两束肌腱组成。
- 切口位于中节趾骨远侧时，趾短屈肌腱位于中间较大的趾长屈肌腱的内、外侧缘。
- 在切断肌腱之前，以小型放大镜检查每一个肌腱，避免损伤已经与肌腱粘连的神经血管结构（长期畸形中可能发生这种粘连）。
- 将每个肌腱切除 1 cm，如需进一步充分矫正，应同时松解内在肌腱。
- 行跟腱延长、胫前肌腱劈开部分转移术及趾屈肌腱松解术的患者，术后以石膏固定足踝部 6 周，之后用 AFO 支具继续保护 4.5 个月。
- 术后恢复约 6 个月后，如果患者身体条件允许，可逐步脱离支具治疗。

胫后肌也可通过部分延长法，在腱腹移行处进行延长。Hoffer 建议将此术式用于脑瘫性马蹄内翻足畸形的治疗，在脑血管意外和创伤性颅脑损伤畸形中同样有效，尤其是在需要延长程度较小的手术中。通常长"Z"形延长可以提供较大程度的矫正，该方法更适宜于只有很少主动控制意识且畸形严重的患者。

跟腱延长、胫前肌腱劈开部分转移和趾屈肌腱松解术是矫正马蹄内翻足畸形的一套完善的手术治疗方式（图 3.16）。然而，有 60%~70% 的患者仍然需要使用 AFO 支具改善功能，以解决残余的腓肠肌无力问题，这在站立相后期身体重心落在踝关节前部时最为明显。腓肠肌无力部分是由最初的痉挛性疾病伴随的瘫痪造成，以及由之后跟腱延长术造成。行足趾屈肌移位术，将跨长屈肌和趾长屈肌固定到跟骨可加强腓肠肌群力量，帮助稳定踝关节。这种移位术应与跟腱延长术、胫前肌腱劈开部分转移术同时完成。Keenan 的研究结果显示，70% 的足外在趾屈肌转移至跟骨的患者术后随访时可以不再使用支具，相比之下，未行趾屈肌移位术的患者只有 30% 可以脱离支具。除了可以增加跖屈肌的力量以外，手术转移跨长屈肌和趾长屈肌同样可以帮助矫正足趾的屈曲畸形。

还有医生建议将足趾长屈肌腱转移到足背前方以提供跟腱延长后的额外矫形。趾长屈肌转移之后可以帮助背伸，还可以像腱固定术一样加强矫正力量。趾长屈肌转移最佳适应证是趾屈肌持续活跃的马蹄足，趾屈肌持续活跃在步态摆动时相使趾屈曲，或造成僵硬性的足趾屈曲畸形。

脑瘫患儿其矫正马蹄内翻足畸形往往重点在胫后肌而不是胫前肌。肌电图可帮助决定畸形最主要由哪些肌肉造成，并有针对性地进行手术方案设计。如果胫前肌在步态站立相和摆动相最活跃，则与前文中创伤性颅脑损伤与脑血管意外中的应用类似，行胫前肌腱劈开部分转移术联合跟腱延长术以矫正畸形。然而，如果肌电图显示在步态站立相和摆动相胫后肌处于持续过度活动状态，则需行胫后肌部分延长。在少数情况下，胫后肌仅在步态摆动期过度活跃，可将肌腱穿过骨间膜转移到前方的足背侧，或者劈分成两部分，其中一部分穿过腓骨短肌转移至足外侧。

胫后肌移位不仅减弱了该肌肉致足内翻畸形的力量，还将其转化成为足背伸肌以帮助平衡马蹄样畸形。在行胫后肌移位术之前，通过物理治疗和系列石膏行充分被动矫正是有益的，因为单靠肌腱转移不能完全矫正僵硬的畸形。

■ 通过骨间膜向前转移胫后肌
- 需要做 3 个手术切口。
- 第 1 个切口在沿胫后肌腱走行的足内侧面，游离胫后肌腱并将其在远端附着点切断。

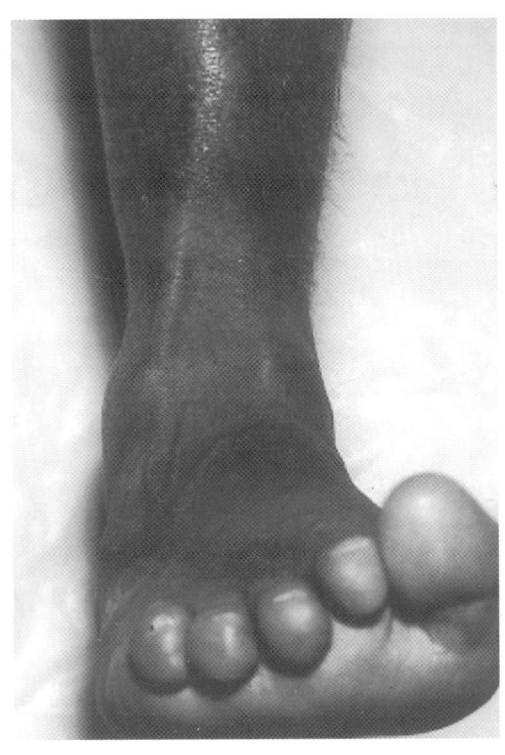 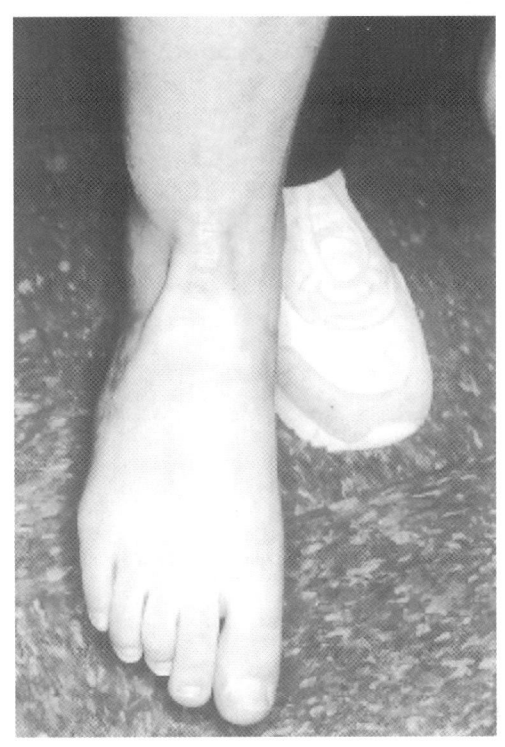

图 3.16 患者行跟腱延长、胫前肌腱劈开转移和足趾屈肌腱松解术后的照片。注意术后突出的胫前肌束,有助于矫正内翻畸形。

- 第 2 个切口沿胫骨后缘纵向切开,轻轻牵拉肌腱,并将其从第 1 个切口拉到第 2 个切口内。
- 第 3 个切口位于小腿远端前方,将胫前肌、胫前动脉、腓深神经和姆长伸肌在胫骨前外侧面牵开。
- 在骨间膜上开一个足够大的矩形窗口,以利于胫后肌腱和肌肉顺利通过。
- 用穿腱器或钳子夹住肌腱上的缝线,将胫后肌穿过窗孔到达胫前间隙,然后将肌腱自伸肌下支持带深层穿过。
- 保持足于中立位,通过骨隧道把肌腱固定到第 2 跖骨基底部,用界面钉或缝合锚钉将其固定到骨粗糙面。
- 有时,肌腱长度不够,不能附着到第 2 跖骨,也可以将其穿过骨孔固定到中间楔骨,或用缝合锚钉固定。
- 术后将患足制动禁负重 6~8 周,随后行物理治疗、关节活动度训练和功能再训练。

■ 胫后肌腱劈开部分转移至足外侧(图 3.17)
- 于足内侧做第 1 个切口,将胫后肌腱远端 5 cm 纵行劈开,并将其靠足底部的止点切断。
- 用长钳子将劈开的肌腱拉到胫骨后方的第 2 个切口内。
- 在外踝后方做第 3 个切口,将肌腱束转移至此切口内。
- 第 4 个切口位于腓骨短肌之上。保持足轻度外翻,将劈裂的肌腱在保持张力的情况下编织、缝合到远端腓骨短肌腱上。
- 术后足在中立位或轻度外翻情况下以短腿石膏固定 6 周。允许石膏保护下部分负重。
- 开始物理治疗、恢复关节活动和增强肌肉力量的练习。

对于严重的、长期僵硬性后足内翻畸形,即使联合后侧和内侧关节囊松解术,上述转移和延长肌腱的软组织手术也不可能达到充分矫正的目的。这通常见于儿童或未成年者发生创伤性颅脑损伤时骨骼仍处于生长发育期。一些患者的距下关节发生固定性内翻畸形,或跟骨内翻畸形。如果大部分内翻畸形源自距下关节,可以行距下关节外侧闭合楔形截骨融合术帮助矫正僵硬性或骨性畸形。CT 扫描或跟骨轴位 X 线片有助于评估距下关节对线、形态和跟骨畸形。

如果出现跟骨内翻畸形,而距下关节相对正常并且没有退行性改变,可以考虑行跟骨截骨滑移术。

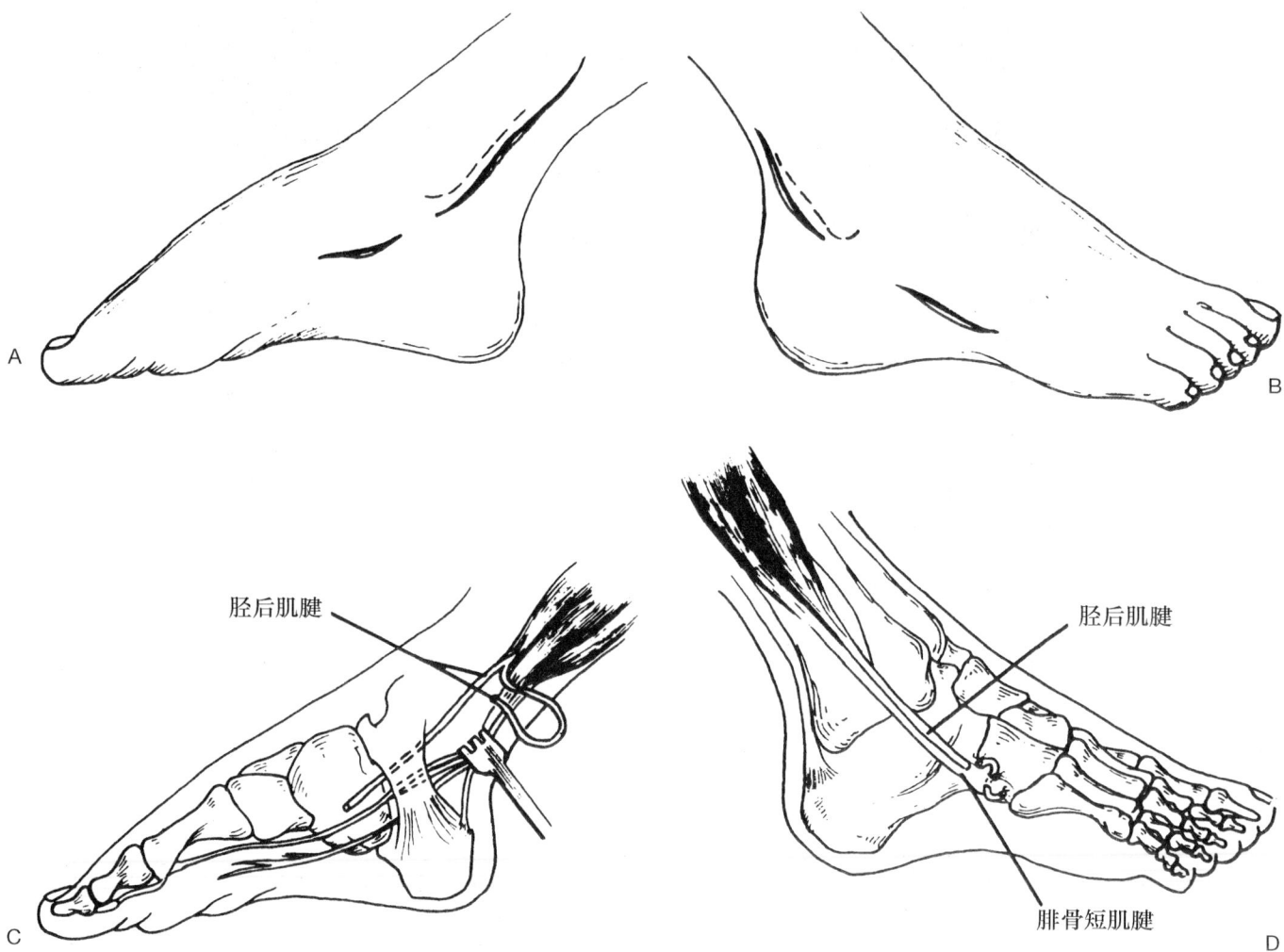

图 3.17 Green 描述的胫后肌腱劈开转移术。(**A**) 胫后肌腱表面的两个内侧切口。一个切口位于胫后肌腱的附着点,另一个位于小腿中段内侧肌腹部。(**B**) 在腓骨肌腱表面做两个外侧切口,以转移和固定劈开的胫后肌腱束 (**C**) 自附着点向近端纵形劈开胫后肌腱至其腱腹交界处,在所有肌腱和血管神经束之前将其穿过胫腓骨的后方。(**D**) 将劈开的肌腱束从外侧近端切口拉出,然后穿到外侧远端切口内,缝合到腓骨短肌腱上。(Reproduced with permission from Hsu JD, Feiwell EN, Hoffer MM. Congenital neurologic disorders of the foot. In: Mann RA, Coughlin MJ, eds. Surgery of the foot and ankle. St. Louis: Mosby, 1993: 589.)

结果和预后

获得性痉挛型马蹄内翻足的矫正显示了手术矫正畸形的潜力。通常 80% 以上的患者可以取得优良的效果。特别是那些不能使用 AFO 支具矫正的严重畸形,经手术后可以使用 AFO 支具进一步矫正和保持姿势。那些术前使用 AFO 支具能够行走者,术后部分患者能够摆脱支具。一些术前不能行走的患者也有进步,术后在 AFO 帮助下可以部分行走。较差的效果与畸形未充分矫正、畸形复发或残留肌肉无力有关。脑瘫所致的马蹄内翻足重建也同样显示出令人满意的结果。

瘫痪型疾病

脊髓灰质炎后遗症、CMT 病 [Charcot-Marie-Tooth 病、遗传性运动感觉神经病(HMSN)、腓骨肌萎缩] 和周围神经的其他损伤或受累,可导致无力或瘫痪。无力(非痉挛)是下运动神经元损害造成的。治疗主要是通过夹板或支具来支持无力的肢体,如有适应证,可行手术加强或改善功能。下文主要讨论和关注脊髓灰质炎与 CMT 病(这是最常见的两种瘫痪性疾病),但许多检查结果、畸形和治疗策略也适用于其他类型的瘫痪畸形。

发病机制

病因学

脊髓灰质炎病毒感染可造成很多临床症状（表3.3）。许多感染了脊髓灰质炎病毒的患者可没有临床症状以及相关的神经后遗症。然而瘫痪型脊髓灰质炎破坏脊髓前角细胞，导致持久的运动麻痹或瘫痪，其涉及的范围从特定的肌群无力至完全性四肢瘫。

遗传性运动感觉神经病（HMSN）是一组包括CMT病在内的遗传性疾病。CMT病（HMSN I 型）是一种常染色体显性遗传病，病变主要涉及周围神经。运动神经受损最严重，导致渐进性肌肉无力和萎缩。感觉缺失，如本体感觉缺失也会发生。II型HSMN是CMT的一种形式，但它并未表现为一种明确的遗传形式。

HMSN I 型临床症状通常出现在生命的第一和第二个10年，导致神经传导速度严重受损，神经活检时可见到神经内膜的肥大性改变。HMSN II 型CMT发病年龄通常比较晚，通常出现在生命第三个至第五个10年，常常影响下肢，但它的感觉缺失比I型少。

流行病学

自从美国1954年引入脊髓灰质炎病毒疫苗接种以来，西方国家的脊髓灰质炎发病率有了明显下降。然而，仍有大量的55岁以上的成年人，遭受着脊髓灰质炎后遗症的影响。下肢的受累较上肢更为常见。此外，大量来到美国的移民中有的已经感染脊髓灰质炎，从而增加了发病率。脊髓灰质炎爆发在发达国家的确也存在，通常发生于未接种疫苗的人群。脊髓灰质炎通常发生于个体去疾病高发区旅行之后。在过去20年中大量全球性的疫苗接种，使得脊髓灰质炎仅仅存在于少数非洲和亚洲国家。

CMT是最常见的遗传性神经疾病之一，也被称为HMSN。据美国神经病学和中风国立研究院统计，美国CMT疾病的发病率约为1/2500。男性较女性更容易患CMT病。高弓足畸形的发病率从10岁以内的20%增加到10岁以后的67%。CMT病通常不会影响患者的寿命。

病理生理

脊髓灰质炎

瘫痪的严重程度取决于神经元的感染程度和受累神经元的数量。因此瘫痪可能涉及一个或更多的肢体。因为前角细胞通常是脊髓中受损最严重的部分，所以通常只发生运动性瘫痪而没有感觉缺失。一般不出现痉挛。脊髓灰质炎后遗症（postpoliomyelitis）或脊髓灰质炎后综合征（postpolio syndrome）是一个术语，用来描述初始感染后30～40年而出现的复发或无力加重，以及肌肉废用。脊髓灰质炎后综合征发生在20%～80%的最初罹患者中。它并不提示感染复发，而是反映生理性与衰老性改变或是继发的已经有神经肌肉功能丧失的瘫痪肌肉受损加重。其症状只是无力加重或是偶有疼痛。

Charcot-Marie-Tooth 病

CMT病以渐进性对称性周围神经疾病为特征，涉及脱髓鞘改变和轴索的缺失。在后期也可以见到脊髓退行性变。神经活检时可以看到神经内膜的肥大改变。周围神经病变导致渐进性的运动功能缺失，特征为无力、肌肉萎缩和继发于肌肉失衡的肢体畸形。腓骨肌群，尤其是腓骨短肌常最先受累，因此其以前的名称为腓骨肌萎缩症（peroneal muscular atrophy）。随着疾病的进展，足趾伸肌出现明显的对称性肌肉无力和萎缩，随后是胫前肌的改变。胫前肌无力导致垂

表3.3 脊髓灰质炎病毒感染的分类

疾病类型	发病率（%）	受累组织	症状
无症状型	90	咽喉、肠道	无
顿挫型（病症轻）	5	咽喉、肠道	发热、头痛、不适、咽痛、呕吐
非麻痹型（无菌性脑膜炎）	1～2	咽喉、肠道、脑膜、中枢神经系统	背痛、肌肉痉挛（＋顿挫型症状）
麻痹型（主要病症）	0.1～2	咽喉、肠道、脑膜、中枢神经系统	麻痹（＋以上症状）

足步态。足内肌无力或各种肌力不平衡组合，导致高弓足或爪状趾。通常腓骨长肌相对于腓骨短肌和胫前肌较少受累，从而造成第1跖骨跖屈、旋前。腓骨短肌无力与胫后肌正常会加重前足马蹄样畸形及中足关节的足内翻，造成后足内翻（图3.18～图3.20）。上肢也可能被累及，以包括手内肌和鱼际肌在内的远端肌肉受累为特征。上、下肢中受损的多为远端肌肉，膝和肘部近端的肌肉通常不受累及。

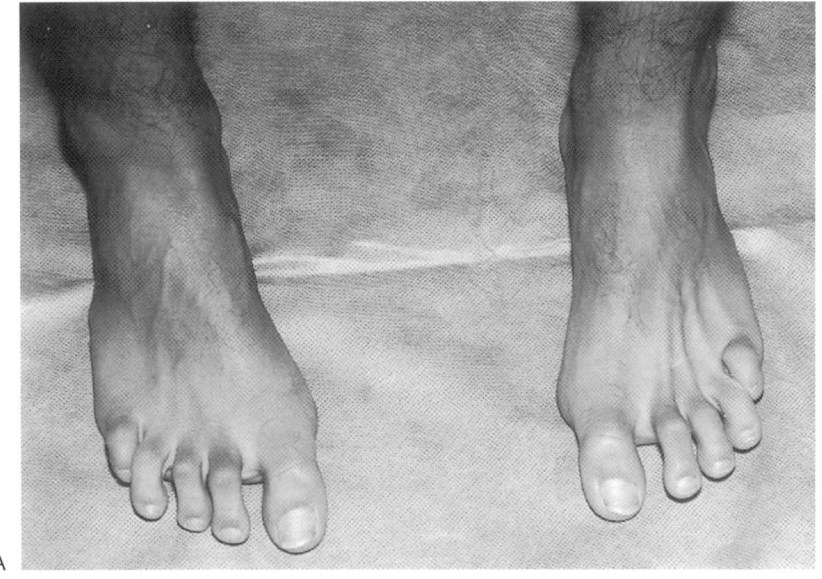
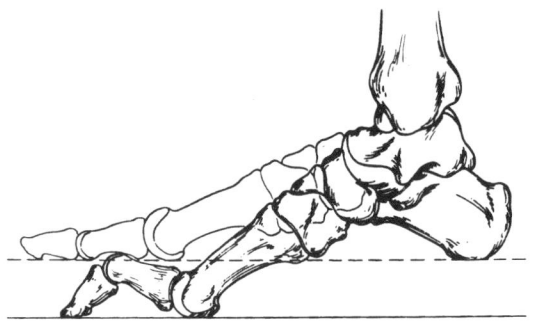
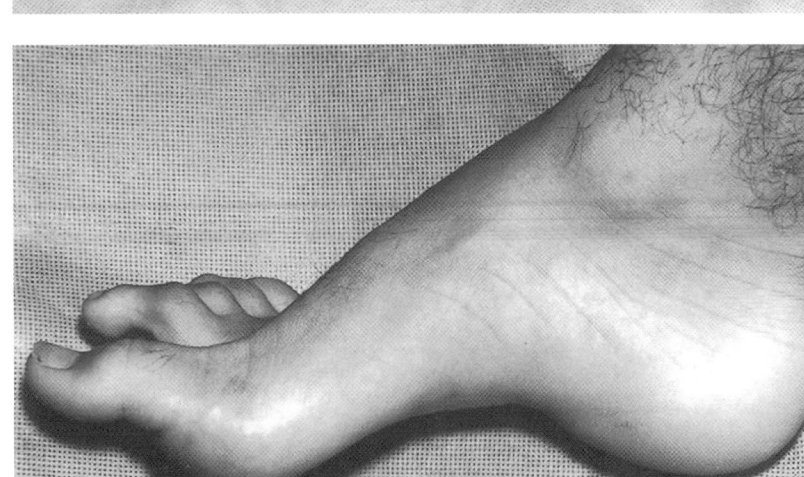
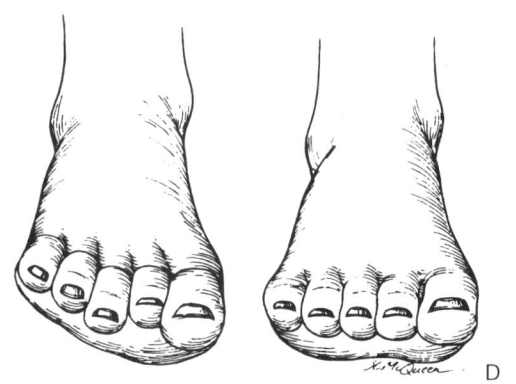
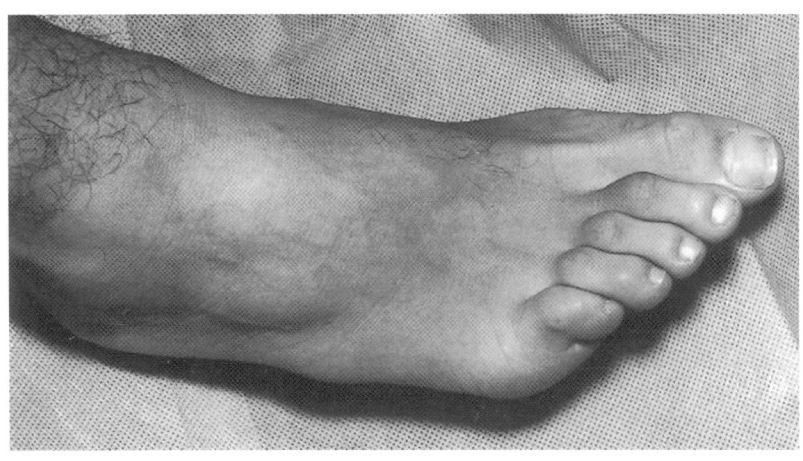

图3.18 （A～C）CMT病年轻成年男性患者足部照片，显示高弓足和爪状趾畸形。注意足的高弓。第1跖列也有跖屈。爪状趾的特征是跖趾关节伸直，近、远侧趾间关节屈曲。（D）图示有高弓足伴有第1跖列跖屈和爪状趾。（D modified from Richardson GE. Neurogenic disorders. In: Canale ST, ed. Camobell's operative orthopaedics. St. Louis: Mosby, 1998: 1828.）

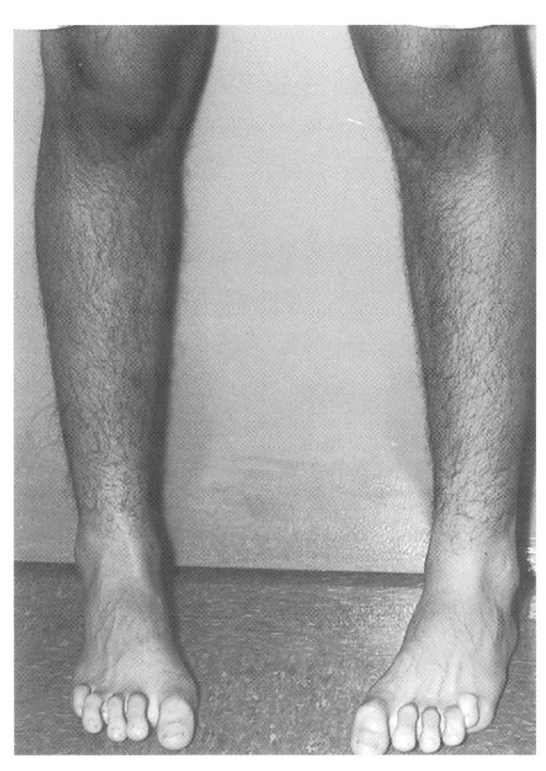

图 3.19 CMT 病患者的照片显示双侧对称性小腿肌肉挛缩。高弓足和爪状趾畸形也非常明显。膝关节近端肌肉不受累。

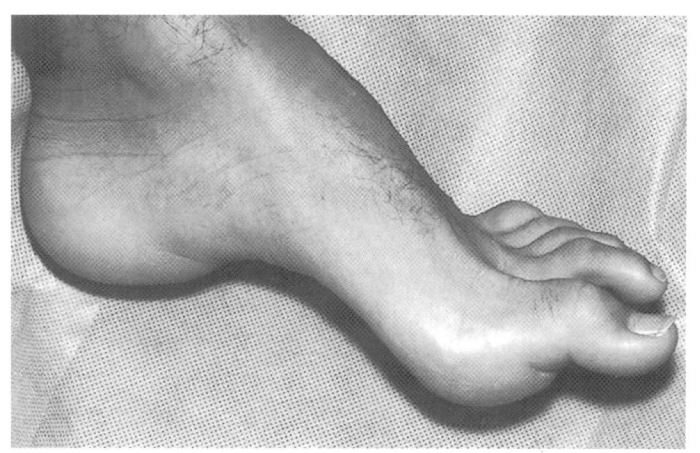

图 3.20 CMT 病患者的照片显示继发于胫前肌无力的马蹄挛缩。肌力不平衡导致高弓足、第 1 跖列跖屈和爪状趾畸形。

感觉神经纤维的不同程度受累能导致本体感觉和振动觉缺失。振动觉丧失通常局限于膝关节以下部分。一些患者中，由于感觉神经的退变也可以导致痛温觉的下降。相反的，一些患者会出现肢体远端的中度至重度疼痛。

分 类

CMT 病是一组遗传性运动感觉神经疾病（HMSN）的一部分（表 3.4）。目前已经有 5 种形式的 CMT 疾病（1~4 型 CMT 和 CMTX）。经典的 CMT 归为 I 型 HMSN。另外一类为相似但非遗传性的 CMT 病，为 II 型 HMSN。CMT 病的另一个变异型被称为神经元型，此型为常染色体显性遗传，发生在中年或更晚。此型引起的足踝部肌无力和肌萎缩比其他类型的 CMT 病更严重。神经元型 CMT 一般不会累及手内在肌。

诊 断

病史和体格检查

患者主诉有多年的相关症状和治疗史。由于 CMT 病有遗传特性和相关疾病，神经性疾病的家族史非常重要。多数有长期神经性疾病的患者已经很好地适应了病残，外观明显或严重的畸形可能对患者不造成问题，故患者不要求治疗。与疼痛和功能受限有关的具体问题最为重要。先前的治疗史，包括物理治疗、矫形器和支具治疗，以及既往手术史非常重要。患者有新发的或进展性的感觉或运动能力丧失时需要请神经病学专家会诊。

对瘫痪型患者的体格检查常常从患者坐位开始。视诊观察畸形外观、对线、肢体长度、肢体萎缩和皮肤肿胀或破损的情况。运动检查包括肌力和协调性。感觉检查包括浅感觉检查如轻触觉、锐/钝分辨或冷/热觉，以及对本体感觉和振动觉的评估。CMT 病的本体感觉和振动觉常早期丧失。进一步的神经学检查包括深部腱反射和小脑受损表现，如震颤、共济失调和协调能力缺失。足部特殊检查包括主动和被动前、中、后足关节和踝关节的活动度。评价畸形的严重程度和柔软性。还可以观察高弓足程度、后足内翻（图 3.21）、第 1 跖骨序列跖屈以及常见的踇趾和第 2~4 足趾共同出现的爪状畸形。后足内翻的患者可能由于代偿而发展为前足外翻畸形。

表3.4 高弓足的病因	
分类	表现
神经肌肉型	
肌肉疾病	肌肉萎缩
周围神经和腰骶神经根损害	CMT 病
	脊髓型运动障碍
	多发神经炎
	创伤性腓骨肌瘫痪
	脊柱内肿瘤
脊髓前角细胞疾病	脊髓灰质炎
	脊髓型运动障碍
	脊柱纵裂
	脊髓空洞症
	脊髓肿瘤
	脊髓性肌萎缩
持续性和中枢疾病	Friedreich 共济失调
	Roussy-Levy 综合征
先天性疾病	特发性高弓足
	残留的马蹄足
	关节挛缩症
创伤性	骨筋膜室综合征后遗症（缺血性肌挛缩）
	下肢挤压伤
	严重烧伤
	骨折后畸形愈合

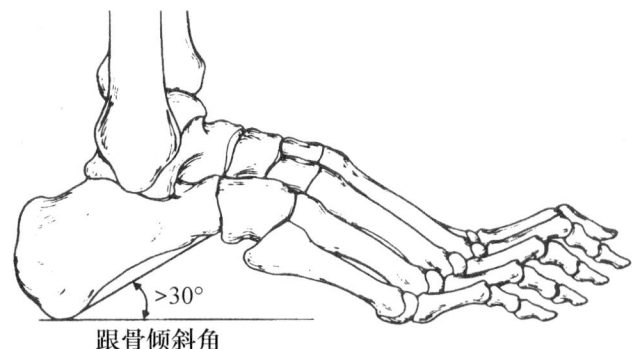

图 3.21 图示高弓足的跟骨倾斜角增大，跟骨倾斜角大于 30°时通常合并后足内翻。（Reproduced with permission from Richardson GE. Neurogenic disorders. In: Canale ST, ed. Campbell's operative orthopaedics. St. Louis: Mosby, 1998: 1830.）

坐位检查之后让患者站立，在负重情况下观察畸形的变化。从后面检查可以观察后足畸形，如内翻。注意肢体长度差异（通常见于脊髓灰质炎患者），需要在患者站立和坐位时进行记录。患者坐位时，可以看到小腿的相对短缩更明显。膝关节位于不同的水平高度。在站立位时，检查两个髂嵴或膝关节的相对高度。然后检查患者裸足或穿鞋走路的步态。评估包括观察下肢负重的稳定性、步长以及足跟着地和站立相时足跟的位置。注意足趾畸形的加重。站立位时膝关节反屈提示股四头肌无力。踝关节内翻或有踝关节塌陷倾向反映腓骨肌无力或外侧韧带功能丧失，或是后足内翻畸形，或是以上问题联合出现的结果。胫前肌无力时可见患者不能以足跟着地行走，或是足跟着地时足拍打地面。更严重的胫前肌无力会导致完全足下垂。在步态的摆动相，足趾过伸是由于趾伸肌试图代偿无力的胫前肌。在站立相，腓肠肌无力可见胫骨在距骨上前移扣住踝关节。如果腓肠肌无力较严重，会呈现一种蹲伏步态。如果患者使用了支具或其他矫形器或辅助器具，也应当评估器具的效果。

电生理检查包括肌电图、神经传导速度（NCV）检查。表现为潜伏期延长和传导速度轻微减慢的异常 NCV 检查结果提示有轴突变性。严重传导速度减慢说明有脱髓鞘改变。如果前角细胞功能缺失（如在脊髓灰质炎），肌电图表现为延长的多相正向尖波和肌纤颤。未明确诊断时需神经病学专家会诊。

临床特点

脊髓灰质炎

临床上最常见的足部病变包括足背伸障碍（足下垂）、跖屈障碍、高弓足合并爪状趾。如为单侧肢体受累，可有肢体萎缩和不等长存在。其他下肢问题包括瘫痪性髋关节半脱位和膝关节的成角畸形（包括外翻、内翻和反屈畸形）。

足背伸障碍常常是由于胫前肌无力和趾伸肌无力造成的。跖屈障碍一般由腓肠肌无力造成。高弓足合并爪状趾是一种复杂的畸形，可能由足内在肌与外在肌的肌力相对不平衡造成。常有伴随高弓足的后足内翻。足背伸障碍和跖屈障碍可以引起明显行走功能障碍。随着时间的推移，由于关节负重的不均衡，会发生踝关节的退行性变。

脊髓灰质炎和 CMT 病，以及其他类型的高弓足畸形，因其病因和畸形程度不同，引起的临床表现也不同。症状包括由于关节的异常负荷导致足部整体疲劳和不适（如距下关节和跗横关节活动度的丧失）。由于高弓足的足弓部分无法分担和分散体重，身体的重量全加在后足的跟骨和前足跖骨头部位。这些区域负重的集中引发跖痛症和胼胝（详见后文）。

CMT 病

CMT 病的进展性肌无力常常导致特征性肢体畸形和相关问题。肌无力为有顺序地渐进累及腓骨短肌、趾伸肌、胫前肌、足内在肌。早期临床表现为足不能外翻。当累及胫前肌和趾伸肌时，出现垂足步态并不能伸趾。内在肌无力和随之而来的足踝部外在肌之间不均衡导致高弓足和爪状趾。残留的腓骨长肌的力量强于腓骨短肌和胫前肌的力量，就会出现第1跖骨跖屈和旋前，最后造成僵硬性前足旋前畸形。高弓足可引起继发性的压力集中，在后足和跖骨头下还会导致相应皮肤的胼胝和破损。

在长期足下垂或存在不均衡的腓肠肌过度拉伸时，一些 CMT 病患者可能发生马蹄挛缩（图 3.20）、高弓足或高弓内翻足。足下垂和选择性肌无力造成足部僵硬性畸形和挛缩。总体上可能出现下列表现：小腿的萎缩、足下垂、高弓足、第 1 跖列跖屈、后足内翻和爪状趾。长期畸形，尤其在生长发育期的儿童，会导致僵硬性骨骼畸形。CMT 病通常不会造成髋或膝关节受累，因此患者仍有行走能力。

患者可出现不同程度的感觉缺失。本体觉和振动觉缺失常见，更严重的会出现保护性感觉的缺失，从而增大皮肤破损的风险。

影像学特点

- 瘫痪型患者的影像学检查包括足踝部标准 X 线片，如果可能，还应包括负重位片。
- 影像学可以显示畸形及其程度，以及相关的退行性变。
- 可以很好地显示高弓足、内翻足和爪状趾畸形。
    □ 在高弓足畸形患者的 X 线片中，负重侧位片可以看到跟骨向上倾斜，使足弓变高，舟骨可能位于足弓的高点，同时有距骨向下倾斜（图 3.21）。
    □ 爪状趾畸形也在侧位片上可见，特点是跖趾关节伸直，近端和远端趾间关节屈曲。
    □ 严重的高弓足畸形常常合并后足内翻，跟骨倾斜角向上大于 30°时通常提示有显著的足跟内翻（图 3.21）。跟骨轴位片可以帮助显示后足内翻。
- 瘫痪畸形患者的影像学检查，也可以显示由于长期不正常负重和关节不稳定而引起的关节退行性变。
- 如果怀疑有踝关节不稳定（内翻畸形和有多次关节扭伤史的患者），行负重下踝穴位片有助于诊断。
- 后足内翻的踝穴位应力 X 线片和前抽屉试验时的侧位片（将跟骨和距骨相对于胫骨向前拉）可帮助明确诊断。
    □ 应力位片一般拍摄双侧，以作对照。
- 对于既往已行手术的患者，影像学评估依然很重要。许多有瘫痪畸形的成人患者在儿童时进行了手术，常常没有或很少有影像学记录。
- CT 扫描用于进一步检查关节的匹配性或退变程度。
- MRI 用于检查软组织和软骨完整性。
    □ 后足内翻合并踝关节不稳常引起反复扭伤和相应的骨软骨损伤。骨软骨损伤和踝关节外侧韧带的完整性需要在 MRI 上进一步观察。

治 疗

非手术治疗

瘫痪型畸形患者的主要问题通常是肌无力及其相关肢体的不稳定、继发性畸形和长期患病出现的关节退行性关节炎。治疗措施一般为先予以非手术疗法。如果非手术治疗无效，应考虑手术重建。许多缓慢进展疾病患者，如 CMT 病，尽管有明显的畸形，但已经适应了畸形造成的功能丧失。许多患者无痛、无功能障碍，不需要进行治疗。

瘫痪畸形患者最初的非手术治疗包括综合康复计划，行关节活动训练和支具预防或治疗挛缩或畸形，行肌力训练和功能再训练（流程图 3.2）。骨科医师要密切配合康复小组的其他成员，包括物理治疗师和职业治疗师、矫形师和足支具师、康复护士、神经病学专家和内科专家。

CMT 病和脊髓灰质炎导致的轻度高弓足、高弓内翻足和爪状趾畸形，其非手术治疗包括定制矫形器具和穿加深鞋，以帮助减少足底的集中应力，并使畸形有足够的容纳空间。这些器具虽然可增加舒适度和

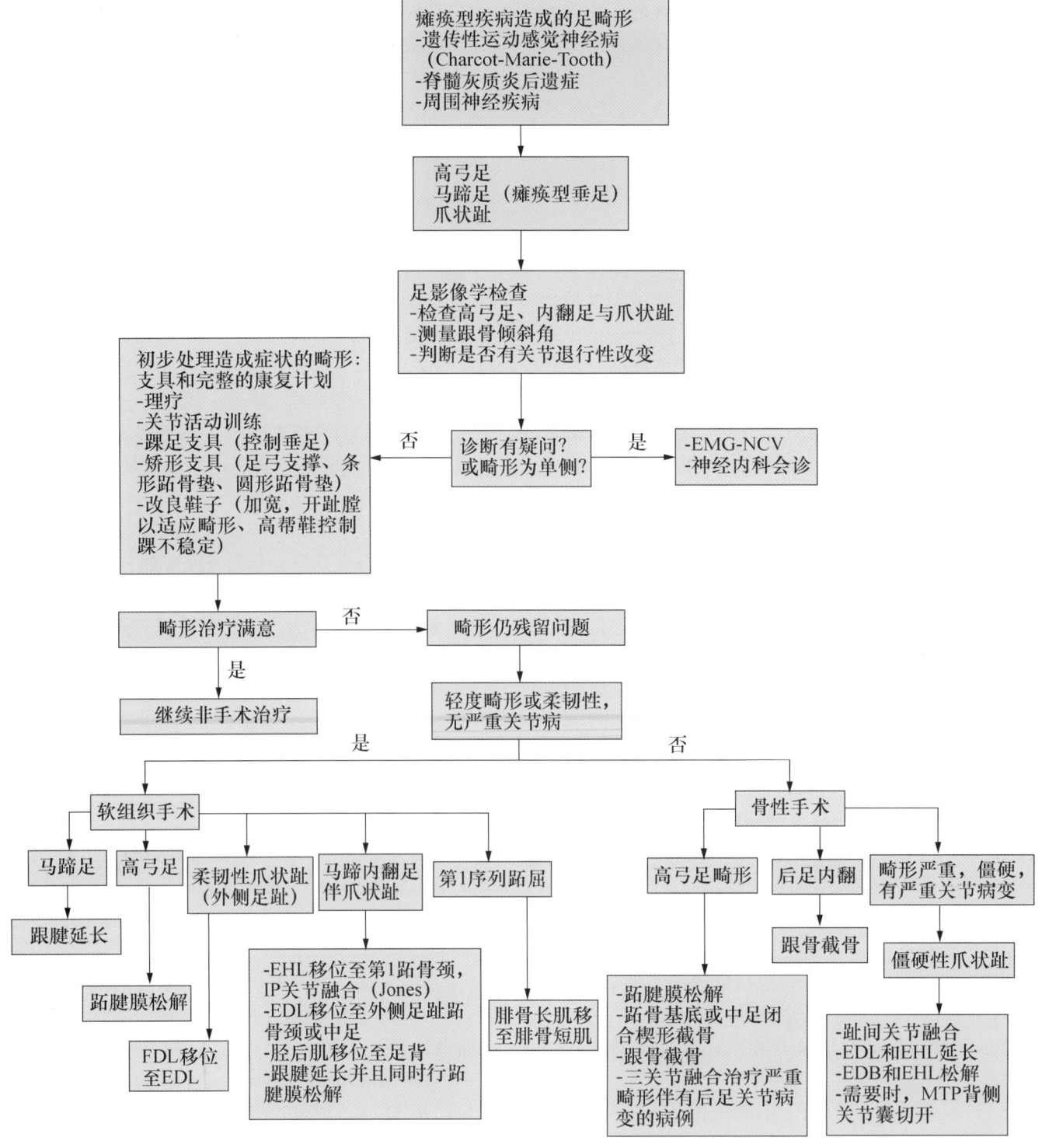

流程图 3.2 瘫痪型高弓足的治疗流程图。EDL，趾长伸肌；EMG，肌电图；EHL，蹞长伸肌；FDL，趾长屈肌；IP，趾间关节；MTP，跖趾关节；NCV，神经传导速度。

功能，但没有治疗和改善畸形的作用。对于轻度柔韧性足内翻，可用外侧楔形跟来帮助稳定足部。当后足为柔软性时，早期采用软组织手术干预 CMT 病导致的高弓足，可获得多项受益，延长非手术治疗时间，或延迟后期所需要进行的更大范围手术。

如果有踝关节背伸或跖屈无力，可使用 AFO 支具支撑踝关节，防止足下垂。可添加动力性支架以利于功能的发挥，比如用弹簧装置在步态摆动相增加踝关节背伸。如果存在继发于长期后足内翻的踝关节外侧不稳，早期治疗措施包括应用轻质帆布或合成材料的运动型支架、高腰运动鞋或外侧楔形鞋跟。

手术治疗

当畸形为可复性时，CMT病引起的高弓足早期进行手术，可以推迟大范围重建手术的时间。

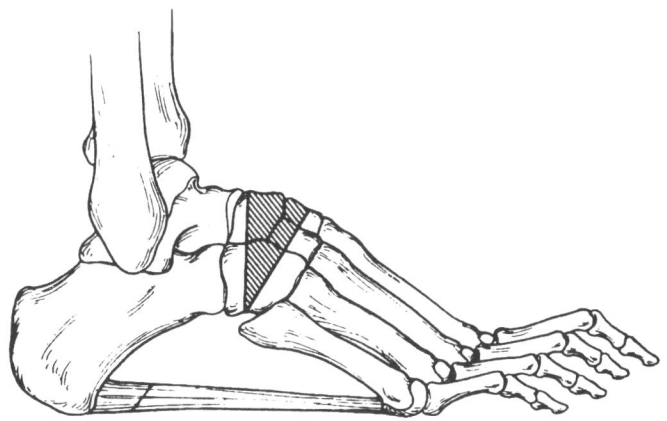

图 3.22 手术治疗瘫痪型高弓足。最初治疗通常为跖腱膜松解。注意切口位于跖腱膜的后部分。同时图示经过中足（或跖骨基底）的背侧闭合楔形截骨。(Reproduced with permission from Richardson GE. Neurogenic disorders. In: Canale ST, ed. Campbell's operative orthopaedics. St. Louis: Mosby, 1998: 1840.)

高弓足的手术方法可分为几种类型，应根据个体畸形的具体情况制订具体的手术方案。手术方法包括软组织手术（跖腱膜松解，同时做或不做肌腱转移或延长）、矫正或改善高足弓的截骨术、后足融合（通常包括三关节融合）。融合术用于严重的不稳定或僵硬性的畸形合并有退行性关节炎时（图 3.22）。软组织手术常常和骨组织手术联合进行，视患者情况而定。常用的软组织手术总结见表 3.5。

软组织手术只用于柔韧性畸形。包括跖腱膜松解、肌腱延长、肌腱移位。高弓足畸形引起跖腱膜变紧，继而造成前足跖屈和内翻。

- 跖腱膜松解
  - 从足跟内侧缘做切口，从跟骨脂肪垫远端切开。注意避免损伤足底内、外侧神经。
  - 分离到跖筋膜，解剖游离浅表的皮下脂肪。
  - 显露跖筋膜并切断，注意轻柔地将跖腱膜与其下韧带和神经血管结构分开。
  - 可以切除 5 mm 长的跖腱膜。
  - 术后石膏制动 4 周，帮助保持和改善矫正。
  - 跖腱膜松解通常联合其他手术，此时需要延长制动时间。

有几种肌腱延长和转移术已被报道用于高弓足畸形重建（表 3.5）。在长期足下垂不平衡时，腓肠肌可发生短缩，需行跟腱延长。跟腱延长可采用多种手

表 3.5 瘫痪型高弓足、高弓内翻足和爪状趾的软组织手术

手术方式	适应证
跖腱膜松解术	通常是高弓足重建第 1 步。跖筋膜挛缩继发于长期高弓足。松解术常联合其他软组织或骨性手术
跟腱延长	胫前肌无力引起足下垂，导致跟腱挛缩及继发性马蹄足
姆长伸肌腱转移至第 1 跖骨颈	Jones 手术帮助消除姆长伸肌引起的姆趾爪状趾，加强足背伸，通常联合姆趾趾间关节融合。肌腱移位至跖骨背面也可以减轻跖骨跖屈和第 1 跖列高弓畸形
趾长伸肌腱转移至外侧足趾跖骨颈	采用 Jones 手术消除趾长伸肌引起的爪状趾。转移至跖骨也可减轻跖骨跖屈和高弓，也增强足背伸力量
趾长伸肌转移至中足	转移到外侧楔骨消除趾长伸肌引起的爪状趾。同时加大背伸的力量对抗足下垂
腓骨长肌腱转移至腓骨短肌腱	消除第 1 跖列跖屈力量，增强足外翻力量（通常已减弱）
胫后肌腱转移至足背	帮助减轻胫后肌腱引起的内翻，增强足背伸
外侧足趾屈趾长肌腱转移至伸趾长肌腱	Girdlestone 手术，为柔软性外侧足趾畸形设计，使远节趾骨屈曲力量转移到趾背部，伸展远节趾骨

(Modified from Wapner KL. Pes cavus. In: Myerson MS, ed. Foot and ankle disorders. Philadelphia: WB Saunders, 1000: 928.)

术方式。Z 形切开由于可以获得精确的延长长度，因而在瘫痪型畸形的矫正中应用很好，还可以与其他软组织或骨性手术联合进行。

　　姆长伸肌腱转移到第 1 跖骨颈适用于姆趾爪状趾畸形合并第 1 跖骨的柔韧性跖屈。这种方法被称为 Jones 手术，通常联合进行姆趾的趾间关节融合术。姆长伸肌腱移位术可消除姆长伸肌在跖趾关节过度牵拉伸姆趾的力量，并将其转化为垂足时背伸足部的力量。这种转移还可有助于减轻第 1 跖骨跖屈畸形，从而减轻第 1 跖列高弓形态。该手术常常和跖腱膜松解和趾长伸肌移位术联合进行（讨论见后文）。

- 姆长伸肌腱（EHL）转移至第 1 跖骨，趾间关节融合术（Jones 手术；图 3.23）
  □ 在姆趾背内侧，自远节趾骨向近端到跖骨颈水平外侧做纵行切口。
  □ 自远节趾骨背侧切断姆长伸肌腱并将其从伸趾结构上游离出来。
  □ 然后进行趾间关节融合，切开关节囊，松解侧副韧带。
  □ 将近节趾骨头和远节趾骨基底表面的软骨用刮勺或摆锯切除磨平，将关节融合在屈曲 0°～5°位，可用交叉克氏针、张力带钢丝或加压螺钉行内固定。
  □ 将姆长伸肌游离端从外向内穿过第 1 跖骨颈上的骨隧道。
  □ 于足部背伸约 15°位，用 2-0 或 3-0 不可吸收线将肌腱反折端与其自身缝合。还可打入一枚界面螺钉将肌腱挤压固定于骨质。此手术过程中始终保持足部于背伸位。
  □ 关闭伤口后，将足用衬垫良好的石膏固定于轻度背伸位。
  □ 手术后行 4～6 周石膏固定以保护移位的肌腱。由于可能发生组织肿胀，石膏必须有厚衬垫，并密切观察神经血管功能。

　　将趾长伸肌腱移位至中足部的手术适应证是：柔韧的爪状趾畸形和柔韧的轻度高弓足畸形（图 3.24）。将趾长伸肌腱转移到第 3 楔骨或第 3、第 5 跖骨。手术有助于消除该肌作用于每个足趾跖趾关节的伸直力量，从而减轻爪状趾畸形，此外还可增加足的背伸力量改善足下垂。此手术常常联合姆长伸肌腱转移术进行（Jones 手术，前文已描述）。

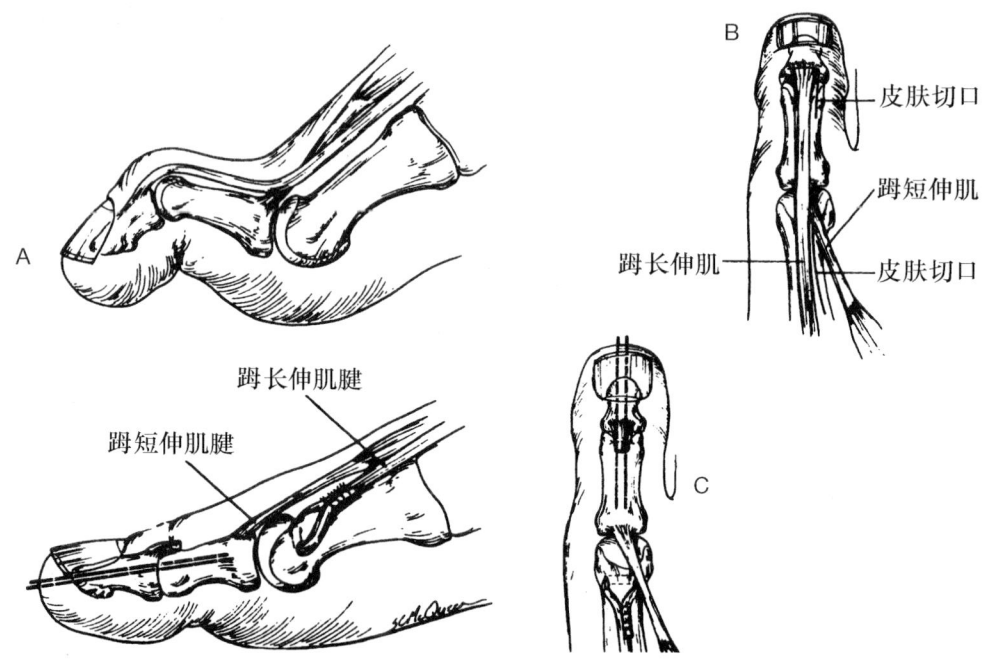

图 3.23 Jones 手术矫正姆趾的爪状趾。（**A**，上图）爪状趾畸形侧面观。（**A**，下图）侧面观，姆长伸肌转移到第 1 跖骨颈，同时行趾间关节融合。（**B**）背面观示皮肤切口。（**C**）背面和（**D**）侧面观姆长伸肌腱转移和跖趾关节融合。此手术矫正爪状畸形并且（至少理论上）帮助矫正第 1 跖列的跖屈。（Reproduced with permission from Richardson GE. Neurogenic disorders. In: Canale ST, ed. Campbell's operative orthopaedics. St. Louis: Mosby, 1998: 1835.）

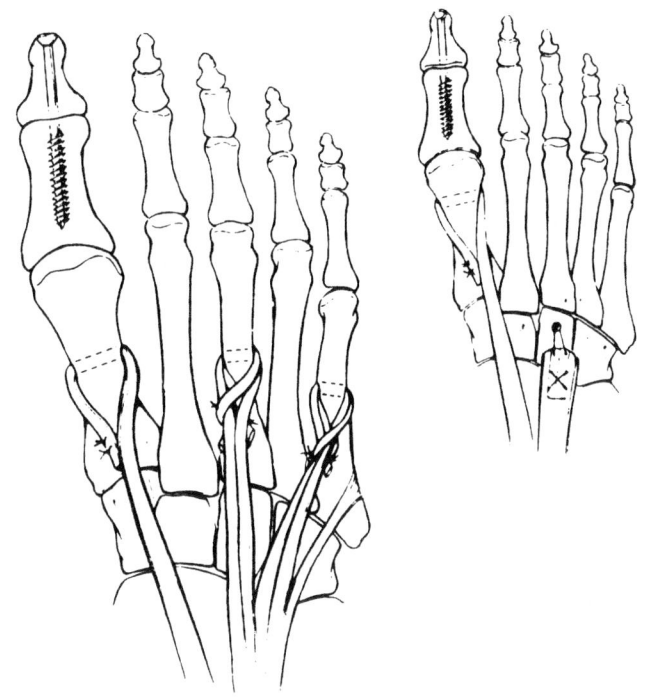

图 3.24 趾长伸肌转移到中足（联合 Jones 手术）。姆趾畸形通过转移姆长伸肌联合趾间关节融合来矫正。趾长伸肌腱被切断，保留趾短伸肌腱完整。第 2、3 趾长伸肌腱通过第 3 跖骨上预钻的骨孔转移，第 4、5 趾长伸肌腱通过第 5 跖骨上预钻的骨孔转移；或者全部肌腱通过第 3 楔骨上预钻的骨孔转移（Hibbs 法）。（Reproduced with permission from Wapner KL. Pes cavus. In: Myerson MS, ed. Foot and ankle disorders. Philadelphia: WB Saunders, 2000: 931.）

当腓骨短肌无力而腓骨长肌相对有力并过度牵拉时，适于将腓骨长肌移位至腓骨短肌。该手术有助于消除腓骨长肌的跖屈力，以及恢复因腓骨短肌无力而损失的部分外翻力量。这个方法常常与跟骨截骨术相结合，且通过同一个切口即可完成。保持足轻度外翻位，去除腓骨长肌松弛部分，把腓骨长、短肌腱彼此相互缝合。松解腓骨长肌腱固定部位以远的部分，消除腓骨长肌腱造成第 1 跖列畸形的力量。

当胫前肌无力时，胫后肌移位术是另一种可帮助增强背伸力的手术。可通过小腿骨间膜将胫后肌转移到足背，或将其劈开，一半转移到足外侧面的腓骨短肌（图 3.17）。这些转移也有助于减轻部分高弓内翻足的内翻畸形。手术和术后处理在前文痉挛性疾病部分已有描述。对于柔软性爪状趾，几种软组织手术仍然应用很普遍。包括松解屈肌腱减轻远节趾骨的屈曲，以及延长伸肌腱减轻跖趾关节的伸直。将趾长屈肌转移到趾长伸肌的手术（Girdlestone 手术），可以将趾长屈肌作用于末节趾骨的屈曲力量转化成作用在近趾间关节上的矫形力量。尽管这些术式很常用，但是趾间关节融合术可能结果更为可靠，并可以获得可预见的长期矫正效果，特别是用于骨骼成熟的患者。

软组织手术在柔软性足和足趾畸形的矫形中应用最广泛，并且在年轻患者中应用更多，因为在年轻人中要避免更为激进的手术。但是，当畸形不再柔软，特别在一些年龄较大的患者身上，骨性手术结果更为可靠，并且矫正能力更强。有多种基本的骨性矫形手术（表 3.6）。治疗僵硬性高弓足畸形，可通过在足

表 3.6　瘫痪型高弓足、高弓内翻足和爪状趾畸形的骨性手术

手术方式	适应证
跖骨截骨	跖骨基底部的闭合楔形截骨。只能用于第 1 跖骨，如果需要，也可用于所有跖骨。通常联合行跖腱膜松解术。
中足截骨	跖骨截骨的替代术式。根据具体情况定位在高弓畸形的最高点行截骨。通常联合跖腱膜松解术。
跟骨截骨	外侧闭合楔形截骨用于后足内翻。其他术式还有弧形截骨和截骨同时行距下关节融合术，具体根据情况和畸形位置来决定。跟骨 CT 扫描有助于选择跟骨矫正截骨的方式。
三关节融合	用于最严重、僵硬的畸形。也用于后足关节长期畸形引起疼痛性退行性关节炎时。其他手术，如单独距下关节融合用于特殊畸形和症状部位。
趾间关节融合	用于僵硬性爪状趾畸形。通常联合趾长伸肌延长、趾短伸肌切断、跖趾关节背侧关节囊切开术。

(Modified from Wapner KL. Pes cavus. In: Myerson MS, ed. Foot and ankle disorders. Philadelphia: WB Saunders, 1000: 928.)

中跗骨或跖骨处进行闭合楔形截骨来矫正异常高的足弓。行中足或跖骨截骨时，还通常行跖腱膜切断术。跟骨的弧形截骨可减少跟骨倾斜角。治疗僵硬性后足内翻时，可行跟骨外侧闭合楔形截骨，或外侧移位截骨术。治疗严重僵硬高弓内翻足，或是累及后足关节的继发性疼痛性关节退行性变，可行三关节融合术。对于非柔韧性爪状趾，可行近节趾间关节融合术，通常联合跚长伸肌延长术、趾短伸肌切断和跖趾关节背侧关节囊切开术。

据报道跖骨近端截骨术可用于 CMT 病的高弓足畸形。这个方法也用于其他一些疾病引发的高弓足畸形，包括先天性、外伤后或其他神经性或瘫痪性疾病引起的高弓足。尤其是高弓足的顶点位于或接近跗跖关节或跖骨基底时。可采用 X 线片描图并行试验性截骨来模拟矫形和估计楔形截骨所需的截骨量。

跖骨基底截骨术的另一个相似的替代方法为经过跗跖关节或经过楔骨、骰骨、舟骨的中足截骨术。这些方法不可以用于骨骼未成熟的患者，且手术时必须有正常的肌肉平衡。

跟骨截骨术有很多种，常用于治疗持久或僵硬性后足内翻。它也可纠正增大的跟骨倾斜角（背伸位）。这些截骨术常与其他骨性手术相结合。常用的术式是外侧闭合楔形截骨以矫正内翻（图 3.25）。另外一种是截骨滑移术将跟骨外移。弧形截骨术是另外一种选择，截骨后将后方骨块向背侧移位来帮助纠正严重的跟骨背倾（图 3.26）。弧形截骨可结合移位操作，以联合纠正内翻畸形。如果存在距下关节的疼痛性退行性关节炎，可将闭合楔形截骨与距下关节融合术同时进行。

三关节融合术的指征为严重的、僵硬的高弓内翻畸形，也用于后足继发性疼痛性退行性关节病变。三关节融合术包括距下关节、跟骰关节和距舟关节的融合（图 3.27）。为了使关节融合须清除软骨和软骨下骨，可同时进行距下关节和跟骰关节的闭合楔形截骨来分别矫正后足内翻和足内旋。足背侧跟骰关节和距舟关节的闭合楔形截骨也有助于矫正高弓足（图 3.28、图 3.29）。三关节融合术可以与其他手术联合，例如爪状趾重建和跖腱膜松解。

对僵硬的、有症状的爪状趾畸形可行近趾间关节融合术、趾长伸肌延长术、趾短伸肌切断术和跖趾关节背侧关节囊切开术。对于非柔软性畸形，此类手术比软组织手术更有效。

结果和预后

因为病因和和畸形程度各不相同，同时用于矫形的手术多种多样，瘫痪型畸形的手术结果和长期疗效难以评估。由于经常要联合应用多种手术，并且术前计划要个体化，导致统计分析困难。一项研究显示 90% 行软组织和骨性手术（不包括关节融合术）联合处理的患者获得了良好的结果。软组织手术最常见的问题是畸形复发。尽管很多此类患者最后都需要行三关节融合术，但是普遍认为对于柔软畸形的年轻患者采用软组织手术能改善功能和推迟日后更大范围手术的时间。数位作者研究了三关节融合术的结果，发现在 75%～90% 神经肌肉疾病患者，疗效满意或良好，不过有 60% 的患者的畸形被过分纠正或纠正不足。一项研究注意到只有一半的患者于随访时获得了跖行

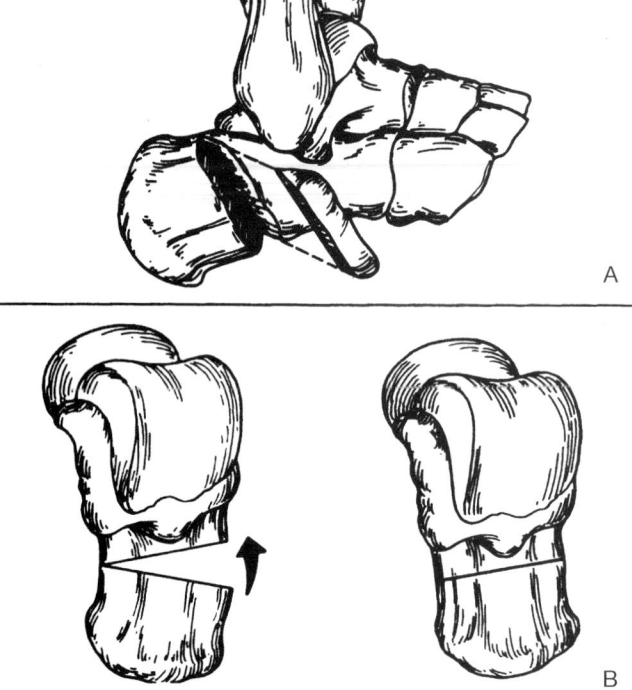

图 3.25 跟骨外侧闭合楔形截骨术用于矫正后足内翻，通常被称为 Dwyer 截骨。(**A**) 外侧面观显示去除楔形骨块。(**B**) 背面观显示矫正畸形。该项技术由 Dwyer FC 发表于 Journal of Bone and Joint Surgery (Br) 1959; 41: 80。(Reproduced with permission from Richardson GE. Neurogenic disorders. In: Canale ST, ed. Campbell's operative orthopaedics. St. Louis: Mosby, 1998: 1842.)

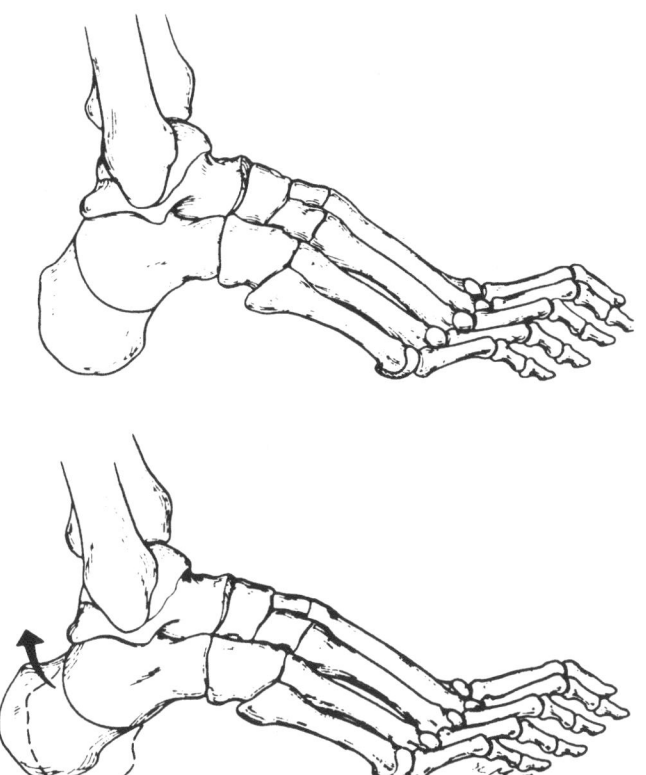

图 3.26 跟骨弧形截骨帮助矫正高弓畸形。弧形截骨通过跟骨外侧入路进行。后方跟骨向背侧移位来减少跟骨倾斜角并矫正畸形。该技术由 Bateman JE 发表于 Foot science. Philadelphia：WB Saunders，1976。（Reproduced Richardson GE. Neurogenic disorders. In：Canale ST，ed. Campbell's operative orthopaedics. St. Louis：Mosby，1998：1842.）

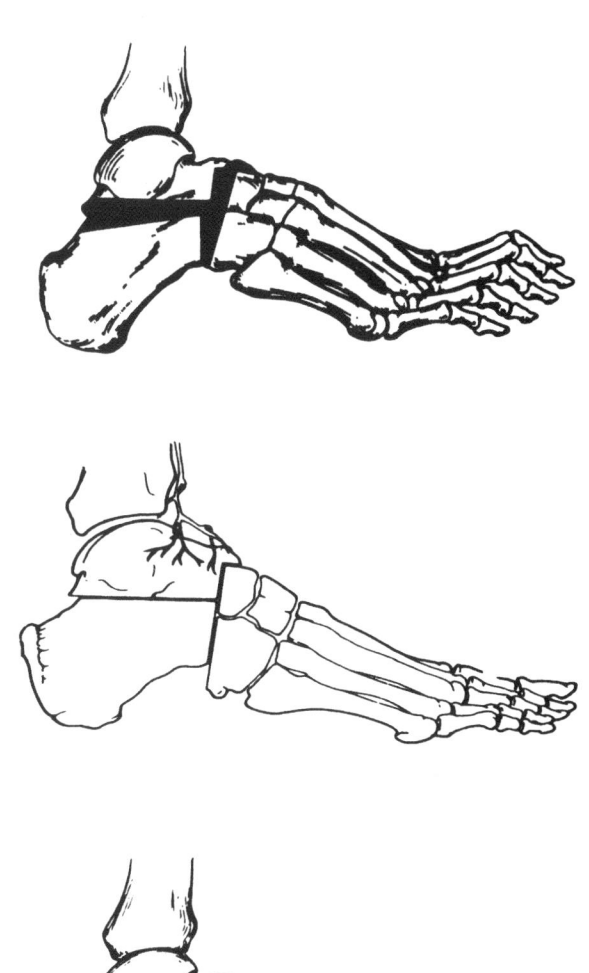

图 3.27 三关节融合矫正后足畸形。用于矫正长期或严重的高弓畸形，特别是有关节继发性退行性变者。该技术由 Siffert RS 等发表于 Clinical Orthopaedics 1996；45：101。（Reproduced with permission from Richardson GE. Neurogenic disorders. In：Canale ST，ed. Campbell's operative orthopaedics. St. Louis：Mosby，1998：1848.）

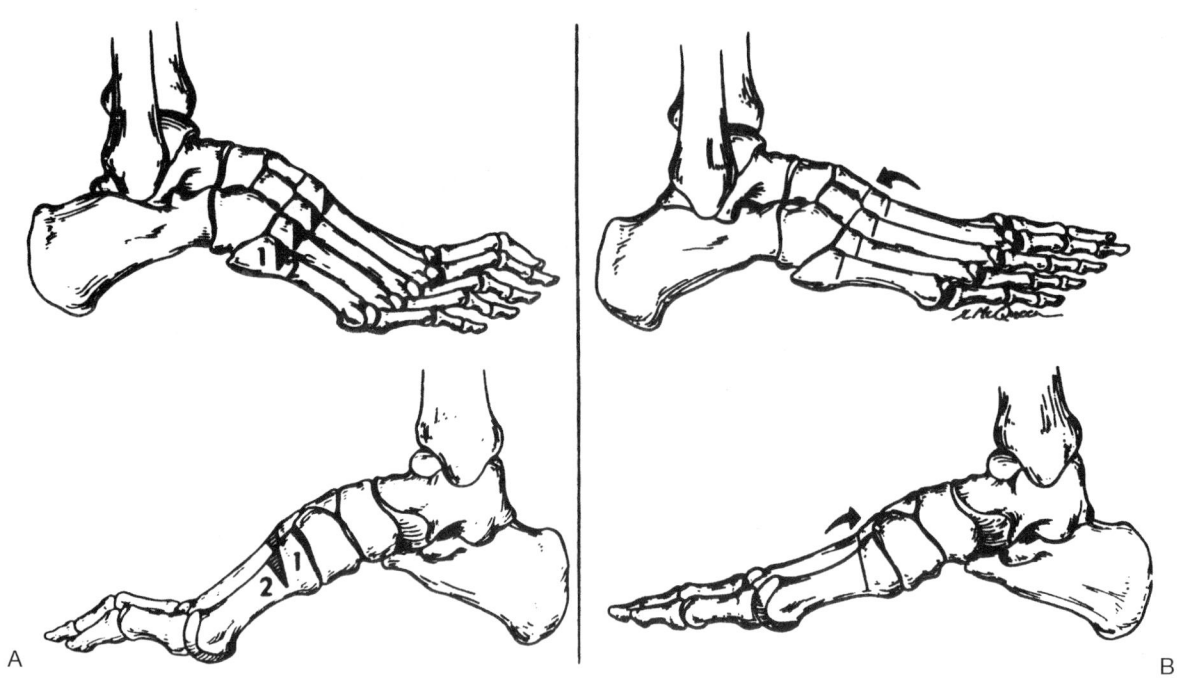

图 3.28 跖骨背侧闭合楔形截骨术矫正高弓畸形。(**A**) 外侧和内侧面观显示截骨平面形状。(**B**) 闭合背侧楔形，降低足弓高度。该技术由 Gould Nf 发表于 Foot and Aknle 1984；4：267。(Reproduced with permission from Richardson GE. Neurogenic disorders. In：Canale ST, ed. Campbell's operative orthopaedics. St. Louis：Mosby，1998：1836.)

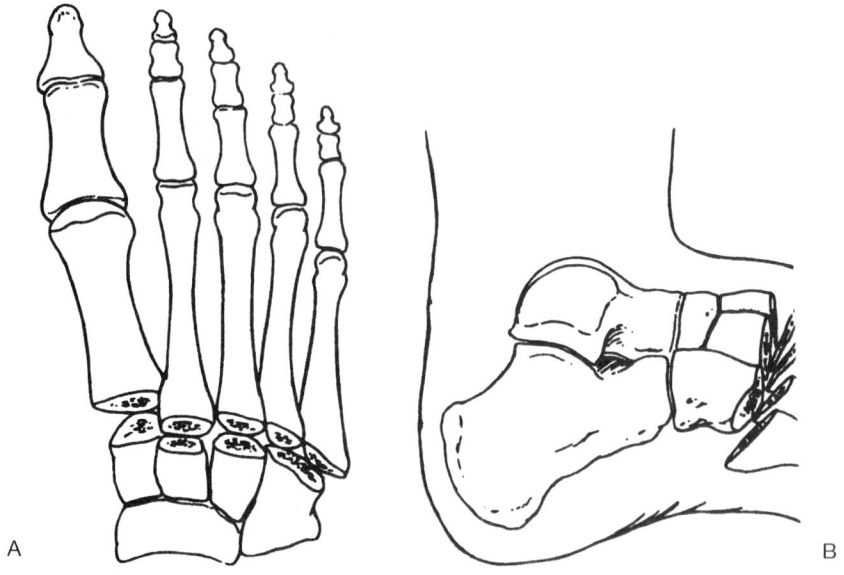

图 3.29 跖楔关节背侧楔形截骨融合术。手术同其他闭合楔形截骨类似（见图 3.28），但将楔形截骨融入跖楔关节融合术。(**A**) 背侧观。(**B**) 侧面观。(Reproduced with permission from Wapner KL. Pes cavus. In：Myerson MS, ed. Foot and ankle disorders. Philadelphia：WB Saunders，2000：933.)

足，但75%的患者症状有改善。大部分研究针对青少年患者，以成年人的长期研究为基础的信息很少。因为要求早期干预的人可能存在更严重的疾病过程，所以仅针对青少年人群的研究结果可能会有偏差，结果的缺乏和结果一致性的缺乏说明治疗这些疾病的困难性，并且分析这些治疗的有效性十分具有挑战性。

（包贝西 译 王 智 王显军
　　　　　　李淑媛 张建中 校）

推荐阅读

Botte MJ, Bruffey JD, Copp SN, et al. Surgical reconstruction of acquired spastic foot and ankle deformity. Foot Ankle Clin 2000;5:381–416.

Gould N. Surgery in advanced Charcot–Marie–Tooth disease. Foot Ankle 1984;4:276–283.

Graham HK, Aoki KR, Autti-Ram S, et al. Recommendations for the use of botulinum toxin type A in the management of cerebral palsy. Gait Posture 2000;11:67–79.

Hoffer MM, Reiswig JA, Garret AM, et al. The split anterior tibial tendon transfer in the treatment of spastic varus hindfoot of childhood. Orthop Clin North Am 1974;5:31–38.

Hosalkar H, Goebel J, Reddy S, et al. Fixation techniques for split anterior tibialis transfer in spastic equinovarus feet. Clin Orthop Relat Res 2008;466(10):2500–2506.

Keenan MA, Creighton J, Garland DE, et al. Surgical correction of spastic equinovarus deformity in the adult head trauma patient. Foot Ankle 1984;5:35–41.

Keenan MA, Gorai AP, Smith CW, et al. Intrinsic toe flexion deformity following correction of spastic equinovarus deformity in adults. Foot Ankle 1987;7:333–337.

Keenan MA, Lee GA, Tuckman AS, et al. Improving calf muscle strength in patients with spastic equinovarus deformity by transfer of the long toe flexors to the os calcis. J Head Trauma Rehabil 1999;14:163–175.

Namdari S, Park MJ, Baldwin K, et al. Effect of age, sex, and timing on correction of spastic equinovarus following cerebrovascular accident. Foot Ankle Int 2009;30(10):923–927.

Perry J, Waters RL, Perrin T. Electromyographic analysis of equinovarus following stroke. Clin Orthop Relat Res 1978;131:47–53.

Reddy S, Kusuma S, Hosalkar H, et al. Surgery can reduce the nonoperative care associated with an equinovarus foot deformity. Clin Orthop Relat Res 2008;466(7):1683–1687.

Royal College of Physicians of London. *Guidelines for the use of botulinum toxin (BTX) in the management of spasticity in adults.* Clinical Effectiveness and Evaluation Unit, 2002:1–17.

Wapner KL. Pes cavus. In: Myerson MS, ed. Foot and ankle disorders. Philadelphia: WB Saunders, 2000:919–941.

Waters RL, Perry J, Garland D. Surgical correction of gait abnormalities following stroke. Clin Orthop Relat Res 1978;131:54.

Zigler JE, Capen DA. Epidemiology of spinal cord injury: a perspective on the problem. In: Levine AM, Eismont FJ, Garfin SR, et al, eds. Spine trauma. Philadelphia: WB Saunders, 1998:2–8.

第4章
神经卡压综合征

ANISH R. KADAKIA, AARON A. BARE, STEVEN L. HADDAD

神经卡压造成的疼痛经常被误解和误诊。医生必须了解相关解剖学知识与临床症状，才能对足踝部的神经卡压性疾病做出正确诊断。通常需要与脊髓源性或系统性疾病造成的近端神经损害相鉴别。孤立的神经问题可能是静止性或功能性的。功能性症状常见于运动员中，因运动量增加而引起暂时性撞击症状。该种情况下，普通的放射线或其他影像学检查并不能辅助诊断，需要在动态活动下进行检查。神经传导速度检查通常能够帮助确诊。对于神经卡压症状，体格检查通常能提供充分信息以制订治疗方案。治疗常采取非手术方法对受累组织进行减压。对于非手术治疗无效的病例采用外科治疗，要求术前周密计划及术中仔细操作，以避免术后瘢痕粘连与其他并发症。此类并发症可加重疼痛并引起患者对疗效的强烈不满。

跖间神经瘤（Morton 神经瘤）

跖间神经瘤的概念于 1845 年首次提出，指"累及第 3、4 跖骨间趾神经的疾患"。1876 年，Morton 将其定位于第 4 跖趾关节，并推断为神经瘤或是足底外侧神经的肥大性病变。目前，Morton 神经瘤（Morton neuroma）这一概念常用于描述前足的趾总神经疼痛。

发病机制
病因学
跖间神经瘤被认为是趾总神经卡压性疾病。趾神经走行于跖骨间横韧带下，其所承受的慢性压力造成神经束膜和神经内膜的纤维变性，并常伴有组织学证实的髓鞘纤维退行性变。组织学改变很少见于跖骨间横韧带的近端，这进一步支持了压迫致病的理论。

足趾神经的解剖特点使得患者易于在第 3 趾蹼间隙发生 Morton 神经瘤。足底内、外侧神经的分支进入趾蹼间隙形成趾总神经。传统观点认为，足底内、外侧神经均发出分支到第 3 趾蹼间隙，在趾短屈肌腱上方形成交汇，从而易受微小创伤的影响（图 4.1）。但近来研究发现，仅有 27% 的人其足底内侧神经存在至第 3 趾蹼间隙的交通支。该研究指出，中间趾蹼间隙产生趾间神经瘤的病因可能并非源自上述理论，而是与解剖学发现的第 2、3 足趾间隙狭窄度增加有关。

跖骨活动也可能是致病因素之一。中间三列跖骨紧紧连接于楔骨之上，较外侧两列跖骨与骰骨之间的连接更为牢固。第 3 趾蹼间隙处于稳定的第 3 序列与活动的第 4 序列之间，存在不平衡，这可造成趾蹼间的异常活动。但是这一理论并不能解释第 2 趾蹼间隙发生趾间神经瘤的现象。

窄头鞋和高跟鞋也可能是神经瘤的致病因素。跖趾关节背伸导致跖骨头跖屈。理论上将随着跖骨头向足底方向移位，趾神经可能在跖骨间横韧带下方受到牵扯，引起卡压。前卫时尚的鞋子会导致畸形，致使跖骨头压力增加及跖骨间韧带过度牵伸，使受卡压的神经遭受反复损伤。有时坠落伤、贯穿伤、挤压伤等损伤机制均可导致神经瘤的发生。外在因素也可影响神经瘤的形成。来源于跖趾关节的腱鞘囊肿或滑囊可直接压迫趾神经。炎性疾病，例如类风湿关节炎，造

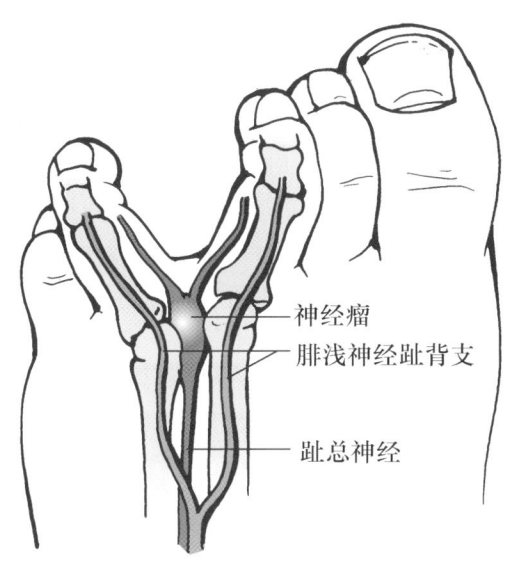

图 4.1 跖间神经瘤通常发生于趾总神经的分叉处。

成的跖趾关节囊退变经常引起跖趾关节半脱位，造成神经受牵拉。跖趾关节这些畸形也可能压迫韧带周围的滑囊，导致周围组织压力增大。10%~15%的跖间神经瘤患者其临床症状与此相关。

流行病学

女性跖间神经瘤的发病率比男性高 8~10 倍，认为这继发于穿窄小或高跟的鞋子。

病理生理

组织学分析显示跖骨间横韧带以远的神经受累，神经呈梭形肿大，故称为神经瘤（neuroma）。长期卡压导致神经内膜硬化水肿、神经束膜增厚、嗜酸性物质沉积、韧带以远的神经脱髓鞘。此病理过程最终造成受累神经因实质性肥大和肿胀而直径增粗（图 4.2）。

诊　断
病史和体格检查

跖间神经瘤的典型症状为位于足的跖侧面或者跖

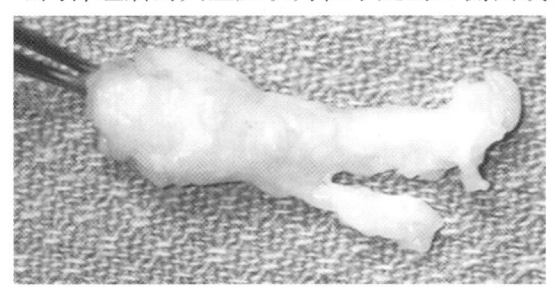

图 4.2 跖间神经瘤标本显示神经呈球形改变及其大小，位于趾神经分叉处。

骨头远端的疼痛。疼痛呈烧灼样，常放射至足趾，且很少向近端放射。超过 50% 的 Morton 神经瘤确诊患者至少有下述一种症状：伴随行走而加重的足底疼痛（91%）、休息后足部疼痛缓解（89%）、脱鞋后疼痛缓解（70%）、疼痛放射至足趾（62%）、烧灼痛（54%）。偶有患者诉感觉有东西在受累部位"移动"，或感觉像走在大理石上。这些都被认为是神经于跖骨头之下暂时受压，然后压力解除所引发的症状。活动或穿窄头鞋或高跟鞋时以上症状通常加重。患者常诉穿运动鞋后疼痛症状得到改善。

据以往的研究报道，两个跖间神经瘤的发生率为 1.5%~3%。这一说法最近受到质疑，因为更为近期的研究显示其发生率为 8.9%。尽管多发跖间神经瘤的发生率高于此前的研究发现，但在诊断之前仍需要排除可能导致前足疼痛的其他原因。

- 查体可在跖侧趾蹼间隙触及压痛，并且放射至脚趾。
- 检查患者于站立位时有无锤状趾、爪状趾、交叉趾的表现。
- 需要注意是否有马蹄足畸形。
- 检查趾蹼间隙是否饱满。
  - 检查者抓住怀疑有神经瘤的邻近两个跖骨头，用一个大踇指从背侧向跖侧趾蹼间隙加压，这样即可移动跖骨头之间的神经。
  - 从内外两侧，在两跖骨头之间逐渐加压，使每个跖骨头均向中间的神经移动。
  - 随着压力的增加神经被推向足底，当它离开趾蹼间隙时会产生弹响。
  - 此检查引出 Mulder 征（图 4.3），即在第 2 或第 3 趾蹼间隙内引起弹响感。
  - 如果此检查也能同时引起疼痛或诱发患者症状，则可诊断为跖间神经瘤。
- 足底触诊可能发现腱鞘囊肿或滑囊。
- 总体感觉和血管检查通常正常。但是，许多缺血性表现，包括动脉搏动不可触及或毛发脱落等需要在术前进一步评估。
- 应触诊跖骨头，检查有无脂肪垫萎缩。
  - 区分跖痛症和跖间神经瘤非常关键，两者定位仅有几毫米的差距。
  - 如果疼痛存在于趾蹼间隙，也存在于跖骨头区，则要谨慎诊断 Morton 神经瘤（框 4.1）
  - 此时应行重复检查或者进一步影像学检查。

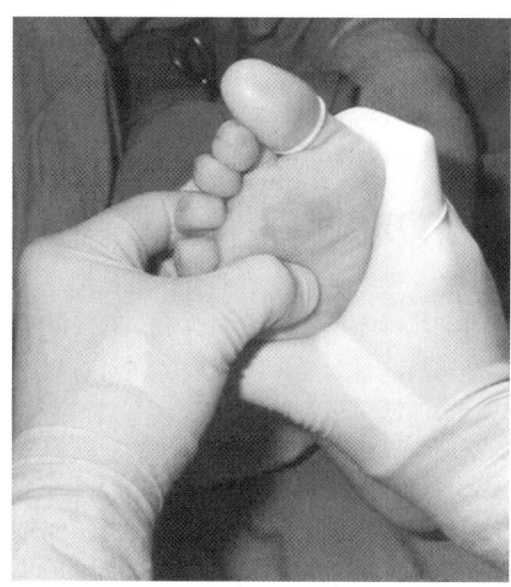

图 4.3 在跖骨头之间跖、背侧同时加压可引出 Mulder 征。

框 4.1　跖间神经瘤的鉴别诊断

跖趾关节疾病

- 足底脂肪垫或关节囊退行性变
- 非特异性滑膜炎或类风湿关节炎引起的跖趾关节滑膜炎
- 跖趾关节半脱位或脱位
- Freiberg 病
- 跖趾关节炎

神经源性的非跖间神经瘤引起的疼痛

- 椎间盘退行性变
- 踝管综合征
- 足底外侧或内侧神经损伤
- 周围神经病变

足底部病变

- 滑囊囊肿
- 不包括跖趾关节的软组织病变（例如：腱鞘囊肿、脂肪瘤、滑囊囊肿）
- 软组织肿瘤（例如：脂肪瘤）
- 跖骨肿瘤

From Mann RA. Disease of the nerves. In: Coughlin MJ, ed. Surgery of the adult foot and ankle. ST. Louis: Mosby-year Book, 1993: 507.

影像学特点

大多数有症状的跖间神经瘤患者通过查体和病史即可做出诊断，不需要其他的辅助检查。

- 足部负重三维影像可以排除跖趾关节的病理改变。在诊断神经瘤时并不常规需要行软组织影像学检查。对于临床上难以诊断的病例，一些专家主张应用超声和高分辨率 MRI 检查。

  □ 超声检查用于诊断神经瘤具有很高的敏感性，但特异性多变。一项研究结果显示，在 55 名神经瘤患者中，98% 的患者可通过超声检查精确预计神经瘤的大小和位置，无假阳性结果。然而，另一些研究结果表明超声检查的敏感性为 95%，特异性仅为 65%。

  □ MRI 的应用仍存在争议，在高分辨率扫描出现之前，MRI 的诊断价值不大。目前，MRI 扫描可发现异常病理改变如囊肿或者腱鞘囊肿。但其用于跖间神经瘤的检查和诊断仍有争议。

  □ 一般不通过超声或 MRI 检查即能做出诊断，只有在临床表现很少的情况下才考虑使用这两种辅助检查。

诊断性检查

对于有典型临床表现的患者来说，仅依靠病史和体格检查即可做出跖间神经瘤的诊断。而对体征不典型的患者，有必要行进一步的评估。

- 可以考虑行超声波检查
- 另外，可以行诊断性注射。

  □ 用针头从足背处穿过跖骨间横韧带，在趾蹼间隙注射 2ml 利多卡因。注射的要点是针头要临近跖侧皮肤并且后退 1～2 mm，将药物注射到神经周围，而不要穿过神经注射。医生不能将手置于跖侧皮肤，这是因为操作过程中患者足部可能突然背伸，致使针头直接穿入医生手部。

  □ 注射成功会使趾蹼间隙麻木，且疼痛短暂消失。但对这一临床结果要谨慎解释，因发生在此处的其他病理改变如跖趾关节炎或滑囊炎，可因局部注射药物向周围组织的外溢而得以缓解症状。如果局部注射后仅导致麻木但无疼痛缓解，则可排除神经瘤的诊断。

  □ 一些临床医生主张在注射液中加入可的松，另有人主张避免对疑似有神经瘤的年轻患者用可的松。目前推测可的松的作用是减轻神经瘤的炎性表现，并造成趾蹼间隙组织萎缩从而减少压迫。可的松注射的批评者认为其有造成脂肪垫萎缩、跖板或侧副韧带退变断裂的风险，这些风险高于注射的益处。此类引起软组织削弱或力量下降的注射可导致爪状趾或交叉趾。此类并发症常见于趾蹼间重复注射可的松的患者。
- 可的松注射的成功率各不相同。回顾性研究报告显示，2年随访时发现其效果从短暂性的疼痛消失至80%的疼痛消失不等。近期一项前瞻性研究在超声引导下进行局部注射，其结果显示9个月随访时28%的患者疼痛完全消失，44%的患者疼痛明显缓解，仅遗留轻微疼痛。作者认为这项注射技术没有并发症。单次注射可的松适合于神经瘤的检查和治疗，并且有长期缓解疼痛的潜在可能，且据报道其相关的并发症发生率也很低。然而，多次局部注射可以导致脂肪垫萎缩和潜在的软组织破坏，所以在应用时应特别注意。

治 疗

非手术治疗

- 调整鞋子是治疗跖间神经瘤最基本的方法。
  - 建议穿宽头鞋子，使用跖骨垫以改变跖骨头的位置，使用足弓支持也有助于患者减轻疼痛。
  - 患者应避免穿前头过窄或是高跟的鞋子。
  - 如果使用跖骨垫，应当将其置于受累跖间隙的近端，以展开跖骨头并放松神经。
- 对于更换鞋子后仍不能缓解症状的病例可选择注射可的松治疗（图4.4）。
  - 多次注射是否有效尚不明确，且因其可引起潜在的并发症故应谨慎应用。
- 多次注射无水乙醇也被认为是除手术之外的另一种替代疗法。其基本原理是局部注射20%的无水乙醇可以阻碍活体内神经细胞的功能。Espinosa等最近报道，22%的患者可以通过平均4.1次局部注射缓解疼痛。这与此前研究结果显示的一年随访71%~82%的完全缓解率相反。尚无严重并发症的报道；然而，局部注射会导致剧烈的疼痛，从而造成很多患者不能完成注射。考虑到报道的缓解率不一致，以及多次局部注射导致的不适，因而本文作者并不采用此种疗法。

手术治疗

非手术治疗失败时，则要考虑通过手术切除神经瘤。在了解Morton神经瘤所发生的组织病理学改变后，作者并不主张单纯松解跖骨间横韧带的做法。松解跖骨间横韧带不能纠正病理学过程，因而也无法解

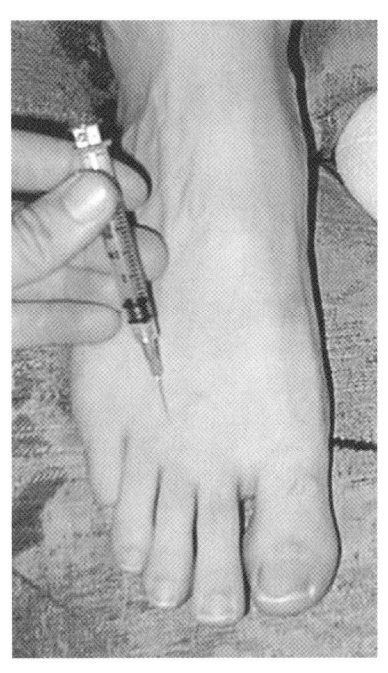

图 4.4 跖间神经瘤的局部注射。在足背侧跖骨头之间直接对准神经瘤注射。

除疼痛。当有相邻多发神经瘤时，切除一个神经瘤，同时在神经外观正常的趾间隙内切断跖骨间横韧带，可避免两个间隙中间的足趾失去感觉。然而，如果两侧神经均表现为增厚和不正常，则需要进行手术切除。

采用足背和足底入路均有成功报道。Akermark等进行了一项回顾性研究，回顾了足背或足底入路进行神经瘤切除的125名患者术后2年的临床效果。跖骨间横韧带在背侧入路时被切断，而在足底入路时保留。所有组织学证实均为神经瘤。组间总体满意度没有显著性差异。然而，采取足底入路的患者其并发症、感觉丧失和因病休假时间均明显减少。他们注意到背侧入路有5%的神经瘤漏切率，而足底入路会有5%的患者形成增生的疼痛性瘢痕。由于治疗初次发病的神经瘤两者有相同的患者满意度，故术者需采用其最便于操作的手术入路。

由于术野较好，并且可以在更近端进行切除手术，足底入路适合于行翻修手术。正如先前所提及的，对于非手术治疗无效或表现不典型的患者，在进行手术前，需要进行进一步的影像学检查。

- 足背和足底入路均可以见到跖骨间横韧带和受累的神经（图4.5）。
- 要完全暴露神经并将其在接近跖骨头近端处切断，以预防痛性残端神经瘤的发生。
- 切断前可先向远端松解神经，以避免回缩。

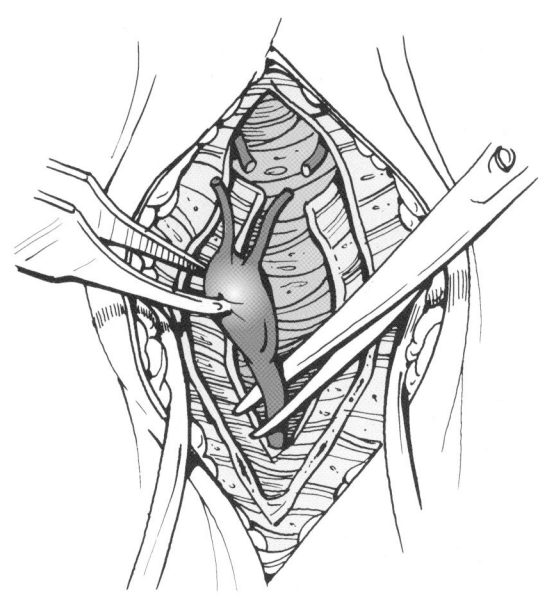

图 4.5 从远端开始切除神经瘤。将神经远端轻柔牵向近端以显露正常区域。切除包括正常神经在内的数厘米神经以防止复发。

- 切断神经后背伸踝关节，使神经被牵拉回中足。
- 缝合之前最关键的是要细致止血，其目的为：
  - 减少术后瘢痕发生，以免再次造成神经卡压。
  - 降低术后"死腔"形成的风险，因其内部血肿可导致继发感染。
- 一些临床医生主张尽可能不处理跖骨间横韧带，有利于切断神经后保持跖骨间连续性。这种传统技术的改良伴随的风险是不能充分暴露神经，如果选择背侧入路，则可能松解不充分（图 4.6）。术后加压包扎前足，允许患者穿术后鞋行走。
- 术后 2 周常规拆除缝线。当然具体拆线时间依缝合类型而定。
- 术后 2 周常规更换为运动鞋。患者可主、被动活动足趾，以预防术后挛缩发生。
- 有时候需要行超声波理疗以松解增殖的瘢痕组织，从而防止神经二次卡压。

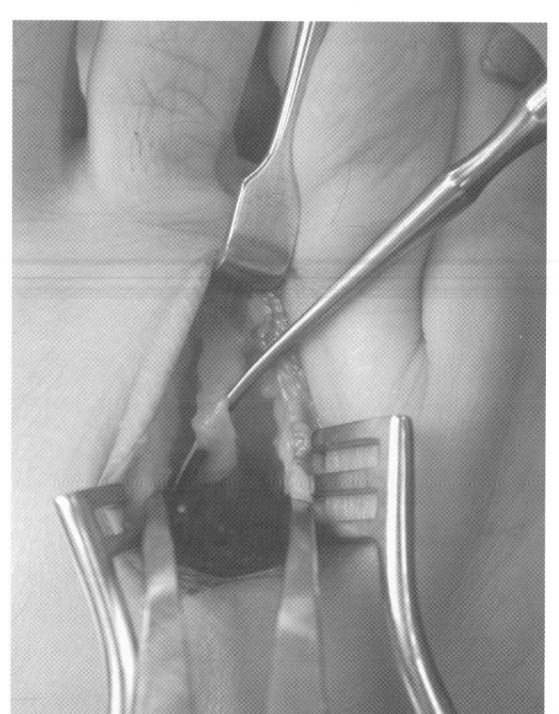

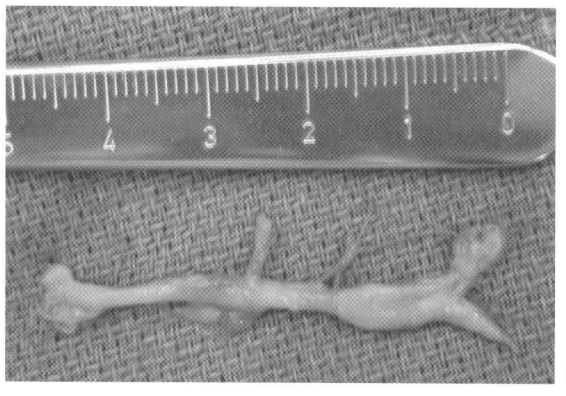

图 4.6 （A）在受累趾蹼间隙背侧纵行垂直切开皮肤。（B）神经瘤位于跖骨间横韧带的深层，靠近跖骨头。（C）标本显示建议切除神经瘤近端的长度，神经瘤刚好位于神经分叉处近端。

结果和预后

手术切除受累神经的成功率为 75%～90%。Mann 和 Reynolds 报道，术后 1 年以上 71% 的患者"基本无症状"，14% 的患者治疗无效。神经瘤无论是位于第 2 还是第 3 趾蹼间隙区，其手术结果无差异。患者会出现趾蹼间隙麻木以及邻近该趾蹼间隙的足底部位感觉丧失。

神经瘤切除术最严重的并发症是产生疼痛性残端神经瘤。疼痛的复发归咎于以下两种原因：

（1）由于诊断不正确而误切神经。通常，这些患者术后很快出现症状复发。

（2）术后残端神经瘤可导致同样的症状。在最初的手术后，残端神经瘤出现症状一般需要 12 个月以上。因而，症状缓解一年多后的复发提示复发性神经瘤。

复发性神经瘤的治疗同原发神经瘤治疗，但此时选择足底入路更理想，因为其在跖骨头近端可获得更好的视野。应告知患者，复发性神经瘤行再次探查时，无论经由何种入路都有 20%～40% 效果不佳的概率。

踝管综合征

踝管综合征是由胫神经或其终末支（足底内侧或外侧神经）在小腿或踝关节处卡压引起。屈肌支持带位于胫神经走行区的浅层，构成踝管的顶部。它起自内踝后方，止于跟骨。根据踝管内神经卡压的位置不同，其临床表现多样。注意患者的主诉及了解相关的解剖结构，可帮助医生确定卡压部位。

发病机制

病因学

踝管综合征的各类病因包括：

- 创伤：是最常见的可确切引起踝管综合征的原因。后足骨折会减小踝管内空间。此外，屈肌腱创伤性腱鞘炎也会减小踝管的空间。
- 占位性病变：这类疾病会导致踝管内压力增加，如腱鞘囊肿、脂肪瘤、神经鞘瘤、静脉曲张、附属肌肉、增生性滑膜炎。
- 骨结构改变：距跟联合，增大或脱位的三角骨。
- 屈肌支持带：覆盖于踝管之上并可能撞击胫神经。
- 后足畸形：已经研究证实跟骨外翻合并前足外展会增加胫神经的张力。跟骨内翻合并前足旋前会导致𧿹展肌缩短，这可能会增加肌肉的直径，从而减少踝管远端的空间。

病理生理

- 踝管为一纤维骨性通道，起于小腿后内侧，行经内踝后方。
- 其前壁为胫骨远端，后壁为距骨及跟骨后部。屈肌支持带起于内踝近端 10 cm 处，覆盖于踝管表面。
- 踝管内容物包括胫神经、胫后动脉和静脉、胫后肌腱、𧿹长屈肌腱、趾长屈肌腱。
- 如果胫神经在踝管的近端分为足底内侧神经和足底外侧神经，则容易导致患者出现踝管综合征。此种情况的发生率为 4%～7%，可因分支处神经横断面积增大而导致踝管内压力升高。
- 由于胫神经在踝管内走行段血供来源丰富，因而患者无神经缺血表现。
- 症状通常起源于卡压部位的远端，但这并不绝对。

分　类

人们试图按照症状产生部位将踝管综合征进行分类，依据病变部位可将其分为近端型及远端型。

- 近端型卡压源于胫神经在其移行为足底神经分支之前受压。因此，踝部以下整个胫神经分布区受累。
- 远端型症状源于神经分支的末梢受压，一般为足底内侧或外侧神经受累。
  - 神经远端或足底神经卡压可被分为两种单独的类型——足底内侧或足底外侧神经卡压。
  - 足底内侧神经卡压发生于𧿹展肌和舟骨结节形成的纤维肌肉管道内。患者可能有扁平外翻足，或者可能是长跑运动员，他们最易罹患此种疾病，通常称为"慢跑者足"。症状为沿足内侧弓产生的烧灼痛，并放射至第 1、2、3 和部分第 4 足趾。
  - 足底外侧神经卡压较足底内侧神经卡压常见，发生于神经行经足底处。足底外侧神经第 1 支的卡压可引起严重的足跟痛。在这一神经分支的远端，足底外侧神经斜行通过足底的孤立通道内，相比足底内侧神经，这一段的足底外侧神经在管内发生急性弯曲，相对血供减少，导致其更易发病。

诊 断

病史和体格检查

此类疾病的临床表现可以有多种变化。通常，患者诉足底有弥漫的放射痛、灼热痛、刺痛或是麻木感。鉴别诊断中排除肌腱或关节的病变十分重要。1/3的患者存在向近端放射痛，这种现象被称为 Valleix 现象。通常，踝管综合征的症状非常弥散，不会局限于踝周某一具体的肌腱。一些患者可能诉症状位于踝部后内侧，或整个足部感觉异常。症状可于活动、锻炼时加剧，休息后好转。一些患者会诉存在夜间症状，由睡觉时某一姿势或踝管区的直接压迫引起。

通过追溯病史确认是否存在伴随的损伤或疾病。类风湿疾病可以导致踝管内广泛的腱鞘炎。腰椎病变，例如髓核膨出，可导致下肢出现神经根病变或类似的症状。全身性疾病引起的神经损害包括酒精中毒、糖尿病及维生素缺乏症，但不仅限于此。"双重压迫"现象，指近端损伤或系统性疾病同时伴有远端神经损害，这一点应在鉴别诊断中考虑。

- 叩诊胫神经或其踝管内的分支可诱发感觉异常。
- 直接压迫胫神经在踝管内的节段可诱发足底症状。通常应持续加压30秒或更久才能诱发患者症状。
- 感觉和血管的检查通常症状不明显。
- 长期有症状性神经卡压可致足内在肌虚弱和萎缩，大多数情况下会形成高弓足和（或）爪状趾。
- 评估患者的站立和行走姿势可能会发现扁平外翻足或前足外展，两者都可增加踝管内胫神经压力。
- 沿着整个踝管触诊有无占位性病变，例如腱鞘囊肿。
- 必须进行腰椎检查，以评价脊柱病变或双重压迫现象。

影像学特点

- 踝足部X线片可发现主要的骨骼病变如外生骨疣或跗骨联合。
- CT检查有助于进一步评估可疑的骨骼病变。
- MRI可以发现由占位性病变或静脉曲张引起的踝管内容物撞击。一项研究发现，临床上诊断为踝管综合征的患者，其中近90%有可识别的异常MRI表现。

电生理检查

电生理检查在诊断踝管综合征时有高达90%的准确度。完整的电生理检查包括运动和感觉神经传导检查，以及肌电检查。阳性表现为踝管内或远端的传导减慢，以及内在肌纤颤电位。与异常末端运动延迟的敏感性（54%）相比，异常感觉传导速率的敏感性更高（90%）。因而当异常的运动传导延迟不存在时并不足以排除踝管综合征的诊断。尽管电生理检查结果准确，但其与术中发现以及术后的临床结果并不能很好对应。因此，电生理检查可用于确诊可疑的临床诊断，或用来排除并发的近端神经损伤更有用，而不是用于进行特异性诊断。

治 疗

非手术治疗

通常，占位性病变引起的踝管综合征其外科治疗效果最好（图 4.7）。对于无典型病变的患者，应在手术治疗前先尝试行非手术治疗。

- 非甾体类抗炎药可用于减轻炎症和神经周围的局部刺激。
- 皮质类固醇注射对局部出现 Tinel 征的病例会有帮助。注射必须小心以避免类固醇渗透到肌腱周围而导致肌腱断裂。如有顾虑，注射后应用可拆卸足部支具限制活动4～6周，可以减少发生肌腱断裂的风险。
- 为减轻胫神经上的张力，尤其是对于扁平外翻足的患者，可用支具限制旋前。此类支具特别适用于慢跑足。支具应设计有内侧楔形足跟垫和前足的支撑，并且必须在足弓部有适应性过渡（而非直接支撑足弓）以消除蹈展肌的受力增加。通过支撑内侧纵弓以矫正畸形会导致疼痛和不适感的增加。
- 可以考虑进行短期制动。
- 使用加压弹力袜可减轻静脉回流缓慢。
- 对于背伸踝关节可诱发疼痛症状的患者，使用一英寸高（2.54 cm）的鞋跟可以成功改善症状。抬高的足跟降低了施加于神经上的张力。如果扁平足的患者需要使用定制支具，那么可以同时加入抬高足跟的设计。

手术治疗

如果卡压来自屈肌支持带，且非手术治疗失败，则应考虑手术松解胫神经。

- 行手术减压时，建议扩大减压范围，自屈肌腱鞘起始部位至蹈展肌下屈肌腱穿过神经分叉处。

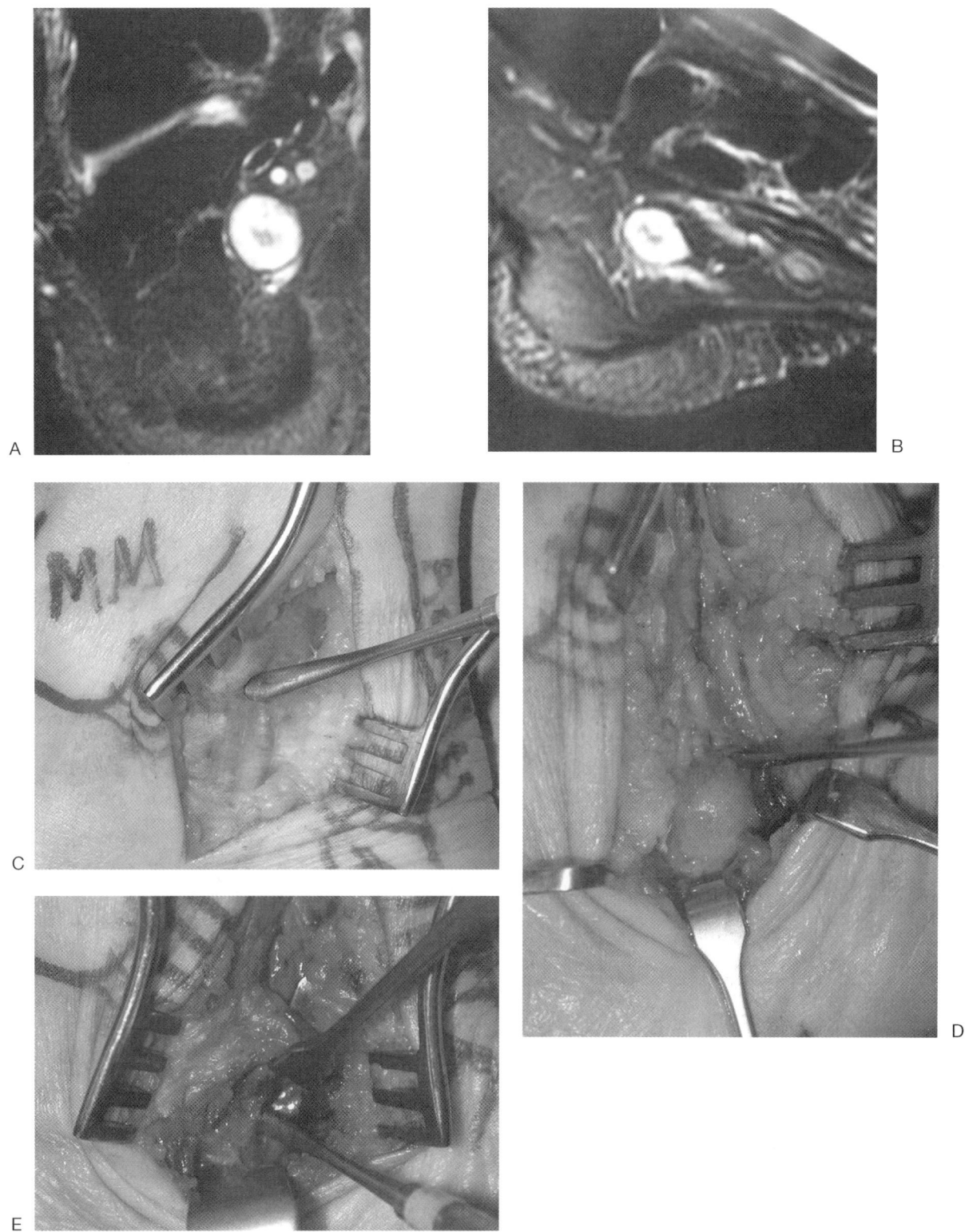

图 4.7 （A）和（B）MRI 显示踝管内包块；（C）踝管的顶部为屈肌支持带；（D）在屈肌支持带的深面发现神经鞘瘤；（E）切除神经鞘瘤，行踝管减压。

- 在近端，减压可至小腿后间室浅层。
- 在远端，如果症状提示撞击发生在足底内侧神经，则应将减压扩大至 Henry 结节。
- 如果足底外侧神经是主要受累神经，减压应向深部延伸至跖腱膜（图 4.8）。
- 任何占位性病变都必须在松解屈肌支持带的同时

予以切除。

支配小趾展肌的足底外侧神经第1支受卡压时，通常表现为单纯后跟跖底侧疼痛（这种情况可与跖腱膜炎共存，将在其他章节讨论）。其治疗同普通踝管综合征，并且非手术治疗应充分。

- 手术可通过在踇展肌卡压部位做一小切口进行。
- 平行于胫骨后缘沿中足做一个2英寸（5 cm）的切口。
- 切开踇展肌浅面的筋膜，将肌肉向上牵开，以暴露踇展肌的深筋膜，然后将其松解达到神经减压的目的。
- 术中用双极电凝仔细止血非常重要，这样可减少术后瘢痕对神经的影响。瘢痕组织可影响手术效果，造成再次手术困难。因此，如果术中使用了止血带，在手术结束时必须放松止血带确保无活动性出血后再关闭切口。
- 术后行加压包扎，建议以夹板或石膏行踝部制动。
- 或者使用加压冷疗装置限制切口区域肿胀和辅助术后止血。
- 抬高患足7~10天，并且避免负重以减轻炎症和伤口张力。
- 大多数患者诉术后6周内即有明显的症状改善，尽管如此，也需要长达6个月的时间才能获得最大程度的症状改善。

结果和预后

据报道，由占位性病变引起的神经卡压症状在踝管松解术后获得的效果最满意。然而，最新的一项对13名患者的回顾性研究中，切除占位性病变同时进行踝管松解仅获得54%的总体满意率。文献所报道的踝管减压的成功率各异，无论何种病因，其手术满意度为45%~90%。一项荟萃分析收集了超过120位患者的资料，

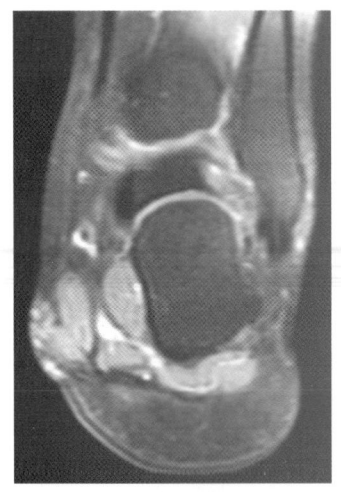
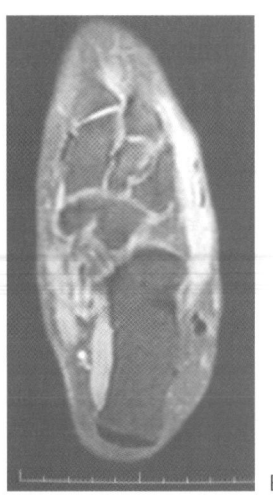
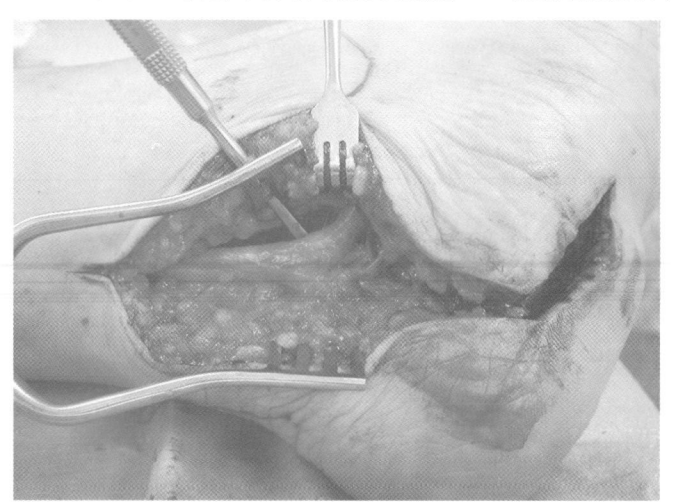
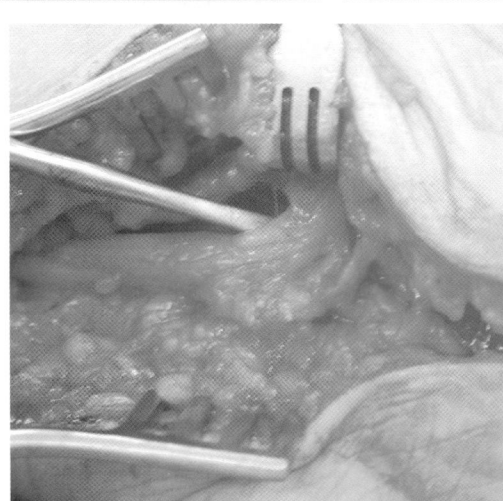
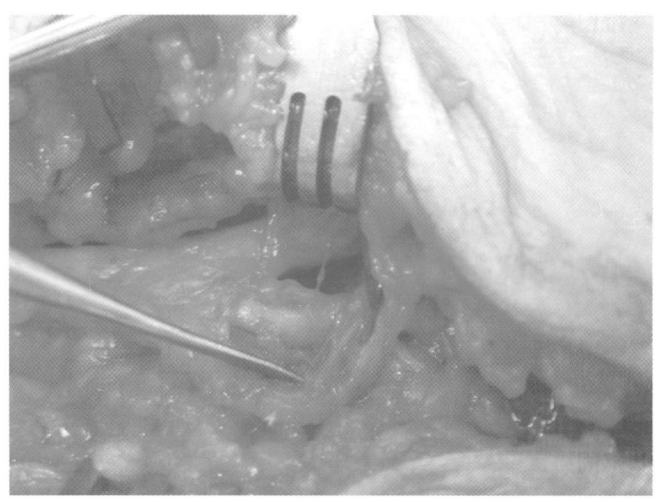

图4.8 （A）和（B）MRI示踝管远端跖筋膜炎并明显肿胀。对胫神经（C）、足底内侧神经（D）和足底外侧神经（E）减压解除了患者的症状。

发现 69% 的患者症状完全消除，22% 的患者症状有极大的改善。其他研究报道，44% 的患者结果优良，而 38% 的患者存在明显不满意。一项回顾性研究随访 48 个月共 75 例手术，发现症状改善所需的最长时间可达术后 27 个月。因此应向患者交代，从手术干预到症状最大限度改善之间的时间有可能延迟，从而减少患者对手术的不满。作者还证明，对于症状出现时间短于 1 年的患者，手术治疗可以得到最大的改善，所以他强调，一旦临床诊断明确以及非手术治疗无效，则不应拖延手术。现有文献显示，尽管临床和电生理学可以证实踝管综合征的存在，手术治疗最多只能获得中等数量的临床成功。

手术减压失败通常有 3 个原因：

（1）症状来源于其他部位（如诊断错误）。

（2）减压可能没有包括全部的卡压区域，减压范围不够大是手术失败的常见原因。

（3）减压术后，神经周围出现瘢痕组织。

患者最初效果良好但后期症状复发，可能与神经周围瘢痕组织形成引起症状有关。二次手术治疗的效果很难满意。但是，那些最初因踝管减压不充分造成手术失败的病例二次手术后预后最好。二次手术效果受瘢痕组织影响，可导致所有神经或部分神经受到压迫损伤。一些医生主张以静脉包绕神经，以形成屏障避免继发瘢痕粘连。

腓深神经卡压综合征（前跗管综合征）

前跗管综合征较踝管综合征少见，为腓深神经卡压。卡压常发生于伸肌支持带水平或𨀂短伸肌水平。症状常包括足背部的感觉异常，于踝关节跖屈时加重。也会有运动神经症状，造成𨀂趾背伸无力，其出现与否取决于卡压部位。治疗仍然同其他的神经卡压综合征，先行非手术治疗后行神经减压。

发病机制

病因学

- 腓深神经卡压可能发生于足踝部的多处部位。
- 创伤是最常见的因素。重物掉落于裸露的足背可导致神经的直接损伤。
- 踝部的挫伤或扭伤可能引起局部炎症反应。
- 高弓足畸形会造成距骨头相对突出明显，增加了对于腓深神经的压力。需要行前跗管松解术的患者中，腓深神经分支位于远端者其受卡压的概率较高。在神经分叉偏远端的患者，其神经直接经过距骨头突出的中央部分。相反，神经分叉靠近端者，神经走行于相对不突出的距骨头内侧和外侧。
- 发生卡压的两个最常见的解剖位置是伸肌支持带的近端和远端边缘。
  - 伸肌支持带呈 Y 形，并有两个明显的分支——上内支和下内支。
  - 最常见的卡压位置为下内支的下缘，其次是上内支。
- 𨀂短伸肌下发生卡压是另一个发病因素。
- 其他因素包括占位性病变，如腱鞘囊肿、骨赘和慢性水肿。
  - 穿鞋可以造成任何占位性损害的压力升高。

病理生理

前跗管为一纤维骨性管，以伸肌下支持带作为顶壁，距骨和舟状骨作为基底。腓深神经和动脉在管内均行于𨀂长伸肌腱和趾短伸肌腱下方。通常在距舟关节近端约 1.5 cm 处，神经分为内侧运动支和外侧感觉支。在分支点近端发生的卡压，通常位于伸肌上支持带处，导致运动神经（𨀂短伸肌和趾短伸肌无力）和感觉神经受损。在分支点远端发生的卡压，通常位于伸肌下支持带处，仅造成感觉异常。然而一项解剖学研究发现，在 25 个正常踝关节中，仅有 2 例腓深神经分叉点位于距骨头远端。在这一情况下，远端卡压可能引发运动和感觉神经联合障碍。单纯感觉分支卡压也见于创伤或𨀂短伸肌肥大的患者，其发病位置在神经分支点远端。

诊　断

病史和体格检查

大多数常见临床主诉是中足背部深部疼痛，常有第 1、2 足趾的刺痛或麻木感。麻木感可能不只出现于第 1 趾蹼间隙。症状常在活动后加剧，于休息后缓解。穿紧的鞋子或系带过紧时可加重症状。夜间跖屈患足可因增加神经张力而加重症状，患者常因疼痛醒来。患者也可有外伤史或反复踝扭伤史。

具体症状取决于卡压的水平。对于近端卡压来说，感觉异常和趾短伸肌萎缩同时存在，同时有跗骨窦区的疼痛。远端的卡压因为在神经分叉处以远，故仅引起感觉症状。如果卡压点在姆短伸肌处远端，仅能产生单纯的感觉症状。

- 双足都进行检查非常重要，尤其是对比第1和第2足趾或第1趾蹼间隙的感觉。
- 趾短伸肌的肌力减弱提示神经近端的卡压。
- 腱鞘囊肿或者其他大多数肿瘤可沿神经走行触及，除非肿瘤位于支持韧带下方。
- 排除更近端的神经损伤很重要，要触诊和叩诊腓骨头周围以排除腓总神经损伤。或是寻找有无腰神经根病变的表现。

影像学特点

- 普通的X线片对于确定卡压是否因局部骨赘引起非常重要。有背侧骨赘的情况下，最关键的是要鉴别外生骨疣与关节炎继发性骨质增生。在退变性疾病中，全部或部分疼痛可能源自病变的关节，因而神经减压并不能解决问题。此时需要联合行神经减压术和关节融合术来解决疼痛问题。
- MRI检查对诊断神经囊肿和其他占位性病变很有用，它们常位于伸肌支持带正下方。

电生理检查

电生理诊断测试能够帮助确定损伤的部位，传导速率决定了近端的损伤是位于腓骨颈还是脊柱腰段。这种敏感的测试还可确定是否有趾短伸肌受累，提示卡压是否位于下伸肌支持带的近端。感觉传导检查用于远端损伤的检查，必须进行双侧对比，以确定检查的结果准确。

诊断程序

- 通过病史和体格检查，脱下系带过紧的鞋子可能是确认诊断的第一步。
- 影像学检查特别关注负重侧位X线片，观察背侧有无骨质增生。
- 电生理诊断测试能够提示卡压部位和量化感觉障碍。
- 如果怀疑是腱鞘囊肿可以做MRI检查。
- 病变区域的局部麻醉能够缓解症状。
- 一些医生主张在注射过程中添加皮质类固醇激素。
- 如果通过注射症状不缓解，则应怀疑诊断的准确性，并且应该考虑行进一步检查。

治 疗

手术指征

如果非手术治疗失败，可考虑行手术减压。如果诊断已经明确，前跗管的手术减压是有效的。

- 手术切口位于第1和第2跖骨基底的足背侧，向头侧延伸至踝部。
- 腓浅神经会有不同的分支跨过手术区域，位于支持带的浅面，要小心操作以避免损伤。
- 在卡压部位从远端向近端松解伸肌支持带。如果患者有运动神经症状，松解应当到达支持带的上支，分叉处的近端。如果患者神经分支较靠远端，可以找到远端的卡压部分，则不需要行近端的松解。
- 去除所有的骨刺或软组织病变。
- 如果可能，应保留部分支持带，防止出现伸肌腱弓弦样变。不过一项包含9例病例的回顾性研究显示，在神经完全减压术后最短随访1.5年的时间内，没有患者出现肌腱的弓弦样变。所以，保留伸肌支持带不应当以神经松解不充分为代价。
- 如果发现病理学改变，应部分或全部切除趾短伸肌。
- 缝合皮肤后，以最小的压力进行包扎。
- 使用无压力鞋具，术后肿胀减轻后允许适度活动。

结果和预后

少数文章报道了前跗管手术减压的预后。一项系列报道中，超过60例非手术治疗无效的患者行手术减压后，达到优良的效果。80%以上的患者能获得良好预后。手术包括松解伸肌支持带，切除部分趾短伸肌以达到神经松解。一般来说，正确诊断配合适当的手术松解，患者可达到良好的预后。

腓浅神经卡压综合征

发病机制

病因学

腓浅神经卡压综合征比较少见，其卡压位置被认为位于神经穿出小腿深筋膜处。若此处筋膜缺损并伴有肌肉疝出可导致症状加重。在一些病例中，可以在前肌间隔和前外侧骨筋膜室间发现一个短的纤维通道，理论上这会引起局部间室综合征。

另一个造成腓浅神经刺激的原因是慢性踝关节扭伤，这种扭伤使神经容易遭受慢性牵张。已经有文章证明，外周神经受到 10% 的牵拉张力就会受损。在类似踝关节扭伤的情况下，腓浅神经受到的牵拉张力达 16%，这会导致神经的损伤。还有一类医源性损伤见于因运动导致筋膜间室综合征进行前筋膜室松解后。此类患者出现筋膜的相对位移，从而引起神经的牵拉和撞击。其他一些少见的病因包括腓骨骨折、慢性水肿、创伤和占位性病变，如在神经走行区出现的副骨（图 4.9）。

流行病学

此疾病平均发病年龄为 30～40 岁，也有报道称发病年龄段更广。男女发病率无差异。在运动员中，常见于跑步者或诸如足球和网球等以跑步运动为主的人。

病理生理

- 腓浅神经是腓总神经的一个分支。
  - 它走行于前外侧骨筋膜室内，并支配腓骨长、短肌。
  - 它穿经前外侧肌间隔与外侧间室的筋膜，在外踝上方 10～12 cm 处穿出深筋膜。
- 之后神经走行于皮下，并于外踝近侧 6～7 cm 处发出足背中间皮神经与足背内侧皮神经。
- 足背中间皮神经司踝关节背外侧皮肤和第 4、5 趾的感觉。
- 足背内侧皮神经司踝关节背内侧皮肤和𧿹趾内侧以及第 2、3 趾的感觉。
- 神经卡压常发生于神经穿出筋膜处，位于皮下的部位。
- 症状常出现于神经受到卡压部位的远端，极少向近端放射。

诊 断

病史和体格检查

腓浅神经卡压常导致踝部和足背的放射性疼痛。患者常诉麻木及针刺感从外踝放散至跗骨窦或足背部。还可能伴有劳累性间室综合征的表现。当运动员主诉活动时症状加重、休息后好转时，可以考虑此附加诊断。仅于活动后出现的小腿前侧组织局限性突出，并且伴有相关的症状，提示有腓骨肌肉组织从筋膜缺损处疝出，从而导致神经受压。呈腓浅神经受压表现，并且需要与劳累性间室综合征相鉴别。

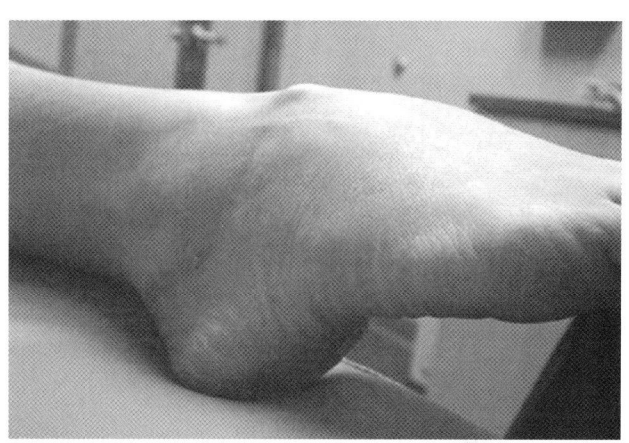

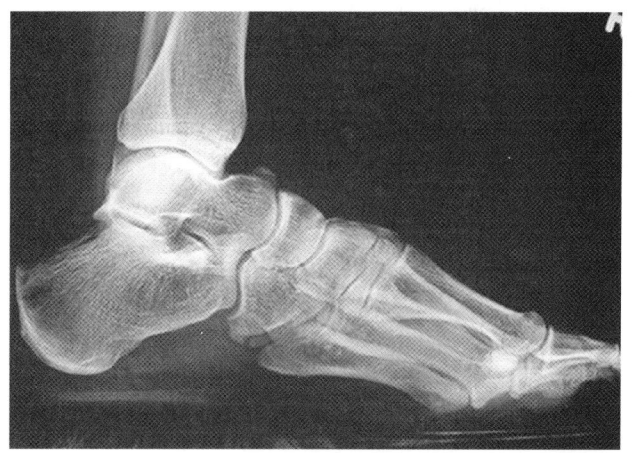

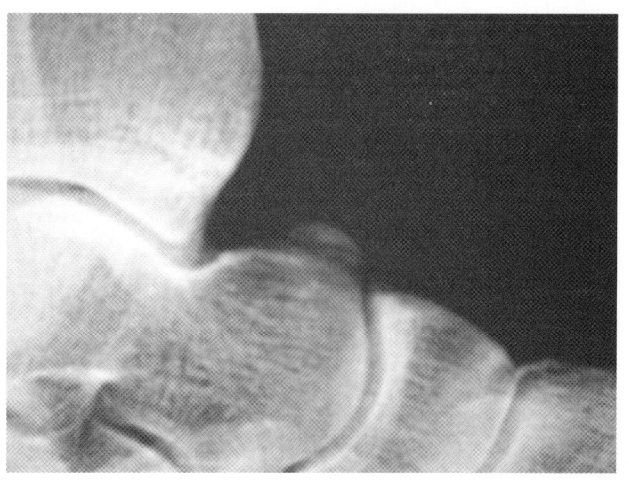

图 4.9 （A）患者主诉足背感觉异常。（B、C）体格检查和影像学检查显示外生骨疣刺激腓浅神经。

在神经穿出前外侧筋膜室的部位会有神经触痛或 Tinel 征阳性，此穿出点位于外踝尖近端 10～12 cm 处。偶尔会有肌肉从筋膜缺损处疝出。大约有 60% 的患者触诊可明显感觉到筋膜的缺损。与对侧健足比较可发现患足皮肤感觉异常。在足背内侧神经与足背中间神经分布区常可见足背部感觉缺失。肌肉力量和反射总体应该是正常的。有两种激发试验用来协助诊断：

1. 足位于跖屈内翻位时，可诱发或加重症状。这一活动可使腓浅神经张力增高，更易激惹。此外，在怀疑有神经卡压处，需要进行叩诊。未引出 Tinel 征时也不能排除神经卡压。在一组腓浅神经张力增高的 8 名患者中，所有患者均在跖屈内翻时疼痛加重。然而，在这组患者中并没有出现 Tinel 征阳性。

2. 足位于背伸外翻位时，间室的筋膜变得紧张，使神经受压。叩诊出现疼痛或感觉异常为检查结果阳性。

3. 踝关节不稳因可能是神经卡压的危险因素，也应进行检查。踝关节（距骨）相对于胫骨远端向前方移动时（前抽屉试验阳性）可在腓浅神经上施加间断的张力，从而引起相应症状。另外，不稳定的踝关节会导致患者复发性踝关节损伤的风险增大，从而导致腓浅神经反复的牵拉损伤。一定要检查有无引起神经撞击的近端原因，如腓总神经绕经腓骨小头处或腰椎问题。上述任何区域的病变都可以导致类似的症状，所以必须通过鉴别诊断——排除。

影像学特点
- 虽然影像学检查通常表现正常，但是检查仍应从踝关节负重 X 线片开始。
- 医生还可以拍摄应力位片，以检查有无踝关节不稳定。
- 如果怀疑有占位性损害，应做 MRI 检查。

电生理检查
神经电生理检查的意义并不明确。与正常肢体相比，患肢的肢体感觉诱发电位常表现出传导延迟。然而，阴性结果并不能排除神经受到卡压。在明确临床诊断时，并不需要常规进行神经电生理检查。

诊断程序
行系统的病史回顾、体格检查和诊断学检查后，可考虑做局部注射。在触痛区域行麻醉药物注射，加或不加可的松，能够减轻症状并为诊断提供依据。对于有踝关节扭伤史的患者，很难鉴别踝关节疼痛与腓浅神经病变继发性疼痛。交错分别行腓浅神经周围的局部麻药注射和踝关节注射，有助于明确症状的来源。如果患者在进行踝关节内注射时症状缓解更为明显，在考虑腓浅神经卡压之外，进一步的评估和治疗应围绕踝关节疾病进行。

治 疗

非手术治疗
在行筋膜间室减压手术之前应首先考虑非手术治疗。可考虑应用理疗以加强小腿外侧肌肉的力量，应用踝关节支具防止踝关节内翻，以及应用外侧足跟垫和鞋底楔形增高来减轻内翻。治疗踝关节不稳和运动引起的间室综合征都是有效的。

手术治疗
对于非损伤引起的神经压迫和踝关节不稳的患者，非手术治疗的作用有限。当非手术治疗无效后，应当考虑手术减压。

- 在局麻或全身麻醉下，对腓浅神经穿出筋膜的纤维性通道进行松解。
- 在踝关节近侧几厘米的皮下组织中找到腓浅神经，向近端探查至其穿出筋膜处（图 4.10）。
- 建议进行部分筋膜切除的神经松解术。术中应通过跖屈踝关节使神经完全放松。
- 如果踝关节外侧不稳是首要因素，可同时行外侧韧带重建术。
- 如果伴有运动引起的间室综合征，建议行外侧筋膜室完全切开术。
- 当仅行神经减压时，一期闭合伤口后应以柔软的敷料进行包扎。以可拆卸的足靴辅助负重并且减小手术切口的张力。
- 初期患者可借助拐杖行走，数天后可在可耐受疼痛的前提下负重。
- 拆线后，可以进行能够忍受的主动锻炼。

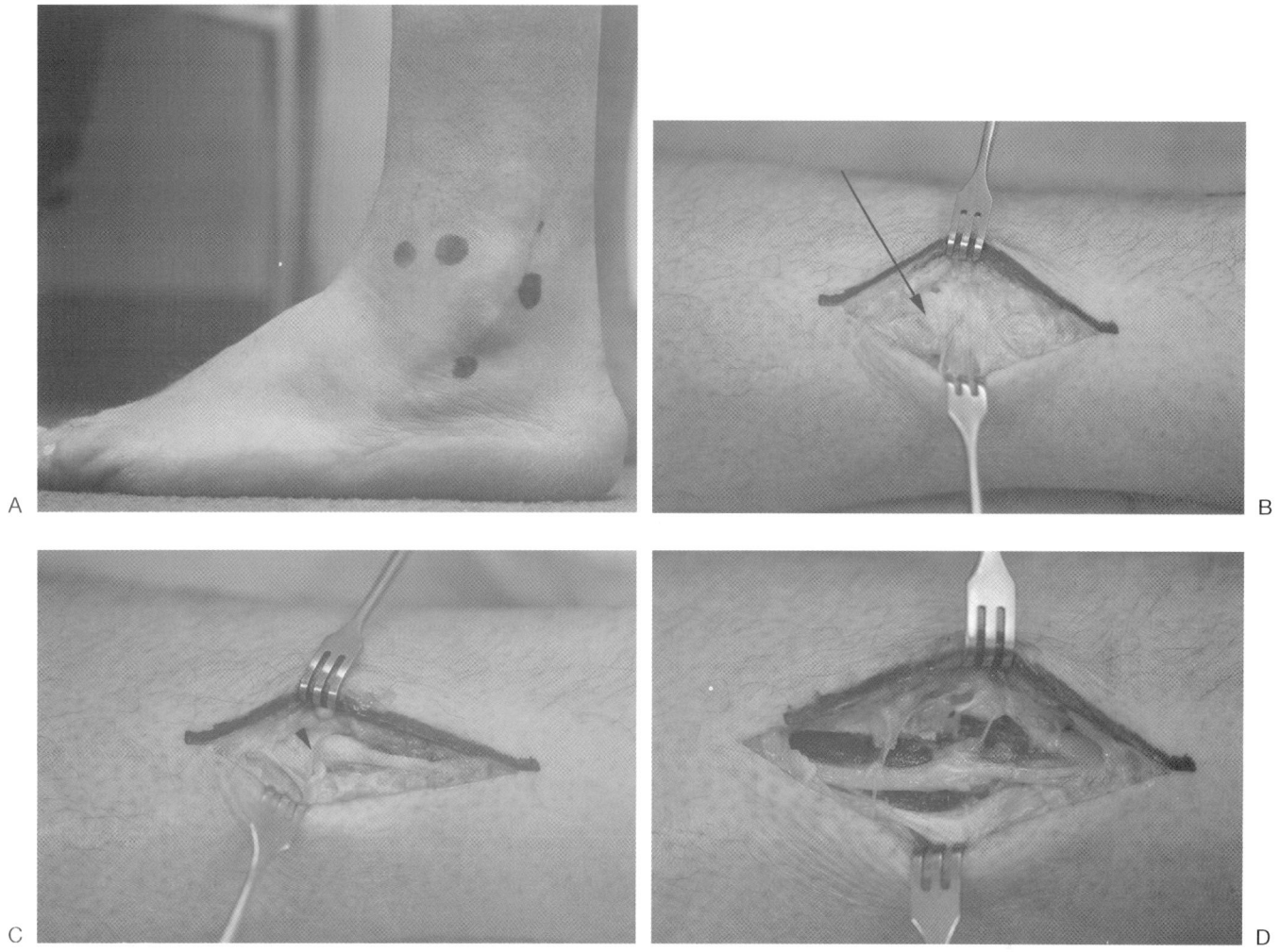

图 4.10 （A）照片示腓浅神经卡压患者疼痛的部位（黑点处）。（B）神经在穿出紧张的筋膜处表现为增粗（箭头处）。（C）神经卡压主要的减压部分是筋膜的远端（箭头处）。（D）松解筋膜，解除神经卡压，缓解患者症状。

结果和预后

有限的文献报道可反映出此类疾病较为罕见。最大的样本系列报道了 19 例平均随访 3 年的患者，其中 9 例患者对疗效满意，6 例患者有所改善但仅部分满意，4 例患者无改善。文献回顾者推断，手术减压对大约 75% 的患者可获得明显症状改善，其中运动员的疗效较一般人差。在一个小样本的研究中，8 名腓浅神经张力性神经病变的患者中，有 5 名并发局部复杂性疼痛综合征（CRPS）。所有的患者在手术前均进行神经阻滞治疗，疼痛得到短期缓解。尽管伴有 CRPS，通过手术松解后，有 4 名患者同时获得了腓浅神经卡压与局部复杂性疼痛综合征两种疾病相关症状的缓解。虽然样本数量较小，但是手术松解对于患有两种疾病，并且进行非手术治疗无效的患者是有益的。

腓肠神经卡压综合征

发病机制

病因学

腓肠神经在下肢走行的全程中随处都存在潜在的卡压可能。常见病因是神经或周围组织的外伤性损害。腓骨骨折、踝关节外侧反复扭伤、跟骨骨折或第 5 跖骨基底部骨折、占位性病变和跟腱的慢性炎症，都可以引起腓肠神经卡压。

病理生理

腓肠神经的内侧支起源于坐骨神经的胫后支，通常位于筋膜下。腓肠内侧皮神经司小腿后外侧和近侧半的感觉。腓肠神经的外侧支起源于坐骨神经的腓总神经分支，它行经皮下，位于内侧支的外侧，起自腓骨头，司小腿外侧面及近侧 1/3 的感觉。内、外侧两个分支于小腿下 1/3 处交汇形成腓肠总神经。该神经行于跟腱外侧缘，邻近小隐静脉。在踝关节上 2 cm 处，腓肠神经发出分支至跟骨外侧面，另一支经常穿过浅筋膜与腓浅神经外侧支汇合。汇合后的神经走行于腓骨肌腱鞘下方，在踝关节水平走行于皮下，然后至第 5 跖骨基底结节，司第 5 足趾外侧和第 4 趾蹼间隙的感觉。通常情况下 80% 以上的人神经走行一致。

神经压迫可以出现于腓肠神经走行的任何区域。腓肠神经内侧深支穿过筋膜与外侧支汇合的纤维管被称为腓浅腱膜（superficial sural aponeurosis），它可对神经造成压迫。占位性病变可发生在神经走行的任何部位。踝关节或第 5 跖骨既往的创伤可形成瘢痕组织或骨痂，这些组织对神经造成的压迫比筋膜卡压所致的神经压迫更常见。

诊 断

病史和体格检查

患者通常诉腓肠神经皮肤分布区域有刺痛或皮肤异常感。患者常有近期外伤或慢性踝关节扭伤史。这些症状通常会因活动加重。可以让患者定位感觉异常区以协助诊断。

- 腓肠神经的查体必须从腘窝开始直至足趾。
  - 局部压痛伴叩击痛可以帮助鉴别损伤部位。
- 挤压患者跟腱外侧腱腹移行处，可以诱发疼痛。
  - 偶尔可以出现麻木，但更常见的主诉是感觉减退
- 通过跖屈内翻足部使神经处于相对紧张状态可以诱发症状。然而，这与牵拉腓浅神经的试验相同。因此，明确两根神经的分布范围对于明确诊断是必需的。
  - 如果症状仅在运动中产生，可以嘱患者尝试骑脚踏车或持续行走来诱发症状。
- 排除脊髓病变非常重要，尤其要注意第 1 骶神经根，它支配的皮肤范围几乎与腓肠神经一致。
  - 在腓肠神经卡压时，肌力和反射不受影响。

影像学特点

- X 线片可显示过度增生的骨痂，这可能是造成神经撞击的一个原因。
- 如果怀疑踝关节不稳定，则对踝关节行应力位 X 线检查非常重要。MRI 可显示可疑的占位性病变。

电生理诊断

由于腓肠神经卡压较为少见，其电生理诊断的准确性现在还没有明确的报道。一项研究结果显示，12 名有腓肠神经卡压临床表现的患者中，10 名患者的电生理检查异常。剩余 2 名电生理检查结果正常的患者，其术中明确有卡压存在，并且术后症状消失，从而使临床诊断确立。在定位腓肠神经是否为疼痛来源时，行双侧对比的感觉传导测试更有效。

诊断程序

病史和体格检查是腓肠神经卡压的首要诊断手段。临床上不能确诊时可用影像学辅助诊断。在腓肠神经周围可疑压迫处注射局麻药物后，如能暂时减轻症状，则可确定诊断。

治 疗

非手术治疗

非手术治疗主要包括抗炎药的应用和调整鞋子。通过降低运动员鞋内的接触压力可减轻患者的症状，尤其是对于活动造成症状加重者。治疗相关的病变，如慢性水肿或踝关节不稳定，可改善症状。

手术治疗

当神经卡压的部位已确定且可诱发，可考虑行局部探查和减压手术。在减压同时解决相关的骨或软组织病变。

- 找到神经后，松解压迫部分。
- 如果存在外生骨疣或瘢痕组织刺激，可以将其一并切除。
- 切除外生骨疣暴露骨组织后，可覆盖一薄层骨蜡，以防止术后瘢痕卡压。
- 如果实施神经周围瘢痕组织切除术，关闭伤口之前，仔细止血对于防止瘢痕组织复发具有重要意义。
- 也可将神经移位至别处，远离卡压或撞击部位（图 4.11）。

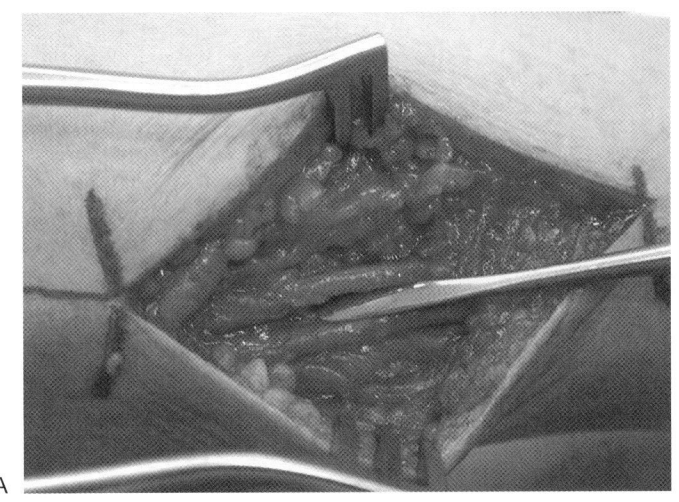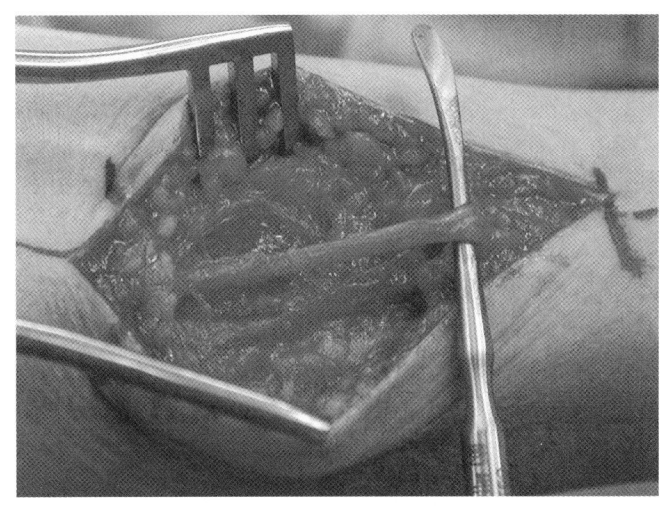

图 4.11 （A）瘢痕组织中卡压的腓肠神经；（B）自瘢痕组织中完全游离出腓肠神经，减轻神经的疼痛症状。

- 结束以上操作后，外科医生必须将踝关节进行最大范围活动，以明确神经不受牵拉。
- 如果有创伤后神经瘤形成，则尽可能在近端切断此神经，并将神经近端埋入骨或肌肉深部。
- 关闭伤口以后行加压包扎，扶拐杖行走数日以控制疼痛。可拆卸的保护靴可以帮助行走并且减少手术切口的张力。
- 抬高患肢可以帮助减轻术后肿胀。
- 通常患者在术后 4 周后才可以恢复正常锻炼。
- 如果术后瘢痕再次出现，可采用的物理治疗包括瘢痕区按摩和超声波疗法，尤其是神经瘤切除术后，常可形成痛性残端神经瘤。

结果和预后

一项病例研究中，18 名患者通过松解小腿浅筋膜行腓肠神经减压，术后 1 年时，9 人效果为优，8 人良好，1 人尚可。术前所有患者均在神经走行区有压痛，长期非手术治疗失败。通过切开小腿浅筋膜和神经穿过的纤维束行神经松解。Fabre 等强调，正确的诊断和压迫部位定位对于获得良好的手术结果具有重要意义。

外伤性神经损伤

膝或小腿的创伤如伴有神经损伤将会导致严重后果。胫神经损伤将导致足底感觉麻木并且足内在肌功能丧失。一项研究表明胫神经损伤因导致保护性感觉丧失，可引起严重残疾，建议手术修复神经以恢复足底感觉。神经损伤包括撕裂伤、挤压伤及节段性损伤。挤压伤或钝器伤会导致神经内瘢痕形成，但不会致连续性丧失。此类损伤常见于年轻且好动的患者中，造成严重残疾，生活能力明显受限。

神经损伤后引起的功能受限与损伤位置及程度密切相关。踝关节近端的严重挤压伤及撕裂伤可导致足底麻木。运动功能受限是多样的，但是越靠近近端的损伤将导致腿部肌肉的去神经病变越严重。

其中，胫神经撕裂伤的治疗效果相对最好，但只能取得中等的疗效。治疗取决于神经是否连续，损伤区域是否能传导神经动作电位。对于神经依然连续，能够传导神经动作电位的病例，行外部神经松解和周围瘢痕切除可以获得良好的效果。一项回顾性研究中，15 名胫神经损伤但存在连续性的患者，行外周神经松解后 11 名患者疼痛症状明显改善。如果受损的神经没有传导神经冲动的潜能，无论其连续性是否存在，均需要进行神经束移植。神经束移植在这些患者中可取得 66% 的优良率，6 名患者的疼痛明显改善。清洁的单神经损伤通常可以行急诊端对端缝合手术。虽然既往研究显示一期修复的效果一般，但近来的研究发现胫神经一期修复的总体效果较好，令人鼓舞。

节段性胫神经损伤常发生在遭受严重创伤的年轻患者。这一情况的治疗更让人两难，因为获得无张力状态下的直接修复通常比较重要。尸检研究发现在限制张力的情况下胫神经可承受的最大牵拉长度为 0.3 cm。因此，去除损伤的神经节段后，当剩余神经无足够的移动度时，不能直接修复节段缺损的胫神经。当损伤的部分较短时，可进行神经外膜松解，然后使用 8-0 单尼龙线进行端对端缝合。神经末端必须良好对位并且无旋转，因而需行神经束膜解剖复位，以达到成功修复和恢复神经功能。

有一些作者报道了神经束移植手术治疗节段性胫神经损伤的方法,报道均因患者例数较少,而结果价值有限(图4.12)。一项5例患者平均随访5年的报道中,使用对侧肢体的腓肠神经束移植修复胫神经缺损,在足底感觉恢复且无神经性疼痛方面,4例患者效果好,1例效果一般。因此对于超过3cm的节段性胫神经缺损,采用腓肠神经束移植修复,可以恢复足底感觉,使肢体保留具有可能性。

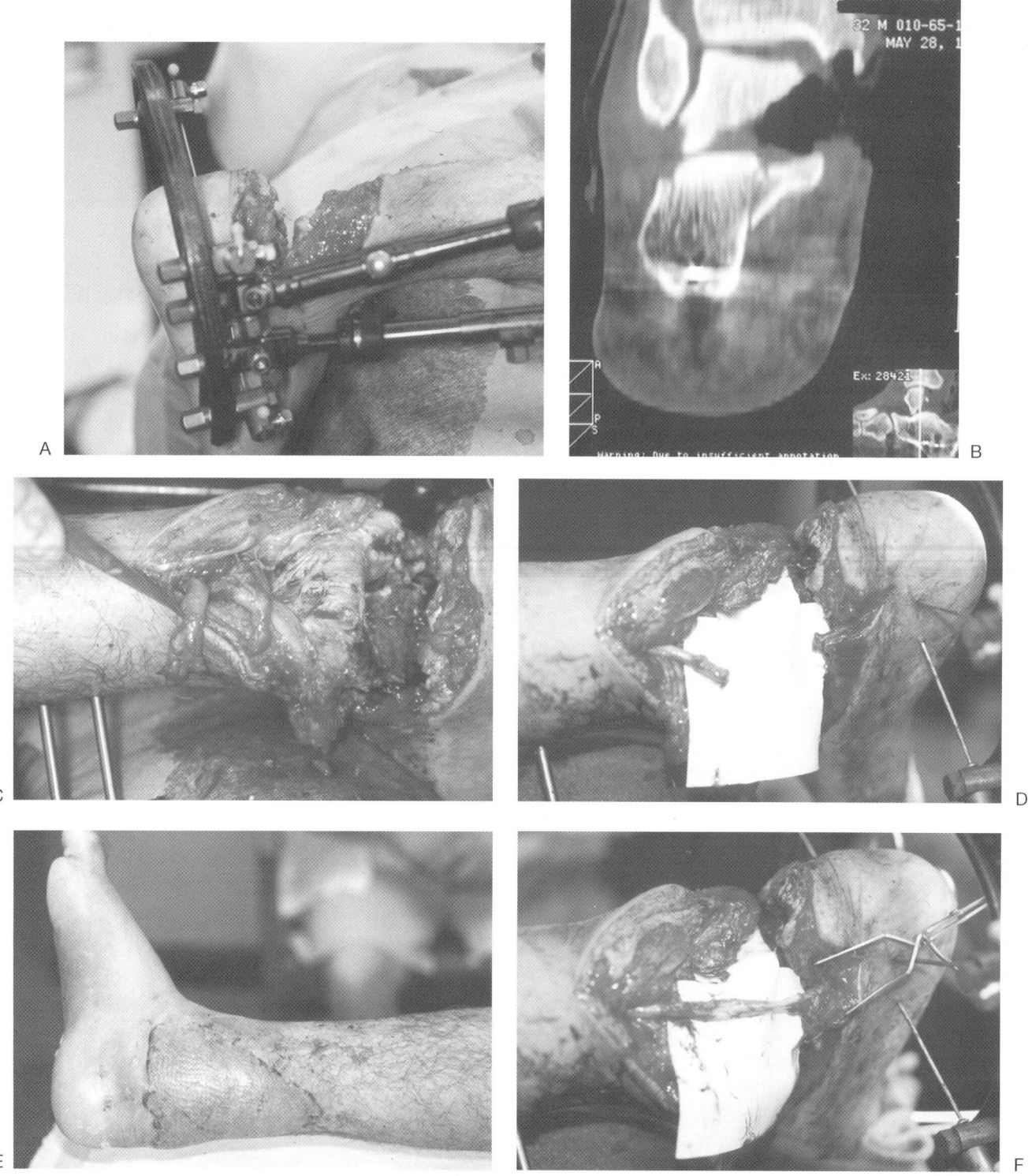

图4.12 割草机损伤导致严重的足内侧软组织损伤(A)和骨缺损(B)。(C、D)暴露于伤口中的胫神经完全横断伤。腓肠神经移植(E),以游离皮瓣覆盖(F),恢复足底的感觉。

本章作者之一（S.L.H）有相似的经验，其5名患者在行腓肠神经移植后都恢复了保护性足底感觉，此过程需要2年左右的时间。而且在这段时间内，患者经历着烧灼样神经痛的不适感觉。尽管最初状况令人沮丧，但对于年轻患者来说，通过挽救足底感觉和其他附加的方式来达到保肢是非常有意义的尝试。术中从对侧肢体获取长达30 cm的腓肠神经段，用来修复足底内、外侧神经及跟骨分支。束间移植修复可允许神经无张力修复。此外，如果胫动脉同时损伤，应在修复神经的同时修复胫动脉，这样成功率更大。

这些患者须以夹板固定下肢，并在3周内避免负重，之后开始全负重行走。在恢复期间，需保持跖趾关节和趾间关节的活动度，从而防止内在肌功能恢复前形成爪状趾。另外，在信号空白期通过电刺激肌纤维保持肌肉的功能也很重要。

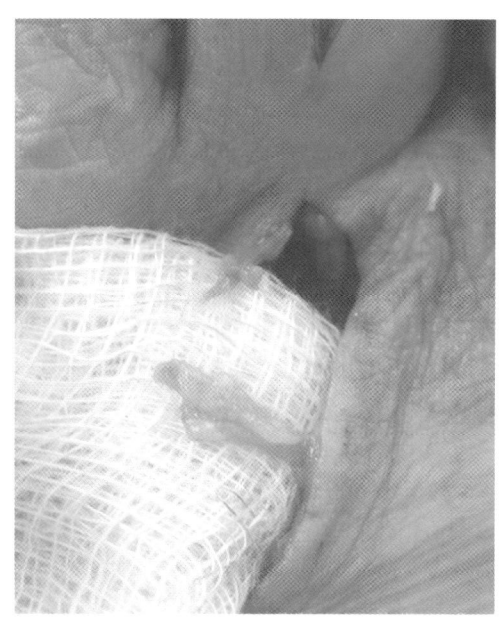

图4.14 既往行经皮趾长伸肌切断所导致的腓浅神经分支末梢神经瘤，非手术治疗无效，必须行手术切除。

创伤性神经瘤

发病机制

足背的创伤性神经瘤可能严重影响患者穿鞋。这种神经瘤多发生于外伤或手术后（图4.13）。足背侧入路手术时必须小心避免无意中损伤小的神经分支。这就需要非常熟悉这些神经分支的解剖结构（图4.14）。这里的感觉神经分支来自腓肠神经、隐神经、腓浅神经，以及部分个体存在变异的腓深神经。所以，在外科手术中，逐层仔细分离组织结构避免手术引起的损伤非常重要。

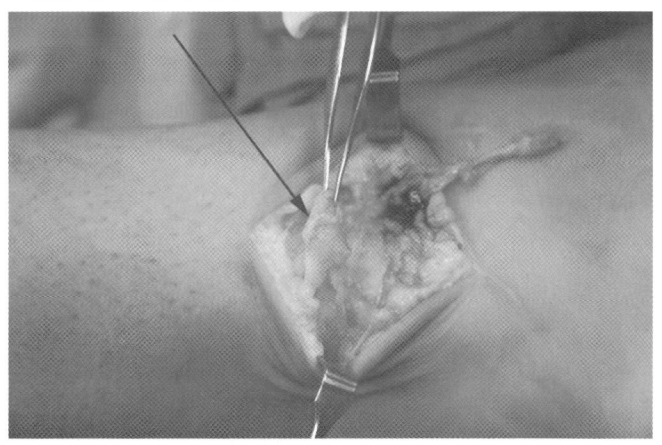

图4.13 踝关节镜术后，患者出现腓浅神经支配区域的持续性疼痛。注意近端增厚的部分（箭头处），继发于创伤性神经横断损伤，与神经瘤的表现相一致。

诊 断

体格检查可以发现神经瘤的位置。它们经常位于手术瘢痕下方。穿较紧的鞋子或直接叩诊常可对疑似神经瘤的组织结构产生压迫，从而诱发疼痛症状。甚至晚上睡觉时，毯子的碰触也会使患者因疼痛醒来。如果存在瘢痕，神经瘤经常会位于瘢痕内部或其周围，并且易被触诊或叩诊发现。神经瘤远端相应的皮肤可出现感觉减退。

局部注射麻醉药物能帮助鉴别神经瘤是原发性还是继发于神经切断术。对切断的神经行局麻药物注射后，其远端感觉减退程度与注射前一样。而原发性神经瘤（神经是完整的）注射局麻药物后，远端局部麻木感加重。

治 疗

非手术治疗

非手术治疗包括在受累神经处加衬垫。足背应用类固醇类乳膏，以及根据患者自己的选择口服抗炎药物，这些都能降低受损神经周围的炎症并减轻疼痛。此外，神经药物如普瑞巴林和加巴喷丁有助于减缓严重的神经性疼痛。

手术治疗

对疼痛性神经瘤的手术松解或切除应谨慎。目的是去除疼痛性神经瘤但不产生新的医源性神经瘤。如果发生神经瘤处的神经具有连续性，建议行神经瘤切除而非松解，随后一期修复神经。临床结果显示术后患者足背有小部分感觉缺失，但在瘤体切除以远的区域由于周围神经分布有足够的感觉重叠故可减少切除后的麻木感，效果通常较好。

- 如果病变区既往曾行手术，再次手术切口通常应取原切口，以免造成皮肤坏死。
- 如果是首次手术，手术切口应避开穿鞋时受压的部位。
- 神经必须从病变的近端切断，且切断部位必须位于肉眼可见的神经未受损处。神经切断后，需游离近端并将其充分包埋入软组织或肌肉床中，也可在邻近骨上钻孔后将其置入（图4.15）。Thordarson 和 Estess 描述了一种简单有效的手术方法，以确保神经埋入肌腹并且不会"滑出"。用可吸收线在贴近神经切断面的近端结扎神经周围组织。在神经断面近端2 cm 筋膜上做一个小切口。以结扎线所带的缝针从筋膜切开处自表面向深层穿过较大一部分肌肉，后自筋膜完整的部位出针。将线的两端打结，打结时保持中等张力，以保证神经位于肌肉之中。这一技术用于处理腓肠神经时效果最佳。
- 腓浅神经神经瘤切除并且埋入腓骨肌肌腹中的效果一般。一项回顾性研究分析了15名患者的手术疗效，36%（4/15）的患者没有缓解，另外36%的患者症状部分缓解。由于结果并不令人满意，该作者改变了手术方式，将神经横断面的残端埋入腓骨中。在这一组患者中，只有7%（1/14）的患者症状没有缓解，79%的患者症状几乎完全缓解或疼痛完全消失。这种方法需要在神经横断面近端的骨皮质上钻一个直径3.5 mm 的单皮质骨孔，以保持神经没有张力。以5-0缝线于神经横断面近端1 cm 处结扎神经外膜，并且在残端埋入后缝于骨膜上，防止埋入的神经脱出。
- 腓浅神经在足背侧的分支受到损伤后，应考虑将其埋入趾短伸肌的下方，并将其无张力缝于骨膜上。

复杂性局部疼痛综合征

复杂性局部疼痛综合征（complex regional pain syndrome，CRPS）既往又称为反射性交感神经营养不良（reflex sympathetic dystrophy，RSD），目前代替后者用来描述伤害性刺激引起的交感神经性疼痛。这一疾病是指"复杂的临床疾病，伴有疼痛出现，以及由交感神经系统的反应性异常增高引发的营养变化和血管动力学不稳定"。至今，其病因学和病理生理学还不完全支持此观点，但是最近的研究集中探讨该疾病某些确切的症状和治疗方法。良好的治疗效果取决于早期发现和治疗。

发病机制

病因学和病理生理

交感神经功能障碍是引起疼痛性功能障碍综合征的一部分原因。疼痛性功能障碍综合征的发生多有诱因。首先，局部的诱发因素引起器质性刺激，如踝扭伤或跖骨骨折；然后继发交感神经功能障碍。这一过程的机制尚未完全明确。交感神经引发的疼痛呈持续性、进行性加重。值得注意的是该诱因引起的症状比预想中刺激可造成的表现严重得多。

流行病学

复杂性局部疼痛综合征的发病率女性高于男性，多发于30～50岁的患者。但其临床表现和年龄分布变化较大，临床上偶见于儿童。骨折是最常见的诱发事件。

临床分类

复杂性局部疼痛综合征可分为Ⅰ型和Ⅱ型

- Ⅰ型：病变区域的交感神经功能障碍并不与周围神经分布一致。
  - 刺激后产生进行性疼痛和感觉过敏。
  - 随后出现典型的交感神经功能障碍表现，包括水肿、皮肤表面以及血流动力学的变化。
  - 此型被称为典型局部疼痛综合征。
- Ⅱ型（烧灼性神经痛）：与Ⅰ型临床表现类似，不同的是此型有明确的神经损伤。这一类型较Ⅰ型少见。

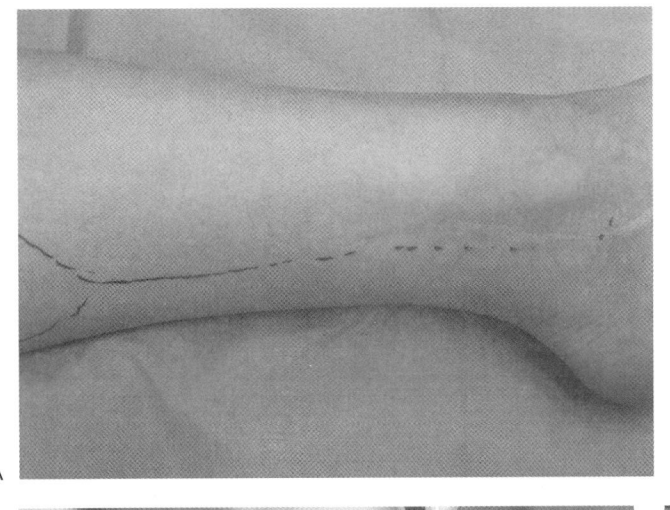
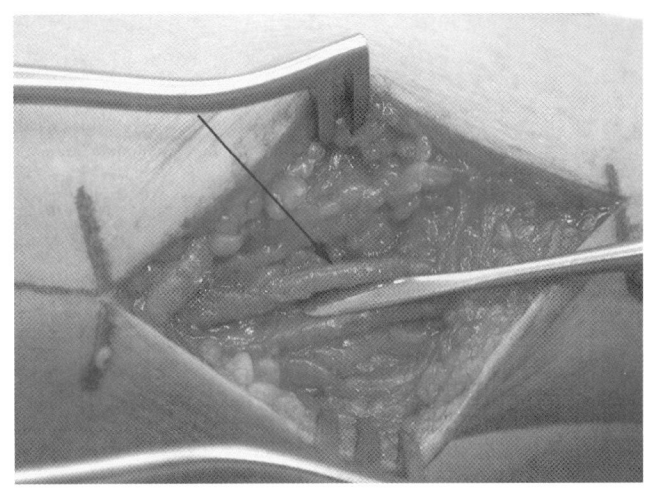
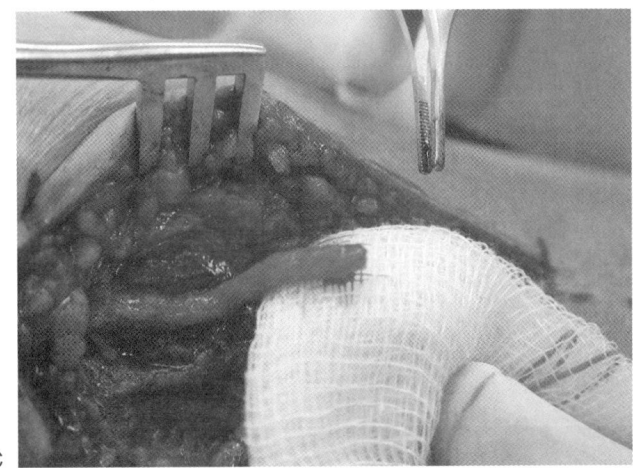
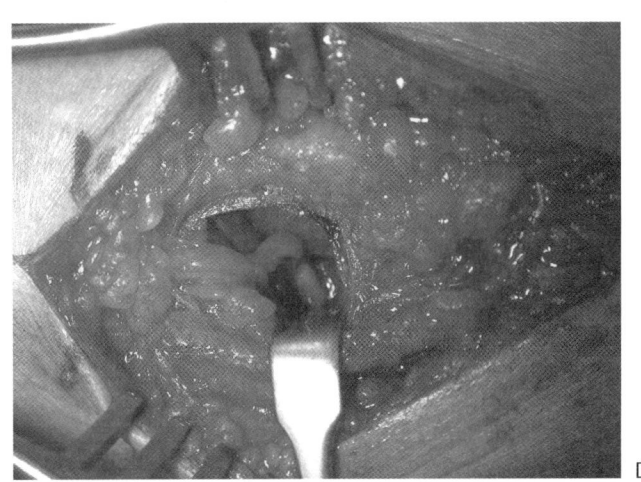
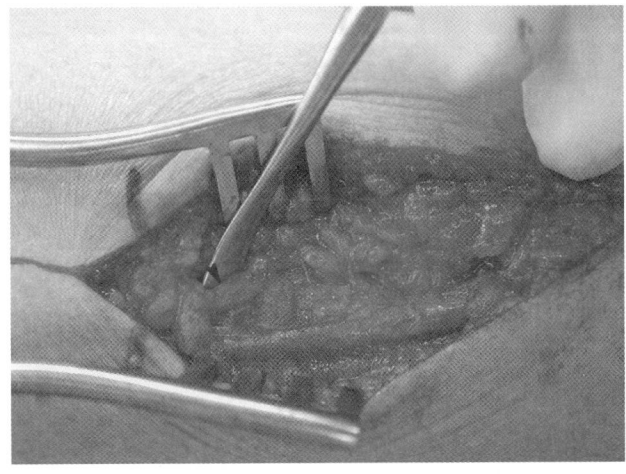

图 4.15 （A）患者腓骨肌腱术后发生症状，与创伤性腓肠神经瘤表现一致。手术沿原切口切开并向近端延长，以显露正常的神经组织。（B）在小隐静脉旁可见腓肠神经（箭头）。此病例应在神经瘤近端的正常神经组织上切断腓肠神经。（C）在远端横断神经。（D）在 s 筋膜的表面做一小切口，将神经远端埋入。（E）在远端关闭筋膜上的切口，以将神经远端的残端固定于肌肉中。可通过缝合神经外膜防止神经移动。

诊 断

病史和体格检查

诱发性事件包括引起交感神经过度反应的伤害性刺激，如下肢、踝或足部的外伤或手术。疼痛多超出手术（或外伤）涉及的范围。该刺激可能不大，正常情况下本应迅速缓解的。如果外伤或手术产生异常严重的疼痛，应该考虑复杂性局部疼痛综合征。典型的疼痛是持续性的，尽管抬高患肢和休息，依旧很难缓解。

虽然复杂性局部疼痛综合征患者有多种临床表

现，但交感神经功能亢进表现普遍存在。按照CRPS的Budapest诊断标准，99%的患者有感觉过敏，结合患者的主诉与客观表现，68%的患者具有特异性（框4.2）。

- 交感神经功能亢进可引起肢体肿胀、活动受限及疼痛，但症状的分布无解剖学特点（图4.13）。
- 通常会出现多汗和受累肢体末端颜色改变（图4.16）。
- 采用红外线温度计可以检测到患肢与健侧肢体温度的不同。
- 可有异常疼痛，即正常非伤害性刺激（如轻触）即可引起疼痛。
- 可有痛觉过敏，即对疼痛刺激的过度反应。
- 久病患者会出现营养不良性改变，如皮肤光滑变薄、指甲易碎、肌肉及皮下组织萎缩、关节变形等。

框4.2 布达佩斯（Budapest）CRPS临床诊断标准

1. 与诱发事件不成比例的持续性疼痛
2. 以下四类症状中，必须至少有其中三类症状之一：
   a. 感觉：感觉过敏和/或异常性疼痛
   b. 血管：温度不对称和/或皮肤颜色改变和/或皮肤颜色不对称
   c. 多汗/水肿：水肿和/或出汗改变和/或出汗程度不对称
   d. 运动/营养：活动度减小和/或运动受限（无力、震颤、肌张力障碍）和/或营养性改变（头发、指甲、皮肤）
3. 进行检查时，必须具备以下四类体征中两个或两个以上类别中的体征之一：
   a. 感觉：痛觉过敏（针刺）和/或异常疼痛（轻触和/或深压和/或关节活动）的证据
   b. 血管：温度不对称和/或皮肤颜色改变和/或皮肤颜色不对称的证据
   c. 多汗/水肿：水肿和/或出汗改变和/或出汗程度不对称的证据
   d. 运动/营养：活动度减小和/或运动功能减低（无力、震颤、肌张力障碍）和/或营养性改变（头发、指甲、皮肤）的证据
4. 没有其他诊断可以更好地解释症状和体征

From Harden RN, Bruehl S, Perez RS, et al. Validation of proposed diagnostic criteria (the "Budapest Criteria") for complex regional pain syndrome. Pain 2010; 150: 268-274.

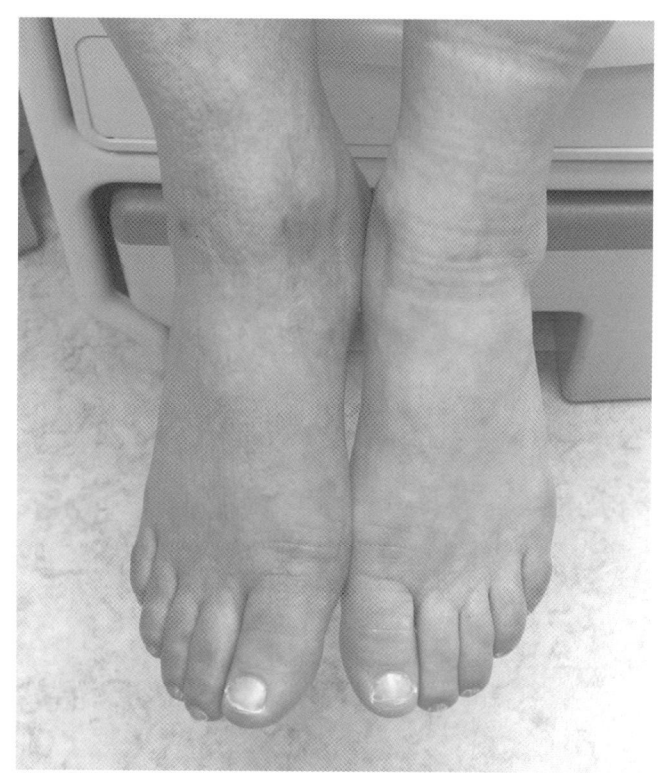

图4.16 患者右腿在进行多次踝关节手术后出现持续性疼痛，这与Ⅰ型复杂性局部疼痛综合征的表现一致。注意与健康的左下肢相比出现的持续性水肿和皮肤颜色改变，这种改变并不依解剖结构分布。

临床表现

最早出现的临床症状为怕冷，下肢弥漫性疼痛及皮肤痛觉过敏为非解剖方式分布。患者诉有异常疼痛及痛觉过敏，显著影响日常活动。通常，床单即可引起疼痛。物理治疗常效果不佳，被动功能锻炼可加剧症状。

影像学特点

- 影像学显示患足出现弥漫性骨质疏松，但特异性不强，并不能作为诊断依据。
- 骨扫描敏感性高，但特异性低。骨代谢加快造成放射核素积聚。由于骨扫描特异性低，因此有些专家不建议将其用于诊断。
- 交感神经阻滞是主要的诊断方法。如果交感神经完全性阻滞不能缓解疼痛，那么此疾病很大程度上不是交感神经源性的。
  □ 交感神经阻滞的方法是通过生理盐水和一种α

受体阻滞剂（如酚妥拉明）来完成。此方法作用时间短，仅用于诊断。
- 其他的交感神经阻滞方法有下肢神经根阻滞、硬膜外阻滞或椎旁神经封闭术。由血管扩张引起的皮温升高提示阻滞成功。

治 疗

复杂性局部疼痛综合征的早期诊断和早期治疗对预后很重要。治疗的目的是在疾病进展到后期之前或于营养性变化发生前作出诊断治疗。控制症状所需时间越长，预后越差。重要的治疗方法包括物理治疗、各种药物治疗和高敏感性的交感神经切断。对患者的精神安慰也同样重要。患者常有严重的沮丧、抑郁、缺乏自信，特别在神经过敏的患者中更易见。

物理治疗是一种非常重要的治疗方法，最终目的是恢复下肢和足部的全部功能并防止关节挛缩。骨科医师和理疗医师的良好协调也非常重要。最初的治疗多为脱敏治疗，包括经皮神经电刺激、超声波、轻柔的推拿按摩。应该教会患者行主动和助动性关节活动度锻炼。应避免被动锻炼，因其可能加重病情。下肢消肿也很重要，可抬高患肢和加压。如果患者能够耐受可使用长筒袜加压。也有人使用生物反馈疗法。

许多药品有治疗作用。局部应用50%的二甲亚砜（DMSO-50%）可缓解症状，效果优于安慰剂。已经有两项随机对照试验评价双磷酸盐类药物的效果，发现其能有效地减轻症状。许多疼痛专家建议在睡眠时使用三环类抗抑郁药物［阿米替林（Elavil）或去甲替林（Pamelor）］，同时白天使用加巴喷丁（Neurontin）。尽管两者都可以起镇静作用，但通常可增加剂量直至疗效不再增加或不良反应出现。一些患者使用普瑞巴林的副作用较加巴喷丁小。对于血管收缩反应加重而出现肢体极度冷痛的患者可以用α肾上腺素受体阻滞剂或钙离子拮抗剂。其他经常使用的药品有托吡酯、选择性5-羟色胺抑制剂、可乐定、美西律。

交感神经阻断可通过三种方法实现：药物性脊神经根阻滞、交感神经切断术和局部静脉内药物阻断。

- 脊神经阻滞最常使用。
  - 这一方法将长效的麻醉药物注射于需要阻滞的腰部交感链周围。
  - 通常短期内需要行多次阻滞。
- 射频消融可用于腰部交感神经阻滞，用于脊神经阻滞虽然有效但无法获得长期缓解的情况。苯酚也可用于长时间的神经阻滞。然而，这类药物有造成神经性疼痛的风险；因此并不比射频治疗更好。
  - 许多研究中心在手术或药物性神经阻断术前，应用脊髓刺激器（SCS）治疗。目前已经证实应用SCS治疗复杂性局部疼痛综合征临床有效且性价比高。必须告知患者相关的并发症，并发症发生率为34%，包括感染、硬膜损伤、刺激器区域疼痛、刺激器放置失败，以及需要二次手术。
  - 偶尔，如果只有单一的周围神经受累，可以试用单根外周神经刺激器。尽管目前已经证实可以有效降低Ⅱ型复杂性局部疼痛综合征患者的疼痛程度，但是有33%的患者会出现电极移位，15%的患者会出现感染。
- 局部药物阻断是一种相对较新的治疗方法。
  - 交感神经阻断剂如利舍平，可以和静脉注射局部麻醉联合应用于下肢。
  - 在整个治疗过程中持续应用物理治疗非常重要。对于这种治疗上有挑战性的疾病，越早开始进行物理治疗，获得的效果越好。

（包贝西 译 王 智 王显军
李淑媛 张建中 校）

推荐阅读

Akermark C, Crone H, Saartok T, et al. Plantar versus dorsal incision in the treatment of primary intermetatarsal Morton's neuroma. Foot Ankle Int 2008;29(2):136–141.

Aldea PA, Shaw WW. Management of acute lower extremity nerve injuries. Foot Ankle 1986;7:82–94.

Beskin JL. Nerve entrapment syndromes of the foot and ankle. J Am Acad Orthop Surg 1997;5:261–269.

Chiodo CP, Miller SD. Surgical treatment of superficial peroneal neuroma. Foot Ankle Int 2004;25(10):689–694.

Cimino WR. Tarsal tunnel syndrome: review of the literature. Foot Ankle 1990;11:47–52.

Dellon AL. Deep peroneal nerve entrapment on the dorsum of the foot. Foot Ankle 1990;11:73–80.

Espinosa N, Seybold J, Jankauskas L, et al. Alcohol sclerosing therapy is not an effective treatment for interdigital neuroma. Foot Ankle Int 2011;32(6):576–580.

Fabre T, Montero C, Gaugard E, et al. Chronic calf pain in athletes due to sural nerve entrapment. A report of 18 cases. Am J Sports Med 2000;28:679–682.

Gondring WH, Shields BS, Wegner S. An outcomes analysis of surgical treatment of tarsal tunnel release. Foot Ankle Int 2003;24(7):545–550.

Haddad SL. Compressive neuropathies of the foot and ankle. In: Myerson MS, ed. Foot and ankle disorders. Philadelphia: WB Saunders, 2000:808–833.

Johnston EC, Howell SJ. Tension neuropathy of the superficial peroneal nerve: associated conditions and results of release. Foot Ankle Int 1999;20(9):576–582.

Kim DH, Cho YJ, Ryu S, et al. Surgical management and results of 135 tibial nerve lesions at the Louisiana state university health sciences center. Neurosurgery 2003;53:1114–1125.

Lee KT, Lee YK, Young KW, et al. Results of operative treatment of double Morton's neuroma in the same foot. J Orthop Sci 2009;14:574–578.

Liu Z, Zhou J, Zhao L. Anterior tarsal tunnel syndrome. J Bone Joint Surg Br 1991;73(3):470–473.

Lusskin R, Battisat A, Lenzo S, et al. Surgical management of late post-traumatic and ischemic neuropathies involving the lower extremities: classification and results of therapy. Foot Ankle 1986;7:95–104.

Mann RA. Disease of the nerves. In: Coughlin MJ, ed. Surgery of the adult foot and ankle. St. Louis: Mosby–Year Book, 1993:507.

Mann RA, Reynolds JC. Interdigital neuroma: a critical clinical analysis. Foot Ankle 1983;3:238.

Nunley JA, Gabel GT. Tibial nerve grafting for restoration of plantar sensation. Foot Ankle 1993;14:489–492.

Pfeiffer W, Cracchiolo A. Clinical results after tarsal tunnel decompression. J Bone Joint Surg Am 1994;76:1222–1230.

Schon LC, Baxter DE. Neuropathies of the foot and ankle in athletes. Clin Sports Med 1990;9:489–509.

Thordarson DB, Estess A. Burial of sural neuroma: technique tip. Foot Ankle Int 2010;31(4):351–353.

Van Eijs F, Stanton-Hicks M, Van Zundert J, et al. Evidence based medicine—complex regional pain syndrome. Pain Pract 2011;11(1):70–87.

第5章
糖尿病足

DAVID E. OJL, LEW C. SCHON

引 言

糖尿病患者面临的远远不止是足部的问题，还需要整合多学科治疗来解决可能由很多系统病变引发的各个问题。治疗需要多专业医护人员的参与，如矫形师、护理宣教师、营养师和理疗师，还需要血管外科专家、内分泌科专家、感染疾病专家和神经科专家等专科人员。足部是糖尿病这个多系统疾病的一个复杂的靶器官，如果积极治疗不能充分解决下肢出现的症状和并发症，则会造成灾难性的后果。其临床表现多样，从轻度的神经症状到严重的溃疡、感染、血管疾病、Charcot关节病和神经病变性骨折。

发病机制

流行病学

糖尿病患者的数量及其造成的社会开支数目惊人。据美国疾病控制中心估计，全美有2580万糖尿病患者，约占总人口的8.3%，其造成的卫生系统直接与间接开销高达1740亿美元。糖尿病患者的截肢数量居非创伤性截肢手术的首位。仅在2006年，就有近65 700例糖尿病患者接受了截肢手术。目前认为开展综合性足部护理计划可以降低45%～85%的截肢率[1]，其内容包括风险评估、足部护理教育、预防性护理措施以及专家会诊。一项研究表明，某个医疗诊所中的糖尿病患者出现足部疾病的概率达68%，症状表现为胼胝、锤状趾、外周血管疾病和自主神经病变[2]。

病因学

神经病变

糖尿病患者的很多足部并发症起自感觉性神经病变，以及轻度的自主与运动神经病变。微循环和氧供变差引起有髓鞘和无髓鞘神经纤维的坏死。此外，高血糖和血管病变可以造成山梨醇和糖基化代谢产物在神经的积聚[3]。这些改变逐渐进展，引起神经传导速度减慢[4]。研究证明，通过阻断醛糖还原酶可降低山梨醇的生成，进而减缓其积聚，但是其应用效果仍不明确[5]。尽管糖尿病神经病变的确切病因仍然不明，但血糖控制不佳，以及年龄和体重，已被证明会增加患病风险[6]。

在糖尿病患者的神经性病变中，感觉神经病变合并过高的机械应力，是引起足部溃疡和感染的主要始动因素[7]。感觉改变通常呈袜套样表现，首先累及肢体远端，然后向近端发展。轻触觉、本体感觉、温度觉和疼痛感知的共同减弱，使得患者在反复的微创伤后更易于发生组织损伤。然而，失去感觉本身并不会造成足部并发症。Brand[8]在其综述中强调，炎症与组织损害是一定程度的反复应力作用于一个特定的失去感觉的区域的结果。来自地面、鞋子或其他邻近足趾的压力或剪切力导致溃疡形成，由于缺乏正常的神经保护机制，溃疡常因骨突的存在而加重。

自主与运动神经病变在糖尿病足的发病中也起到了重要的作用。自主神经功能异常已经证实与糖尿病患者足溃疡有关[9]。自主神经系统的病变造成皮肤正常排汗调节功能、皮肤温度调节功能和血运调节能力丧失，导致局部组织柔韧性降低，形成厚的胼胝，以及更易破碎和开裂。此外，正常排汗能力的丧失阻断了局部组织的再水化，造成组织进一步破坏，使得深部组织更易于细菌定植[4]。

运动神经病变在糖尿病足的发病中也起到了一定作用，足内在肌的挛缩造成典型的爪状趾畸形。跖趾关节的过伸也被证明能够直接增加跖骨头下压力，使得该部位更易形成溃疡[10]。近趾间关节屈曲造成突起的趾间关节背侧与趾尖跖侧形成溃疡的风险增加。

血管疾病

血管疾病在糖尿病患者中常见，并会影响所有糖尿病足的预后及治疗过程。一般来讲，外周血管疾病包括大、小血管病变，在糖尿病患者中受累人数更多，病程进展更快。据文献报道，基底膜改变造成毛细血管压力增大与血流减少。与周期性的反复创伤结合神经性病变造成的损害相比，血管疾病造成软组织损害的作用较小[3]。

诊断

病史与体格检查

临床特点

应行双下肢膝关节以下部分的彻底查体。查体要至少每年进行一次，对于高危人群应更为频繁。重要的体征有以下几点：

- 记录步态异常。
- 检查鞋子的磨损情况，以及有无外物突入鞋内部。
- 检查血管搏动、毛发生长、皮温和毛细血管再充盈情况以判断有无血管疾病。
- 观察足与足跟部的异常，详细记录爪状趾、锤状趾、𝆏囊炎、皮肤破裂、溃疡、足跟姿势（内/外翻），或是足形状改变等。
- 如果存在溃疡，则要记录其位置、大小、是否有变红或渗出（图5.1）。
- 临床医生应当观察有无水肿或是炎症的表现，这是神经性血管病变或是应力骨折的早期体征。
- 检查关节的稳定性。
- 如徒手肌力检查显示无力，则表明有肌腱或是神经功能障碍。

此外，全面的神经学检查应当包括反射、运动和感觉功能的检查，如下：

- 定性的感觉检查，如轻触觉、两点辨别觉、针刺

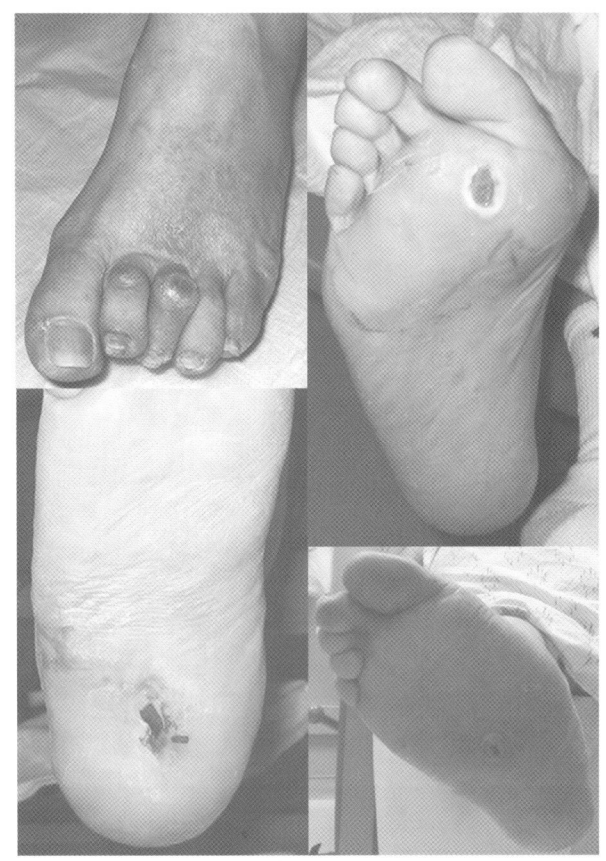

图5.1 （A）足趾背侧溃疡；（B）足底跖骨头处溃疡；（C）足跟溃疡；（D）继发于摇椅底畸形的中足溃疡。

觉和本体感觉。

- 定量的感觉检查，最常使用Semmes-Weinstein尼龙单丝进行压力检查（图5.2）。检查时垂直将单丝压在皮肤上至其弯曲。能感知5.07单丝压力被认为是感觉正常的标准。但是要认识到仍有10%可以感知5.07单丝的患者会出现溃疡[7]。

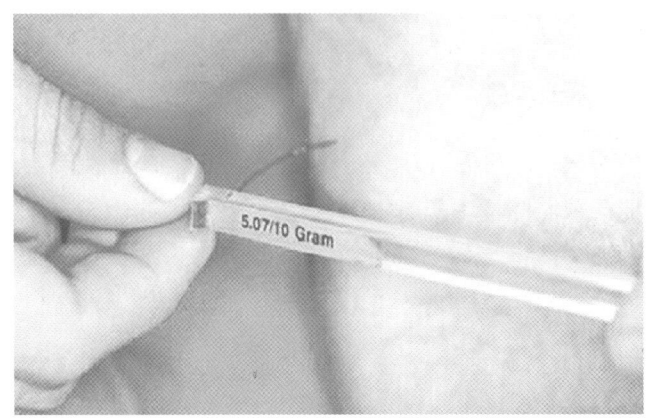

图5.2 使用5.07/10 g尼龙单丝检查患者足部。

血管检查

非侵入性血管检查可以为临床查体增加参考,最常用的检查是动脉多普勒超声。其数据由绝对压力或踝-肱指数表示。最初,踝-肱指数达到 0.45 被认为是截肢后伤口可愈合的最小值。而足趾血管压力测量的出现大大增加了超声检查的可靠性。足趾血管压力绝对值达到 40 mmHg 是伤口愈合标准的最小值。注意有动脉硬化性疾病的患者可能出现压力值假性升高的现象。

其他的血管检查包括皮肤灌注压和经皮氧分压的测定。前者是通过试验确定皮肤受压后阻断其再充盈所需的最小压力。后者也可用来确定截肢术后愈合的潜力[4]。压力如果小于 20 mmHg 则有很高的伤口感染风险,而高于 30 mmHg 表明有足够的愈合潜力。

实验室检查

血糖控制在糖尿病足的护理中非常重要。如果糖尿病代谢控制不佳则有较高发生溃疡的风险[11,12]。如果血红蛋白 A1c(糖化血红蛋白)升高,则溃疡愈合时间延长,以及复发的可能性增大[13,14]。应当监测这些指标的变化,因为其预示了患者依从性和愈合最优化的情况。

此外,还应检查血清总蛋白、血清白蛋白以及总淋巴细胞计数。利于组织愈合的最小值如下[15]:

- 血清总蛋白浓度高于 6.2 g/dl
- 血清白蛋白水平高于 3.5 g/dl
- 总淋巴细胞计数大于 1500 /mm^3

影像学特点

放射学检查

普通 X 线应当是一线的诊断性检查,用来评价糖尿病足可能造成的改变。这些改变包括应力性骨折、骨折、骨溶解/骨破坏、脱位、半脱位和足踝部骨性结构改变的情况。特殊的改变见于 Charcot 足,将在本章后面再讨论。

CT 检查

与传统的影像及 MRI 相比,使用计算机断层扫描(CT)可更为细致地观察骨性解剖。CT 用于评估皮质骨的细节和改变效果较佳,如评估术后骨折或融合的愈合情况。此外,CT 还可用于评估软组织疾病,如脓肿。不过 MRI 更多用于分析软组织疾病,因为其可分辨各种类型的组织与突起。

磁共振检查

MRI 对于各种原因造成的软组织和骨组织改变都非常敏感,如应力骨折、脓肿、骨髓炎或神经性关节病变等。但是对于分辨 Charcot 关节与骨髓炎有困难。因两种病变都有骨髓水肿与侵蚀样改变,这将在后面详述。

骨扫描与白细胞标记扫描

在 Charcot 关节和骨髓炎的检查中,核素锝-99 m(^{99m}Tc)骨扫描被认为比 X 线更为敏感。但是相对于 MRI,骨扫描敏感性略差[1]。尽管阴性结果可很好地证明不存在神经性关节病变,但阳性结果却具有高度的非特异性。在骨扫描的 3 个阶段核素摄入均增高提示有感染或 Charcot 关节病。蜂窝织炎和软组织感染可见第 2 阶段摄入增高,第 3 阶段扫描阳性表明有骨内的炎症,但扫描本身不能区别 Charcot 关节和骨髓炎[16]。

镓-67 扫描可用于软组织感染和骨髓炎的检查,特别是慢性病程者。其特异性较 ^{99m}Tc 高。但是与白细胞标记扫描相比,其特异性较低,且其使用受成像时间过长(>24 小时)以及放射性积累较多的限制[17]。

铟-111(^{111}In)白细胞标记扫描在检查感染方面可提供比锝标记的骨扫描更高的特异性与敏感性,特别结合 ^{99m}Tc 扫描时效果更佳[18,19]。理论上讲,^{111}铟标记扫描可用于骨髓炎的评价,分辨要分析的局部病变是软组织感染还是 Charcot 关节病。但是临床上可能对于分辨两者有一定困难。铟扫描的核素脉冲较锝少,其分辨空间形态也较为困难。且慢性 Charcot 关节病还可见骨髓活动性表现,导致假阳性结果。临床医生应当注意,如果存在溃疡且其表面有敷料覆盖,扫描结果所示的铟募集可能对诊断造成误导。总体上说,如果临床上怀疑的病变部位在 ^{111}In 和 ^{99m}Tc 扫描中均呈阳性,则骨髓炎的可能性大。

溃 疡

引 言

持续的压力作用于糖尿病足神经病变区域导致溃疡出现。患者反复发生溃疡,且有时需要进行再次截肢手术[20],因而需要家庭护理和社区服务,故用于溃疡护理的长期开销较大。溃疡经常会继发感染,因此应积极治疗。

病理机制

流行病学

每年新发糖尿病足溃疡的发病率平均约为 2.2%[21]。出现糖尿病足溃疡的风险包括既往或现有的溃疡；神经残疾评分的改变，包括振动、温度、针刺感；跟腱反射异常；有足科就医经历；对 10 g 尼龙单丝不敏感；脉搏搏动减弱；足部畸形；高龄；踝关节反射异常。在这些风险因素中，既往或现有的溃疡、神经残疾评分异常以及先前有足科就医经历等因素被认为新发足部溃疡的风险最高。10 g 单丝试验、神经残疾评分和足部动脉搏动三项联合通常被建议用作日常工作中糖尿病足的筛查指标[21]。

病理生理

足部溃疡的病理生理学改变由以下因素造成：感觉神经病变、自主神经改变造成局部组织更易于开裂、作用于无保护的骨性突起表面的持续性压力。

分型

Meggitt[21a] 和 Wagner[15,21b] 提出糖尿病足损伤的 6 个分级（表 5.1）。另一常用的分型系统是深度/缺血分型[22]，即改良的 Meggitt-Wagner 分型，把足部损伤与血管灌注分开评价（表 5.2 和图 5.3～图 5.6）。

诊 断

病史和体格检查

临床特点

大多数糖尿病足溃疡发生于前足，跟部与中足部次之。治疗所有足部溃疡时必须关注其深度与血运状态，以及有无感染存在。这些因素，加上溃疡出现的部位以及足部畸形的形态，如爪状趾等，都要予以详细记录。溃疡的深度决定了是否需要手术干预，血运情况有助于评价组织有无愈合能力。如果考虑有血管病变，如表现为脉搏减弱和趾背毛发稀少，应请血管

表 5.1　Wagner 糖尿病足溃疡分型

分级	定义	描述
0	足部有溃疡风险	存在厚胼胝、骨突，皮肤无破损
1	浅溃疡	全层皮肤遭到破坏
2	深溃疡	穿透皮肤、脂肪和韧带组织，但是没有穿透骨质
3	有脓肿的深部溃疡	局部的骨髓炎或脓肿
4	局限性坏疽	局限性的足趾或足坏死
5	广泛坏疽	全足坏死，伴有系统性症状

表 5.2　经 Brodsky 改良的 Wagner 溃疡深度/缺血分型

分级	描述
深度分型	
0	足部有风险，无溃疡（图 5.3）
1	表浅的溃疡，无感染（图 5.4）
2	暴露肌腱或关节的深部溃疡，伴或不伴浅层感染（图 5.5）
3	暴露骨质的大面积溃疡和深部感染（图 5.6）
缺血分型	
A	没有缺血
B	缺血无坏疽
C	部分（前足）坏疽
D	全足坏疽

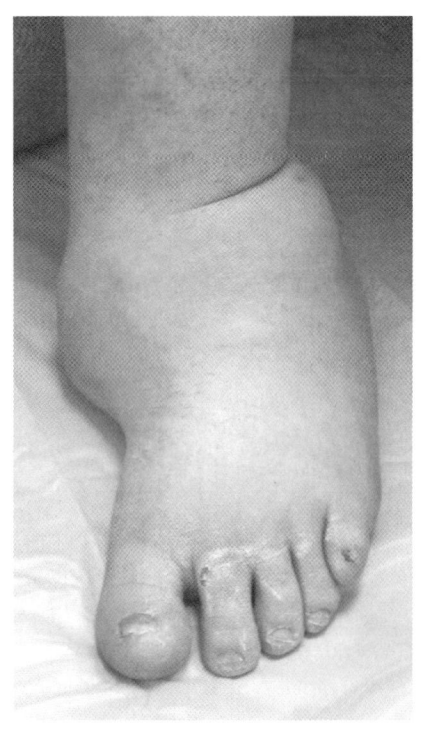

图 5.3　0 级溃疡：足部有发生溃疡的风险。

专科医生会诊。判断有无感染非常关键，因为溃疡周围的红肿和脓性渗出通常需要住院治疗，行静脉应用抗生素和手术清创。

治 疗

0级伤口如果足部有溃疡风险可采用改造鞋子、模具式内垫或是加深的鞋子来治疗，并进行患者教育，定期随访。一旦出现皮肤开裂，则必须进行积极的干预，以免损伤进一步发展。缓解1级伤口所受外来压力的方法有，穿术后鞋、使用足踝支具、穿预制可行走支具，或使用全接触石膏。这些选择中，全接触石膏被证实有最高的愈合率和最短的愈合时间[23]。1级与2级伤口治疗的愈合率达90%，平均愈合时间为5.5周。对于复发的溃疡，使用第2个石膏后平均2周内有81%的溃疡愈合[24]。

除了恰当的减压受压部位以外，还需要恰当的溃疡伤口护理，以避免组织脱水性细胞坏死，加速伤口愈合。正确的敷料能够吸收溃疡的渗出液，并起到隔离污染的屏障作用，避免伤口干燥，并且易于更换[25]。有一系列的产品可用于溃疡伤口的治疗，它们各有不同的作用，包括保湿、减少渗液/浸渍、避免局部压力与剪切力、吸收渗出、清除坏死组织、释放抗生素、控制异味、贴服皮肤伤口并可局部加压。

此外，如果溃疡治疗无效或是怀疑出现血管问题，要考虑进一步进行血管手术的评价。为了使组织愈合有良好的血液灌注条件，需要放置血管支架或行血管搭桥手术。

手术指征为局部压力改善失败或评级较高的伤口。2级和3级伤口需要进行手术干预，3级伤口需要应用抗生素，还可能需要截肢。与身体其他部位对比，后足溃疡因局部组织很难减压且血运也很差，故更需要手术干预。

手术方法包括溃疡清创、骨突切除、足与踝关节畸形矫正等。纠正爪状趾或锤状趾可以减少前足背侧溃疡的发生率或复发率。此外，也可考虑行跟腱延长术，以减轻前足或中足跖侧的压力。一项研究发现，与单纯采用全接触石膏者相比，患者行跟腱延长后并采用全接触石膏固定，跖底溃疡的发病率术后7个月内减少了75%，2年内减少了52%[26]。

并发症

全接触石膏的应用可引发骨突部位新的溃疡，特

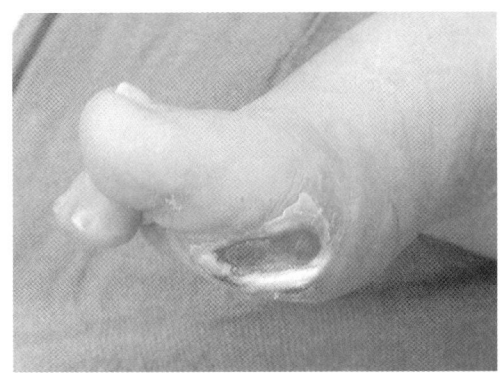

图5.4　1级溃疡：未感染的表浅溃疡。

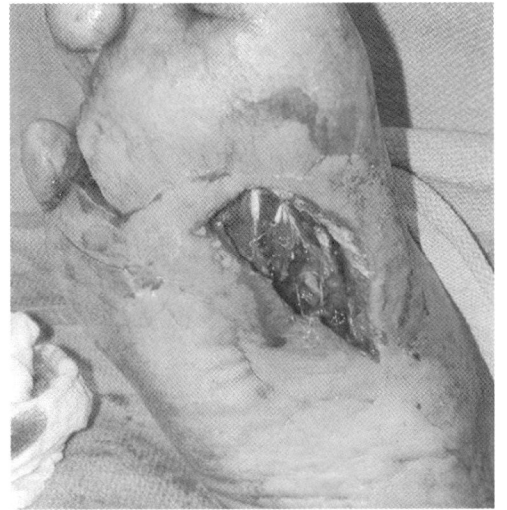

图5.5　2级溃疡：暴露肌腱的溃疡。

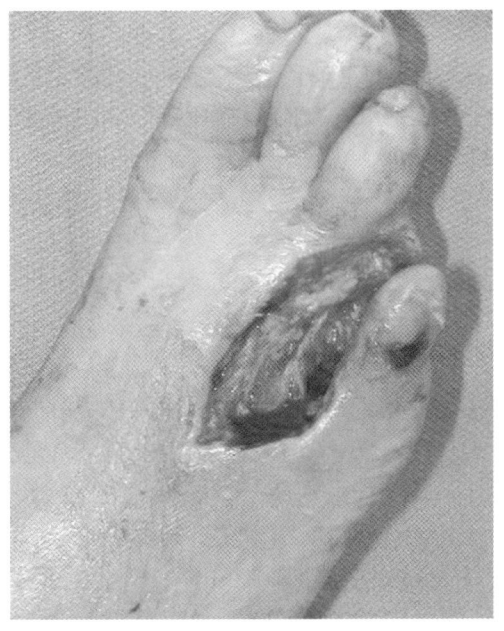

图5.6　3级溃疡：大面积溃疡，暴露骨质，伴有深部感染和脓肿。

别是踝部、第 5 跖骨基底结节、足趾和胫前肌前方的皮肤。为了减少此类并发症，应当制作一个很好贴服足趾的石膏，并定期检查有无松动，因为松动可造成活塞样的摩擦。此外将石膏置于踝关节中立位可避免胫前肌的应力过大[7]。

手术清创后以及高压区切除后仍然不愈合的溃疡，可能有缺血、减压不充分、残留感染或是营养不良的问题[7]。尽管人们常常喜欢保肢，但是截肢也是治疗方法之一。患者有溃疡病史时其截肢风险可显著增高。有溃疡的糖尿病患者 5 年截肢率达 19%[27]。因此积极的溃疡治疗至关重要。

跟腱延长术后也可能出现并发症。Holstein 等发现[28]，局部完全丧失感觉的患者以及术后将足置于极度背伸位者，其足跟处出现转移性损伤的发生率增高。他们反对对于足后跟软组织完全无感觉的患者行跟腱延长术，建议医生行该手术前要能够认识和治疗并发症。一旦进行了延长术，患者必须用支具、夹板或是石膏保护，将踝关节置于中立或是跖屈位。

感 染

发病机制

流行病学

糖尿病足的感染通常是多菌群感染，尽管有时也可为单一菌群感染。常见的细菌有革兰染色阳性球菌，如葡萄球菌和乙型链球菌以及肠球菌；革兰染色阴性需氧杆菌（大肠杆菌、肠杆菌、变形杆菌、假单胞菌）；厌氧菌（脆弱拟杆菌、梭菌、拟杆菌）。在以上列出的微生物中，最常见的是金黄色葡萄球菌、链球菌和肠球菌。但是，最重要的是要牢记除了其他的细菌以外，1/3 的糖尿病足感染者厌氧菌检查都是阳性[4,7]。

病理生理

糖尿病患者易于出现感染的原因很多。自主神经功能障碍导致皮肤易于破裂和开裂，造成外源细菌侵入。成纤维细胞功能减退致使胶原产生减少，软组织强度削弱，造成患者组织易于破坏[4]。化学趋向性改变导致白细胞反应效率低下[29]。此外，高血糖、氧分压降低和营养不良等可共同引发组织水肿、酸积聚、高渗和低效无氧代谢。此类环境适合细菌生长，并阻碍了白细胞的功能[7]。此外，血管疾病可造成抗生素运输受限，进一步造成细菌清除效率降低。

诊 断

病史和体格检查

临床特点

应当进行诊断性细菌培养，根据细菌敏感性调整抗生素的应用。正确的取样技术很关键。以浅层的拭子在溃疡、窦道或较深伤口表层的取样培养结果，很难与实际感染深部组织的细菌相一致[30-32]。更为可靠的方式是通过手术获得深层组织活检，以及怀疑骨髓炎时取骨活检。在门诊，刮取溃疡基底部取样可获得与深层组织培养较好的一致性，结果优于浅层拭子取样。样本要进行有氧与无氧培养，同时要进行病理学检查，以明确组织和骨中有无炎症表现。对于已经使用了抗生素的患者，可能培养结果为阴性。为取得阳性的培养结果，可以考虑手术取样前停用几天抗生素[7]。

影像学特点

除了基本的 X 线片，应当进行 MRI 检查，以明确局部感染，检查积液和脓肿的大小，并评价感染的范围和程度。MRI 在评价感染方面已经被证实有很高的敏感性与特异性[25]。MRI 结果中，感染表现为 T2 像信号增强。骨髓炎患者中，感染的骨髓组织与正常组织相比可能有 T2 像信号增强表现。尽管并不是所有的感染都要进行 MRI 检查，但是在住院早期进行 MRI 检查可引导医生做出快速而准确的诊断，从而有很好的性价比[33]。不过要记得 MRI 并不能鉴别 Charcot 关节病与骨髓炎。

治 疗

治疗原则

严重感染或有脓肿的伤口应当积极地扩创，直至到达有活性的出血组织；扩创不应仅限于表浅的皮肤组织。要在保持稳定性与去除病灶之间找到平衡点。行脓肿引流时应取纵行直切口，以增加灵活性，并利于愈合[7]。有骨髓炎的区域应当行尽量大范围的扩创，同时要考虑足的稳定性与清除病灶之间的平衡。除手术治疗以外，严重的感染伤口还通常需要住院进行静脉抗生素治疗。治疗的时间和抗生素的选择要根据细菌培养结果、感染程度以及治疗取得的临床反应。此外还可考虑请感染科医生会诊。

骨髓炎的手术治疗

前足骨髓炎

足趾的骨髓炎必须进行整个足趾或是部分足趾的离断切除术。由于感染可通过屈、伸肌腱扩散，切除足趾后要挤压前足，观察近端残余肌腱周围有无脓性物质，这一点很重要。另一个重点是，不管截肢的平面在哪，都要保留充分的皮肤与皮下组织，以一期闭合切口。由于失去邻趾支撑和前足鞋子挤压，全趾切除后常见的并发症是相邻足趾移位畸形。

跖骨骨髓炎

最常出现骨髓炎的部位是跖骨头，因为此处骨突处的溃疡发生率很高。如果感染累及第1跖趾关节跖骨头部，往往需要进行部分或整个第1跖列切除。不过，如果感染只是限于局部，可仅切除跖骨头。重点要记住由于转移性病变发生率较高，可能需要进一步切除其他的跖骨头。如果受累的足趾尚有活力，应当予以保留以避免邻近足趾移位。如果不可能进行局部切除，则需行单跖列或多跖列的切除。这一手术由于患者术后对鞋子的适应性更好，因而优于经跖骨截肢术。

中足、后足和踝关节骨髓炎

中足骨髓炎通常是后足内翻畸形造成的第5跖骨基底部溃疡和骨髓炎。积极的扩创术后，如果切除了腓骨短肌腱或是肌腱未进行重建，畸形可能加重。如果不能进行肌腱重建，那么进一步需要采用三关节融合术来处理畸形。

后足骨髓炎可行部分或全跟骨切除术治疗。通常取纵行的后方或跖侧切口。但是据文献报道，部分跟骨切除的失败率很高[33a,33b]。负压敷料可利于伤口闭合。跟骨切除失败后，可行膝下截肢术。

踝关节骨髓炎通常由Charcot关节病的畸形引起。如果石膏、可穿脱靴或定制的踝足支具等非手术治疗失败，可于局部清创后行矫形融合手术。当骨髓炎是由静脉或动脉功能降低引起，或由压力性溃疡引发，则需要进行血管手术或是切除骨髓炎部位。更为严重的病例可能最终需要截肢。

Charcot 关节病

引 言

Charcot神经性骨关节病是渐进性的负重关节破坏性病变，最常见于足踝部。Charcot关节病最早由Jean Martin Charcot[34]在1868年最先提出。最初认为此疾病与脊髓痨感染有关，而1936年，Jordan[35]认识到Charcot关节病与糖尿病的相关性。1958年，Jacobs[36]发现糖尿病患者在早期需要反复进行影像学检查，密切跟踪其病理变化，特别是有复发性溃疡的患者。近年来，糖尿病已成为神经性骨关节病的首要病因。

发病机制

流行病学

据估计，糖尿病人群中Charcot关节病的发病率为1%～37%。一项1997年的回顾性研究调查了456名糖尿病患者，发现在X线片上出现Charcot关节改变的患者占1.4%[36a]。不过要注意到，与既往研究相比，Charcot关节病的发病率呈增高趋势，这可能源于疾病发病率的真实性升高，或是医生对此疾病的认识增强。男女发病率相似。约30%的患者为双侧足部受累[7]。

病理生理

Charcot神经性骨关节病的确切发病机制尚不明确。虽然其病理机制可能包含很多因素，目前存在两个主要学说。第一个是神经创伤学说，把骨质破坏归因于失去痛觉和本体感觉后遭受反复的机械损伤或是单发的创伤所导致。感觉功能异常使得患者无法对受累部位进行及时有效的减负，因而出现持续的压力和组织破坏。动物模型中Charcot去神经表现和力学创伤的出现为此学说提供了证据支持。但是临床上有的医生因观察到Charcot病也见于非负重关节，故对此学说提出怀疑。

第二个学说是神经血管学说。该学说认为骨质吸收和骨强度减弱继发于自主神经功能紊乱引发的病变区域血供增加。进而，反复的创伤造成骨破坏与不稳定。急性Charcot关节病变区出现骨转换与骨吸收标记物增加，提示可能有破骨活动增加。此外，骨密度研究发现患者存在骨质减少且发生神经病变性骨折的风险增加。

近来人们认识到炎性细胞因子,如肿瘤坏死因子和白介素1在此疾病中起一定作用。炎性细胞因子表达增加会刺激破骨细胞增殖。免疫染色已经证实,Charcot神经性骨关节病患者的病理学标本中出现炎性标记物与破骨细胞增加[37]。

糖尿病神经病变的严重程度并不一定和Charcot关节病的病程相关。严重的Charcot神经性关节病也可出现于轻度的2型糖尿病患者。

分 类

Eichenholtz分期法对Charcot关节病的进展进行分期:

- 0期:足部存在风险,缺少保护性感觉、出现红肿、临床有关节不稳定表现,但影像学表现正常。影像学可能会见到软组织肿胀。
- Ⅰ期:破坏期和急性期,在这一期影像学检查可见骨折、关节半脱位、骨质减少和关节周围破坏改变。临床上,可见皮温持续增高、红肿、肿胀和明显的韧带松弛。
- Ⅱ期:愈合期,影像学检查可见愈合和吸收的征象,有早期融合和硬化的表现。临床上,局部发热与肿胀减轻。影像学上可能存在骨周围有新骨形成、骨折愈合、中度的关节破坏、骨量减少和硬化等表现。
- Ⅲ期:重建期和慢性期,此期影像学检查可见关节病变、骨赘、软骨下硬化、多发骨折愈合,以及畸形加重。临床上不再有红肿或是皮温高,影像学上有骨愈合的表现。

Brodsky分型根据解剖位置描述了足部破坏塌陷的类型:

- 1型:中足的跗跖关节处受累。这是Charcot关节病最常见的发病部位,占所有病例的60%[38]。骨塌陷可造成僵硬性的摇椅样畸形伴有外翻成角。此类患者易于形成骨突,从而增加了溃疡出现的风险。
- 2型:塌陷累及距下关节和中跗关节(Chopart关节)。此型占所有病例的10%。
- 3A型:塌陷累及踝关节,占所有病例的20%。畸形可造成严重的外翻或内翻塌陷,伴溃疡复发和骨髓炎的风险增高。
- 3B型:包括跟骨结节骨折。晚期的畸形可造成更远端的足部改变,或是跟骨结节向近端移位。

Trepman等[39]后来将此分型进行改良,增加了4型和5型:

- 4型:合并多个受累区域同时发病或续贯发病。
- 5型:塌陷和畸形主要发生在前足。

Schon等[38,40-42]提出了更为精确的分型系统,该系统从临床与影像学角度阐明了中足病变的受累解剖位置和塌陷的严重程度(图5.7~图5.11)。

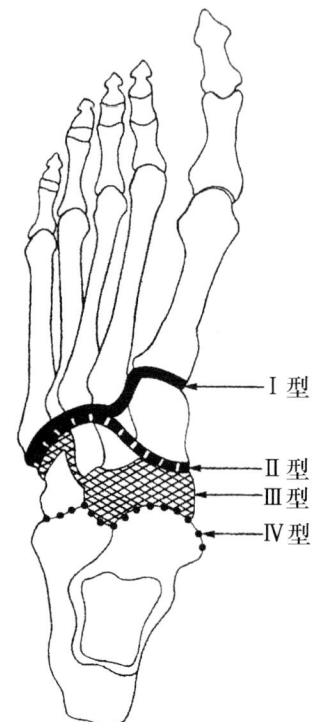

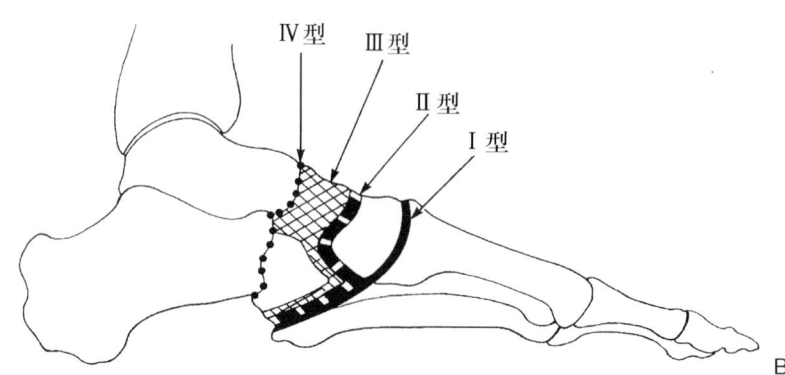

图5.7 图示慢性Charcot病变摇椅底畸形的分型:(A)前后面观;(B)侧面观。(From Schon LC, Weinfeld SB, Horton GA, et al. Acquired midfoot tarsus. Foot Ankle Int 1998; 19: 394-404.)

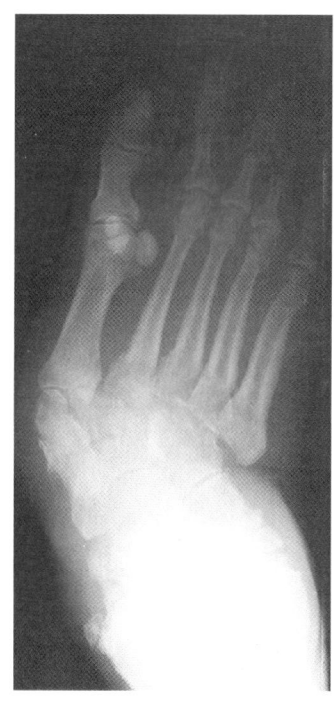

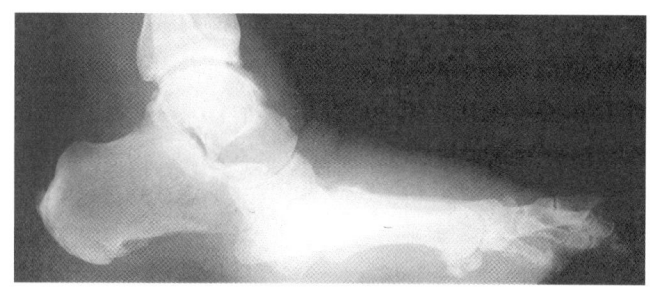

图 5.8　Schon Ⅰ型中度至重度畸形：(**A**) 正位；(**B**) 侧位。(From Schon LC, Easley ME, Cohen I, et al The acquired midtarsus deformity classification system: interobserver reliability and intraobserver reproducibility. Foot Ankle Int 2002；23：30-36.)

- Ⅰ型：畸形穿过整个 Lisfranc 关节；跖侧的突起从内侧开始，进展至 C 期（重度）蔓延至跖外侧；大多数此类型足为外展畸形。
- Ⅱ型：畸形发生于内侧舟楔关节，向外侧蔓延至第 4、5 跖骰关节。外侧可出现摇椅底样畸形，造成继发的外侧溃疡。
- Ⅲ型：舟骨周围型，因舟骨出现骨破坏、骨折或是骨坏死而引发。可造成内侧柱变短，伴足部旋后和内收，而外侧弓高度减低。即便在疾病更严重阶段，内侧足弓保持不变。因足部旋后、内收，而在外侧骰骨与第 5 跖骨下方外侧出现溃疡。
- Ⅳ型：跗骨横断型，发生在距舟关节和跟骰关节之间。畸形的形成是由于舟骨相对于距骨外侧半脱位和足部外展伴有跟骨外翻。最终，跟骨倾斜角减小，在跟骰关节处形成中央型摇椅底畸形。晚期造成距骨从舟骨关节面完全脱位，沿跟骰关节间形成溃疡。

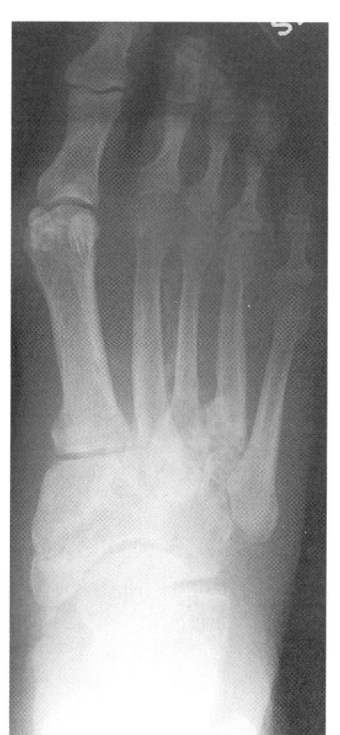

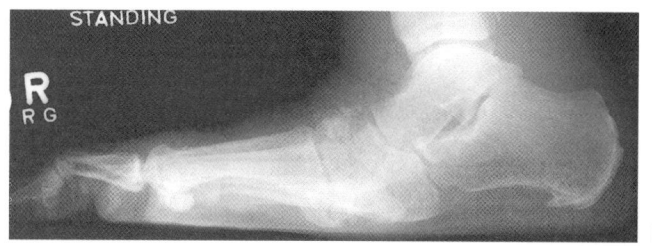

图 5.9　Schon Ⅱ型中度至重度畸形：(**A**) 正位；(**B**) 侧位。(From Schon LC, Easley ME, Cohen I, et al The acquired midtarsus deformity classification system: interobserver reliability and intraobserver reproducibility. Foot Ankle Int 2002；23：30-36.)

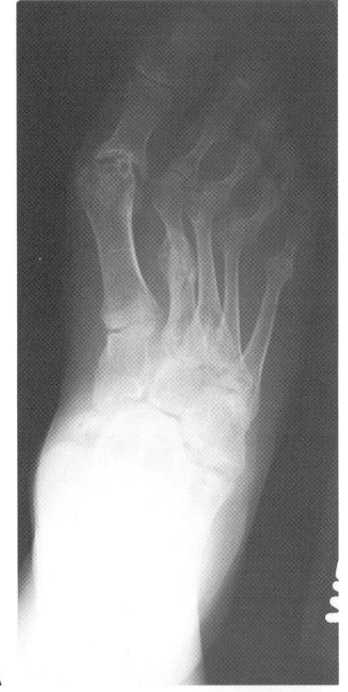

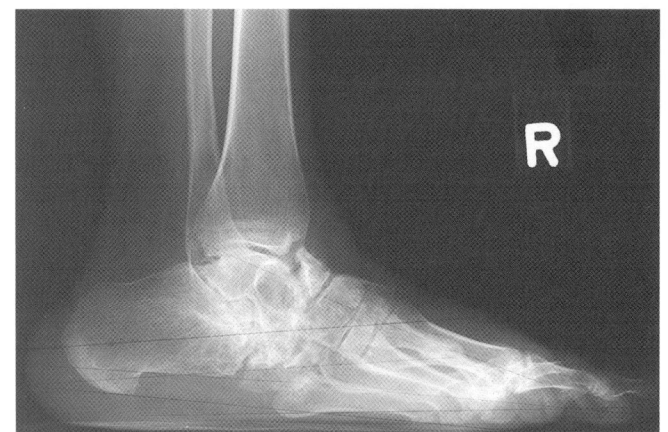

图5.10 Schon Ⅲ型中度至重度畸形：（A）正位；（B）侧位。（From Schon LC, Easley ME, Cohen I, et al The acquired midtarsus deformity classification system: interobserver reliability and intraobserver reproducibility. Foot Ankle Int 2002；23：30-36.）

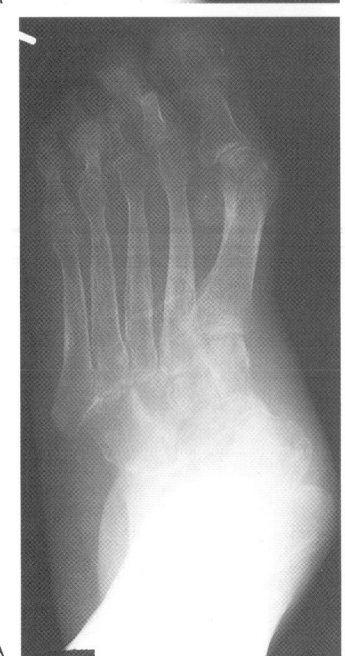

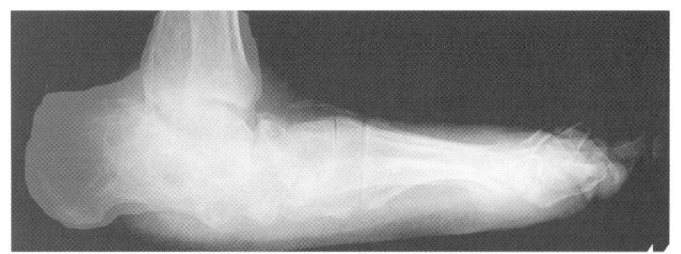

图5.11 Schon Ⅳ型中度至重度畸形：（A）正位；（B）侧位。（From Schon LC, Easley ME, Cohen I, et al The acquired midtarsus deformity classification system: interobserver reliability and intraobserver reproducibility. Foot Ankle Int 2002；23：30-36.）

上述4型都可能最终发展为摇椅底畸形和慢性溃疡。

Schon分型中对病情的严重程度分类如下（图5.12、图5.13）：

A期：患者足弓变低，足部形成溃疡的风险低。

B期：足弓塌陷；足弓与距骨头和跟骨处于同一个平面。

C期：足弓低于跟骨与距骨头形成的平面。C期预后很差，形成慢性溃疡和骨髓炎的风险很高。

Schon分型中对影像学严重程度分类如下（图5.14～图5.16）：

- 甲类——预后好，需要积极的长期手术或非手术干预的可能性较低。溃疡、感染和骨髓炎出现的风险低。需符合以下标准：
  a）正位距骨-第1跖骨角小于35°；
  b）侧位距骨-第1跖骨角小于30°；
  c）侧位跟骨-第5跖骨角大于0°；
  d）无脱位。

- 乙类——预后差，更可能需要积极的长期护理。溃疡、感染和骨髓炎出现的可能性高。符合以下任何一条即可归类为乙类：
    a) 正位距骨-第 1 跖骨角大于 35°；
    b) 侧位距骨-第 1 跖骨角大于 30°；
    c) 侧位跟骨-第 5 跖骨角小于 0°；
    d) 有脱位。

诊 断

病史和体格检查

临床特点

Charcot 关节病的查体需要根据神经性骨关节病的分期予以检查。在急性期，关节可有炎症表现，如肿胀、红斑、皮温增加等。此时的困难在于鉴别是否由感染致病，如蜂窝织炎、脓肿和骨髓炎，因感染和 Charcot 关节病二者临床症状相似。肢体抬高试验可有助于鉴别蜂窝织炎和 Charcot 关节病。Charcot 关节病在抬高肢体时肿胀和红肿减轻，而蜂窝织炎造成的皮肤变红不会随肢体抬高而减轻。MRI 也可用于

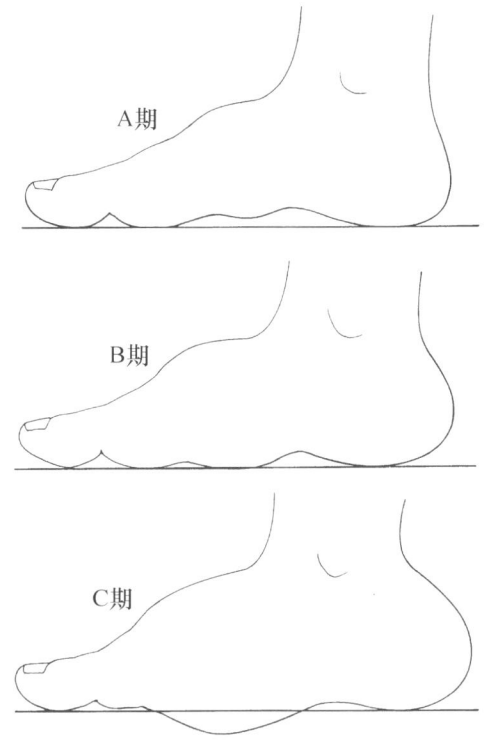

图 5.12 慢性 Charcot 关节病摇椅底畸形分期。（From Schon LC，Weinfeld SB，Horton GA，et al. Acquired midfoot tarsus. Fot Ankle Int 1998；19：394-404.）

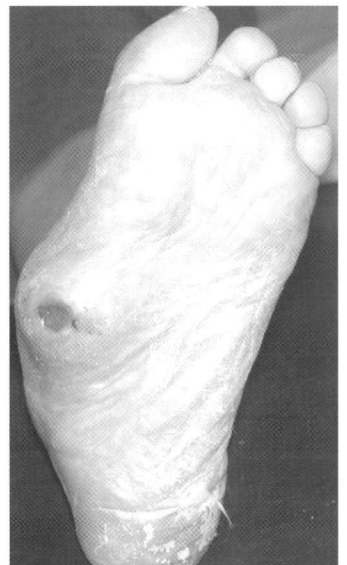

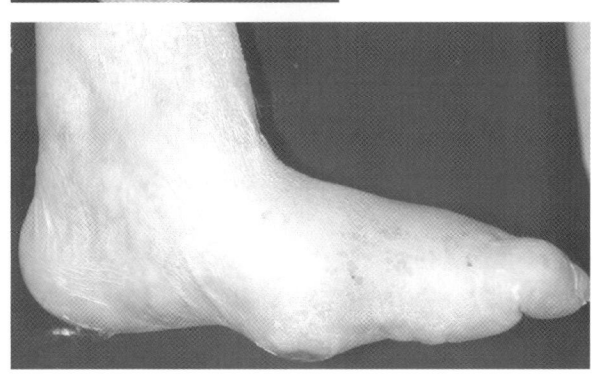

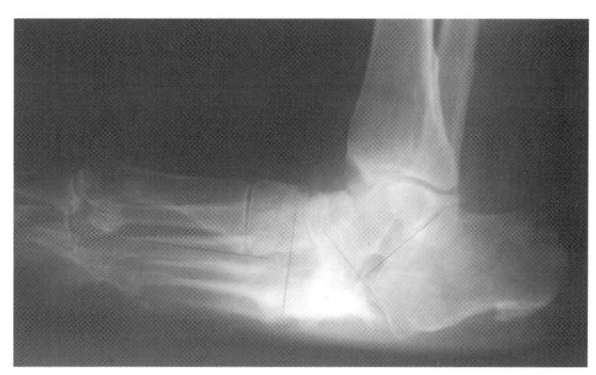

图 5.13 （A、B）摇椅底畸形伴溃疡的临床外观。（C）术前侧位 X 线片示骨髓炎与摇椅底畸形。

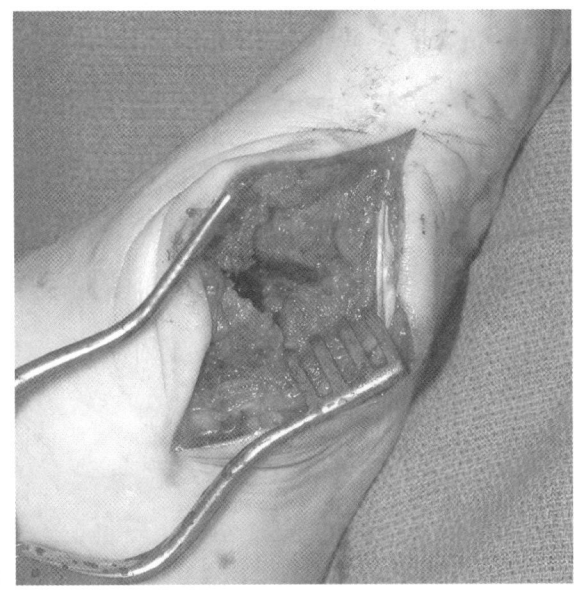
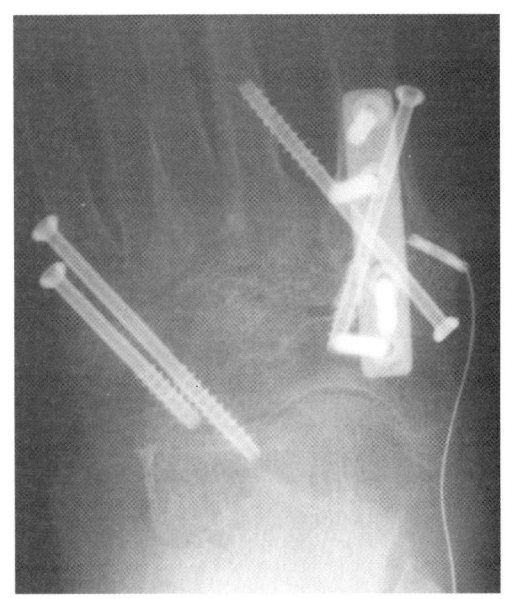
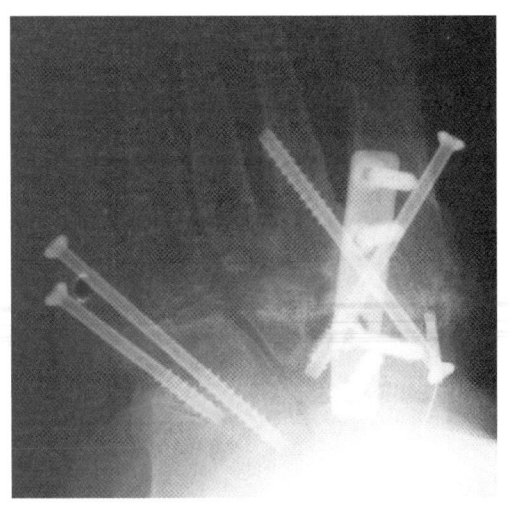
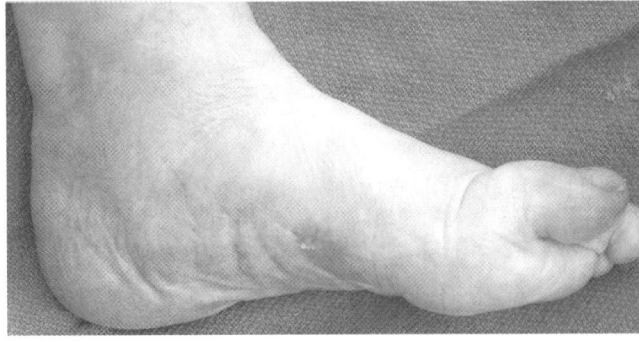

图5.13（续图） （D）术中通过内侧切口行楔形截骨。（E，F）术后斜位与侧位X线片示，使用接骨板固定截骨处，并用两枚斜行螺钉在第4、5跖骨和骰骨关节处行内固定。注意在足内侧内植了骨刺激器。（G）手术后6个月正位X线片。（H）行楔形截骨和接骨板内固定术后的临床外观。

鉴别蜂窝织炎、脓肿和Charcot关节病。

与急性Charcot关节病不同，亚急性和慢性Charcot关节病的特点是单个或多个关节的足部结构破坏。结构性改变可造成足外观变宽，跖侧或内侧和足外侧的骨突增大，足纵向出现塌陷，足跟处的跟骨倾斜角消失。

Charcot关节病患者中高达35%有溃疡形成[43]。因此完整的足踝部查体，寻找有无皮肤破损的迹象非常关键，并有助于骨髓炎的诊断。单纯骨髓炎而不伴有软组织破坏的情况在糖尿病患者中很罕见。系统性炎症表现如发热、实验室检查炎症指标升高（即红细胞沉降率、C反应蛋白）、白细胞升高都有助于鉴别这两种疾病。

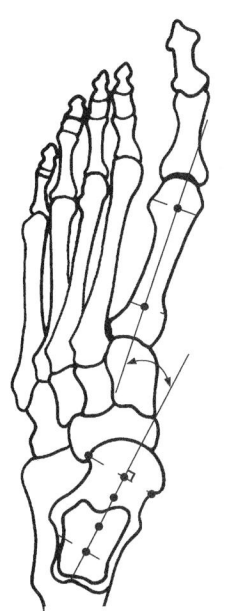

图 5.14 正位：距骨-第 1 跖骨角用来确定足的内收/外展角度。

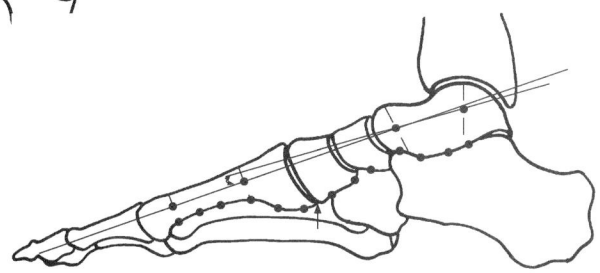

图 5.15 侧位：距骨-第 1 跖骨角用来测量内侧柱的畸形程度。

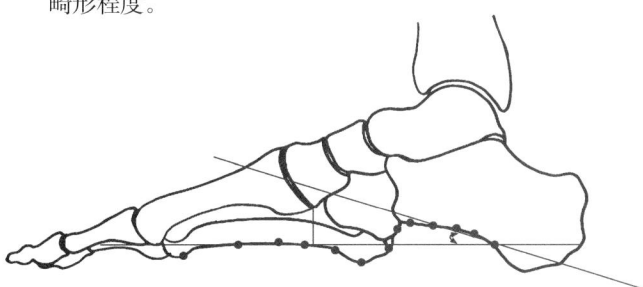

图 5.16 侧位：跟骨-第 5 跖骨角用来测量外侧柱的畸形程度。

临床上不能区别骨髓炎与 Charcot 关节病时，可进行可疑区域活检，检查有无急性和慢性的炎症及可能伴有的骨坏死和纤维化。

影像学特点

初步的影像学检查应当包括负重位的足部和踝部三个投照角度的 X 线检查。一旦疾病进展至后期，出现结构性改变，则 X 线检查可见足部破坏。但在疾病早期影像学表现可能为阴性。如有 Charcot 关节病改变，则可能会出现以下的影像学表现（图 5.17）：

- 新的骨突出

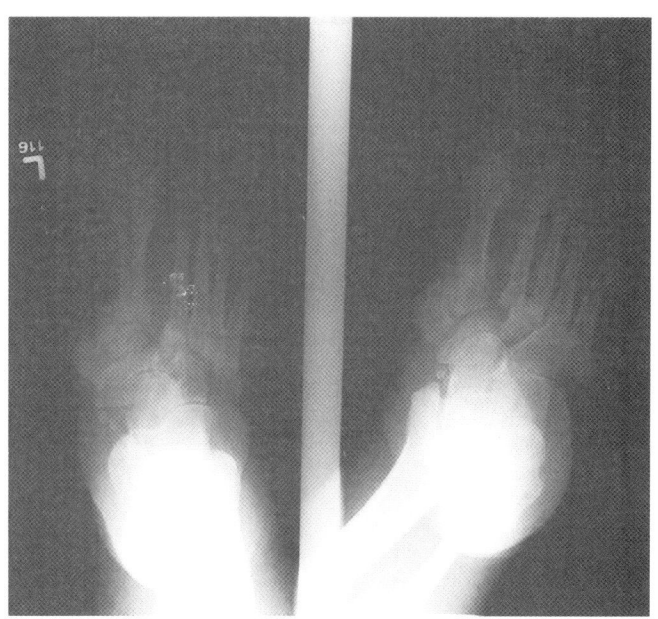

图 5.17 Charcot 关节病典型的 X 线影像学表现：可见骨突出、骨折与脱位、骨碎裂、新骨形成、跖骨基底部间隙变大，以及骨骼解剖出现大量改变。

- 骨折与脱位
- 骨压缩
- 骨质碎裂
- 疏松的新骨形成
- 骨间隙变大
- 骨骼解剖关系明显改变

如果初步影像学检查为阴性或怀疑有骨髓炎或脓肿，则可行进一步高级别的影像检查。MRI 可以用于排除蜂窝织炎引起的积液或软组织炎症。但是 MRI 不能鉴别骨髓炎和 Charcot 关节病，因为二者的病变都表现为 T2 像高信号与骨的侵蚀样改变。

联合进行 ^{99m}Tc 骨扫描与 ^{111}In 白细胞标记扫描可有助于鉴别骨髓炎和 Charcot 关节病。如果铟扫描为阳性，且软组织和骨内的积聚空间形态与 ^{99}锝扫描的结果相似，则很可能存在骨质内感染。如前面章节内所述，要谨慎解释 ^{111}铟扫描的结果，因为造血期骨髓活跃可表现为假阳性。可在检查时加入含有硫胶体的第三种制剂，以排除活跃的骨髓部分。不过这增加了检查的复杂性，并提高了检查成本。

治 疗

治疗流程根据 Eichenholtz 和 Schon 畸形分型制定（表 5.3）。

表 5.3　基于 Eichenholtz 和 Schon 畸形分型的治疗流程

分型	处理措施
Eichenholtz Ⅰ型（任何分型与分期）	抬高，限制负重，石膏或支具固定
Eichenholtz Ⅱ型（任何分型与分期）	行走石膏，支具，定制的踝足支具，限制活动
Eichenholtz Ⅲ型或没有神经病变：Ⅰ～Ⅳ型（无症状），A、B、C期	加深鞋子，适应性矫形支具，偶尔需要定制踝足支具
Ⅰ～Ⅳ型（有症状，即使使用了支具、石膏或是加深鞋子和适应性矫形器仍有溃疡复发）	融合术（见表5.5）
Ⅰ～Ⅳ型（如果有骨髓炎）	切除骨髓炎部分，重新使足部对线，行外固定治疗

非手术治疗

大多数 Charcot 神经性骨关节病可以行非手术治疗。手术固定不会加速愈合。相反，手术因可能造成新的不稳以及可能有内固定周围骨折，所以可暂时延迟病变区域的愈合。

Charcot 关节病治疗目标包含以下内容：
1. 达到 Eichenholtz Ⅲ期骨愈合。
2. 最大程度减少软组织损伤和溃疡形成。
3. 维持正常行走。

急性 Charcot 关节病的初步治疗包括严格抬高患肢、禁负重、制动——最好使用全接触石膏，并常更换石膏。为避免皮肤受到的压力增加，不要进行骨折的闭合复位。管型石膏最受欢迎，因为它可以贴服肿胀的肢体表面，并避免患者擅自去除固定。可拆除的装置，如限制踝关节活动的足靴，也可用于 Charcot 关节病的治疗，但是在急性期因不能提供服贴的支撑会造成压力性褥疮，而且患者可能不依从使用，因而其应用受限。当使用全接触石膏时，因为初步固定后肿胀减轻，故最初的石膏需要在1周内更换。服贴不佳的石膏可造成摩擦性溃疡。石膏要持续使用至患者进入慢性期，前足病变可能需要6个月的时间，而后足与踝病变需要24个月进行入慢性期。

双膦酸盐类药物试验已经证实可纠正 Charcot 关节病的骨量减少。短期的研究已经证实骨转化指标在使用帕米膦酸二钠和阿仑膦酸钠后降低[44,45]。但是还需要进一步研究以证实长期疗效。患者每日接受降钙素治疗也会降低骨转化指标，但是6个月的结果没有统计学差异[46]。

非手术治疗在超过70%的病例中获得了成功。但是在后足与踝关节的 Charcot 关节病患者中成功率较低。终末期神经性骨关节病可遗留严重的畸形，需要患者持续穿足部支具，如后方壳样踝足支具、后足托或是特殊的鞋子，以减少之后溃疡的发生。

手术治疗

手术指征与禁忌证

Charcot 关节病的手术选择有截骨术及关节融合术。截骨术可采用坚强的内固定或外固定以获得一个宽大的骨面利于愈合。尽管急性神经性骨关节病变很少需要行手术治疗，其手术指征如下：

- 尽管进行石膏固定，仍有即将出现或是复发的皮肤破损。
- 急性可复性后足或中足脱位。
- 炎症控制后，仍存在明显的不稳定或足部不能跖行。
- Charcot 神经性骨关节病前出现有移位的骨折（如距骨、跟骨或踝关节）。
- 开放骨折或是开放脱位。
- Charcot 神经性骨关节病伴有深部感染（如骨髓炎或关节感染）。

慢性神经性骨关节病变患者的手术指征如下：

- 严重畸形与对线不良，不能使用支具或定制鞋具（如 Schon C 或乙类）。
- 溃疡复发。
- 混合感染。
- 不稳定。
- 疼痛伴畸形，不能恢复日常活动。

值得注意的是，Bevan 和 Tomlinson[47] 研究发现，乙类分型与发生中足溃疡之间具有显著的相关性。他们总结认为，乙类 Charcot 关节病应当积极治疗，通过矫形和融合避免溃疡形成以及最终可能引发的截肢。

手术的相对禁忌证如下：

- 伴有临床炎症症状的Ⅰ、Ⅱ、Ⅲ期 Charcot 关节病变。
- 需要进一步检查的伴发疾病。
- 血供不佳。
- 溃疡有渗液或是感染经一期清创和静脉抗生素治疗后还需要二期处理。
- 骨量不足——考虑采用外固定以维持复位。

伴有溃疡或骨髓炎的 Charcot 关节病的治疗

患者有 Charcot 关节病及溃疡有渗出时的治疗与单纯有溃疡的治疗截然不同。内固定后有发生持续感染的风险，需要使用外固定稳定畸形复位后的位置（表 5.4）。

特殊手术技术

骨切除术

骨切除是切除因骨折和骨破坏形成的骨性突起，它们在慢性期形成了固定性的骨畸形。骰骨最常受累。骨切除术的指征是骨突造成的持续性溃疡，通过石膏和支具以及未行确切畸形矫正和融合的一期溃疡处理后不能治愈。禁忌证是不稳定的畸形，这种情况下行骨切除手术可能造成稳定性进一步丧失。骨切除术包括行外侧切口至骰骨，内侧切口至舟骨或楔骨，跖侧切口至中央骨质。然后切除骨性突起。如存在溃疡或感染，则一并行清创。伤口可以开放旷置，使用负压吸引敷料覆盖，或采用减张缝合关闭。还应当评估并确定患者是否需要行跟腱延长或腓肠肌松解术。

关节融合术/截骨术

对于复发性溃疡、无法佩带正常支具或足具的畸形、严重对线不良和严重不稳定，以及因疼痛影响功能的患者，需要考虑进行截骨矫形和融合术（表 5.5 和图 5.13）[42]。

表 5.4 有畸形和溃疡的患者的治疗选择

分级	治疗
畸形，不伴溃疡或没有溃疡史	以跖侧接骨板、螺钉，可能还需要外固定来固定矫正的畸形
畸形，伴表浅的无渗出的溃疡	一期清创，以跖侧接骨板、螺钉，可能还需要外固定来固定矫正的畸形
畸形，伴有渗出的溃疡，无骨质受累	静脉应用抗生素并分两期手术，一期清创，二期待组织恢复健康后再行畸形矫正，使用接骨板和螺钉固定
畸形，伴有渗出的溃疡，溃疡深达骨质	静脉应用抗生素并分两期手术，一期清创，延迟行畸形矫正，以外固定架、经皮螺钉、克氏针固定。避免使用跖侧接骨板和螺钉固定

严重的畸形需要进行第 1～第 5 跖跗关节融合术，该手术有效而且必要。根据畸形的部位，可能还需要融合舟楔关节、距舟关节和跟骰关节。外侧柱塌陷已经证实对于严重摇椅底畸形的患者有很大的破坏性。因此还要考虑对外侧柱进行额外的融合。Raikin 和 Schon[18] 证实患者通过外侧柱融合术治疗后疼痛缓解，美国足踝外科协会中足评分改善。

手术固定应当采用跖侧接骨板（图 5.13），如果可能还可使用骨块间螺钉。由于固定位于畸形的张力

表 5.5 Schon 畸形分型的融合技术

畸形分型	方法
中足	
ⅠA	采用螺钉或跖侧接骨板融合受累的跗楔关节
ⅠB	内侧使用跖侧接骨板融合受累的跗楔关节。如果患者第 4、5 跖骰关节塌陷，也需要融合并行外侧跖侧接骨板固定
ⅠC	通过跖侧闭合楔形截骨融合整个跗跖关节复合体，在内侧和外侧以跖侧接骨板固定
ⅡA	使用跖侧接骨板或螺钉融合舟楔关节
ⅡB	使用跖侧接骨板或螺钉融合舟楔关节和有塌陷的第 4、5 跖骰关节
ⅡC	通过基底在跖侧的楔形闭合截骨和内侧、外侧跖侧接骨板融合距-舟-楔关节以及第 4、5 跖骰关节
ⅢA	融合距舟关节和/或舟楔关节
ⅢB	以跖侧接骨板融合距舟关节和/或舟楔关节，以及有塌陷的第 4、5 跖骰关节
ⅢC	以闭合楔形截骨融合整个受累的中跗关节，从内、外侧使用跖侧接骨板固定
ⅣA	三关节融合
ⅣB	三关节融合
ⅣC	三关节融合；可能需要跖侧闭合楔形截骨和应用内、外侧跖侧接骨板
踝关节	
缺血坏死无骨髓炎	胫跟融合术，通过髓内针、接骨板或外固定架固定
关节炎，无骨髓炎	胫距跟融合术，通过螺钉、髓内针或外固定架固定
骨髓炎或开放溃疡	胫距跟融合或胫跟融合，使用外固定架固定

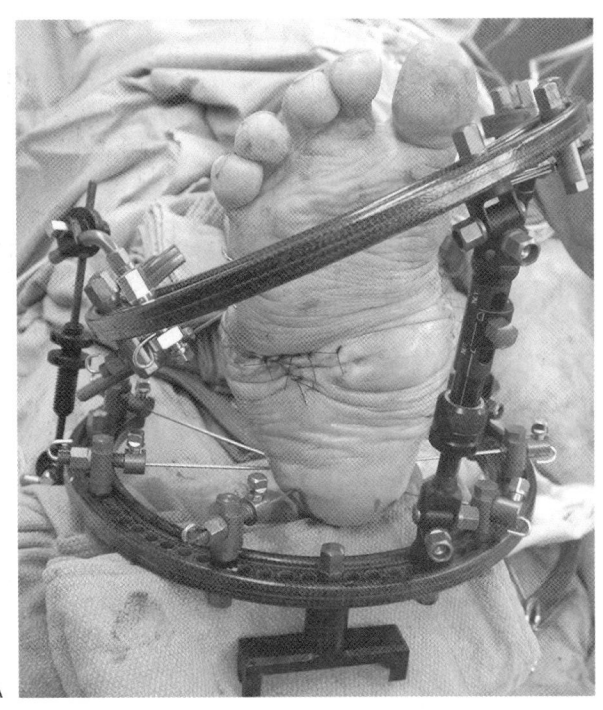
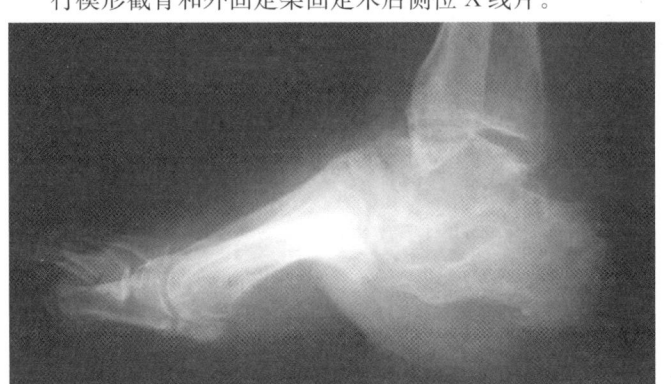

图5.18 （A）术中行外固定架固定的足底观。（B）行楔形截骨和外固定架固定术后侧位X线片。

侧，跖侧接骨板比螺钉固定有更强的生物力学优势[49]。但是，存在延及骨质的深部溃疡时禁忌使用接骨板固定。如果患者骨质不好或有骨髓炎，可以考虑行外固定（图5.18）。轴向拧入的骨块间螺钉与关节面垂直被证明固定作用更强。Kann[50]等在一项生物力学实验中发现轴向安放的螺钉与斜行螺钉相比，在融合跟骰关节时，有更大的刚度和更大的负荷承载能力。此外，对于有马蹄畸形的患者可考虑行跟腱延长或腓肠肌延长术。

术后护理包括使用石膏或支具延长固定时间，对于中足病变的患者需固定至6个月，对于胫距关节受累的患者要固定9~12个月。限制患者负重直至皮温回降与肿胀减轻。即使是在制动期后，患者通常也要长期使用踝足支具或保护性足支具。

结 果

- 截骨术后保肢率可达89%，尽管38%的患者需要再次行翻修手术[51]。Brodsky[52]报道，12例难治性溃疡的患者行骨切除后，只有1名患者溃疡复发。
- 通过手术治疗可以达到较高的保肢率[53,54]。
- 外固定已被证实保肢率高达90%，并且复发溃疡的可能性很低[55-57]。
- Schon等在一项未发表的病例研究中，对250例足部摇椅底畸形患者行积极的手术矫形治疗后，与非手术治疗相比，手术可改善功能、改善穿鞋的能力，且足部护理更容易。

并发症

Charcot中足重建术相关的并发症有感染、溃疡、畸形复发、骨不愈合、患者对制动不依从、内固定失败、出现内固定突起以及截肢。报道中术后感染率为0%~10%，而不愈合率为0%~50%[38,58-63]。内固定失败率为0%~32%，而髓内螺钉固定的复发率更高[38,58,60-63]。内固定突出则需要再次手术，其发生率高达27%[61]。矫正位置失败率为0%~19%[38,62,63]。伤口并发症发生率0%~29%[38,58,60-63]，可以采用局部伤口护理和抗生素治疗。截肢是由不可控的感染引发，其发生率为0%~10%[38,58-63]。与单纯糖尿病患者相比，Charcot关节病本身并不存在较高的截肢率。但是有溃疡发生的Charcot病患者其截肢风险比没有溃疡的Charcot病患者高12倍[27]。

糖尿病患者的急性踝关节骨折

引 言

糖尿病患者，尤其是有并发症的糖尿病患者，其发生急性踝关节骨折的风险高于非糖尿病患者。这些患者具有更长的住院时间、更高的院内病死率以及更高的并发症发生率。此外，不论骨折采取非手术治疗还是手术固定治疗，这些患者更容易发生骨折不愈合、内固定失败、Charcot关节病、感染和伤口开裂等情况。

发病机制

流行病学

据估计，糖尿病患者出现踝关节骨折的发病率接近6%[64]。更关键的是，糖尿病患者并发症发生率明显高于非糖尿病患者，如骨折移位、感染、内固定失败、院内死亡、住院时间延长或神经性骨关节病等[64-67]。其他合并症，如 Charcot 关节病、终末器官损伤（包括外周血管疾病、周围神经疾病、肾）、糖尿病病程较长以及胰岛素依赖[66-69]等，都可造成糖尿病患者踝关节骨折并发症风险增加。上述并发疾病也可增加持续使用支具的时间。如果有 Charcot 关节病的病史，则感染的风险明显增加。

病理生理

有很多因素造成糖尿病患者急性骨折后并发症风险增高。高血糖症已经证实可造成山梨醇和糖基化前期产物积聚。这些产物可损害胶原、基底膜、炎性细胞受体和成纤维细胞的功能[70]。此外，高血糖与血管疾病和局部软组织缺血有关。伤口内胶原沉积直接与软组织灌注成比例。因此，缺氧环境严重损伤局部胶原生成，并最终妨碍了软组织愈合[71,72]。

众所周知，糖尿病患者的骨折愈合较迟，但其确切原因尚未知。目前存在几种机制理论。一种认为在软骨内成骨的早期细胞增殖减少。一种认为是胶原合成异常并减少所至。最终，导致软骨内成骨延迟与骨痂的机械强度减低[70,73-75]。

诊 断

病史和体格检查

临床特点

应行详细的病史采集和体格检查，从而能获悉患者损伤机制与既往病史，如有无 Charcot 关节病、神经病变、视网膜病、血管疾病、胰岛素依赖、先前有无溃疡以及既往有无骨折并发症。应当评估软组织肿胀的程度。此外，应使用5.07尼龙单丝检查神经状态，并进行彻底的运动神经检查。

血管检查是另一项重要的查体内容，检查足背动脉和胫后动脉搏动，注意足趾的毛发生长和毛细血管充盈情况。如果考虑有血管问题，应行非侵入性检查，如踝-肱指数以及经皮氧分压检查，以评估疾病的严重程度，以及如行手术时软组织的愈合能力如何。如果怀疑存在血管疾病，则应当请血管外科医生会诊。

影像学特点

患者就诊时就要行足、后足与踝关节的完整影像学检查，不仅为了除外骨折，也为了排除 Charcot 关节病。可以拍摄踝关节的应力位 X 线片，以检查骨折的不稳定类型。

治 疗

不管是否行手术干预，治疗的目标均是重获稳定、匹配的关节，恢复功能，预防可能造成截肢的并发症。最初要行骨折复位，以铺好衬垫的支具进行固定，抬高患足以使软组织获得休息。多学科治疗计划应包括改善患者的代谢性功能异常，调整血糖，检查有无血管疾病存在。

非手术治疗

指 征

非手术治疗的指征是存在关节稳定性且骨折无移位，或是患者有严重的合并症，不能进行手术治疗。治疗方法包括禁止负重的制动，时间应长于正常人2~3倍，并且要经常门诊随诊。如果随诊发现骨折移位，应当考虑在软组织条件允许时行手术治疗。此外，建议在骨折愈合后，仍以全接触石膏或支具行保护性负重2~3个月。

禁忌证

非手术治疗的禁忌证包括不稳定的骨折移位，关节不匹配，或是在后期随诊时发现骨折再移位。

结 果

McCormack 和 Leith[76] 报道了26例发生踝关节骨折的糖尿病患者，其中7例行非手术治疗。这7名患者中有5人发生畸形愈合，但无症状，下肢仍有功能。而另外2例愈合过程平稳。其余手术患者有42.3%出现并发症，包括感染、伤口坏死、畸形愈合，有2例因出现爆发性感染最终截肢并死亡。作者总结认为，在老年且对功能要求低的患者，即便骨折有移位也应选择非手术治疗，因为手术并发症概率较高。但是作者并没有报道非手术治疗组发生畸形愈合的患者其骨折的严重程度和患者的功能水平。

此外，Schon 等[38]报道了28例糖尿病患者发生神经病变性踝关节骨折，其中有15人骨折无移位，13人有移位，均未行手术治疗。治疗包括禁负重制动3~9个月。无移位组所有患者骨折愈合，并未发生Charcot 关节病或感染。但是行非手术治疗的移位组患者产生了骨折不愈合或畸形愈合，3 例骨折最终需要行踝关节融合术。Schon[38]等总结认为，无移位的骨折可以采用非手术处理，并愈合顺利。但他们建议对有移位的骨折行手术固定。

也有报道认为非手术治疗移位很小的踝关节骨折结果不佳。Connolly 和 Csencsitz[77]报道了6例采用石膏制动治疗的骨折。1例出现坏死性筋膜炎，需行膝下截肢；2例需行踝关节融合；1例损伤持续进展，最终需要行切除部分距骨的跟胫关节融合术；2例发展为 Charcot 关节病。他们总结认为，非手术治疗仍然会出现严重的并发症，因此发生踝关节骨折的糖尿病患者应行早期手术固定。

无论考虑进行非手术治疗还是手术治疗，制动的时间必须延长为正常人的2~3倍。此外，重要的是要记得非手术治疗仍会有严重的并发症，这些患者应当密切随访。

手术治疗

手术指征/禁忌证

手术指征为：任何伴有关节不匹配、骨折移位或不稳定类型的踝关节骨折。治疗方法为通过坚强的内固定稳定骨折，避免出现 Charcot 关节病。术后患者制动时间应当为正常人的2~3倍，禁止负重至少8周，随后即使有骨痂形成，也要以负重支具或石膏保护8~12周。

在确定切开复位内固定之前，要按照分期方案进行处理，包括10~14天软组织休息以尽力降低感染和手术切口并发症的发生率。出现皮纹提示适宜进行手术内固定。如果软组织损伤严重，可通过采用外固定，伴或不伴有限的内固定行临时处理。有关软组织条件稳定和延迟分期手术干预的重要性，其相关内容可参考 Pilon 骨折章节（p324）。Wyrsch 等[78]在偶然的实验中发现手术时机与伤口并发症在 pilon 骨折治疗中的关系。患者如果有手术延期，则感染、伤口开裂和下肢截肢的发生率显著降低。Sirkin 等[79]采用分期手术方案，报告所有骨折的伤口并发症发生率低至5.3%，而闭合性 pilon 骨折中只有2.9%。

切开复位内固定的禁忌证是患者的身体条件不稳定不适合手术，或是有严重的软组织损伤或肿胀需要延迟内固定手术。

手术方法

无骨质疏松、仅有轻度外周神经疾病的患者，可使用拉力螺钉和桥接接骨板行标准的小骨块固定，以及使用空心钉进行内踝骨折固定。稳定的手术结构可维持关节的匹配性，并避免 Charcot 关节病的发生[38,80]。术中使用复位钳仔细复位，避免骨块劈裂。此外，软组织操作要轻柔，避免器械挤压皮肤，减少骨膜剥离，分离全厚皮瓣，两切口间要有足够宽的皮桥[81]。

如果有周围神经病变或是严重的骨质疏松，则内固定更要牢固，从而增加固定后的生物力学强度并减少并发症出现[38,67,70,80,82,83]。据报道，内固定不充分会造成预后不佳[38]。可通过采用更长或更大的接骨板获得稳定的结构，如 Perry 等[84]提倡的采用4.5mm 动力加压接骨板，并打入多枚下胫腓固定螺钉；或 Jani 等[83]提倡的采用腓骨接骨板加克氏针固定，多枚下胫腓螺钉固定，并用螺钉或斯氏针经跟-距-胫骨固定。对于严重骨量丢失或是严重粉碎性骨折的患者也可用锁定接骨板固定。

Perry 等[84]报道了6名患者经传统的内固定失败后，采用4.5mm 动力加压接骨板和多枚下胫腓螺钉进行翻修手术，得到了满意的效果并避免了截肢。

Koval 等[85]报道了使用克氏针髓内辅助固定后没有出现复位丢失，且达到100%愈合。这一固定方式优于标准的固定方式，对抗折弯力增加81%，对抗活动的扭转力增加2倍。

由 Schon 等[81]提出的多枚螺钉穿四层皮质固定与克氏针髓内辅助固定相比，可获得显著的结构刚度，以对抗轴向与外旋力量[86]。

严重的不稳定踝关节骨折或是有骨折脱位的患者如果伴有保护性感觉丧失，可采用粗大的斯氏针或螺钉逆行经跟-距-胫骨固定，以增加传统切开复位内固定的强度。髓内固定物要在12~16周取出。Jani 等[83]报道16名患者采用此技术固定后有25%出现了并发症。16名患者中，4人出现了深部感染，其中2人行经胫骨截肢术。据作者报道，15名患者中有13人内固定稳定，没有死亡病例，没有 Charcot 关节畸形愈合。相比对下，Blotter 等[65]报道 21 名糖尿病患者发生单踝骨折后进行传统切开复位内固定，有 43% 出现并发症，并发症包括深部和浅部感染、内固定丢失，以及需要行进一步的治疗如截肢。

另一种穿针固定技术，使用关节外穿针固定踝关节，以避免出现干扰足底或胫距关节面的并发症。固定针从胫骨远端前方向跟骨结节后外侧面打入，再从胫骨干骺端远端内侧打入舟骨背侧，经过踝关节前方和距舟关节背侧。League 等[87]报道在一项生物力学试验中，这一固定方式的强度与穿关节固定没有差异。

通过锁定板的带有固定角度的螺钉可以将螺钉松动与局部固定失败的风险降到最低。与传统的接骨板相比，锁定板的固定强度不受骨骼矿物质密度的影响[88]。因此，锁定板在治疗骨质疏松患者的腓骨远端骨折时具有优势。

如果考虑软组织损伤的问题，可行经皮腓骨固定。经远端的小切口逆行置入接骨板，然后经皮用皮质螺钉将接骨板固定在骨上，再使用多枚下胫腓螺钉固定，以增加稳定性。此外，外固定，如环形固定器也可用于软组织条件不佳的患者，它结合内固定，可以提供更为稳定的结构。此外，环形的外固定器本身也可作为确定的治疗方式单独使用[67,82]。

结 果

Schon 等[38]报道了 9 例糖尿病患者踝关节骨折伴移位的手术治疗效果。其中 7 人制动总时间长达 3~6 个月，最初需要 8~12 周禁负重。2 例患者采用了短期制动，即 6 周禁负重，然后 6 周支具保护。短期制动结果造成了 1 例感染性骨折不愈合，1 例畸形愈合最终需要行踝关节融合术。7 例延长制动的患者中有 6 人顺利愈合，1 人使用了 Rush 棒和踝关节螺钉固定，结果出现距骨缺血性坏死需要行胫距跟融合术。

Costigan 等[68]报道，对 84 例发生不稳定踝关节骨折的糖尿病患者行切开复位内固定。大多数患者顺利愈合，无并发症出现。但是有周围神经病变的患者或是足背动脉消失的患者发生并发症的风险增高，包括感染、Charcot 关节病、截肢、骨折不愈合和畸形愈合。

Egol 等[89]研究了踝关节骨折术后短期功能的预测因素。在这个 I 级证据水平的预后研究中，他们发现没有糖尿病、年龄小、男性、美国麻醉医师协会分类级别低等因素可预测患者术后功能恢复良好。术后 1 年时，71% 的糖尿病患者和 92% 的无糖尿病患者恢复了 90% 以上的术前功能。

Wukich 等[67]研究对比了不同内固定方式的并发症出现率。患者在常规内固定后使用辅助固定，包括四皮质螺钉或穿关节针固定后，总体并发症发生率明显少于单纯标准固定，或是使用外固定伴或不伴有限内固定的患者。总体上最高的并发症发生率出现在采用外固定或是外固定加有限内固定治疗的患者中。作者认为这与外固定治疗中较大比例的患者为开放骨折、软组织覆盖不足有关。作者较为谨慎，没有否认外固定在糖尿病患者骨折治疗中的作用，而是建议将此方法用于那些有严重软组织损伤，以及不能服从长期非负重限制的患者。他们发现在后一组患者中使用中立位环形固定器辅助有限内固定效果较好，这可最大限度地降低过早负重带来的潜在问题。

并发症

尽管认识到软组织稳定的重要性并提供额外的坚强固定，可以使手术并发症的发生率降到最小，但是糖尿病患者，尤其是那些有并发症（如周围神经、血管疾病）的糖尿病患者，与不伴糖尿病的患者相比仍会出现很高的并发症发生率[67,68,82,89,90]。SooHoo 等[90]报道糖尿病患者，特别是伴有并发症的糖尿病者，以及外周血管疾病或开放性骨折的患者，其短期发生感染、伤口开裂、切开复位内固定再次翻修、截肢和死亡的风险明显增高。这些复杂的糖尿病患者本身即是再次手术进行踝关节融合或关节置换的高风险因素。

深部感染和内固定丢失在糖尿病患者中出现率为 43%，而非糖尿病患者中为 15.5%[65]。据报道，感染的发生率高达 30%[91]。McCormack 等[76]报道在糖尿病踝关节骨折的治疗中，19 例行手术治疗的患者发生了六大并发症，但不伴有糖尿病的患者中无并发症发生。严重的并发症包括骨折畸形愈合、深部感染造成菌血症、严重的坏死需行皮瓣修复或截肢，以及死亡。

（王 智 译 李淑媛 张建中 校）

参考文献

1. Centers for Disease Control and Prevention. National diabetes fact sheet: national estimates and general information on diabetes and prediabetes in the United States 2011. http://www.cdc.gov/diabetes/pubs/factsheet11.htm. Accessed June 5, 2011.
2. Holewski JJ, Moss KM, Stess RM, et al. Prevalence of foot pathology and lower extremity complications in a diabetic outpatient clinic. J Rehabil Res Dev 1989;26(3):35–44.

3. Guyton GP, Saltzman CL. The diabetic foot: basic mechanisms of disease. Instr Course Lect 2002;51:169–181.
4. Laughlin RT, Calhoun JH, Mader JT. The diabetic foot. J Am Acad Orthop Surg 1995;3(4):218–225.
5. Asbury AK. Understanding diabetic neuropathy. N Engl J Med 1988;319(9):577–578.
6. Adler AI, Boyko EJ, Ahroni JH, et al. Risk factors for diabetic peripheral sensory neuropathy. Results of the Seattle Prospective Diabetic Foot Study. Diabetes Care 1997;20(7):1162–1167.
7. Brodsky JW. The diabetic foot. In: Coughlin MJ, Mann RA, Saltzman CL, eds. Surgery of the foot and ankle, 8th ed. Philadelphia: Mosby Elsevier, 2007:1281–1368.
8. Brand PW. Tenderizing the foot. Foot Ankle Int 2003;24(6):457–461.
9. Gilmore JE, Allen JA, Hayes JR. Autonomic function in neuropathic diabetic patients with foot ulceration. Diabetes Care 1993;16(1):61–67.
10. Fernando DJ, Masson EA, Veves A, et al. Relationship of limited joint mobility to abnormal foot pressures and diabetic foot ulceration. Diabetes Care 1991;14(1):8–11.
11. Lavery LA, Armstrong DG, Vela SA, et al. Practical criteria for screening patients at high risk for diabetic foot ulceration. Arch Intern Med 1998;158(2):157–162.
12. Singh N, Armstrong DG, Lipsky BA. Preventing foot ulcers in patients with diabetes. JAMA 2005;293(2):217–228.
13. Markuson M, Hanson D, Anderson J, et al. The relationship between hemoglobin A(1c) values and healing time for lower extremity ulcers in individuals with diabetes. Adv Skin Wound Care 2009;22(8):365–372.
14. Mantey I, Foster AV, Spencer S, et al. Why do foot ulcers recur in diabetic patients? Diabet Med 1999;16(3):245–249.
15. Wagner FW Jr. A classification and treatment program for diabetic, neuropathic, and dysvascular foot problems. American Academy of Orthopaedic Surgeons. Instr Course Lect 1979;28:143–165.
16. Jay PR, Michelson JD, Mizel MS, et al. Efficacy of three-phase bone scans in evaluating diabetic foot ulcers. Foot Ankle Int 1999;20(6):347–355.
17. El-Maghraby TA, Moustafa HM, Pauwels EK. Nuclear medicine methods for evaluation of skeletal infection among other diagnostic modalities. Q J Nucl Med Mol Imaging 2006;50(3):167–192.
18. Schauwecker DS, Park HM, Burt RW, et al. Combined bone scintigraphy and indium-111 leukocyte scans in neuropathic foot disease. J Nucl Med 1988;29(10):1651–1655.
19. Johnson JE, Kennedy EJ, Shereff MJ, et al. Prospective study of bone, indium-111-labeled white blood cell, and gallium-67 scanning for the evaluation of osteomyelitis in the diabetic foot. Foot Ankle Int 1996;17(1):10–16.
20. Apelqvist J, Ragnarson-Tennvall G, Larsson J, et al. Long-term costs for foot ulcers in diabetic patients in a multidisciplinary setting. Foot Ankle Int 1995;16(7):388–394.
21. Abbott CA, Carrington AL, Ashe H, et al. The north-west diabetes foot care study: incidence of, and risk factors for, new diabetic foot ulceration in a community-based patient cohort. Diabet Med 2002;19(5):377–384.
21a. Meggitt B. Surgical management of the diabetic foot. Br J Hosp Med 1976;16:227–332.
21b. Wagner FW. The dysvascular foot: a system for diagnosis and treatment. Foot Ankle 1981;2(2):64–122.
22. Brodsky JW. Outpatient diagnosis and management of the diabetic foot. Instr Course Lect 1993;42:121–139.
23. Armstrong DG, Nguyen HC, Lavery LA, et al. Off-loading the diabetic foot wound: a randomized clinical trial. Diabetes Care 2001;24(6):1019–1022.
24. Myerson M, Papa J, Eaton K, et al. The total-contact cast for management of neuropathic plantar ulceration of the foot. J Bone Joint Surg Am 1992;74(2):261–269.
25. Philbin T. The diabetic foot. In: Pinzur M, ed. OKU, orthopaedic knowledge update. Foot and ankle 4. Rosemont: American Academy of Orthopaedic Surgeons, 2008:273–290.
26. Mueller MJ, Sinacore DR, Hastings MK, et al. Effect of Achilles tendon lengthening on neuropathic plantar ulcers. A randomized clinical trial. J Bone Joint Surg Am 2003;85-A(8):1436–1445.
27. Sohn MW, Stuck RM, Pinzur M, et al. Lower-extremity amputation risk after Charcot arthropathy and diabetic foot ulcer. Diabetes Care 2010;33(1):98–100.
28. Holstein P, Lohmann M, Bitsch M, et al. Achilles tendon lengthening, the panacea for plantar forefoot ulceration? Diabetes Metab Res Rev 2004;20(suppl 1):S37–S40.
29. Bagdade JD, Root RK, Bulger RJ. Impaired leukocyte function in patients with poorly controlled diabetes. Diabetes 1974;23(1):9–15.
30. Sapico FL, Canawati HN, Witte JL, et al. Quantitative aerobic and anaerobic bacteriology of infected diabetic feet. J Clin Microbiol 1980;12(3):413–420.
31. Sapico FL, Witte JL, Canawati HN, et al. The infected foot of the diabetic patient: quantitative microbiology and analysis of clinical features. Rev Infect Dis 1984;6(suppl 1):S171–S176.
32. Sharp CS, Bessman AN, Wagner FW Jr, et al. Microbiology of deep tissue in diabetic gangrene. Diabetes Care 1978;1(5):289–292.
33. Morrison WB, Schweitzer ME, Wapner KL, et al. Osteomyelitis in feet of diabetics: clinical accuracy, surgical utility, and cost-effectiveness of MR imaging. Radiology 1995;196(2):557–564.
33a. Crandall RC, Wagner FW Jr. Partial and total calcanectomy: a review of thirty-one consecutive cases over a ten-year period. J Bone Joint Surg Am 1981;63(1):152–155.
33b. Smith WJ, Jacobs RL, Fuchs MD. Salvage of the diabetic foot with exposed os calcis. Clin Orthop Related Res 1993;296:71–77.
34. Charcot JM Leçons sur les Maladies du Système Nerveux. Faites a la Salpetriere. Paris, Victor Coupy, 1872–1873.
35. Jordan WR. Neuritic Manifestations in diabetes mellitus. Arch Intn Med 1936;57:307–366.
36. Jacobs JE. Observations of neuropathic (Charcot) joints occurring in diabetes mellitus. J Bone Joint Surg Am 1958;40-A(5):1043–1057.
36a. Smith DG, Barnes BC, Sands AK, Boyko EJ, Ahroni JH. Prevalence of radiographic foot abnormalities in patients with diabetes. Foot Ankle Int 1997;18(6):342–346.
37. Baumhauer JF, O'Keefe RJ, Schon LC, et al. Cytokine-induced osteoclastic bone resorption in Charcot arthropathy: an immunohistochemical study. Foot Ankle Int 2006;27(10):797–800.
38. Schon LC, Easley ME, Weinfeld SB. Charcot neuroarthropathy of the foot and ankle. Clin Orthop Relat Res 1998;(349):116–131.
39. Trepman E, Nihal A, Pinzur MS. Current topics review: Charcot neuroarthropathy of the foot and ankle. Foot Ankle Int 2005;26(1):46–63.
40. Schon LC, Easley ME, Cohen I, et al. The acquired midtarsus deformity classification system—interobserver reliability and intraobserver reproducibility. Foot Ankle Int 2002;23(1):30–36.
41. Schon LC, Weinfeld SB, Horton GA, et al. Radiographic and clinical classification of acquired midtarsus deformities. Foot Ankle Int 1998;19(6):394–404.
42. Schon LC, Cohen I, Horton GA. Treatment of the diabetic neuropathic flatfoot. Techniq Orthop 2000;15(3):277–289.
43. Sohn MW, Lee TA, Stuck RM, et al. Mortality risk of Charcot arthropathy compared with that of diabetic foot ulcer and diabetes alone. Diabetes Care 2009;32(5):816–821.
44. Jude EB, Selby PL, Burgess J, et al. Bisphosphonates in the treatment of Charcot neuroarthropathy: a double-blind randomised controlled trial. Diabetologia 2001;44(11):2032–2037.
45. Pitocco D, Ruotolo V, Caputo S, et al. Six-month treatment with alendronate in acute Charcot neuroarthropathy: a randomized controlled trial. Diabetes Care 2005;28(5):1214–1215.
46. Bem R, Jirkovská A, Fejfarová V, et al. Intranasal calcitonin in the treatment of acute Charcot neuroosteoarthropathy: a randomized controlled trial. Diabetes Care 2006;29(6):1392–1394.
47. Bevan WP, Tomlinson MP. Radiographic measures as a predictor of ulcer formation in diabetic Charcot midfoot. Foot Ankle Int 2008;29(6):568–573.
48. Raikin SM, Schon LC. Arthrodesis of the fourth and fifth tarsometatarsal joints of the midfoot. Foot Ankle Int 2003;24(8):584–590.
49. Marks RM, Parks BG, Schon LC. Midfoot fusion technique for neuroarthropathic feet: biomechanical analysis and rationale. Foot Ankle Int 1998;19(8):507–510.

50. Kann JN, Parks BG, Schon LC, Biomechanical evaluation of two different screw positions for fusion of the calcaneocuboid joint. Foot Ankle Int 1999;20(1):33–36.
51. Rosenblum BI, Giurini JM, Miller LB, et al. Neuropathic ulcerations plantar to the lateral column in patients with Charcot foot deformity: a flexible approach to limb salvage. J Foot Ankle Surg 1997;36(5):360–363.
52. Brodsky JW, Rouse AM. Exostectomy for symptomatic bony prominences in diabetic Charcot feet. Clin Orthop Relat Res 1993;(296):21–26.
53. Dalla Paola L, Volpe A, Varotto D, et al. Use of a retrograde nail for ankle arthrodesis in Charcot neuroarthropathy: a limb salvage procedure. Foot Ankle Int 2007;28(9):967–970.
54. Stone NC, Daniels TR. Midfoot and hindfoot arthrodeses in diabetic Charcot arthropathy. Can J Surg 2000;43(6):449–455.
55. Cooper PS. Application of external fixators for management of Charcot deformities of the foot and ankle. Foot Ankle Clin 2002;7(1):207–254.
56. Conway JD. Charcot salvage of the foot and ankle using external fixation. Foot Ankle Clin 2008;13(1):157–173, vii.
57. Pinzur MS. Neutral ring fixation for high-risk nonplantigrade Charcot midfoot deformity. Foot Ankle Int 2007;28(9):961–966.
58. Assal M, Stern R. Realignment and extended fusion with use of a medial column screw for midfoot deformities secondary to diabetic neuropathy. J Bone Joint Surg Am 2009;91(4):812–820.
59. Early JS, Hansen ST. Surgical reconstruction of the diabetic foot: a salvage approach for midfoot collapse. Foot Ankle Int 1996;17(6):325–330.
60. Sammarco GJ, Conti SF. Surgical treatment of neuroarthropathic foot deformity. Foot Ankle Int 1998;19(2):102–109.
61. Sammarco VJ, Sammarco GJ, Walker EW Jr, et al. Midtarsal arthrodesis in the treatment of Charcot midfoot arthropathy. J Bone Joint Surg Am 2009;91(1):80–91.
62. Simon SR, Tejwani SG, Wilson DL, et al. Arthrodesis as an early alternative to nonoperative management of Charcot arthropathy of the diabetic foot. J Bone Joint Surg Am 2000;82-A(7):939–950.
63. Thompson RC Jr, Clohisy DR. Deformity following fracture in diabetic neuropathic osteoarthropathy. Operative management of adults who have type-I diabetes. J Bone Joint Surg Am 1993;75(12):1765–1773.
64. Ganesh SP, Pietrobon R, Cecílio WA, et al. The impact of diabetes on patient outcomes after ankle fracture. J Bone Joint Surg Am 2005;87(8):1712–1718.
65. Blotter RH, Connolly E, Wasan A, et al. Acute complications in the operative treatment of isolated ankle fractures in patients with diabetes mellitus. Foot Ankle Int 1999;20(11):687–694.
66. Jones KB, Maiers-Yelden KA, Marsh JL, et al. Ankle fractures in patients with diabetes mellitus. J Bone Joint Surg Br 2005;87(4):489–495.
67. Wukich DK, Joseph A, Ryan M, et al. Outcomes of ankle fractures in patients with uncomplicated versus complicated diabetes. Foot Ankle Int 2011;32(2):120–130.
68. Costigan W, Thordarson DB, Debnath UK. Operative management of ankle fractures in patients with diabetes mellitus. Foot Ankle Int 2007;28(1):32–37.
69. Flynn JM, Rodriguez-del Rio F, Pizá PA. Closed ankle fractures in the diabetic patient with. Foot Ankle Int 2000;21(4):311–319.
70. Chaudhary SB, Liporace FA, Gandhi A, et al. Complications of ankle fracture in patients with diabetes. J Am Acad Orthop Surg 2008;16(3):159–170.
71. Hunt TK, Linsey M, Sonne M, et al. Oxygen tension and wound infection. Surg Forum 1972;23(0):47–49.
72. Jonsson K, Jensen JA, Goodson WH III, et al. Tissue oxygenation, anemia, and perfusion in relation to wound healing in surgical patients. Ann Surg 1991;214(5):605–613.
73. Lu H, Kraut D, Gerstenfeld LC, et al. Diabetes interferes with the bone formation by affecting the expression of transcription factors that regulate osteoblast differentiation. Endocrinology 2003;144(1):346–352.
74. Macey LR, Kana SM, Jingushi S, et al. Defects of early fracture-healing in experimental diabetes. J Bone Joint Surg Am 1989;71(5):722–733.
75. Shimoaka T, Kamekura S, Chikuda H, et al. Impairment of bone healing by insulin receptor substrate-1 deficiency. J Biol Chem 2004;279(15):15314–15322.
76. McCormack RG, Leith JM. Ankle fractures in diabetics. Complications of surgical management. J Bone Joint Surg Br 1998;80(4):689–692.
77. Connolly JF, Csencsitz TA. Limb threatening neuropathic complications from ankle fractures in patients with diabetes. Clin Orthop Relat Res 1998;(348):212–219.
78. Wyrsch B, McFerran MA, McAndrew M, et al. Operative treatment of fractures of the tibial plafond. A randomized, prospective study. J Bone Joint Surg Am 1996;78(11):1646–1657.
79. Sirkin M, Sanders R, DiPasquale T, et al. A staged protocol for soft tissue management in the treatment of complex pilon fractures. J Orthop Trauma 1999;13(2):78–84.
80. Lillmars SA, Meister BR. Acute trauma to the diabetic foot and ankle. Curr Opin Orthop 2001;12(2):100–105.
81. Schon LC, Marks RM. The management of neuroarthropathic fracture-dislocations in the diabetic patient. Orthop Clin North Am 1995;26(2):375–392.
82. Prisk VR, Wukich DK. Ankle fractures in diabetics. Foot Ankle Clin 2006;11(4):849–863.
83. Jani MM, Ricci WM, Borrelli J Jr, et al. A protocol for treatment of unstable ankle fractures using transarticular fixation in patients with diabetes mellitus and loss of protective sensibility. Foot Ankle Int 2003;24(11):838–844.
84. Perry MD, Taranow WS, Manoli A II, et al. Salvage of failed neuropathic ankle fractures: use of large-fragment fibular plating and multiple syndesmotic screws. J Surg Orthop Adv 2005;14(2):85–91.
85. Koval KJ, Petraco DM, Kummer FJ, et al. A new technique for complex fibula fracture fixation in the elderly: a clinical and biomechanical evaluation. J Orthop Trauma 1997;11(1):28–33.
86. Dunn WR, Easley ME, Parks BG, et al. An augmented fixation method for distal fibular fractures in elderly patients: a biomechanical evaluation. Foot Ankle Int 2004;25(3):128–131.
87. League AC, Parks BG, Oznur A, et al. Transarticular versus extraarticular ankle pin fixation: a biomechanical study. Foot Ankle Int 2008;29(1):62–65.
88. Kim T, Ayturk UM, Haskell A, et al. Fixation of osteoporotic distal fibula fractures: a biomechanical comparison of locking versus conventional plates. J Foot Ankle Surg 2007;46(1):2–6.
89. Egol KA, Tejwani NC, Walsh MG, et al. Predictors of short-term functional outcome following ankle fracture surgery. J Bone Joint Surg Am 2006;88(5):974–979.
90. SooHoo NF, Krenek L, Eagan MJ, et al. Complication rates following open reduction and internal fixation of ankle fractures. J Bone Joint Surg Am 2009;91(5):1042–1049.
91. Kristiansen B. Results of surgical treatment of malleolar fractures in patients with diabetes mellitus. Dan Med Bull 1983;30(4):272–274.

第 6 章
蹞外翻、蹞内翻和籽骨疾病

JEFFREY A. MANN

引 言

蹞外翻畸形是指蹞趾在第 1 跖趾关节处向外侧偏斜移位。尽管这种描述听起来相对简单，但蹞外翻是一种复杂的解剖畸形，并且在治疗上极具挑战性。蹞囊（bunion）一词是指在蹞外翻畸形中出现的明显的内侧突起，但一般情况下这两个名词可互换使用。需要强调的是，尽管临床上蹞囊可能表现为外生性骨赘，但实际上突出的是移位的第 1 跖骨头。蹞外翻是累及蹞趾的最常见的病变。它最常发生在有遗传倾向加上长时间穿不合适的鞋子的人，不合适的鞋子会对蹞趾施加异常压力。

尽管属于常见病，但关于蹞外翻最好的治疗方法尚未达成共识。已有数十种术式用于矫正这种畸形。当评估一个患有蹞外翻的患者时，最重要的是确定患者的主诉及治疗预期，例如患者是想缓解疼痛还是想穿特定的鞋子。在计划手术的时候，仔细评价患者足部的临床和影像学特点至关重要，以确定矫正畸形的最佳术式（或联合几种手术）。本章着重介绍蹞外翻的评价，以及选择矫正畸形的最佳手术方案的决策过程。青少年蹞外翻与成人蹞外翻有实质上的区别，因此在本章单独进行了论述。

蹞内翻畸形并不常见，常常是蹞外翻手术失败的结果。由于蹞内翻的病因与蹞外翻手术有关，因此它的治疗方法也在本章予以讨论。

本章的第三部分回顾了蹞趾的籽骨疾病。这些疾病分为急性骨折、骨坏死、籽骨炎、疼痛性半脱位及退变，并讨论了这些籽骨疾病的诊断及治疗。

蹞外翻

发病机制

病因学

蹞外翻畸形在穿鞋人群中的发病率比不穿鞋人群高 15 倍。束紧前足的鞋子似乎是导致蹞外翻畸形的首要致病因素。然而，并非所有穿着这种鞋子的人都会发生蹞外翻，因此肯定还有其他的诱发因素。

遗传是蹞外翻发病的一个重要因素，尤其在青少年患者；许多研究中报道了蹞外翻患者具有阳性的家族史。第 1 跖骨内收，即第 1 跖骨在跖楔关节处内收成角，也可能是蹞外翻发病的易发因素之一，尤其在青少年蹞外翻患者中的发生率很高。蹞外翻也常见于系统性关节病患者中，例如类风湿关节炎中滑膜炎造成了跖趾关节囊的破坏，导致蹞外翻畸形。

蹞外翻与扁平足及跟腱挛缩的关系也是一种推测。严重扁平足患者由于存在广泛的韧带松弛，缺少韧带稳定性，而易产生蹞外翻。然而，大多数轻、中度扁平足患者其蹞外翻畸形的发生率并不高。

第 1 跖楔关节的过度活动可能是一小部分患者（可能<5%）发生蹞外翻的原因。这个理论尚存在争议，因为该关节的倾斜性使得其活动度难以以任何标准方法测量。一些作者认为大部分蹞外翻是由于第 1 跖楔关节的过度活动引起的，但这种假设缺乏数据支持。

解剖和病理生理学

第 1 跖趾关节的正常解剖

姆外翻畸形的病理生理学是由第 1 跖趾关节独特的解剖关系造成。尽管跖骨头上没有肌肉止点，但它处于肌肉及肌腱的悬吊当中。其位置与近节趾骨的位置有关，后者上有多个肌肉、肌腱止点。为了解姆外翻畸形的发生及如何进行最佳的治疗，有必要详细了解第 1 跖趾关节解剖。

第 1 跖趾关节的跖侧为跖板复合体，由关节囊、姆短屈肌腱、姆展肌和姆收肌腱的跖侧部分以及内、外侧副韧带的一部分构成（图 6.1）。籽骨位于姆短屈肌肌腱内，与跖骨头跖侧面相关节，并被骨嵴分隔。跖板和籽骨复合体共同附着于近节趾骨基底。姆长屈肌腱走行于籽骨复合体的跖侧并止于远节趾骨。

第 1 跖趾关节的内侧面由扇形的内侧副韧带稳定，内侧副韧带起于跖骨头的内侧髁，止于近节趾骨和内侧籽骨。强大的姆展肌腱也附着于内侧籽骨和近节趾骨基底的跖侧。同样，跖趾关节的外侧面由外侧副韧带及姆收肌腱的两个头稳定，共同附着于近节趾骨基底、跖板和外侧籽骨。

第 1 跖趾关节的背侧面有伸肌腱帽，将姆长伸肌腱连接于近节趾骨基底的侧方。姆短伸肌腱走行于帽状韧带的深部，也附着于近节趾骨的基底。

姆外翻畸形的病理生理学

在讨论姆外翻的病理生理学之前，必须强调几个关于第 1 跖趾关节的重要概念。

- 第 1 跖骨头关节面的形状多样，因而与姆外翻畸形的发病有关，圆形跖骨头没有方形跖骨头稳定，因此更容易成角。
- 跖骨远端关节固角（distal metatarsal articular angle，DMAA），表示关节面与第 1 跖骨长轴的关系，这个角度因人而异富有变化，并可以很大程度上影响姆外翻畸形（图 6.2）。
- 关节匹配度衡量的是第 1 跖骨头关节面与近节趾骨关节面之间的关系。
  □ 匹配关节是指两个关节面相互平行（图 6.3）。
  □ 不匹配或半脱位的关节是指两个关节面不平行。

尽管姆外翻有多种分类方法，但从病理生理学的角度将姆外翻分为进展型畸形和非进展型畸形有很大意义。进展型姆外翻畸形常常起始于正常的或轻度成角的跖趾关节，其圆形的关节面造成关节不稳定。姆趾长时间受到外翻应力，如穿着较紧的鞋子，可造成足趾的轻度成角。另外，有遗传外翻成角倾向的不稳定的关节也会出现外翻。由于姆长伸肌腱和姆收肌腱的对近节趾骨的牵拉，以及步态中足趾离地过程中的外翻应力的作用，外翻成角一旦发生就会随着时间推

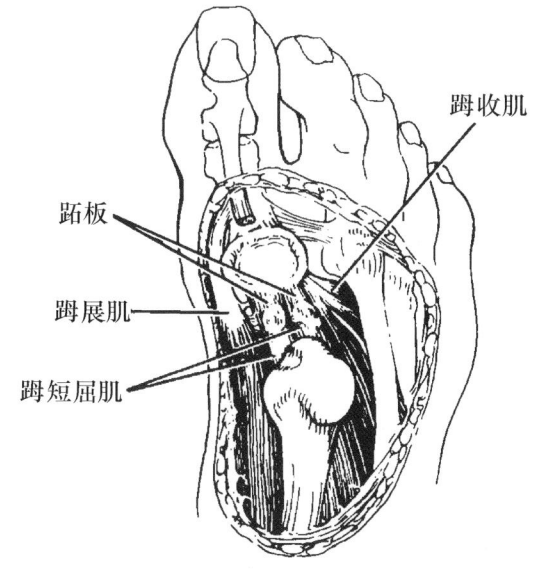
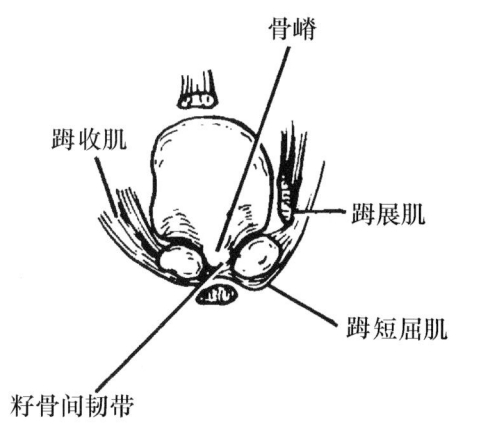

图 6.1 （A）背面观示足趾跖屈状态下第 1 跖趾关节和跖板解剖。（B）经过跖趾关节的横断面显示籽骨、肌腱与第 1 跖骨头的关系。（From Coughlin MJ, Mann RA. Surgery of the foot and Ankle, 7th ed. Louis：Mosby，1999.）

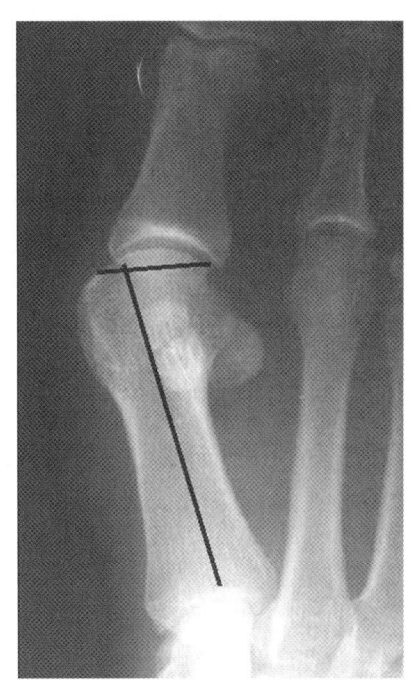

图6.2 跖骨远端关节固角（DMAA）测量，反映跖骨头关节面相对于第1跖骨长轴之间的关系。

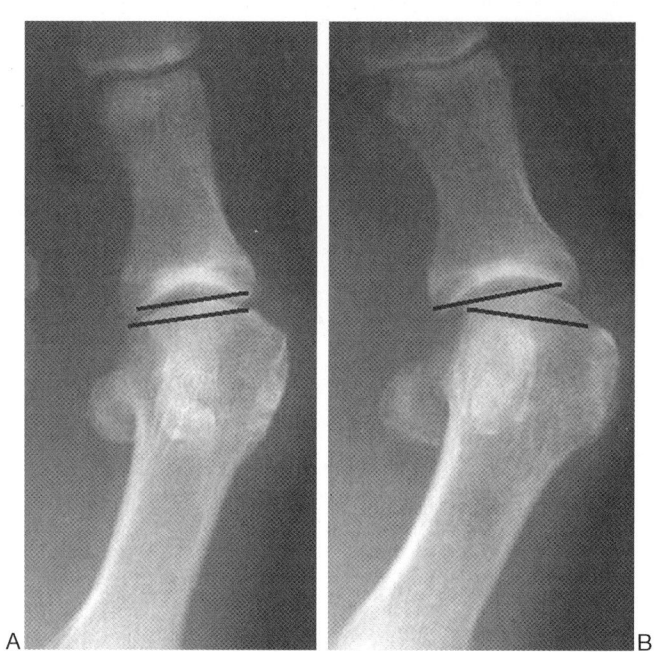

图6.3 匹配关节与不匹配关节。（A）匹配关节的两个关节面相互平行。（B）不匹配关节的两个关节面不平行或半脱位。

移而加重。作用于近节趾骨的任何外翻应力都对跖骨头产生一个向内侧的应力，造成第1跖骨干的内收成角（跖骨固有内收角）。随着时间推移，内侧关节囊被拉长而外侧关节囊开始挛缩。

随着跖骨头向内侧偏斜，籽骨被强大的跖骨间横韧带和姆收肌固定于原位，导致籽骨在跖骨头下向外侧半脱位（图6.4）。在关节的内侧面，姆展肌腱背侧的关节囊复合体变薄弱，因为这一区域是内侧关节囊最薄弱的部分。因此，随着跖骨头向内侧倾斜和近节趾骨外移倾斜，姆展肌腱滑动到跖骨头下方。近节趾骨上的姆展肌腱止点牵拉，使姆趾绕其长轴旋前。随着近节趾骨绕着跖骨头旋转，造成了关节的不匹配或半脱位。

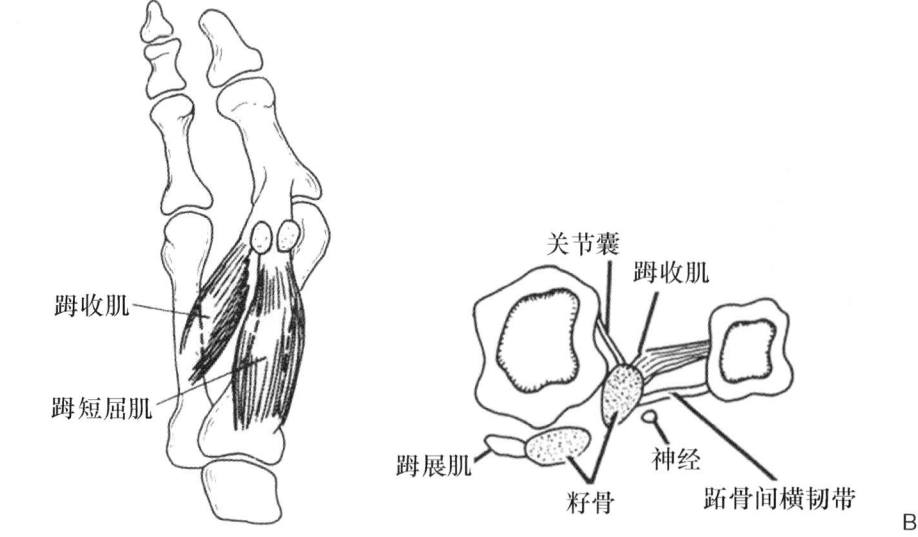

图6.4 （A）背面观示姆外翻伴有籽骨外侧半脱位。（B）经过跖骨头的横断面图，示籽骨外侧半脱位，内侧关节囊挛缩，以及跖骨头下姆收肌腱的位置。（From Coughlin MJ，Mann RA. Surgery of the Foot and Ankle，7th ed. St. Louis，MO：Mosby，1999.）

非进展型踇外翻的机制不同。由于解剖特点，这些畸形常常出现在匹配的关节。偶尔存在增大的内侧骨突，从而增大了对足内侧面的压力，形成痛性滑囊或皮神经刺激。在其他情况下，患者的跖骨头关节面向外侧倾斜（加大的 DMAA）。这种类型中，较大的畸形会导致内侧明显的突起及第 1 跖骨干的内收倾斜。由于跖趾关节是匹配的，畸形较稳定并且很少会发展，但是如果畸形严重也会引起疼痛。

踇趾间外翻的定义是，由于近节趾骨的近端或远端关节面相对于近节趾骨长轴的外翻角大于 10°造成的踇趾外翻畸形（图 6.5）。踇趾间外翻倾向于为非进展型畸形。

诊 断

病 史

尽管踇外翻畸形的诊断常常比较直接，但是从病史可以获得有关患者症状原因及治疗预期的重要信息。主诉经常是疼痛，可为位于跖趾关节周围的弥散性疼痛，或可能更为局限，位于内侧突起表面、跖趾关节背侧、籽骨下、或沿皮神经走行分布。也可能来源于外侧足趾畸形或外侧足趾跖骨头下的转移性跖痛症。其他表现包括不能穿某些鞋子、体力活动受限和对足部外观不满。

其他重要因素包括足或踝的手术史以及整体健康状况，包括痛风、骨性关节炎、类风湿关节炎、糖尿病或外周血管性疾病的病史。职业要求也很重要，尤其是是否从事重体力劳动和患者工作时使用足部的时间。应注意有无加重疼痛的活动，如行走、慢跑或跑步、爬山或爬楼梯。注意穿着特定的鞋子或赤足是否会加重疼痛，以及鞋子做过什么样的改变都很重要。

采集病史时的一个关键问题是患者对治疗的期望。预期应包括减少疼痛和增大活动量，但是患者不应该有不切实际的穿鞋期望。在踇外翻手术后有些活动会受到限制，包括长跑、过强的旋转运动及芭蕾舞。提前告知患者可能受到的影响是非常重要的。

体格检查

临床特点

- 体格检查从患者站立开始，评估踇外翻程度、外侧足趾畸形以及足纵弓形态。
- 在患者坐位时，对后足和前足进行全面的检查。
- 观察内侧突起的突出程度和有无胼胝或疼痛性滑囊（图 6.6）。
- 评价第 1 跖趾关节活动度、肿胀程度及是否存在背侧骨赘。
- 与对侧足比较关节活动范围。

  □ 如果运动受限并存在外生骨赘，提示存在一定程度的骨性关节炎。

- 应触诊第 1 跖趾关节以发现背侧、内侧及足底的

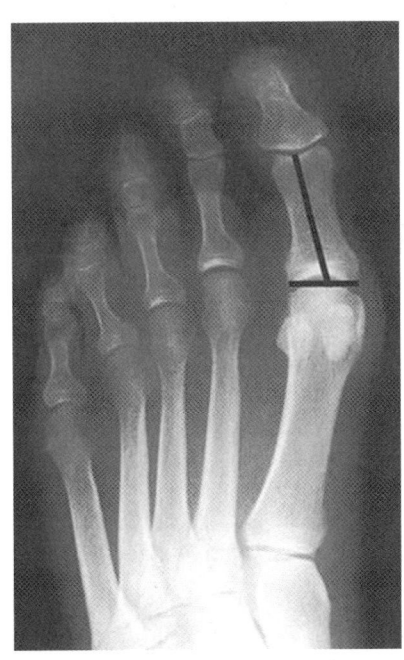

图 6.5 由异常的近节趾骨基底关节面外侧倾斜引起的踇趾间外翻（From Coughlin MJ，Mann RA. Surgery of the Foot and Ankle，7th ed. St. Louis，MO：Mosby，1999.）

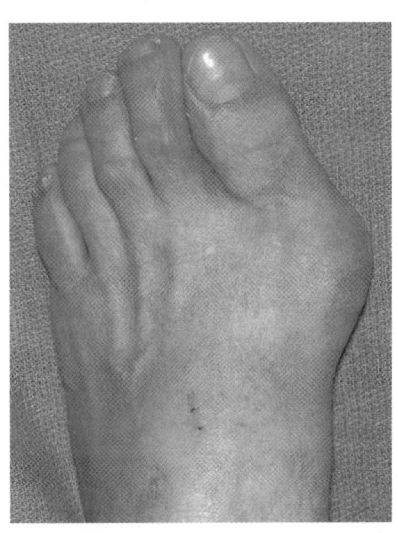

图 6.6 典型踇外翻畸形的临床表现。

压痛。
- 在足底面，应注意局限性籽骨疼痛（当第 1 跖趾关节处于中立位时，疼痛常位于关节的近侧）。
- 尤其是患者主诉跚趾有麻木或刺痛感时，可从背侧或足底皮神经诱发神经性疼痛。
- 踝关节处于中立位，在第 1 跖楔关节近侧握住足部，然后活动第 1 跖骨并与对侧足相比较，以此来确定第 1 跖楔关节的活动度。活动超过 7°～10°提示关节过度活动。
- 用手将外翻的跚趾掰直，然后进行活动度检查。这是检查畸形关节匹配程度和柔韧性的简单方法
  - 该试验可以帮助确定在不影响第 1 跖趾关节活动的情况下，通过手术可获得的矫正量。
  - 如果患者为匹配的跚外翻畸形，在跖趾关节处将跚趾掰直将造成关节不匹配，以及活动度受限
  - 对于跖趾关节有明显软组织挛缩的严重跚外翻畸形，该试验的可靠性降低。
- 对第 2～5 趾应进行锤状趾、跖趾关节不稳定或脱位，以及足底疼痛或胼胝的评估，尤其在第 2 跖骨头下。
- 对神经血管状态的评估也很重要。
  - 足部总体的血液灌注可由足趾的毛细血管再充盈和脉搏触诊来检查。
  - 如果怀疑血管有问题，应进行恰当的辅助检查以明确。
  - 仔细的神经系统检查有助于确定是否存在可导致患者症状的外周或皮神经损害。

影像学特点

负重位 X 线片对于准确评估跚外翻畸形是至关重要的。需要在这些片子上测量许多数据：

- 跚外翻角：第 1 跖骨和近节趾骨干中线之间的夹角，正常值小于 15°（图 6.7）。
- 跖骨间夹角：第 1、2 跖骨干中线之间的夹角，正常值小于 9°（图 6.8）。
- 跖骨远端关节固角（DMAA）：第 1 跖骨头关节面与第 1 跖骨长轴的交角（图 6.2）：正常为跖骨头关节面向外侧倾斜小于 10°。
- 关节匹配度：第 1 跖骨头和近节趾骨的关节表面是否有半脱位，如果关节的两侧倾斜，关节是不匹配的（图 6.3）。

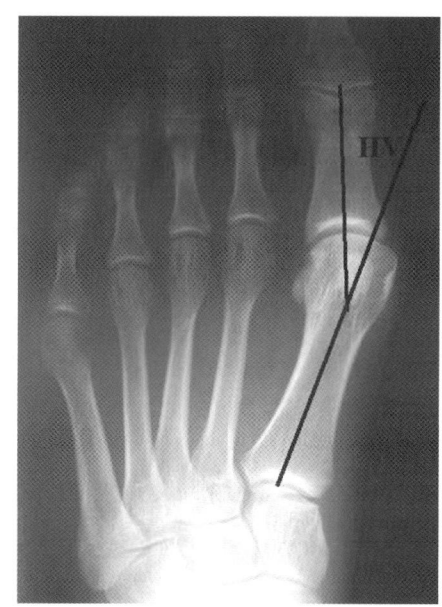

图 6.7 跚外翻角测量，第 1 跖骨和近节趾骨之间的角度。

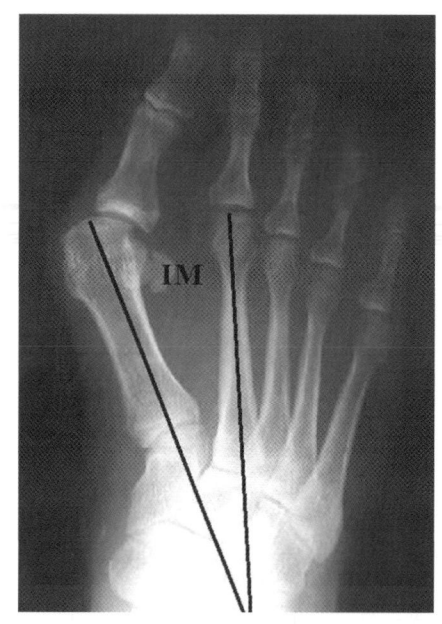

图 6.8 跖骨间（IM）夹角测量，第 1 和第 2 跖骨间的角度。

- 趾骨间夹角：第 1 趾近节及远节趾骨中线间的夹角，正常小于 10°。
- 关节炎：记录严重程度。
- 籽骨位置：籽骨自跖骨头下发生一定程度的半脱位是不可避免的。尽管术前经常不予考虑，但术中的矫正很重要。

根据严重程度对𧿹外翻进行分类

- 轻度𧿹外翻：𧿹外翻角小于30°，跖骨间夹角小于13°。关节常是匹配的，畸形可能由趾间𧿹外翻引起。
- 中度𧿹外翻：𧿹外翻角30°～40°，跖骨间夹角13°～20°。跖趾关节常不匹配（半脱位），𧿹趾旋前并常对第2趾造成压迫。
- 重度𧿹外翻：𧿹外翻角大于40°，跖骨间夹角20°或更大。𧿹趾旋前并常常重叠在第2趾之上或之下，跖趾关节不匹配。第2跖骨头下时常有转移性疼痛，可能有关节炎改变。

治 疗

非手术疗法

最基本的非手术治疗是改变鞋子。如果主要的问题是由严重𧿹外翻引起的内侧突起疼痛，那么穿着较宽松的或露趾的鞋子可减少对内侧突起的摩擦。𧿹外翻垫、夜用夹板及足趾间垫可能暂时缓解疼痛，但是长远来看帮助不大。同样，定制的鞋垫通常也不能长期缓解疼痛。但是，如果症状主要是籽骨下的疼痛或其他跖骨头下的转移性疼痛，可在鞋内这些突起的近侧放置软垫，以减轻疼痛区域的压力。如果外侧足趾畸形是主要问题，可穿着宽松或露趾的鞋子，或市售的足趾套。手术治疗禁忌证见框6.1。

手术疗法

如果非手术治疗不能缓解𧿹外翻畸形的症状，可以建议行手术矫正𧿹外翻。以下是应考虑的解剖畸形和其他因素：

- 患者的主诉、职业及运动爱好。
- 查体发现，包括畸形的严重程度、最严重的触痛区域及伴随的其他足趾畸形。

框6.1　𧿹外翻手术的禁忌证
绝对禁忌证
■ 跖趾关节活动性感染
■ 血运差
■ 诊断不明确
■ 不能配合术后更换辅料的计划
相对禁忌证
■ 轻度关节炎或关节纤维化
■ 不切实际的手术期望

- 放射学评价，包括先前提到的各个参数。
- 足部神经血管情况。
- 患者对手术的期望值。

由于活动受限，力量下降，或者残留不适感，不是所有的职业或高水平运动员都能恢复全部功能。如果患者的主诉是外侧足趾畸形或转移性病变，𧿹外翻的矫正可能是缓解这些问题的唯一方法，即通过重建第1跖列正常的负重，提供空间使外侧足趾特别是第2趾能够伸直。

一定要向患者说明手术后恢复工作或运动所需要的时间。此外，要告知患者术后可能的足部外观。术后可能残留有轻度畸形，这是由解剖原因（如轻度的趾间𧿹外翻）、手术中矫正不完全或手术后轻度复发等因素引起的。

决策原则

一种手术方式不能用于矫正所有类型的𧿹外翻。放射学表现可指导决策。如果跖趾关节是匹配的，则任何手术方案都不应改变关节的对应关系。如果关节不匹配，需要重新平衡软组织，包括旋转近节趾骨回到跖骨头上，重建一个匹配的关节。

如果患者关节相匹配，下一步是测量DMAA角。如果DMAA角小于10°，三种术式可矫正畸形而不改变近节趾骨与跖骨头的关系，这些术式包括Chevron截骨、单纯的远端软组织手术和Akin截骨加内侧骨突切除术（流程图6.1）。如果仅出现𧿹趾间外翻，可以单独使用Akin手术。

对一个匹配关节且DMAA角大于10°时，必须重建远侧关节面。双平面（内侧闭合楔形）Chevron截骨

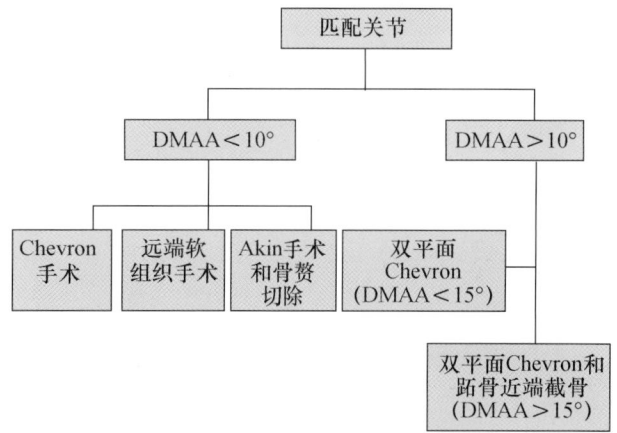

流程图6.1　匹配关节患者治疗决策流程。

可矫正至多 15°的 DMAA 角。如果 DMAA 角大于 15°或有跖骨间夹角增大，还需要行跖骨近端截骨。在青少年型𣎴外翻中，此类手术较成年人𣎴外翻更常采用。

对跖趾关节不匹配的患者，有多种手术可以恢复关节的匹配性。总体来说，畸形的严重程度决定需要的手术方式（流程图 6.2）。许多手术具有更大的矫正畸形的能力。Chevron 截骨可确切地矫正轻度畸形，但不能矫正重度畸形。

- 伴有不匹配关节的轻度𣎴外翻畸形可以通过 Chevron 手术、Mitchell 手术、远端软组织手术来治疗，还可结合近端截骨同时进行。如果跖骨间夹角大于 13°，则具有跖骨近端截骨术的指征，而有的医生也用于 9°～13°的畸形中。
- 中度畸形可以用远端软组织手术结合近端截骨术同时治疗，或是采用 Mitchell 手术来矫正。作为一般规律，Chevron 手术不能够满意地矫正中度畸形。
- 重度畸形需要进行远端软组织手术同时结合某些跖骨近端截骨术。这样通常可矫正𣎴外翻角达 50°

和跖骨间夹角 25°的畸形。当近节趾骨相对跖骨头半脱位超过 50%，还伴有软组织有挛缩时，可考虑行跖趾关节融合术。

如流程 6.2 所示，有许多种跖骨近端截骨术可用于𣎴外翻矫形，医生可以从中进行选择。最常用的术式包括弧形截骨、Chevron 截骨及跖骨近端斜行截骨（Ludloff）、开放楔形截骨和 Scarf（Z 形）截骨。基本原则是，如果截骨术没能矫正跖骨间夹角，那么远端软组织手术将会失败。

特殊情况

- 当中、重度关节炎伴有𣎴外翻畸形时，推荐行关节融合术或关节成形术（Keller 手术）。如果尝试矫正𣎴外翻，即使维持术前的关节力线状态，也可能会加重关节的疼痛和僵硬。
- 在第 1 跖楔关节松弛的病例中，可能需要行第 1 跖楔关节融合术（Lapidus 手术），并同时行远端软组织手术。要注意的是，Lapidus 手术常被其提

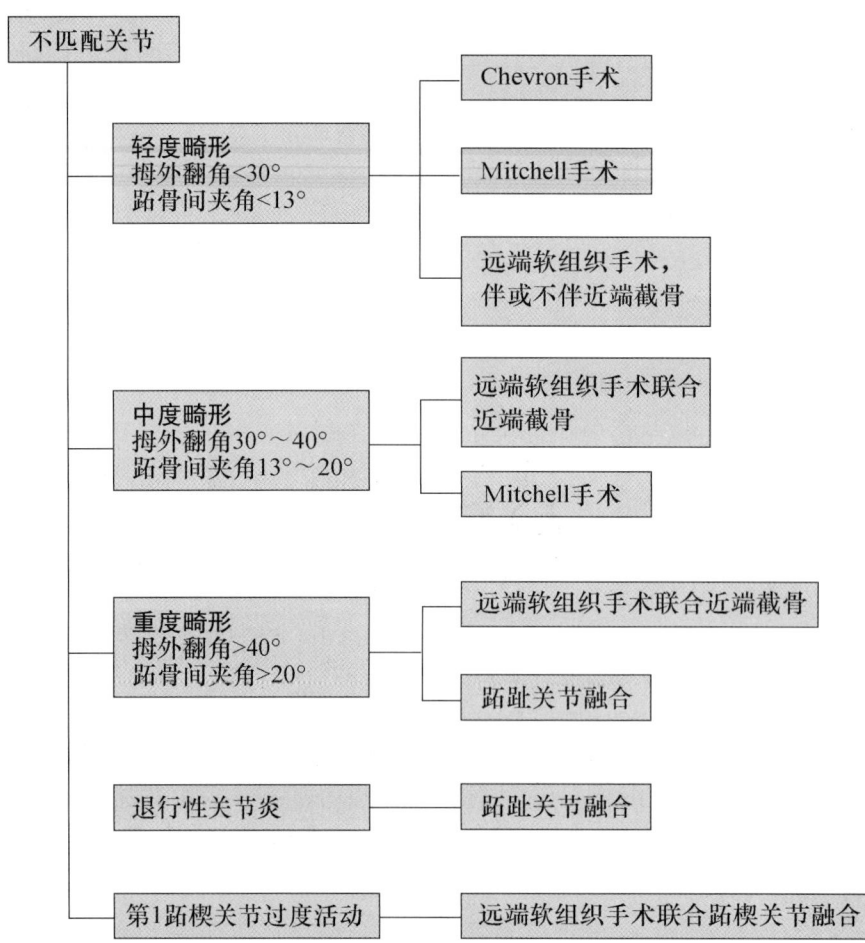

流程图 6.2　不匹配关节患者治疗决策流程。

倡学者用于矫正不伴有松弛的踇外翻。当有软组织条件不良可能妨碍骨及韧带愈合时，可以选择 Keller 关节切除成形术来治疗严重的踇外翻畸形。这个手术可以消除骨性突起和交叉趾，缓解关节炎性疼痛，矫正某些畸形。代价是丧失推进力量以及踇趾的稳定性。这个手术通常仅用于老年人和活动较少的患者。

- 关节假体很少适合用于踇外翻畸形的治疗。对要求比较低，有踇趾关节退变的患者，可以考虑假体，但术后并发症的发生率较高，包括僵硬、滑膜炎、转移性跖痛症、松动及假体断裂。活动量大是关节假体置换的禁忌证。

具体术式
远端软组织手术

此手术通常被称作改良 McBride 手术，适用于轻度的踇外翻畸形，可以结合跖骨近端截骨矫正中到重度畸形。远端软组织手术矫正了导致踇外翻的解剖异常。

- 在第 1 趾蹼间隙做一切口显露踇趾关节外侧面。
- 松解挛缩的外侧结构，包括关节囊、踇收肌腱和跖骨间横韧带（图 6.9）。
- 做一内侧纵切口，切开关节囊以显露内侧突起。
- 沿跖骨干内侧面切除内侧突起。
- 将内侧关节囊和踇展肌腱重叠缝合，以保持足趾正确地对线。

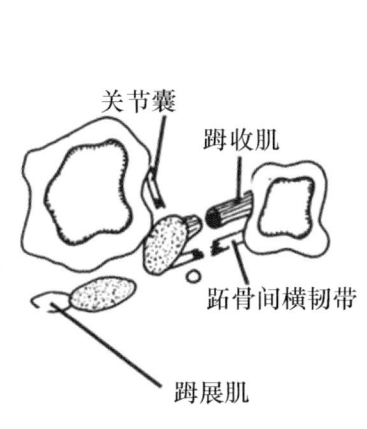
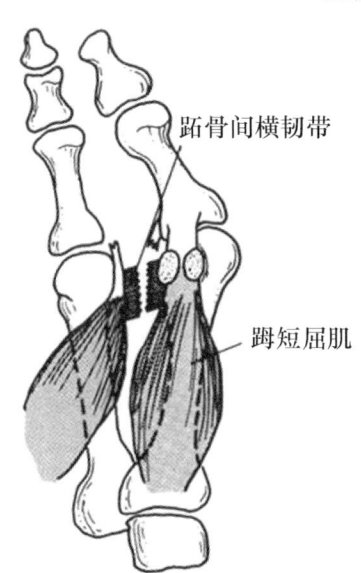
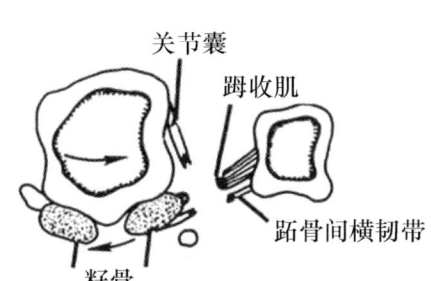
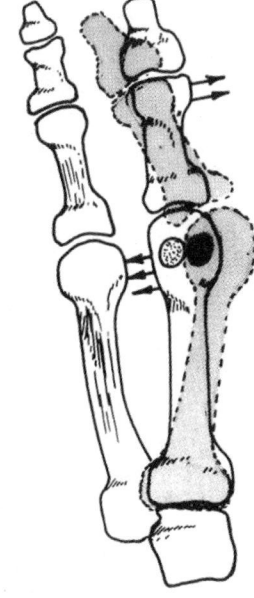

图 6.9 远端软组织手术。（A）松解挛缩的外侧结构，包括关节囊、踇收肌腱、跖骨间横韧带。（B）松解作用于近节趾骨上的外翻力，允许跖骨和近节趾骨伸直。籽骨可复位至跖骨头下面。(From Coughlin MJ, Mann RA. Surgery of the Foot and Ankle, 7th ed. St. Louis, MO: Mosby, 1999.)

- 手术后，每周更换 1 次敷料，共 8 周，确保足趾在此期间正确地对线。
- 允许穿术后鞋行走。

远端软组织手术联合跖骨近端截骨术

- 按照上面的方法行远端软组织手术操作。
- 在第 1 跖骨基底背侧做第 3 个切口行跖骨截骨术。
- 近侧截骨最常用术式是弧形截骨，其凹面朝向近侧。
- 行弧形截骨后，医生在向内侧推挤跗楔关节的同时向外侧旋转跖骨头，造成截骨处向外侧移位 2～3 mm。
- 注意不要使跖骨头背伸或跖屈。
- 使用螺钉从远至近穿过截骨处进行固定（图 6.10）。
- 在骨质疏松或矫正重度畸形时，可能使用低切迹 L 形接骨板固定截骨处。
- 其他用于恢复第 1 跖骨对线的截骨术还有近端斜行截骨（Ludloff）、Chevron 截骨、Z 形 Scarf 截骨和开放楔形截骨术（图 6.11）。Lapidus 手术（第 1 跗楔关节融合）也可用于矫正第 1 跖骨力线。
- 术后治疗同远端软组织手术后的治疗。

Chevron 手术

- 通过内侧正中切口入路显露关节，切开关节囊，切除内侧骨突。
- 做侧面 V 形截骨，尖端朝向远侧。
- 跖骨头相对于近端跖骨向外侧移位 3～4 mm（图 6.12）。
- 切除因跖骨头移位而造成的内侧骨性突起，重叠缝合内侧关节囊。
- 可使用克氏针或螺钉固定截骨处。
- 如果用 Chevron 手术矫正 DMAA 在 10°～15°之间的踇外翻，须行双平面 Chevron 截骨。
- 此种术式可在截骨部位内侧去除更多骨质，从而重新定位跖骨头，以减小 DMAA。
- 手术后，每周更换敷料，持续 6～8 周。
- 如果使用经皮克氏针固定，4 周后拔针。

Akin 手术

- 使用内侧直切口，显露近节趾骨的基底部，切除基底部在内侧的一小部分楔形骨质（通常 2～3 mm）。
- 用手将截骨处闭合，然后以缝线、克氏针、门型钉或微型拉力螺钉固定截骨处。
- 重叠缝合内侧关节囊。
- Akin 手术常联合 Chevron 截骨或单纯内侧骨突切除术。
- 术后应用敷料包扎 6～8 周。

Mitchell 手术

- Mitchell 手术是在跖骨头的近端进行阶梯样截骨。
- 根据需要矫正的畸形程度，将截骨远侧部分向外侧移位一定距离。

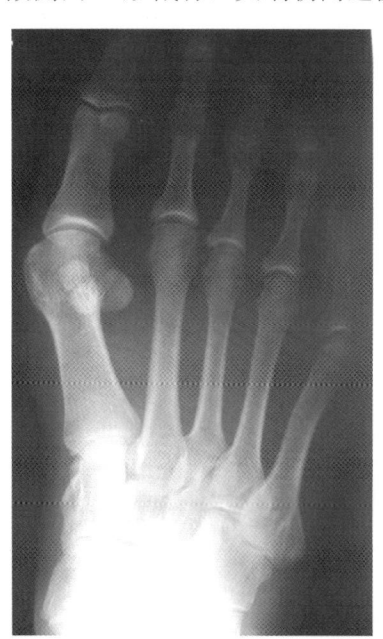 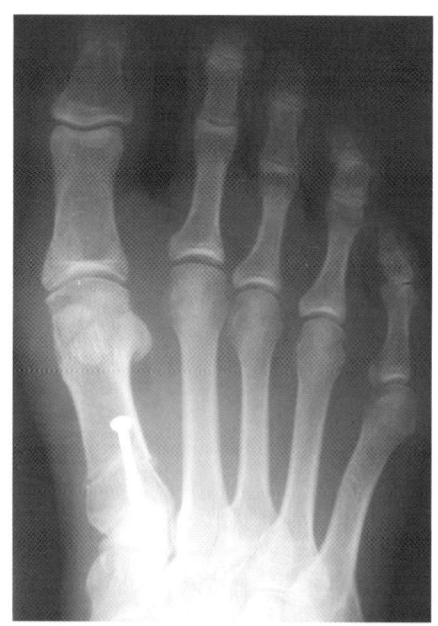

图 6.10 近端弧形截骨。(**A**) 术前 X 线片。(**B**) 凹面朝向近侧的弧形截骨术后 X 线片。

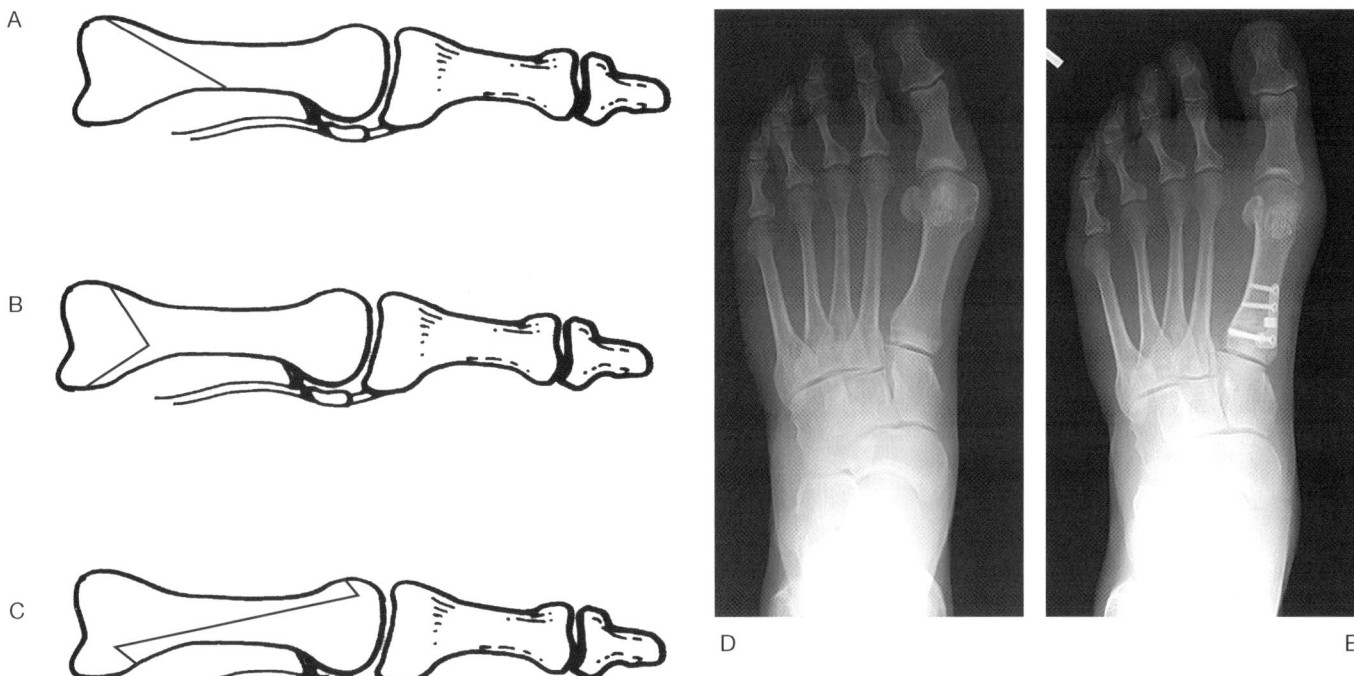

图 6.11 用于纠正第 1 跖骨对线的各种截骨术，包括：(A) 近端斜行截骨（Ludloff）、(B) Chevron 截骨和 (C) Z 形 Scarf 截骨。(D) 姆外翻术前 X 线片。(E) 跖骨开放楔形截骨术后 X 线片。

- 也可以旋转跖骨头以矫正轻度增加的 DMAA，通过跖屈来代偿任何短缩。
- 使用粗缝线、钢丝或克氏针固定截骨处（图 16.13）
- 切除内侧骨突。
- Mitchell 手术可导致严重的跖骨短缩，应避免用在有第 1 跖骨短缩的患者。相较以往，该手术目前较少应用。

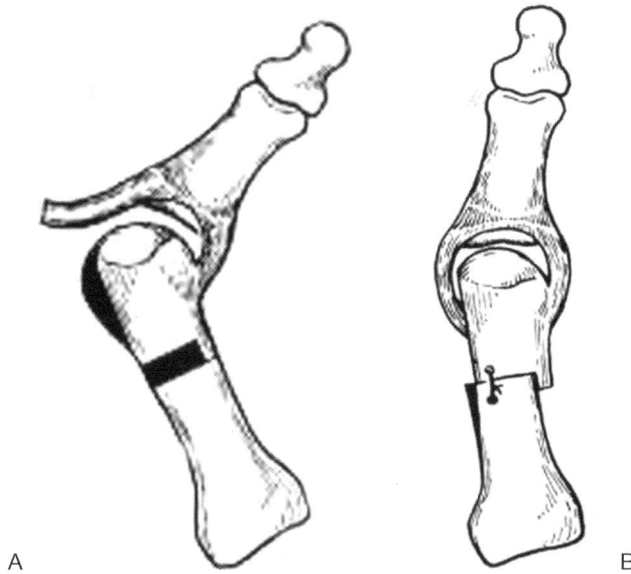

图 6.12 Chevron 手术。(A) 侧面观示尖端朝向远侧的 Chevron 截骨。(B) 背面观示 Chevron 截骨后将跖骨头向外侧移位并以克氏针固定。（From Coughlin MJ, Mann RA. Surgery of the Foot and Ankle, 7th ed. St. Louis, MO: Mosby, 1999.）

图 6.13 Mitchell 手术。(A) 切除内侧骨突，进行阶梯样截骨。(B) 截骨远端复位至截骨近端，固定截骨。（From Coughlin MJ, Mann RA. Surgery of the Foot and Ankle, 7th ed. St. Louis, MO: Mosby, 1999.）

- 术后保持免负重3周，敷料包扎8周。

Keller 手术

- Keller 手术或切除关节成形术，切除约 1/3 的近节趾骨，达到跖趾关节减压（图6.14）。
- 将跖板和内侧关节囊结构重新固定在剩余的近节趾骨基底部。
- 切除内侧骨突，用克氏针纵向固定手术部位 4～6 周。
- 术后容许患者穿特殊的术后鞋行走，敷料包扎大约 6 周以保持力线。

结 果

跖骨近端截骨和远侧软组织松解手术后，包括之前所有提到的近侧截骨术，据报道有 90%～95% 的患者满意率。除了姆外翻畸形得到良好的矫正，在大部分患者中由内侧骨突造成的疼痛也得以消除，第 2 跖骨头下疼痛也减轻或消失。跖趾关节活动度常常可以保留，术后大部分患者可保持与术前相同或更高的活动水平。手术前，大约 1/3 的患者可以穿任意款式的鞋子，手术后这一人群比例增加到 2/3。75% 的患者姆外翻角可矫正到正常范围，即小于 15°。

Chevron 手术后，80% 的患者评价为优和良。不满意的主要原因为畸形复发或矫正不完全。这些不满意常发生在医生尝试扩大 Chevron 手术适应证的治疗后。

并发症

姆外翻手术后最常见的并发症是畸形复发。这可能是术式选择不当的结果，例如使用矫形能力差的手术去矫正严重畸形，或者在术前没有认识或考虑到关节的匹配性。另一个常见的复发原因是截骨位置不良。手术过程中注意正确对位和截骨处固定，有助于减少问题的发生。

姆外翻手术后的姆内翻并发症可能由许多原因导致，包括内侧关节囊过度重叠缝合，内侧骨突过度切除，或者在跖骨截骨部位过度矫正（图 6.15）。与姆外翻复发相比，这种并发症较为少见。通常 7°～10° 以内的轻度姆内翻畸形没有疼痛，除非还存在关节过伸。尽管任何跖骨截骨通常都会导致跖骨轻微短缩，但第 1 跖骨过度短缩是姆外翻术后一个不常见的并发症。行 Chevron 手术或近侧弧形截骨时，会出现大约 2 mm 的短缩。更大程度的短缩继发于跖趾关节融合、Lapidus 手术或 Mitchell 手术之后。如果存在过度短缩，第 1 跖骨头在行走时不能充分支撑体重，导致在其他跖骨头下产生转移性疼痛。一般来讲，6 mm 或更多的跖骨缩短才能引发转移性跖痛症。

截骨或关节融合术后可以出现位置不良，导致继发症状。第 1 跖骨背伸会导致其他外侧跖骨头下的转移性跖痛症。跖屈可使第 1 跖骨过度承重而产生第 1 跖骨头下疼痛。内收位跖骨位置不良可导致姆外翻畸形复发，而外展位跖骨位置不良可以导致姆内翻

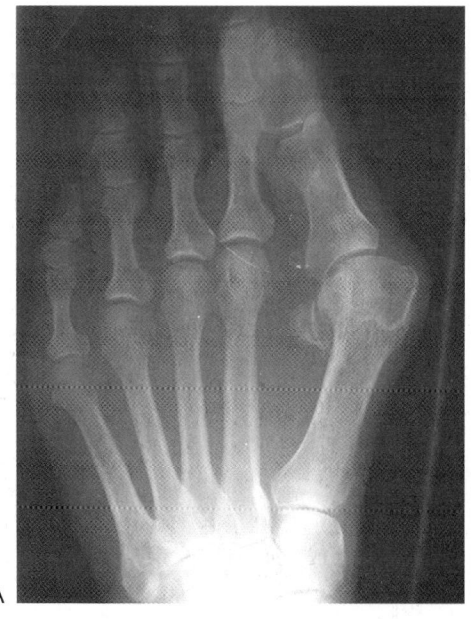 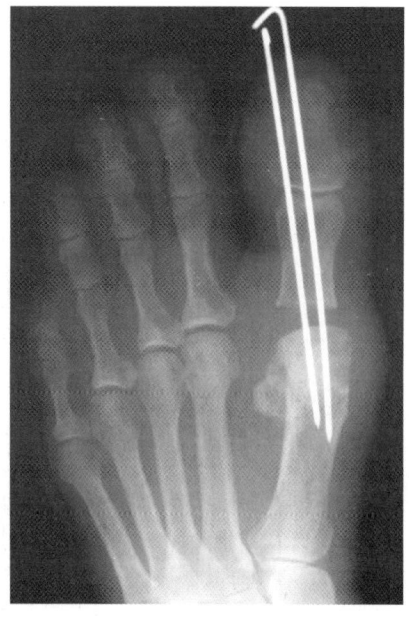

图 6.14 Keller 手术。(A) 严重姆外翻畸形伴关节炎的术前 X 线片。(B) Keller 手术术后 X 线片。切除近节趾骨基底和内侧突起。

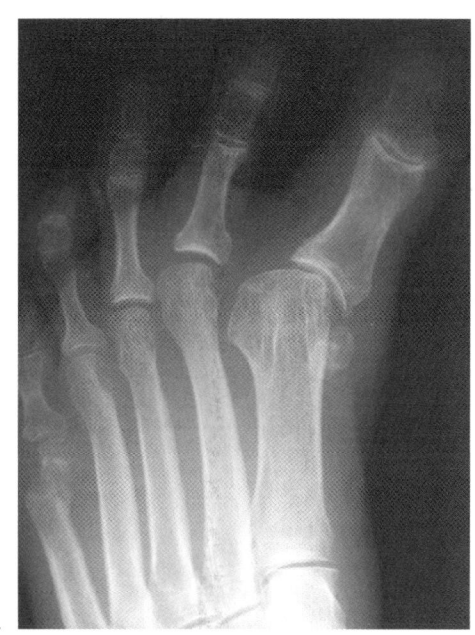
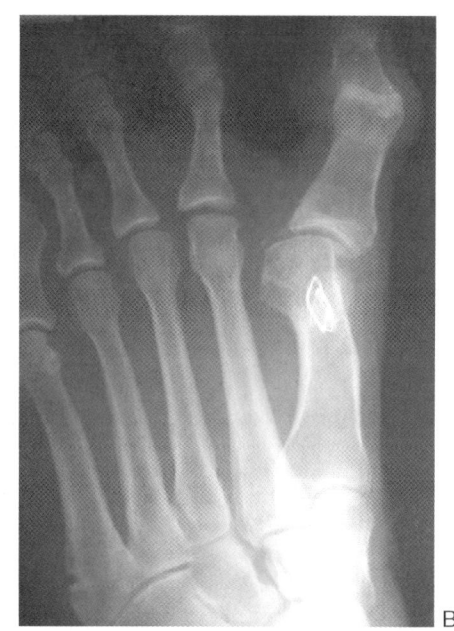
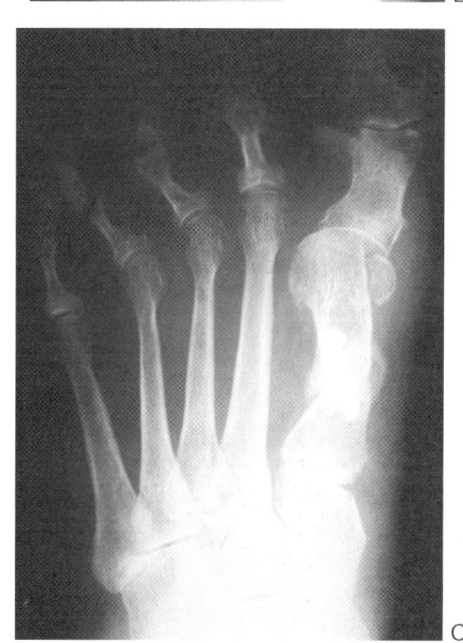

图 6.15 各种原因导致的跛内翻。(**A**) 跛外翻手术重叠缝合过多。(**B**) 内侧突起切除过多。(**C**) 跖骨头外侧移位。

畸形。

任何手术后都可能出现感染,但不常发生。截骨处不愈合或延迟愈合也不常发生,即便发生也很少出现症状。手术后可出现关节粘连,特别见于产生关节不匹配的时候。可出现背侧或足底皮神经的卡压,导致神经炎性症状。然而,医生注意采用之前介绍过的正中切口时,此并发症不常见。

远端软组织手术

单纯远端软组织手术后最常见的并发症是畸形复发,常常是因为畸形太严重,以至于单纯使用这种手术不足以矫正畸形。对于这些病例,行翻修手术时采用跖骨截骨术联合远端软组织手术可以获得完全的矫正。

5%~7%的病例会出现跛内翻。既往跛内翻常常是由于腓侧籽骨切除导致关节不稳定,以及内侧跛短屈肌腱对近节趾骨不对称的牵拉造成。

远端软组织手术联合近端跖骨截骨术

软组织手术加上截骨手术,会增加截骨位置不良的风险。高达30%的病例可能会出现截骨处的背伸,但是通常没有临床意义。接近10%的病例出现截骨处的延迟愈合(常常超过4~6个月),但是只有不足1%的病例会发展成截骨处的不愈合。跖骨头的过度外侧移位会导致踇内翻畸形。

Chevron 手术

Chevron 手术最严重的并发症为跖骨头缺血性坏死，可能是由于跖骨头周围的软组织广泛剥离引起。1‰～2‰的病例会发生缺血性坏死。和任意类型的截骨术一样，截骨远端可能向外侧或内侧移位过度，导致踇内翻或踇外翻畸形复发。而且，有时截骨远端可能被置于背伸或跖屈位而引发跖痛症的症状。

Akin 手术

Akin 手术后主要的并发症是畸形的矫正不足或过度矫正。偶尔会发生不愈合，但是通常没有症状。

Keller 手术

因为近节趾骨的基底部已被切除，Keller 手术后会出现第1跖趾关节不稳和负重能力丧失，从而导致足部功能的减弱，也正是因为这个原因，它适用于老年人和要求不高的人群。第2跖骨头下常会有转移性病变。踇趾会有背伸、内翻或外翻漂移。

Mitchell 手术

Mitchell 手术后最主要并发症是跖骨短缩和继发的转移性病变。为了避免这些情况，截骨时应将跖骨轻度跖屈。而且，由于截骨处存在一定程度的不稳，可能出现背伸移位。正是这些原因，目前很少使用该手术。

青少年踇外翻

发病机制

青少年踇外翻开始于青春期以前或青少年。约半数的踇外翻属于此种类型，尽管不足10%的踇外翻手术是在青少年中完成的。

典型的青少年踇外翻在几个方面有别于成人踇外翻。大部分青少年畸形为跖趾关节匹配伴有增大的 DMAA，并且常常只有轻度增大的踇外翻角及跖骨间夹角。相反，大部分成人畸形存在关节不匹配，并且伴有大幅度增加的踇外翻角及跖骨间夹角。青少年中跖楔关节过度活动的发生率较高。相对于成年发病的踇外翻，青少年型主要是一种遗传状态。在年轻患者中行跖骨近端截骨时必须注意避免损伤骨骺生长板。

治 疗

尽管成人踇外翻与青少年踇外翻有区别，但其治疗原则和决策过程是一致的。最初尝试非手术疗法。为了避免不慎损伤生长板及继发第1跖骨短缩与成角，大部分医生主张于生长板闭合后进行手术。

计划行手术时，必须确定关节是否匹配。对于匹配的关节，即使畸形相当严重，也必须采取能保留关节匹配性的手术方式。轻度畸形可以采取 Chevron 截骨进行治疗。如果畸形更为严重，通常意味着 DMAA 较大，需要行双平面 Chevron 手术或近侧和远侧跖骨截骨（双截骨）。偶尔，对于 DMAA 相当大的病例则需要行 Akin 手术。

对于关节不匹配的病例，可运用远端软组织手术、Chevron 手术或 Mitchell 手术治疗轻度畸形。跖骨间夹角过大的畸形需要行跖骨近端截骨或内侧楔骨开放楔形截骨。

结 果

关于手术矫正青少年踇外翻的结果报道不多。然而，需要注意的是其手术后复发率比成人稍高，因此必须告知患者这个事实。

踇内翻

踇内翻是近节趾骨在跖骨头上向内侧倾斜（图6.15）。它最常作为踇外翻矫形手术的并发症出现，偶尔为创伤后或先天性畸形。踇内翻的治疗视畸形严重程度及症状程度而定。本章节只关注踇外翻手术后出现的踇内翻。

发病机制

踇内翻最常见于踇外翻远端软组织手术后（伴或不伴跖骨截骨），但也继发于任何踇外翻手术。诸多因素参与了踇内翻畸形的发生：

- 腓侧籽骨切除
- 内侧骨突过度切除
- 内侧关节囊结构的过度重叠缝合
- 截骨处不良力线
- 踇外翻术后敷料的过度矫正

过去，跨内翻与切除腓侧籽骨的远端软组织手术有关，该术式已不再建议使用。切除籽骨导致肌肉的不平衡，由于切断了跨收肌腱和跨短屈肌腱的外侧头，致使不能对抗跨展肌和跨短屈肌腱内侧头的牵拉而产生内翻畸形。并且，跖骨头可以"钮孔"样穿过切除籽骨后留下的软组织缺损。可能出现跖趾关节过伸伴趾间关节屈曲（仰趾畸形）。即使没有去除腓侧籽骨，远端软组织手术也有出现内翻的风险，因为在操作过程中所有的外侧关节囊结构均被松解。如果内侧关节囊紧缩过度或在更换敷料过程中足趾被牵拉向内翻位置，而来自关节外侧的对抗力很小，则可能出现进展性跨内翻。

行远端软组织手术时，应沿跖骨干内侧缘切除内侧骨突。如果内侧骨突切除过多，足趾处于矫正后的位置时跖趾关节可能不再稳定，从而发展为跨内翻（图 6.15B）。

如果跖骨截骨矫正过度，跖骨头外移过大，造成跖趾关节不稳定，会增加跨内翻发生的风险。这种情况最常见于稳定性差的近侧截骨术，如弧形截骨（图 6.15C）。

诊断和治疗

跨内翻畸形的临床诊断较为明确，X 线片常可清晰显示病因。如能在跨外翻术后早期阶段辨别患足有发生跨内翻的风险，则处理相对较为简单。对于轻度的内翻，通过经常更换敷料牵拉足趾至外翻位置可成功地重建跖趾关节的对线。如果更换敷料不能矫正畸形，可行内侧关节囊松解，后续细心地随访和更换敷料。

对于更长期的畸形，跨内翻的治疗取决于畸形的程度和症状的水平。7°～10°的轻度内翻畸形是柔软无痛的，没有临床意义。而更严重的内翻或僵硬性畸形，因足趾的内侧顶着鞋子而难以忍受。此外，一旦跨内翻变成僵硬型，简单的软组织松解治疗是不够的。常用的矫正手术如下：

- 跨长伸肌腱或跨短伸肌腱移位——适用于无退行性关节炎者，且保留关节活动度。
- 第 1 跖趾关节融合——适用于跖趾关节有退行性改变，可恢复正常的关节力线，但牺牲了关节活动度。

如果由于截骨时跖骨头外移过度而引起跨内翻，则必须评估单纯软组织矫正是否足够。可能需要行矫正性截骨将跖骨头充分移位以防止内翻复发。类似的，如果跨内翻是过度切除内侧骨突引起的，即使联合矫正性截骨，肌腱移位后内翻畸形也可能会复发。在这种情况下可能需要行关节融合。

跨长伸肌腱移位

- 采用长斜行切口松解内侧关节囊，直至跖趾关节可以被动复位，小心松解跨展肌肌腱。
- 如果趾间关节屈曲挛缩超过 15°，应融合趾间关节。
- 将跨伸肌腱的外侧 2/3 从远节趾骨上剥离，并从内侧 1/3 处劈开。
- 然后将此肌腱束穿至第 1 趾蹼处跖骨间横韧带深面，将肌腱由外至内穿过近节趾骨基底部的横向骨孔。
- 将肌腱拉紧并将其缝合固定在趾骨内侧面的骨膜上，将足趾置于外翻 10°～15°（图 6.16）。一些医生建议用一根克氏针临时固定来保护修复的结构。
- 每周更换敷料，共 8 周。

这种手术在大约 80% 的情况下可有效矫正跨内翻畸形。通常跖趾关节会残留一些僵硬，但有足够的活动范围维持正常功能。

跨短伸肌腱移位

- 前两个步骤同跨长伸肌腱移位。
- 辨认跨短伸肌腱，保留其在近节趾骨基底的止点，尽可能向近侧松解，接近第 1 跖骨基底。通常需要做几个小切口向近侧追踪该肌腱。
- 将跨短伸肌腱穿至第 1 趾蹼处的跖骨间横韧带深处。
- 在第 1 跖骨颈处钻孔，将跨短伸肌腱从外向内穿过骨孔，在足趾外翻 10°～15°位拉紧肌腱并将其缝合固定至跖骨内侧面的骨膜上。

跨趾籽骨病变

第 1 跖趾关节有两粒籽骨被包含在跨短屈肌腱内（图 6.1）。它们的功能包括使第 1 跖列正常承重，增强跨短屈肌的力学性能使之有更大的跖屈力量，以及稳定第 1 跖列。籽骨病变有：骨折、骨坏死、关节炎、籽骨炎及半脱位。

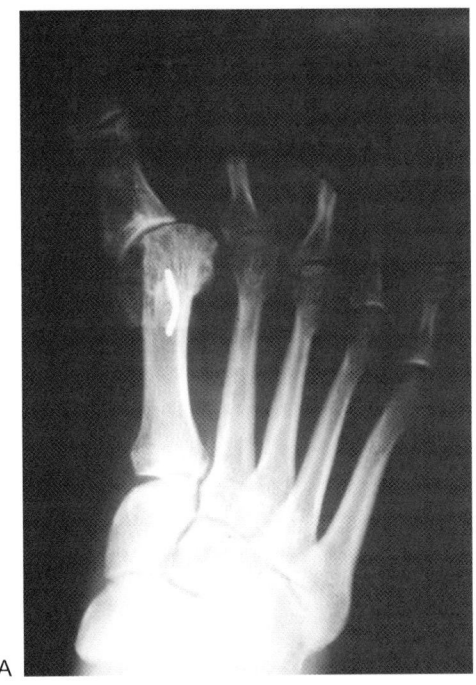 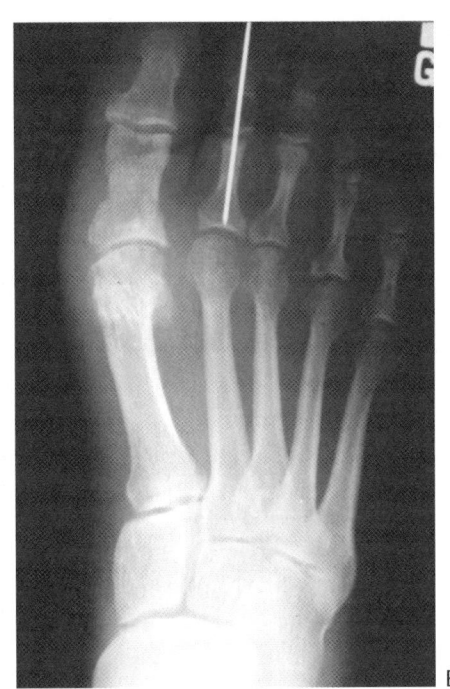

图 6.16 （A）踇内翻畸形。（B）肌腱转位矫正踇内翻畸形。

发病机制

跖板及籽骨复合体的解剖详见踇外翻部分。籽骨疼痛的病因是很明显的，如急性骨折或应力骨折。有时，踇外翻畸形也会出现籽骨疼痛。如果跖骨头自籽骨悬韧带半脱位，胫侧籽骨突出直接位于跖骨头下方从而导致疼痛（图6.4和图6.17）。

籽骨疼痛常常隐匿发病，无明确的诱因，例如骨坏死和籽骨炎。因丧失血供导致的籽骨坏死常常没有明确的足部创伤史，这说明脆弱的籽骨血供是其病因。籽骨炎是累及籽骨的一种疼痛状态，也常出现在无足部创伤的情况下。籽骨软骨异常，类似髌骨软化的表现，可能是籽骨炎的病因之一。籽骨炎病例中可见籽骨滑囊或腱周结构的炎症表现。

胫侧籽骨更直接位于第1跖趾关节承重面之下，在负重异常的情况下更容易出现症状。

诊　断

病　史

疼痛常常位于第1跖骨头的足底面。负重活动会加重疼痛，尤其在步态中的足趾离地时相，此时籽骨跖骨头关节承受了大部分重量。疼痛的程度也受鞋内衬垫量的影响。赤脚行走经常会很疼痛。

起始症状有助于发现籽骨疼痛的原因。单独的偶发创伤或重复创伤更有可能分别造成骨折或应力骨折，或者跖板撕裂。隐匿性疼痛见于骨坏死或籽骨炎。既往的足部手术史或踇外翻畸形，提示跖骨排列不良可能是籽骨疼痛的原因。

体格检查

临床特点

需要仔细检查以确定最疼痛的区域。分别触诊内、外侧籽骨，以及跖板和跖趾关节。注意籽骨下肿胀或胼胝。如果存在踇外翻，突出的胫侧籽骨可能是疼痛的根源。

注意第1跖趾关节的活动范围和力量。足的形态，如高弓足会在第1跖骨头下产生过度的压力波及籽骨。

影像学特点

拍摄标准的足部正侧位X线片。籽骨的切线轴位片可显示籽骨半脱位和关节间隙狭窄，也可帮助发现骨折（图6.17、图6.18）。在籽骨内、外侧斜位片上，跖骨头的重叠最小，也有助于评估籽骨。在任意X线片上都有可能看到籽骨碎裂、局灶性溶解或硬化。移位的骨折容易诊断，但是没有移位的骨折则很

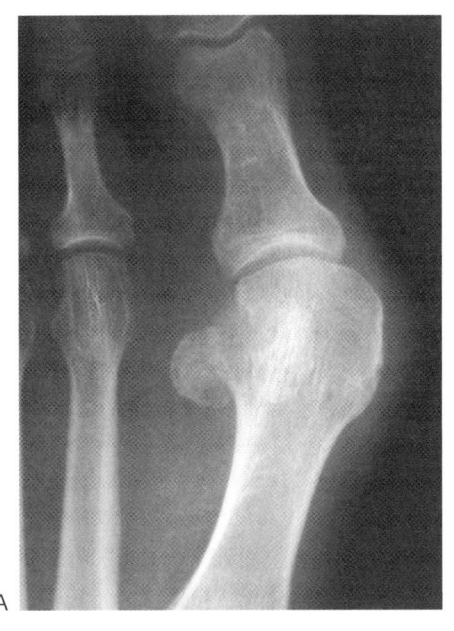
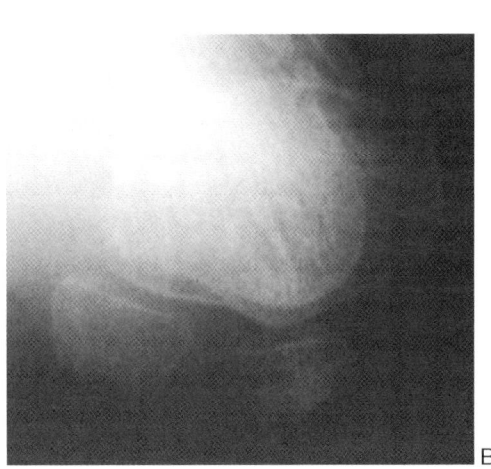

图 6.17 （A）籽骨半脱位的正位 X 线片。（B）籽骨半脱位的轴位 X 线片。

难与正常的二分籽骨相区别。骨扫描有助于区别急性骨折和非骨折的二分籽骨。如果怀疑有跖板损伤，拍摄对侧足正位 X 线片有助于确定籽骨是否向近侧移位，移位的籽骨提示跖板完全撕裂。在 X 线片正常的病例中，骨扫描对骨坏死或籽骨炎的诊断有帮助。MRI 有时用于诊断籽骨疾病，尤其用于评价跖板的完整性。

治 疗

在移位的籽骨骨折或籽骨跖板复合体从近节趾骨撕脱的病例，建议急诊手术修复籽骨（图 6.19）。其他大部分籽骨疾病首先采用非手术治疗。第一步是在

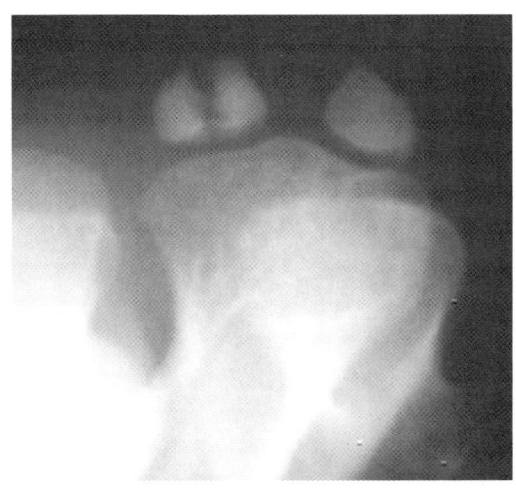

图 6.18 籽骨骨折的轴位 X 线片。

鞋内籽骨的近端放置软垫以减少受累区域的压力。将路趾用绷带固定在中立位或轻度跖屈位有助于稳定籽骨。如果这些物理治疗不能减轻疼痛，用硬底鞋、金属鞋或短腿步行石膏固定 6~8 周可以达到完全制动。

籽骨切除术

手术切除籽骨适用于非手术治疗 6 个月或更长时间但患者症状未能缓解者。单个籽骨的切除尽管偶尔会出现轻度的背伸畸形，但通常不会影响踻趾的力量和稳定性。切除两个籽骨后因为踻短屈肌腱被剥离，导致踻趾的功能减弱，而造成踻趾明显上翘。因此应尽可能避免同时切除两个籽骨。

通过内侧入路切除胫侧籽骨，避免损伤足底皮神经。

- 沿籽骨的背侧缘切开关节囊，将其牵向足底，以暴露关节面。
- 整体切除籽骨，操作时注意骨膜下分离避免损伤周围结构。一些作者建议将踻展肌腱移位至籽骨切除区域以避免发生术后踻外翻。
- 踻长屈肌腱位于切口深部，易损伤。
- 尝试缝合关闭踻短屈肌腱的缺损。
- 采用柔软的敷料，2 周后允许穿着硬底鞋负重。
- 应用敷料，保持足趾于中立位或轻度跖屈位 4~6 周。

通过第 1 趾蹼背侧切口切除腓侧籽骨。尽管可以

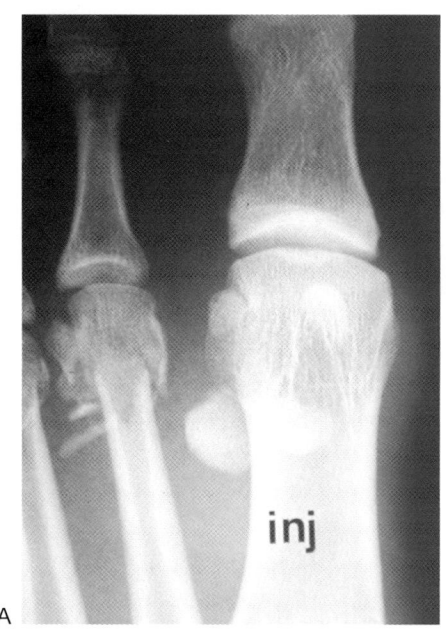 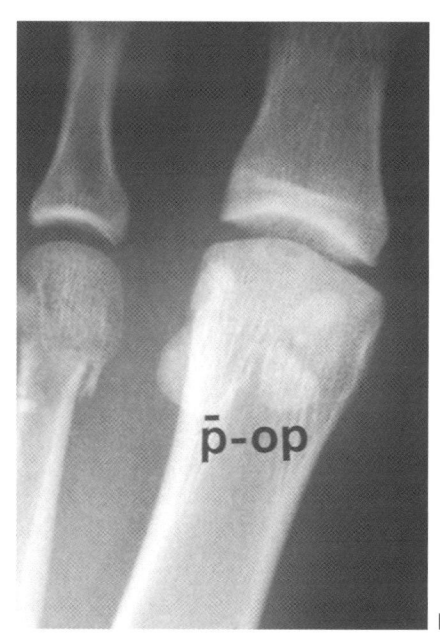

图 6.19 （A）移位的籽骨骨折。（B）籽骨骨折修复术后 X 线片。

采用跖侧入路，但是有出现疼痛性瘢痕的风险，因此推荐背侧入路。

- 在跖骨头之间放置自动拉钩，寻找𝐌收肌腱。
- 将𝐌收肌腱和跖骨间横韧带在籽骨的外侧面切断。以钳子夹住籽骨或以螺纹克氏针固定籽骨。
- 小心完全剥离籽骨上残留的软组织附着，包括籽骨间韧带，避免损伤𝐌长屈肌腱。
- 手术后护理同胫侧籽骨切除术。

骨 折

非二分籽骨不常发生骨折。严重创伤才会导致籽骨骨折，如跌倒或前足的挤压伤，或𝐌趾的强力被动背伸。籽骨区出现局部的肿胀和疼痛，跖趾关节背伸会使疼痛加重。X 线片可显示急性骨折线，骨折可为粉碎性或移位性（图 6.18、图 6.19）。

二分籽骨的骨折并不少见，可由小的创伤引起。二分籽骨很常见，通常是双侧的，80%出现在胫侧籽骨。鉴别急性籽骨骨折、痛性二分籽骨或经过二分籽骨的骨折比较困难。

无移位或很小移位的籽骨骨折其治疗包括免负重石膏固定 6～8 周，接着穿术后鞋或以固定绷带制动 4 周。持续痛性籽骨提示籽骨没有愈合，需要做 CT 检查。疼痛不愈合的籽骨通常需要行手术切除。一些医生建议只切除小的骨折块。胫侧籽骨骨折不愈合时，如果手术探查时发现关节软骨完整，可尝试行骨移植。

移位的籽骨骨折手术修复比较困难，但对于移位大于 2 mm 且活动量大的患者应当尝试修复。如果移位明显，通常提示双侧籽骨骨折，或者跖板韧带断裂。

跖板撕裂

跖板损伤，经常被称作"草地趾"，由第 1 跖趾关节强力被动背伸损伤引起。跖板，或趾骨籽骨韧带，可以在近节趾骨基底自籽骨远端或韧带中部断裂。如果损伤只累及 1 个籽骨，或者 X 线片上显示籽骨没有移位，可以用免负重石膏固定 6～8 周，并仔细观察。如果 X 线片上显示籽骨向近侧移位，或者 MRI 显示跖板装置完全撕裂，则建议手术修复跖板。通过跖侧入路显露籽骨复合体。辨认断裂的部位，用结实的缝线修复受累的韧带和籽骨骨膜，在近节趾骨基底部的跖板撕脱可以用缝合锚钉固定。

骨坏死

籽骨骨坏死是引起籽骨疼痛的常见原因之一。好发于青春期或 20 多岁的女性，但是也可以在任何年龄的两性中发现。这种情况也被称为骨软骨炎，可在一次足部外伤后，或反复的创伤如跑步或跳舞后出现。也常常没有外伤史。

查体显示受累籽骨下方疼痛。X 线片可能显示异常变化的过程。早期的 X 线片可能是正常的，随后可看到骨溶解和硬化区域的断裂。随着时间推移籽骨可能变得扁平而拉长，偶尔籽骨可以恢复正常外观。

一般来说，通过非手术方式和耐心等待，待骨坏死急性期消退后，修复期开始，症状会在 6～12 个月内逐渐消失，不再出现碎裂。如果疼痛持续超过 12 个月，受累的籽骨常伴有碎裂，可能需要将其切除。

关节炎

关节炎可出现在籽骨跖骨头关节。可能伴有第 1 跖趾关节的退行性关节炎、类风湿关节炎，或是由外伤、籽骨的慢性脱位或骨坏死引起。检查显示籽骨下局部压痛。在类风湿关节炎或退行性关节炎的病例中，第 1 跖趾关节活动受限。X 线片显示骨赘并常有籽骨变形。轴位片可见关节间隙狭窄。

籽骨关节炎非手术治疗的目的是使籽骨免负重及限制跖趾关节的活动。如果这些方法失败可采用手术治疗。如只有一个籽骨受累，可行切除。如果双侧籽骨均受累，禁忌行双侧切除，因为会发生仰趾畸形。建议行跖趾关节融合或 Keller 手术，术中可切除籽骨。

籽骨炎

籽骨炎是籽骨的一种疼痛病程，因没有其他原因，所以是一个排除性诊断。常发生在青少年和年轻人，不一定有前足的外伤。当负重时出现疼痛并在受累籽骨表面出现局限性压痛。X 线片显示正常，但应严密随访以与骨坏死的早期状态相鉴别。尽管治疗实质上是相同的，但这两种异常情况的预后不同。

非手术方法常可以减轻症状，但偶尔也需要手术切除受累籽骨。

半脱位

跖骨头下的籽骨半脱位常常发生在踇外翻畸形中。籽骨半脱位的程度可以从轻度到完全脱位。理论上，虽然第 1 跖骨头内收移位，但是籽骨相对于第 2 跖骨保持在相同的位置。胫侧籽骨不再位于第 1 跖骨跖内侧面上的籽骨沟内，而是移位到嵴的下方，导致其在跖骨跖侧面上更突出并有可能引起疼痛（图 6.17）。常见踇外翻患者要求治疗籽骨突出引起的疼痛。因此，在评估踇外翻患者时，检查有无籽骨疼痛很重要。

疼痛性半脱位籽骨的非手术治疗方法包括于受累区域加垫，以减少籽骨的压力。如果这不能减轻症状，可行踇外翻矫正，特别注意使籽骨重新复位至正确位置。

（彭建光　译　李淑媛　张建中　校）

推荐阅读

Alvarez R, Haddad RJ, Gould N, et al. The simple bunion: anatomy at the first metatarsophalangeal joint of the great toe. Foot Ankle 1984;4:229–240.

Anderson RB, McBryde AM Jr. Autogenous bone grafting of hallux sesamoid nonunions. Foot Ankle Int 1997;18:293–296.

Bednarz PA, Manoli A II. Modified Lapidus procedure for the treatment of hypermobile hallux valgus. Foot Ankle Int 2000;21(10):816–821.

Coughlin MJ. 1. Juvenile hallux valgus. 2. Sesamoids and accessory bones of the foot. In: Coughlin MJ, Mann RA, eds. Surgery of the foot and ankle, 7th ed. St. Louis: Mosby, 1999.

Coughlin MJ, Jones CP. Hallux valgus: demographics, etiology, and radiographic assessment. Foot Ankle Int 2007;28:759–777.

Coughlin MJ, Mann RA. Hallux valgus. In: Coughlin MJ, Mann RA, Saltzman CL, eds. Surgery of the foot and ankle, 8th ed. Philadelphia: Mosby, 2007.

Donley BG. Acquired hallux varus. Foot Ankle Int 1997;18:586–592.

Dreeben S, Mann RA. Advanced hallux valgus deformity: long-term results utilizing the distal soft tissue procedure and proximal metatarsal osteotomy. Foot Ankle Int 1996;17:142–144.

Easley ME, Trnka HJ. Current concepts review: hallux valgus part I: pathomechanics, clinical assessment, and nonoperative management. Foot Ankle Int 2007;28:654–659.

Easley ME, Trnka HJ. Current concepts review: hallux valgus part II: operative treatment. Foot Ankle Int 2007;28:748–758.

Kristen KH, Berger S, Stelzig S, et al. The SCARF osteotomy for the correction of hallux valgus deformities. Foot Ankle Int 2001;23:221–229.

Mann RA, Donatto KC. The chevron osteotomy: a clinical and radiographic analysis. Foot Ankle Int 1997;18:255–261.

Myerson MS, Komenda GA. Results of hallux varus correction using an extensor hallucis brevis tenodesis. Foot Ankle Int 1996;17:21–27.

Richardson EG. Hallucal sesamoid pain: causes and surgical treatment. J Am Acad Orthop Surg 1999;7:270–278.

Richardson EG. Keller resection arthroplasty. Orthopaedics 1990;13:1049–1053.

Shurnas PS, Watson TS, Crislip TW. Proximal first metatarsal opening wedge osteotomy with a low profile plate. Foot Ankle Int 2009;30:865–872.

Thordarson DB, Rudicel SA, Ebramzadeh E, et al. Outcome study of hallux valgus surgery—an AOFAS multi-center study. Foot Ankle Int 2001;22:956–959.

第 7 章
足第 2~5 趾畸形和小趾滑囊炎

MARK E. EASLEY，UMUR AYDOGAN

外侧足趾（第 2~5 趾）畸形可以单独存在，也可与其他前足疾病有关系。尽管一些外侧足趾畸形是由外伤、神经肌肉病变、退行性病变或先天性原因造成的，但大多数可能由穿鞋不合适引起。本章介绍了外侧足趾畸形的非手术疗法和手术疗法。为了增强对外侧足趾畸形的理解，着重介绍不同疾病的功能解剖和发病机制，并选择了部分外侧足趾畸形加以介绍，包括爪状趾、锤状趾、槌状趾、跖趾关节不稳定、Freiberg 病、小趾滑囊炎、顽固性足底角化症（IPK）和鸡眼。

定义和病因学

外侧足趾和前足疾病常分别被简称为锤状趾和跖痛症，但跖痛症并非一个诊断，而是对前足跖侧疼痛的总称。为了指导正确的治疗，医生必须能辨别不同的外侧足趾畸形并且熟悉它们的典型病因。累及外侧足趾关节的畸形分类如下：

- 柔软性：可被动矫正，畸形时间常常较短。
- 僵硬性：不能被动矫正，畸形时间长。

锤状趾

锤状趾是临床上最常见的足趾畸形，是指跖趾关节和远侧趾间关节伸直，而近侧趾间关节屈曲的畸形（图 7.1）。典型的锤状趾是由于鞋子过紧或过短直接压迫造成。判断柔软或僵硬性畸形的主要依据为能否将其被动矫正至中立位。

爪状趾

爪状趾畸形为跖趾关节过伸，而远侧及近侧趾间关节处于屈曲状态（图 7.2）。类似于手的爪形指畸形，爪状趾畸形被认为是由于足内在肌无力或功能缺失造成的内源性畸形（图 7.3）。过紧的鞋子可能会造成爪状趾畸形，但本质上还是足内在肌肌力减弱导致足内、外在肌肉的不平衡所致。偶尔在双侧发病的患者中，爪状趾继发于神经系统的疾病（并伴发高弓足）或炎性关节病，例如类风湿关节炎。尽管锤状趾和爪状趾的名称常常被互换使用，但因为两种畸形治疗上的不同，应该将其区分。

槌状趾

槌状趾定义为跖趾关节与近趾间关节为中立位，而远趾间关节处于屈曲位的畸形（图 7.4）。远趾间关节创伤或是伸肌装置受损可引起槌状趾。穿过紧的鞋子也是致病原因之一。

跖趾关节不稳定

跖趾关节不稳可能发生于任一外侧足趾，但最常见于第 2 趾，然后是第 3、4 跖趾关节。单独的创伤，或更常见的重复性应力或累积性创伤可引发第 2 趾跖趾关节滑膜炎，以及最终的跖趾关节半脱位或脱位（图 7.5）。关节被动限制结构的削弱导致跖趾关节不平衡。足外在肌和内在肌作用于失去周围韧带生理性限制的跖趾关节而引发畸形。单独冠状面上的跖趾关节不稳定继发于侧副韧带力量的削弱而导致足趾偏

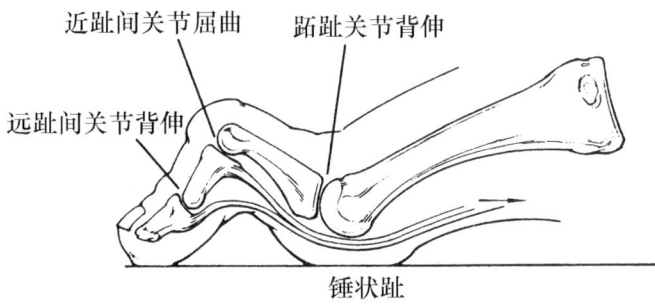

图 7.1 锤状趾畸形。跖趾关节轻度背伸,近趾间关节屈曲,远趾间关节背伸。同时近侧趾间关节突起表面有胼胝。(Reproduced with permission of McGlamry ED, Jimenez AL, Green DR. Lesser ray deformities. Part Ⅰ: deformities of the intermediate digits and the metatarsophalangeal joint. In: Banks AS, Downey MS, Martin DE, et al., eds. McGlamry's comprehensive textbook of foot and ankle surgery, 3rd ed, vol 1. Philadelphia: Lippincott Williams&Wilkins, 2001: 263.)

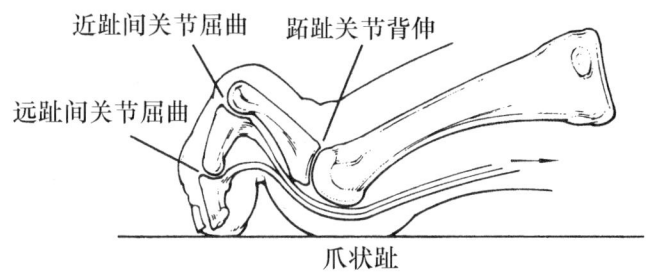

图 7.2 爪状趾畸形。过伸的跖趾关节及屈曲的近趾间关节与远趾间关节。(Reproduced with permission of McGlamry ED, Jimenez AL, Green DR. Lesser ray deformities. Part Ⅰ: deformities of the intermediate digits and the metatarsophalangeal joint. In: Banks AS, Downey MS, Martin DE, et al., eds. McGlamry's comprehensive textbook of foot and ankle surgery, 3rd ed, vol 1. Philadelphia: Lippincott Williams&Wilkins, 2001: 263.)

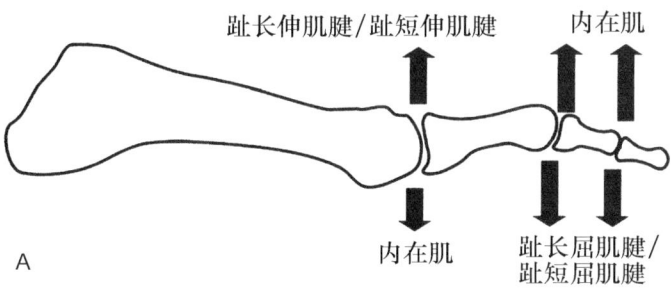

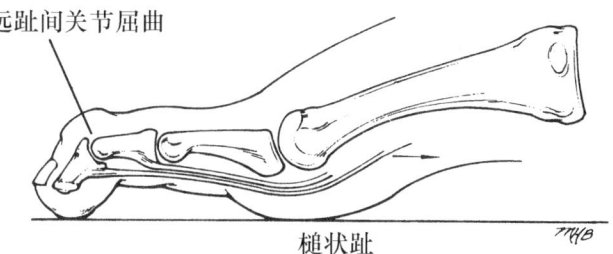

图 7.4 槌状趾。跖趾关节与近趾间关节中立位,远趾间关节屈曲。(Reproduced with permission of McGlamry ED, Jimenez AL, Green DR. Lesser ray deformities. Part Ⅰ: deformities of the intermediate digits and the metatarsophalangeal joint. In: Banks AS, Downey MS, Martin DE, et al., eds. McGlamry's comprehensive textbook of foot and ankle surgery, 3rd ed, vol 1. Philadelphia: Lippincott Williams&Wilkins, 2001: 263.)

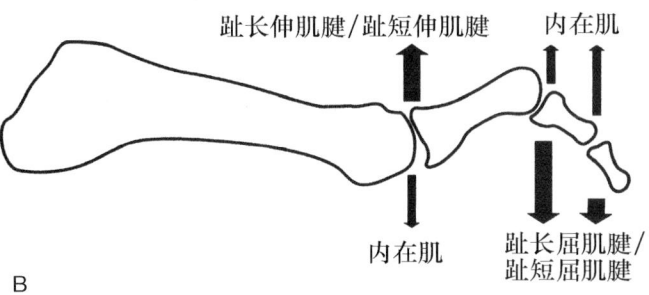

图 7.3 (A)足内在肌和外在肌的生理平衡。(B)内在肌和外在肌不平衡:外在肌力量强于无力的内在肌导致近趾间关节和远趾间关节屈曲,继发爪状趾。(授权重印自 Watson AD, Anderson RB, Davis WH. Lesser toe deformities. In: Kelikian AS, ed. Operative treatment of the foot and ankle. Stamford: Appleton&Lange, 1999: 101.)

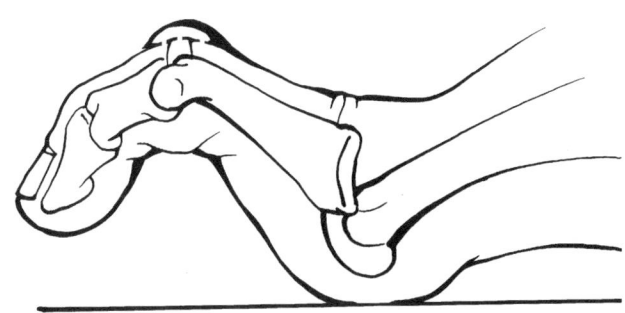

图 7.5 晚期跖趾关节不稳定伴脱位。注意伴随的锤状趾畸形。

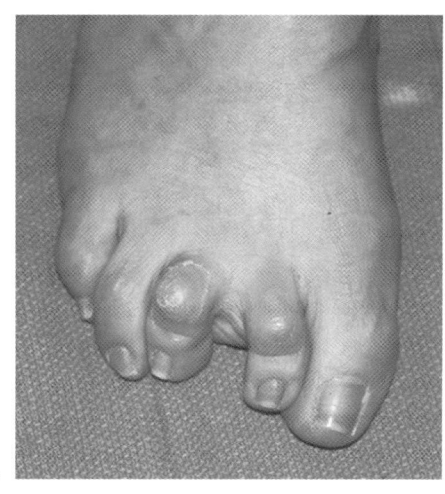
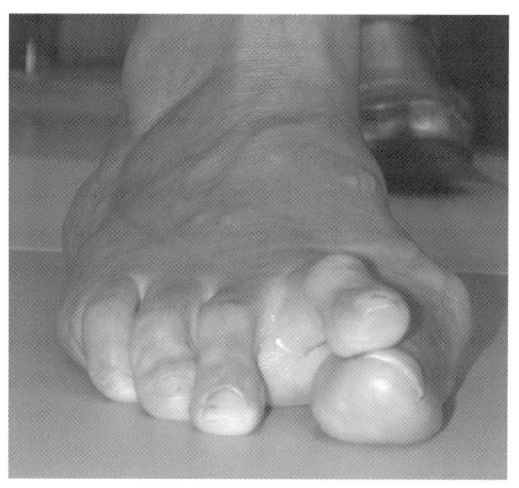

图 7.6 （A）偏斜畸形——单纯外侧副韧带或关节囊薄弱或撕裂的结果。（B）跖趾关节多平面不稳定导致交叉趾畸形。

斜；单独跖板的破坏导致跖趾关节在矢状位的半脱位和脱位；跖板和侧副韧带的联合损伤可导致多平面的不稳，不稳定足趾叠加于邻近的足趾之上形成交叉趾（图 7.6）。相对常见的机制为患者姆趾外翻并叠加于第 2 跖趾关节之上，作用于第 2 跖趾关节的机械应力最终导致第 2 趾骑跨于姆趾之上。其他因素对跖趾关节造成的应力也可超过生理应力的水平，导致关节不稳，这些因素包括：

- 第 2 或第 3 跖骨过长。
- 先天性或医源性的第 1 跖骨短缩。
- 鞋子不合适，鞋尖过紧。

小趾滑囊炎（缝匠趾）

第 5 跖骨头外侧疼痛的骨性突起称作小趾滑囊炎，相当于第 5 跖列的姆外翻。以往多发生于裁缝，因裁缝工作时盘腿而坐，第 5 跖骨头外侧面长期遭受慢性刺激而形成滑囊，因此这种情况也被称为缝匠趾。尽管作用于第 5 跖骨头的慢性压迫可以产生症状而没有畸形，但跖间角和跖趾关节角度的增大也与症状有关。第 4～5 跖骨间夹角和第 5 跖趾关节角的平均生理正常值分别为 6.2° 和 10.2°（图 7.7）。根据 X 线片表现，小趾滑囊炎可分为三种类型：

- Ⅰ型：单纯第 5 跖骨头部膨大伴外侧突出，不伴有跖间角和跖趾关节角度的增大。
- Ⅱ型：以第 5 跖骨干先天性向外侧弯曲为特征，导致症状性的第 5 跖趾关节角度加大。
- Ⅲ型：第 4～5 跖骨间夹角超过生理角度（图 7.8）。

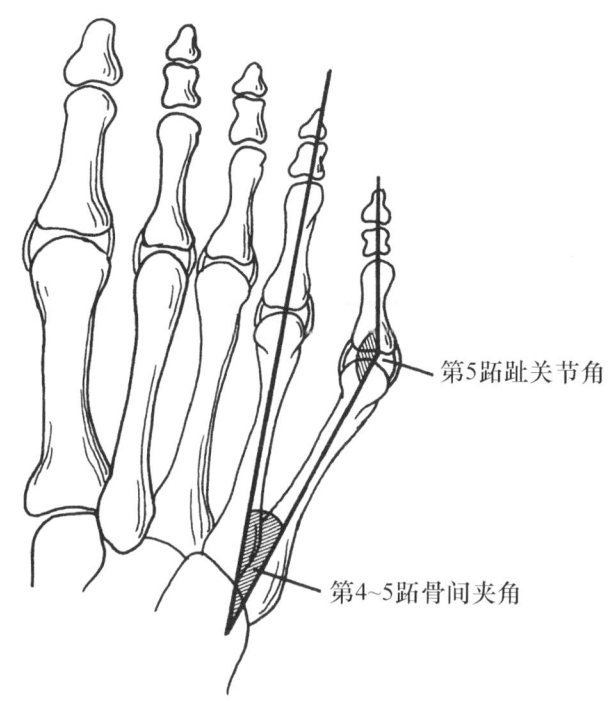

图 7.7 第 5 跖趾关节角由近节趾骨和第 5 跖骨的长轴构成。第 4～5 跖骨间夹角由第 4 和第 5 跖骨的长轴构成。（Reproduced with permission of Mann RA, Coughlin MJ. Keratotic disorders of the plantar skin. In: Coughlin MJ, Mann RA, eds. Surgery of the Foot and Ankle, 7th ed. St. Louis: Mosby, 1999: 417.）

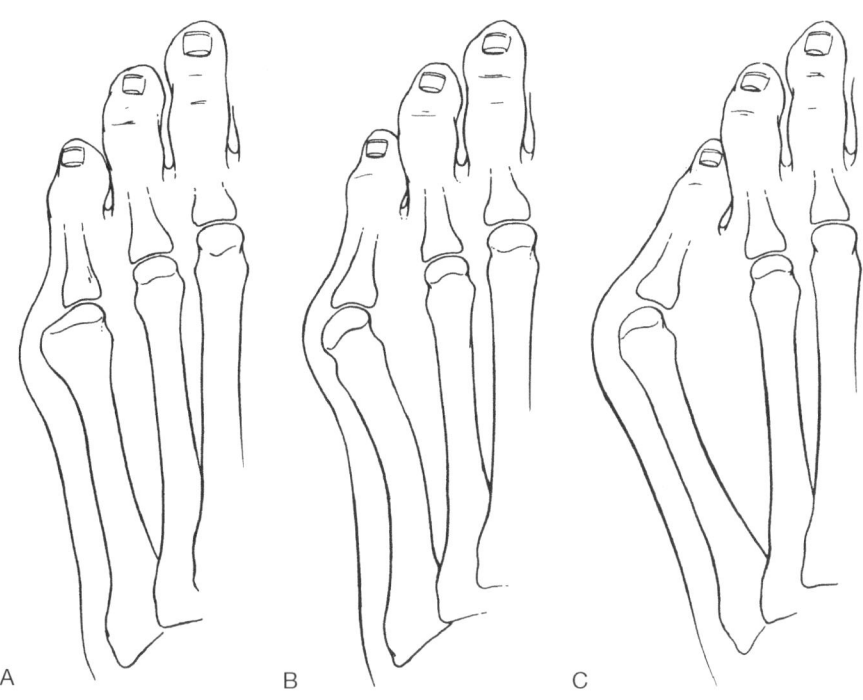

图 7.8 三种类型的小趾滑囊炎畸形。(A) Ⅰ型畸形为第 5 跖骨头增大。(B) Ⅱ型畸形为第 5 跖骨向外侧弯曲。(C) Ⅲ型畸形为第 4～5 跖骨间夹角增大。(Reproduced with permission of Cooper PS. Disorders and deformities of the lesser toes. In: Myerson MS, ed. Foot and ankle disorders, Vol Ⅰ. Philadelphia: WB Saunders, 2000: 336.)

Freiberg 病（跖骨头无菌坏死、跖骨头骨软骨病）

Freiberg 病是发生于外侧足趾跖骨头部的骨软骨病，最多见于第 2 跖骨头。尽管准确的病因学还不清楚，但目前理论上支持反复性应力或累积性创伤导致微骨折和跖骨头软骨下骨缺血坏死。初期的滑膜炎可进展为关节退变。Freiberg 病最好发于健康的青少年女性，但这种缺血性改变并不局限于这部分患者人群（图 7.9）。

鸡 眼

长期外部压力导致骨性突起部位表面的组织过度角化，足趾过度角化的区域被称为鸡眼。纯粹的过度角化病称为硬鸡眼，而被浸软的过度角化病称为软鸡眼。硬鸡眼常出现在足趾的背侧或外侧，突出的趾骨髁接触鞋子的部位（图 7.10）。软鸡眼发生在相邻足趾间，是突出的趾骨骨疣或髁部接触的反应，且由于位于趾蹼间而造成浸润软化（图 7.11）。硬鸡眼好发于第 5 趾外侧面，软鸡眼常见于第 4 趾蹼间隙。导致鸡眼形成的因素包括鞋尖过紧和足趾较长。

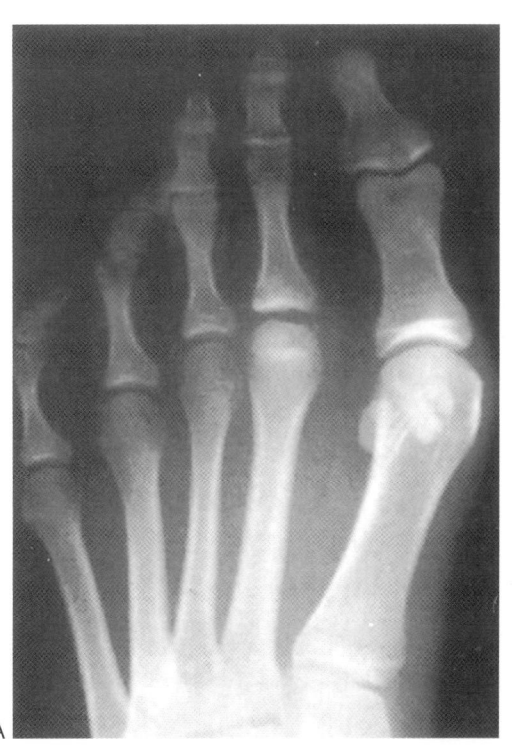

图 7.9 Freiberg 病的 X 线片表现。(A) 早期有骨溶解和中心塌陷。

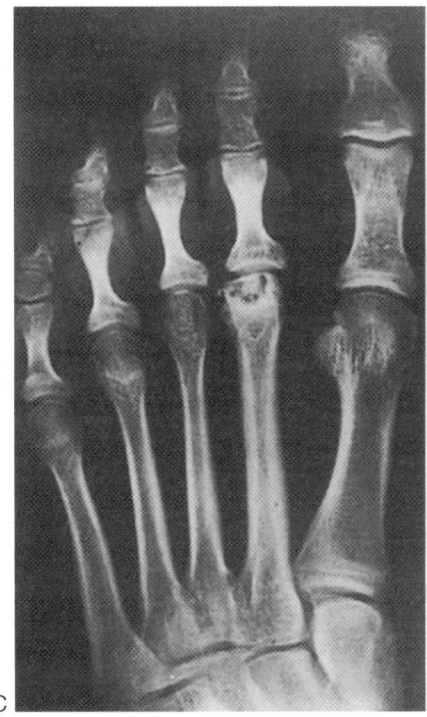
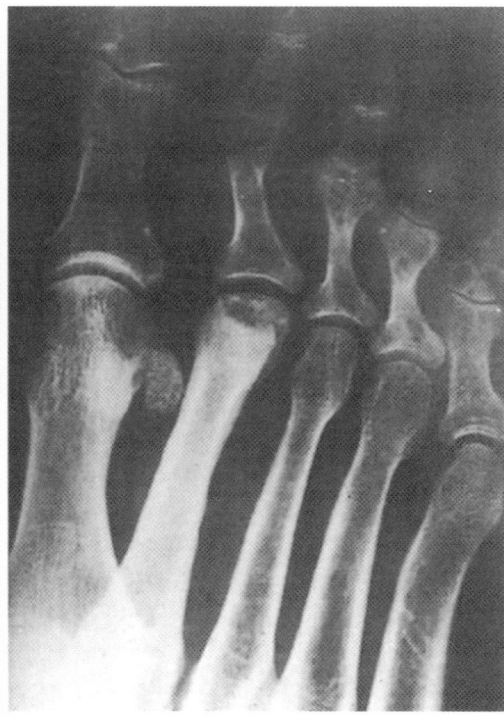

图 7.9（续图） （B，C）晚期有明显的塌陷和退变，以及新骨形成。（Reproduced with permission of Mann RA, Coughlin MJ. Keratotic disorders of the plantar skin. In: Coughlin MJ, Mann RA, eds. Surgery of the foot and Ankle, 7th ed. St. Louis: Mosby, 1999: 414-415.）

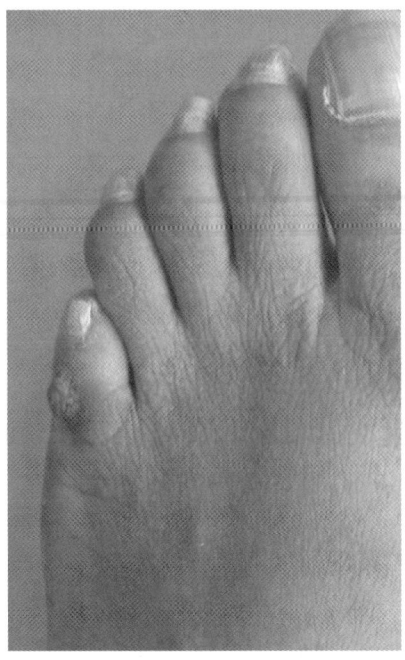
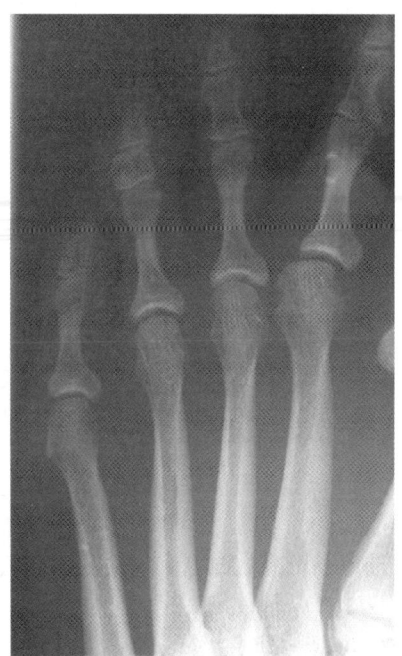

图 7.10 （A）硬鸡眼通常位于第5足趾的背外侧面。（B）远节趾骨突出的外侧髁是其原因。

顽固性足底角化病

顽固性足底角化病（Intractable plantar keratosis, IPK）是由超过生理水平的过度应力造成的足底组织症状性的过度角化增殖，通常发生在跖骨头下。顽固性足底角化病可以是局限的或弥散的（图7.12）。局限性顽固性足底角化病包含一个坚硬的无血管组织核心，好发于腓侧髁下方（跖骨头的足底外侧面）。顽固性足底角化病常常与跖疣相混淆。与此相反，跖疣富含血管，表面削切后会出现点状出血而不是硬组织核。弥散性顽固性足底角化病影响多个跖列的皮肤，常常是前足严重机械性不平衡的结果，如第1跖骨短缩（先天性或医源性）或高弓足。当主要负重区转移到第2~5外侧足趾的跖骨头处，则发生弥散性顽固性足底角化病。

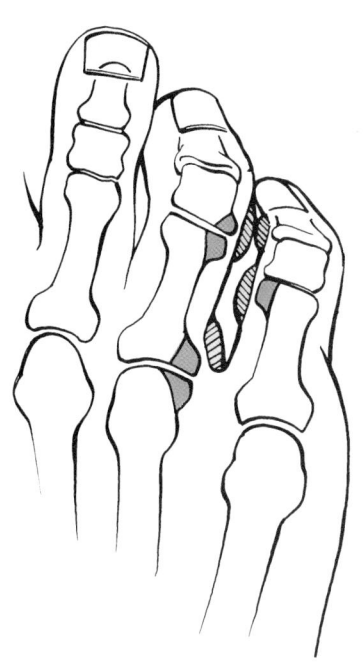

图 7.11 图示导致第 4 趾蹼内软鸡眼形成的常见突出骨髁。

功能解剖

在步态站立相，外侧足趾增加了前足的负重面积。内在肌和外在肌恰当的平衡加上韧带或关节囊的被动性限制，可在蹬地时给予生理性推进，并保证休息位时足趾处于相对于跖骨 20°背伸的位置。

外侧足趾生理性的平衡和功能依赖于完整的被动和主动稳定结构。主要的跖趾关节被动性稳定结构包括跖腱膜、跖板和侧副韧带。跖腱膜增强了跖板的稳定效果，此两种结构在防止跖趾关节背侧脱位中起到 30% 的作用。尽管较大的跖板张力有助于稳定关节，但是在行走时不利于关节行有效的背伸。侧副韧带是更有力的维持跖趾关节稳定的静态结构，提供了 50% 防止背侧脱位的作用和主要的内外侧稳定性。其余的稳定性来源于动态稳定结构。

外侧足趾的伸肌和屈肌解剖比较复杂。趾长伸肌腱在近节趾骨处分为三束。中央束止于中节趾骨基底部的背侧，两个侧束汇聚于远侧，并止于远节趾骨基底部的背侧（图 7.13）。虽然趾长伸肌腱和近节趾骨没有直接联系，但通过腱索形成间接联系。三个趾长伸肌腱束和腱索构成了伸肌腱帽。跖趾关节位于跖屈或中立位时，趾长伸肌腱背伸足趾最有力。这就解释了为什么在锤状趾畸形中趾长伸肌功能可以被近节趾骨的背伸相抵消。趾短伸肌腱止于第 2、3、4 近节趾骨伸肌腱帽的外侧部分，可增强足趾的背伸功能。

屈肌群包括趾长屈肌、趾短屈肌和足内在肌。趾长屈肌止于远节趾骨基底部，可屈曲远趾间关节。趾短屈肌的两束止于中节趾骨的基底部，屈曲近趾间关节。足内在肌包含 7 个骨间肌和 4 个蚓状肌。骨间肌起于跖骨，经足底至跖骨头轴线，止于近节趾骨的基底部和跖板。蚓状肌起于趾长屈肌腱，行向胫侧至跖骨间横韧带，止于近节趾骨的内侧和伸肌腱帽。由于足趾外侧无蚓状肌，蚓状肌的这一解剖特点可加重外

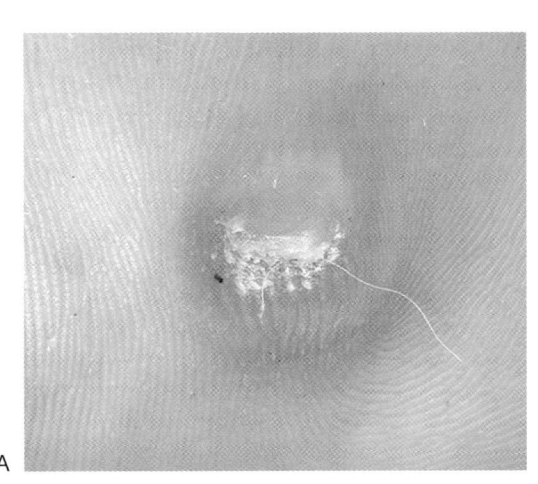
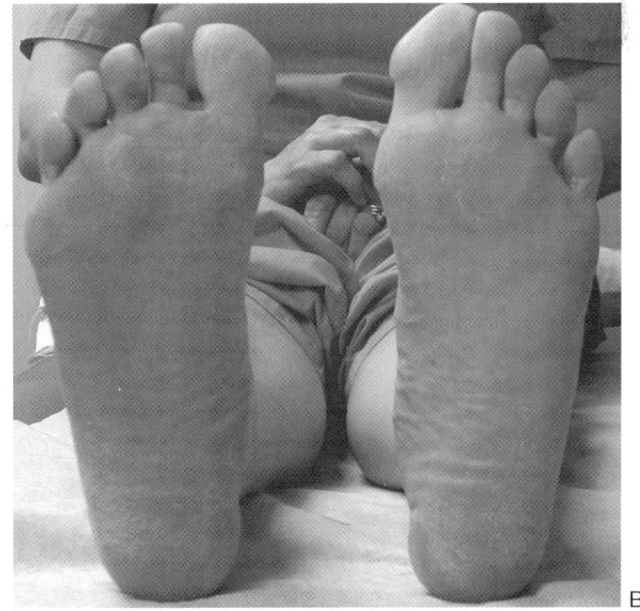

图 7.12 （A）第 2 跖骨头下方局限性顽固性足底角化病。（B）双侧弥散性顽固性足底角化病累及超过 1 个跖骨区的足底皮肤。

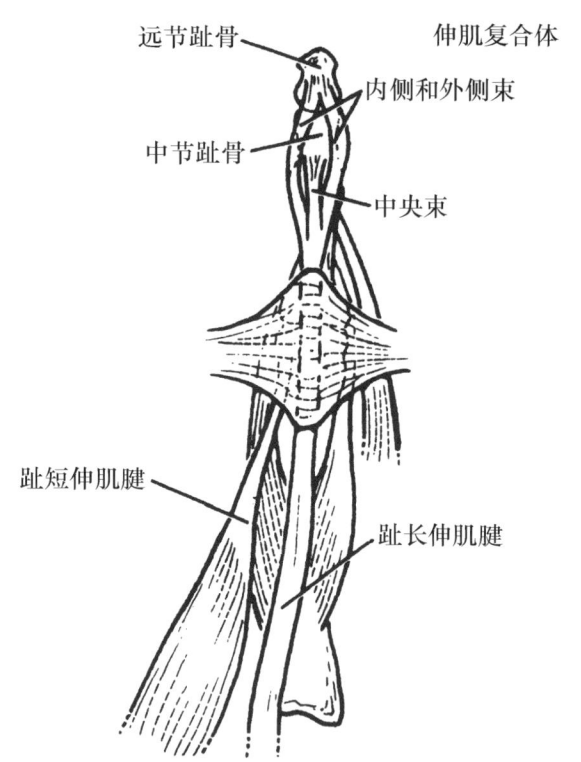

图 7.13 外侧足趾伸肌腱装置背侧观。(Reproduced with permission of McGlamry ED, Jimenez AL, Green DR. Lesser ray deformities. Part Ⅰ: deformities of the intermediate digits and the metatarsophalangeal joint. In: Banks AS, Downey MS, Martin DE, et al., eds. McGlamry's comprehensive textbook of foot and ankle surgery, 3rd ed, vol 1. Philadelphia: Lippincott Williams & Wilkins, 2001: 255.)

侧副韧带的力量薄弱。然而在生理情况下，骨间肌参与平衡的动态跖屈和提供跖趾关节的横向稳定力。蚓状肌除了跖屈跖趾关节外还背伸趾间关节（图7.14）。

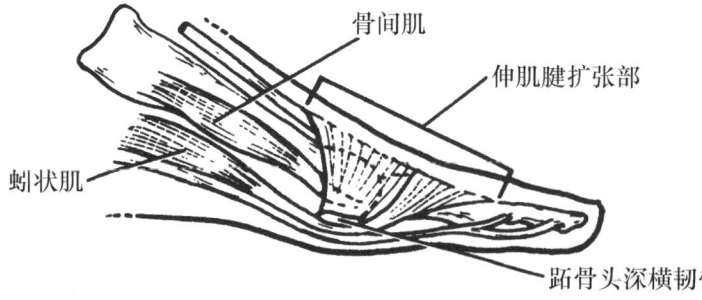

图 7.14 外侧足趾侧面观显示足内在肌和外在肌的解剖与走行。注意内在肌是伸肌复合体的一部分。(Reproduced with permission of McGlamry ED, Jimenez AL, Green DR. Lesser ray deformities. Part Ⅰ: deformities of the intermediate digits and the metatarsophalangeal joint. In: Banks AS, Downey MS, Martin DE, et al., eds. McGlamry's comprehensive textbook of foot and ankle surgery, 3rd ed, vol 1. Philadelphia: Lippincott Williams & Wilkins, 2001: 254.)

病理生理学

创伤、先天性畸形、神经肌肉疾病和炎性关节病均可导致外侧足趾畸形，但获得性外侧足趾畸形最常见的原因仍是穿鞋不合适。长期穿束紧脚趾的瘦鞋对跖趾关节和趾间关节造成外部压力，一定时间后打乱了维持足趾解剖排列的精细的动静态平衡（图7.15）。从最开始的滑膜炎发展到韧带（静态限制结构）破坏，并最终形成来自动态稳定结构（足内在肌和外在肌）的偏心力量。此外，不合适的鞋子会加快踇外翻的发展，导致第2足趾的撞击和进一步引起第2足趾应力的不平衡。

足内在肌与外在肌之间力量不平衡会导致内在肌肉肌腱单位的短缩，这种不平衡既可以来自神经肌肉疾病（如 Charcot-Marie-Tooth 病、周围神经病变），也可以来自外部的压力（过紧的鞋子）。失去内在肌的生理性稳定作用后，跖趾关节固定于背伸姿态而趾间关节处于屈曲姿态。这种不平衡最终导致锤状趾、爪状趾或跖趾关节不稳定的发生。

累积性创伤或重复的应力，以及炎症性关节病均会引发跖趾关节滑膜炎，后者导致静态稳定结构（跖趾关节囊、侧副韧带及跖板）的削弱。最终，可发生跖趾关节的半脱位或脱位。在第2趾，相对较长的第2跖骨或合并踇外翻会加重畸形的发展。此外，侧副韧带力量减弱以及没有对抗的蚓状肌的内侧牵拉会进一步破坏平衡。随着横向和纵向限制性力的丧失，不稳定可引发骑跨于踇趾的爪状趾畸形（图7.6B）。

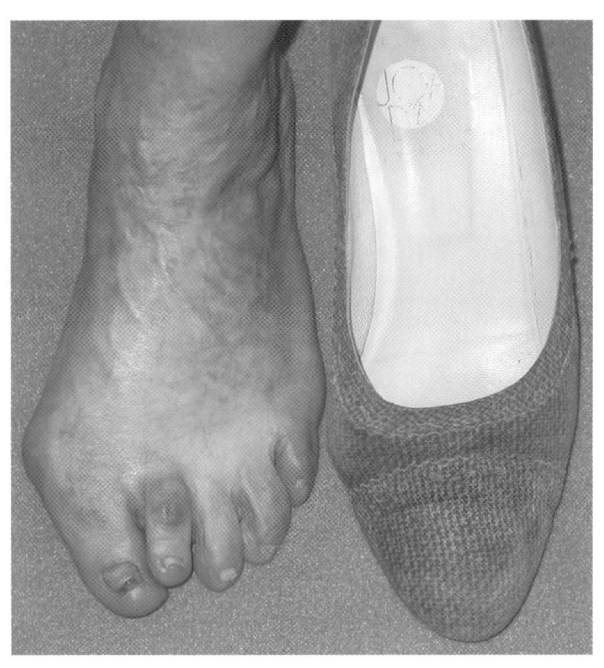

图 7.15 窄头的鞋子可以造成足趾明显的拥挤，导致畸形。

诊　断

病　史

患者可能难以确定疼痛的确切位置，但典型的疼痛常局限于前足。偶尔，如果症状局限于受累足趾的背侧，则容易定位。锤状趾或爪状趾可能撞击过紧的鞋头。疼痛常常在患者赤足时缓解。同样的，槌状趾的症状通常只出现在趾尖部。随着滑膜炎和跖趾关节功能的减弱，患者常会诉说疼痛位于前足跖底，但不能明确具体位置。Freiberg 病会有相似但模糊的表现。相对的，顽固性足底角化病，尤其是局部性顽固性足底角化病容易在足底定位。小趾滑囊炎的疼痛都位于第 5 跖骨头外侧或偏向跖侧，因而患者也容易定位。

偶尔，累及外侧足趾的前足痛可由系统性疾病引起。假如包含神经源性因素的前足痛，应该询问患者是否有糖尿病性神经病变，以及是否伴有下肢放射症状的下腰痛。如果在非负重和休息时症状仍持续，疼痛可能由周围神经病变引起。这些疼痛症状通常具有烧灼性。神经痛也可以是局部的，例如 Morton 神经瘤，患者会描述前足外侧模糊的不适，间或有锐痛和刺痛。如果抬高患肢后症状仍存在甚至加重，应考虑外周血管性疾病。前足症状还可以继发于炎性关节病，应询问患者有无类风湿性疾病。

病史有助于确定诊断。尽管跖痛症相对难以描述，一些患者会有脂肪垫萎缩。这些患者常感到穿鞋时疼痛减轻，而赤足行走则不适。

体格检查

尽管诊断可能很容易，但医生不应仅检查受累足趾。例如，过紧的后鞋帮会导致前足过度负荷，这应在矫正足趾畸形的同时予以处理。同样的，相对明显的爪状趾畸形可能合并姆外翻，如单纯治疗外侧足趾而不处理姆趾畸形会导致外侧足趾畸形的早期复发。

通过直腿抬高试验对下腰部简单检查即可排除神经根性疾病。检查动脉搏动和皮肤感觉可分别用以鉴别外周血管性疾病和神经疾病。马蹄挛缩或高弓足可导致前足负荷过大。叩诊和压迫胫神经引出 Tinel 征即可排除压迫性足底神经痛。

全面彻底地检查前足可以防止漏诊其他合并的前足疾病。跖骨背侧的直接压痛提示有应力性骨折，跖骨间的压痛提示有跖间神经瘤（趾总神经周围纤维化引起的压迫性神经病变，例如 Morton 神经瘤）。

外侧足趾畸形常伴发姆趾疾病。姆外翻慢性撞击可引起第 2 趾病变。特别是同时穿较紧的鞋子，会出现第 2 趾锤状趾、爪状趾或不稳定（图 7.15）。姆僵硬或第 1 跖趾关节僵硬会导致其余跖骨头的代偿性过度负荷。类似的，先天性或医源性第 1 跖骨短缩会造成相似的影响。

滑膜炎和关节囊炎均会导致外侧足趾跖趾关节不稳。关节背侧和足底的直接压痛表明有关节疾病存在。在跖痛症和顽固性足底角化病中，跖骨头的足底面会有局限性压痛。随着受累关节滑膜炎与反复创伤的进展，可通过足趾 Lachman 试验来发现跖板和侧副韧带的功能不足（图 7.16）。随着病情进一步加重，足趾偏斜、半脱位或脱位的临床表现会十分明显。

区分跖趾关节滑膜炎和跖间神经瘤非常困难，尤其是区分第 2 跖趾关节不稳和第 2 趾跖间神经瘤。如果没有畸形、不稳定，并且难以区分跖趾关节疾病和跖间神经瘤，那么诊断性封闭注射（试验性治疗）是有诊断价值的。注射可以位于关节内、趾蹼内或两者兼有，但应分期进行。畸形会随着跖趾关节不稳的发展而进一步加重，近节趾骨可能会从跖骨头上半脱位或脱位。关节和突起的跖骨头会有压痛。如果畸形为柔软性，则跖趾关节可以复位。随着相关侧副韧带作用的减弱，足趾会发生偏斜。有时候畸形可能在患者

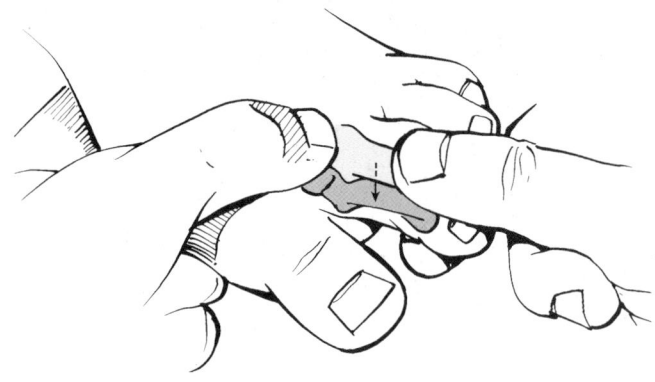

图 7.16 Lachman 试验示跖趾关节不稳定。检查者一只手稳定跖骨,另一只手抓住足趾尝试向背侧脱位关节。如能造成关节脱位并复制患者的症状,则试验为阳性。检查者应当避免按在关节上,因为这样能产生假阳性结果。

不负重时不明显,而在站立时变得明显。一个常见的例子是踇外翻患者的第 2 趾骑跨畸形。平时足趾偏斜很明显,但只有在患者站立时才会出现第 2 趾骑跨(图 7.17)。

临床检查要记录畸形是柔软性还是僵硬性,这对手术治疗有指导意义。跖痛症泛指位于跖骨头下的疼痛。有脂肪垫萎缩(尤其在老年患者)或爪状趾畸形的患者(脂肪垫向远侧移位),压痛直接位于跖骨头跖侧表面。顽固性足底角化病也会在跖骨头的跖侧面有压痛,但有皮肤增厚。局限性足底角化病位于某一跖骨头下,而弥散性顽固性足底角化病位于多个跖骨头下。弥散型常伴有踇趾疾病,通常是第 1 跖骨短缩。为区分局限性顽固性足底角化病和跖疣,应修剪胼胝区域。削除病变表皮后,顽固性足底角化病有较深的角化区,而跖疣有点状出血。并且顽固性足底角化病在直接压迫时最痛,而足底疣在两侧挤压时最痛。

小趾滑囊炎压痛点位于第 5 跖骨头的侧面,偶尔也会位于第 5 跖骨头的跖侧面。尽管问题可能局限在第 5 跖趾关节,但常有整个前足的增宽。检查不应仅注意增大的第 4～5 跖骨间夹角,还应检查踇趾和第 1～2 跖骨间夹角,因为有时为了能有效地缓解外侧症状,第 1 序列可能也需要处理。要识别并存的后足内翻和第 5 趾爪状畸形,因为它们可能分别导致第 5 跖骨外侧和跖侧过度负荷。

最后还要在患者站立位检查中足、后足和踝关节。踝关节或跗横关节(距舟和关节跟骰关节)主动或被动背伸运动受限和(或)高弓足畸形都可以导致前足过度负重或畸形。后足主动或被动外翻运动受限或后足内翻可以导致前足外侧过度负重。虽然病变和患者的主诉可能局限在前足,我们仍建议检查整个足踝部位以发现相关的病变。

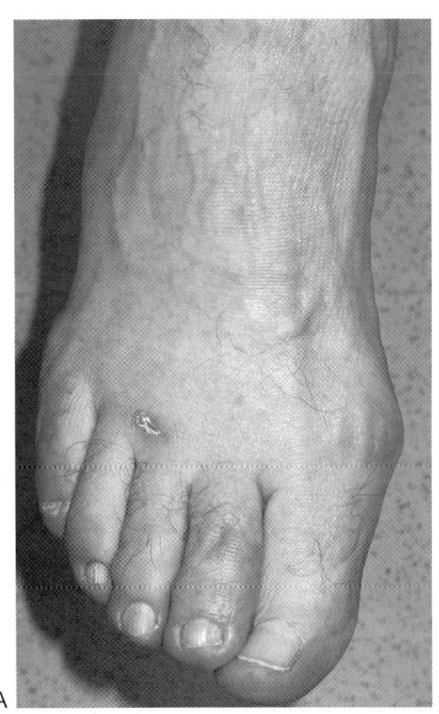 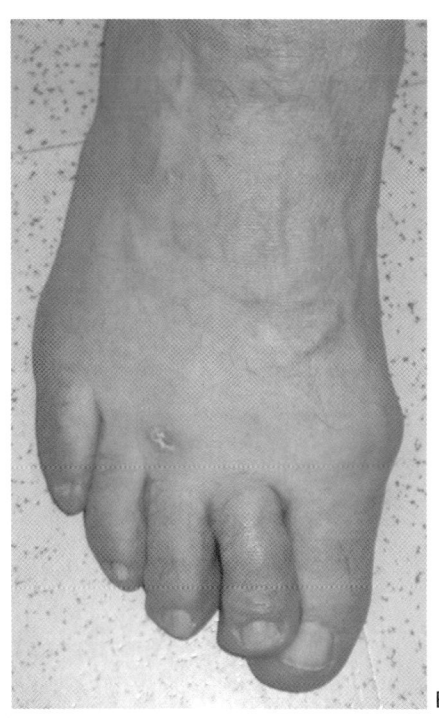

图 7.17 应该分别在患者非负重位(A)和负重位(B)情况下检查,观察畸形的动态特性。

影像学检查

一组标准的站立位足部 X 线片（正位、侧位和斜位）基本能满足评估外侧足趾畸形的需要。负重位的 X 线平片非常重要，它可更好地评价畸形的程度。同时检查后足及中足，确定不存在引起前足病变的畸形。注意第 1 跖列畸形（如踇外翻、踇僵硬、第 1 跖骨短缩）。X 线片有助于排除应力性骨折和关节炎改变。此外，可发现相对不等长的跖骨，如第 2 跖骨过长（图 7.18）。正位，特别是斜位 X 线片可以显示 Freiberg 病（跖骨头软骨下骨塌陷）或炎性关节病（关节周围侵蚀）；我们认为，Freiberg 病在足斜位片上可得到最佳显示。三种位置的 X 线片都有助于诊断锤状趾、爪状趾和跖趾关节不稳。锤状趾和爪状趾畸形在侧位片上明显，受累足趾位于其他足趾的背侧。在严重的锤状趾、爪状趾或跖趾关节脱位的正位片上，可见近节趾骨轴位像，称为"枪筒征"（图 7.19）负重下正位 X 线片对判定畸形的程度很重要：足趾偏斜反映跖趾关节不稳，可发现踇趾畸形及小趾滑囊炎畸形的程度。小趾滑囊炎的分类即以 X 线片为基础。并且可以显示第 5 跖趾关节的偏斜程度。

足趾的 X 线片在阅片时存在一定难度，但仔细观察可以发现很多细节。突起的髁部、关节畸形或外生骨疣，可以和查体时发现的压迫部位或鸡眼有关。

MRI 和骨扫描

单纯的 X 线片通常可以满足外侧足趾畸形评估

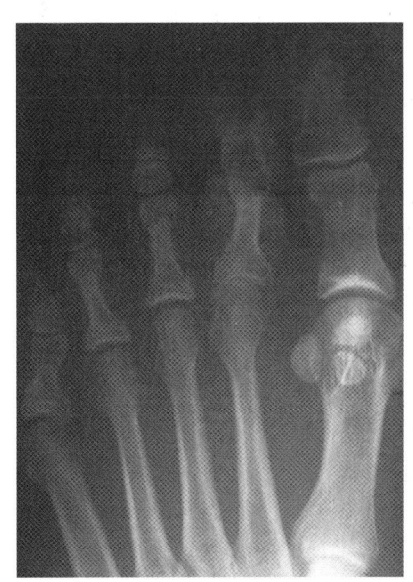

图 7.18 长的第 2 跖骨的 X 线片表现。

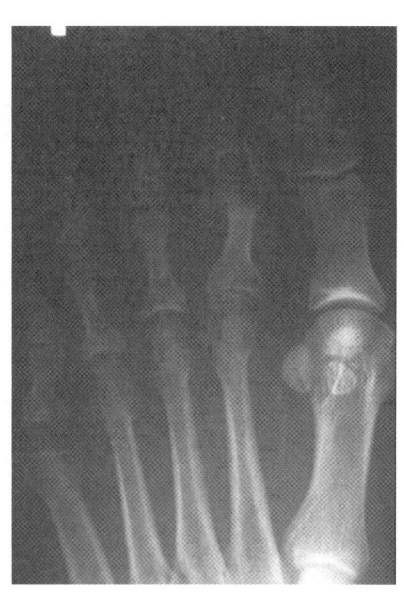

图 7.19 第 3 跖趾关节"枪筒征"的 X 线片表现。注意近节趾骨末端向上的表现，其重叠在髁上。

的需要。如果临床上难以确定前足炎症，骨扫描可能支持，但没有特异性。在普通 X 线片明确诊断之前，足部骨扫描对发现应力性骨折最有价值。MRI 同样可以明确轻微的应力性骨折，并且能提供软组织细节。随着 MRI 技术的不断发展，可以提供前足关节囊组织、韧带甚至趾神经的细节。MRI 的缺点是会显示周围组织水肿，因而可能夸大疾病。MRI 在确定 Freiberg 病的缺血病变范围上也很有用，该病通常影响背侧到 1/3～1/2 的跖骨头。

治 疗

非手术治疗

许多与外侧足趾疾病有关的症状可以通过非手术方法得到有效治疗。改变鞋子、使用矫形器或简单的衬垫和间隔器虽然不能矫正畸形，但可以达到减缓压力的目的（图 7.20）。增加鞋头的深度可以减轻锤状趾、爪状趾和交叉趾背侧的压力。宽鞋头的鞋子可以减轻横向压力，特别适用于有症状的踇外翻或小趾滑囊炎畸形，此外也能消除足趾之间的压力。在足趾间放置间隔器、硅胶套及羊绒垫可以限制鸡眼的形成。对于柔软性锤状趾或爪状趾畸形，锤状趾吊带或胶带可能有益，虽然不能永久性解决问题，但因其能够帮助确定在恢复力线后是否能够减轻症状，因而具有一定的诊断价值。对于槌状趾畸形，可以通过使用趾套将压力转移到近节或中节趾骨，以减轻远节趾骨的负

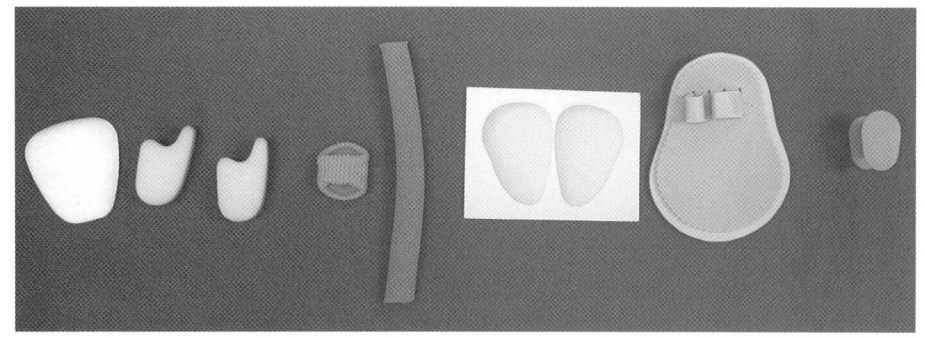

图 7.20 足部矫形器械，如足趾套、间隔器及跖骨棒，可用于外足趾畸形的非手术治疗。

荷。对于足底疼痛者，使用带有轻度摇椅样鞋底的硬底鞋可以减轻步态推进相中跖骨头部的压力和跖板的应力。

对于严重的跖趾关节畸形，特别是存在跖趾关节脱位时，单独改变鞋子通常不能充分减轻跖骨疼痛。除了加深鞋子，还应辅以跖骨支撑。定制的全长矫形器不是必要的，简单的跖骨垫或柔软带衬垫的成品矫形器常有帮助。跖骨支撑可以直接接收跖骨下的负荷，从而减轻跖骨头的压力。如果衬垫无效，可以考虑更昂贵的定制矫形器。在外侧足趾疾病的治疗中，很少需要使用石膏固定。为了减轻跖骨应力性骨折的负荷和 Freiberg 病的急性症状，穿步行靴（例如，可控制主动活动的行走靴）、硬底鞋及临时足跟负重就够了。

非手术疗法对于缓解急性症状和压力是有效的，然而这些措施并不能矫正畸形。有畸形，特别是僵硬性畸形的患者，可能需要手术治疗。

手术治疗

非手术治疗失败的外侧足趾畸形行手术治疗可能减轻症状。应当告知患者，尽管采用了恰当的手术方式矫正了畸形，但矫形后的外侧足趾会出现一定程度的跖趾关节或近侧趾间关节僵硬或畸形复发。此外，足趾血运不好时不应行手术治疗。很多外侧足趾畸形的矫正方法是类似的。尽管如此，下文仍针对各种外侧足趾畸形分别介绍其手术方法。

锤状趾
柔软性

柔软性锤状趾一般可以通过屈-伸肌腱转位术来矫正（图 7.21）。

- 将趾长屈肌腱从远节趾骨的止点转移到近节趾骨背侧。对于柔软性畸形，肌腱转位可使过伸的跖趾关节和远趾间关节，与过屈的近趾间关节重新获得平衡。
- 在患趾趾底近侧皮褶处做一切口，以显露趾长屈肌腱。
- 切开屈肌腱鞘后，将趾长屈肌腱置于切口内保持张力，在远节趾骨基底部经皮切断趾长屈肌腱。
- 将趾长屈肌腱束抽到足底近侧切口内，并仔细将其分为两束。
- 在近节趾骨的近端背面做一小的纵行切口。
- 紧贴近节趾骨，将两束趾长屈肌腱从跖侧穿到背侧。
  - □ 注意要确定神经血管束没有嵌在转移的腱束和趾骨之间。
- 保持足趾和踝关节分别在轻度跖屈和中立位，将趾长屈肌腱束相互缝合并包绕伸肌腱帽。
- 足趾可用绷带或克氏针临时固定几周，以提供额外支撑。

有时，尽管近趾间关节柔软（或近趾间关节可通过简单的手法得到矫正），跖趾关节仍会有轻度的伸直挛缩。这种情况的锤状趾可行伸肌腱"Z形"延长联合跖趾关节背侧关节囊切除术。

僵硬性

单纯软组织手术不能有效治疗的近趾间关节僵硬挛缩型锤状趾。

- 通过背侧切口，显露僵硬的近侧趾间关节，松解关节囊和侧副韧带。
- 显露近节趾骨髁部并将其切除，同时要保护神经血管结构。

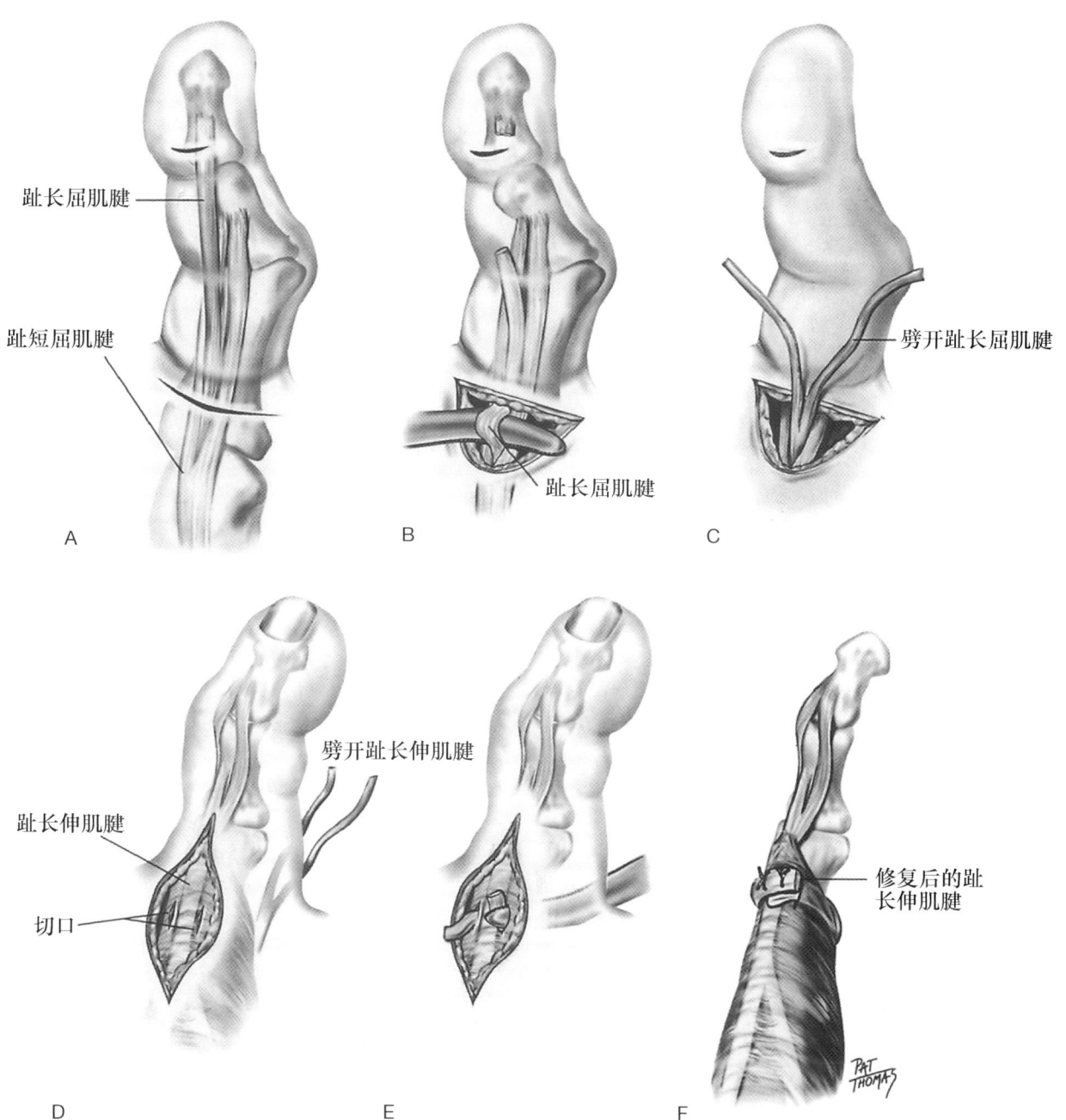

图 7.21 （A~F）Girdlestone-Taylor 手术可以用来治疗柔软性锤状趾畸形。见 152 页手术细节。（Reproduced with permission of Watson AD, Anderson RB, Davis WH. Lesser toe deformities. In: Kelikian AS, ed. Operative treatment of the foot and ankle. Stamford: Appleton&Lange, 1999: 105.）

- 此时，要决定是行 DuVries 切除关节成形术，还是近趾间关节融合术（图 7.22）。
  - □ DuVries 手术不需进一步处理骨质。
- 如果行近趾间关节融合术，应切除中节趾骨近端的软骨。
- 随后，复位近趾间关节，自远端穿针通过跖趾关节将足趾固定于轻度跖屈位。

有时关节减压不充分而不能达到彻底矫正时，则需经皮自远节趾骨上松解趾长屈肌腱远端。

合并跖趾关节挛缩时，需要行伸肌腱"Z 形"延长联合跖趾关节背侧关节囊切除术以及侧副韧带松解术。

有时跖趾关节严重半脱位，近趾间关节手术需要联合跖骨短缩截骨术。单独或同时显露近趾间关节、跖趾关节有利于穿针固定足趾。钢针先顺行自残留的

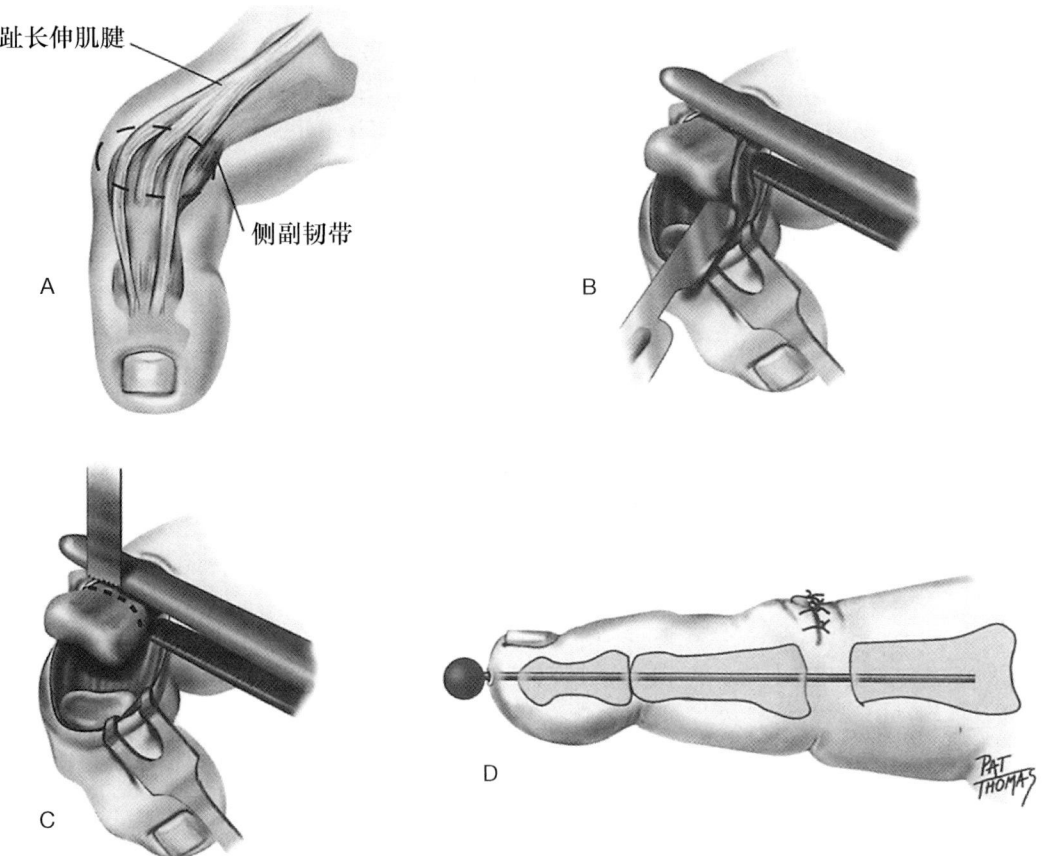

图 7.22 DuVries 近侧趾间关节切除成形术是最常用的治疗僵硬性锤状趾畸形的方法。(**A**) 做梭形或纵行切口切开皮肤、伸肌腱和关节囊。(**B**) 松解侧副韧带、关节囊和跖板,显露近节趾骨的远侧头。(**C**) 用锯或咬骨钳在颈部切除趾骨头。(**D**) 复位近趾间关节,在跖趾关节轻度跖屈位,以 1 枚 1.0~1.5mm 克氏针从远端贯穿穿过近趾间关节。(Reproduced with permission of Watson AD, Anderson RB, Davis WH. Lesser toe deformities. In: Kelikian AS, ed. Operative treatment of the foot and ankle. Stamford: Appleton&Lange, 1999: 107.)

近趾间关节向远端穿入,然后逆行穿入近侧趾间关节和跖趾关节。尽管近侧趾间关节切除成形术、关节融合术会有残余畸形或跖趾关节退变,有人报道了部分近节趾骨切除联合部分并趾手术,但大多数外科医师更喜欢前面提到的跖趾关节的附加手术。

爪状趾
柔软性

柔软性爪状趾的矫正类似于柔软性锤状趾。但是对跖趾关节软组织松解的要求更高。有时需要做经皮趾长屈肌腱延长来矫正远趾间关节的屈曲畸形。

僵硬性

僵硬性爪状趾的处理类似于僵硬性锤状趾,但对跖趾关节软组织松解及跖骨缩短的要求较僵硬性锤状趾更高。传统上,切除近趾间关节和松解跖趾关节即可解决跖趾关节复位的问题。对于更严重的挛缩、半脱位或脱位,可行 DuVries 跖趾关节切除成形术(不同于近趾间关节的操作)(图 7.23)。这个手术包括切除跖骨头远端 3~4mm 和跖侧 2~3mm,以减压或复位跖趾关节,并可能产生一定程度的跖板粘连以维持跖趾关节复位。尽管该手术是有效的,特别对于合并有关节病的病例,但它终究破坏了关节。目前流行的复位跖趾关节的骨性手术是 Weil 跖骨斜行短缩截骨术(图 7.24),尤其是在 X 线片提示爪状趾的跖骨相对较长时。

- 首先,用相同的方法行跖趾关节软组织松解。
- 通过背侧切口"Z 形"延长伸肌腱、切除背侧关节囊,并松解侧副韧带。
- 理论上,由于短缩了跖骨,侧副韧带可完整保留而不需行松解处理,但没有报道表明在跖骨短缩的同时行侧副韧带松解会产生不利的影响。

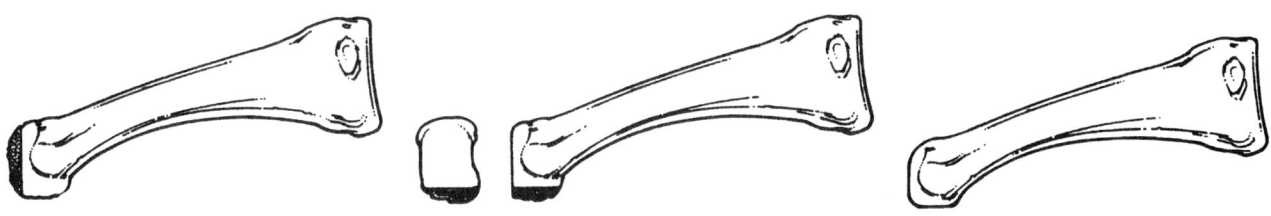

图 7.23 DuVries 跖骨头成形术。手术细节见正文。(Reproduced with permission of McGlamry ED, Jimenez AL, Green DR. Lesser ray deformities. Part Ⅰ: deformities of the intermediate digits and the metatarsophalangeal joint. In: Banks AS, Downey MS, Martin DE, et al., eds. McGlamry's comprehensive textbook of foot and ankle surgery, 3rd ed, vol 1. Philadelphia: Lippincott Williams&Wilkins, 2001: 301.)

- 跖屈近节趾骨，显露跖骨头。
- 使用牵开器以保护相邻软组织。在跖骨远端斜行截骨，截骨面平行于足底面并包含背侧5%的关节面。考虑到跖骨相对于足底的生理位置，截骨线与跖骨大约成20°角。避免截骨线的方向过于指向跖侧，因为尽管跖骨有短缩，但跖骨头向跖侧移位仍会导致出现超过负荷的现象。
- 截骨完成后，跖骨头会自行向近端移动几毫米，但可能需要被动向近端再移位几毫米以完成复位。目标是缩短受累跖骨而又不破坏从第2跖骨到第5跖骨长度逐渐递减的自然趋势。用小螺钉固定截骨。小心避免螺钉穿透跖骨头跖侧。
- 最后，去除截骨处近端多余的骨质，闭合切口。
- 尽管使用螺钉固定，还可经皮穿针过跖趾关节将足趾固定于轻度跖屈位。
  □ 先将克氏针顺行穿入足趾，然后逆行穿过跖趾关节，同时要避开跖骨头内的螺钉
  □ 克氏针应打入截骨近端的跖骨中，以保证复位后的跖骨头不会因为受到直接的应力而发生移位。
  □ 如果同时进行 Weil 截骨术和近趾间关节的手术，可先将克氏针穿过近侧趾间关节然后穿过跖趾关节。

Weil 截骨术可有效地减压和复位半脱位/脱位的跖趾关节。其设计不是用来治疗跖骨头负荷过度或跖痛症。然而，如果在截骨时进行双截骨、楔形截骨，或者使用具有双层刀片的截骨刀，就可以在局部截除更多的骨质，从而使跖骨头获得一定程度的抬高。抬高跖骨头的目的，是维持第2~5趾跖骨头理想的旋转中心和合适的屈肌腱作用轴线。如果跖骨头仅单纯向近端移动，屈肌腱会相对于旋转轴位于其背侧，作用效果反而成为跖趾关节的伸肌。因此，在截骨时采用楔形切除的方法，屈肌腱则更可能保留在旋转轴跖侧，从而继续发挥屈曲跖趾关节的作用。

槌状趾

柔软性

柔软性槌状趾可通过经皮趾长屈肌松解来治疗。背伸远节趾骨，在远侧跖屈皮纹处经皮完成屈肌腱松解。要小心避免刀片向内侧或外侧偏斜，否则可能会损伤邻近的神经血管。

僵硬性

对于僵硬的槌状趾，切除关节成形术或远趾间关节融合术通常有效。手术过程与锤状趾、爪形趾的近趾间关节操作相似。有时，远趾间关节切除成形术或关节融合术不能充分解除趾长屈肌腱挛缩问题，则需做经皮趾长屈肌腱松解。用克氏针或胶带临时固定远趾间关节。穿针的操作同近侧趾间关节一样，首先顺行穿向远端，而后逆行穿过远趾间关节（图7.25）。

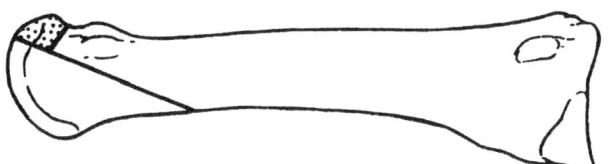 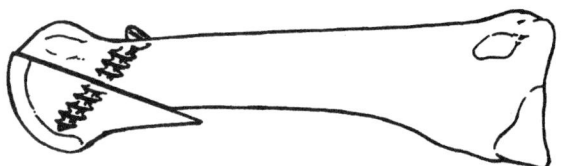

图 7.24 Weil 跖骨头短缩截骨术。(Reproduced with permission of Cooper PS. Disorders and deformities of the lesser toes. In: Myerson MS, ed. Foot and ankle disorders, vol 1. Philadelphia: WB Saunders, 2000: 370.)

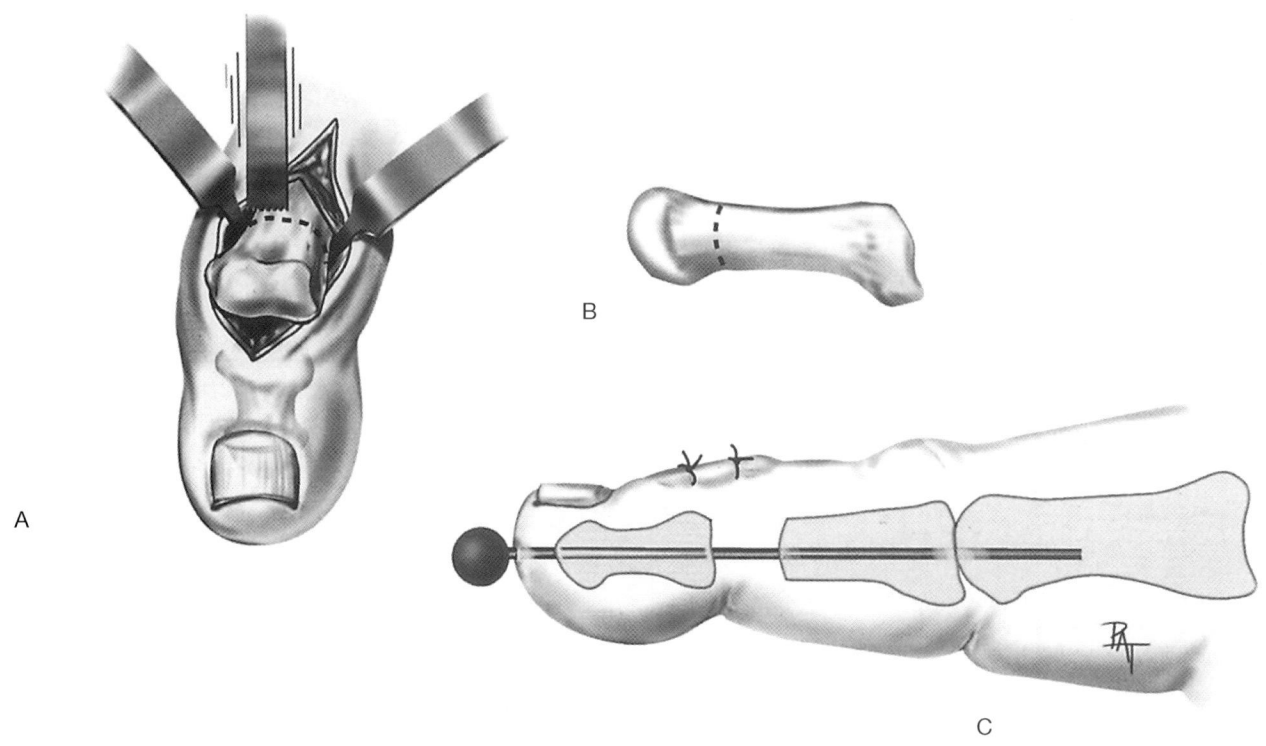

图 7.25 （A~C）远趾间关节切除成形术治疗僵硬性槌状趾。手术方法与近趾间关节切除成形术相似。（Reproduced with permission of Watson AD, Anderson RB, Davis WH. Lesser toe deformities. In: Kelikian AS, ed. Operative treatment of the foot and ankle. Stamford: Appleton&Lange, 1999: 104.）

跖趾关节不稳定

跖趾关节不稳定的严重程度不同，不是各个时期的不稳定都需要行手术治疗。采取手术矫正时，应同时处理其他诱发因素。一个常见的例子是第2跖趾关节不稳伴有姆外翻。即使第1跖列无症状，姆外翻和第2跖趾关节也应同时行手术矫正，以防止持续存在的姆趾畸形导致第2跖趾关节病变复发。

滑膜炎

不伴有畸形或不稳的第2跖趾关节滑膜炎行非手术治疗无效时，需行关节清理术。通过切开背侧关节囊行滑膜切除术。总的来说，畸形和不稳合并滑膜炎时应考虑手术治疗。

轻度或中度半脱位

即使静态检查没有证据表明存在外侧足趾跖趾关节半脱位，足趾 Lachman 试验也可能检查出动态不稳（图7.16）。单纯外侧足趾跖趾关节背侧不稳定的主要问题是跖板功能减弱（图7.26）。目前，跖板重建的各种技术还没有被广泛采纳，建议行间接的跖趾关节稳定/重排手术。类似锤状趾或爪状趾畸形中对跖趾关节的处理，需要行软组织松解和肌腱转位。通过背侧入路，按次序松解挛缩的结构。"Z形"延长挛缩的伸肌腱，同时松解挛缩的背侧关节囊和侧副韧带，清除炎性滑膜组织。当伴有跖趾关节内侧或外侧不稳时，应行侧副韧带平衡手术。理想的做法是，应松解挛缩的侧副韧带，通过重叠缝合关节囊或侧副韧带，紧缩松弛的侧副韧带。如果在上述松解完成后存在明确的不稳定，则行屈肌腱至伸肌腱的转位（如锤状趾和爪状趾中所述）间接重建跖趾关节的稳定性（图7.21）。

严重的半脱位或脱位

随着外侧足趾跖趾关节半脱位或脱位的逐渐加重，按照轻、中度跖趾关节半脱位中描述的次序进行松解。但是，通常情况下单纯软组织手术不足以矫正严重的畸形，特别是受累跖骨相对长于邻近跖骨时。可通过短缩跖骨完成关节减压。目前，常用 Weil 跖骨短缩截骨术（见爪状趾畸形矫形）（图7.27）。因为严重畸形有复发的风险，应考虑同时行屈肌腱至伸肌腱转位术。DuVries 跖趾关节切除成形术的一个优

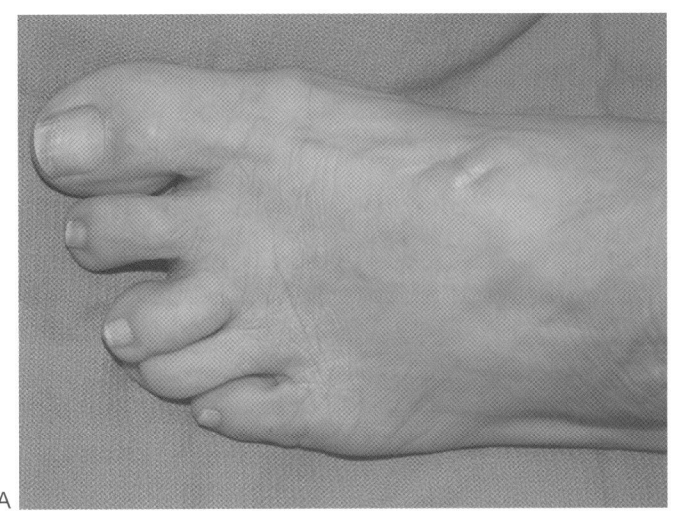
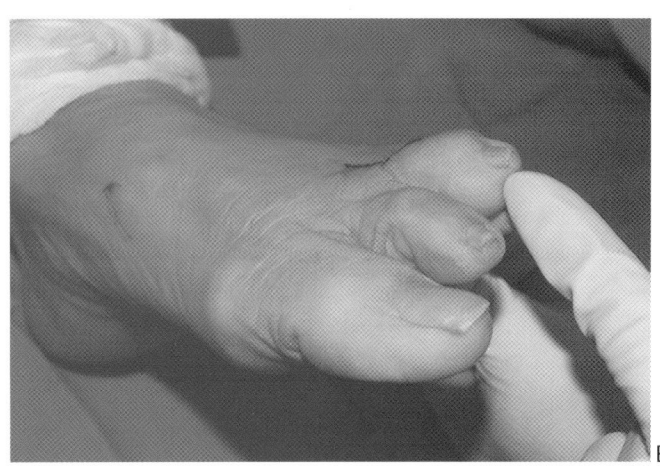

图 7.26　第 3 跖趾关节不稳定的临床外观。(A) 外翻偏斜。(B) 爪状趾畸形。

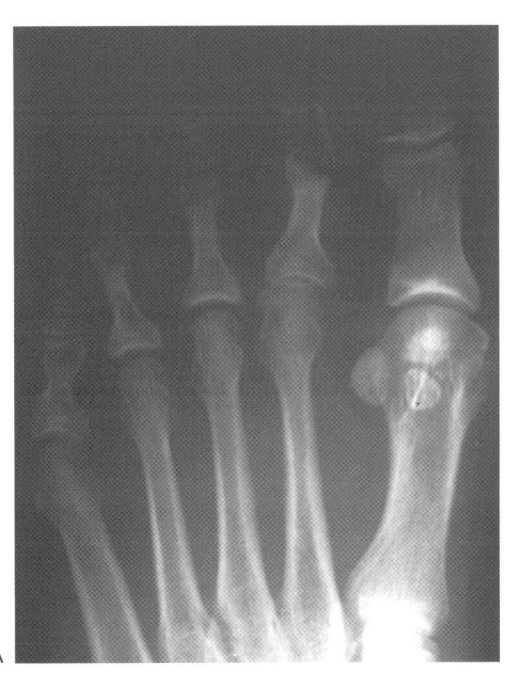
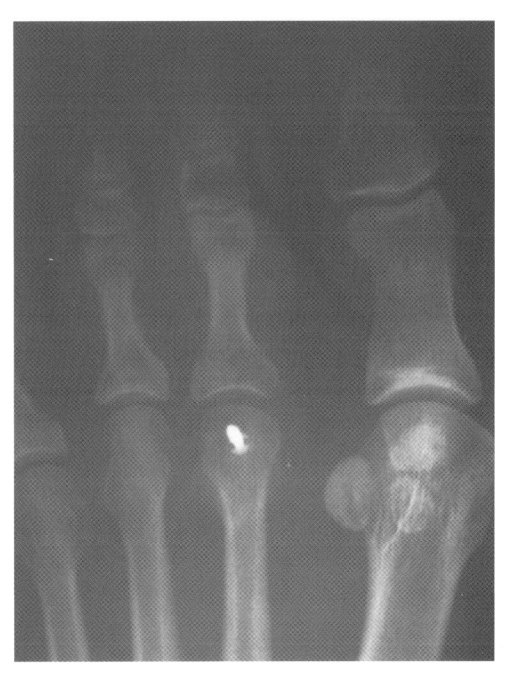

图 7.27　(A) 50 岁患者患有第 2 跖趾关节不稳定。(B) 经 Weil 跖骨短缩截骨术治疗。

点是跖骨头跖侧松质骨面允许跖板及跖侧关节囊组织的瘢痕形成和固定，然而该手术不能保留关节软骨（图 7.23）。有报道采用基底部半趾骨切除术，但该手术存在长期不稳定，并且为了解决这个问题有人建议同时做与邻近足趾的并趾手术，但这样做不比同时行或不行屈肌腱至伸肌腱转位的 Weil 跖骨截骨更有效（图 7.28～图 7.31）。很少情况下，当存在严重畸形和受累足趾存在血管损伤风险时需行跖骨头完全切除，如炎性关节病中所述。切除单个跖骨头的风险是发生邻近的转移性跖痛症。

交叉趾

交叉趾畸形类似于跖趾关节半脱位或脱位，但同时伴有侧副韧带的削弱。一般交叉趾都伴踇外翻畸形。如不矫正踇趾，第 2 趾畸形易于复发。除上文在跖趾关节不稳中介绍的软组织松解和骨关节减压手术外，需要处理侧副韧带和关节囊的异常。在伴踇外翻的交叉趾畸形中，内侧副韧带、内侧关节囊和内侧足内在肌都有挛缩，而外侧软组织及足底组织变薄弱。此外，和跖趾关节不稳定一样，第 2 跖骨可能相对过长。

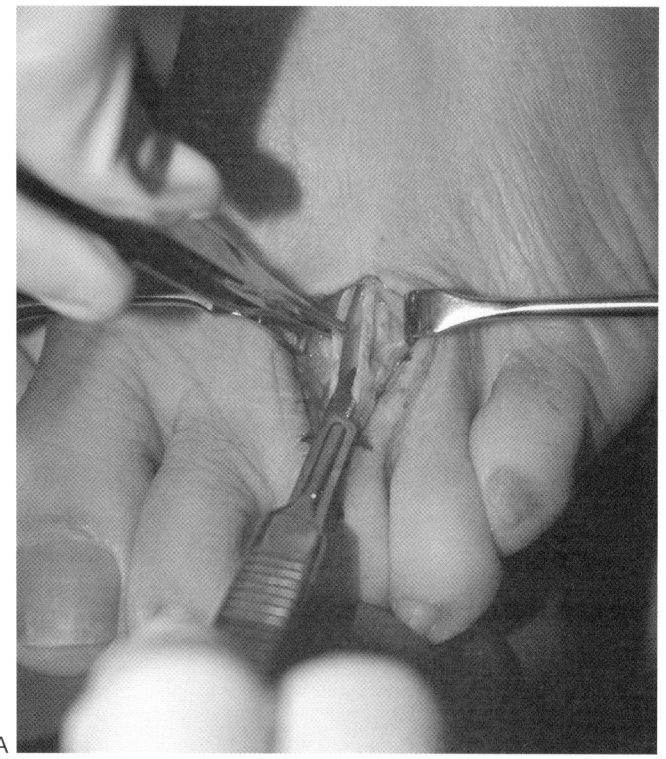
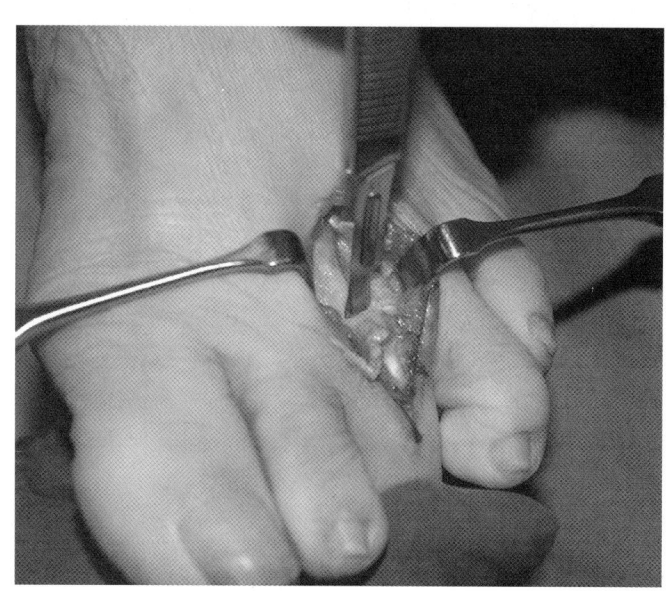

图 7.28 软组织松解治疗外翻偏斜和爪状趾畸形。(**A**) 伸肌腱 "Z 形" 延长。(**B**) 背侧和外侧关节囊松解。

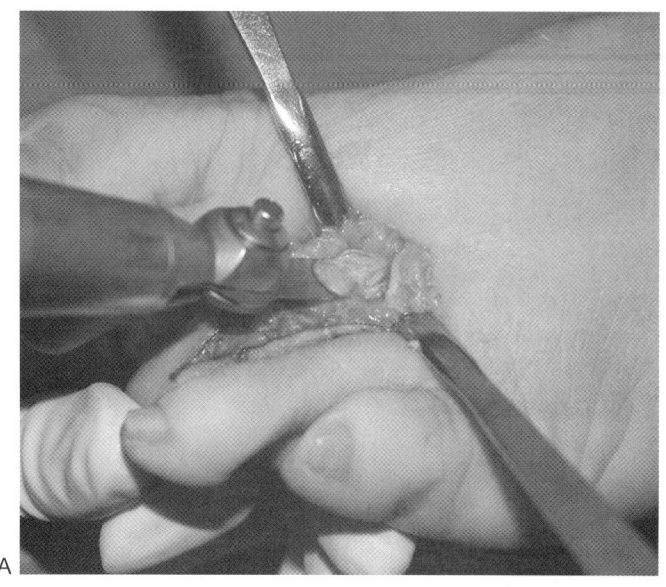
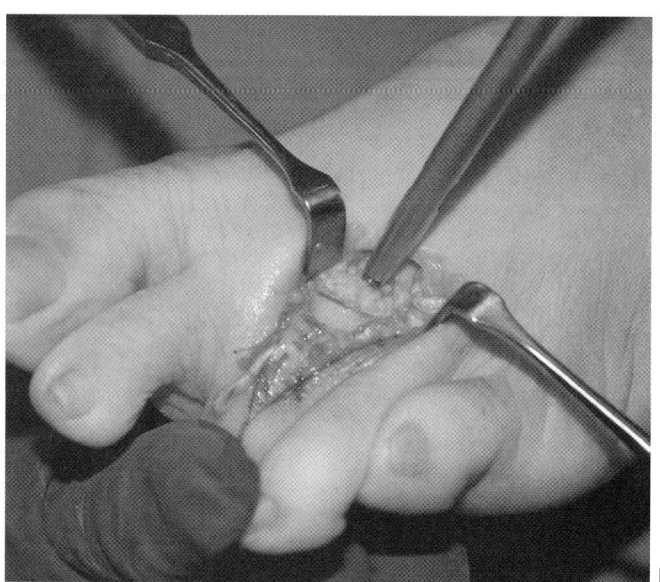

图 7.29 Weil 跖骨短缩截骨术治疗第 3 趾外翻偏斜和爪状趾。(**A**) 横行关节内截骨。(**B**) 跖骨短缩后固定。

交叉趾的手术治疗来自于对跖趾关节不稳治疗的改良，在其基础上复合了冠状面处理挛缩、薄弱的关节囊或侧副韧带（图 7.32～图 7.35）。

- 对趾长伸肌进行标准的 "Z 形" 延长，在关节近侧 4～5 mm 处切断趾短伸肌腱，并分别标记其远、近端。
- 从背侧延伸至内侧行关节囊切开，完全松解背侧和内侧关节囊。
- 仔细检查外侧残余的薄弱组织。
- 通常，这些结构的远端会显著地变弱。

第 7 章 足第 2～5 趾畸形和小趾滑囊炎　159

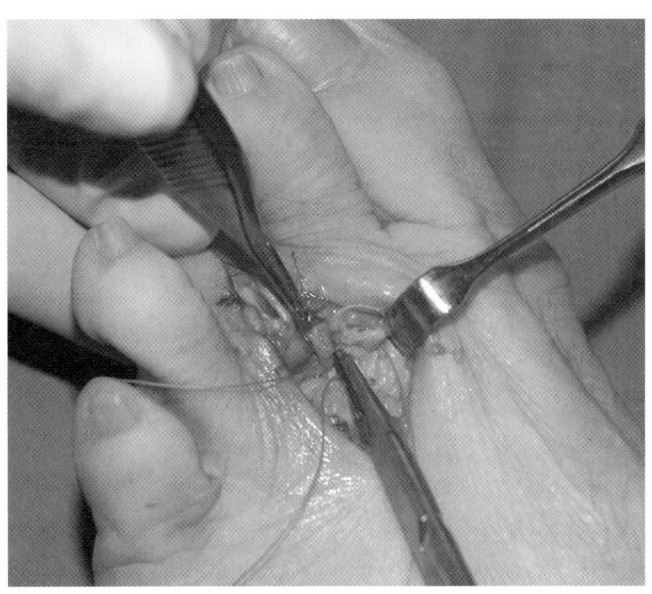

图 7.30　内侧关节囊重叠缝合矫正外翻偏斜。

- 通过残余外侧结构最厚的部位行组织分离。
- 如果跖骨相对过长，行 Weil 跖骨短缩截骨（如前所述）。然而，对于存在内翻偏斜者，Weil 截骨的远侧部分可向内侧移位以帮助恢复第 2 跖趾关节的力线（与采用跖骨头移位联合远端软组织手术矫正踇外翻畸形类似）（图 7.24）。
  - 如有残余骨性畸形，可以考虑对近节趾骨行外侧楔形截骨（图 7.36），有时称为 Akinette 截骨。

- 在近节足趾的外侧皮质从背侧向足底钻孔并加压固定。
- 最后的步骤是软组织再平衡。
  - 将外侧的关节囊和侧副韧带重叠缝合。
  - 如果需要，可用小锚钉将组织固定在跖骨头的外侧面，但是这种方法可能仅适用于没有施行跖骨截骨的病例。
  - 为增强外侧的稳定性及进一步对抗跖侧的不稳，应行趾短屈肌的转移。
  - 在第 2 趾蹼内，将趾短伸肌腱从跖骨间横韧带下方穿过，重新与近端缝合以完成动态转位。
  - 在严重的不稳和交叉趾畸形，应行屈肌腱至伸肌腱转位，而非趾短伸肌腱转位。
  - 在愈合期间可用穿针或绷带暂时保持对位。
  - 最好将克氏针从近节趾骨顺行通过足趾，后逆行穿过跖趾关节（保持轻度的外翻和跖屈）。
  - 实际手术中，在转移肌腱前穿针固定足趾会容易些，以保证精细的肌腱修复不会在穿针时被破坏。
  - 为防止跖趾关节过度僵硬，应保留固定针不超过 3 周。

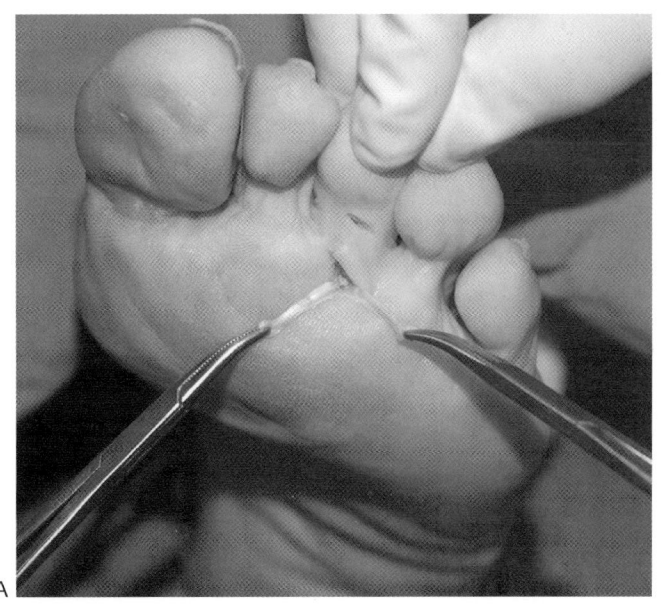 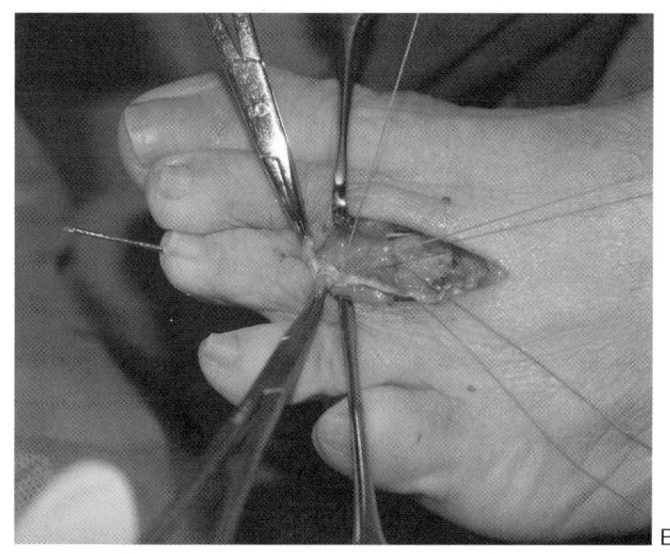

图 7.31　屈肌腱-伸肌腱转位。（A）在足趾跖侧松解趾长屈肌腱，从肌腱中间劈开成两束。（B）紧贴趾骨将两侧肌腱束转位至足趾背侧，在近节趾骨背侧固定肌腱。

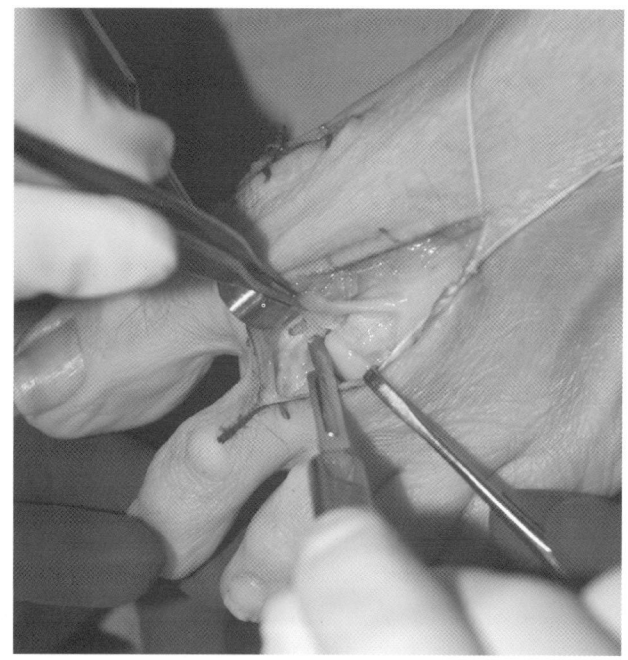

图 7.32 背侧和内侧关节囊松解治疗第 2 趾爪状趾畸形伴内翻偏斜。

小趾滑囊炎

像跗外翻一样,手术矫正小趾滑囊炎畸形有一定的原则。需要明确特定的畸形类型(Ⅰ、Ⅱ、Ⅲ型)以指导正确治疗。偶尔,除了跖骨头外侧压迫还存在跖侧负荷过度。如果某些足底或外侧的过度负荷继发于后足内翻畸形,那么单独矫正前足是不够的,可能需要矫正后足力线。

Ⅰ型 Ⅰ型畸形为第 5 跖骨头突出或增大(无第 5 跖骨向外侧弯曲或第 4~5 跖骨间夹角增大),手术治疗为行第 5 跖骨头外侧骨突切除术(图 7.37)。如果对有第 4~5 跖骨间夹角增大或第 5 跖骨向外侧弯曲的患者单独施行该手术,则常见遗留有持续的疼痛。

通过第 5 跖趾关节外侧切口,手术方法与跗外翻矫形的几个步骤相似:①关节囊切开;②侧面骨突切除(图 7.38);③关节囊修复(第 5 跖趾关节轻度矫

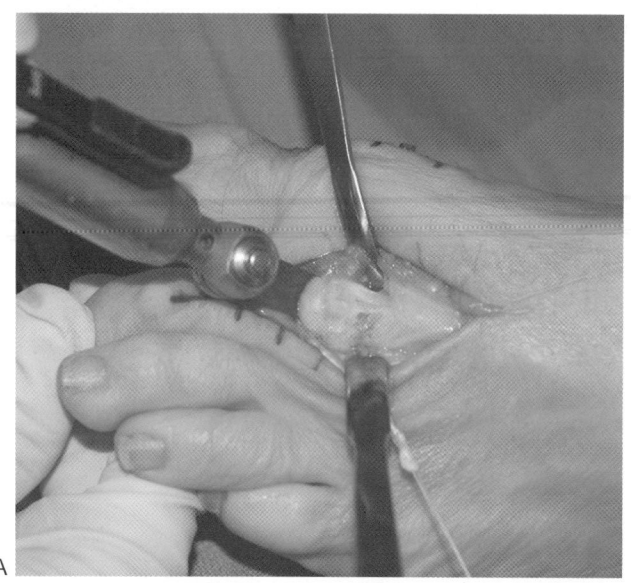

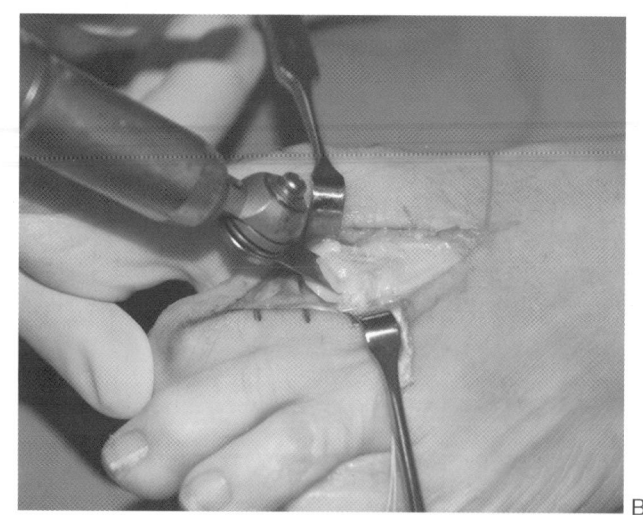

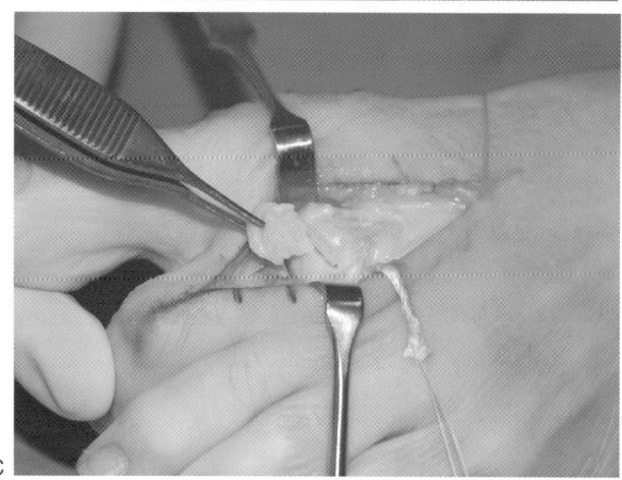

图 7.33 Weil 跖骨短缩截骨术。(A)关节内横行截骨。(B)楔形截骨以抬高跖骨头,尽力保持屈肌腱在跖侧的力学方向。跖骨短缩时不切除楔形骨块会导致屈肌腱走行高于跖骨头的中轴线,术后有可能使足趾上翘。(C)取出楔形骨块。

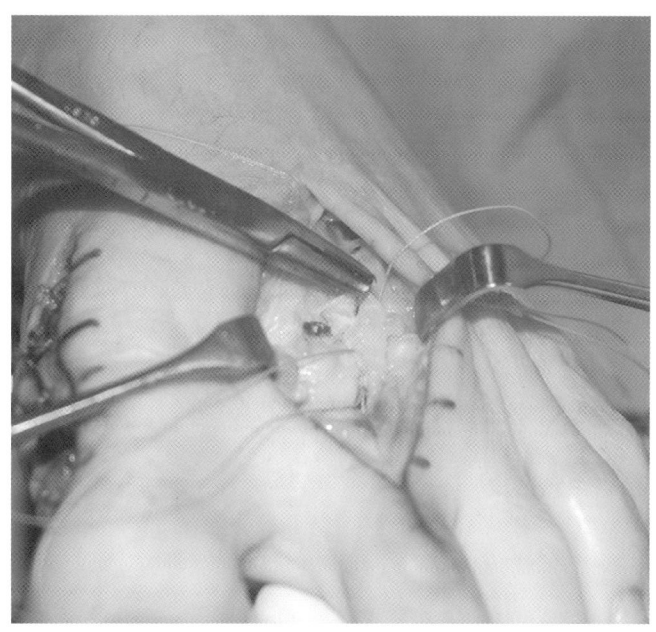

图 7.34 外侧关节囊重叠缝合重新平衡跖趾关节。注意跖骨短缩截骨的固定螺钉。

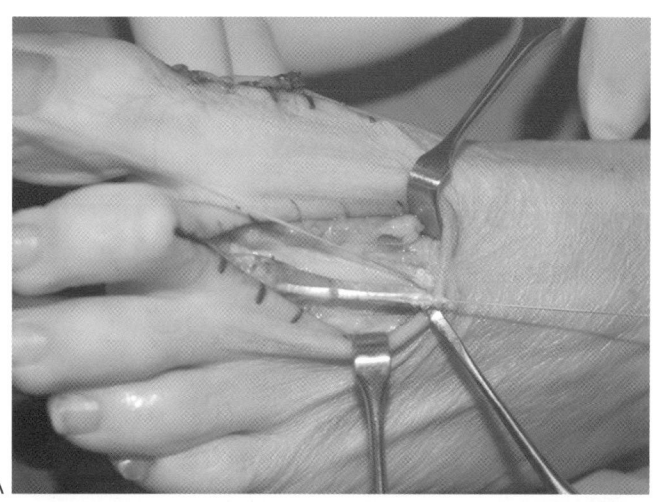

A

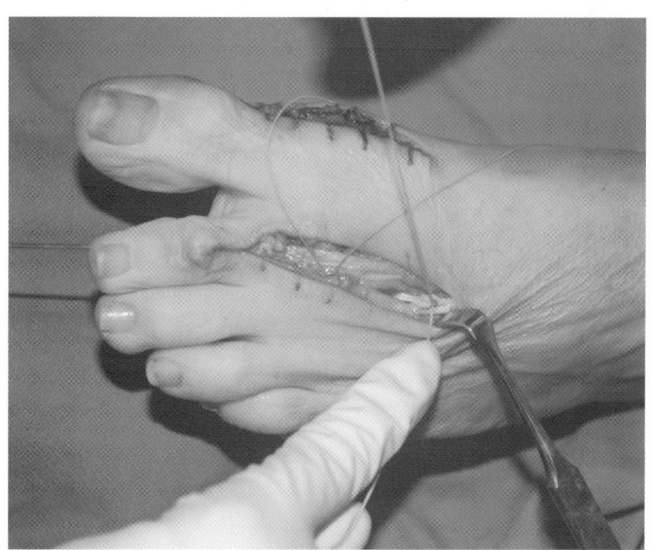

C

柱过正)。如果行截骨术,则有必要用克氏针或小螺钉固定以维持早期稳定性。但由于跖骨颈狭窄,故跖骨头内移程度有限(图 7.39、图 7.40)。因为没有第 4~5 跖骨间夹角增大,对 I 型畸形很少采用截骨术。手术后,以绷带固定保持足趾轻度外翻数周,以维持对位,术后允许穿术后鞋即刻开始负重。

如果外生骨赘切除术或截骨术不能缓解疼痛,应再次检查第 5 跖骨的对线。

II 型 第 5 跖骨向外侧弯曲是 II 型畸形的典型特征性表现,需要进行第 5 跖骨对线矫形。在 II 型畸形中,可通过跖骨远侧截骨(图 7.38A、B)或骨干中部截骨(图 7.38C)来完成第 4~5 跖骨间夹角的生理性重建。跖骨远侧截骨虽没有在畸形顶点处矫正畸形,但有助于减小第 4~5 跖骨间夹角。如在 I 型畸形中提到的,狭窄的跖骨颈限制了可能的矫正量。跖骨头向内侧移位 1 mm 相应于第 4~5 跖骨间夹角矫正

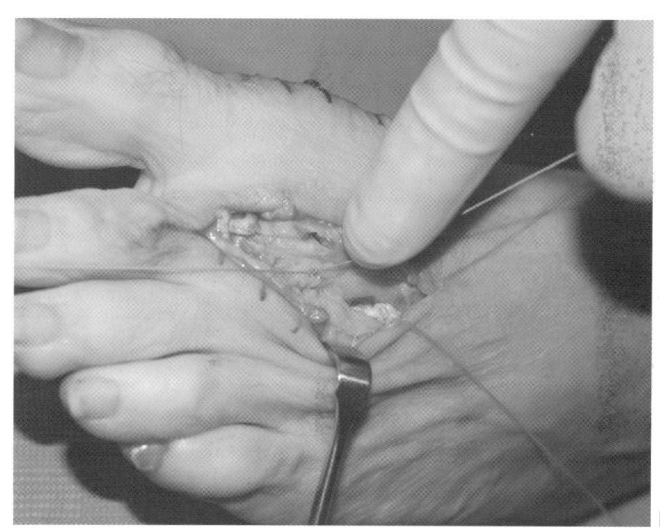

B

图 7.35 趾短伸肌腱转位。(A)第 2 足趾趾短伸肌腱的远端部分,保留远侧止点,向近侧分离至腱腹移行处。(B)完成外侧关节囊重叠缝合;注意将趾短伸肌腱远侧束从跖骨间横韧带下方抽出。(C)肌腱远侧束从跖间横韧带深面穿过后与近侧缝合;注意用克氏针将足趾固定于轻度外翻矫正位。

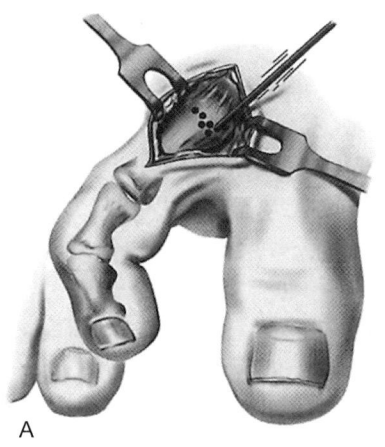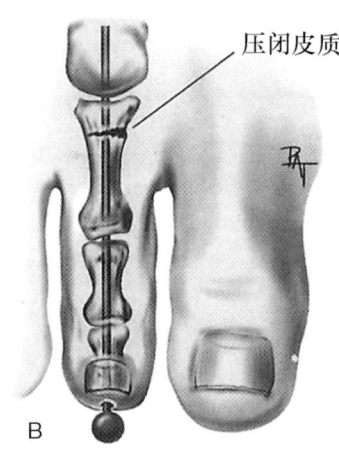

图 7.36 近节趾骨基底闭合楔形截骨术（Akinette 手术）。（**A**）在截骨侧的皮质上钻多个骨孔。（**B**）折断趾骨闭合截骨处，矫正畸形。(Reproduced with permission of Watson AD, Anderson RB, Davis WH. Lesser toe deformities. In: Kelikian AS, ed. Operative treatment of the foot and ankle. Stamford: Appleton&Lange, 1999: 111.)

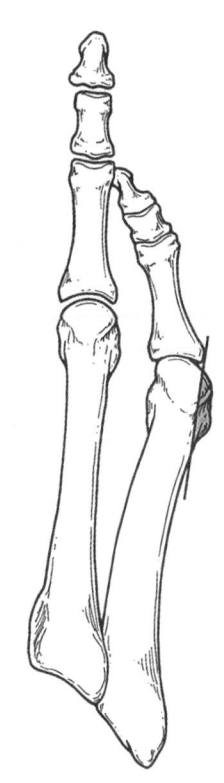

图 7.37 外侧髁切除（第 5 趾骨外生骨赘切除）治疗 I 型小趾滑囊炎。(Reproduced with permission of Crawford ME. Lesser ray deformities. Part 4: deformities of the fifth metatarsal. In: Banks AS, Downey MS, Martin DE, et al., eds. McGlamry's comprehensive textbook of foot and ankle surgery, 3rd ed, vol 1. Philadelphia: Lippincott Williams&Wilkins, 2001: 345.)

1°。第 5 跖骨远侧截骨技术有 Chevron 法和斜行方法。两种方法都采用以第 5 跖趾关节为中心的外侧入路，切开外侧关节囊。远侧 Chevron 截骨术和矫正踇外翻的操作相似，需要用 1 枚小直径螺钉或克氏针固定。远侧斜行截骨术也已在上文中介绍。斜形截骨容许跖骨头向内侧及近端移位以矫正畸形。将跖骨头固定在残余的跖骨远端。两种截骨术通常均可获得 3～5 mm 移位。

为了在畸形的顶点矫正第 5 跖骨向外侧的弯曲，需行骨干中部斜行截骨。这项技术模仿矫正踇外翻的近侧斜行截骨术，将在下面的Ⅲ型畸形中讨论。

Ⅲ型 采用Ⅱ型畸形中介绍的跖骨远端截骨术可矫正第 4～5 跖骨间夹角轻到中度增大。更严重的第 4～5 跖骨间夹角增大可以通过骨干中部的斜行截骨术来矫正。尽管和踇外翻矫正中介绍的近侧斜行截骨术相似，但第 5 跖骨的操作必须避开血液供应不充分的近端部分。跖骨的截骨术通常结合外侧第 5 跖骨头外生骨赘切除术和第 5 跖趾关节的软组织平衡手术（图 7.41～图 7.46）。

■ 从第 5 跖趾关节沿第 5 跖骨做外侧切口，注意保护腓肠神经。
■ 切开关节囊，切除跖骨头外侧的外生骨赘。
■ 因为跖骨间夹角度会变窄，必须小心避免过度切除跖骨头外侧。
■ 最低限度地剥离骨膜，在跖骨上做出骨干中部斜行截骨的标记，以摆锯截骨。
■ 完成背侧 2/3 截骨。
■ 随后，通过跖骨截骨的近侧部分拧入一个微型或小的骨块间螺钉，加压但不要完全拧紧。
■ 完成跖骨的远侧截骨。

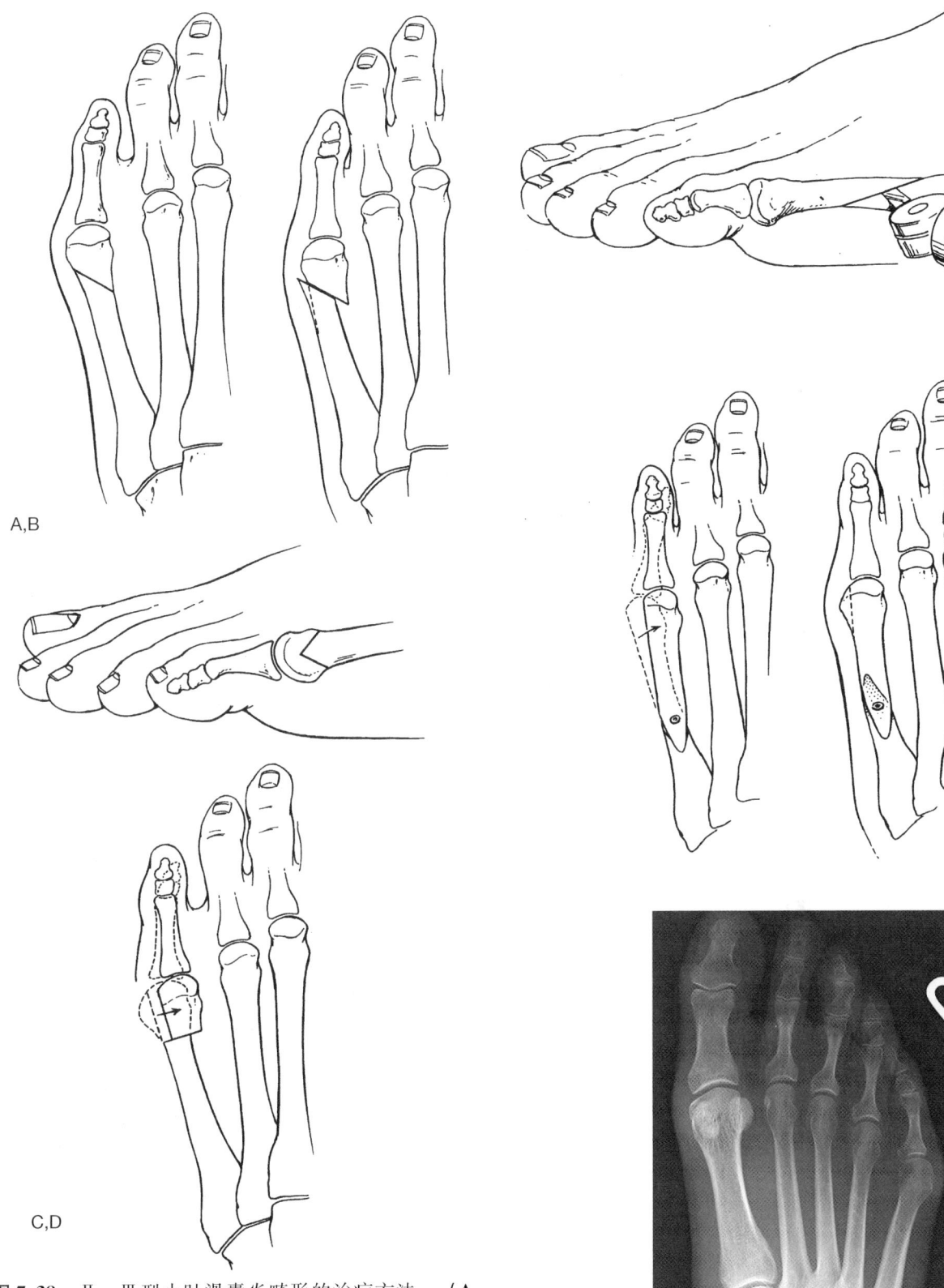

图 7.38　Ⅱ、Ⅲ型小趾滑囊炎畸形的治疗方法。（A、B）远侧斜行截骨；（C、D）Chevron 截骨；（E～G）骨干中部斜行截骨。（Reproduced with permission of Cooper PS. Disorders and deformities of the lesser toes. In: Myerson MS, ed. Foot and ankle disorders, Vol Ⅰ. Philadelphia: WB Saunders, 2000: 339-340.）

图 7.39　Ⅰ型小趾滑囊炎畸形的术前正位 X 线片。

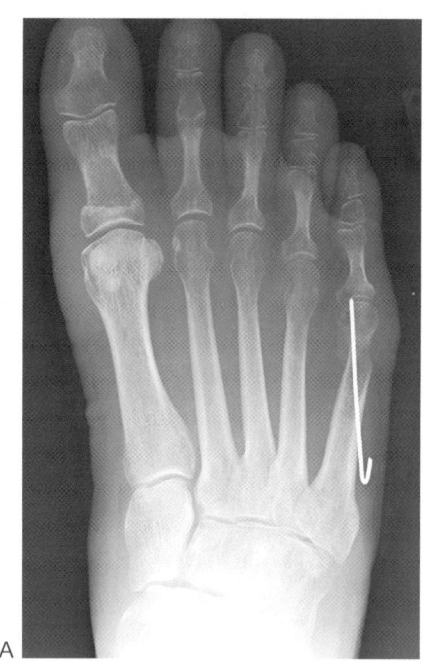 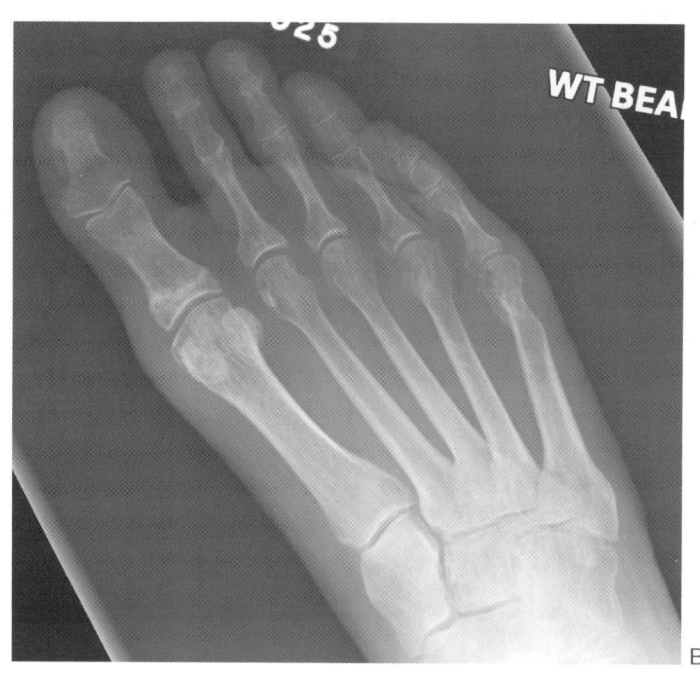

图 7.40 第 5 跖骨远侧跖骨头截骨术后的正位 X 线片。(**A**) 克氏针固定截骨。(**B**) 长期随访。

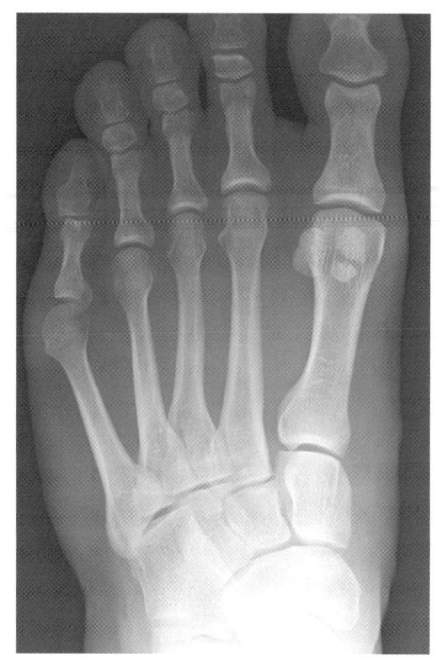 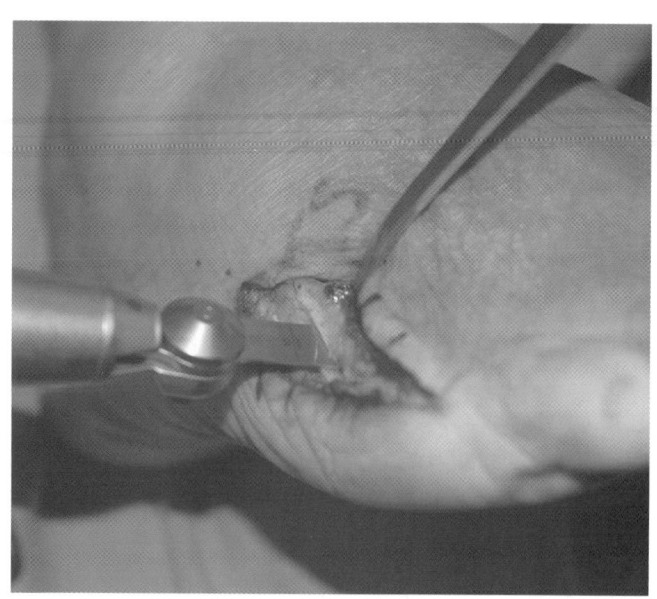

图 7.41 Ⅲ型小趾滑囊炎术前正位 X 线片。

图 7.42 第 5 跖骨长斜行截骨。完成背侧 2/3 截骨后，在近侧截骨处从背侧向跖侧拧入螺钉并部分拧紧。

- 旋转截骨端并在透视下确认矫正情况。
- 将第 2 颗螺钉从远侧通过截骨面拧入。
- 加压拧紧两颗螺钉，切除骨赘，修复关节囊。

　　如果伴随有第 5 跖骨足底过度负荷，应改变斜行截骨的角度，锯片由跖外侧指向背内侧，抬高跖骨头同时使跖骨间夹角变小。这一简单的截骨方向改变是有效的，但是除非矫正持续的后足内翻，否则会导致第 5 跖骨头的负荷持续过大。

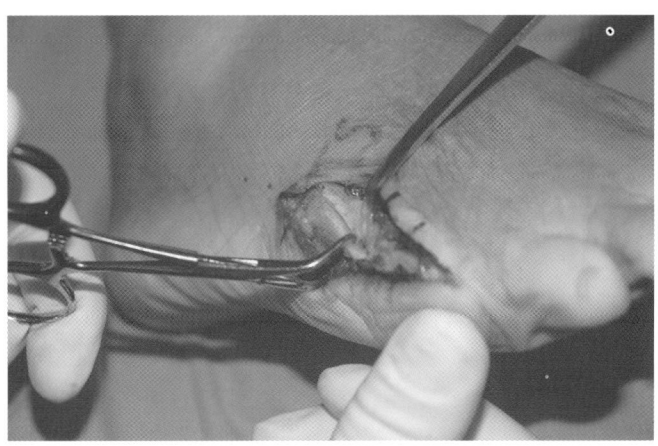

图 7.43 完成第 5 跖骨长斜行截骨，旋转截骨远端减小第 4～5 跖骨间夹角。

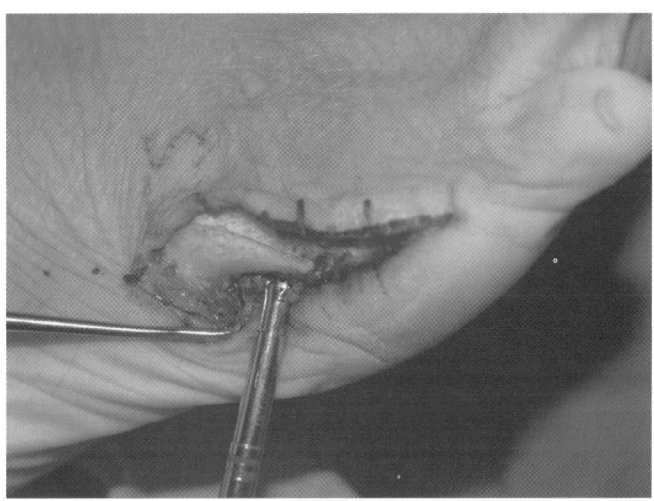

图 7.44 畸形矫正后，在截骨远端从跖侧向背侧拧入螺钉固定截骨。

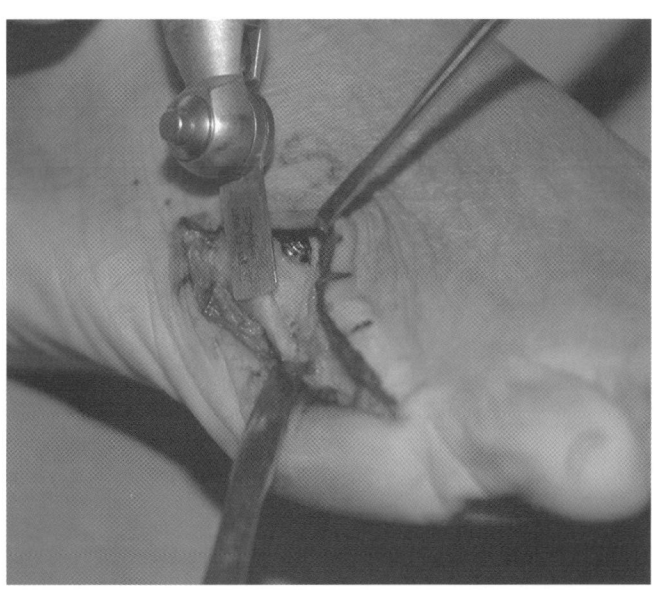

图 7.45 外侧突起切除。

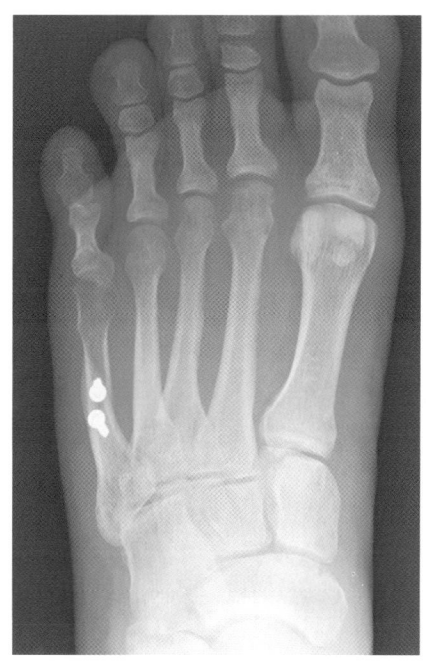

图 7.46 随访的负重正位 X 线片。

Freiberg 病

制动和免负重的非手术治疗可能对 Freiberg 病有效。短期使用术后鞋、控制主动活动的行走靴或石膏可缓解症状。戴矫形器、跖骨支撑器甚至穿轻度摇椅样鞋底的鞋逐步恢复活动后，仍可能限制症状的存在。但是这些保守措施不能改变受累跖骨头缺血和退行性改变。

Freiberg 病的手术治疗取决于疾病的阶段。在滑膜炎早期和轻度退变时，关节清理术和滑膜切除术可能是有益的。随着退变的发展，行背侧关节唇切除术（如同在拇趾僵硬中介绍的）和在跖骨头硬化骨上钻孔可减轻因撞击引起的症状。关节探查通常发现病变选择性地影响跖骨的背侧面，而保留跖侧。在这种情况下，跖骨头颈交界处背伸截骨术可能有效（图 7-47）。截骨对关节有减压作用，允许以健康的跖侧软骨面与趾骨的软骨面构成关节。此外，截骨可以轻度抬高第 2 跖骨头，减少它的负荷。操作时应采取背侧入路，纵向切开关节囊（图 7.48～图 7.54）。

对于弥散性跖骨头骨坏死、晚期退行性变或先前介绍的手术治疗失败者，行挽救性手术如 DuVries 关节切除成形术或跖骨头切除术可能改善症状。保留部分跖骨头常可保持足趾的对位，并限制将负重转移至邻近的跖骨，但常常术后需要使用矫形器或跖骨支持支具。

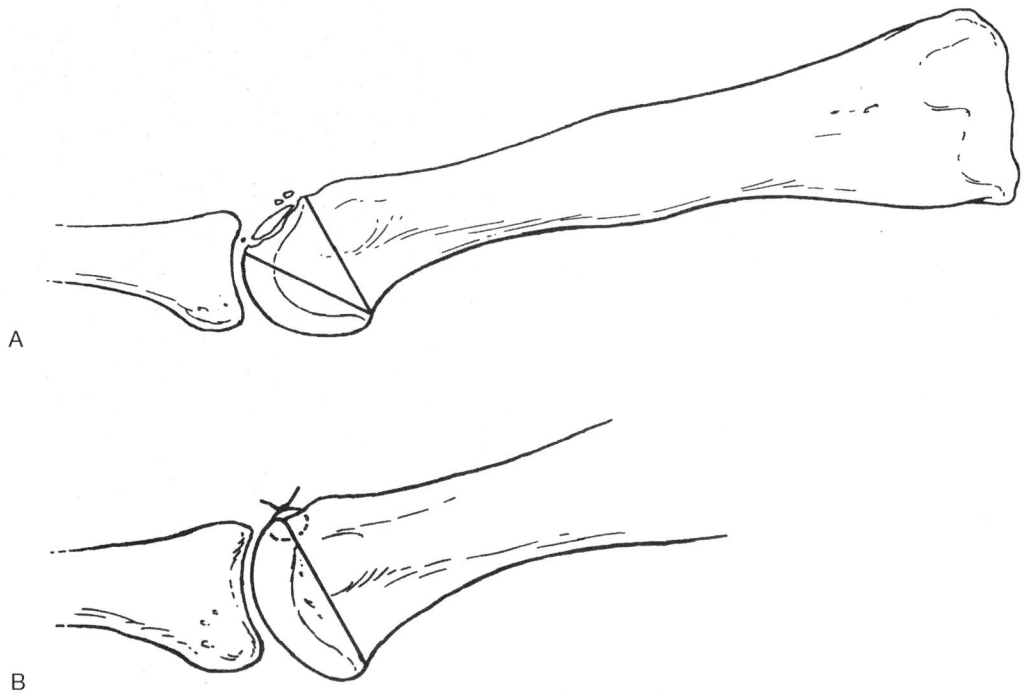

图 7.47 跖骨颈部背伸截骨（A）使正常的关节软骨与近节趾骨接触（B）。

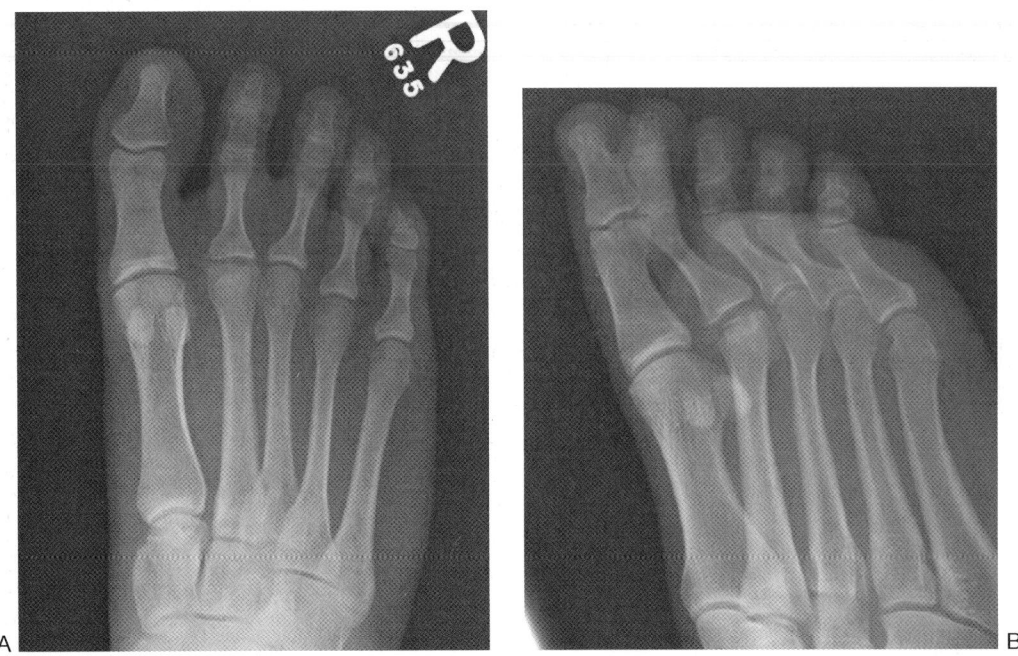

图 7.48 17 岁青少年女性，患有第 2 跖骨头 Freiberg 病，其术前影像资料。（A）X 线正位片。（B）X 线斜位片。

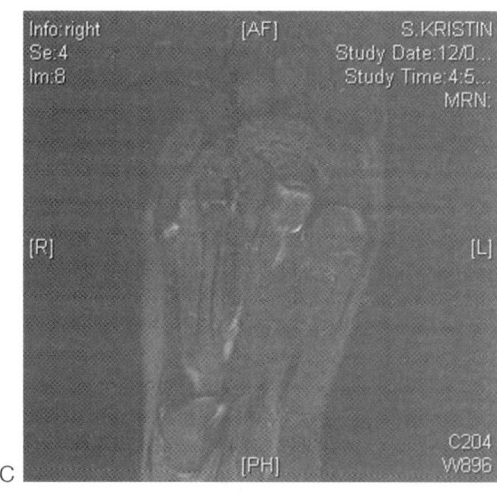
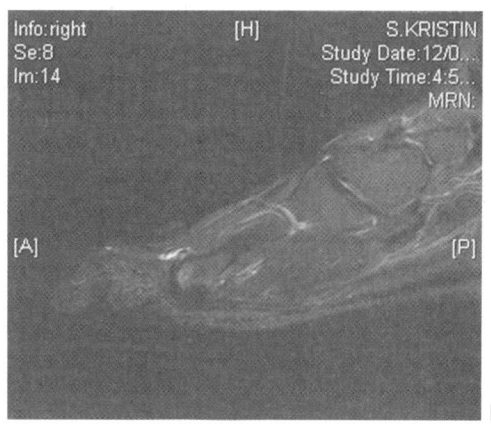

图 7.48（续图） (C) T2 冠状位 MRI。(D) T2 矢状位 MRI。

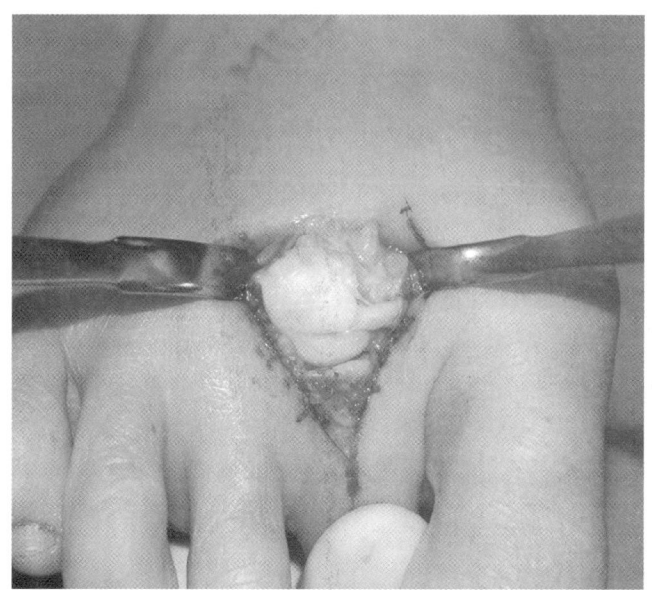

图 7.49 术中见第 2 跖骨头的畸形继发于 Freiberg 病。

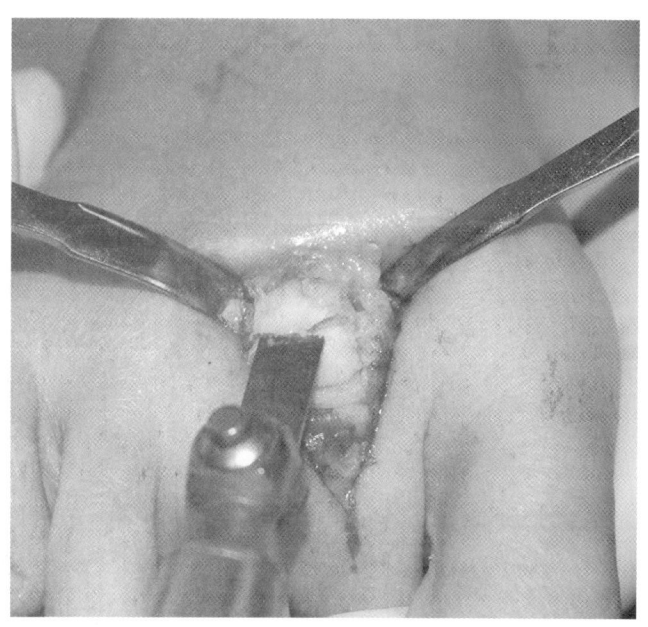

图 7.50 第 2 跖骨头背侧关节唇切除。

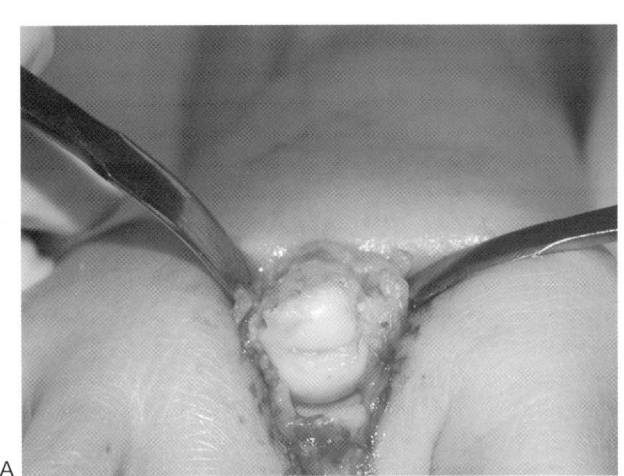
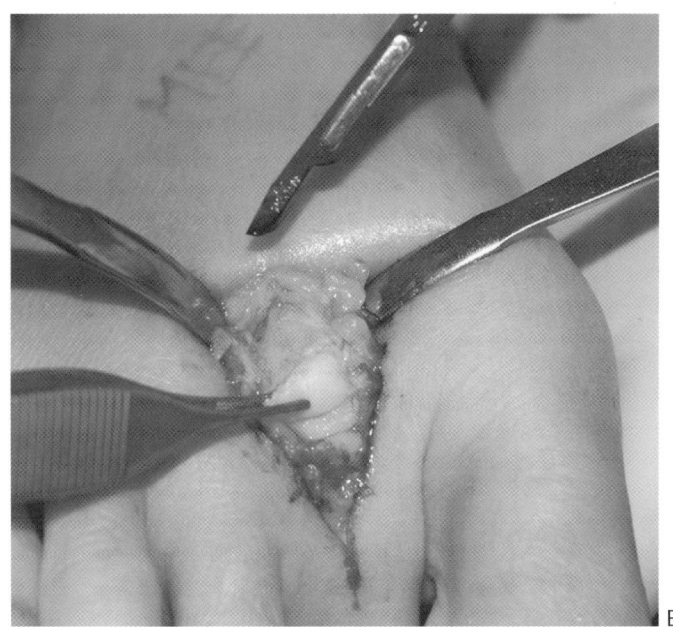
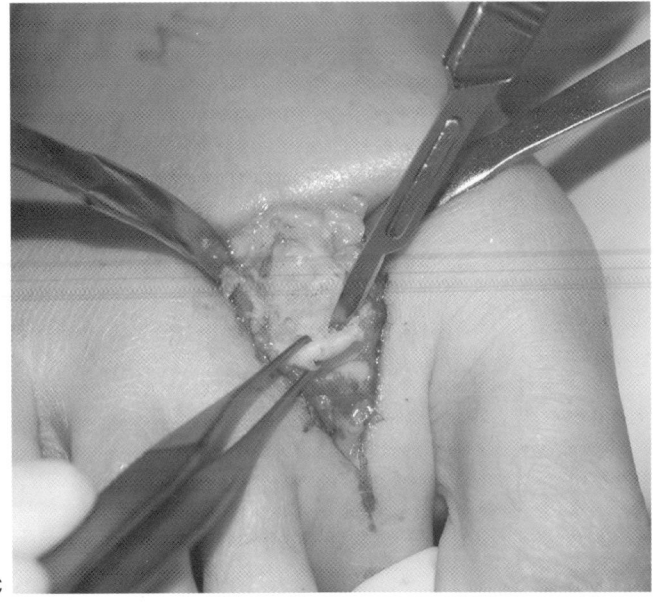

图 7.51 不稳定的软骨（跖骨背侧 1/3）。（**A**）照片显示第 2 跖骨头背侧 1/3 上的不稳定软骨。（**B**）仔细剥离不稳定的软骨，避免损伤稳定的、更靠近跖侧的残留健康软骨。（**C**）去除不稳定的软骨。

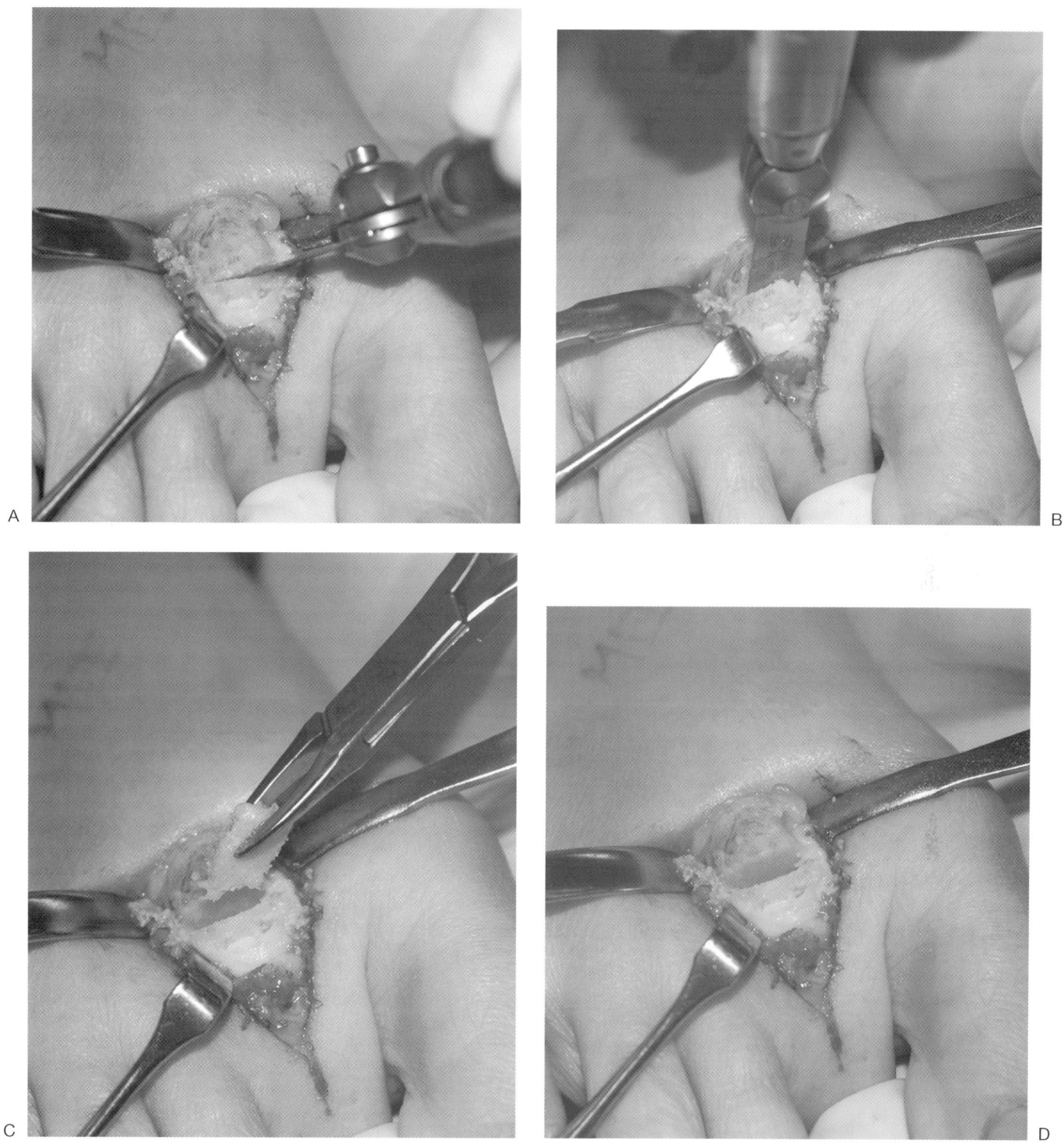

图 7.52 第 5 跖骨头背伸截骨。(**A**) 截骨第 1 步，不截断跖侧皮质。(**B**) 截骨第 2 步与第 1 步截骨相连接。(**C**) 楔形切除。(**D**) 跖骨干和残留的跖骨头之间的骨质保持稳定性（跖侧皮质完整）。

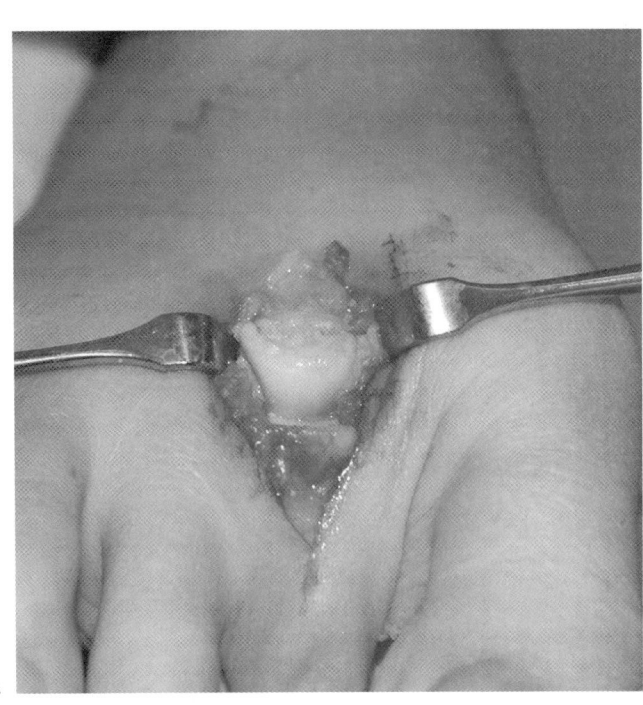
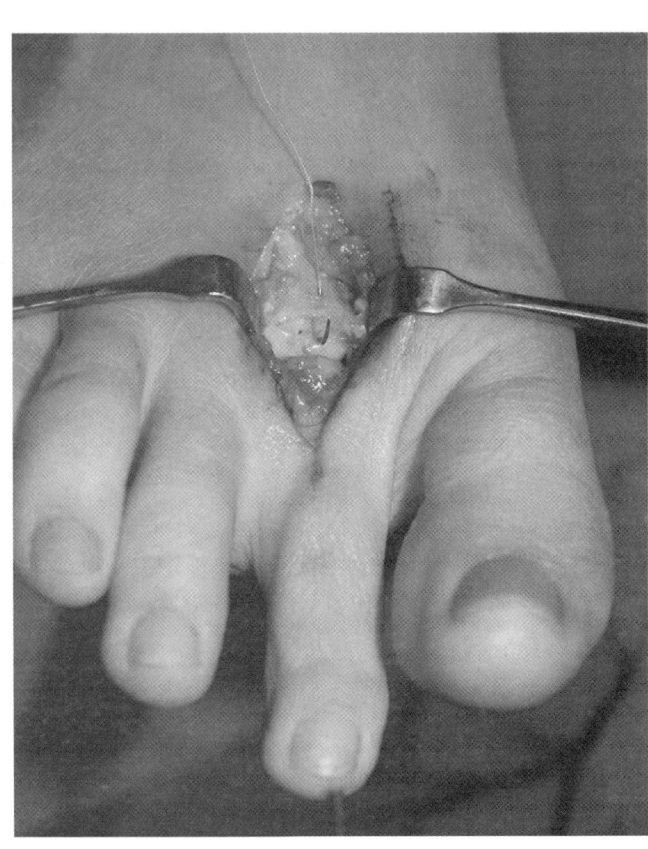

图 7.53 将残留的跖骨头和软骨复位至跖骨干。(A) 楔形切除后,闭合截骨。(B) 纵行穿针加背侧缝合进行固定。

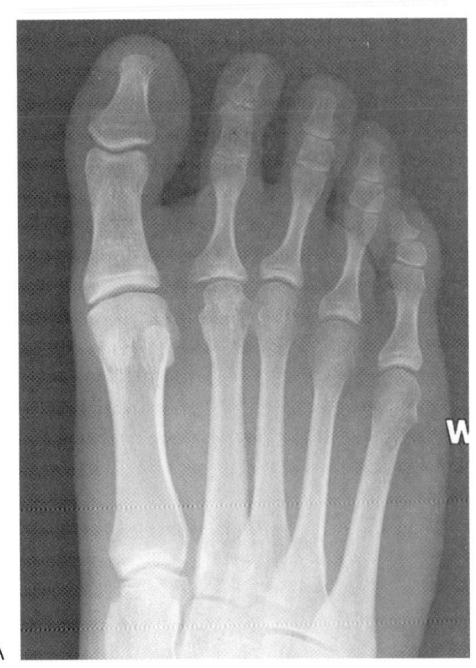
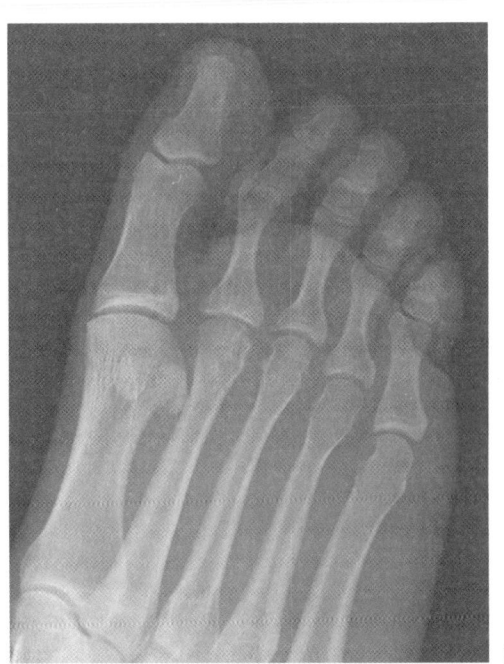

图 7.54 背伸截骨术后 2 年随访的 X 线片;注意轻度关节间隙狭窄可能是跖骨头重新定位的结果(患者有轻微症状,第 2 跖趾关节保留了很好的活动度。轻微的症状也与第 3 跖骨头转移性跖痛症有关)。(A) 负重正位 X 线片。(B) 斜位 X 线片。

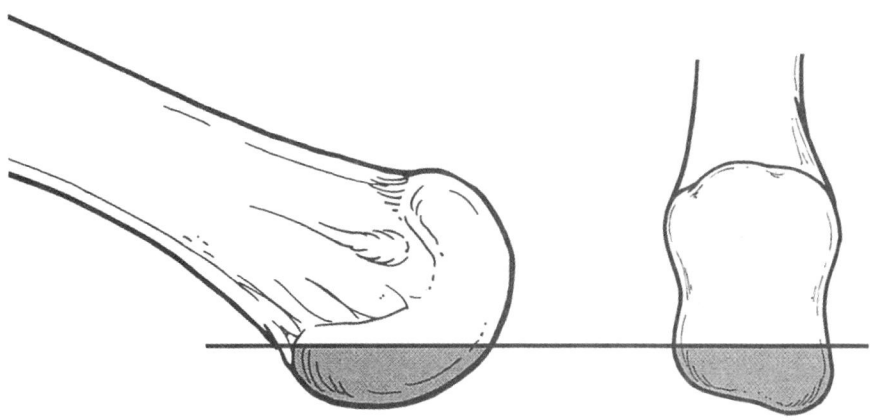

图 7.55 采用 DuVries 跖侧髁切除法切除更多的腓侧髁。这种改良方法切除了 20%~30% 的髁，但保留了跖骨头的远端部分。（Reproduced with permission of Jimenez AL, Fishco WD. Lesser ray deformities. Part 3: central metatarsal. In: Banks AS, Downey MS, Martin DE, et al., eds. McGlamry's comprehensive textbook of foot and ankle surgery, 3rd ed, vol 1. Philadelphia: Lippincott Williams&Wilkins, 2001: 327.）

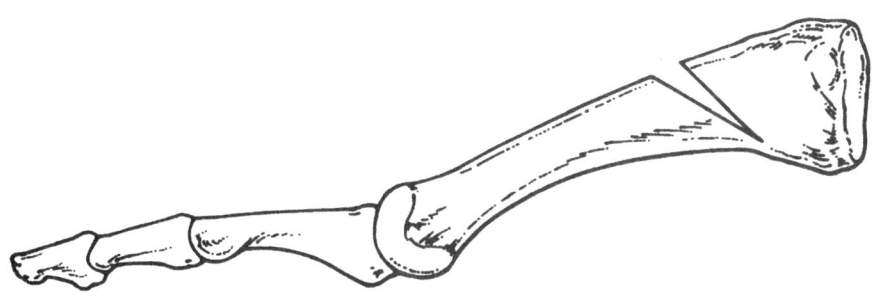

图 7.56 近侧跖骨的背伸截骨。从近侧干骺端切除背侧楔形骨块，矫正畸形。（Reproduced with permission of Jimenez AL, Fishco WD. Lesser ray deformities. Part 3: central metatarsal. In: Banks AS, Downey MS, Martin DE, et al., eds. McGlamry's comprehensive textbook of foot and ankle surgery, 3rd ed, vol 1. Philadelphia: Lippincott Williams&Wilkins, 2001: 326.）

鸡眼

采用髁切除术治疗难治性硬鸡眼和软鸡眼。如果可能，应采取髁部的间接入路。若鸡眼位于两个足趾间擦烂的区域或在第 5 趾的外侧面，当切口直接经过鸡眼时，会由于后来形成的瘢痕导致长期的刺激。软鸡眼切除后，创口需保持干燥以利于愈合。

顽固性足底角化病

局限性顽固性足底角化病

如果非手术疗法治疗顽固性足底角化病无效，手术治疗可缓解症状。仅关注顽固性足底角化病而忽视伴随的足部病变常会导致症状持续。例如，单纯切除第 2 跖骨头跖侧髁而不治疗伴随的姆外翻会导致前足的不平衡。

- 经背侧切口行改良的 DuVries 跖侧髁切除术（图 7.55）。
- 切开背侧关节囊后，将近节趾骨跖屈以显露跖骨头的跖侧。常常发现跖骨头的跖外侧面有一个突起，高于跖骨头的跖内侧面。
- 用骨刀或窄的微型摆锯切除跖骨头跖侧的 1/4。
- 手术后应保护足趾和跖趾关节直到伤口愈合，然后开始前足的逐渐负重。

也可选择实施跖骨近侧的背伸截骨术（图 7.56）。

- 在受累跖骨近侧背面做一纵行切口。
- 保护伸肌腱和神经血管结构的同时，剥离跖骨近侧骨膜。

- 实施"青枝骨折"截骨术，不截断截骨处的跖侧骨面。
- 自背侧取出楔形骨片后，在跖骨头闭合截骨处跖侧轻柔施加压力，以此抬高跖骨头。
- 必须小心操作避免过度矫正，否则可能会发生转移性跖痛症。
- 截骨处以克氏针或小骑缝钉固定，伤口愈合后逐渐负重。

弥散性顽固性足底角化病

弥散性顽固性足底角化病很难用手术治疗。一般来说，首选非手术疗法。重要的是处理所有的伴随疾病，比如跗外翻或马蹄足挛缩。如上文局限性顽固性足底角化病中所介绍，可以考虑行背伸截骨术。但因多跖骨截骨，前足的再平衡比较困难。

（彭建光 译 李淑媛 张建中 校）

推荐读物

Bhatia D, Myerson MS, Curtis MJ, et al. Anatomical restraints to dislocation of the second metatarsophalangeal joint and assessment of a repair technique. J Bone Joint Surg Am 1994;76:1371–1375.

Barbari SG, Brevig K. Correction of clawtoes by the Girdlestone–Taylor flexor–extensor transfer procedure. Foot Ankle 1984;5:67 73.

Barouk P, Bohay DR, Trnka HJ, et al. Lesser metatarsal surgery. Foot Ankle Spec 2010;3(6):356–360.

Boyer ML, DeOrio JK. Transfer of the flexor digitorum longus for the correction of lesser-toe deformities. Foot Ankle Int 2007;28(4):422–430.

Coughlin MJ. Crossover second toe deformity. Foot Ankle 1987;8:29–39.

Coughlin MJ. Lesser toe abnormalities. Instr Course Lect 2003;52:421–444.

Coughlin MJ. Treatment of bunionnette deformity with longitudinal diaphyseal osteotomy with distal soft tissue repair. Foot Ankle 1991;11:195–203.

Coughlin MJ. Operative repair of the mallet toe deformity. Foot Ankle Int 1995;16:109–116.

Coughlin MJ, Dorris J, Polk E. Operative repair of the fixed hammer-toe deformity. Foot Ankle Int 2000;21:94–104.

Coughlin MJ, Kennedy MP. Operative repair of fourth and fifth toe corns. Foot Ankle Int 2003;24(2):147–157.

Deland JT, Lee KT, Sobel M, et al. Anatomy of the plantar plate and its attachments in the lesser metatarsophalangeal joint. Foot Ankle Int 1995;16:480–486.

Deland JT, Sobel M, Arnoczky SP, et al. Collateral ligament reconstruction of the unstable metatarsophalangeal joint: an in vitro study. Foot Ankle Int 1992;13:391–395.

Deland JT, Sung IH. The medial crossover toe: a cadaveric dissection. Foot Ankle Int 2000;21(5):375–378.

Edwards WH, Beischer AD. Interpahlangeal joint arthrodesis of the lesser toes. Foot Ankle Clin 2002;7(1):43–48.

Freiberg AA, Freiberg RA. Core decompression as a novel treatment for early Freiberg's infraction of the second metatarsal head. Orthopedics 1995;18(12):1177–1178.

Haddad SL, Sabbagh RC, Resch S, et al. Correcting and stabilizing the cross-over second toe: a comparison of the medium term results of flexor to extensor tendon transfer and of extensor tendon transfer. Foot Ankle Int 1998;19:503.

Kitaoka HB, Holiday AD Jr, Campbell DC II. Distal chevron metatarsal osteotomy for bunionette. Foot Ankle Int 1991;12:80–85.

Mann RA, Mizel MS. Monoarticular nontraumatic synovitis of the metatarsophalangeal joint: a new diagnosis. Foot Ankle Int 1985;6:18–21.

Migues A, Slullitel G, Bilbao F, et al. Floating-toe deformity as a complication of the Weil osteotomy. Foot Ankle Int 2004;25:609–613.

Myerson MS, Shereff MJ. The pathological anatomy of claw and hammer toes. J Bone Joint Surg Am 1989;71:45–49.

Shirzad K, Kiesau CD, DeOrio JK, et al. Lesser toe deformities. J Am Acad Orthop Surg 2011;19(8):505–514.

Smillie IS. Treatment of Freiberg's infraction. Proc R Soc Med 1967;60(1):29–31.

Smith BW, Coughlin MJ. Disorders of the lesser toes. Sports Med Arthrosc 2009;17(3):167–174.

Thompson FM, Deland JT. Flexor tendon transfer for metatarsophalangeal instability of the second toe. Foot Ankle 1993;14:385–388.

Trnka HJ, Nyska M, Parks BG, et al. Dorsiflexion contracture after the Weil Osteotomy: results of cadaver study and three-dimensional analysis. Foot Ankle Int 2001;22(1):47–50.

Vandeputte G, Dereymaeker G, Steenwerckx A, et al. The Weil osteotomy of the lesser metatarsals: a clinical and pedobargraphic follow-up study. Foot Ankle Int 2000;21(5):370–374.

第 8 章
肌腱病变

SHELDON S. LIN, ERIC BREITBART, CONSTANTINE A. DEMETRACOPOULOS, JONATHAN T. DELAND

急性跟腱断裂

近50年来，急性跟腱断裂的发生率不断增加。一个主要原因为人们对体育运动的兴趣不断增大，参与量不断增加。在所有的跟腱断裂病例中，超过75%的为体育活动中30～50岁的运动者。

发病机制
病因学和流行病学

平素活动较少，仅在周末参与体育休闲运动的生活方式导致急性跟腱断裂的发生率增加。跟腱断裂的发病率在工业化国家中为每年每10万人2～10例，而在世界其他国家却相当低。与其他类型的肌腱断裂相比（患者平均年龄超过60岁），跟腱断裂主要发生于年轻人中（平均年龄36岁）。在各种不同类型的跟腱断裂中，男性占绝对比例，男女比为（2～19）:1。人们已经认识到跟腱断裂在白领及生活方式更为静态的人群中发病率较高；在气候温暖的5～8月"游玩季节"，由于体育活动的增加跟腱断裂的发病率也较高。跟腱病变是最常见的与跑步相关的肌腱病变，在多年的长跑者中（跑龄超过10年），其发病率更高。

引起跟腱断裂的较为少见的因素有：

- 皮质激素的使用（局部注射或者全身使用导致胶原坏死）；
- 合成类固醇的使用导致胶原发育异常及抗拉强度降低；
- 喹诺酮类抗生素的使用；
- 痛风、甲状腺功能亢进、肾功能不全、动脉硬化。

其他易患因素包括：

- 既往的跟腱损伤或病变；
- 感染、系统性炎性疾病、褐黄病；
- 高血压及肥胖。

病理生理学

对于跟腱断裂的发病机制有不同的理论假设（退变、愈合不良、机械负荷过重等）。退变论认为，长年累月的静态生活造成肌腱的血供减少，后续不断的微损伤伴随着愈合能力受损导致广泛性肌腱退变、损伤。最终，受损的肌腱在一次强大的负荷下彻底断裂。

跟腱近端及远端的血供来自胫后动脉，中间部分来自腓动脉。一项解剖研究发现，跟腱中段的血供较少，这似乎可以解释为何该处断裂的发生率如此之高，且在下肢血运不良的患者中尤为如此。

多项血管造影与组织学分析研究都支持肌腱退化的观点。超过15%的急性跟腱断裂患者既往跟腱部位存在症状。急性跟腱断裂的组织学分析显示，在退变和坏死的肌腱组织中存在缺氧性退变、黏液样变和钙化，致使肌腱中的水分增加而胶原含量降低。病变的跟腱内还存在胶原变性和损伤的增加，表示胶原的转化率增加。

正常老化也会造成一定的跟腱结构改变，包括细胞密度降低，胶原纤维直径、密度下降及纤维弯曲的丢失，这或许可以解释老年人中跟腱断裂率较高的现象。

诊　断

病史及体格检查

- 急性跟腱断裂通常可通过病史来诊断；
- 大部分患者主诉脚踝后侧直接击打感或听到"砰"的一声；
- 经常发生于腓肠肌-比目鱼肌行爆发性强力离心收缩时；
- 在急诊室，由于患者在非负重状态下可主动跖屈踝关节，且跟腱区域肿胀导致触诊不清，致使存在25%的漏诊率；
- 既往应用过类固醇及喹诺酮类药物；
- 存在内分泌紊乱或系统性炎性病史；
- Thompson试验阳性（敏感性96%，特异性93%）；
- 局部可触及缺损（敏感性73%，特异性83%）。

临床表现

- 表现为行走困难及推进无力。
- 查体最初表现为跟腱后方凹陷。随着软组织逐渐肿胀，这些体征常会被掩盖。
- 常沿踝关节后方出现淤斑和肿胀（图8-1）。
- 最为简单可靠的检查方法，是通过挤压小腿后方肌肉（Thompson征）来判断腓肠肌-比目鱼肌复合体的连续性。在俯卧位时挤压患者小腿后方肌肉，如果不能使足部出现可对抗重力的跖屈，就可以确诊跟腱断裂。
- 还可出现"足过度背伸征"，这需要与健侧足的背伸角度相对比。但是急性损伤后，这一征象常由于患者疼痛拒动而难以引出。除非受伤后的时间

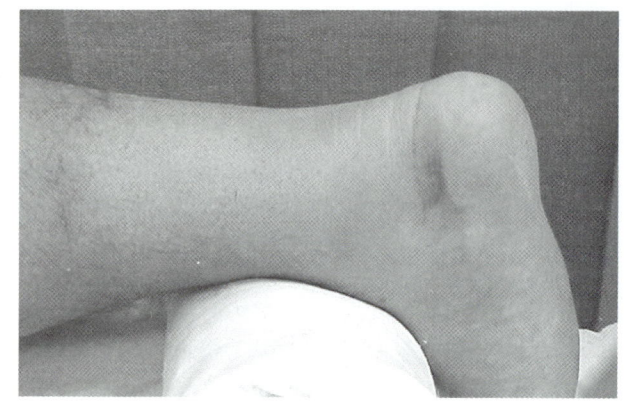

图8.1　急性跟腱断裂的临床表现（Courtesy of Stewart Fisher, MD.）

足够长，疼痛不那么明显时才能发现。

影像学特点

- 普通X线片对于诊断急性跟腱断裂价值有限。
  - 很少数情况下，可以看到跟腱附着部位的急性撕脱骨折，伴骨块向近端移位；
  - 这种情况的治疗需要延长跟腱，及对骨-腱复合物行内固定术（图8-2）。
- MRI可发现跟腱断裂（图8-3），但是并非诊断和治疗所必需。
  - 与其他检查手段相比，MRI对于确诊跟腱部分断裂最为有效。
- 超声可用来评价两个肌腱断端之间的距离。将足置于跖屈位，肌腱断端之间缝隙的出现或消失可有助于判断非手术治疗的效果。
  - 可反复多次行超声检查来判断肌腱近端的移位程度及愈合的可能性。

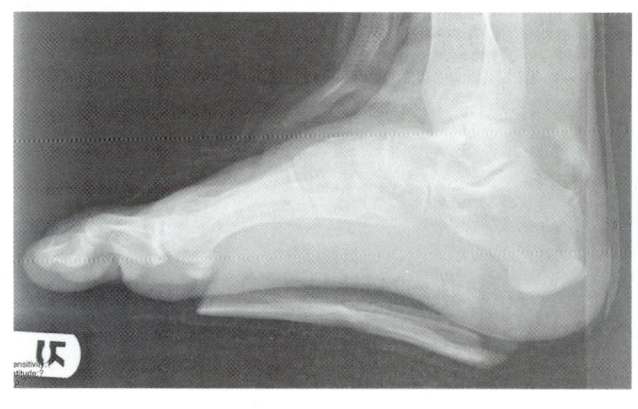 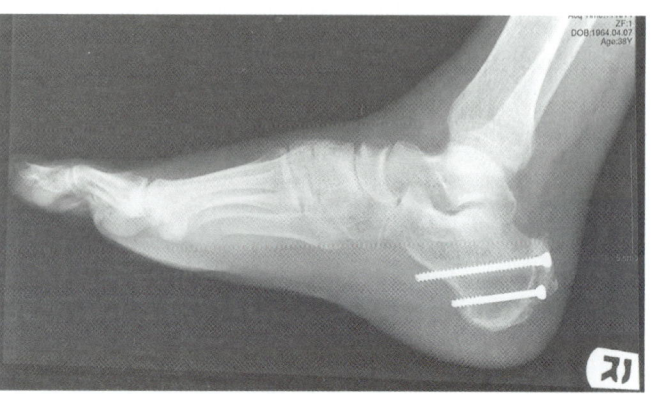

图8.2　（A）右足侧位X线片，示跟骨后上结节撕脱；（B）跟骨后上结节骨块复位及内固定术后。

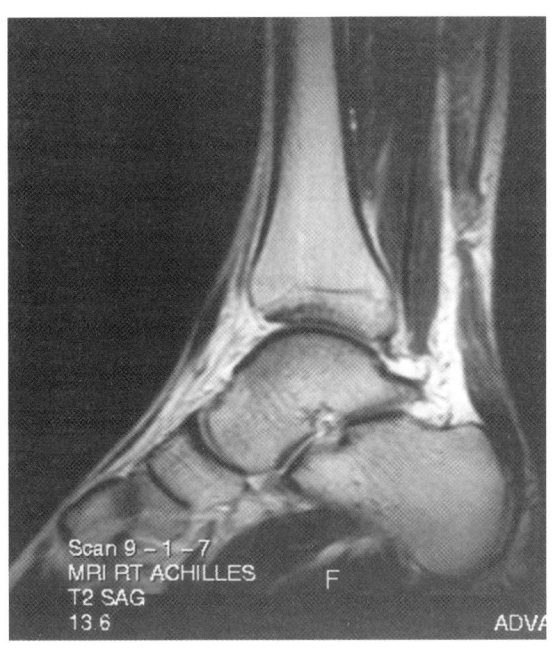

图 8.3 MRI 踝关节 T2 加权像，示急性跟腱断裂。

治 疗

非手术治疗

与手术治疗相比，非手术治疗后跟腱再断裂率较高（1.7%～10%），但其切口愈合不良、切口感染及神经损伤的发生率显著低于手术治疗。

应用跖屈位石膏或者硬质可穿脱的足靴可促使两跟腱断端相互靠近。切忌将踝关节固定于中立位。

手术适应证

近来，随着手术技术的进步，大多数病例手术治疗可以取得比非手术治疗更好的疗效。积极的术后处理带来了很多益处：功能进一步恢复、患者满意度增加、并发症发生率下降，以及避免了石膏固定后的各种并发症（肌肉萎缩、肌力下降或肌腱强度减低、僵硬）。目前，手术修复后辅以功能训练的治疗方式获得了更广泛的认可，而非手术疗法仅用于患者具有明显的其他医学问题，或者对于功能恢复预期不高的患者。

美国骨科医师协会（AAOS）指南中指出，对于伴有下列情况之一的患者，采用手术治疗时应非常小心：

- 糖尿病
- 神经疾病
- 吸烟史
- 肥胖
- 活动较少
- 局部或全身疾病
- 年龄大于 65 岁
- 皮肤疾病
- 免疫抑制状态
- 外周血管疾病

手术治疗急性跟腱断裂的基本理念在于可靠地恢复跟腱的连续性，使断端在生理位置愈合，以恢复肌肉的正常功能。但对于断端毛糙的退变跟腱，有效恢复其连续性可能比较困难。

为了达到这一修复目标，临床上采用了多种缝合及修复技术。最早的肌腱端-端缝合技术由 Bunnell 和 Kessler 提出并得以推广。现如今更为流行的技术包括 6 股缝合、编织缝合、Krackow 缝合法及三束缝合技术。新的经皮缝合技术已问世，其优势在于术后疼痛轻、切口瘢痕小，但有可能出现如腓肠神经损伤、跟腱再断裂等潜在并发症。

除上述几种不同的缝合方式以外，还有几种增加肌腱强度的技术，如使用腓肠肌腱瓣翻转或跖肌腱加强等。尽管这些方法增加了软组织的强度，并在理论上能够提高修复区域的强度，但是其作为常规方法用于修复急性跟腱断裂的优势尚未得到证实。

手术方法

在出现严重肿胀之前或者软组织损伤消退之后，均可进行手术。

- 患者取俯卧位，可将双足全部消毒后暴露于手术野，以便随时将修复后跟腱的动态强度与健侧对比。
- 应于跟腱后正中线偏内侧做切口，以避免损伤腓肠神经。纵行切开腱周组织，并用缝线分别标记内侧与外侧部分，以便手术结束后缝合（图 8-4、图 8-5）
- 修整跟腱断端至平整，用不可吸收的粗线（3 号）编织缝合断端（Bunnell、Kessler 或 Krackow

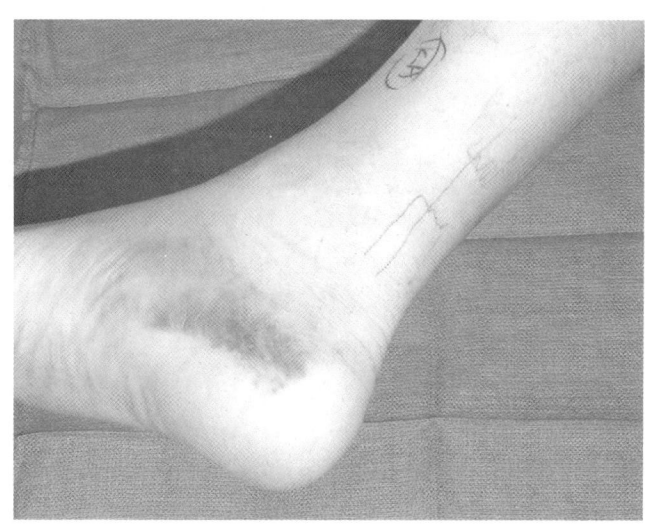

图 8.4 急性跟腱断裂修复术前照片。

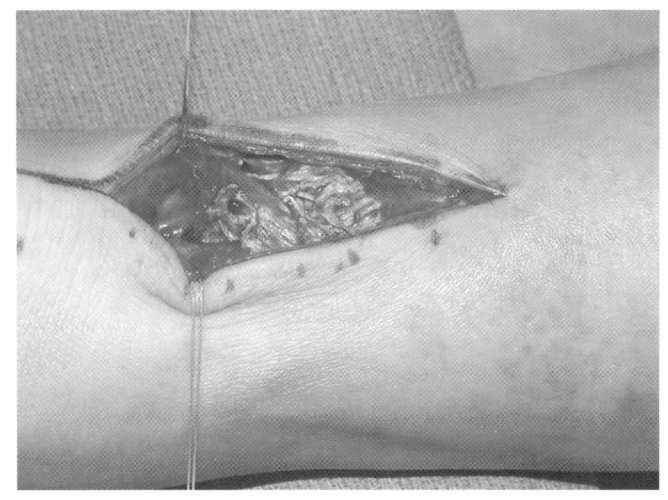

图 8.5　急性跟腱断裂修复术中照片，示"乱发样"纤维。

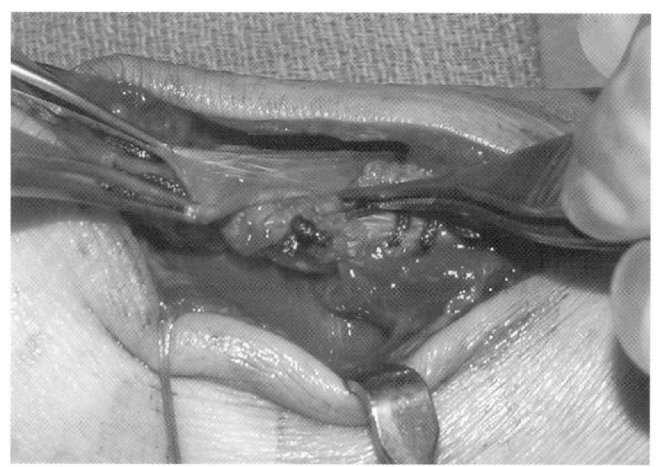

图 8.7　跟腱修复术中照片，以跖肌腱做扇形加强覆盖于不可吸收缝线上。

法）。依据跟腱的粗细，可选用一股或者两股线缝合近、远侧断端（图 8-6）。
- 精确评估修复后跟腱的松紧程度，这一步骤非常关键。
  □ 目标是用适当的力量拉近两断端，使患足位置与健侧相近。
  □ 通过微调缝合张力，使修复后的跟腱达到张力合适。
- 线结应置于跟腱前方，以减少对软组织的刺激与粘连。
- 可用 3-0 可吸收缝线连续环形缝合断端以加强修复。
  □ 还可以通过松解跖肌腱（15% 的患者跖肌腱缺如），并将其扇形覆盖于修复区域的方法，来增加强度并减少软组织粘连（图 8.7）。
- 接下来，用可吸收线缝合腱周组织。以常规方式

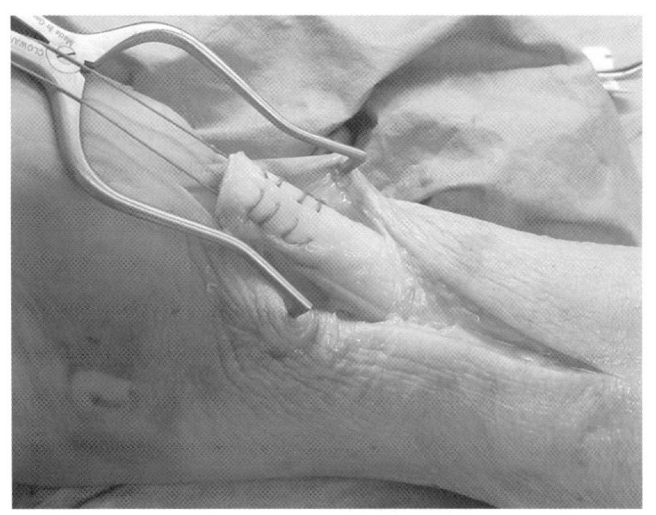

图 8.6　跟腱修复术中的锁边缝合。

闭合软组织，然后使用标准的后方夹板将使足固定于轻度跖屈位。

术后处理

长期石膏固定会导致肌肉萎缩、关节僵硬、粘连以及软骨萎缩等"石膏病"。无论采用手术还是非手术方式治疗跟腱断裂，经过长时间的石膏固定后，都存在明显的持续的功能缺陷（根据 Cybex 试验）。

功能康复的基本理念是，将石膏固定所致的并发症发生率降至可接受的范围内，以利于跟腱修复过程中的重塑及成熟。早期活动肢体及关节可减少肌肉萎缩和关节僵硬的发生。在跟腱塑形期，功能锻炼可以诱导胶原纤维按照正确的方向排序，以达到最理想的耐受张力。接下来在成熟期，康复训练可刺激肌腱的内在愈合过程，即胶原纤维关联增加，从而可增加跟腱的强度。

功能康复计划
- 患者需制动 10~14 天以待伤口愈合。
- 拆线后（第 14 天），可着限制活动度的铰链式足靴、可穿脱的夹板或踝足支具（AFO）开始进行负重训练。早期开始功能性负重及关节活动度训练的患者比早期持续制动者预后好。
- 跟腱修复后康复训练以渐进性关节活动度练习开始，后逐渐增加负重量。
- 在再训练期，应密切注意任何过度训练引起的症状。
  □ 如果出现过度的疼痛及肿胀，应相应减缓康复进程。

- 最初应鼓励患者逐渐增加活动度训练，逐渐增加负重，于术后4周时达到完全负重。
- 康复训练初期行等长练习非常有效。鼓励患者行主动跖屈及被动背伸练习（使用橡皮筋或者毛巾辅助），可以使用阶梯设备加强推进力量的训练。
- 至10～12周时，可行单踵站立，继续增加推进力量练习，并开始练习慢跑。

并发症

约有25％的急性跟腱断裂患者于初诊时被漏诊，导致误诊、治疗失败或跟腱再断裂。如果诊断不明确，可通过进一步的影像学检查，如MRI、超声检查以明确诊断，但通常情况下无需行此类检查。

无论手术治疗或非手术治疗，都存在产生并发症的可能。因此无法说哪种方法最理想。非手术治疗的主要并发症为石膏固定所引起的功能恢复不全，即跟腱长度虽然合适，但是其功能连续性降低。非手术治疗后跟腱再断裂的发生率为手术治疗的3～4倍，甚至更高。

手术治疗最严重的并发症包括感染、粘连、神经损伤及伤口不愈合（图8.8）。由于跟腱表面软组织覆盖很少，一旦伤口裂开并继发感染，后果将是灾难性的。经皮跟腱缝合术可能导致腓肠神经损伤，但总体上还是减少了并发症的发生。急性跟腱断裂修复术后血栓栓塞事件比较常见，如深静脉血栓形成。预防各种并发症的初始方法包括早期关节活动度及负重训练、口服抗生素及伤口清创。辅助治疗包括局部应用抗生素（磺胺嘧啶银），或外源性生长因子（如Regranex，Ortho-McNeil，Raritan，New Jersey）来促进肉芽组织生长。对于大的伤口缺损，可使用相对保守的治疗方法，包括局部伤口护理及伤口引流装置（如Wound VAC，KCI，San Antonio，Texas）。某些少见情况下，可能需要使用游离皮瓣修复。

治疗效果

根据近来的文献报道，急性跟腱断裂的治疗效果较以往有改善，且并发症的发生率趋于降低。2005年发表的一篇荟萃分析文章，涵盖了12组试验共计800名患者，认为与非手术治疗（12.6％）相比，开放手术（3.5％）治疗急性跟腱断裂，可显著降低跟腱再断裂的发生率，但术后出现其他并发症的概率更高（26.1％）。采用经皮跟腱缝合术（并发症发生率8.3％）可降低手术风险。术后应用功能型支具固定可降低并发症的总体发生率。

慢性跟腱断裂

很多患者在发生急性跟腱断裂后没有得到及时确诊。尽管有时患者能够行走，或者尚存有一定程度的功能，但步态推进期无力限制了患者的活动，如行体育运动或上、下楼梯等。治疗不及时往往给重建手术增加了难度。

发病机制

如果伤后延迟4～6周或更久，即为"慢性跟腱断裂"。此时腱鞘增厚，缺损处由瘢痕组织填充。如果治疗延迟超过2周，会导致缺损处充满了排列无序的纤维瘢痕组织。一段时间后，杂乱的瘢痕组织会被牵拉延长，这导致跟腱近侧断端进一步回缩。

诊　断

病史与查体

临床表现
- 仅凭临床查体往往难以诊断慢性跟腱断裂。
- 查体时有可能会发现软组织明显缺损，但通常由于瘢痕组织的填充，会导致功能连续性下降。
- 过度背伸征（Matles试验）阳性表现为患者俯卧位时，损伤侧的最大被动背伸角度大于健侧。
  □ 这种两侧不对称的现象常提示跟腱受损。
- 跖屈力量下降有助于诊断跟腱损伤。

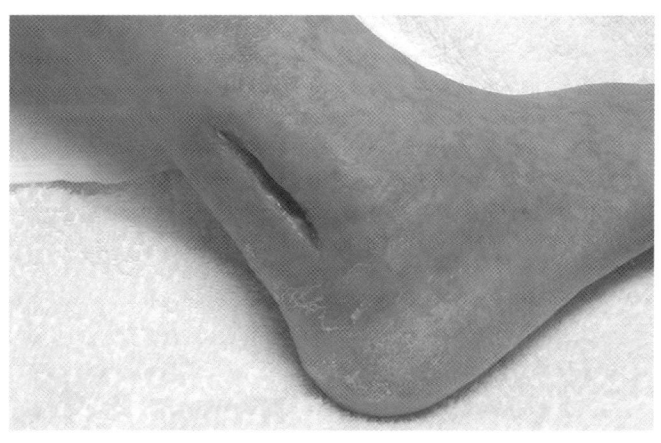

图8.8　切口并发症的照片，经湿至干敷料换药治疗。

- 可行手法检查，但由于存在其他踝关节跖屈力量，往往导致诊断比较困难。
- 腓肠肌和比目鱼肌功能降低后，趾长屈肌代偿可能引起爪形趾和足内侧纵弓的抬高。
- 尽管患者有时能进行单次的提踵运动，但难以完成反复提踵。

■ 行腓肠肌挤压试验（Thompson 试验）时，如果患侧跖屈幅度小于健侧，则为阳性。
■ 对于判断不清楚的病例以及高水平职业运动员，应使用客观检查精确评价等张力量及强度。
  - Cybex 活动度检查可以在踝背伸及跖屈活动中进行，并分析与健侧相比的活动度缺失百分比。
■ 详细地询问病史，包括日常活动、体育爱好、工作特点以及期望的治疗结果等，都是非常重要的。
■ 尽管患者可以行走或者有一定程度的功能，但会存在非常明显的推进无力。
■ 有些活动难以完成，如单次或反复提踵、上下台阶等。

影像学特点
■ 慢性跟腱断裂者 X 线片上往往无明显骨性异常。
■ 仔细检查软组织，会发现跟腱断端组织密度增加伴钙化（图 8.9）。
■ 断端之间距离的大小是一个非常关键的参数。在许多慢性跟腱断裂的患者都可触及断端之间裂隙的存在。

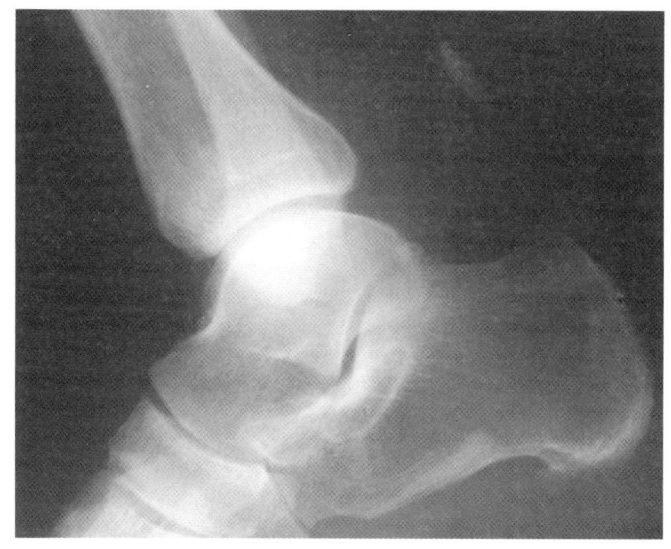

图 8.9 踝关节侧位 X 线片示慢性跟腱断裂断端回缩后近端出现钙化影。

- 可借助 MRI 及超声检查明确诊断，并判断跟腱近端回缩程度与断端间缺损的大小（图 8.10）
- 断端缺损处组织信号在 T2 加权像升高。

■ 有些医生认为，MRI 检查对慢性跟腱断裂的诊断价值有限，因为这些患者要接受手术治疗，所以术中评估对于选择何种类型的重建方法是最有用的。

诊断的建立
慢性跟腱断裂诊断的建立见流程图 8.1。

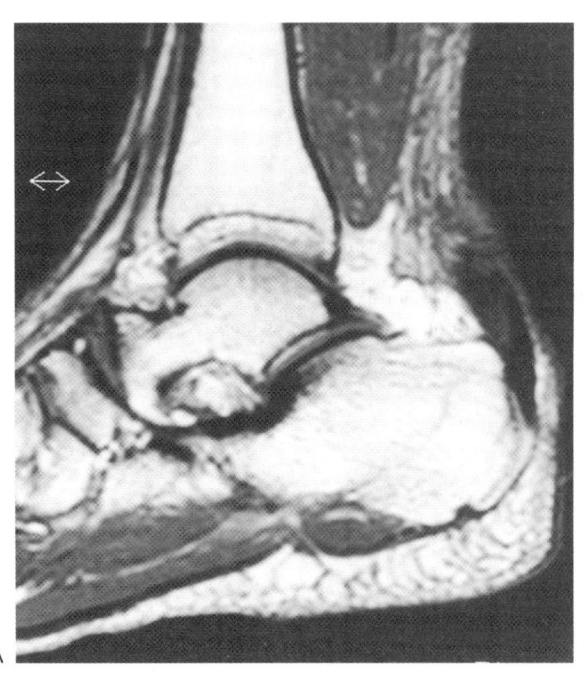 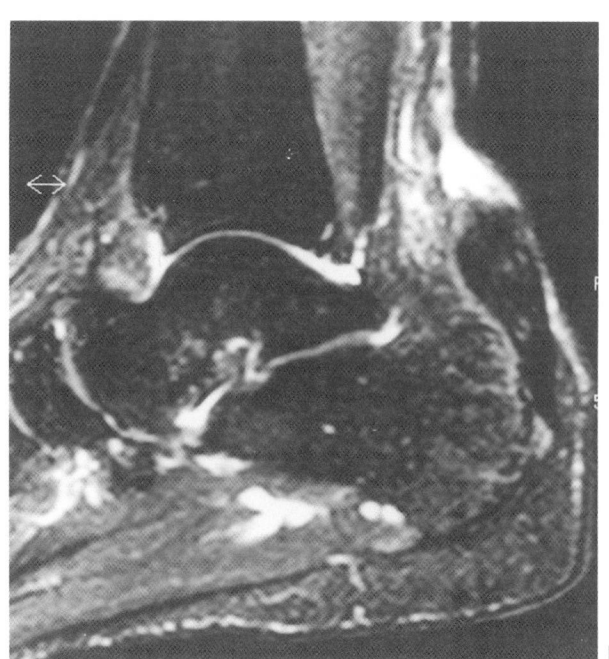

图 8.10 慢性跟腱断裂的 T1 加权像（A）和 T2 加权像（B）。

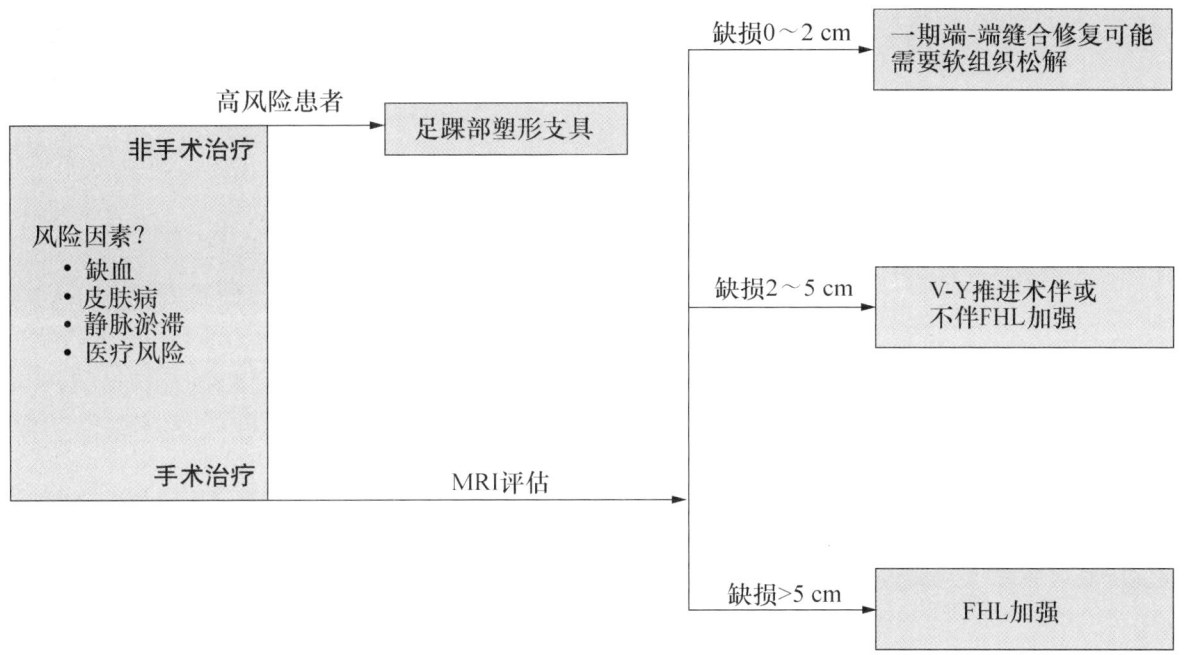

流程图 8.1 慢性跟腱断裂诊断流程。FHL，踇长屈肌腱。

治 疗

手术适应证及禁忌证

慢性跟腱断裂行手术修复时要切开大量的软组织。通过减少各种创面并发症风险因素的发生可以获得较好的疗效，例如，督促患者戒烟，或停用某些药物（如免疫抑制性的抗炎药等），以及对慢性肿胀、静脉淤血以及下肢缺血等进行适当的治疗。如果患者存在慢性皮肤问题或动、静脉血管疾病，则不适合行重建手术。

对于存在局部手术禁忌（如慢性静脉淤滞性溃疡、下肢缺血），或者对于存在明显治疗禁忌的患者，穿戴支具是一种非手术治疗选择。标准的支具包括带有或者不带有弹簧负载铰链的塑形聚丙烯 AFO。标准的 AFO 允许患足行抗阻被动背伸。负载弹簧能提供一定的力矩及强度。尽管此类支具可以改善一定的功能缺陷，但是大部分活动量较多且适合手术的患者不会忍受长期穿戴支具，而是期望通过手术行跟腱重建。

手术考虑

慢性跟腱断裂行重建手术时，必须考虑几个因素。理想情况下，修复的腓肠肌-比目鱼肌复合体愈后具有合适的肌张力，且无肌肉萎缩。通常情况下，由于跟腱近端回缩后会产生一个较大的间隙，而无法进行跟腱端-端缝合。第一个考虑因素为跟腱断端的血运。血供对跟腱愈合有着非常关键的作用，其主要来源于腱周组织、腱-腹移行部及远端的跟腱止点。局部瘢痕组织通常提示局部血供欠佳，会影响愈合过程。目前包括自体软组织移植加强在内的多种技术（如阔筋膜腱条修复、近端跟腱翻转以及跖肌腱编织缝合等），都是无血管的腱性移植物。甚至 V-Y 跟腱推进术也需剥离大量的软组织，且主要为无血管组织转移技术。即便如此，行推进术后跟腱确实能够愈合，并且会恢复强度及活动度。

另外一个因素是对于跟腱缺损如何选择移植增强物的类型。屈肌腱如腓骨短肌、趾长屈肌及踇长屈肌都可用来增强修复慢性跟腱断裂。供体肌腱的选择要考虑其状态、相对强度、供体组织功能损失后造成的问题。理论上踇长屈肌腱与趾长屈肌腱相比有较好的状态及较强的强度，并且对踇趾的影响较小，因而成为目前最常用的手术方式。另外，移植踇长屈肌腱可最大程度再现跟腱的轴向收缩力，并且提供了局部连续的肌肉组织，有利于为瘢痕肌腱提供再血管化的组织床。

尽管其他因素如延迟治疗时间的长短、年龄、运动期望以及腓肠肌-比目鱼肌复合体的质量都很重要，但大部分的外科医生还是将跟腱缺损的长度作为选择重建技术的基础。缺损长度是最为关键的决定因素，因为很多技术只适用于较小的软组织缺损。医生可以通过触诊来判断缺损的大小，也可以使用 MRI 以及超声检查进行评估。

手术方法

0~2 cm 的缺损

对于较小的缺损，一般可以行一期端-端缝合，而无需行额外增强或重建。最初将患足置于轻度跖屈位，采用与修复急性跟腱断裂类似的方法行一期修复，通常近端肌肉可以被拉动。对于 1~2 cm 内的缺损，常使用软组织逐步牵拉放松技术。在近端穿好缝线后，手动施加 10~15 磅的力量牵引，或者以等重量的重物持续牵引 10 分钟，以牵引放松挛缩的腓肠肌-比目鱼肌复合体。采用这种技术可以轻松获得 2 cm 的延长，使端-端缝合成为可能，且没有明显的马蹄足挛缩。软组织缺损处偶尔会被瘢痕组织完全填充，使跟腱在伸长状态"愈合"。此时可考虑行"Z"形切除多余的跟腱，后在适当的张力下将跟腱短缩缝合（与 Z 形跟腱延长术相反）。

- 采用与急性跟腱断裂修复手术相似的标准后内侧入路。这种入路可避开腓肠神经，并可在必要时使用跖肌腱加强跟腱。
- 仔细分离并保护腱周组织，以利后期的修复。
- 显露球形断端，去除近、远侧断端无序的瘢痕组织。
- 使用不可吸收的 3 号缝合线，以标准技术（如锁边缝合法或改良 Krakow 缝合法）行端-端肌腱缝合。
- 依次连续关闭腱周组织和软组织。
- 术后处理原则与急性跟腱断裂相似。

2~5 cm 的缺损

对于较大的缺损，有多种可供选择的方法，包括 V-Y 推进术同时使用或者不使用踇长屈肌转移增强。V-Y 推进术避免了牺牲正常的肌肉与肌腱单元。这种方法的成功依赖于有功能的肌肉，因此理论上来说，如果腓肠肌-比目鱼肌复合体有较明显的损伤及萎缩则不可行。通常，萎缩的腓肠肌-比目鱼肌仍然可以活动，并且可恢复足够的功能。一些系列的病例研究已报道，V-Y 推进术可恢复足跖屈的力量，并且较少发生软组织损伤及腓肠神经炎。

- 跟腱近端的 V-Y 推进术式已成为一种慢性跟腱断裂的加强修复技术（图 8.11）。
- 采用后侧纵行切口，在腓肠肌-比目鱼肌腱腹连接部位倒 V 形切开。必须小心操作，不能损伤位于深层且附着于前方腱周组织的腓肠肌。

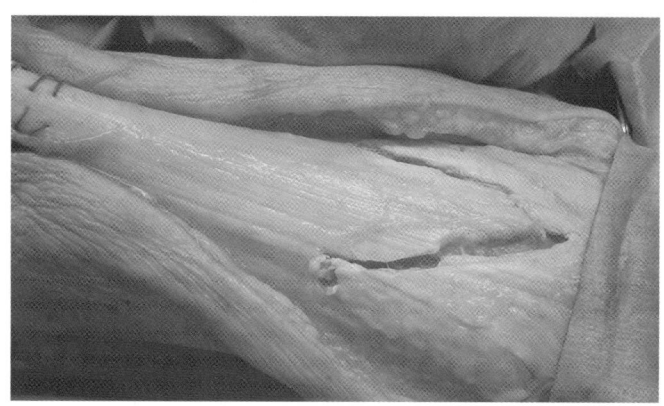

图 8.11　修复慢性跟腱断裂的 V-Y 推进术。

- V 形切口的臂长（根据缺损的大小，为 12~18 cm）应至少是缺损长度的 1.5 倍，以便近端 Y 形臂部的闭合（图 8-12）。
- 关键是要切开足够的软组织，保留后方肌肉的连续性，并且推进近端组织以保证肌腱的覆盖。
- 使用前面介绍的标准缝合法进行端-端缝合，Y 形臂部用 2 号不可吸收线缝合（图 8.13）。
- 术后康复如前所述。

长于 5 cm 的缺损

对于长度大于 5 cm 的缺损，可供选择的术式较少。一种方法是进行肌瓣翻转，但是存在翻转部位肌腱组织臃肿的问题。手术方式包括进行单纯屈肌腱转位（踇长屈肌腱或趾长屈肌腱）或联合 V-Y 推进术的肌腱转位。这些方法参照前述。

- 患者取仰卧位，对侧臀部垫高，并使用大腿止血带。
- 首先进行足内侧缘部位的手术，获取踇长屈肌腱。
- 在中足内侧缘，踇展肌上方做一纵行切口。起于

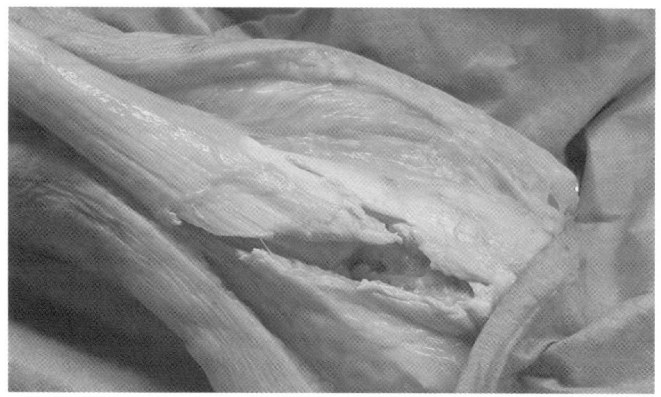

图 8.12　V 形臂的长度应为缺损长度的 2 倍。

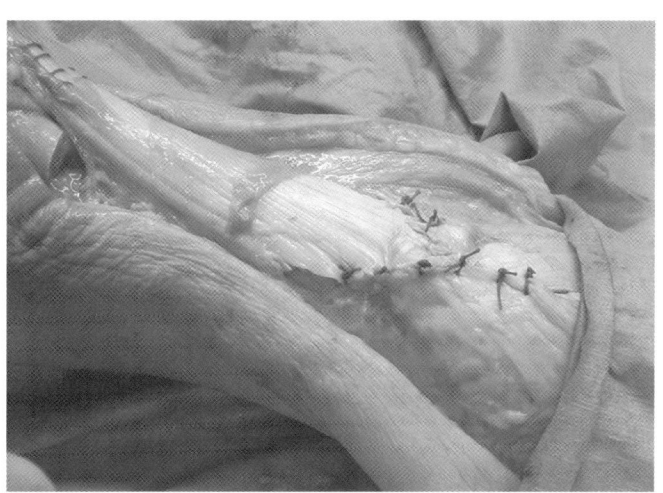

图 8.13 以 2 号不可吸收缝线缝合 Y 形臂。

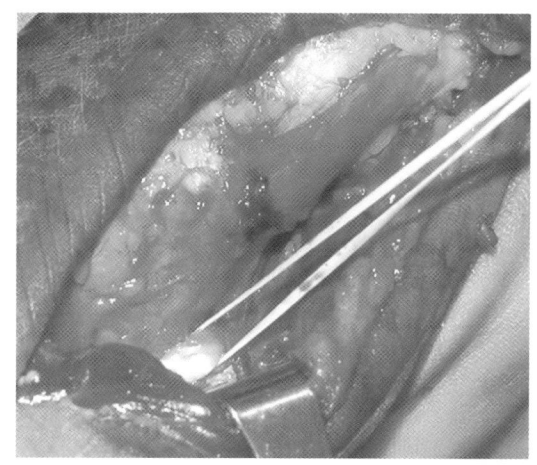

图 8.15 术中照片示中足部分踇长屈肌腱周围的血管环。

舟骨，止于第 1 跖骨头（图 8.14）。
- 锐性切开皮肤及皮下组织直至筋膜。
- 将踇展肌与踇短屈肌牵拉至跖侧，显露中足深层结构。
- 在中足深层辨识踇长屈肌与趾长屈肌。
- 尽可能长地向远端游离踇长屈肌腱，使得游离的远端有足够的长度转移至趾长屈肌腱（图 8.15）。以缝线标记踇长屈肌腱近端。在足趾中立位情况下将该肌腱远端部分缝至趾长屈肌腱。
- 沿跟腱后内侧做第二个纵行切口，起自腱-腹连接处水平，止于跟腱跟骨止点下 1 cm 处（图 8.16）。
- 纵行切开腱周组织，评估跟腱的组织条件（图 8.17）。
- 注意切开时应在腱周组织层次开始剥离，以保存全厚皮瓣，避免剥离过浅导致皮肤坏死。

- 纵行切开小腿后方的深筋膜，辨识踇长屈肌腱。
- 将踇长屈肌腱近端由中足切口牵拉至小腿后方切口内。
- 用电钻在跟骨上结节前远侧 1～1.5 cm 处垂直跟骨做一横行骨道。
- 在骨道外侧做一侧方切口，注意避免损伤腓肠神经。用刮匙磨平骨道边缘。
- 将缝线由外向内穿过骨道。以此标记好的缝线引导踇长屈肌腱穿过骨道。
- 用止血钳从内侧切口经皮下钝性穿至外侧切口，将刚转移好的踇长屈肌穿向近端内侧。
- 然后将踇长屈肌腱穿过跟腱，自远端向近端编织缝合，至其全长用尽（图 8.18）。
- 有些医生主张从后方切口沿着跟骨内侧尽可能向远端获取踇长屈肌腱。然后用界面螺钉将其固定于跟腱跟骨止点深面。
- 注意保持足部 10°的跖屈。

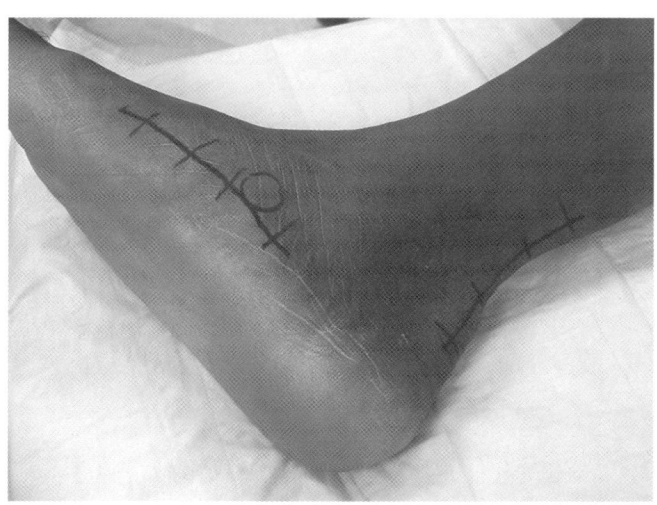

图 8.14 应用踇长屈肌腱修复慢性跟腱断裂的手术方法。

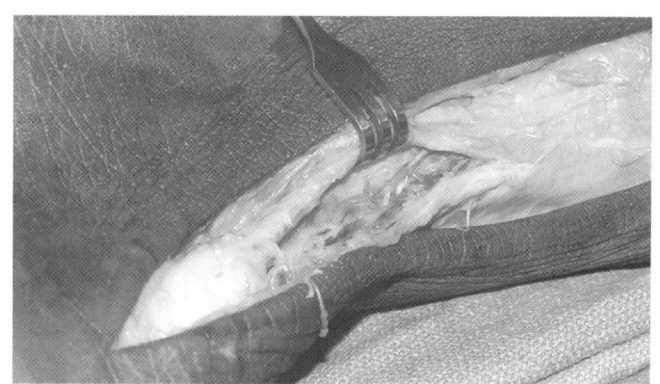

图 8.16 术中照片示明显的缺损。

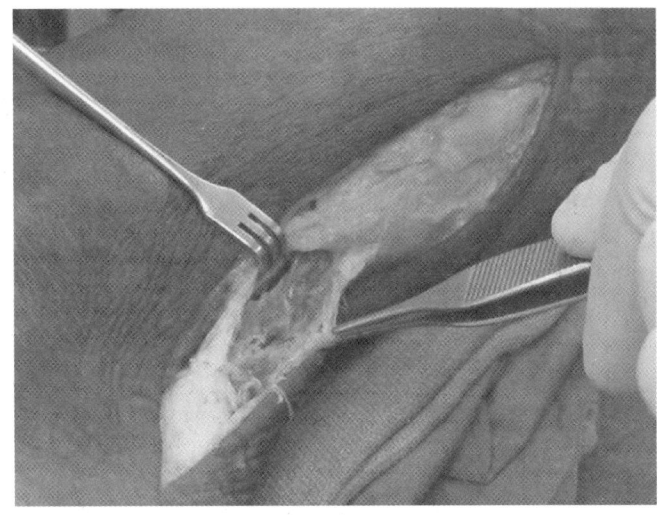

图 8.17 术中像示切开腱周组织后跟腱缺如。

并发症

- 跟腱再次断裂：免疫功能紊乱的患者或使用类固醇药物的患者发生率高。
- 踝关节僵硬：避免极度跖屈患足，手术时要注意保持合适的修复张力。
- 切口坏死：减少软组织操作，保留全层皮瓣，适度制动。
- 感染：具有潜在的破坏力，采用换药治疗，必要时做皮肤或皮瓣移植。

治疗效果

使用腓肠肌-比目鱼肌推进或踇长屈肌腱转位等术式治疗慢性跟腱断裂，通常会收到良好的疗效。

非止点性跟腱炎

重返体育活动或训练时间和训练强度的增加均可能引起过度使用，从而明显增加了跟腱损伤的机会。非止点性跟腱炎的临床表现较多，最常见的患病群体是高强度训练的运动员，其跟腱止点近端 2～6 cm 处存在炎性改变。另一类患者群体是年长及活动较少的患者合并足跟部的炎症，同时伴有止点性跟腱炎（将于他处讨论）。第三类患者群体为患有血清阴性关节病的年轻男性，这类患者通常患有跟腱止点病。

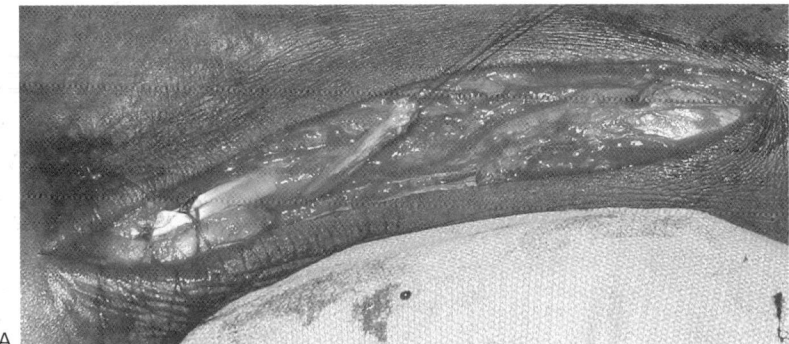

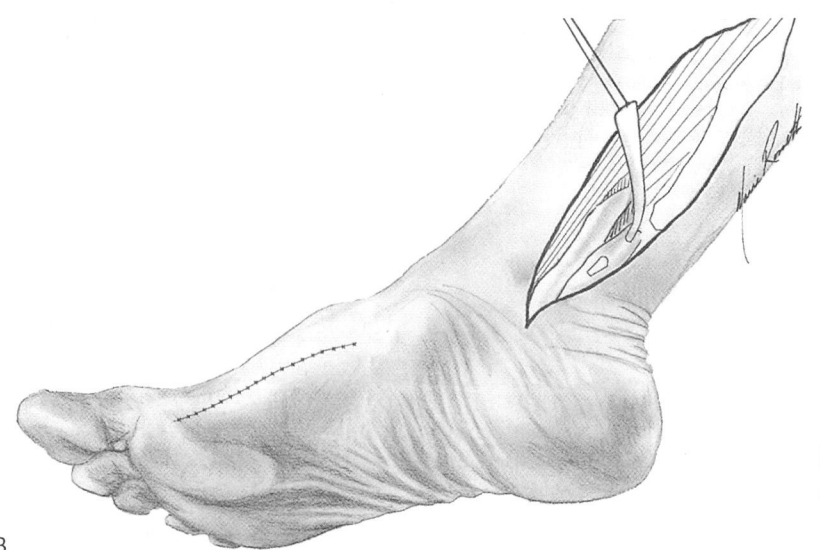

图 8.18 应用踇长屈肌腱修复跟腱断裂的术中照片（A）及示意图（B）。

发病机制

病因学

跟腱炎症的发生与其过度使用有关，尤其在涉及跑步的运动中，跟腱过度受力。跑步中跟腱承受的力量强度约是体重的 10 倍。跟腱炎的发病率与训练强度或过度训练有显著的相关性。

过度使用现象通常发生在高水平运动员，跟腱反复遭受应力，其强度超过了跟腱的愈合能力。患者常自述症状继发于训练模式或活动量的改变。这些变化通常包括：训练时间延长、活动方式改变、活动频率增高。更多微小的改变包括鞋以及跑步环境的改变。无论患者是高水平运动员或是活动较少者，训练方式以及训练环境的改变都可引起跟腱炎。

跟腱过度使用所致损伤的发生率呈上升趋势，占所有跑步者的 6.5%~18%。一项研究显示 56% 的中年优秀跑步者被诊断患有跟腱炎。非止点性跟腱炎在一些项目的运动员中发病率相对较高，包括芭蕾舞、足球、篮球、网球以及壁球运动员。这些运动中，反复的过度使用导致跟腱的生物应力增加是致病原因之一。

病理生理学

跟腱的血供主要来源于骨性止点部位、腱-腹连接部及腹侧的腱系膜血管。介入检查结果显示在跟腱止点以上 2~6 cm 处血管最少，故而此区域血供减少而易发生病损。新生血管长入被认为是跟腱病变的重要致病因素和疼痛原因。多普勒超声可以证实跟腱炎的患者跟腱局部新生血管增多。已发现在跟腱腹侧面邻近 Kager 三角处有异常血管存在。这些血管周围伴行有增生的神经，后者被认为在该病变中起传导疼痛的作用。

分类

根据组织病理学将非止点性跟腱炎分成 3 个不同亚型（表 8.1）。

诊断

病史及体格检查

临床表现

- 跟腱炎三联征：疼痛、跟腱止点上方 2~6 cm 处有肿胀及活动受限。
- 训练中的进展性疼痛逐渐加剧，发展为持续性疼痛，且与运动无关。
- 在急性腱周炎中，跟腱出现急性肿胀、水肿及触痛。
  - 轻压跟腱肿胀部位可引发症状。
  - 踝关节活动中常可闻及捻发音。
  - 对于诊断不清的病例，可以通过 MRI 鉴别是否有跟腱炎，伴有腱周组织轻度增厚（图 8.19）。
- 跟腱炎合并腱周炎有更多的症状，伴随更明显的痛点及跟腱内组织排列紊乱。
  - 触诊可及跟腱部位弥漫性增厚，伴有更严重和可诱发的疼痛。
  - 单独的跟腱炎表现为局部组织的紊乱、肿胀、疼痛及明显的推进期无力。
  - 牵伸跟腱后，足的背伸活动度可增加。

影像学特点

- 一般来说，X 线片对于评估及诊断非止点性跟腱炎没有用处，但如果 X 线片可见跟腱内钙化灶出现，则提示有跟腱炎存在。

表 8.1 非止点性跟腱炎的分类

分类	描述
腱周炎	腱周组织炎症反应并增厚，局部有粘连、纤维化、黏液瘤样退变、圆形细胞炎性浸润，纤维血管结缔组织增生
腱周炎合并跟腱炎	腱周炎更重，肌腱内退变、腱周组织增厚、水肿，成纤维细胞增生，有新生结缔组织，血管增生
跟腱炎	年龄增长、微创伤及缺血所致的非炎性跟腱内退变

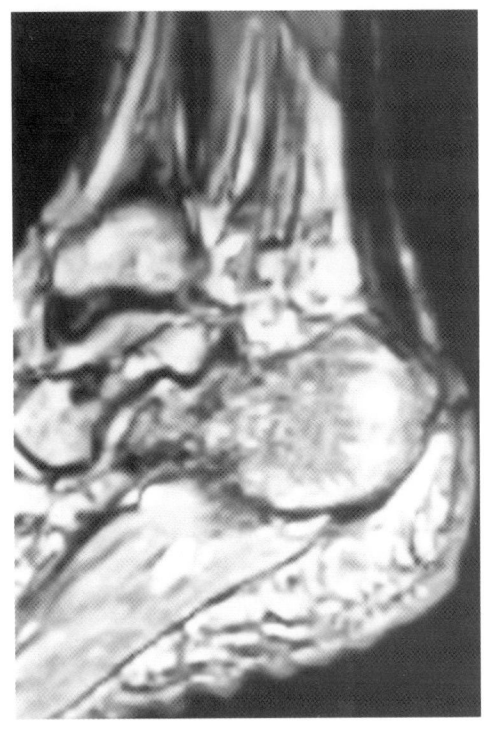

图 8.19 跟腱 MRI 的 T2 加权像，矢状位，示跟腱腱周炎的腱周组织信号增强。

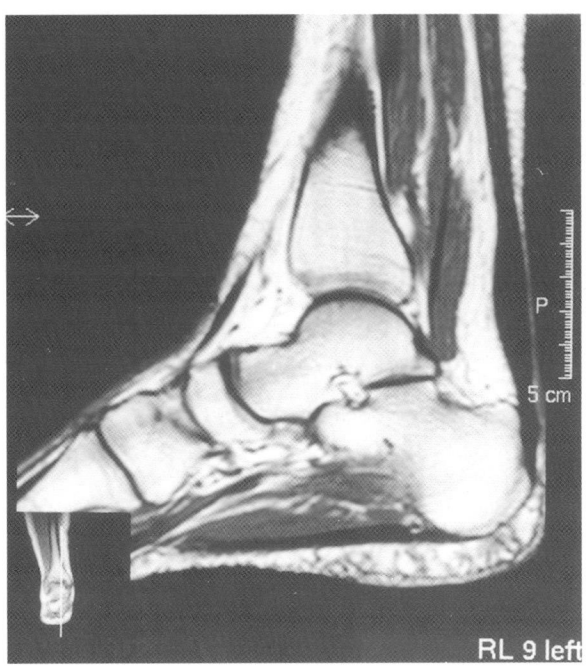

图 8.20 跟腱 MRI 的 T1/T2 加权像，矢状位，示跟腱炎合并腱周炎。

- 尽管 MRI 对于诊断并不必要，但是对于那些非手术治疗失败及根据临床表现诊断不清的患者，有指导手术治疗的作用。MRI 可以精确评估病程，界定病变腱周组织范围以及判断跟腱炎存在与否。
  - 腱周炎，其 MRI 主要表现为 T2 加权像中腱周组织信号增强，而跟腱内信号没有改变（图 8.19）。这种情况相对少见。
  - 腱周炎合并跟腱炎，其 MRI 表现为腱周组织及跟腱内 T2 加权信号均增强（图 8.20）。
  - 跟腱炎，其 MRI 表现为跟腱呈纺锤形增厚伴腱内纵行线性信号改变（图 8.20、图 8.21）。
- 近来超声检查在腱性病变的诊断中得以广泛应用，这源于其性价比高、携带方便、且可动态观察等。尽管超声结果的得出与操作者的经验有很大关系，但是其通过多普勒技术可很好地体现新生血管与肌腱病变之间的关系。病变的跟腱由于结构不均、胶原排列方式改变及胶原关联增多，以及肌腱前后径增加，而呈现低回声现象。跟腱病变还表现为 Kager 脂肪垫回声异常、腱周组织增厚以及微小的撕裂。

诊断程序

非止点性跟腱炎的诊断建立见流程图 8.2。

治 疗

非手术治疗

- 急性腱周炎或腱周炎合并跟腱炎，其初始治疗包括抬高足跟、冰敷、应用非甾体类抗炎药物。一旦急性期结束（大约 2 周），就可以开始行恢复性理疗，局部应用抗炎药物，以及如下所述的离心性运动以改善跟腱延展性及力量。症状成功缓解后，对于过度旋前的患者使用矫形支具可能有效。应该告知大部分患者要改变活动方式及更换鞋子。
- 对于高水平运动员，初始治疗包括交叉锻炼及降低每周所跑的里程，避免跑山路，以及进行间断训练。在开始任何体育活动前必须进行跟腱伸展练习。然后临床医生必须强调预防措施：交叉练习（游泳、骑自行车），并且避免过度训练。
- 离心性力量训练是一种通过肌肉同时自主收缩来延伸肌腱的技术，被广泛用于治疗跟腱炎。虽然其机制尚不清楚，但推理认为离心性运动可以使有症状的跟腱内新生血管减少。运动过程中，随

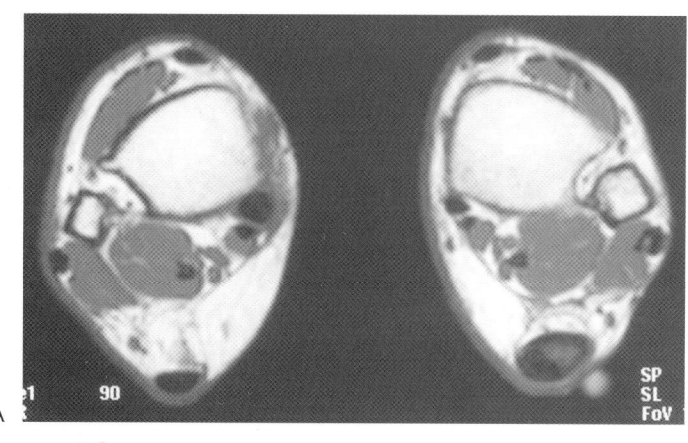

图 8.21 （A）跟腱 MRI 的 T2 加权像，轴位，示跟腱炎侧与健侧对比。矢状位 T1 加权像（B）和 T2 加权像（C）示跟腱炎。

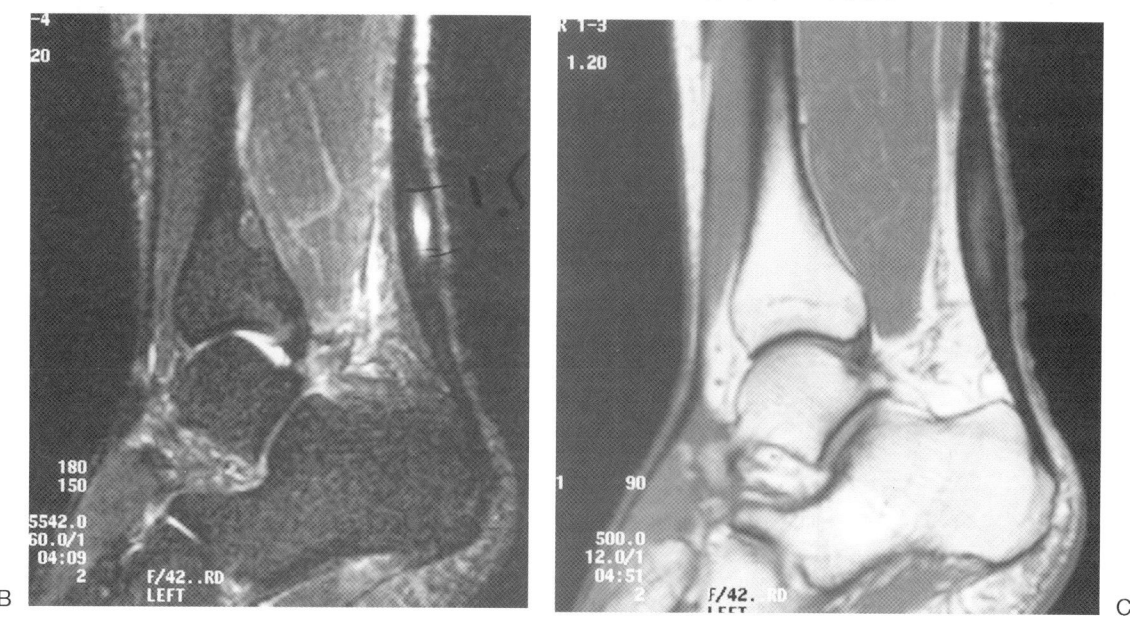

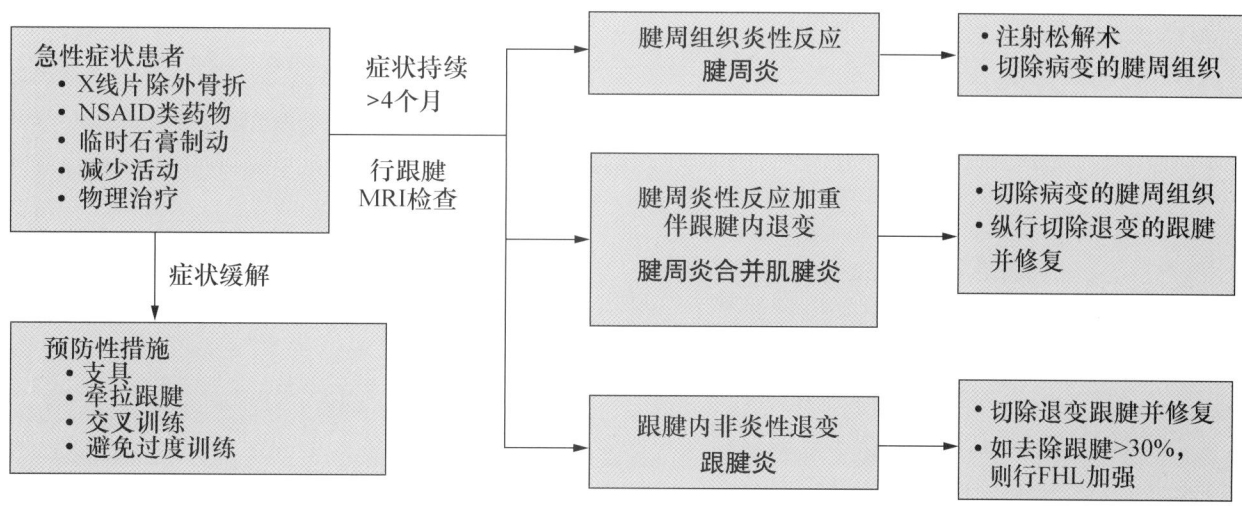

流程图 8.2 非止点性跟腱炎的诊断流程。

着跟腱张力逐渐增加，新生血管中的血流会被暂时阻断。长期重复这种运动会使这些血管闭塞，伴有相关的疼痛感受器减少，从而带来症状的缓解。
- 目前用来治疗跟腱炎的其他非侵袭性方法包括超声、低能激光治疗及冲击波治疗。尚无高等级的证据支持可常规应用这些疗法，但一些小规模研究为其有效性提供了 I 级和 II 级的证据。
- 侵袭性非手术疗法包括多种局部注射疗法。皮质类固醇类药物被证实可在短期内有效缓解疼痛，但由于其分解作用可导致跟腱断裂的风险升高，故仍为禁忌使用。注射富血小板血浆治疗跟腱炎已被临床证实有效，其机制是为跟腱输送了超生理剂量的细胞因子，从而促进愈合。
- 必须明确区分急性与慢性跟腱腱周炎。约 90% 的急性症状病例无需手术即可缓解。相反，对于慢性患者使用非手术治疗其预后则不太确定，仅有约一半的患者疗效满意。对于保守治疗无效的患者，可考虑行手术治疗。

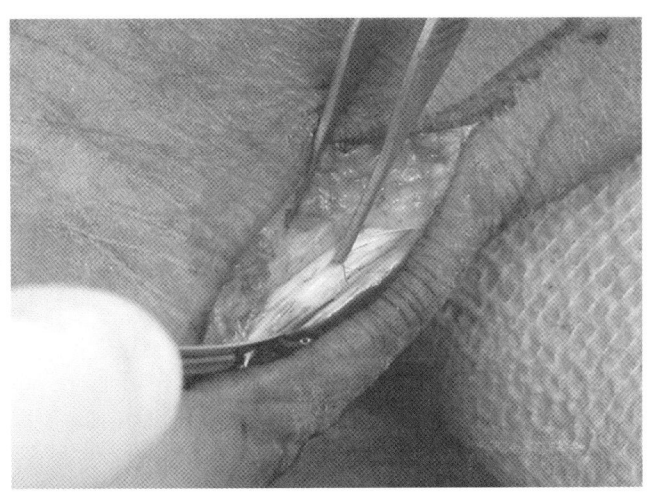

图 8.22 术中照片示手术清除腱周炎性组织。

手术治疗

腱周炎

对于慢性跟腱腱周炎患者，临床系列报道认为使用非手术疗法成功的机会比较小。其症状通常在切除病变增厚的腱周组织后得到缓解。

- 在压痛最重的部位内侧做一 4 cm 长的切口（图 8.22）。
- 探查增厚的炎性腱周组织并松解粘连。
- 清除后侧 2/3 的腱周组织，保留前侧血供。
- 切口缝合，包括缝合皮下组织和用不可吸收线缝皮。
- 下肢用短腿石膏固定 1 周，然后进行早期负重与恢复练习。

慢性跟腱炎

术前 MRI 检查通常可以确定跟腱病变的部位及范围。手术医生必须考虑彻底清除炎性腱周组织及跟腱的黏液性退变部位。

- 对于中-重度症状患者，经皮跟腱纵切术可用以刺激病变局部再生及跟腱愈合。此术式可用大号缝针以微创或非微创方式剥离跟腱。有报道称对于运动员患者，该术式的成功率在 67%~97%，而对于病变范围广、跟腱多发结节及腱周组织炎的患者效果较差。
- 在开放手术中，应首先清除病变的腱周组织，然后仔细探查跟腱。清创术的目的在于清除退变跟腱。然而跟腱的真正退变程度通常较难判断。
- 通过肉眼大体观察可以发现黏液样退变的中心。
- 通过纵行切口清除跟腱中央部位的退变组织。
- 在跟腱的剩余部分做一些纵行小切口（5~10 mm 长）来刺激血管再生与愈合过程。
- 以 2-0 或 3-0 号不可吸收线缝合缺损。
- 对于较大的严重跟腱缺损，若缺损超过整个跟腱宽度的 1/3 或存在高度断裂风险时，建议行局部组织增强。
  - 可采用前述用于治疗慢性跟腱断裂的姆长屈肌腱转移术。

术后处理

术后处理包括采用短腿石膏制动至少 3 周（对于行姆长屈肌腱转移术的患者可以适当延长制动时间，参见慢性跟腱断裂的术后处理），然后进行 3 周的部分负重训练。最终逐渐过渡到完全负重。与急性跟腱断裂修复术相比，此手术术后恢复较慢，并且治疗效果不那么确切。应该告知患者进行 6 个月左右的康复训练。

临床效果

对于腱周炎的患者，手术切除炎性变的腱周组织可以使 90% 或更多的患者达到无痛的临床恢复。当跟腱炎合并腱周炎时，应意识到治疗成功率较低，康复时间更长。

胫前肌腱断裂

发病机制

病因及病理生理学

胫前肌腱是背伸踝关节的最主要的肌腱。此肌腱断裂可为创伤性（开放或闭合）或非创伤性。开放性创伤断裂最常见于锋利物掉落至足背所致。闭合性创伤断裂最常发生于体育运动中。致伤机制可为直接暴力或是踝关节背伸时突然受到强大跖屈-外翻的应力所致。断裂可发生在肌腱中部或是造成其自内侧楔骨及第1跖骨止点处撕脱。

非创伤性断裂发生于退变的肌腱，肌腱炎导致肌腱逐渐退化并最终断裂。此类跟腱断裂主要发生于上、下伸肌支持带之间血运相对较差的区域。

流行病学

非创伤性胫前肌腱断裂罕见，主要发生于50～70岁的男性。多合并糖尿病、类风湿关节炎及痛风。如果患者既往在此区域注射过类固醇激素或做过手术，则发生非创伤性胫前肌腱断裂的可能性更高。

闭合性创伤性胫前肌腱断裂多发生于年轻患者及活动量较大的人群。

诊断

体格检查和病史

临床表现

- 开放创伤性断裂的患者往往是由于锋利物（如菜刀或碎玻璃）掉落至足背，出现足背部的裂伤、疼痛及踝关节背伸无力。
  - 裂口可能极其小从而产生假象导致诊断延误。
  - 查体时，患者常能背伸踝关节，但较健侧弱，可触及肌腱缺损或张力下降。患者无法以患侧足跟着地站立。
  - 患者可能通过过度背伸足趾而达到代偿性背伸踝关节的目的。
  - 患者以拍击步态或跨阈步态行走。

- 闭合性创伤断裂者常有暴力直接作用在踝关节前方，或踝背伸时过度跖屈损伤史。
  - 除了无皮肤裂伤，其他体格检查和病史均与开放性创伤断裂患者相似。
- 非创伤性胫前肌腱断裂通常出现在伴有系统性疾病或类固醇激素应用史的老年人。
  - 这类患者常回忆不出明确的创伤史，由于起病隐匿，患者往往在一开始没有注意到问题的存在。
  - 患者通常无疼痛主诉，但会抱怨行走时步态改变。
  - 这种情况常被误诊为腓总神经运动支病变，尤以糖尿病患者为多。
  - 增厚的肌腱和包绕于其上的前踝部纤维组织包块可能被误诊为肿瘤。

影像学特点

- 普通X线片可用于开放性创伤性断裂时除外异物存留，或显示肌腱止点处撕脱的骨块。但通常意义不大。
- MRI可用于确诊胫前肌腱中段断裂，但通常没有必要。
- 超声检查同样可确诊肌腱断裂。

诊断流程

胫前肌腱断裂的诊断建立见流程图8.3。

治疗

手术适应证和禁忌证

手术适应证取决于肌腱断裂的类型和时间，以及患者的年龄和活动水平。一旦发现开放性断裂和闭合性创伤性断裂，应立即行手术修复。对于存在明显功能障碍且平日活动量较多的患者，胫前肌腱发生慢性断裂和非创伤性断裂后应行手术重建。活动量少的患者应选择非手术治疗，如使用塑形的AFO矫形器。

手术禁忌证包括软组织条件差、存在严重的系统性疾病或合并外周血管疾病。

手术方法

- 经断裂部位，沿肌腱走行做一切口。

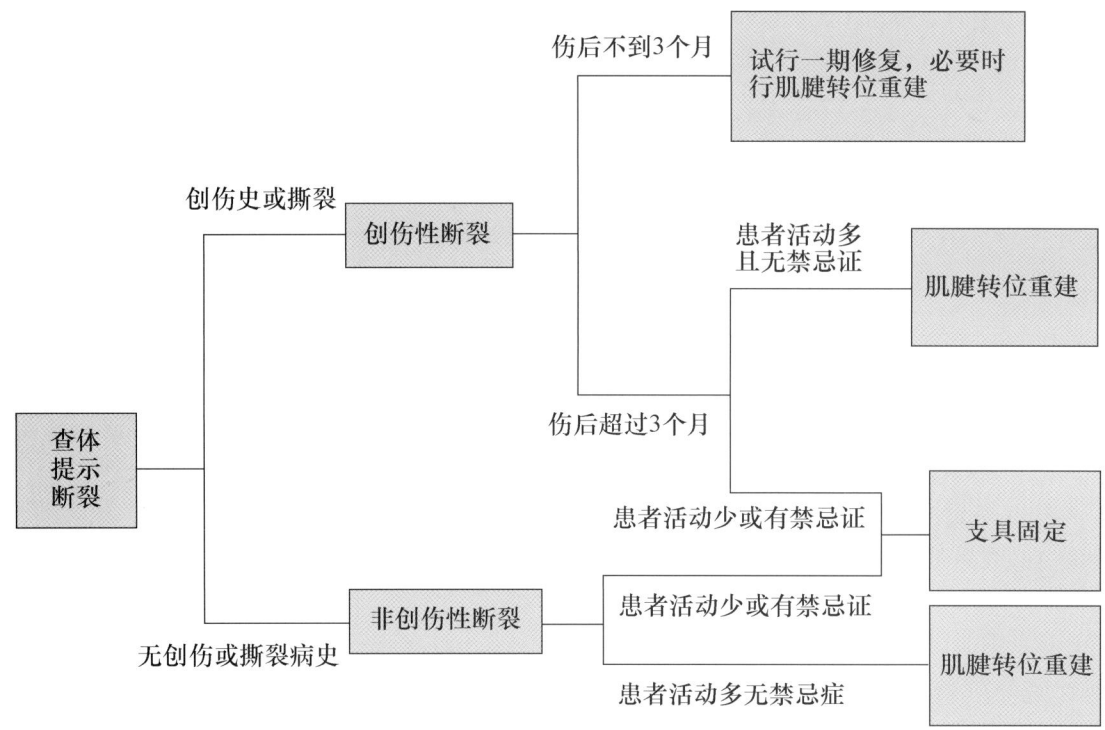

流程图 8.3 胫前肌腱断裂的诊断流程。

- 对急性创伤性断裂，采用不可吸收缝线做端-端缝合修复，并同时修复肌腱浅层的伸肌支持带以防止出现弓弦样变。
- 对非创伤性或慢性断裂患者，应做跛长伸肌或趾长伸肌肌腱转位。
- 若诊断延迟，常需做肌腱转移或加强。
- 被转移的肌腱远侧残端应固定于相应的短肌腱处，以减少对供区的影响。
- 如果合并腓肠肌紧张，则需要切断部分腓肠肌以解除挛缩，并有助于减弱跖屈力量以平衡伸、屈肌力。这可以防止肌腱修复手术后出现撕脱及肌腱退变复发。
- 逐层关闭切口，用小夹板将踝关节固定于背伸中立位。

术后处理

患者于术后 10～14 天随访时拆线，并更换短腿石膏。术后 4 周拆除石膏，换为活动度可控（CAM）的步行靴，此时患者开始负重，并进行主动背伸活动度训练。术后 2 个月可穿运动鞋离床活动，并开始力量训练。

临床效果

美国足踝外科协会（AOFAS）的踝-后足评分及等张力量试验可用来评估术后功能的改善。主观结果显示，胫前肌腱断裂修复和重建术后患者满意度高。客观结果同样显示患侧术后功能较术前有明显改善。即便如此，术后患侧踝关节背伸及内翻的力量仍明显弱于健侧。其他可能的并发症包括再次断裂、感染、神经瘤、弓弦样变、肌腱供区畸形或足趾肌力减弱。

跛长伸肌腱断裂

发病机制

病因及病理生理学

跛长伸肌腱损伤根据致伤机制的不同可分为两类：肌腱开放性撕裂和闭合性断裂。开放性撕裂最常见，可分为完全断裂或是部分断裂。

跛长伸肌腱开放性撕裂也可分为完全损伤或部分损伤。开放性撕裂多由锋利物体落在踝关节上、胫骨骨折或是割草机划伤所致。部分断裂者，肌腱的

40%～50%受累，可与腱鞘撞击导致扳机征出现。

踇长伸肌腱闭合性断裂很罕见，可能是由于踝关节长期抗阻力背伸，局部血运在持续外力的存在下减少所致；也可能是由于局部骨赘磨损或注射类固醇激素所致。一旦出现撕裂或断裂，v长伸肌腱会有明显回缩，因而有必要行肌腱转位或移植手术。

流行病学

有关踇长伸肌腱断裂的文献报道很少，但现有的研究显示，此类断裂通常发生于21～49岁的男性。损伤最常发生于跖趾关节近端，发生于跖趾关节远端的撕裂或断裂罕见，后者常伴发踇短伸肌腱的损伤。发生于踝关节伸肌支持带近端的踇长伸肌腱损伤一般都伴有趾长伸肌腱及胫前肌腱的损伤。

诊 断

体格检查与病史

临床表现

- 踇长伸肌腱断裂最主要表现为足踇趾伸趾功能受限。
- 踇长伸肌腱断裂导致足背伸无力及内翻无力。
- 上述后果可导致患者赤脚行走时，在步态周期中的摆动相跌倒。
- 闭合性及自发性踇长伸肌腱断裂患者多伴有糖尿病、类风湿关节炎及类固醇激素注射史。
- 慢性踇长伸肌腱断裂导致踇趾在趾间关节处出现固定的屈曲挛缩，最终导致踇趾趾间关节融合。

影像学表现

- X线片对诊断踇长伸肌腱断裂作用有限。在手术前可以做MRI检查确诊。

治 疗

手术指征及禁忌证

踇长伸肌腱断裂时，损伤部位是影响手术方式选择的重要因素。如果损伤位于伸肌腱扩张部远端，那么保守治疗可能是首选。虽然大多数研究阐明踇长伸肌腱断裂手术修复后结果满意，但其他一些研究认为即使不去修复断裂的踇长伸肌腱也不会有什么大的不便，尤其是患者穿鞋的时候。

如果损伤位于伸肌腱扩张部近端，则首选一期修复。急性断裂应一期修复。诊断延误，尤其是超过3个月的，常无法行端-端缝合。诊断延误或伤后踝关节反复活动可能导致肌腱回缩，随着时间的推移，断端间缺损可达5cm或更多。这些病例可能需要行肌腱移位或肌腱移植而不是端-端缝合。可能需要将踇长伸肌腱远侧断端与踇短伸肌腱行侧-侧固定（肌腱转移），或者将其固定于邻近的趾长伸肌腱。也有学者主张将踇长伸肌腱的远端固定于第3腓骨肌腱上。

对于踇长伸肌腱起、止点处退变的病例，及由于长期慢性疾病导致肌腱末端无法重新定位的病例而言，通常会行肌腱移植。有些学者采用自体踇短伸肌腱、半腱肌、掌长肌和股薄肌腱移植。Zielaskowki等人使用异体阔筋膜移植修复踇长伸肌腱。

手术方法

- 首先插入2枚克氏针固定足部：
  - □ 踇趾趾间关节：固定于伸直位。
  - □ 跖趾关节：固定于轻度过伸位。
- 冲洗伤口，寻找踇长伸肌腱的两侧断端。
- 一期修复时，采用下列推荐的缝合法之一缝合肌腱断端：
  - □ Kessler-Tajima法。
  - □ Bunnell法。
  - □ 锁边缝合法。
- 对于肌腱断端回缩导致无法行一期修复的病例，应使用踇短伸肌腱或第3腓骨肌肌腱行肌腱移植或肌腱转移手术。可取自体踇短伸肌腱、半腱肌、掌长肌和股薄肌腱移植修复踇长伸肌腱。
- 手术修复后应将肌腱置于中立位，以便术后肌腱不会承受过分的张力。应将踝关节固定于中立位以便使踇长伸肌腱不会承受任何负荷。
- 常规缝合伤口，患者以短腿步行石膏固定出院。

术后处理

- 术后最初的3周内，术区应严格制动。
- 大多数研究建议术后6周内将患肢以短腿可行走石膏固定，置踝关节及踇趾于中立位。石膏的形态应能阻止踇趾跖屈，同时应去掉踇趾背侧区域的石膏，这可以防止踇趾背伸时受阻。需要特别强调的是，有些学者术后用克氏针将踇趾固定于过伸位，以保护修复的肌腱。

- 术后3周，可使用动态夹板，并开始限制性活动度训练。
- 为防止肌腱再次受损，患者术后1个月内禁止行全范围的活动度训练。

临床结果

文献报道显示一期手术修复踇长伸肌腱的缺点及并发症很少。但是，术后可能会有局部瘢痕形成及粘连，导致踇趾活动度减小，且有可能导致持续疼痛。可通过使用动态夹板将这些不良反应降至最低。此外，如果踇长伸肌腱在愈合过程中受到过多的张力，可能会导致周围的肌束出现不同程度的肌力下降。一般而言患者均可恢复主动伸踇趾的动作，恢复工作而不遗留疼痛；但是术后主动活动度很难完全恢复。

后踝撞击症及踇长屈肌腱炎

发病机制

后踝撞击症的定义是踝关节处于最大跖屈位时其后方疼痛。多为过度劳损所致，常见于舞者、跑步者及足球运动员。距骨有一个突起的后内侧切迹，以及分离的后内侧及后外侧突起。如果后外侧突起与距骨没有融合，则产生一小骨块，称为"踇三角骨"。将近14%的人存在这一结构，其中50%表现为双侧受累。需要反复跖屈足部的动作会导致踇三角骨及其软骨连接处的应力增加，从而产生疼痛。

踇长屈肌腱走行于距骨后切迹的后内侧与后外侧突起之间。因此踇长屈肌腱炎常表现为踝关节后内侧疼痛。踇长屈肌腱与Henry结节间存在软组织撞击的患者，往往会有足弓疼痛。鉴别踇长屈肌腱炎及后踝撞击症十分重要，尤其是因为二者可能共存。因此，一定要仔细评估。踝关节后方疼痛的鉴别诊断包括其他骨性损伤，如胫骨后方撕脱骨折、距骨后内侧突骨折、距骨后方骨软骨损伤或距下关节病变。

诊断

体格检查和病史

临床表现
- 后踝撞击症的患者主诉有踝关节后方或跟腱走行区的疼痛。
- 踇长屈肌腱腱鞘炎的患者主诉踝关节后内侧疼痛，疼痛有可能向足弓放射。踇趾处可有弹响或交锁的感觉，尤其当足尖处于最大屈曲位时明显。
- 由于解剖位置邻近，使得后踝撞击症和踇长屈肌腱炎的临床鉴别诊断很难。
  □ 后踝撞击症患者，可能很久以前有过踝关节外伤史。被动过度跖屈试验可再现患者的症状。将患膝置于屈曲90°位，将患侧小腿置于内旋及外旋位时，检查者分别反复过度跖屈踝关节。一旦踇三角骨或三角骨突与胫骨和跟骨接触，就会诱发疼痛。
  □ 盲穿或在超声引导下对踝关节后方选择性注射利多卡因可确定诊断。
  □ 踇长屈肌腱腱鞘炎患者，疼痛发生在踝关节后内侧面邻近载距突的位置。
  □ 肌腱炎的症状可在被动活动踇趾时诱发。
  □ 主动收缩踇长屈肌腱可能闻及"砰砰"的声音，尤其在足尖点地时为甚。

影像学特征
- X线片常可见较大的距骨后突或者有踇三角骨存在（图8.23）。
- 足在最大限度跖屈位拍摄侧位X线片可显示跟骨和胫骨连接处。
- 骨扫描中此区域会有放射性浓聚出现，可用来明确诊断
- MRI可显示踇三角骨的存在，及因后踝撞击所致的骨髓水肿及周围软组织炎性反应（图8.24）。还可伴有后关节囊的增厚。

治疗

非手术治疗

非手术治疗包括暂时减少所有可诱发症状的动作。应用非甾体类抗炎药物及物理治疗可缓解症状。抬高后跟可显著缓解症状。对于后踝撞击症患者，局部注射利多卡因加类固醇激素可起到治疗作用。若非手术治疗失败，则须手术干预。

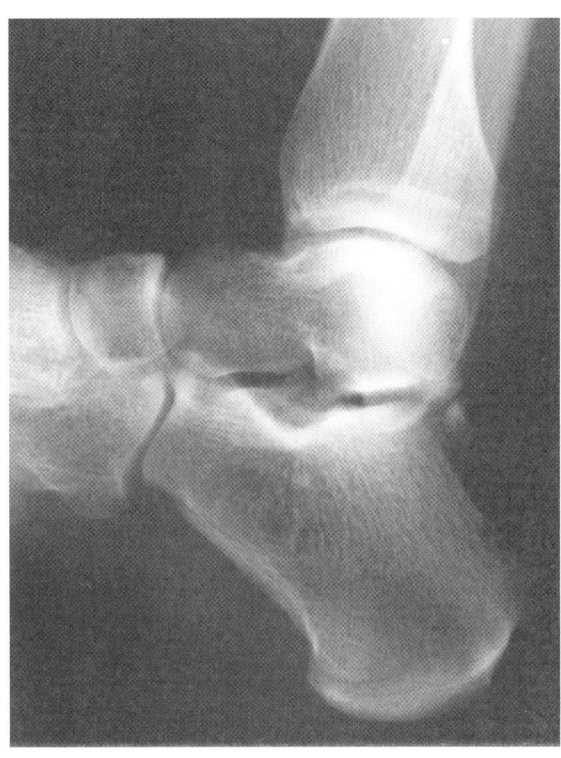

图 8.23 足跖屈时出现疼痛的舞者的足侧位 X 线片,示大的跗三角骨。

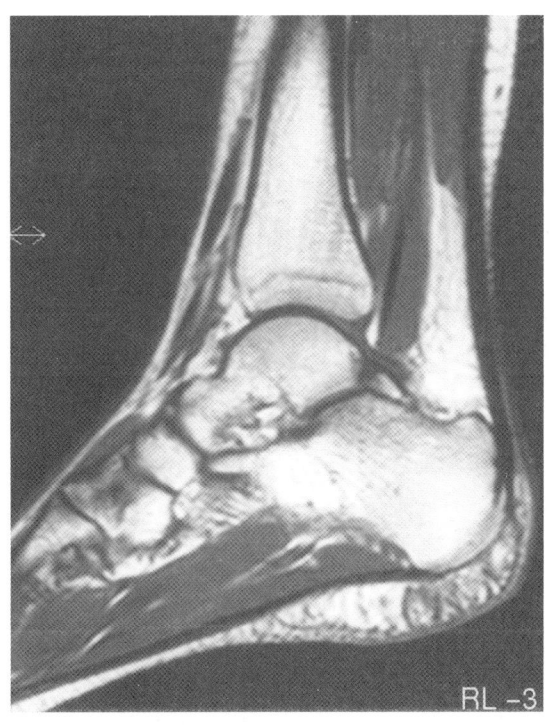

图 8.24 踝关节 MRI 扫描 T1 加权像,矢状位示跗三角骨。

手术治疗

开放手术

单纯后方骨性撞击

- 踝关节后外侧入路可显露后方的三角骨块。
- 患者取俯卧位,在腓肠神经和腓骨肌腱鞘之间的腓骨肌腱后方做一 1.5~3 cm 长的切口。
- 打开踝关节和距下关节,在距骨后方周围做骨膜下剥离。
- 寻找踇长屈肌腱,并将其牵拉至内侧。
- 用咬骨钳或骨凿去除跗三角骨。
- 术后以夹板或石膏固定 2 周。
- 然后开始踝关节和足趾的活动度训练,并于 8~10 周左右逐渐恢复活动。

踇长屈肌腱炎

- 在趾长屈肌腱与踇长屈肌腱上方做一 5 cm 长的后内侧切口(图 8.25、图 8.26)。
- 首先探及趾长屈肌腱。
- 通过活动踇趾以触及踇长屈肌腱。
- 探查确认踇长屈肌腱腱鞘后,将血管神经束轻柔地牵拉至后方,由距骨后结节处开始松解腱鞘,逐渐向远端松解,直至患者屈伸踇趾时不再有交锁。
- 术后以夹板固定 1 周,在此期间可开始做一些主动及被动活动度训练。
- 4~6 周后患者可恢复日常活动。

关节镜手术

- 患者取俯卧位。将非灭菌的止血带绑于大腿近端。必要时使用无创性软组织牵开器。
- 确定入路位置的解剖标志为足底、外踝尖,跟腱的内、外侧缘。踝关节置于中立位,在体表经外踝尖划一足底的平行线,向后穿过跟腱(图 8.27A)。
- 后外侧入路位于该连线与跟腱外侧缘交点近端前方 5 mm 处。后内侧入路位于跟腱内侧同一水平处(图 8.27B)。
- 将足跖屈,止血钳置于后外侧入路处,向前方的第 1 趾蹼间隙及距骨后方中点处穿入。做钝性分离直至可触及骨质。

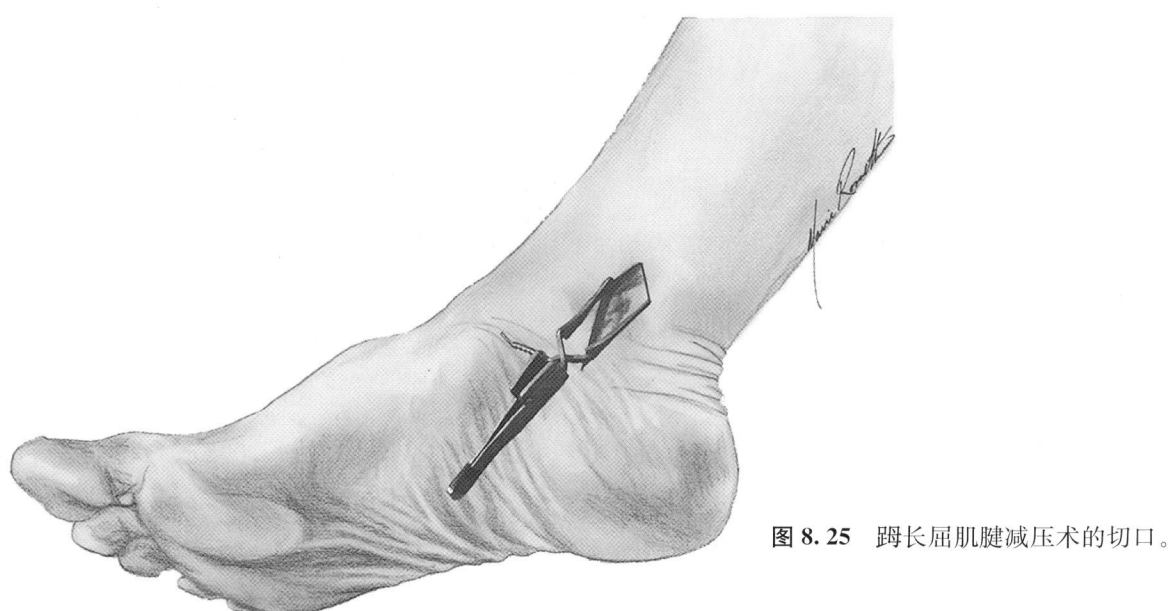

图 8.25 踇长屈肌腱减压术的切口。

- 用直径 4 mm 的 30°关节镜，经同一路径交换使用止血钳扩张。当镜头触及距骨后突浅层的关节囊时停止。
- 然后将止血钳置于内侧入路，垂直指向关节镜。一旦触及关节镜，则应将止血钳向前方倾斜，使其能滑到镜头尖端（图 8.28）。
- 在关节镜监视下，使用夹钳于距骨后突外侧的小腿筋膜处做一小开口。
- 用刨削刀替换止血钳，然后松解关节囊及软组织。
- 术中踇长屈肌腱是重要的解剖标志，此肌腱外侧为安全操作区域。

- 如果怀疑有踇长屈肌腱炎，可于距骨后突处松解屈肌支持带，可以切开腱鞘在肌腱的外侧区域操作。必要时可对肌腱进行清理。
- 为了取出有症状的跗三角骨，必须要松解距腓后韧带、距跟韧带及屈肌支持带。随后使用小号骨膜剥离器分离跗三角骨，并以咬骨钳取出。
- 术后以柔软的敷料包扎。4 天后患者可负重。术后患者可立即开始踝关节活动度训练。术后 8 周可基本恢复正常活动。

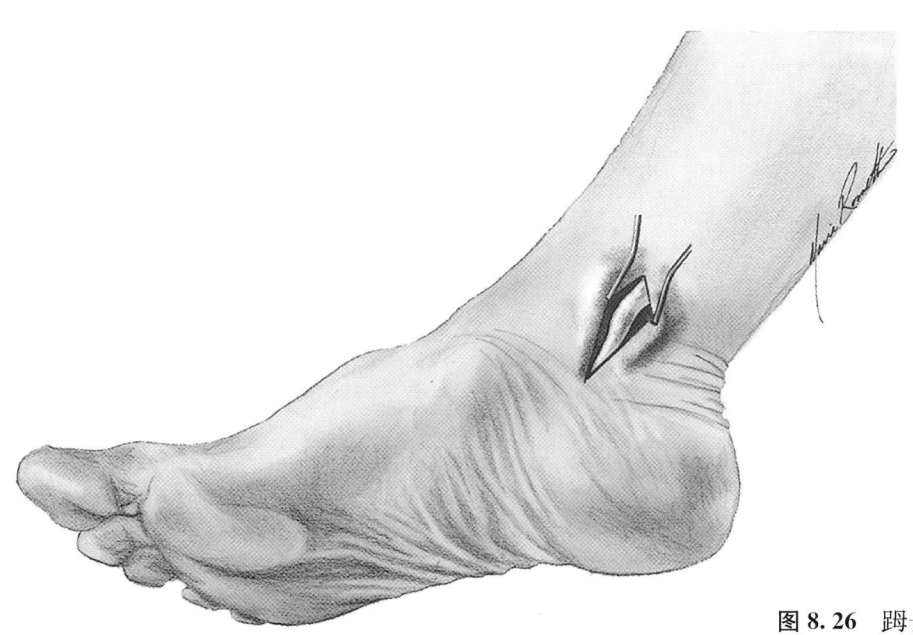

图 8.26 踇长屈肌腱内结节。

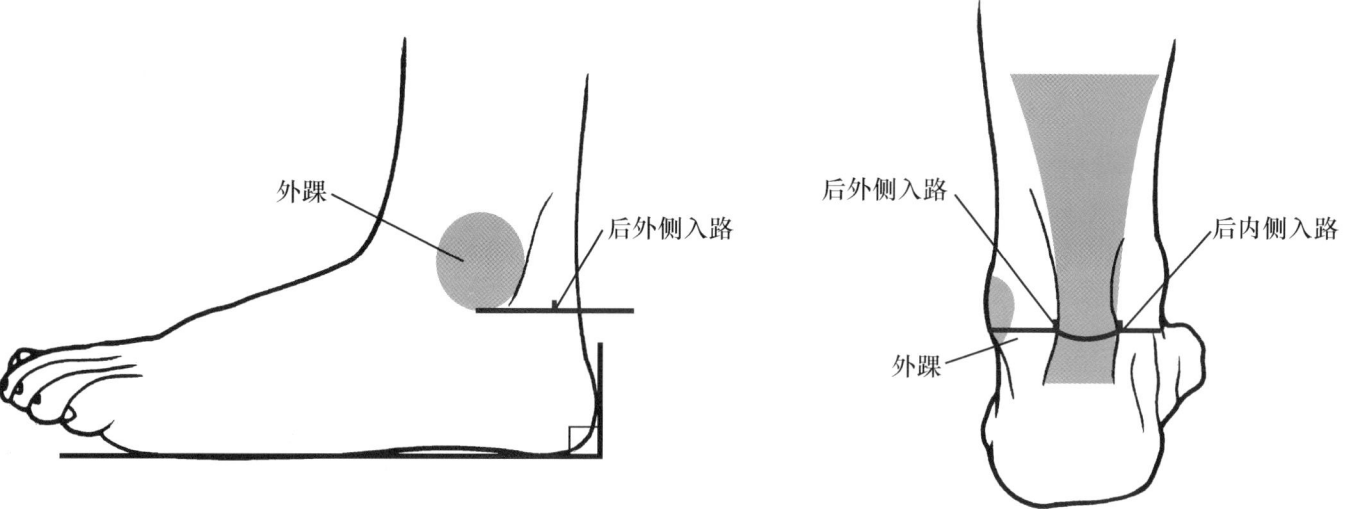

图 8.27 （A）足侧位示外踝尖下方平行于足底的线，向后延伸与跟腱相交。（B）足后面观示该线延续穿过跟腱表面，止于跟腱内侧缘前方。关节镜入路位于该线与跟腱两侧相交处近端前方 5 mm。

腓骨肌腱病变

发病机制

病因学和病理生理学

腓骨长肌和腓骨短肌是致足部外翻的主要结构。肌腹起于小腿外侧间室，肌腱部分穿过外踝后部的骨纤维通道进入后足。该通道前界为腓骨，后外侧界为腓骨肌上支持带。解剖学研究显示，10%～20%的人腓骨沟是平的或凸起的，使得这些人易于出现肌腱半脱位或脱位。腓骨肌上支持带是限制腓骨肌腱半脱位的主要结构。它止于腓骨后外侧的纤维软骨边缘，从功能上加深踝后沟的深度。腓骨肌上支持带松弛是导致慢性腓骨肌腱半脱位的潜在原因。

腓骨长肌腱位于腓骨后方，腓骨短肌腱的后外侧，斜行走向止于第 1 跖骨基底跖侧。肌腱在腓骨尖处急转，沿跟骨外侧的滑车突起向下斜行，绕过骰骨沟进入足的跖侧面。肌腱中可能看到副腓骨或邻近于骰骨跖侧面的附属小骨。

腓骨短肌的肌腹比腓骨长肌更向远侧突出，肌腱位于腓骨后方和腓骨长肌腱之间的骨纤维通道中，之后绕过腓骨尖下方，止于第 5 跖骨基底。由于腓骨短肌腱毗邻腓骨远端，因此比腓骨长肌腱更容易发生断裂，且断端多位于腓骨尖下方。第 4 腓骨肌为附属肌，可能伴随着其他腓骨肌腱出现在骨纤维通道中。

腓骨肌腱的血运源于腓骨后动脉及跗内侧动脉的分支。存在有两处乏血供区：一处位于腓骨尖远端，主要影响腓骨长、短肌腱；另一处位于腓骨长肌腱绕过骰骨的区域，影响腓骨长肌腱。这两处是腓骨肌腱病变最常发生的区域；同时这两个区域内肌腱绕经骨性突起并改变走行方向，因而也是肌腱应力增高的区域。

急性腓骨肌腱脱位通常与运动创伤相关，如滑雪等。受伤时踝关节极度背伸或内翻的假说机制还有争议。腓骨肌的离心性收缩合并外力作用，导致肌腱从腓骨表面的支持带剥脱。撕脱的支持带可能带有腓骨外侧面的骨膜或皮质骨形成一个伪囊，脱位的肌腱位于其中。

慢性腓骨肌腱半脱位可能与具体某个创伤性事件无关。腓骨肌腱从腓骨远端的后方向外侧不同程度脱位，使腓骨支持带表层减弱，导致腱鞘炎。由于腓骨短肌腱顶着纤维软骨的边缘，因而可出现纵行劈裂。长期站立的患者中很少出现该肌腱完全断裂。踝后沟浅平或凸起者，可能易于发生这些肌腱的慢性半脱位。

腓骨肌腱鞘炎可能是由滑液鞘狭窄所致。这种狭窄性腱鞘炎通常发生在肌腱走行方向改变处。最常见的部位是外踝尖后方、滑车突起处及骰骨下面。低位的腓骨短肌肌腹或第 4 腓骨肌的存在可能会使骨纤维通道中的允许容量减少，导致滑液鞘炎症。腱鞘炎也

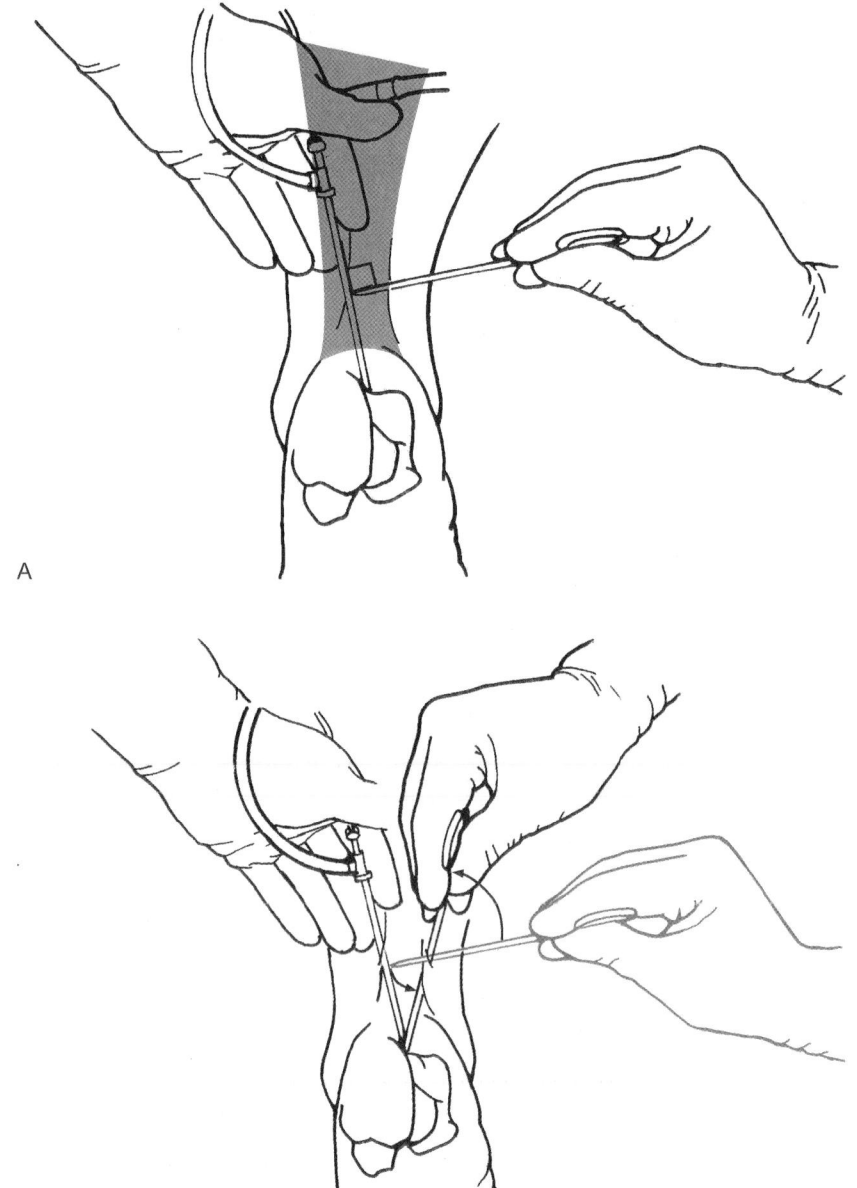

图 8.28 （A）放置好关节镜，用一止血钳经后内侧入路垂直于关节镜长轴置入，直至触到关节镜；（B）一旦触到关节镜，旋转止血钳使其尖端向前下指向跗三角骨。每次将器械由后内侧入路进入时都要重复上述动作。

可能继发于急性创伤。高达 77% 的慢性外踝不稳定患者合并腓骨肌腱炎及腱鞘炎。

腓骨骨折和跟骨畸形愈合可引发副腓骨疼痛综合征（painful os perineum syndrome，POPS），即源于腓骨长肌腱的附属小骨病变。POPS 的病因可为急性或慢性，包括小骨骨折、多分副腓骨、小骨周围腓骨长肌腱的磨损或断裂。

分 类

急性腓骨脱位、腓骨短肌撕裂以及 POPS 的分类方法分别列于表 8.2~8.4。

表 8.2 急性腓骨脱位分级

分级	描述
Ⅰ	支持带及骨膜掀开，伪囊内包含脱位的肌腱
Ⅱ	支持带、骨膜及纤维软骨边缘撕脱
Ⅲ	腓骨后外侧皮质骨、纤维软骨边缘及支持带撕脱

表 8.3 腓骨短肌腱撕裂分级

分级	描述
Ⅰ	肌腱扁平
Ⅱ	部分撕裂<1 cm
Ⅲ	全厚层撕裂<2 cm
Ⅳ	全厚层撕裂>2 cm

表 8.4 副腓骨疼痛综合征分型

分型	描述
Ⅰ	急性副腓骨骨折或多分副腓骨的分离
Ⅱ	Ⅰ型愈合伴骨痂形成
Ⅲ	副腓骨近、远端的腓骨长肌腱磨损或部分断裂
Ⅳ	腓骨长肌腱直接断裂
Ⅴ	跟骨滑车肥大撞击副腓骨或腓骨长肌腱

诊 断

体格检查和病史

临床表现

急、慢性腓骨肌腱不稳定的临床表现有所不同。

- 急性脱位通常发生在运动时，例如滑雪或橄榄球。伴随有可触及或可闻及的弹响声。
  □ 踝关节外侧疼痛可能导致活动受限。
  □ 查体可见局部肿胀、压痛并且有时腓骨后方可出现淤斑。
  □ 肌腱可能自行复位。
  □ 这种情况常被误诊为一般的踝关节扭伤。
  □ 踝背伸情况下抗阻力主动外翻为腓骨肌腱脱位的致伤机制，也可作为一项诱发症状的检查。
- 慢性腓骨肌肌腱半脱位可能与孤立的创伤性活动无关。
  □ 患者通常在外踝后侧有疼痛性弹响。
  □ 患者可能主诉有踝关节无力。
  □ 腓骨肌腱半脱位常伴有踝关节外侧韧带不稳定。
  □ 诱发试验时，以手指轻压韧带可能产生疼痛，这可帮助检查者判断半脱位的程度。
- 腱鞘炎在足外翻时，肌腱表面可产生疼痛。
  □ 患者可有骨性创伤史，如跟骨骨折。
  □ 腱鞘炎最常并发肌腱炎及肌腱撕裂。
- 急性副腓骨疼痛综合征以足底外侧面的突发性疼痛为特征。
  □ 骰骨沟处常可出现沿腓骨肌长肌腱走行区的触痛。
  □ 当患足被动内翻时，抗阻外翻及跖屈第1跖列可引发疼痛。
  □ 腓肠神经感觉迟钝可能继发于肌腱近端的神经分支受损。
- 慢性副腓骨疼痛综合征具有类似症状，但常持续存在超过数周或数月。其表现很像复发性的踝关节扭伤。

影像学特点

- 急性腓骨肌腱脱位可通过普通X线片所见的"薄脆征"确诊，腓骨后外侧皮质骨撕脱是此损伤的特异性表现。在踝穴位可很好观察，但仅出现在不到50%的病例中。
- 影像学检查对诊断慢性腓骨肌腱半脱位作用不大。但有助于诊断腱鞘炎患者的骨畸形愈合。
- 副腓骨疼痛综合征在X线片上可表现为伴或不伴有骨痂形成的副腓骨骨折。
  □ 多分籽骨可表现为各部分之间的分离。
  □ 副腓骨向近端移位提示腓骨肌腱于该籽骨远端撕脱。
- 最后，跟骨轴位像（Harris位）可见跟骨滑车突起增大。
- 超声检查的应用日益普遍，其费用比MRI低，且患者不受电离辐射。超声检查可发现诸如腱鞘积液、肌腱增厚、肌腱撕裂等异常。实时影像可用来确诊腓骨肌腱半脱位的发生，据报道其准确率可达100%。此外，有经验的超声诊断医生可发现腓骨肌腱断裂，且敏感性及特异性均很高。

- MRI 是判断腓骨肌腱断裂的标准手段。但诊断急性腓骨肌腱脱位常不需做此项检查。偶尔可用于证实肌腱脱位后自行复位，或用于踝部过度肿胀或疼痛而无法进行检查的患者。
  - 腱鞘积液提示腓骨肌腱损伤（图 8.29）。
  - MRI 诊断腓骨短肌腱断裂的敏感性为 83%，特异性为 75%~80%；诊断腓骨长肌腱断裂的特异性为 100%；诊断腓骨长、短肌腱同时断裂的特异性为 60%。除此之外，有关 MRI 检查用于诊断腓骨肌腱病变是评价过度还是不足目前尚存在争论。因此，详细询问病史、仔细查体显得尤为重要。
  - 如果患者腓骨横断面的形态学分析可见扁平或凸出的后踝沟，则易于发生半脱位。另外，可能会看见腓骨上支持带损伤。

诊断流程

腓骨肌腱病变的诊断建立见流程图 8.4。

治　疗

手术适应证和禁忌证

急性腓骨肌腱脱位的治疗存在争议。于轻度跖屈内翻位以踝部免负荷石膏将踝关节固定 6 周，在 50% 以上的病例中可收到良好的效果。此方法的支持者强调其可以避免不必要的手术操作。而提倡手术治疗急性病例的医生认为，手术可以避免 95% 以上的病例脱位复发。对于腓骨沟浅的患者手术治疗尤为合适。急性病例的手术治疗较慢性病例简单。手术禁忌证包括局部软组织条件差，严重的系统性疾病或外周血管性病变。

慢性腓骨肌腱半脱位或脱位出现症状时需手术治疗。手术禁忌证与急性损伤相同。

手术方法

腱鞘炎

- 腓骨肌腱的腱鞘炎初期应采用非手术治疗。
- 应用非甾体类抗炎药、制动及随后对鞋进行调整，如足跟外侧垫高，对减轻疼痛很有效。
- 对于顽固性病例，可考虑手术清理炎性腱鞘。
- 骨畸形愈合导致撞击的病例，应手术切除突出的骨性结构，并松解肌腱。

腓骨肌腱半脱位或脱位

- 治疗急性或慢性腓骨肌腱半脱位应采用腓骨后方弧形切口。切口应沿肌腱走行，至外踝尖下方时弧向前（图 8.30 和图 8.31）。注意避免损伤腓肠神经的分支。
- 全层切开皮瓣以显露腓骨肌上支持带。
- 急性脱位时，将薄弱的支持带重新缝合至腓骨，或切开支持带将肌腱复位于腓骨后方的沟内后缝好。

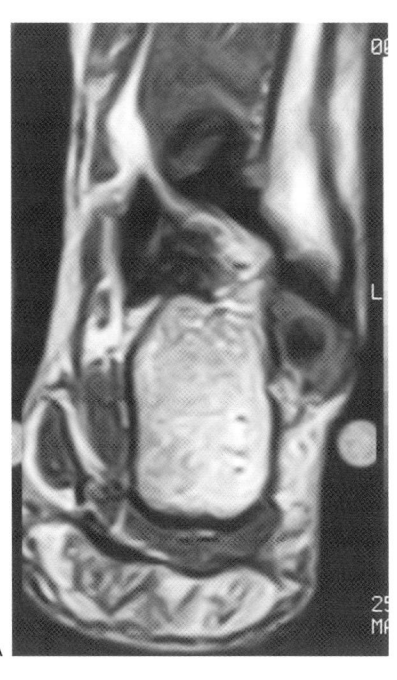 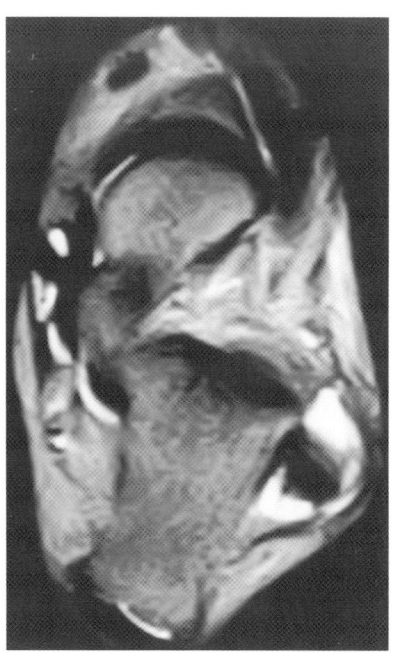

图 8.29　（A）踝关节 MRI 扫描 T1 加权像，轴位，示撕裂的腓骨肌腱周围明显积液；（B）踝关节 MRI 扫描 T2 加权像，轴位，示腓骨肌腱周围积液形成"虎眼"征。

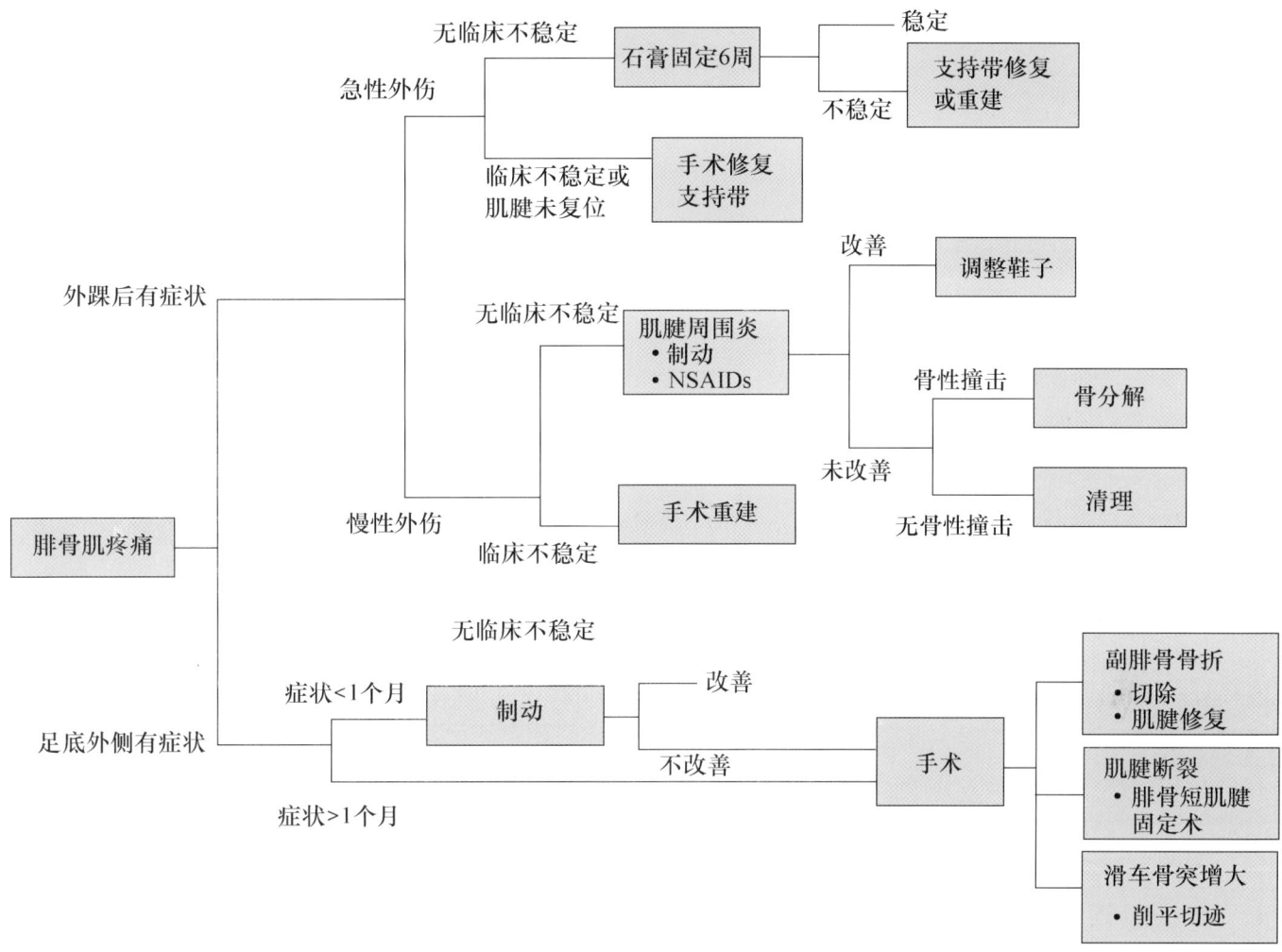

流程图 8.4　腓骨肌腱病变的诊断流程。

- □ 发生皮质撕脱性骨折时，应将撕脱部位复位至腓骨并行内固定，以有效地恢复支持带的长度和功能。
- 慢性腓骨肌腱半脱位可采用诸多单独或联合的术式治疗。
  - □ 解剖修复或重叠缝合支持带。
  - □ 如果存在先天性异常（如第 4 腓骨肌、低位肌腹），应切除。
  - □ 加深腓骨后沟以便更好地容纳肌腱通过。
  - □ 腓骨截骨术可以阻止肌腱脱位。
  - □ 支持带可用软组织加强（如跟腱腱片、骨膜瓣、跟腓韧带）。
- 这些操作应该结合患者的解剖学差异和病理学情况来确定
- 应该小心检查腓骨肌肌腱的纵行撕裂，一旦发现，应行清创和修复。
- 对于腓骨后沟低平的慢性腓骨肌腱脱位患者，必要时应做腓骨沟加深，并修复支持带。
- 对于扁平的腓骨短肌腱应行管状成形术。
- 一期修复及管状成形术适合于肌腱撕裂小于 50% 的病例，否则应考虑肌腱固定术。
- 逐层关闭切口，用夹板固定踝关节于轻度跖屈位。

副腓骨疼痛综合征（POPS）

- 急性副腓骨疼痛综合征应予以制动治疗。
- 慢性病例时，如果症状持续超过 1 个月，应考虑行手术治疗。手术方式包括切除副腓骨和腓骨长肌腱的修复。通常，一期修复很难实现，此时需要行腓骨短肌腱固定术。
- 如果存在肥大的腓骨结节，应予以削除。

术后处理

患者 14 天后返院随诊时拆线，并以短腿石膏固定。患者 4 周内应练习足趾负重，之后开始穿戴可控

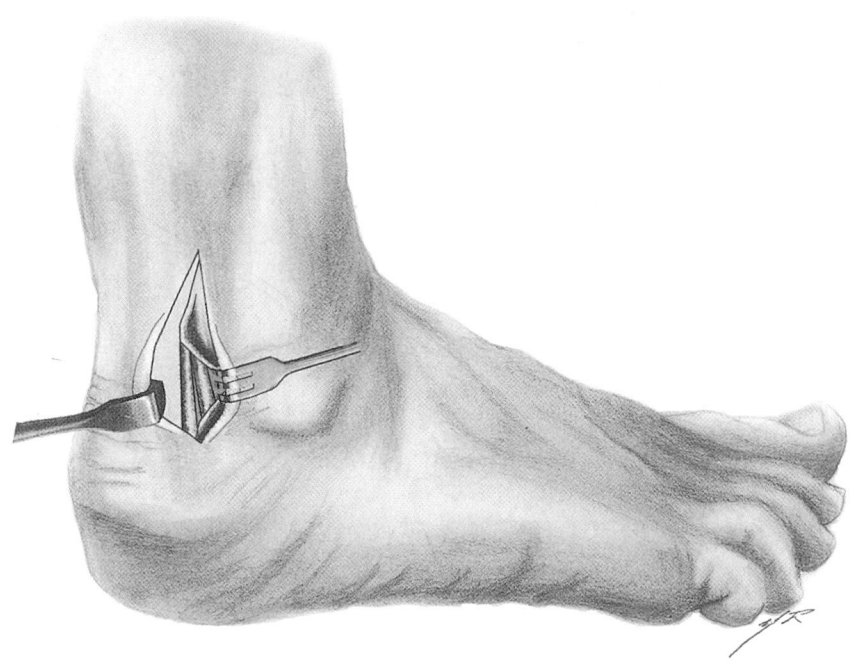

图 8.30 显露腓骨肌腱。

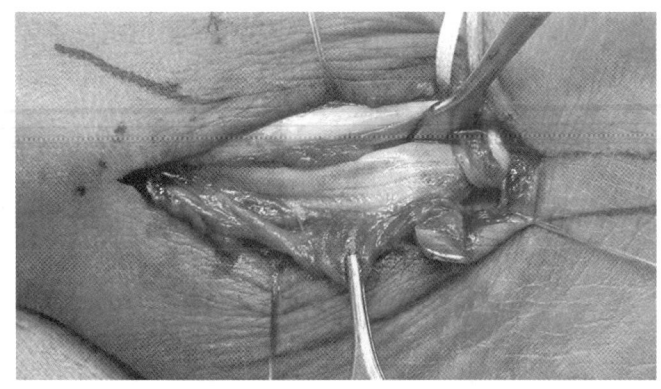

图 8.31 术中照片示低位腓骨短肌肌腹。

活动度的步行靴恢复负重，并开始主动活动度训练。第 8 周开始腓骨肌力量训练，术后 3 个月可恢复日常活动。4～6 个月后可进行体育运动。

结果和结论

腓骨肌肌腱稳定手术结果总体令人满意。并发症的总体发生率少于 5%，包括复发脱位、腓肠神经瘤、感染和持续性肿胀或疼痛。骨阻断术和截骨术后可能发生内固定相关并发症及移植物吸收。

胫后肌腱功能不全

胫后肌腱功能不全（posterior tibial tendon dysfunction，PTTD）虽然是发生于胫后肌腱的病变，但其成因与足、踝部的多种畸形有关。病变不仅局限于胫后肌腱，也累及足弓。支撑足弓的韧带功能丧失，无论发生于胫后肌腱功能障碍出现之前、期间或之后，都会引发足部畸形。畸形本身，特别在其晚期阶段，会引起疼痛和无力。

发病机制

病因和流行病学

没有某一特定因素能被确定是引发胫后肌腱功能不全（PTTD）的病因。PTTD 通常也称作胫后肌腱功能不良，或成人获得性扁平足。PTTD 的出现未必与特定损伤有关，常为一个逐渐退变的过程。在内踝，胫后肌腱与舟骨结节之间存在一乏血管区。通常，这种情况发生在扁平足患者。理论上讲，这会给肌腱及韧带增加额外的应力，肌腱由此发生病变和畸形。这种情况通常发生于女性，平均年龄在 50～60 岁（图 8.32）。

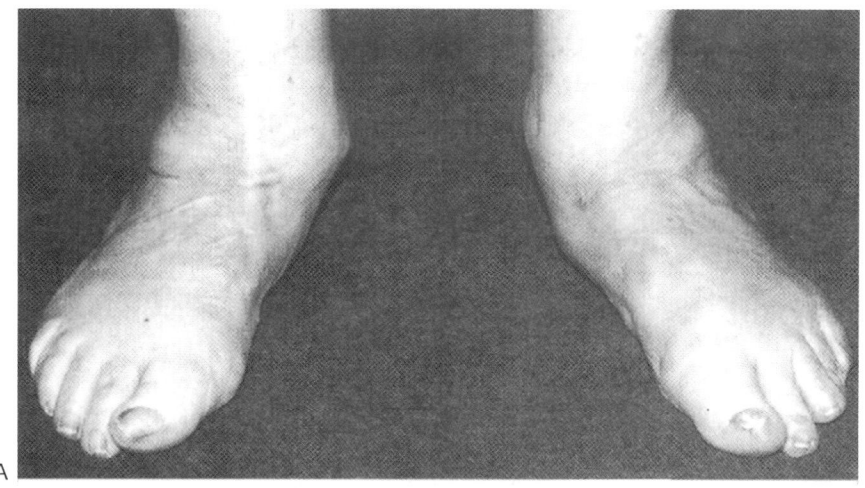
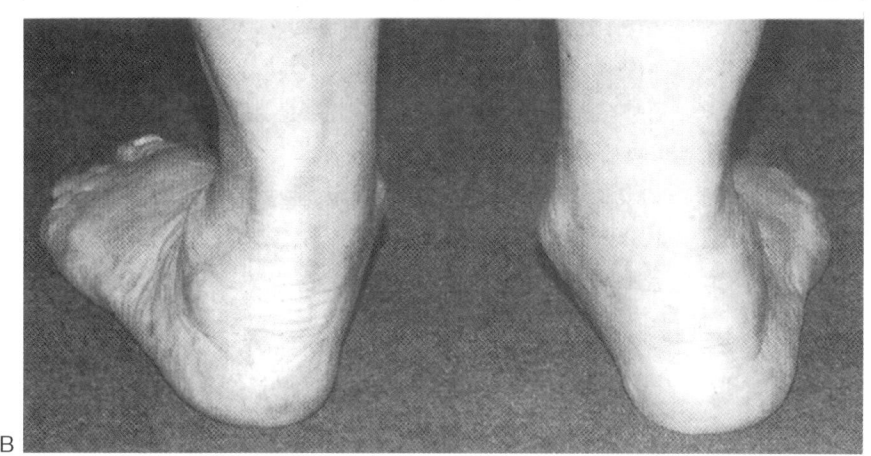

图 8.32 患者足正面（A）及后面（B）观。前足外展，足跟外翻，可见"多趾征"。（Reproduced with permission of Lin SS, Lee TH, Chao W, et al. Nonoperative tibial tendinitis. Foot Ankle Clin 1996; 1: 261-277.）

胫后肌和肌腱的力量为下肢第二强，且收缩距离短。因此，当肌腱发生退变和拉伸时，可发生此关键内翻结构（当足跟抬起时锁定后足）的功能明显丧失。足部没有好的内翻功能时，包括邻近的跟舟足底韧带复合体在内的内侧韧带会发生更多的劳损。跟舟足底韧带复合体包括直接与胫后肌腱相邻的内侧部和距舟关节的足底部分。该韧带功能异常和周期性负重最终导致平足畸形逐步进展。相反，当跟舟足底韧带复合体首先损伤或在反复应力下功能下降，则扁平足畸形会对胫后肌腱施加更大的负荷。

无论先发生哪种情况，当平足畸形出现时，跟骨出现外翻并且跟腱发挥有限的内翻作用。当跟骨外翻到一定程度时，跟腱会产生强力的外翻作用。这将导致腓肠肌-比目鱼肌这一下肢最强力的肌群产生变形力量。跟骨外翻后，腓肠肌-比目鱼肌复合体常处于收缩状态。必须评估其紧张程度，若存在明显的挛缩，则手术矫形时必须予以延长。韧带紧张和功能丧失可发生在足弓的任何部位，包括第1跖跗关节和舟楔关节。

分型

胫后肌腱功能不全可分为四期，如表8.5所示。

诊 断

体格检查和病史

临床表现

■ 诊断胫后肌腱功能不全常依据体格检查。

■ 对第Ⅰ期，以及第Ⅱ期的大多数患者而言，患者因后足后内侧、内踝远端下方的胫后肌腱走行区疼痛而就诊。

■ 查体时肌腱可有触痛。

■ 患者可有疼痛和（或）无法单足提踵。

■ 单足提踵试验是诊断胫后肌腱功能不全最为敏感的阳性体征。从后侧观，应当注意足跟抬起后是否内翻。

■ 胫后肌腱功能不全患者常主诉疼痛和肌力减弱，可以单足提踵，但常内翻不足或较对侧弱。

■ 随着病情进展及肌腱功能逐渐减弱，足内侧疼痛

表 8.5 胫后肌腱功能不全分期

分期	描述
Ⅰ	肌腱退变或撕裂，但无畸形。患者多早已存在平足畸形
Ⅱ	肌腱退变，可复性畸形
A（早期）	足跟外翻，伴足弓轻-中度低平；>35%距舟关节未覆盖
B（晚期）	足弓明显塌陷，常合并中足经距舟关节的外展，>35%距舟关节未覆盖
Ⅲ	三关节复合体固定性畸形，不可被动矫正
Ⅳ	上一类型并伴有距骨相对于踝穴外翻倾斜，由三角韧带逐渐失效所致

和触痛可出现暂时消失的假象。
- 患者可能有一个症状相对缓解期，除非他们意识到肌力减弱或足弓无力。
- 随着畸形加重，外踝尖外侧和距下关节外侧因发生骨性撞击而出现疼痛和触痛。
- Ⅱ 期晚期及 Ⅲ 期的患者有更为严重的扁平足畸形，伴有一定程度的足弓旋前。MRI 可见肌腱炎、肌腱纵向撕裂，甚至可出现肌腱完全断裂（罕见）。MRI 并非确诊的必要检查。
- 作为胫后肌腱功能不全患者病情评估的一部分，必须评估腓肠肌-比目鱼肌复合体的紧张程度。
  □ 患者取坐位，后足置于中立位，将舟骨复位于距骨头上，分别于伸膝（评估腓肠肌、比目鱼肌的紧张度）与屈膝（评估比目鱼肌的紧张度）时被动背伸踝关节。
  □ 大多数患者的跟腱挛缩为单纯的腓肠肌紧张。
  □ 无论腓肠肌还是比目鱼肌挛缩，可行经皮跟腱延长术（优点：快、外观好；缺点：腓肠肌、比目鱼肌肌力减弱，且有可能导致跟腱过长）。
  □ 对于单纯的腓肠肌挛缩，通常选用腓肠肌松解术。

治 疗

Ⅰ 期

手术适应证和禁忌证

Ⅰ期患者的手术适应证包括：腱鞘炎或肌腱部分撕裂，伴持续 3~6 个月以上疼痛，且经保守治疗无效。对于罕见的肌腱完全断裂，强烈建议立即手术治疗。保守治疗包括行足部支撑，最常用的是可穿脱的矫形靴（图 8.33）。这些矫形靴一般使用 6 周，但是还可以延长使用时间以减轻不适。必须提醒患者，即使肌腱处的疼痛与压痛减轻，也应注意自我监护并回医院复诊，以确定畸形不再进展。同时向患者说明畸形进展的后果，比如需要接受更大的手术，且不能获得很好的功能改善。

对于仍然存在疼痛或畸形进展的患者，应考虑手术治疗。这些患者通常会有肌腱区的持续性压痛，但由于大多数患者仅为肌腱部分撕裂和拉长，因此常可保留一部分内翻肌力。手术包括转移趾长屈肌腱以增强或替代撕裂的胫后肌腱。如果肌腱退变的范围小于横断面积的 50%，可选择保留肌腱的连续性并切除病变部分。如果需要做肌腱移位，则可将趾长屈肌腱转移至舟骨的内侧面。可以联合跟骨内移截骨术以降低肌腱移位术后的负荷，并阻止合并明显后足外翻畸形的患者畸形进一步加重。截骨术从静态上有助于改善足弓的排列，从动态上可以通过内移跟腱起点使跟腱发挥更好的内翻作用。一定要注意将足跟力线置于胫骨的长轴上，且不要过度矫正而导致跟骨内翻。

评估Ⅰ期患者时，MRI 扫描有助于评价肌腱变性的程度，或鉴别有腱鞘炎但是没有肌腱撕裂或退变的罕见病例（图 8.34）。如果只有腱鞘炎，正确的处理是进一步保守治疗，如果有必要，可以后期再行腱鞘切除术。胫后肌腱腱鞘切除术是一种很少做的手术，因为保守治疗失败的患者大多有不同程度的肌腱变性或部分撕裂。

手术方法（图 8.35）

- 在内踝到舟骨之间，经胫后肌腱表面做一内侧切口。
- 显露肌腱，仔细探查其内、外侧缘。
- 撕裂或退变常延伸至内踝水平。可将切口延长至内

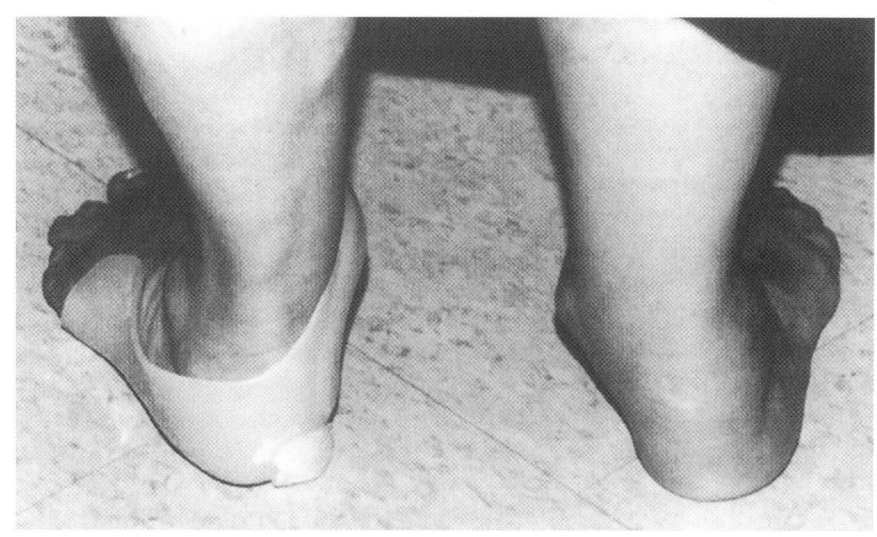

图8.33 加利福尼亚大学生物力学实验室应用支具（UCBL）置于足底内侧，治疗左侧II期PTTD，矫正了后足外翻，恢复正常对线。与之相比，右足示僵硬的后足外翻及前足外展畸形。（Reproduced with permission of Lin SS, Lee TH, Chao W, et al. Non-operative tibial tendinitis. Foot Ankle Clin 1996; 1: 261-277.）

- 将舟骨钻一骨孔，如果术者在Henry结节近端取肌腱，则将肌腱由跖侧向背侧穿过骨道并固定。如果术者在更远的地方取肌腱，则可将肌腱固定于舟骨背侧的软组织上。
- 将足置于中立与内翻之间的位置，仔细调整转位肌腱的张力，使足可以在转位肌腱未紧张的前提下恢复至中立位。
- 在固定肌腱之前行跟骨内移截骨术。在跟骨后方腓肠神经后面做一斜行切口完成截骨。
- 注意不要将伤口延长至跟骨以上的水平，通过牵拉皮肤以保护腓肠神经分支不受损伤。
- 行骨膜下剥离，钻入1枚导针以标记截骨的位置。可在透视下检查导针位置以评价截骨线的水平。
- 截骨线应与足外侧缘呈45°。
- 当跟骨内侧被小心地截断后，使用撑开器牵开截骨端并牵引内侧软组织，以便截骨端更容易向内侧移动。
- 截骨端内移的程度取决于足的对线。目标是将跟骨置于踝关节中心，即跟骨处于胫骨长轴的下方，消除过多的外翻。但在一般情况下，截骨端会向内移动8~12mm。
- 以克氏针或导针临时固定截骨端，将足置于中立位抬起小腿，分别从前方、后方观察，从后方检查跟骨与下肢和踝关节的对线情况。
- 随后以1枚或2枚空心螺钉或其他方式固定截骨端，检查足的侧位和前后位X线片以确保螺钉位于跟骨前部。可以用大的空心松质骨螺钉固定，但其钉尾过于突出是个问题。

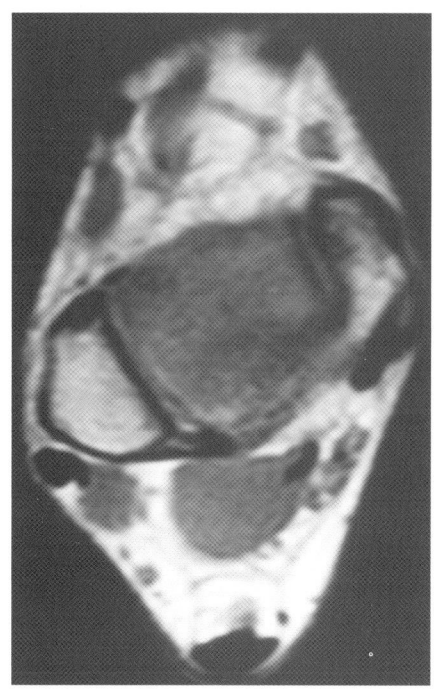

图8.34 踝关节MRI扫描T1加权像，轴位，示胫后肌腱撕裂，伴腱鞘周围积液。

踝水平以上，以探查肌腱近端。通常保留1~2cm完整的屈肌支持带。如果退变面积不超过肌腱横截面的50%，则可行修复手术。
- 行屈肌腱转位术时，在胫后肌腱下方距舟关节的内侧面找到趾长屈肌腱，向远端游离。
- 通常可以保留踇长屈肌腱与趾长屈肌腱之间远端的腱联合，或在必要情况下，可以将两条肌腱的远端固定在一起，并在跖跗关节水平获取趾长屈肌腱。

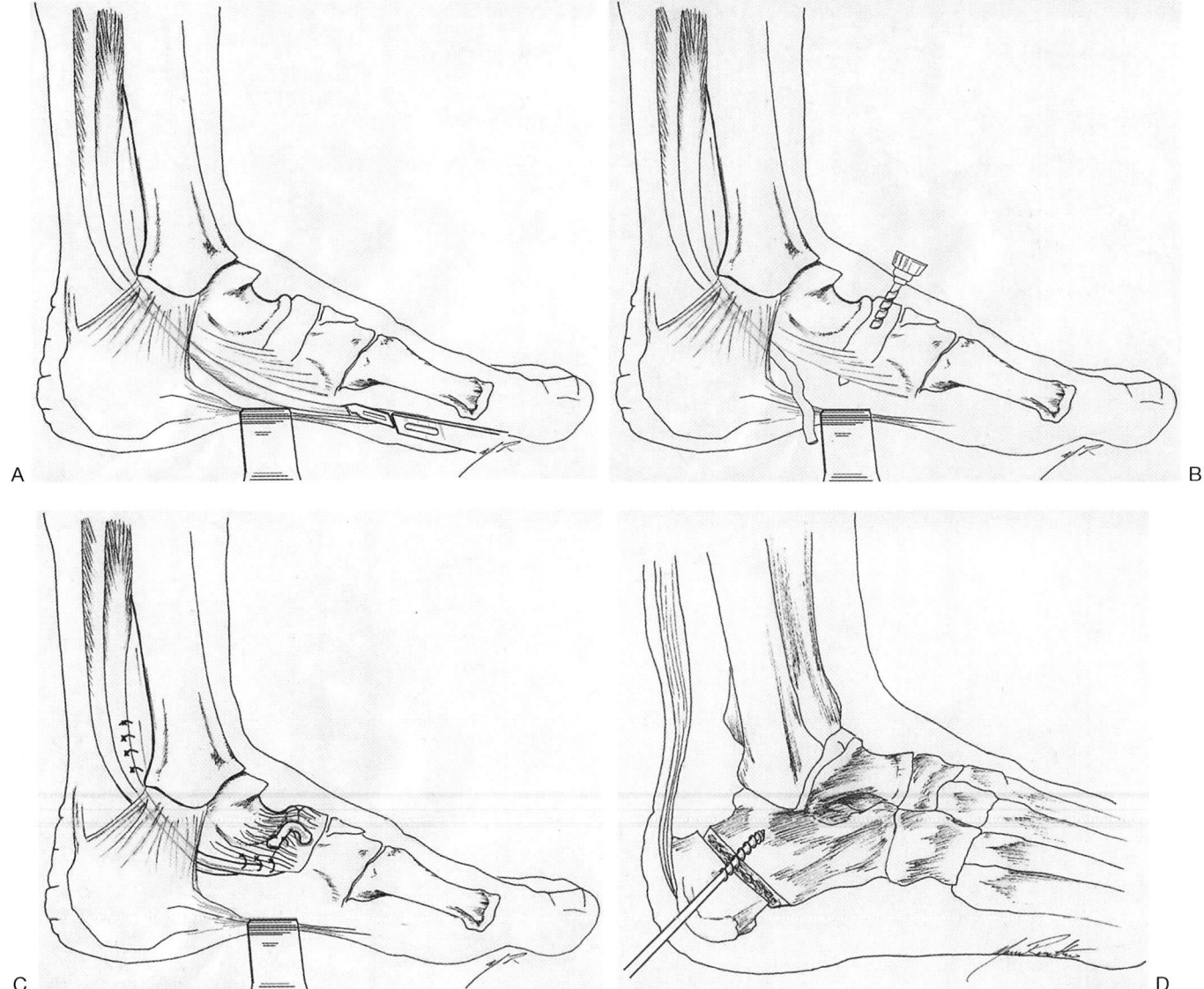

图 8.35 胫后肌腱重建同时行跟骨内移截骨术。(A) 松解趾长屈肌腱；(B) 舟骨钻孔以行趾长屈肌腱转位；(C) 将趾长屈肌腱转位至舟骨；(D) 跟骨内移截骨并置入内固定物。

- 将外侧突起和截骨端边缘削成斜面，因为消肿后此处会变得突出且不舒服。

术后处理

患者于术后 4～6 周内穿戴免负重石膏或足靴。6 周后可逐渐恢复至完全负重，10～12 周时可以开始穿矫形鞋。在最初 4 个月内，仅可以做轻微的内翻动作，一旦肌腱完全愈合，即可开始强化锻炼。

结 果

Ⅰ期患者的足内侧疼痛常会在术后获得明显减轻，如果足的对线恢复较好，畸形一般不再进展。术后 4～5 个月时，部分患者，尤其是那些在肌腱愈合后行物理治疗的患者，可恢复体育运动，如跑步，并恢复很好的内翻力量。部分患者由于力量恢复不完全，而不能行高强度的运动，比如跑步、跳跃。转位后的肌腱产生的内翻肌力虽不及正常足，但仍有助于平衡内翻肌力以对抗腓骨短肌。

并发症

潜在并发症包括截骨矫正不足或矫枉过正，这些可通过术中仔细评估予以避免。另外还可以避免趾长屈肌腱转位至舟骨后张力过大或张力不足。手术结束后，应能将足置于中立位，并且对线良好。可从跟骨截骨处取一骨块，作为骨栓植入舟骨，以促进植入的肌腱早期愈合。

Ⅱ期

手术适应证和禁忌证

对于Ⅱ期患者（有进行性可复性畸形合并胫后肌腱功能不全），强烈建议行手术治疗。长期穿戴支具是有效的治疗手段，但合并明显畸形的患者病情仍然会进展。畸形加剧的概率变异度较大，因此需要密切随访。畸形越严重，手术就越复杂，且术后满意度越低。有手术禁忌证或者不愿手术的患者可以采取保守治疗。AFO是一种选择，但有铰链并带有足弓支撑的踝关节定制支具（如短关节AFO）的耐受度更好。从踝关节上方到中足的增强型皮质系带支具（如Arizona支具）虽然限制了活动度，但一些患者耐受得更好。使用这些支具后，仍然要告知患者畸形仍有进行性加重的可能，因此需要定期复查。

处于Ⅱ期早期的患者，足正位X线片显示距舟关节未覆盖区小于30°～40°，其手术治疗仍存在争议。如果患者存在足弓中度旋前，跟骨轻-中度外翻及舟骨相对于距骨头有轻微的向外侧半脱位，那么行跟骨截骨和肌腱转位术即可提供足够的疗效。应该认真检查患者是否存在第一序列抬高及跟腱挛缩。如果第1跖楔关节存在明显不稳定，应考虑行该关节的融合术。如果不稳定没有那么严重，则可行内侧楔骨开放楔形截骨术（Cotton截骨术）。

合并足过度外展和距舟关节下陷导致足弓严重扁平，及负重正位X线片可见足外展的Ⅱ期患者，其治疗存在更多的争议。许多医生选择不同类型的跟骨外侧柱延长术，而另外一些医生会选择轻度矫形或直接融合距舟关节与距下关节。手术的总体目标在于最大限度保持功能的前提下，矫正足的对线。注意应充分矫正足的畸形。跟骨外侧柱延长术可在跟骰关节近端或通过跟骰关节进行。在跟骰关节的近端做跟骨外侧柱延长（Evans手术）更容易愈合，且很少出现不愈合。而接受Evans手术的患者出现外侧柱僵硬及足底外侧疼痛的概率更低。维持这些患者足部正常的被动外翻活动非常重要。由于担心发生跟骰关节炎，一些医生转而采用经跟骰关节撑开融合术。但据迄今为止的研究资料，接受Evans手术后的患者几乎没有需要再次行融合手术的。

手术方法

- Evans手术采用位于跟骨前方经腓骨肌腱表面的纵行切口。
- 小心地将腓肠神经牵至跖侧，行骨膜下剥离显露跟骨前方，再将腓骨肌腱牵向下方外侧。
- 截骨线位于跟骰关节近端1.5 cm处，首先用克氏针标记定位，然后透视检查。垂直于足底截骨。另一种很好的方法是采用不完全截骨术。
- 小心折断截骨面的内侧面。然后，将近、远端骨块分别穿入钢针，并用椎板撑开器或Hintermann撑开器将截骨面楔形撑开至理想的程度。
- 术中取前后位观察患足，避免矫正过度或者矫正不足。另外，一定要在术中伴随着截骨端的逐渐牵开评价外侧柱的僵硬程度。植入的过大的骨块会导致外侧柱僵硬，引发术后出现更多足外侧症状。
- 植入骨块的大小可介于5～10 mm之间，6～8 mm最常用。
- 一些术者在做跟骨外侧柱延长的同时做内移截骨术，以处理更为严重的畸形。
  □ 如果同时采用上述两种术式，则避免矫枉过正尤为重要。
  □ 首先固定延长的外侧柱，然后根据需要通过截骨将跟骨内移至合适的位置，以确保跟骨位于踝关节中心的下方。
- 行跟骰关节牵开融合术，首先要在跟骰关节处制造一个平整的表面，植入大小合适的三皮质自体骨或异体骨移植物，并用H形接骨板之类的内固定材料加压固定，以避免不愈合。
- 已有一些研究发现使用异体骨进行跟骨外侧柱延长后有不愈合的风险，因此我们主张使用三皮质自体髂骨。
- 对于非常严重的可复性畸形病例，可能需要做额外的手术。松解距舟外侧关节囊可使得跟骨外侧柱延长术获得更好的矫正效果。另外，对于跟舟足底韧带严重薄弱的病例，可进一步使用异体骨进行跟骨外侧柱延长，以改善对线。欲行此手术的患者必须有良好的三关节活动度。最后，对于后足严重外翻且踝穴外翻倾斜的患者，可能需要做三角韧带重建以改善三角韧带功能不足。
- 其他类型的融合术式将在Ⅲ期患者的治疗中加以描述。

术后处理

无论采用 Evans 手术或者跟骰关节融合术中的哪种来延长跟骨外侧柱，患者术后 8 周内均不能负重。但对于采用不完全截骨术的患者，可适当提前负重。

跟骨延长术后 6 周，患者可以拆掉石膏，改用可拆卸的足靴。行跟骰牵开融合术的患者，术后石膏固定时间略长，可在第 8 周开始负重。拆除石膏后，开始进行三关节活动度训练，可以做内翻和轻柔的外翻运动，以逐渐恢复足趾的力量。

结果

处于 Ⅱ 期早期的患者，手术之后常可保持三关节复合体良好的活动度。虽然患者可能还不具备完全的内翻力量，但会有主动内翻动作。患者会发现足部存在轻微的僵硬、无力，及内、外侧的某些不适，但这些主诉一般程度都很轻微。处于 Ⅱ 期晚期的患者会觉得活动度及内翻力量恢复欠佳，但只要矫形满意且保留了良好的内、外翻活动度，就可以接受。跟骨外侧柱延长或融合术后，患者常有某种程度的足外侧不适及僵硬感，会影响到跑步之类的休闲运动。可通过术中仔细选择植入骨块的大小而将这些不适降至最低。大部分患者能够舒适地走路锻炼，且足部功能大体良好。对他们而言，手术的目标是尽量减少僵硬但要充分纠正对线不良。

除了在此病 Ⅰ 期中所提到的并发症外，Ⅱ 期患者中矫正不足和矫枉过正的发生率更高。虽然骨不愈合在其他术式中很少发生，但在跟骰关节牵开融合延长跟骨外侧柱的手术中，发生率却很高，Evans 手术也可发生不愈合。跟骰关节不融合需要更长时间的石膏固定，然而会发生植骨塌陷和矫形失败。总的来看，跟骰关节融合术不会像距下关节和距舟关节融合手术那样限制活动，但运动功能丢失却还是比 Evans 术式要多。

Ⅲ 期

手术适应证和禁忌证

畸形严重但疼痛较轻的患者可以采用保守疗法，应用系带踝支具。许多患者选择不带这种系带支架的矫形靴，虽然其支持力度较小。除医疗禁忌证以外，另一禁忌证是患者对手术抱有不切实际的期望。需要行距舟和距下关节融合的患者，不应期望恢复任何形式的跑步等运动功能，一些患者可能走路锻炼也会有困难。距舟关节融合或三关节融合术后的患者在崎岖路面行走或长时间行走后也会有不适。这些关节的融合术只能认为是保留患者行走功能的补救措施。

手术方法

真正的固定性畸形患者，即使在麻醉下，也不会恢复很好的内翻功能。为了矫正畸形，必须行关节囊松解及后足融合术。后足关节融合的数目取决于矫正对线的需要。矫正对线的关键在于距舟关节，因为该关节在很大程度上决定了三关节复合体的位置。

- 距舟关节融合采用经距舟关节上方的前内侧切口，清理关节并保持关节面正常的曲线。
- 即使可能只行单独的距舟关节融合术，为了增加稳定性而不额外牺牲活动度，手术也常涉及跟骰关节。对跟骰关节的手术，采用经腓骨肌腱表面的外侧纵行切口，可以清理关节，但不明显缩短外侧柱。
- 手术大都不需要通过跟骰关节延长跟骨外侧柱，因为内侧的位置调整和短缩常能使这些关节对位良好。
- 距下关节如果没有关节炎，并且能在其他两个关节矫正以后处于良好的位置，就没有必要对其融合。仅在畸形非常严重时才有必要融合距下关节。
- 重要的是将足融合于跖行位。
  □ 这意味着，足中立位时，第一序列没有抬高，后足处于中立位置，即在胫骨与踝关节的正下方。
  □ 舟骨应准确地置于距骨头的中心，既没有因矫枉过正导致内翻，也不存在矫正不足。
- 有时，在一些严重畸形患者中，即便在距舟与跟骰关节融合后又融合了距下关节，仍可能遗留跟骨外翻畸形。
- 如前所述，可在同一次手术中增加跟骨内移截骨术，以进一步矫正足跟畸形。
- 如行跟骨内移截骨，应先行三关节融合术，并评估矫形的程度。如果确定仍有必要进行跟骨内移截骨，则于最后完成。
- 最后做固定时，应先固定距舟关节，然后固定距下关节，确定跟骨已经旋回距骨下方十分重要。

最后再将跟骨调整至踝关节下方并固定跟骨截骨。
- 可用后方螺钉同时固定跟骨内移截骨线和距下关节。
- 避免过度外翻非常重要，可防止术后三角韧带因应力过大而失效。
- 常使用加压螺钉或者加压 U 形钉固定融合的关节。
- 每个关节的固定都很重要，但是距舟关节不愈合最为常见。
- 应非常仔细地清理这些弯曲的关节面，以达到关节良好的加压固定。
- 如果距舟关节也做了融合，则采用 1 枚螺钉固定距下关节即可。距舟关节常用 2 枚螺钉，或 1 枚螺钉加 1 枚 U 形加压钉固定。距舟关节的加压十分重要。对于跟骰关节的固定，使用 1~2 枚螺钉，或 2 枚 U 形钉都可以。使用锁定加压接骨板固定也可以。
- 手术的目的在于将足融合于解剖、跖行位，达到关节对位良好并加压。

术后处理

患者术后免负重 6~8 周。如果 X 线片显示位置很好且有融合的早期迹象，则可在以后的 4~6 周中逐渐开始负重，并于术后 12 周拆除石膏。若早期愈合，可使用可穿脱的足靴代替石膏，再穿戴 1 个月，直至患者可穿普通的鞋。

结果和预后

三关节融合术可以明显减轻患者的疼痛，并显著改善其行走功能。一些患者很有活力，但是可能走路锻炼受限，很少能恢复跑步等活动。

并发症

后足融合的并发症包括不愈合和畸形愈合。正确的操作方法能减少并发症的发生。术中正确判断足的位置十分重要，通过视觉检查足跟和前足的排列，并用术中透视或 X 线确定关节的位置。原位融合若残留明显畸形则不能接受。尽管患者术前可能距骨对线良好，恰位于踝穴下方，但有时由于三角韧带薄弱，可逐渐出现距骨相对于踝穴外翻，尤以足部畸形未完全矫正者为甚。术中应特别小心以确保手术结束时第一序列没有抬高，且足跟外翻矫正良好。

Ⅳ 期

手术适应证和禁忌证

Ⅳ 期的手术选择有限。仅有少量 Ⅳ 期患者采用手术治疗纠正了踝穴内的距骨倾斜。这些患者都尽可能地使用踝关节支具或 AFO 治疗。用三关节融合术治疗踝穴内距骨显著外翻倾斜的病例，有很高的发生踝关节水平进展性畸形的风险。一旦畸形进展，最常出现关节炎。治疗关节炎和矫正踝关节对线不良的最可靠方法是行踝关节融合术，然而术后患者距骨周围融合会使活动受限相当严重。这种手术只能用于术前甚至不能轻微活动的患者。对于存在可复性畸形，但是踝穴内距骨明显外翻倾斜的患者，应考虑纠正可复性畸形而不行三关节融合术。然而，踝穴内的畸形仍然可以进行性加重。本章主要笔者（J.T.D）行重建三角韧带技术的短期随访，其证据表明，如果足部畸形矫正良好，这项技术在一些患者身上是成功的。

对于不能走路且行支具固定后不能走路的患者，可以考虑手术治疗。因为要融合许多关节，而且位置正确十分关键，因此需要做距骨周围融合术。

手术方法

- 首先可以按前述方法将足固定于在合适的位置。
- 然后融合踝关节，最常采用经腓骨的外侧入路，以加压螺钉固定。
- 如果患足仍有外翻，或当存在明显的固定失败可能性时，可以考虑使用外侧接骨板或逆行钉固定。

术后处理

距骨周围融合的患者因杠杆力臂大造成愈合困难。因此，在出现良好的骨性愈合证据前，患者应一直避免负重。这个过程可能超过 8 周。一旦开始愈合，就使用可拆卸的石膏靴。由于僵硬，患者更愿意穿运动鞋或有摇椅底及缓冲垫的鞋。

结果和预后

距骨周围融合的效果有限。患者虽然能走，但足部僵直，且行走过多会不舒服。从功能上来说，结果近似于功能良好的膝下截肢患者。一些患者三角韧带功能尚可，可行全踝关节置换术，但如果三角韧带薄弱，则存在三角韧带失效的风险，必须保持患足在踝关节下良好的对线。

不同分期胫后肌腱功能不全的治疗方法见流程图 8.5。

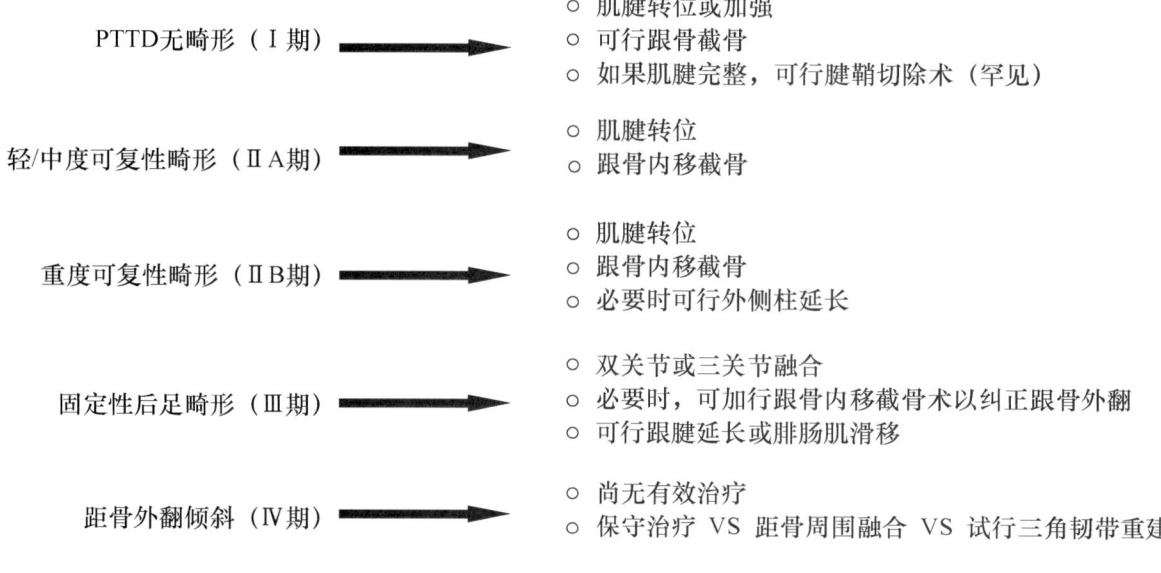

流程图 8.5 根据临床分期治疗胫后肌腱功能不全（PTTD）。

（沈松坡 译 李淑媛 张建中 校）

推荐阅读

Abraham E, Pankovich AM. Neglected rupture of the Achilles tendon. Treatment by V-Y tendinous flap. J Bone Joint Surg Am 1975;57:253–255.

Cetti R, Christensen SE, Ejsted R, et al. Operative versus nonoperative treatment of Achilles tendon rupture. A prospective randomized study and review of the literature. Am J Sports Med 1993;21:791–799.

Deland JT. Posterior tibial tendon dysfunction in clinical orthopedics. Philadelphia: Lippincott Williams & Wilkins, 1999:883–890.

Eckert WR, Davis EA. Acute rupture of the peroneal retinaculum. J Bone Joint Surg Am 1976;58:670–672.

Ellis SJ, Williams BR, Wagshul AD, et al. Deltoid ligament reconstruction with peroneus longus autograft in flatfoot deformity. Foot Ankle Int 2010;31(9):781–789.

Escalas F, Figueras JM, Merino JA. Dislocation of the peroneal tendons. Long-term results of surgical treatment. J Bone Joint Surg Am 1980;62:451–453.

Griend RV. Lateral column lengthening using a "Z" osteotomy of the calcaneus. Tech Foot Ankle Surg 2008;7(4):257–263.

Haddad SL, Mann RA. Flatfoot Deformity in Adults. In: Surgery of the Foot and Ankle. St. Louis: Mosby, 2007:1007–1085.

Hamilton WG, Geppert MJ, Thompson FM. Pain in the posterior aspect of the ankle in dancers. J Bone Joint Surg Am 1996;78:1491–1499.

Heckman DS, Reddy S, Pedowitz D, et al. Operative treatment for peroneal tendon disorders. J Bone Joint Surg Am 2008;90:404–418.

Jacobs D, Martens M, Van Audekercke R, et al. Comparison of conservative and operative treatment of Achilles tendon rupture. Am J Sports Med 1978;6:107–111.

Johnston E, Scranton P Jr, Pfeffer GB. Chronic disorders of the Achilles tendon: results of conservative and surgical treatments. Foot Ankle Int 1997;18(9):570–574.

Kolettis GH, Micheli LJ, Klein JD. Release of the flexor hallucis longus tendon in ballet dancers. J Bone Joint Surg Am 1996;78:1386–1390.

Larsen E, Flink-Olsen M, Seerup K. Surgery for recurrent dislocation of the peroneal tendons. Acta Orthop Scand 1984;55:554–555.

Mandelbaum BR, Myerson MS, Forster R. Achilles tendon ruptures. A new method of repair, early range of motion, and functional rehabilitation. Am J Sports Med 1995;23:392–395.

McLennan JG. Treatment of acute and chronic luxations of the peroneal tendons. Am J Sports Med 1980;8:432–436.

Myerson MS. Adult acquired flatfoot deformity. J Bone Joint Surg Am 1996;78:780.

Ouzonian TJ, Anderson R. Anterior tibial tendon rupture. Foot Ankle Int 1995;16(7):406–410.

Patten A, Pun WK. Spontaneous rupture of the tibialis anterior tendon: a case report and literature review. Foot Ankle Int 2000;21:697–700.

Pomeroy GP, Manoli A. A new operative approach for flatfoot secondary to tibialis posterior tendon insufficiency: a preliminary report. Foot Ankle Int 1997;18:206.

Pomeroy GP, Pike R III, Beals TC, et al. Acquired flatfoot in adults due to dysfunction of the posterior tibial tendon. J Bone Joint Surg Am 1999;81:1173–1182.

Puddu G, Ippolito E, Postacchini F. A classification of Achilles tendon disease. Am J Sports Med 1976;4:145–150.

Schepsis AA, Wagner C, Leach RE. Surgical management of Achilles tendon overuse injuries. A long-term follow-up study. Am J Sports Med 1994;22:611–619.

Scholten PE, Sierevelt IN, van Dijk CN. Hindfoot endoscopy for posterior ankle impingement. J Bone Joint Surg Am 2008;90:2665–2672.

Sobel M, Geppert MJ, Olson EJ, et al. The dynamics of peroneus brevis tendon splits: a proposed mechanism, technique of diagnosis, and classification of injury. Foot Ankle 1992;13:413–422.

Sobel M, Pavlov H, Geppert MJ, et al. Painful os peroneum syndrome: a spectrum of conditions responsible for plantar lateral foot pain. Foot Ankle Int 1994;15:112–124.

Van Dijk CN, de Leeuw PA, Scholten PE. Hindfoot endoscopy for posterior ankle impingement. Surgical technique. J Bone Joint Surg Am 2009;91(suppl 2):287–298.

Wapner KL, Pavlock GS, Hecht PJ, et al. Repair of chronic Achilles tendon rupture with flexor hallucis longus tendon transfer. Foot Ankle 1993;14:443–449.

Zielaskowski LA, Pontious J. Extensor hallicus longus tendon rupture repair using a fascia lata allograft. J Am Podiatr Med Assoc. 2002 Sep;92(8):467–470.

第 9 章
足跟及跟骨下疼痛

KEITH L. WAPNER

引 言

足跟疼痛是骨科医师经常面临的问题。治疗的成功依赖于仔细回顾病史及系统查体后对疼痛原因的正确鉴别，并随后开始制订恰当的治疗方案。应告知患者，在治疗的同时继续活动是不太现实的。由于症状缓解所需时间较长，患者和医生往往都会感到沮丧。大部分专家建议在考虑手术治疗前先行 6~12 个月的保守治疗。足跟痛可分为两种：跟骨下疼痛和足跟后疼痛综合征。尽管所有骨科医生都很熟悉跟痛症这一名词，但是往往并不能完全理解其中的区别。

足跟后疼痛

引 言

引起跟骨后方疼痛的原因很多，应通过询问病史及查体将其与跟骨下疼痛相区分。跟骨后上方的疼痛可由如下因素引起：

- 跟骨后滑囊炎。
- 跟骨后上隆突增大，即所谓的 Haglund 畸形（图 9.1）。
- 止点性跟腱炎。
- 皮肤与跟腱之间出现炎性滑囊（图 9.1）。

上述任一因素可单独存在，也可相互复合表现为综合征。仔细分析患者主诉及客观查体结果是得出正确诊断的关键。

发病机制

病因学

增大的跟骨后上突（Haglund 畸形）与跟腱止点处的纤维相撞击，造成对骨性隆突与跟腱纤维的激惹。跟骨后骨性隆突增大引起止点性跟腱炎、跟后滑囊炎和跟腱后滑囊炎，这些共同构成 Haglund 综合征。与 Haglund 综合征伴发的跟腱炎，通常恰好位于跟腱在跟骨后部的止点处或稍上方，而不在更靠近端的位置。跟腱在此区域内的钙化是肌腱退行性变并钙化的代表。跟腱病变可分为止点性功能障碍和非止点性功能障碍。止点性跟腱炎发生于跟腱附着部及其周围，可能与 Haglund 畸形或跟腱内部骨赘形成有关。持续的内在负荷引起跟腱的生物学紊乱可能是止点性跟腱炎的成因，而跟骨后滑囊炎则是由跟骨后突与跟腱撞击产生。跟腱后皮下滑囊炎，是跟腱与其表面皮肤之间出现的滑囊炎症，常常由鞋帮与跟骨后隆突摩擦所致。本病较常见于女性，而少见于运动员中。

流行病学

跟骨后滑囊炎好发于年轻人（30 岁左右），而伴有骨赘形成的止点性跟腱炎则好发于年龄更大的人群。

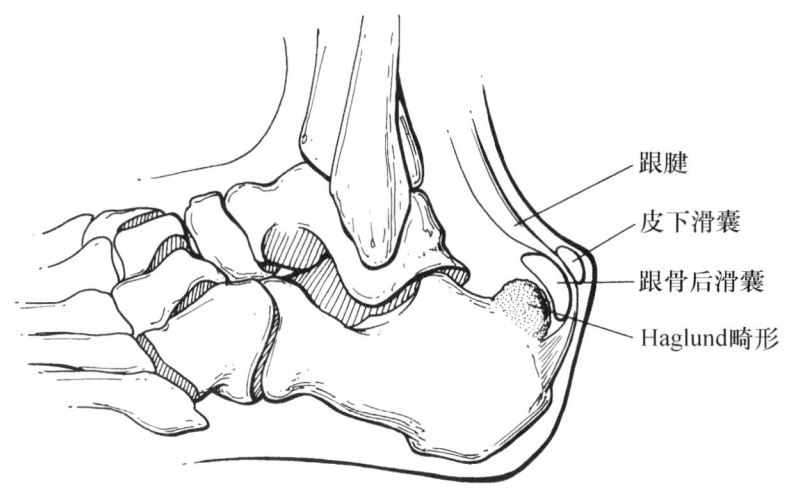

图 9.1 示 Haglund 畸形，跟骨后滑囊位于跟骨后上隆突与跟腱之间，皮下滑囊位于跟腱与皮肤之间。(From Wapner KL, Bordelon RL. Foot and ankle: heel pain. In: DeLee JC, Drez D Jr, Miller MD, eds: DeLee and Drez's Orthopaedic sports medicine: principles and practice, 2nd ed, Vol 2. Philadelphia: Elsevier, 2003: 2447.)

解剖学

跟腱止于跟骨后方的后内侧部。跟骨后滑囊位于跟腱与跟骨后上结节之间，位置恒定。足踝背伸时跟骨后滑囊压力增大，跖屈时减小。就其解剖而言，跟骨后方表面的纤维软骨构成了跟骨后滑囊的前囊壁，而其后囊壁与跟腱的薄腱鞘难以区分。跟骨后滑囊是位于跟骨后上方的一个盘状结构，前方凹陷，像帽子一样盖在跟骨上。该滑囊位于踝关节轴线和跟腱止点之间相对恒定的位置。如果跟骨后突不凸起，那么在踝关节背伸时，踝关节轴线和跟腱止点间的距离会缩短，造成力臂缩短，进而影响腓肠肌功能。因此，跟骨后突类似于一个杠杆支点，可保证足背伸或跖屈时，腓肠肌群作用于跟腱的张力保持稳定。

跟骨后上结节的形态可能为凸起过度、正常或凸起不足。跟骨 X 线解剖学中，其侧位片上存在以下解剖标志：

- 跟骨的跟距关节面标志着跟骨后侧面的最近端。
- 滑囊投影在跟骨后结节的上方。
- 跟骨后结节的后方为跟腱止点。
- 跟骨内侧结节是跖腱膜中央束的止点。

病理生理学

跟骨后疼痛综合征通常与伴有跟骨内翻的高弓足有关。这些因素综合起来会导致足部不能正常背伸。跟骨后隆突的存在增大了跟腱与鞋帮间的压力，因而更易出现疼痛。跟骨后滑囊炎通常出现在由于距下关节的异常活动和冠、矢状面关系异常造成代偿性后足内翻、代偿性前足外翻及第一跖列跖屈畸形的情况下。后足内翻使跟骨更加垂直，因而使跟骨后上结节更加突出。

跟腱断裂常发生于跟腱止点近端 2～6 cm 处的乏血供及营养区。这是与跟骨后滑囊综合征相关的一项很重要的发现，因为这类典型的跟腱炎多发生于跟骨后滑囊综合征部位的近侧。这也提示止点性跟腱炎是由于足部的畸形或跟骨后隆突增大造成的撞击产生，而非缺血所致。

诊 断

病史与查体

病史通常包括如下几条：

- 跟骨后方缓慢发作的钝痛，于运动后或穿特定的鞋后加重。
- 由坐位起立后，或清晨起床后出现疼痛。
- 跟腱止点处逐渐出现肿胀。

临床表现

- 沿跟腱向下仔细触诊至其止点，有助于止点性跟腱炎的诊断。
- 跟腱止点处可有皮温增高、肿胀或触痛。
- 如果跟腱本身既无肿胀也无压痛，同时触诊跟腱前缘的内外侧有助于诊断跟骨后滑囊炎。
- 某些情况下，可触及滑囊的波动。
- 对于跟骨后滑囊炎，足背伸时由于增加了跟腱与跟骨间的滑液囊压力，疼痛会加剧。
- 这种情况可与合并跟腱增厚与肿胀的止点性跟腱

炎同时存在。
- 皮下炎性滑囊位于皮肤和跟腱之间，而不是位于跟腱的深层。
- 跟骨后隆突处可有皮温增高，其表面皮肤会增厚并伴有炎症。
- 可通过触诊跟骨后上方的皮肤来判断是否存在 Haglund 畸形，且局部皮肤可伴有胼胝形成。
- 局部可有骨膜炎，表现为跟骨散在、局限的压痛区。通常出现在跟骨后方的外侧，多为鞋帮长期挤压所致。
- 被动背伸踝关节可以用来评估是否存在跟腱挛缩，致使跟腱止点处张力增加。
- 应于膝关节伸、屈位及前足外展、内收位分别检查踝关节背伸，以区分单纯的跟腱挛缩。

影像学特征

于站立位拍摄足部侧位 X 线片，可对足的生物力学以及跟骨后的特定区域进行评估。参照点如下：

- 跟骨后侧面的后缘为上滑囊投影处。
- 跟骨后结节处为跟腱止点。
- 内侧结节和前结节。
- 应注意跟骨后上突的形态及表现。

对侧位 X 线片的评价应包括测量跟骨后角，如果该角>75°就可认为是突出过大。对于有症状的 Haglund 综合征患者，多表现为同时伴有跟骨后角>75°及跟骨倾斜角>90°（图 9-2）。也可沿跟骨内侧结节和前结节作直线，再经跟-距关节面后唇做一与之平行的直线，若滑囊突起超出此线之上即可认为异常。其他影像学表现如下所述：

- 跟骨后滑囊炎（跟腱与滑囊投影间透亮的跟骨后凹消失）。
- 跟腱炎（在滑囊投影近端 2 cm 处，跟腱宽度超过 9 mm）。
- 跟腱后皮下滑囊炎（跟腱止点后方的软组织凸起）。
- 皮质完整但是突出于滑囊投影线。

一些专家认为 X 线测量对临床决策没有帮助，因而更注重询问病史及查体。

MRI 可使跟腱和滑囊显影，并显示跟骨后上方的任何骨性异常（图 9-3）。对于非手术治疗效果不佳的患者，术前行 MRI 检查能帮助确定术中需注意哪些解剖结构。MRI 还可直观呈现跟腱炎的程度，并与单纯的滑囊炎相鉴别。

实验室检查

跟骨后滑囊炎有时也可以是系统性关节炎或痛风的表现之一。可采用特定的实验室检查除外这些疾病。现已发现，跖腱膜炎或跟腱炎引起的跟痛症可出现在血清反应阴性的强直性脊柱炎患者中，但在类风湿关节炎患者中罕见。

治 疗

非手术治疗

足跟后疼痛的非手术疗法包括以下方面：

- 改变运动方式以减少跟腱负荷。
  □ 交替进行椭圆车与固定自行车训练。
- 伸展运动牵拉腓肠肌-比目鱼肌复合体。

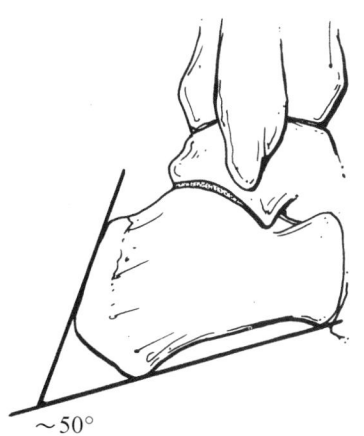
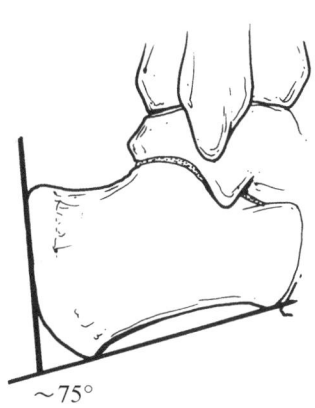

图 9.2 跟骨后角的测量。左图为正常角度，右图为异常角度。跟骨后角的正常高限是 69°。(From Wapner KL, Bordelon RL. Foot and ankle: heel pain. In: DeLee JC, Drez D Jr, Miller MD, eds. DeLee and Drez's Orthopaedic sports medicine: principles and practice, 2nd ed, Vol 2. Philadelphia: Elsevier, 2003: 2449.)

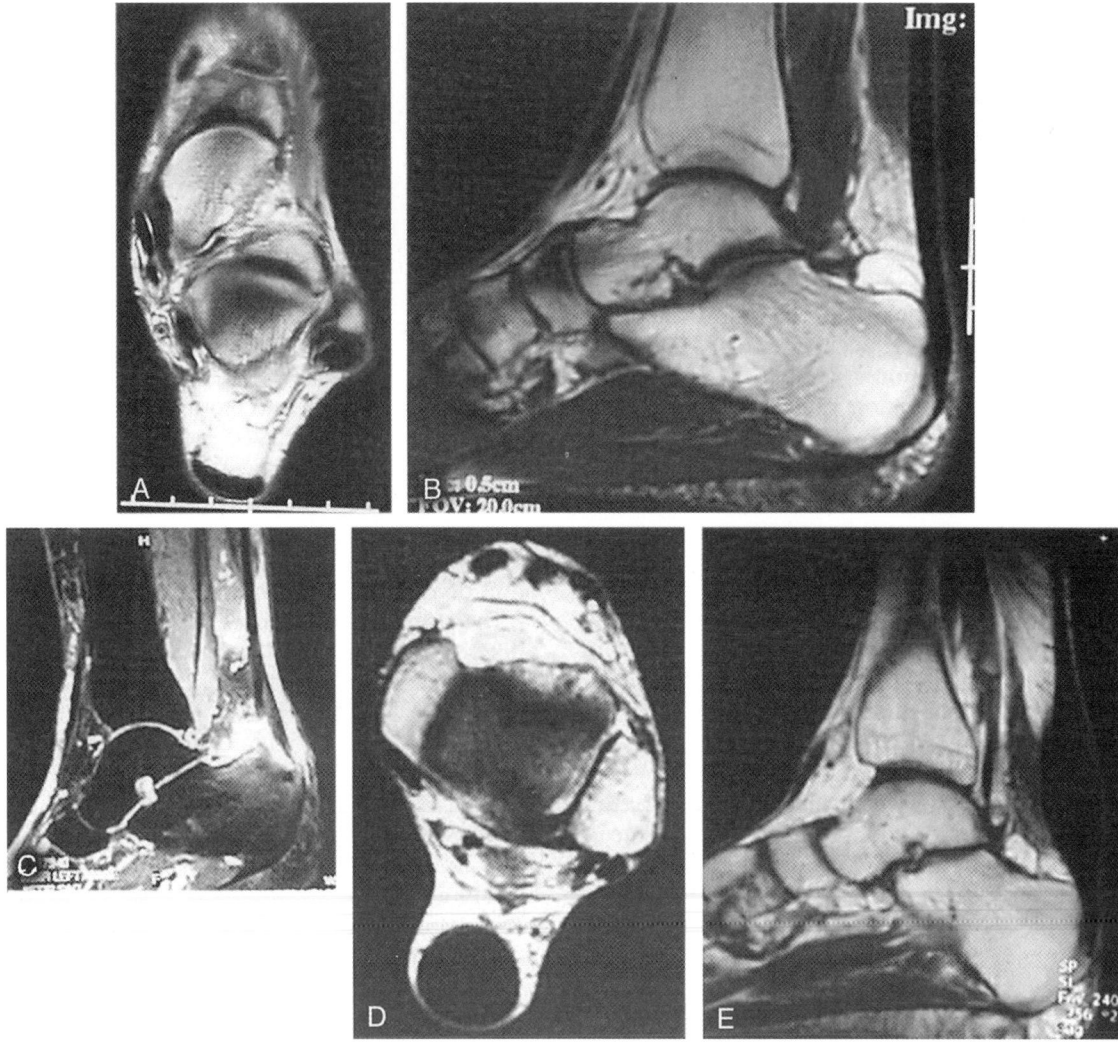

图 9.3 （A）正常跟腱的 MRI 轴位像，示跟腱的正常形态。（B）正常跟腱的 MRI 矢状位像，示跟腱的正常形态。（C）矢状位 MRI 示跟腱止点处信号增高，合并跟腱炎。（D、E）轴位及矢状位 MRI 示慢性跟腱炎，跟腱呈显著的纺锤样肿胀改变。（From Wapner KL，Bordelon RL. Foot and ankle：heel pain. In：DeLee JC，Drez D Jr，Miller MD，eds；DeLee and Drez's Orthopaedic sports medicine：principles and practice，2nd ed，Vol 2. Philadelphia：Elsevier，2003：2451.）

- 更换鞋子，避免鞋帮对足跟后方直接压迫。
  - □ 在该部位加衬垫以减低压力。
  - □ 调整鞋帮的材质及高度。
  - □ 后跟处稍垫高，可使足跟抬高以减少跟骨倾斜角，并使骨性突起部相对于鞋帮前移。
- 应用非甾体类抗炎药物。
- 倘若需要局部注射类固醇类药物，应非常谨慎，因其可导致肌腱断裂。
- 夜间支具固定可以减少晨起痛，并帮助改善跟腱的柔韧性。

对于因急、慢性跟痛症就诊的运动员，尤其是赛跑选手，为达到非手术治愈，可以通过下列一种或多种方法调整训练：

- 减少或停止通常每周的日常训练里程。
- 暂时停止间歇训练及爬坡训练。
- 从硬的训练地面改为软地面。
- 针对腓肠肌-比目鱼肌复合体进行柔韧性及力量训练。

对于疼痛严重、跟腱炎明显或非手术治疗失败的患者，可采用石膏固定。将患肢置于短腿可行走石膏中固定 4～8 周，至局部压痛消失。对于合并跟腱炎的患者，应用模制足踝矫形器延长制动时间，可在 6～9 个月后获得治愈。

对于儿童运动员，跟痛症可由跟骨隆突的骨骺炎

（Sever 病）或跟腱炎引起，其特点是跟腱止点压痛阳性。重者跟腱局部可及捻发音。治疗包括休息、应用抗炎药物。两种跟部疼痛的区别在于，骨软骨炎的压痛出现在跟骨结节的下方，而跟腱炎的压痛位于跟腱止点近端。

手术治疗

手术治疗适用于非手术治疗无效且无全身性疾病的病例，或肌腱断裂的病例。手术应寻找每一患者产生症状的特殊原因，在临床和影像学检查结果指导下，可采取包括对跟腱、跟骨后滑囊、跟腱皮下滑囊、跟骨后结节滑囊的联合清理术，以及肌腱转位术。

为减少滑囊与跟腱止点间的撞击，有人提出采用跟骨背侧闭合楔形截骨术来减少背伸时的软组织负荷。然而目前随访资料不足，尚无法证明该术式的疗效。

- 对于存在 Haglund 结节及跟骨后滑囊炎的患者，应于俯卧位在止血带辅助下实施手术。
- 通常采用单纯后外侧或后外及后内侧的联合切口，注意避开腓肠神经。小心牵开跟腱止点以避免对其造成损伤。
- 切除跟骨后滑囊，显露所有骨赘。
- 切除跟骨后上突，保留距下关节和跟腱止点的完整性（图 9-4）。
- 用骨锉将跟骨后缘修整光滑，可能需要使用锚钉将跟腱固定于骨面。
- 跟腱炎的慢性退变组织，其组织学形态与急性断裂的跟腱不同。
- 如跟腱炎和钙化同时存在，则可能需要做踇长屈肌腱转位，旨在加强跟腱强度，并改善血运（图 9-5）。

术后处理

术后将患足于跖屈位制动并禁止负重 3～4 周后，改为中立位部分负重 3～4 周，而后辅以理疗并逐渐恢复完全负重，这一术后处理方案对于大多数患者来说通常是成功有效的。对于高水平运动员，可在严密监控下将上述方案时间缩短。需石膏固定 2～3 周，再 1 周后方可准许负重。对因跟腱本身病变需行病灶切除和肌腱修复者，需继续延长制动 1～2 周。着重强调关节活动度训练。行渐进性

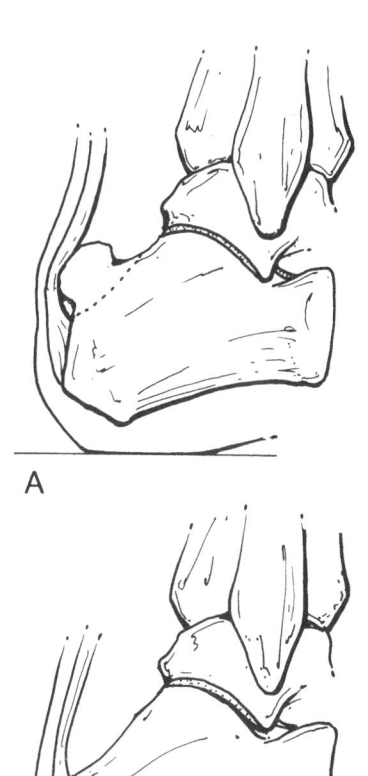

图 9.4 （A）图示跟骨后上方隆起的 Haglund 畸形。（B）图示切除有症状的 Haglund 畸形跟骨后上结节后跟骨的形态。（From Wapner KL, Bordelon RL. Foot and ankle: heel pain. In: DeLee JC, Drez D Jr, Miller MD, eds: DeLee and Drez's Orthopaedic sports medicine: Principles and practice, 2nd ed, Vol 2. Philadelphia: Elsevier, 2003: 2454.）

的游泳和固定自行车训练，结合等长、等张、等速的小腿肌群训练。8～12 周后容许慢跑。完全恢复竞技体育运动水平通常需要 5～6 个月。合并跟腱炎或腱周炎的运动员，其术后恢复通常要比合并跟骨后滑囊炎者更快、更好。

单纯跟骨后滑囊炎患者术后大约需要 6 个月才能获得最大限度改善，而止点性跟腱炎和骨赘形成的患者则需要 1 年。手术满意率为 75%～95%。并发症包括下列几项：

- 跟腱撕脱
- 跟腱炎复发
- 腓肠神经炎
- 持续性感觉过敏

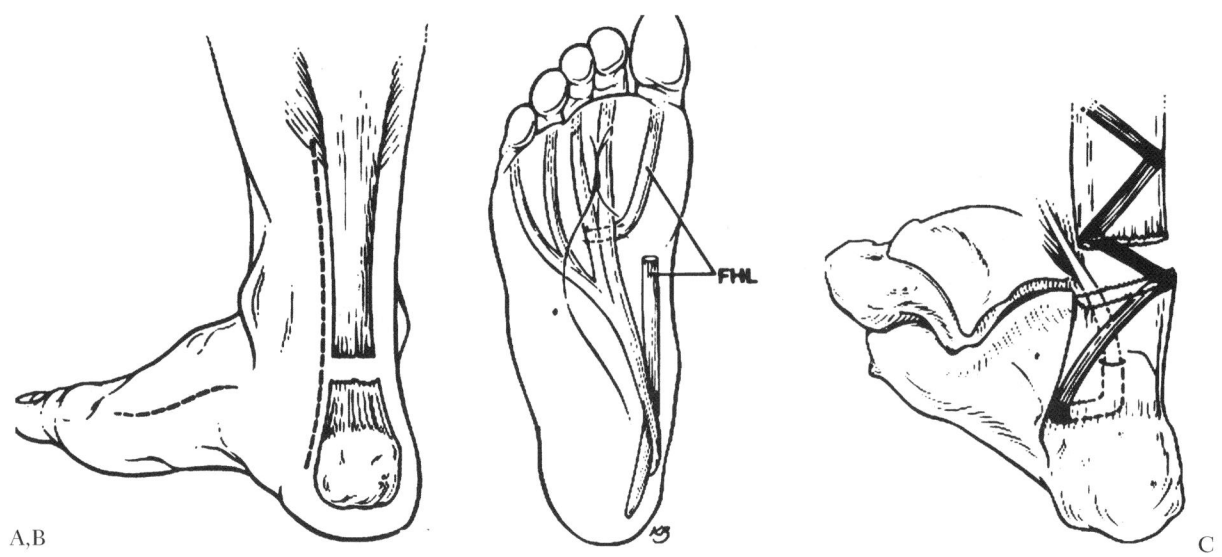

图 9.5 （A，B）图示踇长屈肌腱切断后固定至屈趾长肌腱。（C）图示将踇长屈肌腱穿过跟骨后方骨隧道后和跟腱编织缝合。(From Wapner KL, Bordelon RL. Foot and ankle: heel pain. In: DeLee JC, Drez D Jr, Miller MD, eds; DeLee and Drez's Orthopaedic sports medicine: principles and practice, 2nd ed, Vol 2. Philadelphia: Elsevier, 2003: 2455.)

要 点

- 跟骨后疼痛的特征是累及跟骨后滑囊、止点上方的跟腱、跟骨后上方骨性突起以及偶尔发生的跟腱与皮肤之间滑囊的炎性病变。
- 通常采用非手术治疗，包括应用抗炎药物、减少活动、受累区域加衬垫以减少压力、佩戴支具或垫高足后跟，以及柔韧性和力量练习。
- 如果这些非手术方法无效，可以考虑手术治疗。
- 手术治疗通常包括切除外生骨赘和跟骨后滑囊，有皮下浅表滑囊时也要切除。必要情况下可通过踇长屈肌腱转位来修复跟腱病变。
- 虽然有很多研究报道手术效果良好，但就运动员而言，尽管施行了手术，术后也可能恢复不到原有的运动水平。

跟骨下疼痛综合征

发病机制

病因学和流行病学

患者年龄多为 40~60 岁，且大多数人超重。跖腱膜炎通常发生在跟骨内侧结节处，为伴有跖腱膜退变和微撕裂的牵张性骨膜炎。其次可能同时累及邻近结构，如跟内侧神经及支配小趾展肌的神经。偶尔会出现原发性小趾展肌神经及跟内侧神经感觉支的卡压。尚无法确定跟骨下骨赘和跟骨下疼痛的关系。骨赘位于趾短屈肌的起点而不是跖腱膜处。随机观察 1000 例患者的足部 X 线片发现，足跟骨赘的发生率为 13.2%。跟骨下骨赘患者中仅有 39% 有跟骨下跟痛症的病史，表明骨赘与疼痛间仅仅有微弱关联。在儿童中，跟骨骨骺炎（Sever 病）是引起足跟疼痛最常见的原因。

解剖学

跖腱膜起自跟骨，由三部分组成。其外侧部起于跟骨结节外侧突，止于第 5 跖骨基底。内侧部菲薄，覆盖于踇展肌的深面。临床上，跖腱膜通常是指中央部，起自跟骨内侧结节，穿过纵行肌间隔行至第 2~5 足趾的近节趾骨，经籽骨至踇趾，经垂直纤维至跖骨头下皮肤。足趾及跖趾关节过伸时跖腱膜紧张，使内侧纵弓抬高、后足内翻、小腿外旋。这种被动机制完全依赖于骨与韧带的稳定性，被 Hicks 称为"绞盘机制"（windlass mechanism）。

足跟下的足底脂肪垫是一种复合结构，脂肪组织被起自跟骨、止于增厚的皮肤角质层的多重纤维性隔膜分开。这种"U"形间隔能够固定脂肪组织，吸收直接的压力和扭力，保护深层的骨及软组织结构。

有骨赘则行于骨赘下方，支配小趾展肌及邻近的骨膜。小趾展肌神经卡压发生在姆展肌和跖方肌内侧头的内侧缘之间。感觉纤维支配骨外膜，运动纤维支配趾短屈肌和小趾展肌。行跖腱膜减压手术时，区分跟内侧神经和小趾展肌的神经非常重要。

足底内、外侧神经分别穿过外展肌裂孔继续延续至足部。当考虑胫神经卡压时，卡压部位或位于内踝水平的屈肌支持带下，或在足底内、外侧神经分别穿出外展肌裂孔的位置，意识到这一点很重要（图9.7）。

病理生理学

高弓足和扁平足均有易患跖腱膜炎的生物力学指征。在有发展成扁平足畸形倾向的柔软足中，在步态推进期，绞盘机制增加了维持足弓稳定的应力，导致跖腱膜的跟骨起点处受到牵张。因此，采用矫形装置或以绷带绑扎以保持步态推进期前足内收及足跟内翻，可以减少跖腱膜起点的应力。而高弓足在步态周期中足跟着地期由于后足外翻不足，造成吸收冲击的能力下降，致使足跟部应力过大。

许多跖腱膜炎患者，存在由跖腱膜和跟腱挛缩造成的背伸受限。由于跟腱紧张而导致的背伸减少增加足的旋前，继而增加跖腱膜的负荷，致使在正常运动水平也出现过度使用的症状。足底结构一旦发生炎性变，它们会在患者夜间睡眠时处于紧张状态，而使足、踝处于跖屈位置。当患者起床后开始以足踝中立及背伸位行走时，挛缩组织因被拉长而产生疼痛。尽管对跖腱膜炎的确切成因目前尚无统一意见，但活动受限及足部外形改变是肯定的致病因素。

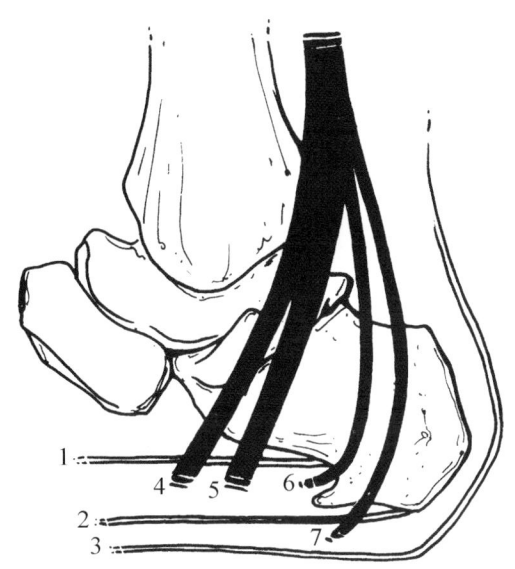

图9.6 与跟痛症有关的解剖结构位置关系：（1）足底长韧带；（2）跖腱膜；（3）皮肤；（4）足底内侧神经；（5）足底外侧神经；（6）支配小趾展肌的神经；（7）跟内侧神经。注意跟内侧神经经跖腱膜浅出，支配足跟部皮肤感觉。支配小趾展肌的神经走行于跖腱膜深层，位于骨赘下方。（From Wapner KL, Bordelon RL. Foot and ankle: heel pain. In: DeLee JC, Drez D Jr, Miller MD, eds: DeLee and Drez's Orthopaedic sports medicine: Principles and practice, 2nd ed, Vol 2. Philadelphia: Elsevier, 2003: 2460.）

胫神经位于足内侧面内踝后方、屈肌支持带深面（图9.6）。跟内侧神经可有1～2个分支，起自于内踝水平或下方，浅行后支配足跟部皮肤。它走行于跖腱膜与皮肤之间的皮下组织内。至小趾展肌的神经分支离开足底外侧神经后，穿过足底韧带的深面，如果

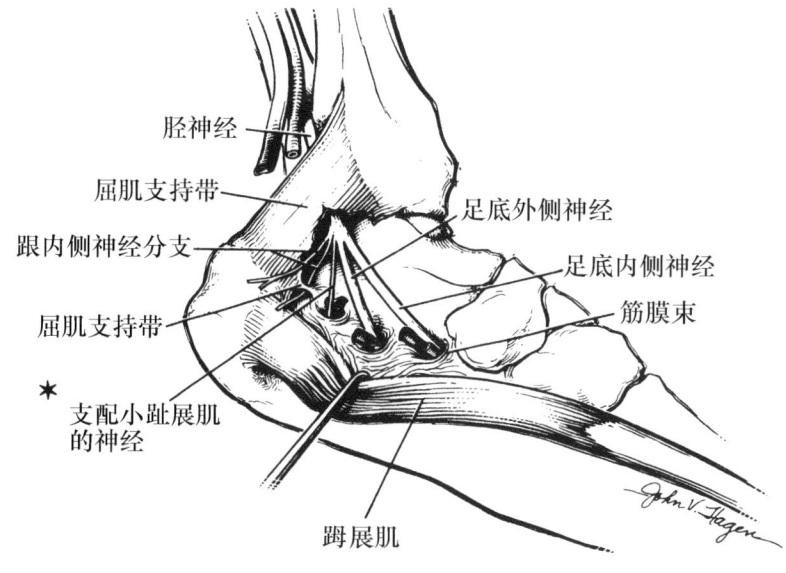

图9.7 胫神经及其分支可能受压的位置。示胫神经可能于屈肌支持带下，及神经穿行于姆展肌筋膜处受压。（From Wapner KL, Bordelon RL. Foot and ankle: heel pain. In: DeLee JC, Drez D Jr, Miller MD, eds: DeLee and Drez's Orthopaedic sports medicine: principles and practice, 2nd ed, Vol 2. Philadelphia: Elsevier, 2003: 2461. 版权归美国足踝外科学会所有。）

诊　断

跟骨下疼痛综合征的鉴别诊断包括以下方面（有时超过1条）：

- 跖腱膜炎：最常见
- 伴不典型神经根症状的腰椎管狭窄
- 慢性足后跟脂肪垫萎缩
- 纤维瘤病：常出现在足弓部，可以通过减压来治疗；手术切除后有大约50%的病例复发
- 高弓或扁平足畸形
- 跟腱挛缩
- 朝向足底的骨赘（非常罕见）
- 跟骨应力性骨折
- 炎性关节病合并相关肌腱末端病
- 跖腱膜撕裂
- 神经卡压

病史和体格检查

跖腱膜炎好发于中年人群，并不仅限于运动员。多为单侧发病，但也有多达15%～25%的患者双侧发病。患者一般有逐渐起病的疼痛而无急性创伤史。疼痛多发生于足跟的足底内侧面，不伴有远端放射痛及感觉异常。有近侧或远侧放射痛、麻木或感觉异常提示有神经卡压或腰椎管狭窄。晨起时疼痛尤其剧烈，但是当患者开始行走及牵伸足底结构后，疼痛常常减轻。典型病例其疼痛随日间活动的增多而加重。也有患者主诉在久坐后站起时突然出现疼痛。对于重症患者，会出现"防痛步态"，患者会说每走一步都有疼痛。跖腱膜的急性撕裂见于创伤或多次注射类固醇药物后。通常表现为足底痛性弹响或断裂声后，出现急性发作或加重的疼痛、肿胀、压痛。对于足跟内侧压痛的患者，其支配小趾展肌的神经遭受压迫被证明是诱发疼痛的原因之一，压痛点位于外展肌起点远侧而非足跟跖侧。

临床表现

- 应于站立和行走状态下对患者进行检查。
- 过度活动、柔韧性扁平足的患者会有过度旋前，增加绞盘机制的力度，使沿跖腱膜的应力增加。僵硬性高弓足患者由于足部僵硬而没有能力分散冲击力。识别这些足部形态对制订恰当的治疗方案很重要。
- 足部特殊检查显示沿跟骨内结节有剧烈压痛。压痛可能位于跖腱膜中央束的起点，如果累及支配小趾展肌的神经，压痛可能更深。
- 对皮下组织内的跟内侧神经进行触诊和叩诊，诱发感觉异常提示神经卡压。
- 于外展肌起点的远端压迫足底外侧神经的第一分支，该处神经穿过肌肉及筋膜的深部，压痛也可能提示存在神经卡压。这种压痛与跟骨内侧结节的压痛截然不同。
- 触诊跖腱膜以明确疼痛是仅限于起点还是贯穿全程。有时可触及小结节，提示有跖腱膜纤维瘤。
- 跖屈足趾时跖腱膜触诊柔软，背伸足趾时跖腱膜触诊紧张。
- 足跟底部脂肪垫萎缩表现为跟骨下方直接的压痛。
- 通过对脂肪垫的触诊和检查，会发现足跟垫的炎症。
- 在慢性病例，压迫跟骨体后下部的内、外侧时，如产生显著疼痛，提示有跟骨骨膜炎或跟骨应力性骨折。
- 叩诊跗管以便引出可能存在的压痛、炎症，或胫、足底内外侧或跟内侧神经的Tinel征。
- 通过轻触及针刺检查足部感觉，以明确感觉神经状态。如果患者描述向近侧或远侧的放射痛，应做直腿抬高试验以排除坐骨神经相关因素。
- 应检查后足的活动范围，以明确足内收和外展时的背伸角度。
- 踝关节的背伸检查应分别在膝关节伸直和屈曲状态下进行，以区分腓肠肌和比目鱼肌的紧张度。
- 内收前足再现步态循环中站立相末期足跟开始离开地面的姿势，步态中此时压力经绞盘机制转移至跖腱膜及其起点。
- 检查通过此区域的肌肉，如胫后肌、胫前肌、腓骨长短肌、趾屈/伸肌，确定它们的肌力及主动活动时是否会产生疼痛。
- 如有需要，进行下肢和背部剩余部分的神经检查。

影像学表现

站立负重位跟骨X线片可提供足部骨性结构信息及跟骨的特殊细节。站立位X线片也能显示步态站立相时足部的生物力学状态。拍摄跟骨轴位非负重X线片可以从另一个平面提供有关跟骨的信息。注意跟骨下骨赘，但是如果没有骨赘骨折，它通常不是疼

痛的原因。对于儿童，X 线片上跟骨结节不规则是正常情况而非个例。没有证据表明治疗会改变这一 X 线片表现。

锝 99 骨扫描可提供跖腱膜附着点或跟骨下方异常炎症反应的客观证据。显著的核素浓聚可能提示严重的骨膜炎或不全骨折，与跟骨内、外侧的压痛程度相关。在有跖腱膜炎相关临床表现，但无任何影像学改变的患者，即能显示跖腱膜跟骨止点处的核素活动增加。当临床表现不确切时，骨扫描对于鉴别跖腱膜炎和其他病因，如神经卡压所致的足跟疼痛综合征非常有用。MRI 有助于将显著的解剖学异常与体格检查及病史相结合而做出诊断。但需要考虑上述这些检查的性价比。

诊断学

大部分有跟骨下疼痛综合征的患者其实验室检查结果都是正常的。有顽固、双侧或严重症状的患者，应考虑诊断全身疾病，如血清反应阴性的关节病。跟骨下疼痛综合征，有可能随后进展至系统性关节炎疾病的概率高达 16%。对于这类患者不适宜进行手术治疗。

HLA-B27 阳性而血清反应阴性且少数关节有关节炎的患者，有较高的概率出现腰背部疼痛、臀部疼痛、跟腱炎及足趾炎。此试验应被视为有慢性、复发性和（或）影响功能的足跟痛患者系统检查的一部分。对于 HLA-B27 阳性的患者应避免手术治疗，因为效果一般不佳。

还应考虑神经源性足跟痛。对于有跟骨下疼痛综合征的运动员，提示可能有小趾展肌神经、胫神经跟骨支及足底内侧神经的卡压。通过使用长效麻醉剂，如丁哌卡因，对不同区域进行阻滞，可以对临床表现模糊的病变进行精确定位。肌电图对于诊断小趾展肌神经卡压病变无用。跗管综合征可表现为位于足跟和足底的牵涉痛。Tinel 征阳性支持此诊断。在这种情况下应进行肌电图和神经传导性检查。足跟痛也可能来自腰椎，或是糖尿病或酒精中毒而致的神经性病变。

治 疗

非手术治疗

对于跟骨下疼痛综合征，最初应行 6 个月到 1 年的非手术治疗（流程图 9.1）。治疗步骤如下：

- 牵拉跟腱及跖腱膜——每天 2～3 次，尤其在跑步前。
- 减少过度使用——运动员交替训练，减轻体重。
- 使用夜间支具维持踝关节于背伸位。
- 穿类似于慢跑鞋或软橡胶底鞋之类衬垫良好的鞋。
- 使用非甾体类抗炎药物。
- 使用软质足跟垫或足跟杯、足弓支撑垫或特制支具。
- 物理治疗——监督下行柔韧性及力量训练，理疗（超声透入疗法或离子透入疗法），胶带固定。
- 骨扫描阳性的顽固性疼痛患者，应行石膏固定。
- 尽可能少注射类固醇激素，一定不要注射到皮下脂肪内，否则可增加跖腱膜断裂及足底脂肪垫萎缩的发生率。

就大多数患者而言，跖腱膜炎是一种自限性疾病，经非手术治疗后通常预后良好。非常有必要告知患者，95% 的病例经过至多 1 年的非手术治疗，可以达到症状的完全缓解。诊断为跟骨骨骺炎的儿童应采用合适的运动鞋联合软性泡沫支具或足跟杯垫来治疗。

经由随机、1:1 分配、安慰剂对照前瞻性双盲临床研究证明，对于非手术治疗无效的足跟疼痛综合征，高能体外冲击治疗［OssaTron（Health Tronics Surgical Services INC.，Atlanta，GA）］是一种安全有效的治疗方法，仅发生少量一过性的不良反应。此疗法有助于刺激跟骨跖腱膜起点的愈合反应，现已被 FDA 批准使用。

手术治疗

慢性跖腱膜炎的手术治疗尚有争议。术前必须明确非手术治疗失败的原因。当依从性好的患者经适当的物理治疗无效，经管型石膏和夜间夹板固定后仍有疼痛，并且排除了血清反应阴性关节炎、应力性骨折、腰椎管狭窄及神经卡压后，该患者才具备手术治疗的适应证。框 9-1 中给出了美国足踝矫形协会（AOFAS）对于手术时机选择的建议。

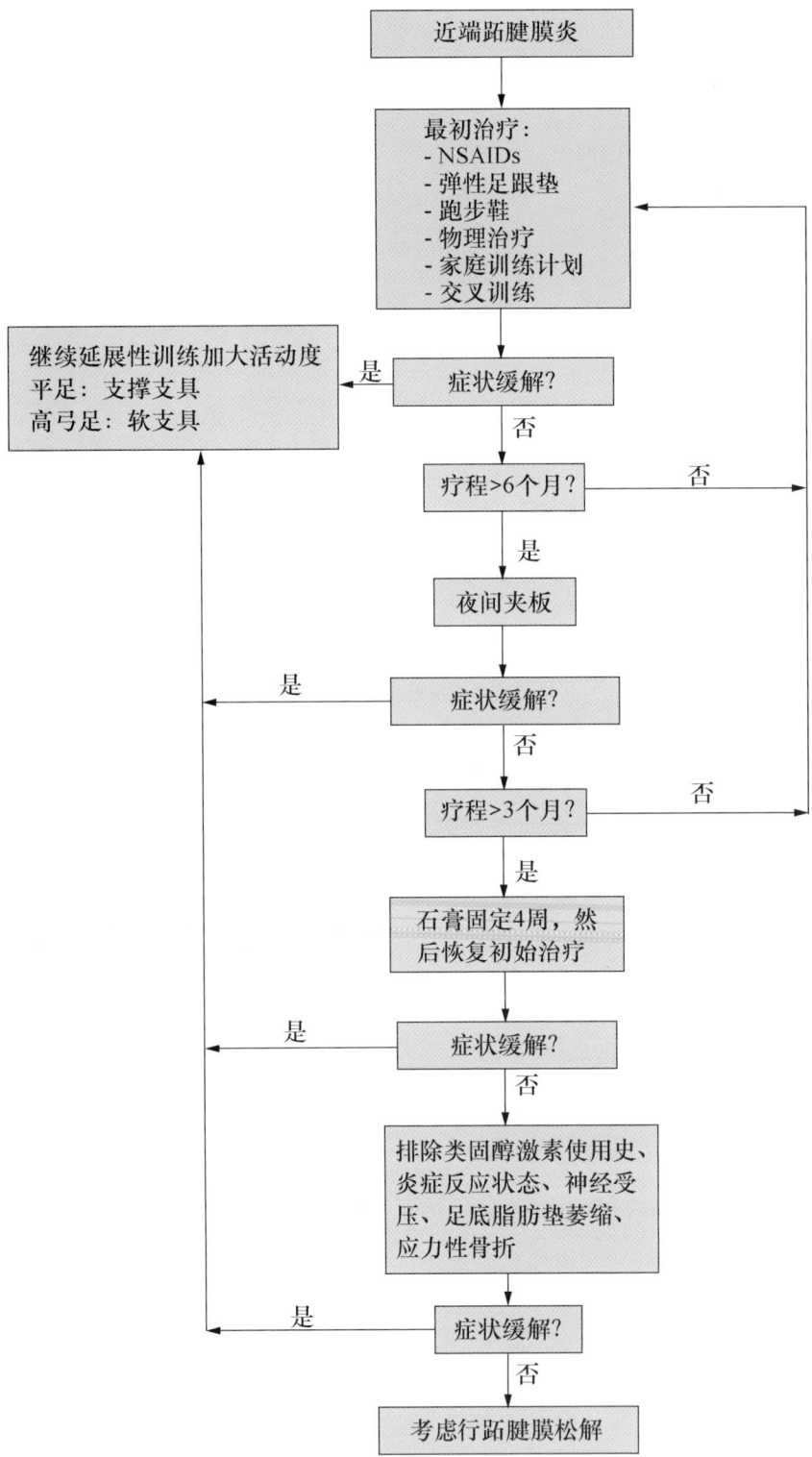

流程图 9.1 跟骨下疼痛的治疗流程图。

框 9.1　AOFAS 关于跖腱膜炎内镜及开放手术的建议

1. 建议采用最少 6 个月的非手术治疗，12 个月为宜
2. 超过 90% 的患者在非手术治疗的 6~10 个月内症状出现改善
3. 考虑行手术治疗时，需要在术前进行临床评估
4. 无论采用内镜手术或者开放手术，都要在术前向患者交代可能的并发症及风险
5. 如果神经受压与筋膜疼痛或骨痛同时存在，不建议采用内镜手术
6. AOFAS 不建议未经非手术治疗而直接手术
7. 在非手术治疗失败或疗程结束后，AOFAS 支持进行有效、详细计划的手术干预
8. 在治疗跟痛症时，如果疗效改变不大，AOFAS 支持控制医疗花费
9. AOFAS 建议先采用足跟垫、药物及延展性训练，而不是一开始就使用定制支具或其他物理治疗手段
10. 本建议旨在引导骨科医生选择治疗方式，而非强制性治疗方案

手术方法

手术方法包括跖腱膜（小趾展肌）部分切断、神经减压、跟骨钻孔、跟骨骨赘切除、内镜下跖腱膜切断或联合开展上述手术。

已有研究报道跖腱膜松解术作为外科治疗的一部分，在手术后 6~8 个月可使 75%~100% 的患者获得满意或非常满意的改善。支持在运动员中行跖腱膜松解的相关研究显示，有 88%~100% 的患者能在最快 6 周、最迟 4.5 个月后恢复赛跑。其他人则持谨慎态度，因为长期随访结果显示，仅有 53% 的患者无活动受限，47% 的患者无疼痛，49% 的患者完全满意。

手术技术

- 沿足跟内侧做斜行切口（图 9.8）。
- 寻找、探查并保护跟内侧神经的感觉支。必要时可以使用显微镜。
- 如果跟内侧神经在通过筋膜处有卡压，应予以显露和松解。
- 在起点处切断跖腱膜的内侧 1/3~1/2。
- 牵开肌肉后以小型咬骨钳去除骨赘。
- 分离切断姆展肌的深筋膜和跖方肌内侧筋膜，以便松解行经此处外侧的小趾展肌神经。
- 患肢行短腿石膏固定，禁负重 3 周。之后以可负重石膏或成品支具继续固定 3 周。此后在能忍受的范围内活动。
- 如果患者足部有生物力学异常，术后应使用矫形支具。

对于有胫神经症状和跟骨内侧结节病变的患者，或者经手术治疗无效或复发的患者，可考虑更大范围的手术。治疗沿足跟内侧有复合性、顽固性或复发性疼痛的手术包括：自踝关节内侧至外展肌裂孔间探查胫神经，显露并松解跟内侧神经和支配小趾展肌的神经，同时松解跖腱膜的中央部，如果跟骨后方有骨赘，应予以切除。3 周内患肢禁止负重，接下来的 3 周可在短腿石膏的保护下负重。术后 12 周开始增加活动量。此手术仅适用于症状顽固的患者。应告知患者手术有可能恢复到伤前的状态，但并不能保证一定恢复。

也可在内镜下切断跖腱膜，潜在的优势是并发症较少。如今已发现内镜下手术的潜在风险为跖腱膜中央束松解过度或松解不足，以及无法松解任何神经结构。针刺及局部注射富血小板血浆也有报道应用，但其病例数尚不足以支持该疗法的有效性。

并发症

内镜下行跖腱膜切断的并发症包括应力性骨折、假性动脉瘤形成、麻木及神经瘤形成和疼痛复发。由于足跟一侧疼痛的发生率高，因此目前只建议切断跖腱膜内侧的 1/2~2/3。切开手术的并发症包括骨赘切除术后跟骨骨折、持续或复发急性跖腱膜炎甚至跖腱膜断裂、足弓不稳的相关病症、包括应力性骨折在内的过载引起的结构性失效、足跟麻木、神经瘤形成、伤口愈合问题和感染。跖腱膜切断会影响足弓的稳定性，因此不适于已有扁平足畸形的患者，否则畸形有可能进一步加重。

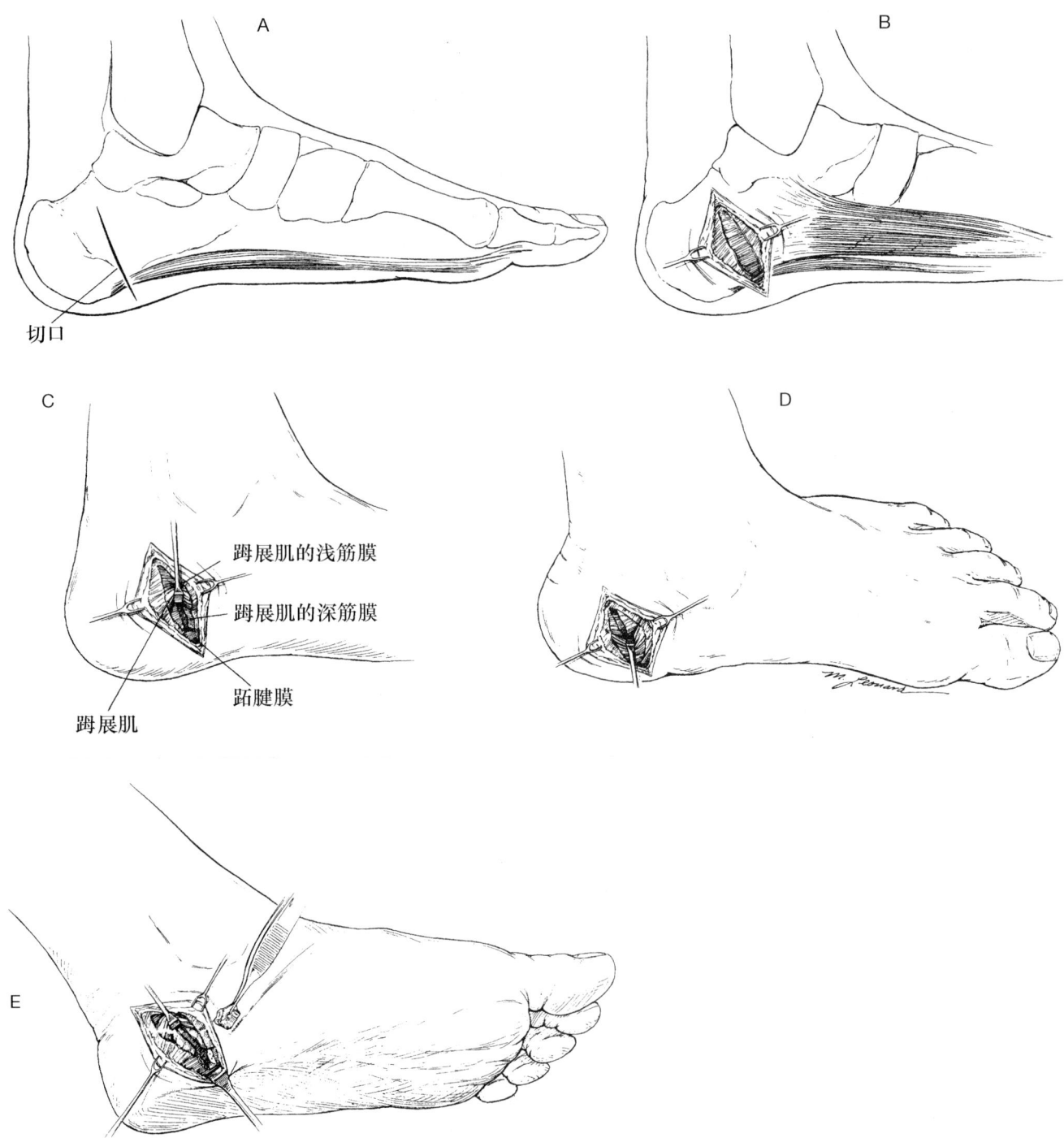

图 9.8 跖腱膜及神经松解。(A) 切口;(B) 松解跗展肌;(C) 将跗展肌牵向近端;(D) 将跗展肌牵向远端;(E) 切除跖腱膜内侧部的一小部分。(From Coughlin MJ, Mann RA. Surgery of the foot and ankle, 7th ed. St. Louis: Mosby, 1999: 871.)

(沈松坡 译 李淑媛 张建中 校)

推荐阅读

Alvarez R. Preliminary results on the safety and efficacy of the OssaTron for treatment of plantar fasciitis. Foot Ankle Int 2002;23:197–203.

Baxter DE, Pfeffer GB. Treatment of chronic heel pain by surgical release of the first branch of the lateral planar nerve. Clin Orthop Relat Res 1992;(279):229–236.

Bordelon RL. Subcalcaneal pain: present status, evaluation, and management. Instr Course Lect 1984;33:283–287.

Davies MS, Weiss GA, Saxby TS. Plantar fasciitis: how successful is surgical intervention? Foot Ankle Int 1999;20:803–807.

Fox JM, Blazina ME, Jobe FW, et al. Degeneration and rupture of the Achilles tendon. Clin Orthop Relat Res 1975;(107):221–224.

Gill LH. Plantar fasciitis: diagnosis and conservative management. J Am Acad Orthop Surg 1997;5:109–117.

Hicks JH. The mechanics of the foot; II: the plantar aponeurosis and the arch. J Anat 1954; 88:25–30.

Neufeld SK, Cerrato R. Plantar fasciitis: evaluation and treatment. J Am Acad Orthop Surg 2008;16(6):338–346.

Puddu G, Ippolito E, Postacchini F. A classification of Achilles tendon disease. Am J Sports Med 1976;4:145–150.

Stephens MM. Haglund's deformity and retrocalcaneal bursitis. Orthop Clin North Am 1994;25:41–46.

Wapner KL, Pavlock GS, Hecht PJ, et al. Repair of chronic Achilles tendon rupture with flexor hallucis longus tendon transfer. Foot Ankle 1993;14:443–449.

Watson AD, Anderson RB, Davis WH. Comparison of results of retrocalcaneal decompression for retrocalcaneal bursitis and insertional Achilles tendinosis with calcific spur. Foot Ankle Int 1993;21:638–642.

第 10 章
踝与后足退行性关节病

TODD A. KILE, CHRISTOPHER Y. KWEON

退行性关节病（骨关节炎）有多种临床病因，但是都有共同的病理特征：关节面发生破坏。依据病因学不同，踝关节和后足各个关节可以单独或同时受累（图10.1）。通过采用生物力学和解剖学标准对这些病因进行分类，使踝与后足退行性关节病的分类变得更为简单。

本章节主要强调认识踝关节退行性病变所需要的重要概念；第二部分着重于讨论后足；最后提出一些关于后足和踝关节复合损伤的特殊处理原则。

踝关节退行性关节病

踝关节具有负重功能，并通过其活动完成正常的步态周期。胫距关节传递了通过踝关节 80% 的力。剪切力伴随着压力通过踝关节进行传递。在提踵时，其所受压力可达到体重的 5 倍。在步态周期的站立中期时，剪切力达到体重的 70%。因此，关节表面的软骨在关节的功能中起着重要作用。这些软骨表面被两种主要的稳定机制所保护：距骨周围的穴样骨性结构，以及支持并连接胫腓骨远端和后足的韧带结构。踝关节退变过程中，上述任一种机制受损，都会产生特有的临床和影像学表现。对这些变化的认知和理解，将有助于指导对罹患此类疾病的患者进行手术和非手术治疗。

发病机制

创伤是踝关节退行性病变的最常见病因。踝关节骨折、胫骨远端关节面骨折、距骨骨折、软骨损伤以及残留的不稳定都是导致踝关节退行性病变的多种因素。在这些情况中，初发损伤之后紧接着发生一连串的生物化学和生物力学变化，最终导致关节软骨的破坏。

系统性疾病可以导致踝关节退变（框10.1），但是这种情况较为少见。在这些炎性病因当中，类风湿关节炎最为常见，其典型的炎性淋巴滤泡导致血管翳的生成，后者引起软骨和软骨下骨破坏。银屑病性关节炎也可以影响踝关节及周围皮肤和软组织。

代谢性结晶状关节病，如痛风或假性痛风（焦磷酸盐关节病），可以引起后足以及踝关节的急性和复发性关节炎。这些病变如果不予以处理，可最终导致关节破坏。炎症介质与增生滑膜可一并引起关节软骨表面不可逆的损伤。同样的破坏模式在化脓性关节炎和骨髓炎中都可能发生，引发受累关节退行性变。蛋白水解酶以及增高的关节内压力和营养缺乏，最终导致关节软骨的破坏。

神经性关节病为另一类特异性病变，经常和感染相混淆，该病会导致关节的破坏和畸形。尽管其确切的病理生理学机制尚不清楚，但一般认为是由于保护性感觉的丧失和未被识别的创伤（常为亚临床或者微小创伤），造成受累关节因未受到足够的保护而受损。进而启动一连串的可经放射学检查发现的临床病变，随之可进展为骨与关节的严重破坏。糖尿病，神经、脊髓束的功能障碍（麻痹损伤或者创伤）和脊髓发育不良是引起足踝部神经性关节病变的其他原因。有趣的是，先天性痛觉迟钝可以引发类似的问题，但是其临床本质不同，很少导致关节破坏。

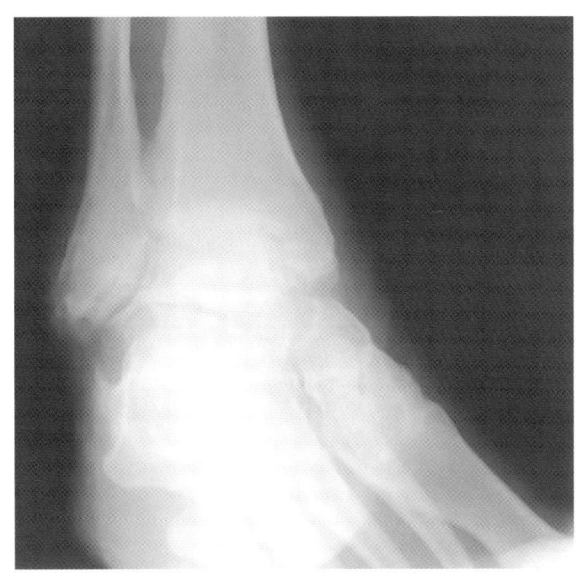

图 10.1 患者 51 岁，踝关节斜位 X 线片示创伤后踝关节、距下关节退行性改变。

血友病或者长期华法林治疗继发的血性渗出物也可引起关节进行性破坏。在血友病患者，反复的关节积血会导致滑膜产生慢性炎症，最终通过酶消化影响到关节本身的完整性。化脓性关节炎引起的关节退行性变也源于类似的炎性和退变进程。

其他关节退行性变的原因，如踝关节的骨或软组织肿瘤，医源性创伤或原发的自发性踝关节退行性关节病，可通过排除法来得出诊断。

诊 断

体格检查和病史

虽然影像学技术有了很大进展，但是在评价关节痛的患者时，完整的病史仍然是最重要的诊断依据。任何之前所讨论到的病因细节都可能有助于确诊并可能影响到治疗方案的选择。应该仔细追问曾经的创伤史，因为这往往是踝关节退行性病变最常见的病因。患者的年龄、职业、活动水平、自理能力、既往病史和手术史，以及其他关节的受累情况都很重要。拟行外科手术治疗时，戒烟有助于减少伤口或者骨愈合时有可能遇到的问题，因为已经证实吸烟者的融合率会降低。

框 10.1 踝关节退行性病变的病因	
■ 创伤	■ 肿瘤
■ 炎症	■ 恶病质
■ 代谢性	■ 医源性
■ 神经性关节病	■ 先天性
■ 感染性	■ 自发性

- 踝关节骨性关节炎一般表现为踝关节前方的疼痛和机械症状。
  - □ 疼痛是最常见的主诉，负重时加重，负重减少时减轻。
  - □ 晨起疼痛、晨僵和改变体位后疼痛十分常见。
- 应该详细询问曾采用的治疗方法比如调整鞋子、矫形支具、夹板、药物、活动水平改变情况，及其治疗效果。
- 神经性关节病变则有其独特表现，患者可能会有踝关节的肿胀、畸形和不稳定，而疼痛则相对比较轻微。

临床表现

- 踝关节检查同其他主要承重关节的检查相类似。
  - □ 详细的检查包括步态分析、望诊、触诊、神经血管评估、踝关节和相邻关节的被动及主动活动度、肌力测试和韧带稳定性评估。
  - □ 这些检查都应该与对侧下肢进行对比。
- 踝关节退行性变的步态改变表现为速度减慢和步幅缩短。常表现为一种防痛步态。
- 负重检查可以发现任何畸形的严重程度。
- 踝关节退行性变一般表现为踝关节活动范围的下降，患者疼痛通常可以重复诱发。
  - □ 踝关节矢状面正常的活动度以踝关节内、外踝尖连线为轴，背伸大约 25°，跖屈大约 30°。
  - □ 踝关节活动轴相对于大腿纵轴是倾斜的，踝关节背伸时伴随足外旋，跖屈时伴随足内旋。
- 还应评估肌腱功能和肌肉力量，以便充分认识患者功能受限程度。
- 必要时，还要通过查体以及放射线检查来评价踝关节内、外侧韧带的稳定程度。

影像学特征

- 踝关节退行性病变最好通过拍摄标准的负重 X 线片来观察。
  - □ 非负重 X 线片可能会低估关节退行性变的严重程度。
  - □ 大多数时候拍摄负重 X 线片以更准确地确定软骨受累的程度，并提供踝关节和后足关节更动态化的照片（图 10.2）。
- 通常采用三个投照角度：前后位、侧位和踝穴位，以充分显露与踝关节退行性病变相关的绝大多数病理变化。
- 应结合临床表现分析阳性结果。
- 骨性关节炎最常见的 X 线表现如下：
  - 关节间隙狭窄
  - 软骨下骨硬化
  - 囊肿
  - 骨赘
- 其他的 X 线表现视踝关节退行性变的病因不同而不同，如痛风或类风湿关节炎。
  - 炎症性关节炎，如类风湿关节炎，通常表现为双侧关节受累，关节周围骨量减少和边缘侵蚀。此外，踝关节和后足常常表现为严重的外翻畸形。
  - 结晶性关节病中，踝关节早期受累表现为软组织肿胀并伴有渗出。
  - 痛风是个渐进的病程，并最终演变为关节面下的穿凿状侵蚀。
  - 焦磷酸盐关节病或者焦磷酸钙沉积病最终导致关节腔软骨内的钙质沉着病。
- 其他的成像模式包括 MRI，一般用来评估软组织、肌腱、软骨损伤或者缺血性坏死时距骨的生长能力；CT 扫描可以提供完善的后足骨性结构的三维成像。
- 锝扫描可以高灵敏度、低特异性地评估骨代谢的变化，对于隐匿性骨折或者急性、亚急性软骨损伤的评估有帮助。但是，应用骨扫描评价关节退变疾病存在一定局限。

诊断性注射

当对疼痛原因持有疑问时，踝关节诊断性注射仍然是确定临床情况的较佳手段。经典的注射方法为采用前外侧（第 3 腓骨肌外侧）或前内侧（胫前肌腱内侧）入路注射约 5ml 1%～2% 利多卡因（不含肾上腺素）。对于关节间隙严重狭窄者，为保证关节间隙内注射准确，注射可以在透视下进行，采用或不采用对侧对比。注射之后应对患者的疼痛程度及持续时间进行评估。

治　疗

非手术治疗

踝关节炎患者有很多非手术治疗选择。但患者通常并不知道这些方法，或者是不愿意去尝试。可是一旦面临手术风险及术后长时间的恢复过程，患者往往还是愿意选择一些创伤性小的方法。身体所有负重关节的有症状的退行性关节病，其总的治疗原则类似，包括应用抗炎药物、助行器以及支具。虽然非手术治疗不能治愈退行性变，但是很多患者可以明显感到疼痛减轻，并可以推迟重建手术时间直到患者方便或者因症状加重而不得不行手术时。

- 局部和全身药物治疗可以减轻疼痛。
  - 每年于关节腔内注射激素 2～3 次可以明显减轻症状，尤其对于炎症性关节病。
  - 全身性药物治疗可以包括定期应用对乙酰氨基酚、

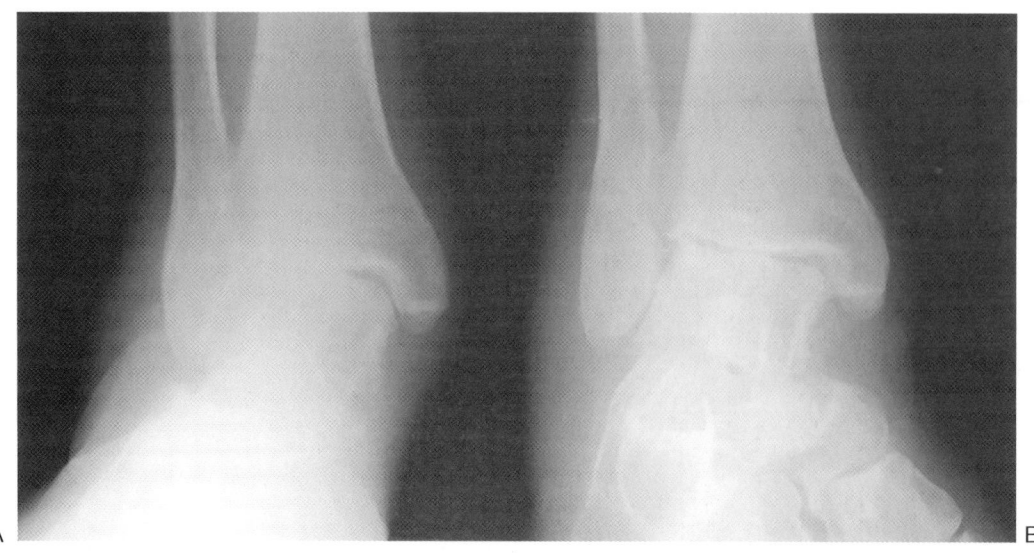

图 10.2　踝关节负重 X 线片（**A**）和非负重 X 线片（**B**）对比，提示负重 X 线片能更好地显示关节的状态。

非甾体抗炎药，或补充氨基葡萄糖、硫酸软骨素等营养素，但是应该避免使用麻醉药物。
- 运动方式改变，应用助行器如拐杖、助行鞋以及矫形器都是有帮助的。
  - 根据患者的需要和生活方式选择合适的治疗方案非常重要。
  - UCBL（The University of California Biomechanics Laboratory）支具是一种为需要活动的患者提供的隐蔽矫形器（图10.3A）。它可以矫正柔软的对线不良，并能对踝关节制动，但对于较晚期患者作用不大。
  - 柔软的支具，如系带的支具，可以减少活动度并提供部分支持。
  - 一种定制的硬质踝足支具（ankle-foot orthosis, AFO）可以控制踝关节活动，仍是踝关节退行性关节病应用支具的金标准（图10.3C）
  - 上述各种矫形支具都可以和摇椅底鞋联合使用，以使步态进一步接近正常。

手术治疗

当非手术治疗不能足够地控制症状时，则有必要行手术治疗。

滑膜切除术、游离体摘除术和踝关节骨赘切除术

对于轻、中度踝关节退行性病变可以根据其潜在病因选择治疗方法。

类风湿关节炎常见的慢性滑膜炎或者血友病造成的复发性出血导致的慢性滑膜炎，出现症状超过6个月，非手术治疗效果不满意时，可采用切开或者关节镜下滑膜切除术。因为手术目的仅仅是减轻疼痛，所以非常有必要同患者就此进行沟通。随着滑膜的再生，患者的症状通常会再次出现。

踝关节内的游离体需取出以控制机械症状，防止进一步的软骨损伤。创伤后游离体、产生撞击的滑膜软骨瘤病、移位的骨科植入物等情况行游离体摘除后效果明显，可以通过切开或关节镜取出。

一些尚存在关节间隙的轻、中度踝关节骨关节炎行骨赘切除术后也可收到较好疗效。骨赘常见于胫骨远端前面和距骨的背面（图10.4）。但在一项尸体研究中，发现用力背伸踝关节时，这些骨赘几乎不会紧密接触。尽管如此，很多患者主诉踝关节背伸受限伴疼痛的症状和踝前撞击有关，而且手术清理骨赘后效果良好。在一些较重的病例，由于关节面下存在问题，骨赘切除后疼痛不能缓解。设计手术切口时，一定要谨记将来本部位很可能需要进一步手术，包括存在踝关节融合或者置换的可能。

关节融合术

对于踝关节重度关节退变且保守治疗无效的病例，踝关节融合术仍是手术治疗的金标准。

现有的以获得骨愈合为目的的手术方法仍然遵循基本的骨科原则：大面积健康并出血的松质骨面、融合部位加压、坚强的内固定。一般来说，类风湿关节炎患者融合率较高，可能与这类患者骨密度低、骨皮质较薄有关。延迟愈合和不愈合风险较高的患者包括吸烟者、不遵医嘱者、关节强直者、骨质缺失明显者、下肢血运差者以及感染或者神经性关节病病例。这些情况对手术方式或术后处理的选择都会有明显的影响。

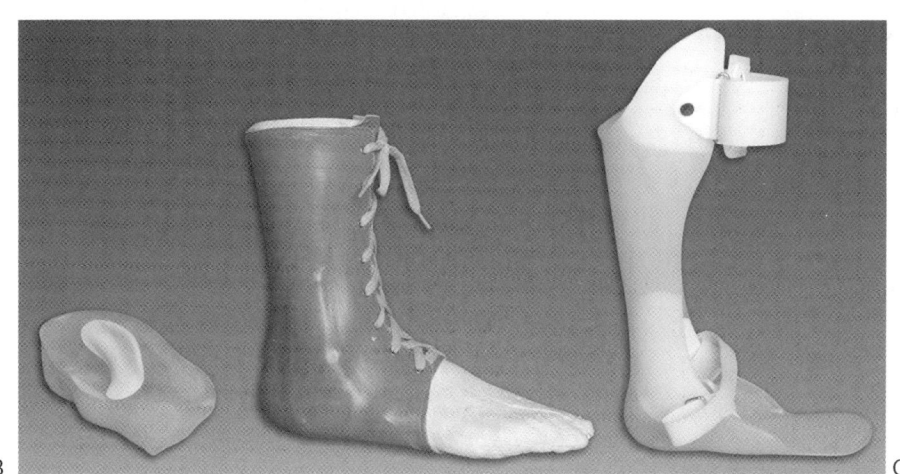

图10.3 非手术治疗支具：（A）UCBL，（B）Arizona支具，（C）定制的硬质AFO。

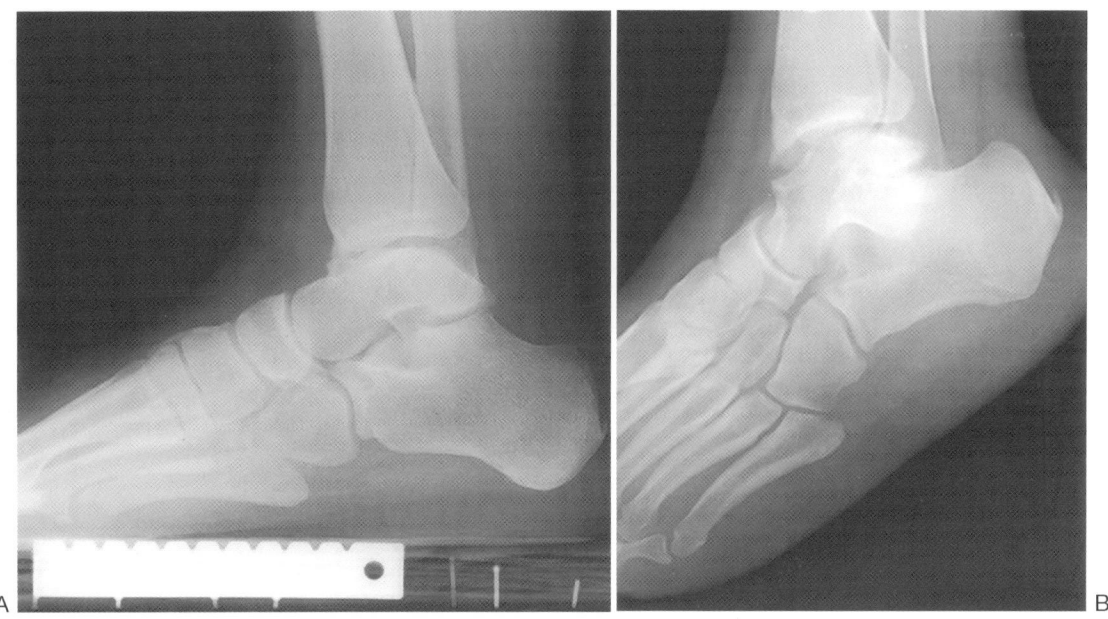

图 10.4　足负重侧位 X 线片（A）、斜位 X 线片（B）。患者 33 岁，创伤后关节退行性变。患者背伸踝关节时出现踝前侧撞击痛。

生物力学原则

一例成功的踝关节融合术不仅可以获得疼痛减轻的预期结果，还需要邻近关节能够吸收术后增高的应力来代偿受累关节活动度的丧失。这会引发相应区域早期退变，需在术前向患者说明。踝关节融合使关节活动消失，一般会在矢状面减少大约 70% 的跖屈和背伸活动度。

胫距关节融合位置仍为减少融合术后相关问题的最重要的因素。屈伸中立位及后足 5° 外翻位是最佳融合位置。还应该保持 10° 的外旋，或者与对侧踝关节对称（如果对侧未受累）。距骨相对胫骨远端轻微后移因能减少形成拱形步态的倾向，故在生物力学方面可有助于融合。

术式选择

过去几年中，报道过多种踝关节融合的技术。虽然没有哪一种技术明显优于其他技术，但仍提出了一些提高融合率的原则。在具体评估患者时，很多因素可能影响手术方式，包括生物学情况（软组织、身体状态、预期的融合率以及骨骼质量等）、患者的心理情况、手术医师的经验、患者的接受情况。没有哪种术式能适合所有病例。

手术方法的选择包括：关节镜下关节处理后行有限的关节内固定或者外固定，切开后采用更多的内固定行融合，可单独使用螺钉或者接骨板螺钉完成固定（框 10.2）。每一种手术都有其自身的优缺点。如果不需要矫正太多的畸形，可以在关节镜下进行关节表面的准备。这样造成的创面较小，软组织损伤和术后疼痛也会相对较小。但是对于外科医生来说学习曲线较长（图 10.5A）。相比之下，开放手术清理可以更好地观察关节面，有利于医师更容易矫正畸形。最近出现了将关节镜切口扩大的微创入路，它综合了切开手术和关节镜清理术的优点。

框 10.2　单纯踝关节融合的手术选择

关节面清理
- 关节镜
- 小切口手术
- 开放手术

固定技术
外固定
- 单平面（Charnley）
- 三角（Calandruccio）
- 环形（Ilizarov）

内固定
- 斯氏针
- 空心加压螺钉
- 钉板系统
- 角度接骨板

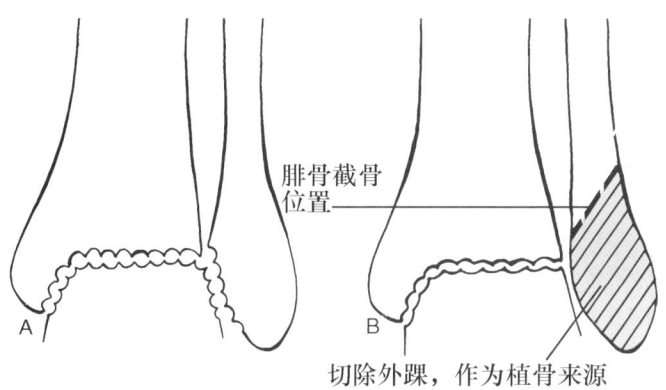

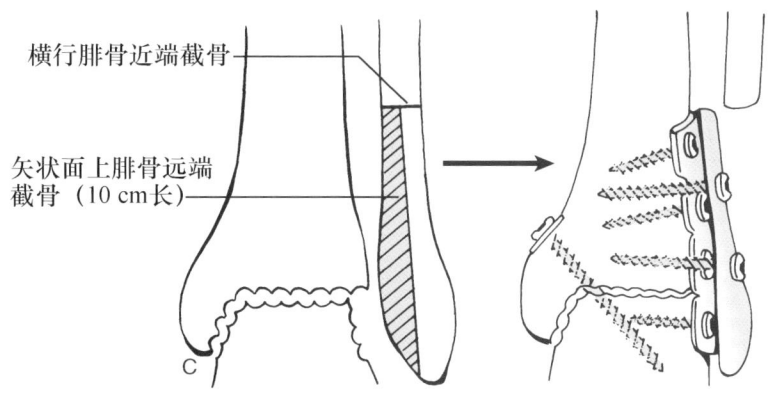

图 10.5 各种踝关节表面清理选择。A：没有严重畸形时选择小切口技术。B：腓骨远端 10 cm 处截骨，提供良好的自体骨移植来源。C：踝关节轻、中度畸形时，去除外踝的内表面，并应用前外侧张力带技术固定。右图：保留的外侧皮质骨加强了固定效果。

手术方法

- 踝关节切开融合术仍然是金标准。
- 患者取仰卧位，铺单，显露胫骨远端和踝关节。
- 大多数医生术中会使用大腿止血带。
- 根据软组织情况、之前的手术切口和手术医师的经验，有多种切口可以选择。
  - 在踇长伸肌腱和胫前肌腱之间取一纵行正中前路切口，这种手术入路的缺点是不能很好达到内外侧沟并有可能导致血管神经损伤。
  - 最常用的手术入路是经内、外踝双侧纵行切口及外踝截骨术。至少需要保留 7 cm 的皮桥以保证皮肤的血供。腓骨远端截骨术可提供较佳的视野并且是一个很好的自体骨移植来源（图 10.5B）。
  - 如果踝前方有较明显的软组织瘢痕，或者有多个之前的手术切口，应选择后路切口。纵行劈开跟腱，从腓骨后方逐步分离踇长屈肌肌腹并向内牵开，同时注意保护胫神经和胫后血管（图 10.6）。
- 将关节面清理至健康的松质骨面，尽可能多地保留骨质。使用骨凿和咬骨钳理论上可以避免摆锯和电钻产生的热灼伤，因为灼伤可能会降低融合率。
- 准备融合面时，骨面要尽可能地大；并且要进行打磨和粗糙化以保证硬化的软骨下骨被充分清除。

过去几年中包括外固定和内固定在内的固定器械都有了较大的改进，大多数手术医生会选择内固定。但外固定器仍是外科医生一个很重要的工具，尤其是在发生感染或者偶然软组织条件不好时。John Charnley 开发了一种单平面的外固定装置，目前已演变为多平面的外部固定装置，可以在踝关节融合部位产生均衡的压力。根据 Ilizarov 原则设计的环状钢丝固定器得以应用，它可以逐渐增加踝关节的压力。

- 有多种可用的内固定器械。
  - 当骨质量允许的时候，可以应用拉力螺钉技术行融合处加压。
    - 平行的螺钉在理论上可以沿着螺钉纵轴产生持续的压力。
    - 实际上，交叉螺钉压力更大，应用更广（图 10.7）。
  - 骨质量较差的患者，例如长期使用激素或类风湿关节炎者，斯氏针也许是唯一可行的固定选择。
  - 还有一种可选择的方法，"前外侧张力带接骨板技术"，其通过一块重建板加压，代表了一种最坚强的固定方法，尤其适用术前中度到重度畸形的患者（图 10.8 和 10.5c）。

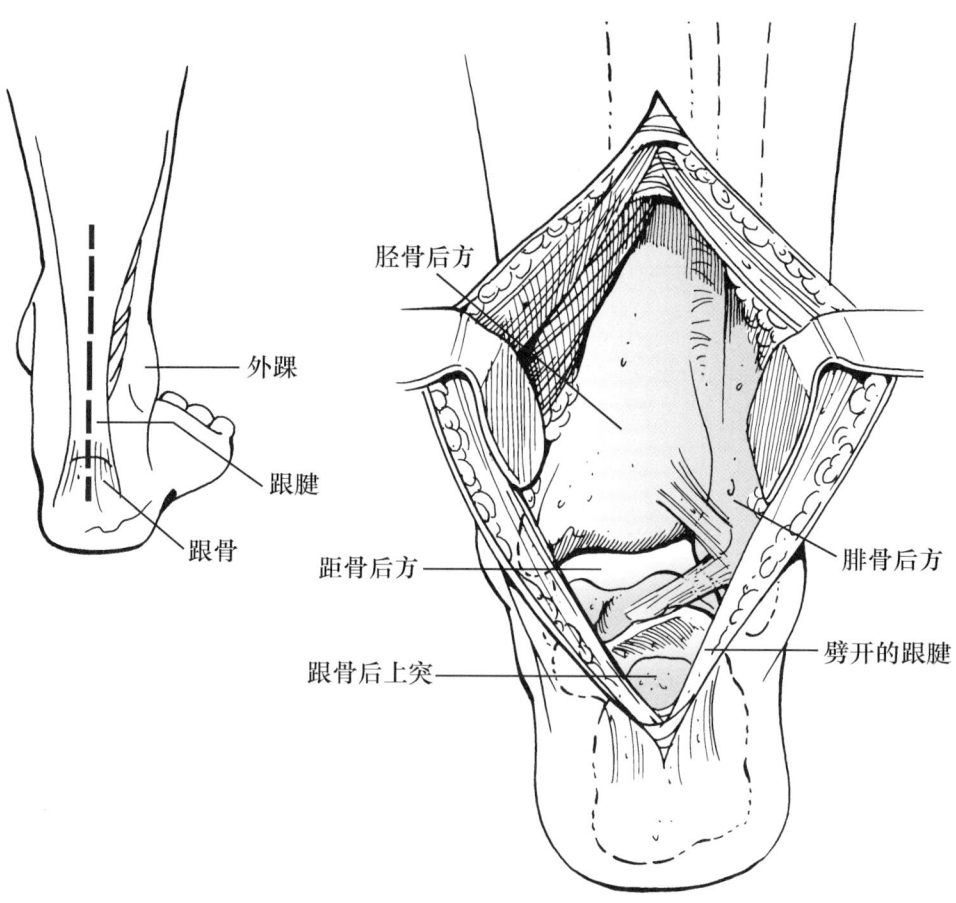

图 10.6　后路显露踝关节和距下关节。纵行或横行劈开并牵开跟腱,显露踝关节和距下关节后面。将踇长屈肌肌腹从腓骨后面分离并向内侧牵开,保护内侧神经血管结构。

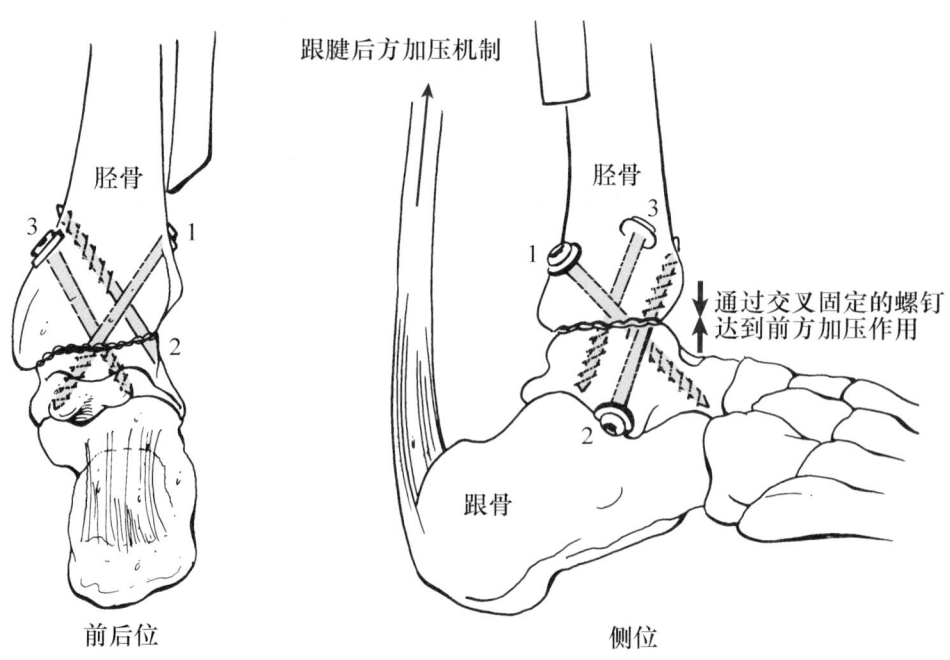

图 10.7　应用前侧加压螺钉融合踝关节,理论上,后侧的跟腱可以对融合部位产生压力。

- 最后，角度接骨板可以提供更加坚强的固定，是外科医生的另一种选择，并且已成功运用，特别适合于骨质疏松或者大量骨缺失的患者。

植骨

初次行踝关节融合术时，普遍常规采用植骨法，但这可能不是必须的。对于因明显的骨缺失或者是骨与骨之间对合不够充分造成的复杂情况，融合时需要植骨。任何尝试将不健康的骨端与其他骨端相融合的做法都有风险，可以通过充分清理骨面而予以避免，但要考虑可能造成骨缺损。选择植骨不能代替良好的骨面准备。虽然实践证明采用移植材料有助于这些复杂情况的融合，但是很少有循证医学文献支持何时采用何种植骨方法较其他更佳。这激起了大量有关骨移植物和骨移植替代材料的研究兴趣，研究结果需要密切关注并做适宜的对照。

- 根据缺损的尺寸大小，可以采用结构骨或颗粒植骨。
- 大的骨缺失最好的填充物是带三面皮质的髂骨翼，并可以保持下肢的长度。
- 自体骨移植、同种异体骨移植和合成的替代材料都可作为植骨的选择，各有其优缺点。

术后处理

- 手术后加压包扎并使用支具固定以控制肿胀并维持良好的对线。
- 应用腘窝阻滞可以减轻术后疼痛，显著降低术中、术后麻醉药的用量。
  - 腘窝阻滞后，大多数患者对术后疼痛控制非常满意，这种阻滞效果平均持续12～26小时，可降低麻醉药的用量，缩短住院时间。
  - 此方法在神经刺激器或超声引导下进行，在患者以丁哌卡因或罗哌卡因全麻后仍可安全进行（图10.9）。
- 在肿胀允许的情况下，还可以使用一种非负重的短腿玻璃纤维石膏来保持踝关节于中立位。
- 预期的融合时间因受多种因素影响而不同，而每个病例的制动情况也应该根据常规临床和放射线检查结果而调整。
  - 一般来说，患者需免负重6周，接下来应用行走支具4～6周。之后再使用行走石膏靴直到达到满意的骨骼和临床愈合。
  - 在一些病例，例如神经性骨关节病患者，应根据需要调节非负重和石膏固定的时间，有些时候需要2倍甚至3倍于常规的恢复时间。

结 果

85%～90%的病例能获得成功的踝关节融合，但是成功率在这几年中有很大的变化，从50%到超过90%。超过25年的长期随访研究显示，尽管邻近关节发生退变，但手术结果经久耐用，并且患者感到满意。踝关节融合后，有些患者可能从摇椅底鞋中受益，因为其步态得到了改善，尤其是对于后足关节存在一定程度僵硬的患者。

并发症

不愈合仍旧是踝关节融合最常见的并发症。原因很多，包括生物学和机械因素。对于有症状的不愈合，开始可以给予支具、调整活动量或其他非手术治疗。但当这些方法均无法控制症状时，则需考虑翻修手术。对待这些病例，明确造成假关节的风险因素非常重要，如吸烟、血液循环差、患者不遵从负重限制、感染、技术失误或者内固定失败。尽管技术、植入物、移植材料均有改进，但在非神经病变的情况下踝关节翻修手术仍有20%的不愈合率。神经性关节病患者不愈合率则更高（50%或更高）。

踝关节融合术的另一种并发症是畸形愈合。术中对位不良或者邻近关节出现进行性畸形可能会导致临床症状。轻、中度的内、外翻畸形可以采用矫形鞋或支具来代偿。跖屈畸形会形成拱形步态，在步态周期的中期站立相由于膝过伸或膝反屈而导致膝关节疼痛。过度的外旋尤其是内旋很难代偿，并且可能导致严重的步态障碍。明显的畸形愈合需要行截骨手术矫正。

牢固融合后仍存在的持续性疼痛可能来源于距下关节，这种病变可能术前就存在或继发于踝关节融合术。诊断性注射可能有助于确定此情况。其他的长期并发症包括邻近关节应力和活动度增加而出现的生物力学改变。超生理水平过度使用会导致邻近关节发生进行性关节退变。

胫骨 Pilon 骨折后的踝关节融合术

胫骨 Pilon 骨折后，踝关节发生退行性改变的概率很高。关节面受累越重，患者需要治疗的可能性越大。

踝关节融合术可以在一期、稍晚或二期进行。手术时期的选择依然需要判断和经验。急性、严重粉碎的 Pilon 骨折后行一期踝关节融合，可保证通过一次

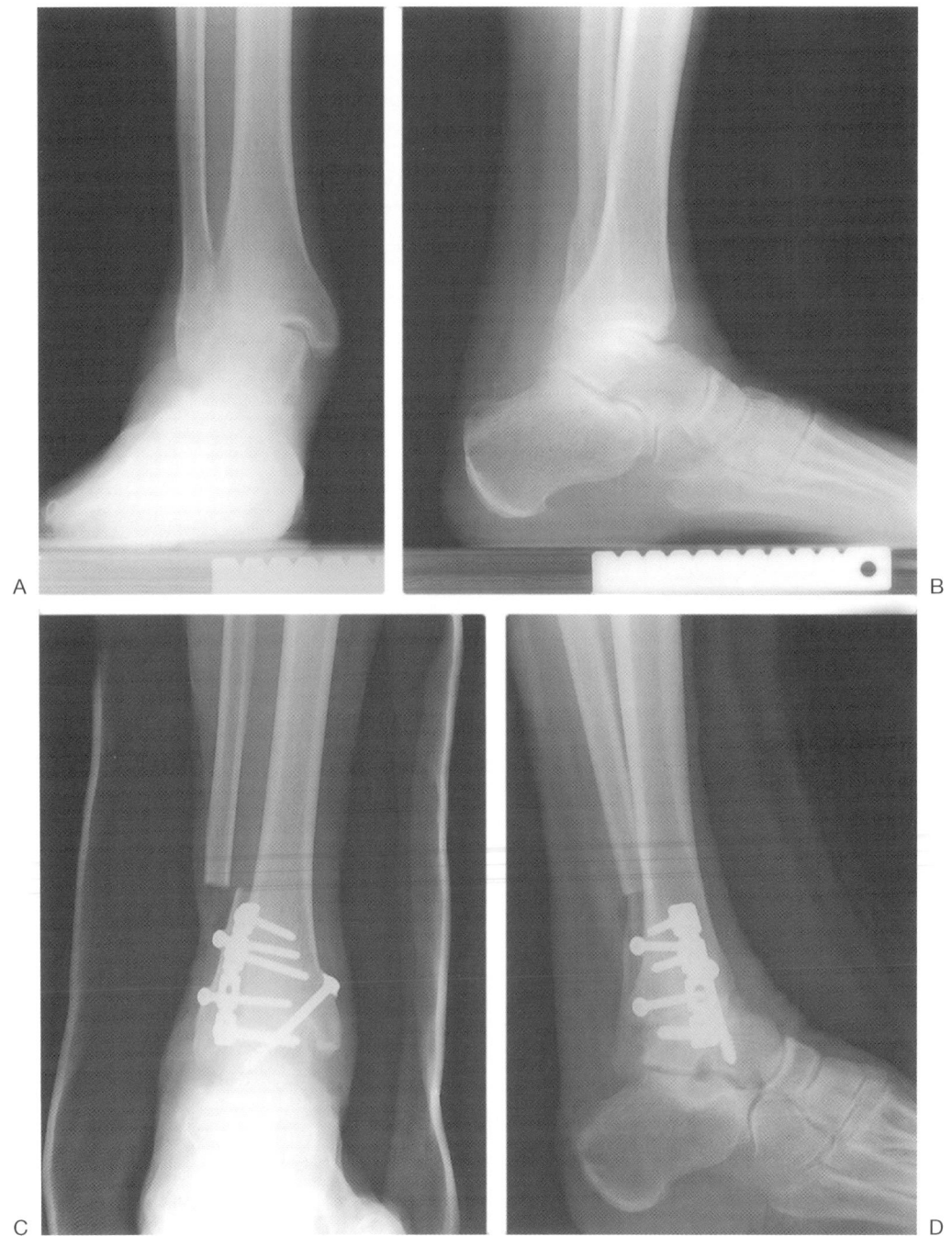

图 10.8 负重正位（A）和侧位（B）X 线片，显示踝关节退行性变。（C、D）应用 4.5 mm 骨盆重建接骨板融合踝关节，在前外侧提供压力。跟腱提供后侧压力以平衡接骨板。截下的外踝外侧一半用来加强融合部位。

手术完成确切治疗，但是其牺牲了关节功能，且技术要求很高。现在的流行趋势是在急性期或亚急性期通过关节固定达到解剖复位，给关节一次恢复机会。急性期治疗这种骨折的目的之一是为后期重建保留骨量。如果发生创伤后退行性关节病，二期的踝关节融合术则是较为合理的补救措施。

全踝关节置换术

尽管传统认为对于非手术治疗无效的终末期退行性关节病，踝关节融合术仍是久经检验的标准，但对于部分患者，全踝关节置换术（total ankle arthroplasty，TAA）已发展成为另一种可行的选择。全踝

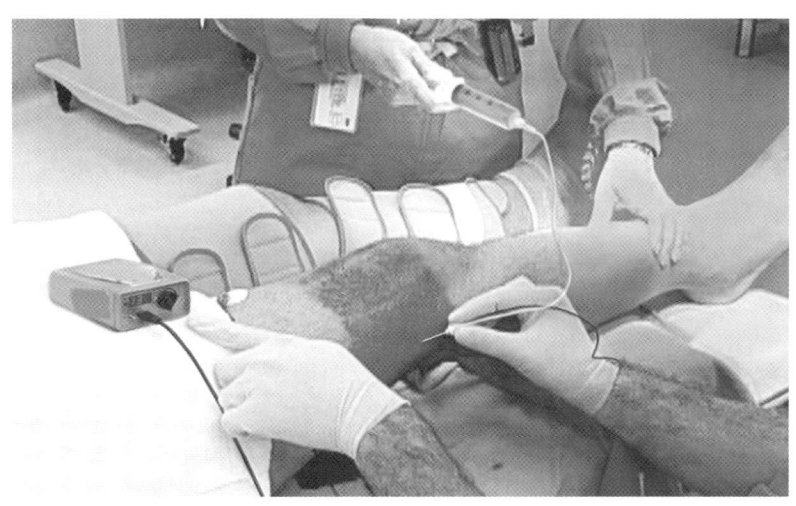

图 10.9 经股二头肌用神经刺激仪进行腘窝阻滞,用以控制术后疼痛。表面根据解剖标记定位,采用改良的 McLeod 外侧技术,经过股二头肌定位胫、腓神经鞘。(From Kile TA. Tibiotalocalcaneal arthrodesis. In: Kitaoka HB, ed. Master techniques in orthopaedic surgery: the foot and ankle, 2nd ed. Philadelphia: Lippincott Williams & Wilkins, 2002: 553.)

关节置换术于 20 世纪 70 年代首先应用。早期疗效显示具有较高的成功率和满意率。但由于长期效果显示磨损很快,因此导致应用热情下降,以至于到 20 世纪 80 年代中期,全踝关节置换几乎被完全抛弃。

虽然发展初期效果不理想,但是人们对于全踝关节置换的兴趣仍然持续,而且设计出应用于不同人群的多种模式假体。尽管选择这种重建手术的人群一直有增减变化,但随着新技术的进展,它得以不断改良并取得了较大发展。最近的进展有高分子铰链聚乙烯假体的开发、生物骨长入固定的开发、手术技术的改进等。为了保留踝关节活动度,如果能够接受全踝置换的潜在并发症风险,全踝置换也是更多的一种选择。

在过去的数年中人们尝试了多种假体设计。它们在组件数量、界面、旋转轴和固定模式以及其他技术方面都有多种变化。大部分现代踝关节假体包含 3 部分:胫骨下表面扁平的基底板或带柄的胫骨端假体,距骨表面的拱形假体部分,以及两部分金属(或陶瓷)假体之间的聚乙烯垫片。在两组件或固定平台假体,垫片固定在胫骨端。在三组件或活动平台假体,聚乙烯垫片是活动的,独立于胫骨、距骨假体之间。

活动平台假体的推崇者认为在聚乙烯垫片和金属假体之间剪切力减少,出现扭转力。活动平台假体和固定平台假体相比,活动平台聚乙烯背部与胫骨基底板相摩擦,其磨损增加,理论上会产生更小的碎屑,可能会增加骨溶解的风险,使聚乙烯垫侧方受力增加,增加垫片脱位风险。临床回顾研究也对固定平台和活动平台假体的临床结果有类似的报道。

适应证和禁忌证

虽然全踝置换的适应证仍然存在很多争论,但根据短、中期随访研究的结果也得出一些大致指导。大多数人认为理想的手术人群是要求较低、体重指数低、年龄在 60 岁以上、轻度畸形的患者。但是没有临床证据支持这些指导意见,关于全踝置换患者的选择仍存在很大争论。

同样的,关于全踝置换的相对禁忌证也未达成共识,但一般认为相对禁忌证包括年龄小于 45~50 岁、有感染史、严重的对线不良、距骨缺血坏死、软组织条件差、吸烟、神经性骨关节病、重度骨质疏松症、重度肥胖等。活动性感染和腓骨远端缺损是全踝置换的绝对禁忌证。

手术方法

- 通常采用位于胫前肌腱和踇长伸肌腱之间的前方入路。
- 可在踝关节外侧行第二纵行切口以显露外踝和下胫腓前联合韧带。
- 可以在术中使用外固定器以助于观察和矫正畸形,但这会增加手术时间、花费,并使风险增加。
- 骨面准备的目标是尽可能多地保留骨质,根据假体的设计,截骨的时候要注意保证残留骨面可继续截骨,而且能够为最终植入假体提供机械的中立位置,注意避免在内、外侧沟残留撞击。
- 特别重要的是,无论选择哪种假体,都需要建立足够的软组织平衡。
- 如果踝关节不稳或者功能不全的时候,有必要重建侧方韧带,并且需要在术中全程评估。
- 胫骨和距骨假体使用生物固定还是骨水泥固定,取决于假体的构造和假体与邻近骨之间的骨长入能力(图 10.10)。

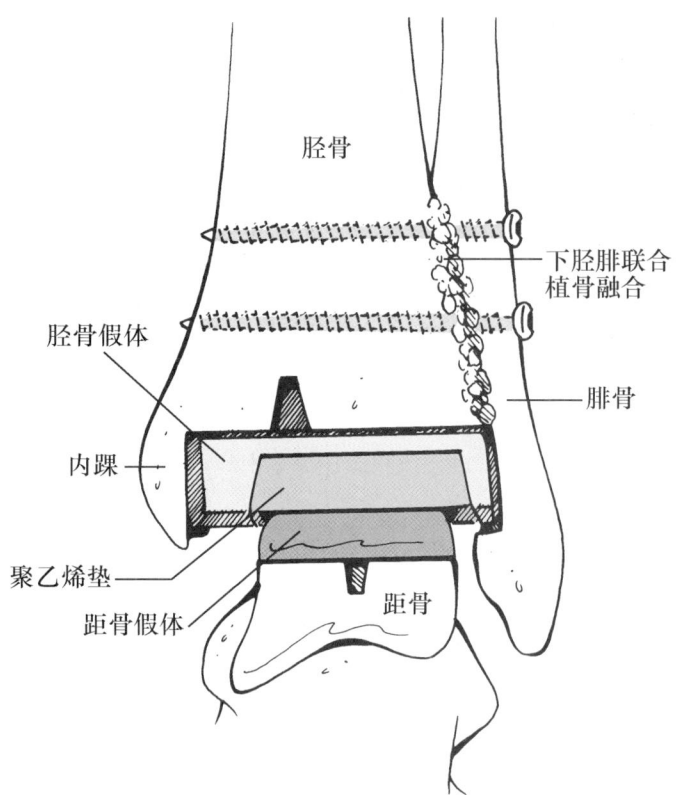

- 术中应用透视来评价假体位置。有的假体需要采用去皮质植骨并用下胫腓螺钉固定来融合胫腓骨远端，以便提供一个更为稳定的胫骨组件平台。
- 最后，在逐层仔细关闭切口之前，再次检查关节活动度和假体稳定性（图10.11）。

术后处理

- 术后立即使用敷料进行加压包扎。
- 术前采用腘窝阻滞或其他局部神经阻滞来减少术后疼痛。
- 从麻醉诱导期开始常规预防性静脉应用抗生素24小时。
- 康复方案各不相同，但是一般在第一次换药、伤口开始愈合后在可耐受的范围内开始活动度练习，非负重，直至胫腓骨远端融合或出现早期骨长入（通常在6～8周时）。
- 这期间可以应用可拆卸石膏来保护切口。

结 果

过去的数年中全踝关节置换的疗效变化很大。第一代骨水泥假体1～3年的假体生存率为60%～100%。但随访至5～15年时，假体生存率仅10%～

图10.10 使用Agility型关节假体行全踝关节置换。下胫腓联合融合以给假体提供更稳定的平台，避免下沉。

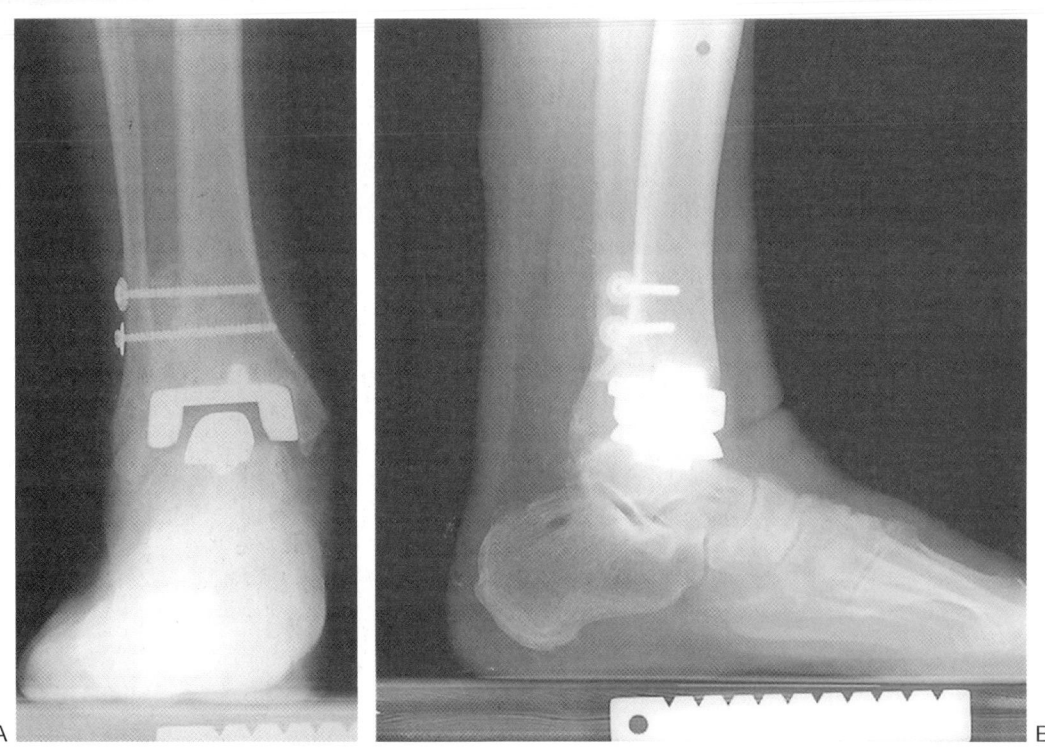

图10.11 患者69岁，10个月前由于创伤后踝关节退变行全踝关节置换术，术后正位（A）和侧位（B）X线片。（Courtesy of R. J. Claridge, MD, Mayo Clinic, Scottssdale, Arizona）

61%，这使得大多数外科医师完全放弃这一手术。随着外科技术的提升，更多现代的设计使得早期至中期的随访效果更理想，而且很多8~16年的长期随访结果正在进行报告。最近报道结果显示假体生存率为80%~93%，80%的患者疼痛获得满意缓解。

与踝关节融合术相比，全踝关节置换术有其自身独特的并发症，假体长期生存率不确定，并有不同程度的踝关节持续性疼痛。最近几项Ⅲ级证据的研究结果显示全踝关节置换术和关节融合术相比，疼痛缓解程度相似，全踝关节置换术后再手术风险增高，踝关节融合术后邻近关节退变风险增加。另外，全踝关节置换和踝关节融合后步态分析研究显示，关节融合后会有更快但更加不对称的步态。这点似乎不如保留了活动功能的全踝关节置换术（表10.1）。对于目前使用的这代假体，其手术前后关节的活动范围几乎没有变化。

并发症

有限的生存率是全踝关节置换最常见的并发症（图10.12）。假体松动、距骨下沉、假体半脱位，以及踝关节骨折代表了不同的失败机制。切口愈合问题也常有报道，曾经有报道高达一半的初次全踝关节手术发生伤口问题。切口深部感染则是潜在的重大灾难性并发症，发生率在3%~5%。

由于组件失败是全踝关节置换术相对普遍的并发症，所以补救措施显得非常重要。如果不能翻修至大号的假体或者其他厂商的产品，则需要在取出假体之后行踝关节融合。根据骨缺失的大小，软组织覆盖的质量，之前皮肤切口的位置以及感染史，有多种治疗方式可以选择。内、外侧切口可以很容易地显露踝关节，但是可能较难取出假体。前入路或者后入路是行补救性踝关节融合术较满意的入路，但各自有其相应的组织愈合问题。

结构性自体髂骨移植或者在缺失部位填充同种异体移植物后采用内固定或者外固定以维持位置并加压，可以获得功能性的踝关节融合。可以利用本章之前介绍的技术方法进行踝关节翻修内固定。几位作者曾报道全踝关节置换术失败后，用外固定进行翻修性踝关节融合术取得满意疗效。一些患者，尤其是对于深部脓肿伴软组织情况较差的患者，选择膝下截肢或许效果更好。

后足退行性关节病

后足由距骨、跟骨、舟骨和骰骨4块骨组成，它们共组成3个关节：

- 距下关节：距骨和跟骨之间的连接。
- 距舟关节：后足和足内侧三个序列之间的可动关节。
- 跟骰关节：后足和足外侧两个序列（外侧柱）之间的连接。

这三个关节司后足活动。距舟关节和跟骰关节构成跗横关节或Chopart关节。在站立相早期，这两个关节轴处于平行或者是"未交锁"状态，以便增加活动度和屈曲后足。而在站立相晚期，后足内翻，这两个关节轴不平行，关节活动被锁定，足部变得僵硬以便更有效地推进。

这个复合体中任何关节单独被融合都会影响到邻

表 10.1 全踝关节置换和踝关节融合的优缺点对比

	全踝关节置换	踝关节融合
疼痛缓解	良好	良好
保留的关节活动度	大部分	无
伤口愈合并发症	常有	有时
感染风险	高	低
再手术风险	高	低
邻近关节退变风险	低	高
术后步速	慢	快
术后无力	少	多

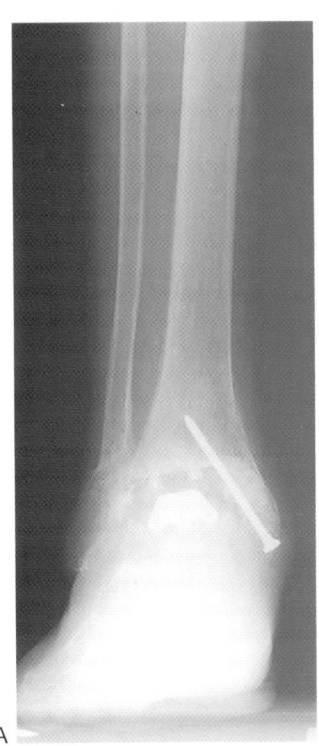
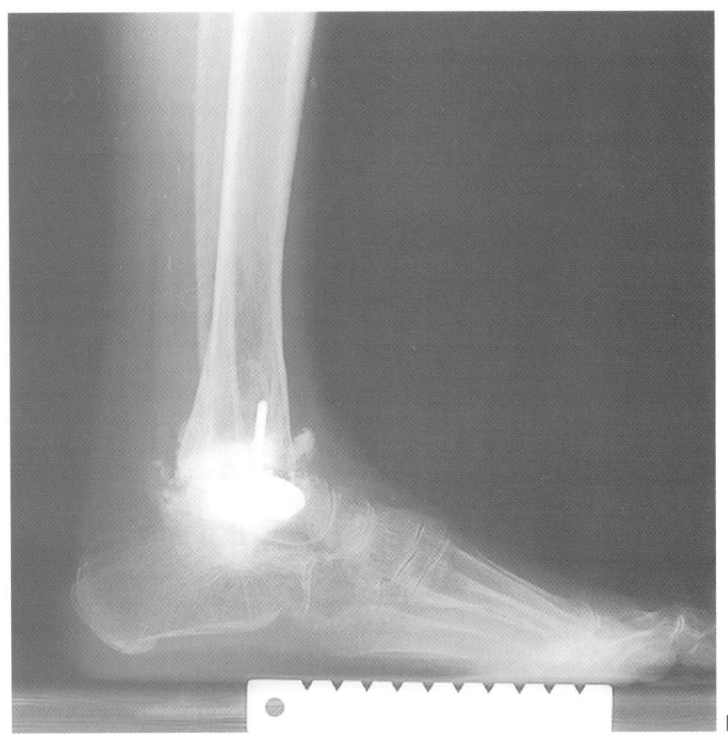

图 10.12 踝关节负重正位（A）和侧位（B）X线片。患者76岁，24年前因创伤后踝关节退变行TAA。患者之前发生过内踝骨折并行内侧固定。注意患者距骨假体发生下沉，通过Arizona支具和摇椅底鞋问题得到解决。

近关节的活动度。特别是单独的距下关节融合大约会使距舟关节活动度下降25%，跟骰关节活动度下降50%。跟骰关节融合会使后足关节活动度总体下降约1/3。距舟关节融合后，后足的运动基本被锁定。

发病机制

后足退行性关节病的病因多种多样，其鉴别诊断与踝关节骨性关节炎的机制相类似。无论如何相似，后足病变还是有其特异性的地方值得探讨。

后足退行性关节病与创伤后变化和炎症病变，如类风湿关节炎，有很大的联系。要谨记神经肌肉病变或者胫后肌腱功能不全导致的畸形，其病因与上述不同，有其特异性。在成人获得性平足中，内侧纵弓逐渐消失引起关节半脱位，伴随异常的生物力学应力和炎症，会引起关节退行性变化。随着糖尿病所致神经性骨关节病的发生率增加，这种关节病变引起了人们特殊的兴趣。虽然后足不是Charcot关节最常发生的部位，如果出现严重的骨与关节破坏还需高度怀疑此病。

诊 断

体格检查和病史

在评价患者后足疾病时，完整的病史回顾很重要。特别要询问症状的性状、部位、进展情况、导致病情进展的因素、既往的治疗及效果，这些都有助于判断病因，并指导进一步治疗。

- 距下关节退行性关节病可以引起跗骨窦区疼痛、肿胀、僵硬，以及难以在凹凸不平的地面行走。继发于跟骨骨折的病例，在腓骨尖下可触及骨性突起伴压痛，跟骨外侧壁会在此处撞击腓骨肌腱。
- 一些患者后足区域会出现进行性的畸形。
- 应用药物、支具或者夹板后，其获得的疗效也可为诊断和最终的治疗提供有价值的线索。

临床表现

系统的检查方法有助于取得准确的诊断。尤其在后足查体中，对于其他关节、骨骼和软组织需要进行细致的评估以免与原发的病理改变或者疼痛原因相混淆。

- 典型的距下关节退行性病变在跗骨窦区有直接压痛，并可伴有距下关节活动受限，因为距下关节活动可引起疼痛。
  - 距下关节主要在冠状位的活动中发挥作用。一般来说，患者有 20°内翻和 5°的外翻。
  - 临床实践中，把后足关节看作一个整体非常重要，每个关节都在水平面（内旋和外旋）以及矢状面（跖屈和背伸）活动上起着不同的作用。
- 距舟关节疾病一般症状表现在后足背内侧面，经常和踝关节前方的疼痛相混淆。
  - 一般可以通过上述两个位置细致的触诊鉴别出关节疼痛的真正部位。
  - 伴关节背伸受限的痛性撞击，一般都可以在关节背侧触及骨赘。
- 后足的畸形需要动、静态的站立评估。
- 需要鉴别后足是固定性还是柔软性对线不良，这有助于治疗方法的选择。
- 完整的后足查体还包括评估跟腱和腓肠肌复合体，以了解膝关节分别位于屈曲和伸直位时将后足置于中立位的紧张程度（Silfverskiold 试验）。
- 很多有明显后足畸形的患者伴有马蹄足畸形，需要在后足重建手术时一并矫正。

影像学表现

- 后足骨性关节炎常规的 X 线评估一般采用负重 X 线片，通常包括：负重下双踝正位片以评估双踝受累的情况。
- 有时拍摄负重的后足力线 X 线片来评估后足畸形的严重程度，它可以通过与胫骨纵轴对比来观察后足在冠状面上的动态畸形（图 10.13）。
- 其他的距下关节的特殊拍摄体位有 Broden 位和 Canale 位。
  - Broden 提出的内斜位片应用最为广泛：拍摄时小腿内旋 45°，球管向头侧倾斜 10°～40°。它可以观察距下关节后关节面。
  - Canale 位提供了另外一种方法来观察跗骨窦区域的病理变化。它是球管向头侧倾斜 15°、足外翻 15°的前后位拍摄。
- CT 扫描已经很大程度上替代了这些观察后足的特殊 X 线体位。CT 有提供三维重建（矢状位、冠状位、水平位）的优秀能力，其唯一的缺憾就是得到的影像是非负重状态下的。

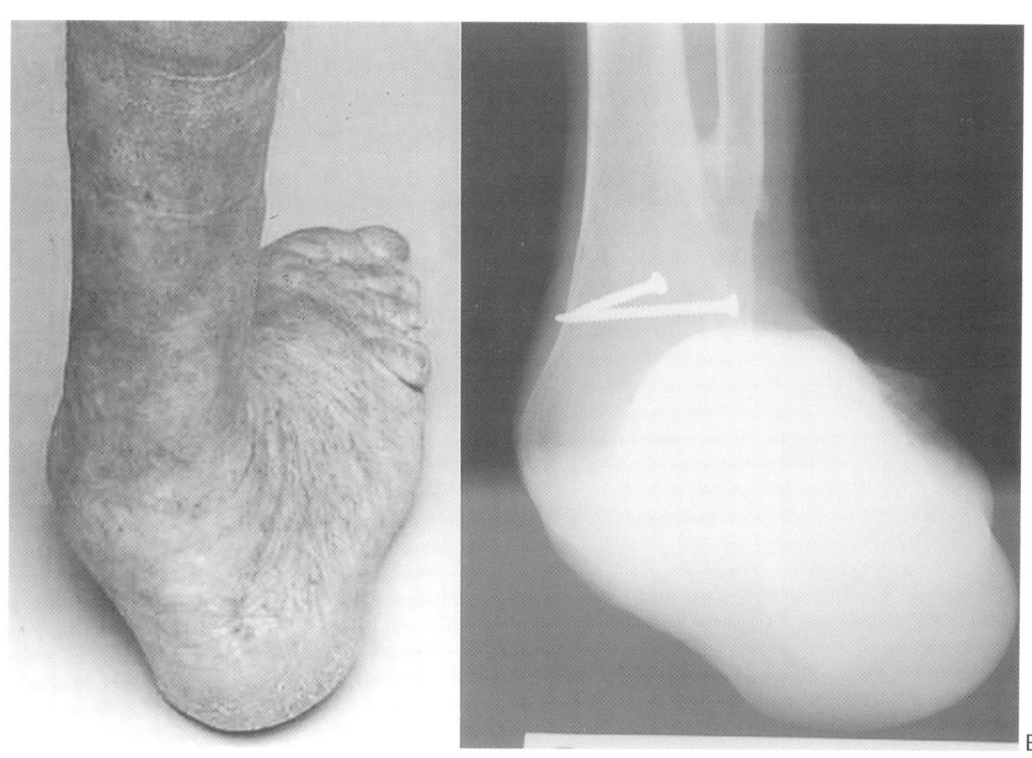

图 10.13 患者 72 岁，因患类风湿关节炎曾行踝关节融合，外观图（**A**），后足对线的 X 线片（**B**）。通过此 X 线片可以测量相对小腿力学轴线的畸形角度、后足移位和成角。

- MRI 在评估后足骨性关节炎，包括评估关节及软组织的轻微病变中的应用越来越多。

诊断性注射

诊断性注射是确诊可疑性后足关节病变的有价值的方法，并且有助于提出治疗方案（图 10.14）。通常在透视引导下确定针尖位置，可用于严重的创伤后退行性关节病关节间隙几乎闭塞时。距下关节内注射可以采用前外侧或者后侧入路。疼痛缓解的程度和持续的时间，或无疼痛缓解的现象，都可以为诊断提供有价值的信息，同时添加皮质类固醇激素可具有潜在的治疗作用。

治 疗

非手术治疗

后足退行性关节病的非手术治疗与前面提及的踝关节退行性关节病类似，包括使用非甾体抗炎药、支具、改鞋以及限制活动。特别要提到的就是长筒踝关节支具（Arizona 支具）非常适合用来控制后足的活动和畸形。如果配合采用间断性激素注射，这种支具可以消除患者疼痛并免于可能需要的手术治疗。

手术治疗

单纯距下关节融合术

当非手术治疗不能控制症状的时候，可以选择手术治疗。单纯距下关节融合术可以矫正畸形、缓解疼痛，长期疗效良好。与三关节融合术相比，有限的距下关节融合术可以为患者保留跗横关节的活动以及相对较好的功能。

有关骨-骨融合的基本原则，在踝关节融合术的章节里已经阐述。

生物力学原则

当计划实施单纯距下关节融合术时，生物力学方面主要需要考虑的是足的位置。前面提到，轻度后足外翻时跗横关节（距舟关节、跟骰关节）之间保持相对平行，其"锁定作用"失效。这时足会比轻度内翻或内旋时更柔软。

后足理想的角度是 5°外翻，但是可以做轻微的调整以使前足水平面垂直于小腿纵轴并平行于地面。在明显的扁平足畸形病例中，可以通过延长跟腱将距骨重置于跟骨上方，从而避免三关节融合的需要。

方法选择

距下关节融合有多种方法，但是目前临床最常用的是清除关节面，并在所融合位置的死腔植骨之后使用粗大的空心螺钉固定。距下关节外的融合也是值得选择的，可以采用结构性植骨在跗骨窦水平融合距下关节，但是一般局限于儿童。对于跟骨骨折导致其高度明显丢失的病例，采用距下关节撑开融合效果较好。通过使用结构性三面皮质自体骨植骨可以保证融合位置的高度，这样可以保存距骨的倾斜角（在足负重侧位 X 线片上，距骨纵轴和跟骨纵轴在矢状位上的角度）（图 10.15）。

手术方法

- 采用跗骨窦表面斜行切口，起自外踝尖远端 1 cm，并弧向背侧（图 10.16）。
- 分离跗骨窦的脂肪垫并向背侧牵开。
- 于趾短伸肌下方分离并向远端牵开肌肉。
- 切口后缘被腓骨短肌和深部的跟腓韧带所限制。
- 切口上缘位于距腓前韧带处。

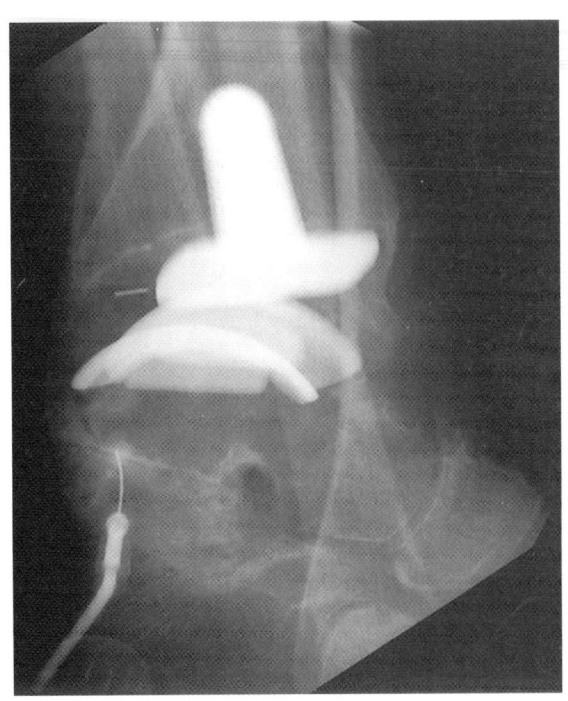

图 10.14 患者 80 岁，全踝关节置换术失败后，通过外侧斜位透视引导下进行诊断性注射，用来评价距下关节是否为患者疼痛症状的相关原因。根据这个结果制订治疗方案（见图 10.25）。

跟骨骨折畸形愈合后可以出现骨关节炎。患者可表现为明显的跟骨高度丧失，导致踝前撞击，及腓骨尖和跟骨外侧壁之间腓骨肌腱受压出现肌腱炎。此时需要行跟骨外侧壁骨赘切除以解放腓骨肌腱，通过截骨或牵开融合跟骨（将植骨块置于融合部位）以恢复其高度。

- 目前最常用的固定技术是半螺纹空心螺钉加压坚强内固定。
  □ 可将螺钉自距骨背内侧穿入至跟骨结节，反之亦然（图 10.17、图 10.18）。
- 术中透视评价内固定的位置及后足对线。
- 当获得满意的固定位置后，逐层关闭切口，注意小心保护皮缘。

术后处理

- 围术期预防性应用抗生素 24 小时。
- 在手术室即开始使用敷料加压包扎并保持 1～3 天。
- 当术后肿胀和切口情况允许时，术后前 2 周可以使用短腿玻璃纤维非负重支具固定，之后使用另一种非负重支具固定 4 周。
- 一般来说，距下关节融合之后，要使用非负重支具固定 6 周，之后使用可负重的膝下支具或可拆卸石膏靴固定 4～6 周。
- 当疼痛和肿胀减轻之后，患者可以视自己的忍耐度而去除可拆卸石膏靴。
- 每个患者病情都不尽相同，所以要根据患者术后疼痛水平和影像表现来做相应的调整。

结 果

疼痛的终末期距下关节退行性关节病患者行距下关节融合后，长期满意度很高，据报道可达 90%。

一般来说，距下关节融合位置较好的病例比行三关节融合术的病例有更大的活动水平。在凹凸不平的路面上行走困难是预料之中的，但是大多数患者可以继续参加娱乐活动。

并发症

畸形愈合和不愈合是距下关节融合最常见的并发症。融合率为 70%～100%。一旦发生不愈合，则需要采取自体骨植骨和坚强固定的翻修融合术，但是融合率不高。

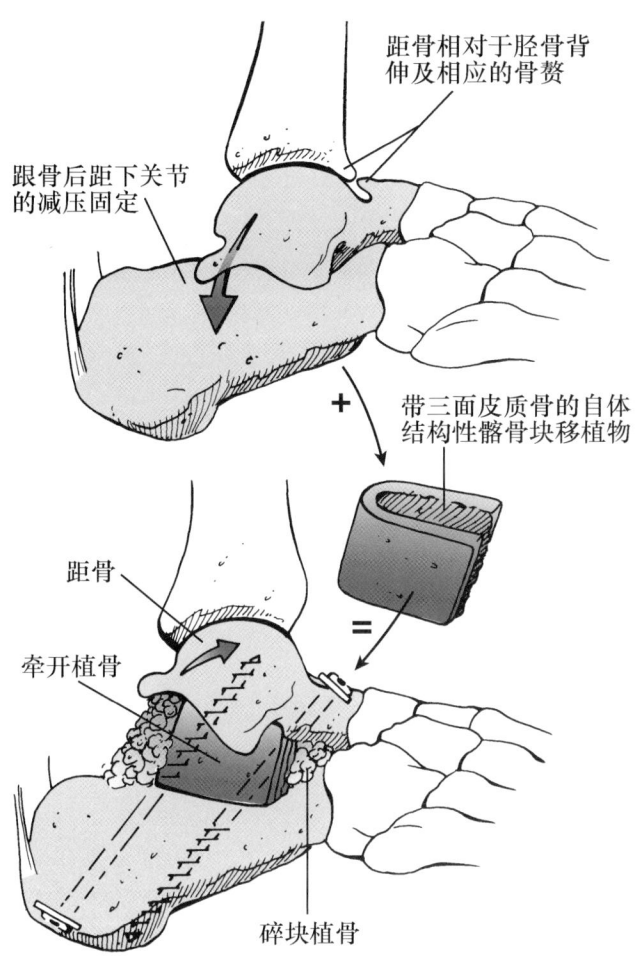

图 10.15 距下关节撑开植骨融合。结构性植骨块通过保持后足和正常的距骨倾斜角度能够恢复其高度。可以利用髂骨翼三面皮质骨植骨块的强度优势将植骨块垂直置入。

- 使用撑开器、小刮匙和弧形骨凿完全清除关节表面的软骨和软骨下骨，保留骨结构解剖学上的轮廓并且暴露下方的松质骨。
- 从前向后逐步系统地清理距下关节的三个关节面，在其他关节面清理完成后需将重点放在后关节面（图 10.16）。
- 蹞长屈肌腱一般在后内侧角远端可见，提示已到达后关节面的边界。
- 握住足并使距骨向跟骨复位，保持后足 5° 外翻。
- 要根据关节面的情况及患者的生物学状态选择植骨。
  □ 植骨的金标准依旧是自体骨移植，但是供区的并发症也促使了植骨替代物的广泛发展。但是各有其风险、优点和费用问题。

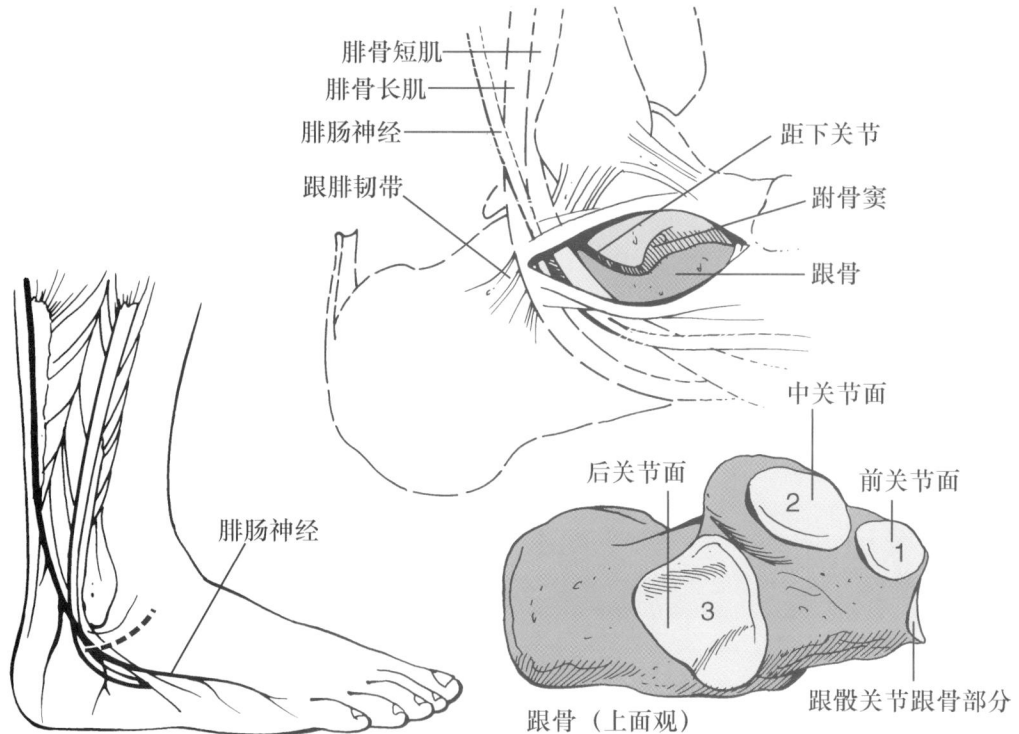

图 10.16 距下关节外侧入路显露距跟关节三个关节面（前、中、后）。分离跗骨窦和趾短伸肌表面的脂肪垫并牵向远端。

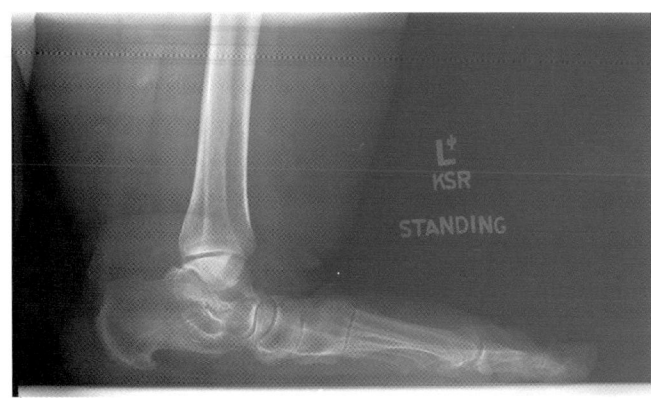

图 10.17 距下关节退变合并严重平足畸形，术前负重侧位 X 线片。

对线不良是融合的另一个并发症。过度内翻会锁定跗横关节并影响步态，然而过度外翻则可能导致外侧撞击痛。长期的后果包括邻近关节的应力转移，尤其是踝关节，可能会导致关节退行性变（图 10.19）。

单纯距舟关节融合术

距舟关节是后足活动的重要关节。因此，融合距舟关节会明显降低距下关节和跟骰关节的活动度。导致相邻的关节承受更多的应力以代偿融合的关节，从

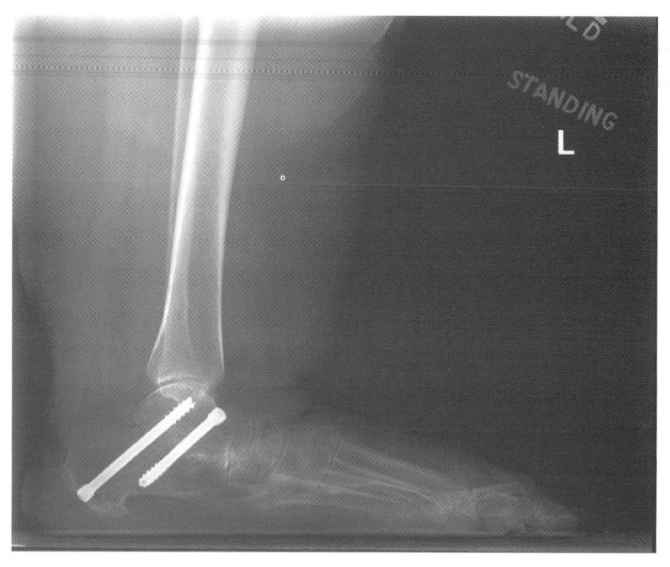

图 10.18 矫正后足畸形，应用 6.5 mm 直径空心螺钉融合距下关节，术后负重侧位 X 线片。

而发生关节退变的风险较高。因而，活动较少的患者例如类风湿关节炎患者更容易获得满意的疗效。对于活动量较大的患者，一些学者建议联合应用跟骰关节融合术（双关节融合），以获得比单纯距舟关节融合更高的稳定性。

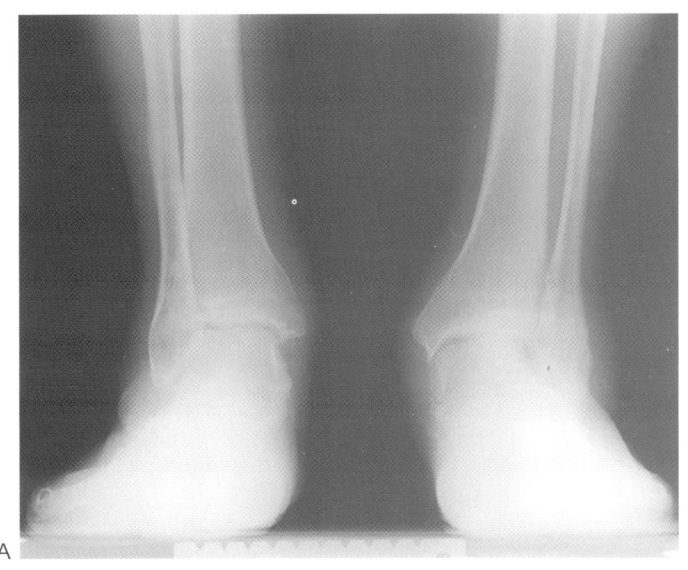
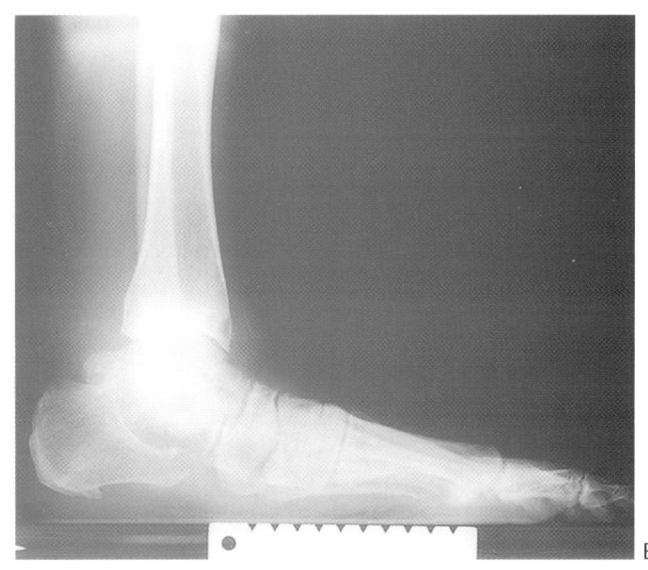

图 10.19 距下关节融合（图 10.18 所示）10 年后负重正位（A）和侧位（B）X 线片。距下关节外翻位融合，踝关节最终出现有症状的退行性骨关节炎并出现关节外翻塌陷。

手术方法

- 沿第一序列在距舟关节背侧做纵行切口。
- 在踇长伸肌腱和胫前肌腱之间行背内侧入路（图 10.20）。
- 切开关节囊，暴露关节面并予以切除，尤其要注意舟骨的软骨下骨。
- 外侧关节显著凹凸不平，因而可能需要根据目测进行额外的切除。
- 根据骨缺失程度决定是否需要植骨，或融合位置有明显内侧柱缩短的需要通过植骨予以延长。
- 根据骨质量不同选择使用加压螺钉、门形钉或者斯氏针固定关节（图 10.21）。
- 一般在后足外翻 5° 的位置行后足融合。
- 可以经皮或经手术切口拧入空心钉，一般从足舟骨逆行打入距骨颈和距骨体，术中行透视以防止进入距下关节。
- 获得满意的固定后，关闭切口。融合术后的治疗和保护措施与距下关节融合术类似。

单纯跟骰关节融合术

局限性关节退行性变或者僵硬性成人获得性扁平足需要延长外侧柱时，可以行单纯的跟骰关节融合术。理论上，融合跟骰关节可能会降低距舟关节 67% 的活动度，但是对距下关节活动几乎没有影响。行融合手术时采用沿关节中心外侧纵行切口。分离并向远端或背侧牵开趾短伸肌。余下的手术方法其基本原则类似于前面讨论的距舟关节和距下关节融合术。

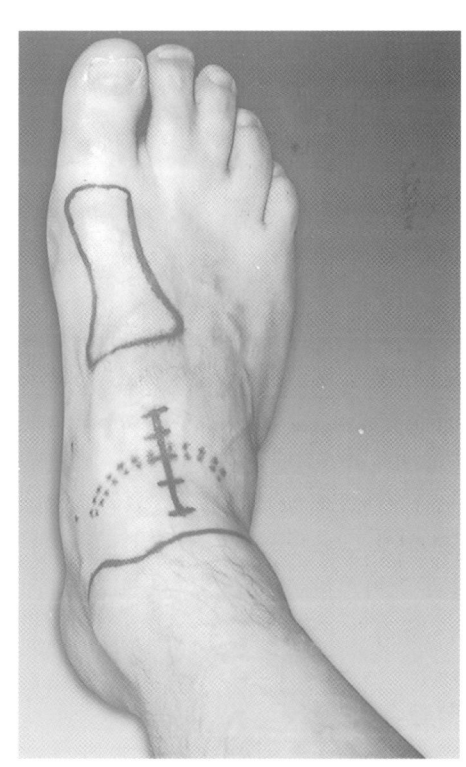

图 10.20 采用踇长伸肌腱和胫前肌腱之间的前侧入路显露距舟关节。内踝和关节线已经标出，第 1 跖骨基底也标出。距舟关节皮肤背侧投影用虚线标出。

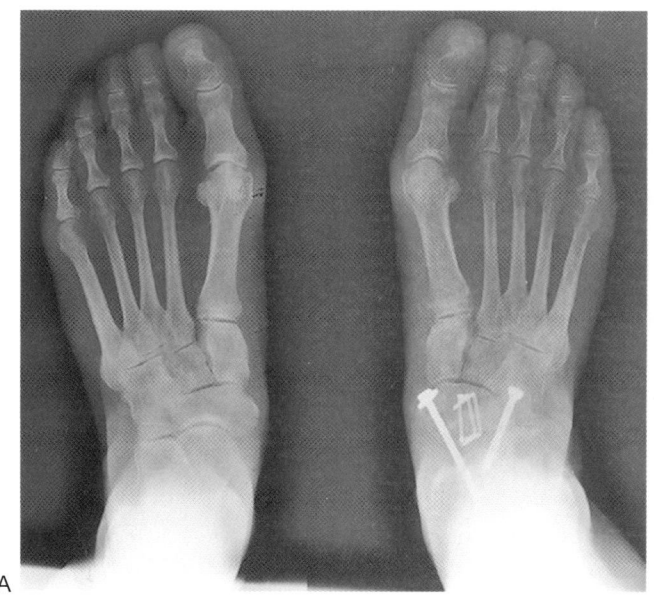 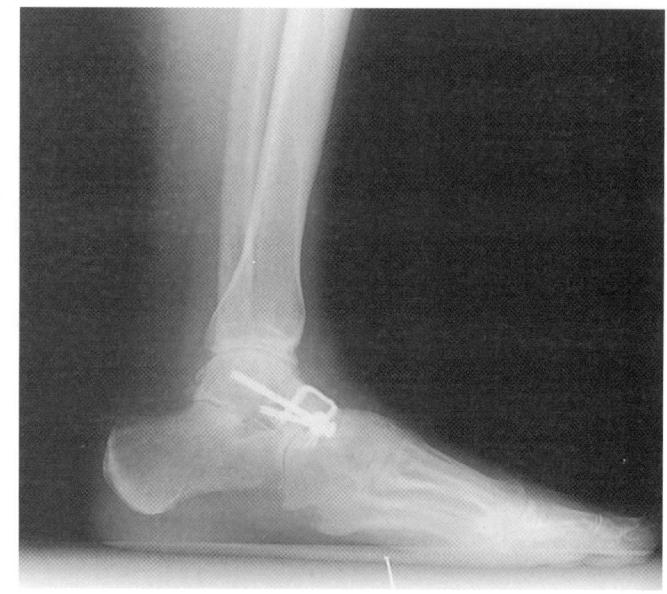

图 10.21　用螺钉和门形钉单纯融合距舟关节，负重正位（A）和侧位（B）X 线片。

双关节融合

双关节融合术包括距舟关节和跟骰关节的融合。跗横关节（Chopart 关节）融合降低了距下关节的活动度，其作用等同于三关节融合。后足被固定在大约 5° 外翻，并内收/外展、屈伸中立位。行这种融合术可以矫正已存在的内收/外展畸形。

双关节融合术也可应用于单纯距舟关节退行性变的年轻、活动度大的患者，以提高固定的质量和提供长期的稳定性。有些患者根据其期望值和活动水平，有可能需要行三关节融合手术。

手术方法

- 手术方法和术后治疗同之前介绍的距舟关节及跟骰关节融合术。
- 首先暂时固定距舟关节，随后固定跟骰关节，一般用空心钉导针或斯氏针固定。模拟负重站立情况来评估对线，必要时进行调整。
- 根据骨质量和入路不同，采用螺钉、门形钉或二者结合来进行永久固定。

三关节融合术

当有限融合难以解决患者的关节炎或畸形问题时，一般考虑行后足三关节（距下、距舟和跟骰）融合，尤其是对于年轻、活动度大的患者，三关节融合后增加的生物机械应力会对相邻的踝关节和中足关节产生较有限融合更为复杂的影响。

过去几年中，报道过此种手术的多种变化。以往，三关节融合术常用于矫正严重的神经疾病或麻痹导致的畸形，主要是因为它可以同时在三个面（冠状面、矢状面和轴位）矫正畸形。这种手术也被用于解决广泛的后足问题，但是要特别注意避免对线不良。

适应证和禁忌证

适应证包括以下几种：

- 距下关节骨性关节炎伴距舟或者跟骰关节退行性关节病
- 遗传性运动感觉神经病（Charcot-Marie-Tooth 病）伴固定畸形
- 脊髓灰质炎后遗症
- 周围神经损伤伴固定畸形
- 脑血管事件
- 伴固定畸形的胫后肌腱功能不全
- 疼痛的可复性或固定性类风湿性后足畸形
- 有症状的创伤后对线不良伴后足不稳定
- 难以切除的跟舟或跟距关节跗骨联合

相对禁忌证包括任何有可能采用有限的单关节融合术治疗的临床疾病。外周血管疾病、糖尿病、神经性关节病和系统性治疗的疾病都应该考虑在内。

手术方法

- 起自腓骨尖远端大约 1 cm 指向第 4 跖骨基底部作一纵行弧形切口（图 10.22）。
- 自起始端分离趾短伸肌并向背侧和远端牵开。
- 这一手术入路可以显露距下关节和跟骰关节，方法同前文所述。
- 接着对这两个关节面和距舟关节外侧关节面进行充分的准备。
- 在距舟关节背内侧做第二切口，操作细节同单纯距舟关节融合术。
- 完成融合面的准备。
- 完成所有骨表面准备后，将后足放置在外翻 5°、内收/外展中立位，和屈伸/中立位。
    - □ 在三个面上进行调整以达到最理想的位置。采用相对于跟骨前侧旋转距骨头等方式矫正距下关节或后足的内外翻畸形。
- 评价骨的位置，根据情况完成植骨。
- 距下关节使用半螺纹空心螺钉固定（直径 6.5 mm 或者更粗），距舟关节则需要使用直径 4.0 mm 或更粗的螺钉，跟骰关节可使用螺钉或门形钉。
    - □ 上述关节固定顺序允许在合适的足部位置行固定，并在整个操作过程中不断修正。

马蹄足畸形患者中常发现有后足病变，必要时行跟腱延长或腓肠肌延长术。大多数专家推荐经皮三头肌部分切断滑移术或切开腓肠肌松解术，每种方法都有其优缺点（图 10.23）。

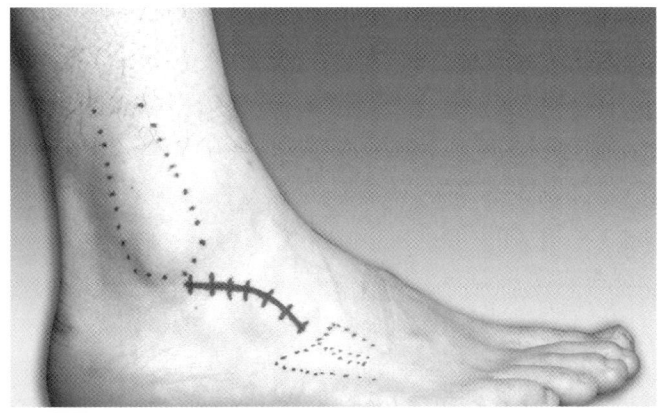

图 10.22 侧方切口用以显露距下关节、距舟关节和跟骰关节。起自外踝远端 1 cm，弧形切口指向第 4 跖骨基底部。

术后处理

- 术后初次使用加压包扎。
- 腘窝阻滞或踝关节阻滞有助于控制术后的疼痛。
- 如果术后第一次查房未发现患者踝关节有明显的肿胀，可以使用非负重的膝关节以下玻璃纤维支具，并注意保持好中立位置。
- 愈合、负重的时间以及佩戴矫形支具的时间同距下关节融合术。

结 果

在矫正明显的畸形方面，三关节融合术是一个非常好的手术方法。长期（平均 44 年）的随访结果显示，尽管术后踝关节和中足出现退行性变的进展症状和影像学变化，但 95% 的患者对手术结果感到满意。

三关节融合术以牺牲后足活动为代价有效控制了疼痛和矫正了对线不良，但同时也丧失了部分背伸、跖屈和蹬踏活动度。大多数研究显示术后患者的功能评分较术前显著提高，但部分患者出现一些严重的并发症，使得很多医师强调，只要有可能就尽量行单一关节的融合。

并发症

三关节融合术最常见的并发症包括不愈合和畸形愈合。不愈合率不到 5%～15%。距舟关节仍然是最常发生假关节的位置。之前已经讨论过很多因素可能造成不愈合。

对线不良可能发生于术中或者术后。三关节融合对线不良常导致结果不满意，并最终可能需要进一步手术治疗，比如跟骨截骨术以矫正过度的内、外翻。

三关节融合的其他并发症包括皮肤愈合问题、继发神经损伤（腓肠神经和腓浅神经），以及踝关节和中足的长期退行性关节病。

踝关节合并后足退行性关节病

理想的治疗不仅仅建立在影像学表现上，还应评估每个关节疼痛的程度。一些负重 X 线片上显示关节腔严重狭窄的病例可能并无临床症状。通过了解患者的症状和受限情况以指导治疗，并努力取得最大可能的疗效让患者满意。

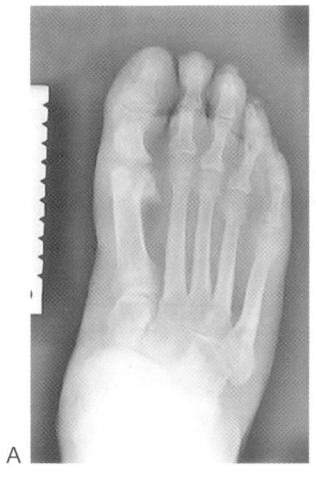
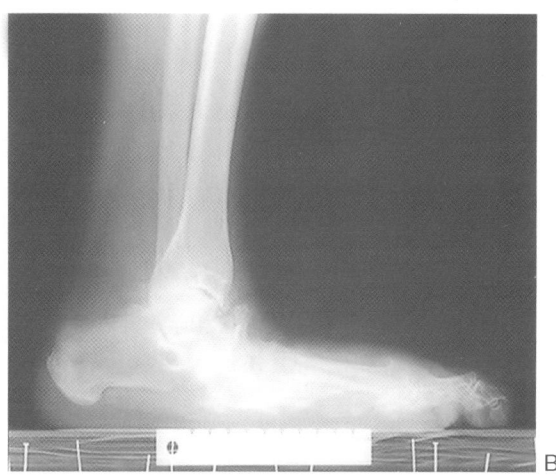
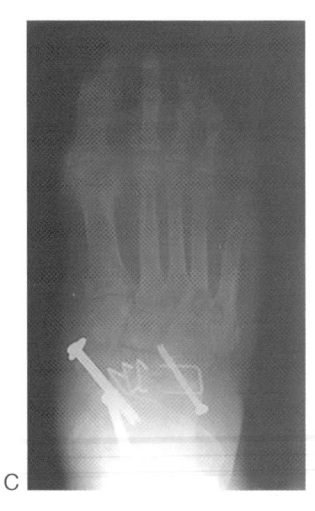
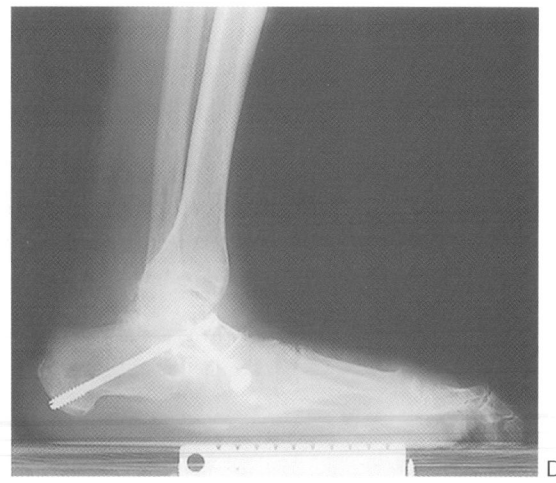

图 10.23 患者 78 岁，术前继发于血色病性关节病的后足严重退行性变，负重正位（A）和侧位（B）X 线片。该患者实施了三关节融合、经皮跟腱延长和前踝关节的骨赘切除术。术后负重正位（C）和侧位（D）X 线片显示结果满意。

诊　断

通过完整的病史回顾和详细的体格检查以及影像学评估来充分地了解病情，这在本章前两部分阐述过。

诊断性注射可能很有帮助，尤其是在持续怀疑症状是由踝和后足关节病变同时引起时。关节腔内注射局麻药物，加或不加激素，必要时在透视下进行，有助于评价踝关节和后足关节复合病变中每一关节的受累情况（图 10.24）。如果针尖的位置定位不佳，则注射疗效较难确定。此外，一些关节是互通的（如踝关节和后距下关节），一些关节外的渗漏可能导致产生错误的结论。

治　疗

非手术治疗

踝关节合并后足退行性关节病的治疗原则同之前讨论的此位置单一关节退行性变的治疗原则。治疗方法有多种，包括局部注射激素、全身药物治疗如对乙酰氨基酚或非甾体抗炎药、限制活动、拐杖、助行器、鞋子修改（摇椅底鞋）、支具例如定制的硬质 AFO（图 10.3C）或 Arizona 支具（图 10.3B）等，特别适用于基础疾病多、手术风险大的患者。

手术治疗

踝关节合并距下关节退行性关节病

对于有症状的踝关节合并距下关节病变，如果非手术治疗不能获得满意疗效，可能需要行胫距跟融合或者胫跟融合术。这两种手术已经成功地应用于上述情况。MRI 有助于判断距骨缺血性坏死的受累范围。在少见的病例中，例如距骨被完全挤出时，距骨完全受累，则需要部分或全部切除距骨以达到成功的融合。

最近有报道，应用后足融合技术结合全踝关节置换来治疗踝关节合并距下关节病变。这些手术可以同时或分期完成。据报道短期效果满意，但是缺乏长期

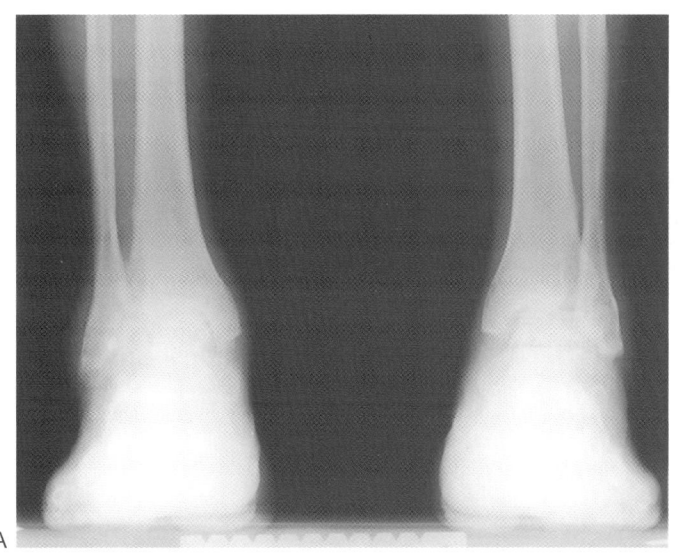
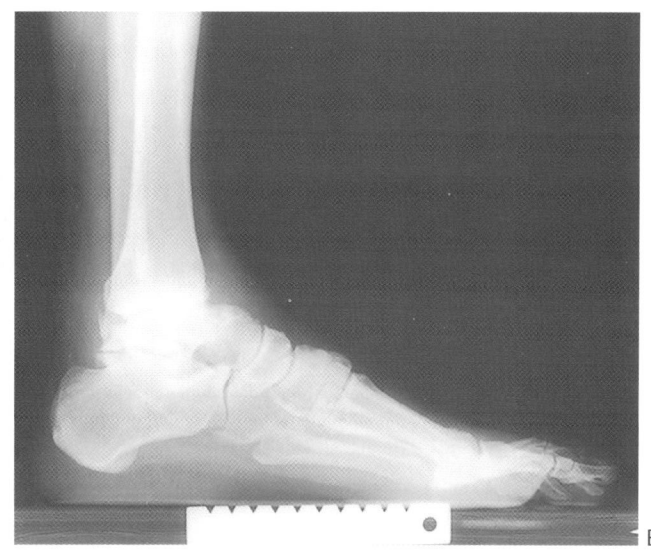

图 10.24 患者 51 岁，双侧踝关节疼痛，负重正位（**A**）和侧位（**B**）X 线片。注意侧位片上距下关节受累。采用诊断性注射以明确临床症状来源于踝关节。

随访研究。

当治疗踝关节合并距下关节退行性疾病时，有多种足和踝的融合术或成形术可以考虑。但是对于一些患者，最好的重建选择是膝关节下截肢。

适应证和禁忌证

有症状的重度踝关节合并距下关节退行性关节病保守治疗无效时，行胫距跟融合或距跟融合术能够取得满意的疗效。临床上包括创伤性关节炎、创伤后距骨缺血性坏死、全踝关节置换失败（图10.25）以及多关节受累的类风湿关节炎。当畸形严重和慢性疼痛的患者行此手术难以治疗时，应该行膝关节下截肢。

禁忌证与之前讨论的单一的踝关节或距下关节融合术相同。有个普遍的规则，当手术风险和漫长的恢复期过程明显大于患者生活质量改善的潜在收益时，建议选择其他手术。

方法选择

制定胫距跟融合的手术计划时有些重要的因素可能影响手术方法的选择。手术入路如采用后入路或者内/外侧联合入路，决定了患者在手术台上的体位。当前路软组织有明显损伤时，更适合于选择俯卧位后入路（见踝关节融合部分）。

可以应用多种固定装置。每一种固定装置都有其优缺点，对于适合的患者，每一种方法都可以取得满意的固定。目前的选择包括外固定架（主要适用于感染患者）、空心钉、接骨板螺钉、后侧接骨板和髓内针，均可以用于保持位置及在融合部位加压。

手术方法

- 取后入路时，患者采用俯卧位；取外侧经腓骨入路时采用侧卧位；取内、外侧联合入路时，患者取仰卧位，并在手术同侧髋关节下垫一沙袋。
- 术前预防性使用抗生素，用至术后 24 小时。在大腿部使用止血带。
- 常规消毒铺单并用黏性敷料覆盖足趾以最大限度降低感染的风险。
- 与之前介绍的踝关节融合术的入路相同，取后侧入路，切开皮肤并穿过跟腱（图 10.6）。
- 向远端分离以更好地显露距跟关节的后侧面。
- 当采用内、外侧联合入路时，外侧纵切口起自外踝尖近端 5~10 cm，指向第 4 跖骨基底。
- 内外侧纵行切口之间应该保持 7 cm 的皮桥。
- 腓骨远端截骨块可以提供充足的自体植骨来源（图 10.5）。
- 如前所述，踝关节和距下关节都应该很好地显露并准备。
- 将患足置于背伸中立、轻度外旋位，后足轻度外翻。
- 应该评价骨质情况，必要时进行植骨。
  - 如果不使用自体骨移植，骨移植替代物一样可以有骨传导和骨诱导的作用，例如可采用去矿物质骨基质混合新鲜自体骨髓。

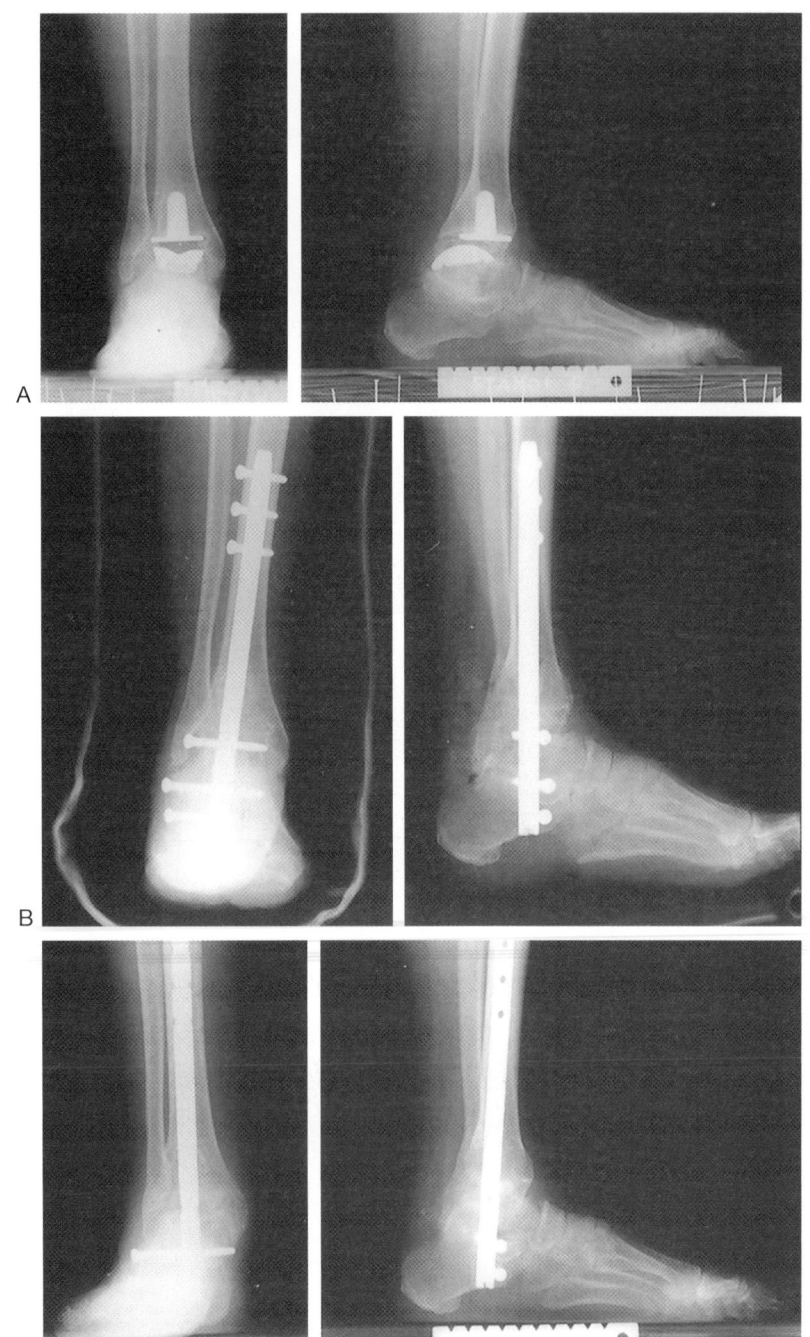

图 10.25 患者 80 岁，全踝关节置换术后失败，保守治疗无效，(A) 负重正位（左）和侧位（右）X 线片。(B) 用逆行交锁髓内钉进行翻修手术。(C) 出现延迟愈合，将髓内钉动力化，如正位所示（左），髓内钉向胫骨近端移位以促进愈合。

- 当距骨发生缺血性坏死时，可以切除距骨中央部分，然后用大块的关节内和关节外植骨以达到牢固的融合。接下来放置医生选择的固定器材。
- 当使用接骨板时，则可采用后入路。
  □ 将 95°接骨板按照跟骨和胫骨后面的形状预弯后插入跟骨，并固定于胫骨远端和距骨的后面。
  □ 严重骨质疏松的患者，可将同种异体的腓骨逆向插入跟骨和胫骨，从而明显地加强固定牢固度（图 10.26）。
- 还有一种可供选择的固定器，为胫距跟区域设计的逆行交锁髓内针。
  □ 通过足底切口插入髓内针，注意利用解剖学标志（足底脂肪垫和踝）将足底外侧动脉和神经的损伤风险降到最低。
  □ 确认患足位置良好后开始扩髓，扩髓直径比髓内针直径小 1 mm，这样会提高跟骨的固定强度。
  □ 插入髓内针，同时要注意保持好足的外观和透

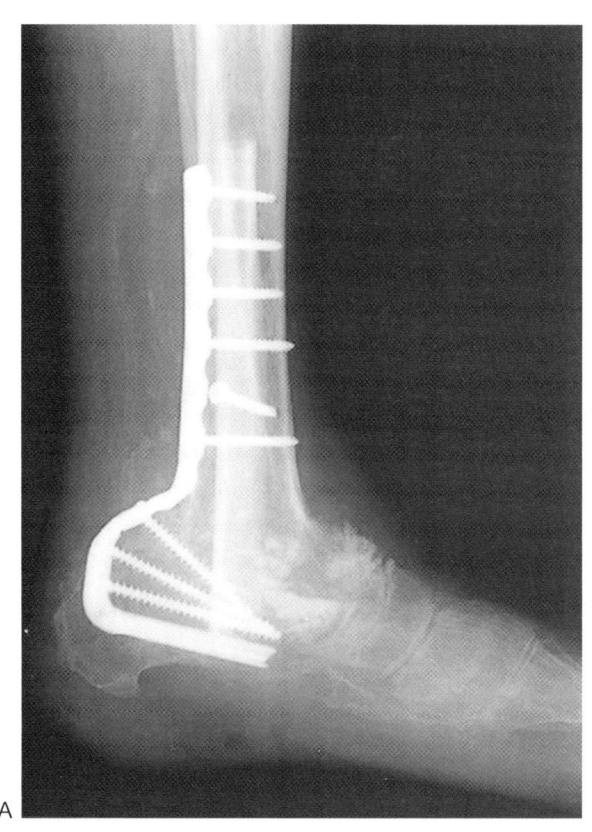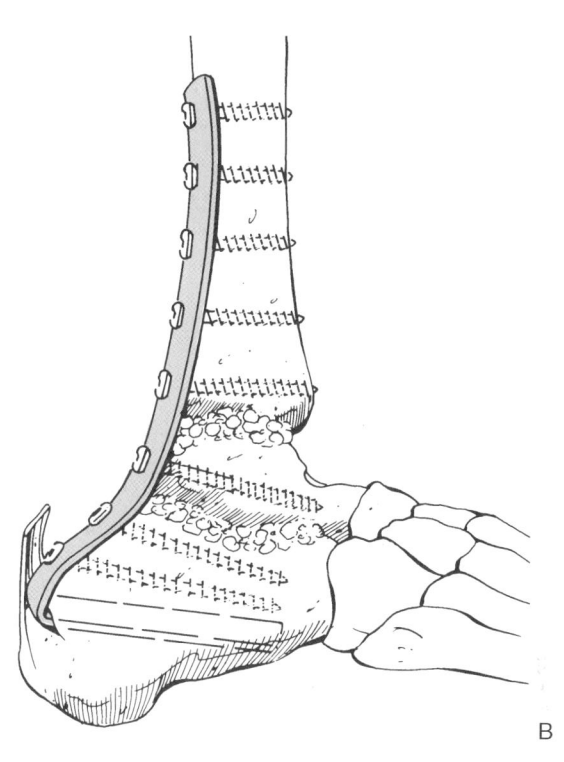

图 10.26 患者曾行距骨截骨遗留严重畸形，用后置 95°接骨板进行胫跟关节融合。（**A**）这例重度骨质疏松患者行后侧入路以提供广泛显露，应用同种异体腓骨植骨以加强内固定。（**B**）图示为经典的胫距跟融合技术。

视下位置。
- 经皮锁入螺钉，根据需要决定是否采用透视（图 10.27）。
- 必要时进行植骨。
- 确认外观和透视下位置后逐层关闭切口。

术后处理

- 手术结束后立即使用加压敷料控制肿胀，并将踝关节和后足控制在中立位。
- 与之前讨论的一样，采用经股二头肌的腘窝阻滞来控制术后疼痛。
- 术后使用一种非负重的玻璃纤维膝关节下支具 6 周。
- 术后 6 周复查 X 线片，并决定是否可以开始负重。
- 一般来说，根据症状，还需要使用行走玻璃纤维支具 4~6 周并逐渐负重。
- 在整个恢复期需要有一系列的影像片和术前对比，可以确保对融合效果的临床评估。

结 果

当掌握好合适的适应证时，这些手术的满意率可达 80%。当合并有神经性关节病时，手术成功率一般会降低。

对于非手术治疗无效的有症状的踝关节和距下关节病变，本手术可获得预期的消除疼痛的效果，但是会限制蹬踏活动并改变步态。但是它仍是这种联合病变的有效的治疗措施。应用足跟垫结合摇椅底鞋（图 10.28）可能有助于改善步态。

并发症

胫距跟融合和距跟融合术的并发症要多于单一关节融合术，这和切口愈合不良和固定不牢固有关。这类患者大多数都有先前的多条手术切口，软组织和骨的血液循环不好。据报道不愈合率在 10%~15% 以上。术前谈话需向患者交代手术的可能并发症还包括畸形愈合、皮肤愈合不良、感染、感觉神经损伤、Chopart 关节和中足关节长期的关节退行性变。

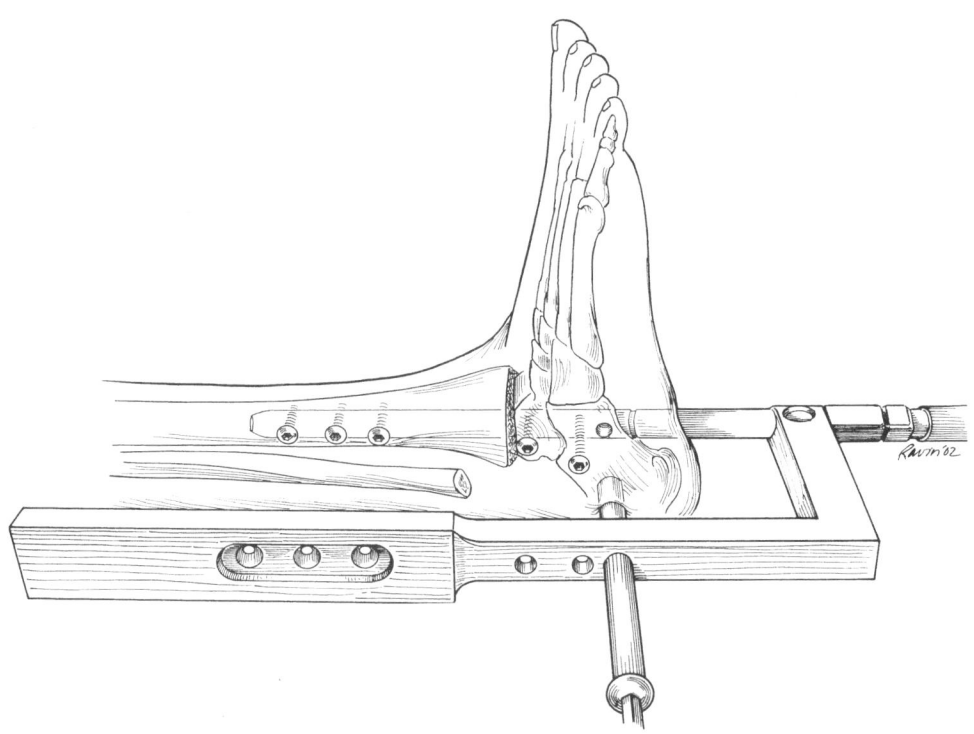

图 10.27 胫距跟逆行髓内钉远端锁定示意图。需要时应用透视确定经皮锁钉的正确位置。(From Kile TA. Tibiotalocalcaneal arthrodesis. In: Kitaoka HB, ed. Master techniques in orthopaedic surgery: the foot and ankle, 2nd ed. Philadelphia: Lippincott Williams & Wilkins, 2002: 563.)

应用坚硬的髓内针有其特殊的并发症。胫骨皮质过度增生和髓内针近端的应力骨折对非手术治疗效果较好,可以使用石膏固定并在耐受范围内逐步负重。随着允许螺钉由后向前锁入跟骨的新型髓内针的应用,髓内针远端固定不牢固的并发症并不常见。一旦发生内植物合并严重感染致使手术失败,大多数情况需要扩大清创,同时取出金属植入物并进行细菌培养,部分患者甚至需行膝下截肢。

踝关节、距下关节和 Chopart 关节退行性关节病

多关节破坏的、有症状的渐进性距骨周围关节的关节炎相对比较少见,四关节融合术对其治疗可能有帮助。患者有严重的类风湿关节炎或继发于三关节融合的长期的踝关节退变,或继发于踝关节融合的后足退变,是进行此治疗的最常见的临床表现。

四关节融合术在踝关节和后足区域有确切疗效,它结合了踝关节融合和三踝融合术。最终的固定位置非常关键,而步态也常常发生变化,与本章其他融合术相比其并发症更多。这个手术是用于极少复杂病例的补救方法,但是一般来说和膝下截肢术一样不会保留什么功能(图 10.29)。

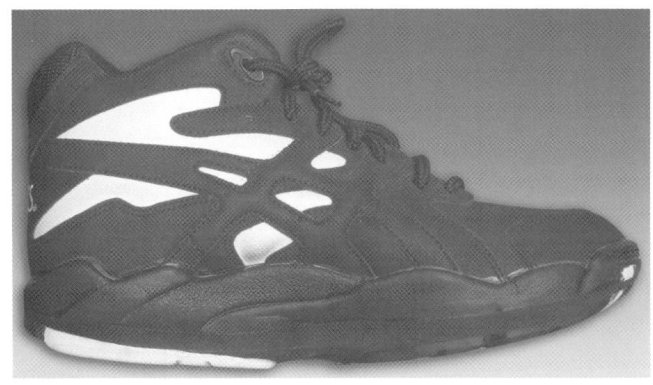

图 10.28 鞋子的摇椅底改造。注意嵌入篮球鞋底的弧形黑色层。对于踝和后足只有微动或无活动的患者,可以采用足跟衬垫和摇椅底鞋来改善步态。

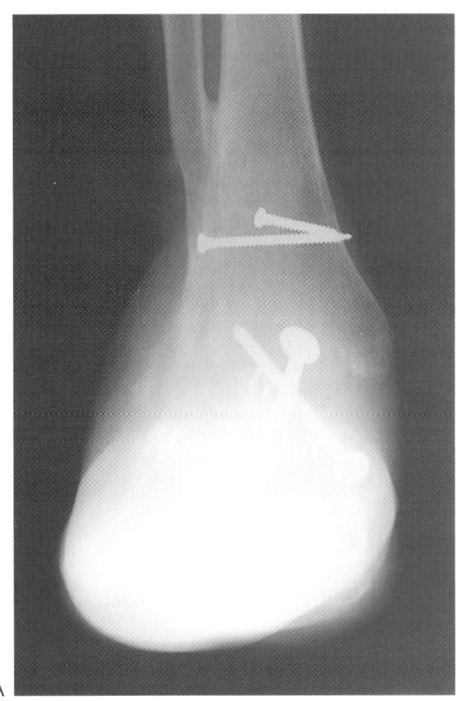 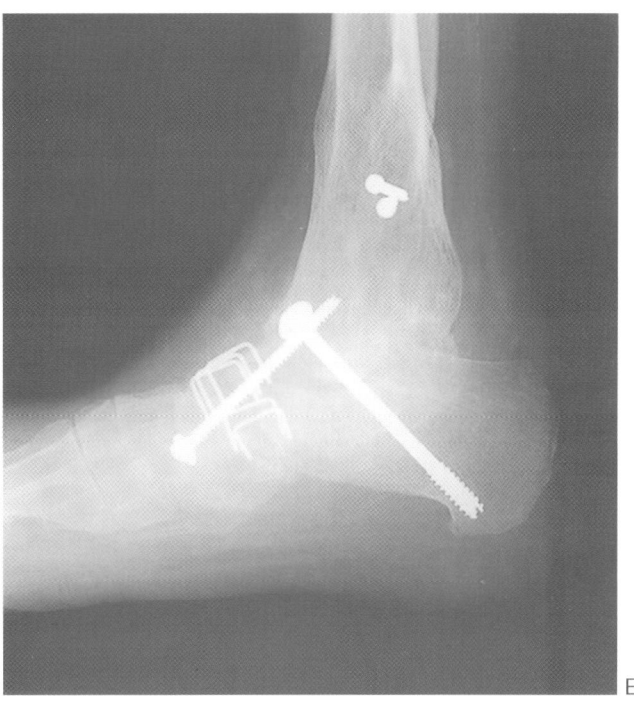

图 10.29 （A，B）图 10.13 提及的类风湿关节炎患者行补救性四关节融合。患者之前有后足外翻塌陷畸形，疼痛明显，曾行踝关节融合，但活动明显受限，尝试支具和改装鞋后无效。

（董 岩 译 李淑媛 张建中 校）

推荐阅读

Astion DJ, Deland JT, Otis JC, et al. Motion of the hindfoot after simulated arthrodesis. J Bone Joint Surg Am 1997;79:241–246.
Bednarz PA, Monroe MT, Manoli A II. Triple arthrodesis in adults using rigid internal fixation: an assessment of outcome. Foot Ankle Int 1999;20:356–363.
Chou LB, Mann RA, Yaszay B, et al. Tibiotalocalcaneal arthrodesis. Foot Ankle Int 2000;21:804–808.
Easley ME, Trnka HJ, Schon LC, et al. Isolated subtalar arthrodesis. J Bone Joint Surg Am 2000;82:613–624.
Guyer AJ, Richardson G. Current concepts review: total ankle arthroplasty. Foot Ankle Int 2008;29(2):256–264.
Haddad SL, Coetzee JC, Estok R, et al. Intermediate and long-term outcomes of total ankle arthroplasty and ankle arthrodesis. A systematic review of the literature. J Bone Joint Surg Am 2007;89:1899–1905.
Kile TA. Tibiotalocalcaneal arthrodesis. In: Kitaoka HB, ed. Master techniques in orthopaedic surgery: the foot and ankle, 2nd ed. Philadelphia: Lippincott Williams & Wilkins, 2002:551–568.
Kitaoka HB, Alexander IJ, Adelaar RS, et al. Clinical rating systems for the ankle–hindfoot, midfoot, hallux, and lesser toes. Foot Ankle Int 1994;15:349–353.
Kitaoka HB, Johnson KA. Ankle replacement arthroplasty. In: Morrey BF, ed. Reconstructive surgery of the joints, 2nd ed. Rochester, MN: Mayo Foundation, 1996:1757–1769.
McLeod DH, Wong DH, Claridge RJ, et al. Lateral popliteal sciatic nerve block compared with subcutaneous infiltration for analgesia following foot surgery. Can J Anaesth 1994;41:673–676.
Pell RF IV, Myerson MS, Schon LC. Clinical outcome after primary triple arthrodesis. J Bone Joint Surg Am 2000;82:47–57.

第 11 章
中足与前足退行性关节病

CHAD B. CARLSON，MICHAEL E. BRAGE

11.1 中足关节炎

各种类型的关节炎严重影响着各年龄阶段患者的工作、日常生活和生活质量。据美国疾病预防和控制中心估计，关节炎影响到近 2100 万美国人，是最常见的致残原因。骨性关节炎（OA）是最为常见的类型，但除此之外尚存在 100 种以上的其他类型类风湿疾病，它们可以在不同年龄、种族和性别的人群中引起关节炎相关的残障。

作为外科医生，我们不仅应该能处理因非手术治疗失败而导致的慢性功能不全，也应该能识别以单一足部问题起病的系统性疾病，如前足肿胀的患者，经过仔细的查体后发现其存在外周对称关节的受累，进而考虑类风湿关节炎的可能。

本章介绍前足和中足的关节炎，如原发的骨性关节炎和继发的创伤性关节炎，以及踇趾僵硬、前足类风湿关节炎、结晶性关节炎及草地趾的相关问题。按照流行病学、病因学、病理生理学和分类的大致结构逐步展开，然后介绍临床和影像学诊断，以及必要的诊断依据。最后着重讨论治疗方法，包括手术和非手术方法的对比，各自的适应证、愈后及随访情况。

引 言

中足的关节炎包括原发性退行性关节炎（骨性关节炎，OA）、继发性创伤性关节炎、炎症性关节炎（如类风湿关节炎，RA）、血清阴性脊柱关节病以及结晶相关性关节炎（痛风和焦磷酸盐关节病）。本章将重点介绍最常见的两种，即中足原发性退行性关节炎及创伤性关节炎。

中足关节的分区或分柱理论大大便利了人们对中足关节病变的认识、诊断和恰当治疗。其划分如下：

内侧柱：第 1 跖楔关节；

中央（中间）柱：第 2、第 3 跖楔关节和楔骨间关节；

外侧柱：跖骰关节[1]。

由于三个跖跗关节（tarsometatarsal，TMT）相对固定，有些学者把内侧柱和中央柱归为内侧柱。这三个柱被多条韧带构成的软组织复合体牢牢包裹。三块楔骨与骰骨组成了中足的横弓（图 11.1）。中足分柱的意义与每个关节面的活动量相关。研究表明，中足在外侧柱有大约 10°的矢状面和旋转面的运动，而内侧柱和中央柱的活动角度很小。一项尸体研究表明，随着负重的增加，内侧柱和中央柱的关节间接触压力明显增加，而外侧柱即便在负重增加到体重的 2 倍时也未出现接触压的增高[2]。活动度大且损伤概率低，这是外侧柱与其他柱相比较少发生关节炎的两个重要原因。因此，鉴于外侧柱的活动对于足部生物力

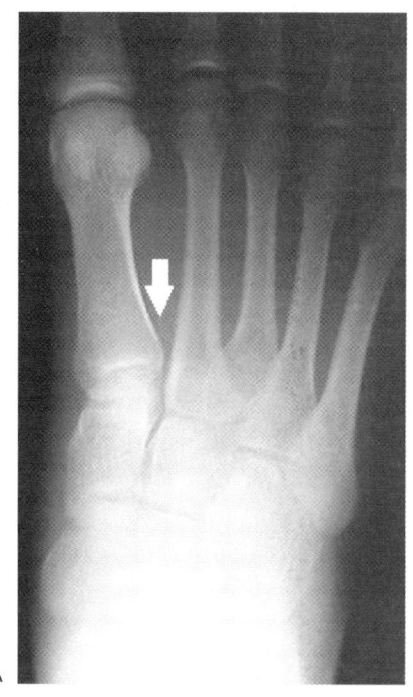
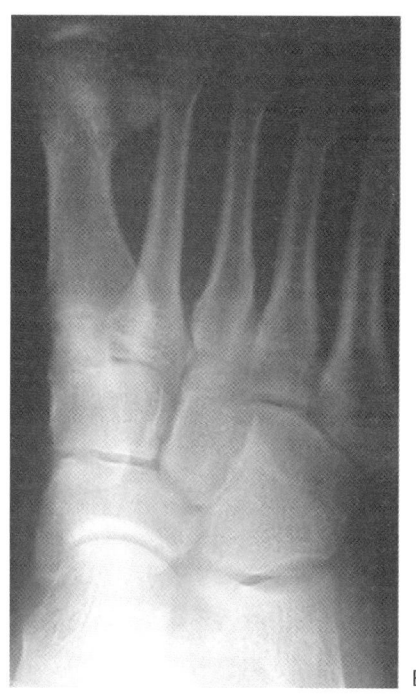
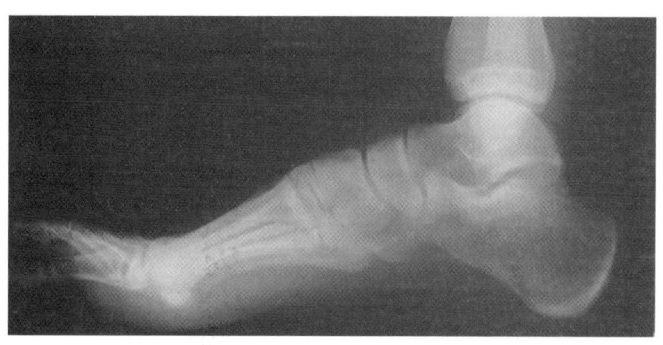

图 11.1.1　X 线片［正位（A）、侧位（B）、斜位（C）］示中足的正常分柱。内侧柱——第 1 跖楔关节；中间柱——第 2、第 3 跖楔关节和楔骨间关节；外侧柱——骰楔关节。有些作者在双柱理论中将内侧柱和中间柱统称为内侧柱。中足的横弓由三块楔骨和骰骨的骨性结构构成（外侧面观）。中足的稳定性主要来自 Lisfranc 关节、位于第 2 跖骨基底和内侧楔骨之间的横向的跖跗关节（白色箭头）。

学的重要性，在行中足融合术时保留外侧柱的活动度是有益的。

中足的稳定基于第 2 跖跗关节的韧带和骨质的完整。Lisfranc 韧带斜行起自第 2 跖骨基底，止于内侧楔骨，是中足最大的韧带。其与第 2 跖侧韧带（第 2、第 3 跖骨间韧带）是中足最强壮的韧带[3]。Lisfranc 关节（跖跗关节）为中足提供了稳定的基础，如同罗马式拱门的拱心石一般，可避免中足塌陷的发生（图 11.1.1）。因此该关节微小的损伤（脱位和/或位置变化）可导致关节接触面的损失。因此，此处微小的关节脱位或韧带损伤即会影响中足的稳定性和生物力学特性，易引发创伤后退行性改变。

发病机制

流行病学

OA 是影响全身多个关节的慢性退行性疾病。作为世界范围内最常见的骨骼肌肉病变，OA 在发达国家中造成了巨大的经济和社会负担，是致残的最主要因素。OA 发病率随年龄增加而显著增高，且与肥胖、运动量增大和足部负荷增加等因素相关。但是，通常情况下，由既往创伤引起的中足继发性关节炎（多种创伤均能造成）较原发性骨关节炎更为常见。Lisfranc 关节的损伤是造成中足创伤性关节炎的最常见原因，也包括舟骨和（或）骰骨的骨折、脱位，以及跗跖复合体的跖骨骨折和韧带损伤等原因。

病因学和病理生理学

中足跗跖复合体的关节炎非常典型，或为原发性的关节退变，或为继发性关节炎，后者多由既往创伤或骨软骨损伤造成。除特定关节受累之外，原发性的中足退行性关节炎通常发生于老年人群。而且由于该疾病具有进行性加重的特性，因此与创伤性关节炎（除非特别严重）相比具有发展快、畸形严重的特点。

多关节受累的 OA 尤为如此，但若仅单关节受累，OA 也可只表现为非常轻微的畸形。通常需要仔细评价相关情况，包括判断是否存在腓肠肌和（或）比目鱼肌的挛缩。

创伤后骨关节炎是导致中足关节炎的最常见原因。轻微和严重的创伤均能造成显著的中足退行性病变。可引起关节退行性变的三个致病因素分别为：(a) 关节软骨损伤；(b) 关节脱位伴内侧纵弓的塌陷；(c) 永久性的关节对位对线不良。患者通常有高能量损伤病史，但是漏诊的累及跗跖复合体的低能量损伤也可能导致明显的创伤后关节炎。除 Lisfranc 复合体损伤外，其他可造成中足骨关节病的因素包括多发跗骨骨折、胫后肌腱损伤导致的内侧纵弓塌陷、楔骨间的不稳定。外侧柱的骨关节炎可由骰骨压缩性骨折或"脆果样"骨折引起。理解中足的复杂解剖结构和稳定性机制，是诊断、治疗原发性与继发性中足骨关节病的关键。

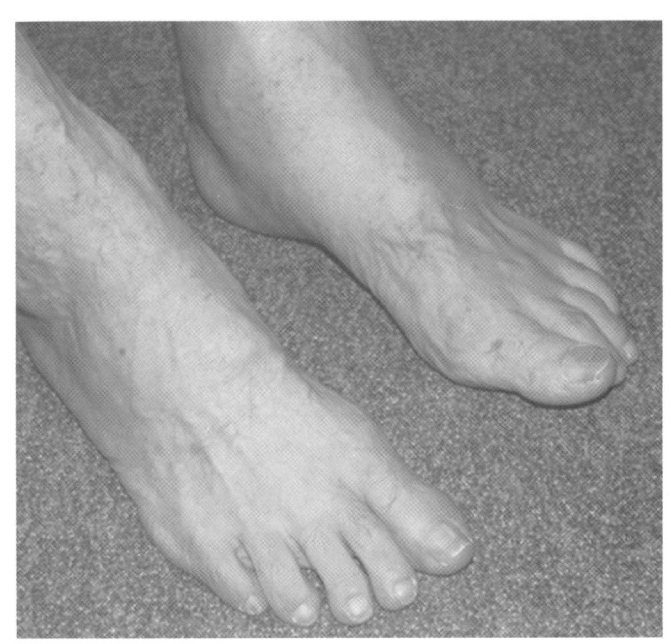

图 11.1.2　典型平足畸形的临床表现，伴有中足关节炎（与未受累的右足对照）。

诊　　断

临床表现

与一般骨性关节炎相同，疼痛是中足关节炎最常见的症状。患者可能还抱怨由局部骨突或畸形造成的穿鞋不适。查体可发现压痛和疼痛区域的活动受限。应行双足站立位和坐位检查，以明确是否存在畸形、活动受限、血管神经损伤、局部压痛，并判断上述症状的程度。负重检查是必要的，用以判断畸形的范围与程度。原发性和创伤性骨关节炎中，均可见畸形、肿胀，以及旋前、背伸、外展的典型平足表现（图 11.1.2）。通常，中足的疼痛由关节面损伤、磨损或炎症引起，伴关节活动度正常，无明显关节不稳；或关节活动异常，伴或不伴关节面的改变。Lisfranc 关节的韧带损伤常引起后者，即关节异常活动，而原发性关节病变主要由前者即关节面的改变引起。如果疼痛的确切位置不能确定，则建议行局部封闭注射。由于中足存在多个间室，因而可能很难判断注入的麻醉药物是弥散进入关节还是自关节弥散而出，以及注射药物所到达的平面。然而，在影像学方法引导下行局部注射，可延长镇痛时间，对于判断疼痛来源所在关节非常有价值[4,5]。

影像学表现

标准的双足正位、侧位和 30°斜位 X 线检查对于诊断非常有帮助。与非负重位及对侧足的影像结果相对比，有助于评价畸形程度，以及距骨头未被舟骨覆盖的程度。还可发现关节间隙变窄和软骨下骨的硬化（图 11.1.3）。虽然明显的骨移位或中足的关节病变显而易见，但微小的损伤或单关节病变在 X 线片上很难辨别。此外，查体结果和影像学表现可能无法完全解释关节炎的明显疼痛症状。因此，有观点建议行 CT 或骨扫描，以进一步明确中足关节病变的确切范围和程度，尤其建议用于术前制订手术方案时。但这尚存在争议，CT 结果需结合 X 线片结果、查体及术中所见综合评估。

在创伤性关节炎中，判断跗跖关节是否存在损伤非常重要。应仔细评估负重位 X 线片，包括在前后位 X 线片上中间楔骨与第 2 跖骨应具有共线性，在斜位上骰骨的内侧缘应与第 4 跖骨内侧缘共线。在侧位像上跖骨的任何背侧移位均提示韧带损伤。进一步的评价包括行外展/旋前位和内收/旋后位的应力位投照、双侧对比投照，甚或行 CT 检查、骨扫描或 MRI 检查。由既往损伤后漏诊造成的慢性跗跖关节损伤，通常仅表现为疼痛步态和轻度压痛，仅能通过应力位 X 线片上第 1、2 跖骨间隙增宽的表现得以发现。

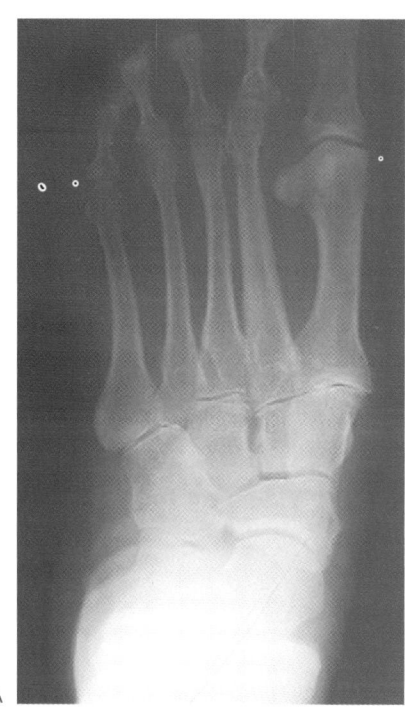
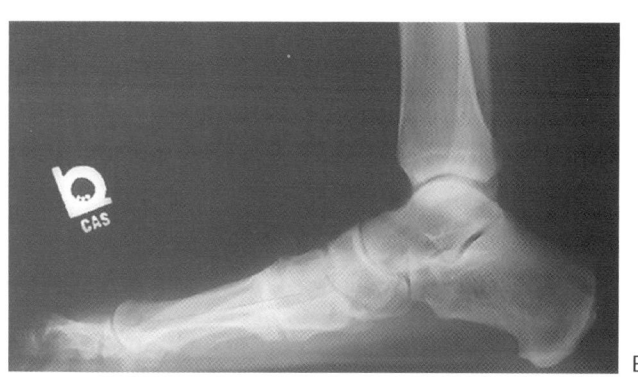

图 11.1.3　正位（A）和侧位（B）X 线片显示中足原发性退行性关节病变，主要为内侧柱和中间柱受累。

负重位和应力位的影像检查结果更具有代表性，如踝管阻滞后再行检查则效果更好。这些深入检查有助于明确创伤性关节炎内、中、外侧柱受累的程度，尤其适用于拟行手术干预时。

治　疗

对于中足原发性或继发性退行性关节病，其治疗方法的选择应依据患者的疼痛和运动水平而定（流程图 11.1.1）。非手术治疗可以明显减轻疼痛，进而提高运动能力，且应用时间无严格限制。当行非手术治疗后仍不能获得满意的疼痛缓解或功能改善时，方可决定行手术干预。

非手术治疗

非手术治疗的重点应为缓解疼痛以及增加中足的稳定性和支撑。这对骨质疏松的患者很重要，当怀疑中足或前足有骨关节病时应尽早开始治疗。非甾体类抗炎药（NSAIDs）、减轻体重、运动方式调整、特别是有支撑作用的鞋子均可以缓解症状。骨赘通常出现在关节周围，突入软组织，需要填充衬垫以缓解压力。支具可以提供衬垫，加强对纵弓的支撑，一定程度上减轻跖骨头疼痛。但是如果已经出现了明显的畸形，患者往往不能耐受足弓支撑。带硬质足板的踝足支具（AFO）也可以缓解部分症状。一般来说，能够限制痛性退变关节活动度的支具可起到明显缓解疼痛的作用。足背部的骨赘可能会更难以处理，但配制鞋垫和调整鞋子可以减小局部压力从而缓解部分疼痛。

手术治疗

原发性或者继发性中足退行性关节病的手术指征包括不稳定，和（或）影响日常生活的持续性疼痛，且非手术治疗无效。虽然骨赘清理术和切除术有效，可缓解症状，尤其是存在皮肤刺激或者神经卡压时，但退行性关节病的主要的手术方法仍是关节融合术、关节成形术，有时受累关节需要截骨。通常，中足内侧柱和中间柱的关节病应优先行手术治疗，无论其病因是原发退行性的、创伤性关节病还是其他的炎症性关节炎（图 11.1.4）。中足外侧柱的关节病治疗见本章后文。

原位融合

若不存在畸形则可采用原位融合，应使用坚强内固定固定每一受累关节。手术入路很多，但常规选择背侧或背内侧入路显露第 1 跖楔关节。操作第 2、3 跖楔关节或第 4、5 跖楔关节可分别采用第 2、3 跖骨间或第 4、5 跖骨间的纵行切口。切开后，需显露关节并切除所有关节软骨。用骨凿或电钻行软骨下骨钻孔。可采用标准的拉力螺钉技术加压固定，

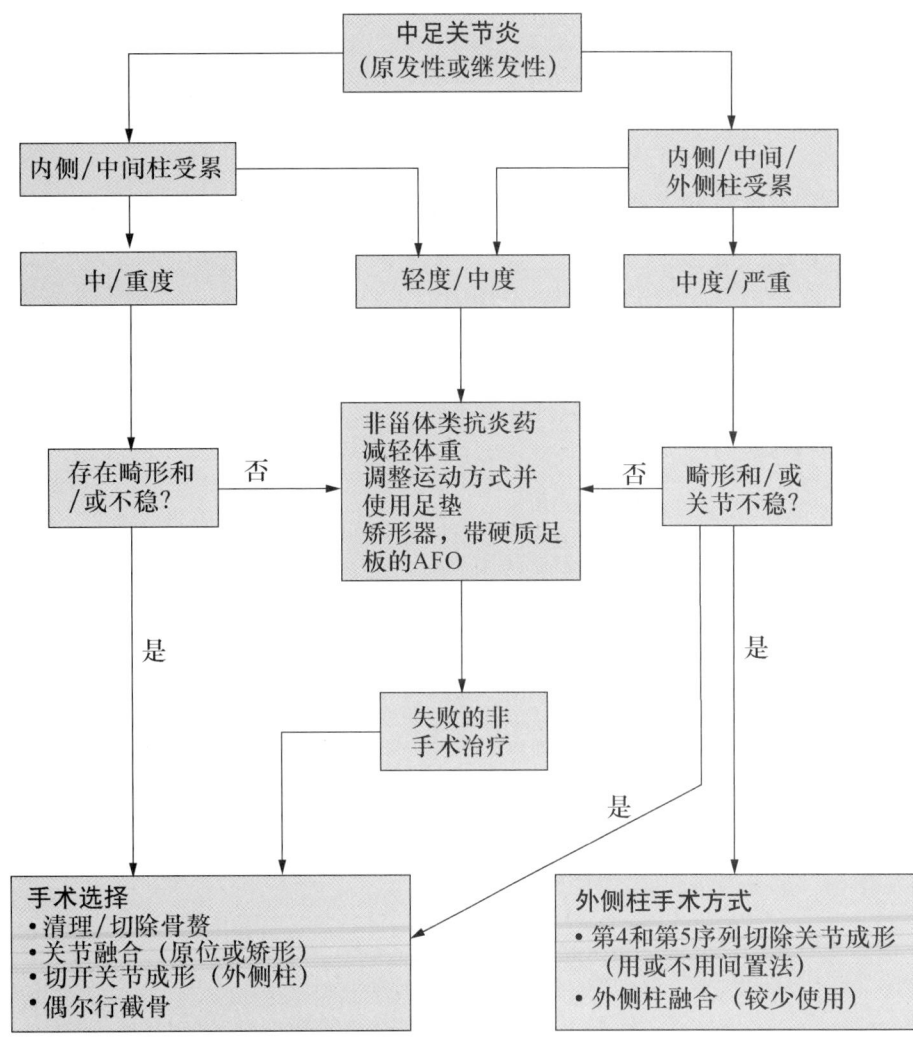

流程图 11.1.1 中足关节炎治疗流程图

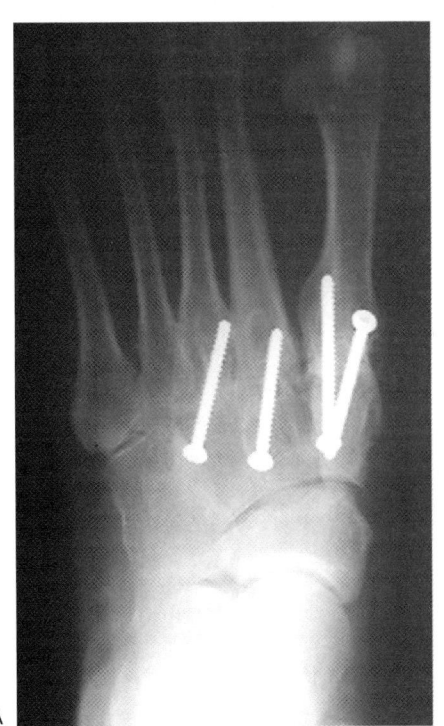

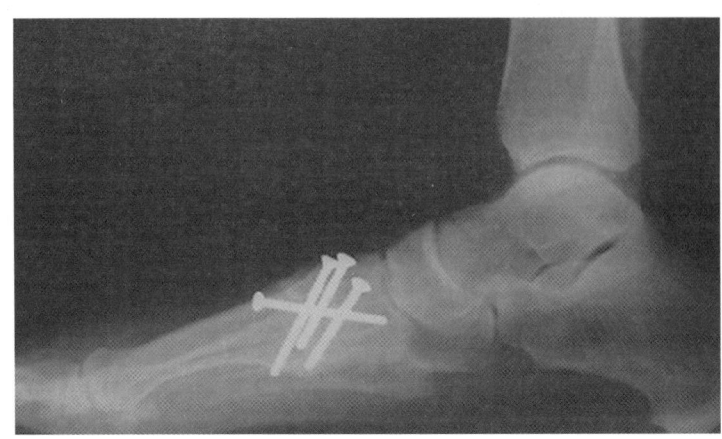

图 11.1.4 原发性退行性关节炎患者，中足关节病变以骨块间螺钉固定。术后 6 个月的正位（A）和侧位（B）X 线片。外侧柱虽然存在轻度退行性变，但因没有症状，而未行关节融合。

如以 3.5 mm 直径全螺纹螺钉行跨关节固定，也有医生使用背侧锁定或非锁定接骨板进行固定（图11.1.4）。楔骨间的固定和跖骨间的固定通常采用由内向外的方式。通常不需额外取骨植骨，但可行局部植骨或将钻孔得到的碎骨回植。中足外侧如果未被痛性关节病累及，其活动度应保留。一般来说，骰骨-跖骨关节很少需要进行融合。舟楔关节固定可以自内向外进行，行关节松解后操作将更方便。每个关节的固定均需要考虑解剖位置以及跖趾关节甚至跖趾关节的负重。例如，行内侧柱固定和短缩治疗第 1 跖楔关节病变时，需要将第 1 跖骨跖屈来平衡分布负重压力。

矫形融合

存在畸形时适宜行矫形融合，以及软组织延长或短缩术。患者需矫正的畸形程度各有不同，但通常任何大于 2 mm 的移位或超过 15° 的成角都必须纠正。中足内侧柱的畸形，多需要行截骨术，仔细准备好关节面后采用骨块间螺钉固定。也可采用接骨板固定内侧柱，这种方法尤其适用于骨质疏松或缺乏合适螺钉的情况。更为重要的是在外侧柱可能需要延长外侧软组织（尤其是腓骨短肌腱），以使内侧柱畸形获得理想矫正。在外侧柱使用克氏针、椎板撑开器或外固定器可有助于完成充分的复位或矫正。

外侧柱关节炎

中足融合术最常见的长期并发症是邻近关节的关节炎，但较足踝其他区域的发病率低[6]。其他导致中足外侧柱关节炎的病因包括 Lisfranc 复合体损伤、退行性及炎症性关节炎、中足的独立性创伤（如骰骨的"脆果样"骨折）和第 5 跖骨基底骨折后的遗留症状[7]。有报道称创伤性关节炎行融合后效果较好，出现外侧柱症状的概率很少（6%～25%）[1,8,9]。Komenda 等[1]的研究发现，32 例患者中仅有 2 例症状严重需要行外侧柱融合治疗。该研究与 Mann 等[8]和 Sangeorzan 等[9]的研究虽未发现外侧柱融合的特异并发症，但提示如改用其他手术方式则效果更好。而且有必要对外侧柱是否为真正的疼痛来源做出恰当的诊断。实际上，大多数中足活动发生于骰骨同第 4 或第 5 跖骨间的关节，这个位置的融合可能导致活动受限，给患者遗留一个非常僵硬的足。

外侧柱关节融合的一种替代方法是在第 4、5 跖骨基底使用肌腱填塞的关节间置成形术，该方法由 Berlet 和 Anderson 提出[7]。该研究中，12 例外侧柱关节炎患者行非手术治疗失败后，行第 4 或第 5 跖骨基底切除并以肌腱填塞的关节成形术。患者平均随访 25 个月，采用 AOFAS 评分行疼痛、功能障碍和治疗满意度的评价。术后平均 AOFAS 评分为 64.5 分，疼痛评分较术前改善 35%，功能评分改善 10%。总体评价中，75% 的患者对治疗满意。所有病例均保留了外侧柱的活动度，尽管活动度不能作为评价工具，因为作者发现这种评价有太多不精确的地方，在临床工作中难以应用。作者认为对于经诊断性注射确诊的外侧柱关节炎，行非手术治疗无效时，外侧柱跖跗关节切除成形术是一种有效的补救手术[7]。这给手术医生提供了一种保留外侧柱活动度的治疗方法，强调了通过诊断性注射明确外侧柱是否是关节炎症状来源的重要性。实际上，统计分析发现术后 AOFAS 评分较高的患者，术前局部封闭注射诊断结果多为阳性[7]。这点非常重要，因为 X 线片上显示的外侧柱关节炎改变并不总会引起中足外侧的疼痛或功能障碍[1,10]。

手术方法

在局部麻醉（踝部阻滞）、腰麻或者全身麻醉下，行患肢驱血并应用止血带，平行足的长轴做一背外侧纵行切口。以第 4 跖骰关节为中心切开，注意保护腓肠神经。显露第 4 趾长伸肌腱和第 3 腓骨肌腱，松解第 3 腓骨肌腱并将其由近端切断并拉出切口。如果第 3 腓骨肌腱缺失，可采用第 4 趾长伸肌腱代替。打开第 4、第 5 跖骰关节囊背侧，行关节清理。远端清理时需要切除到软骨下骨，从而产生约 1 cm 的间隙（近-远端），同时保留跖侧和内侧韧带支撑及外侧关节囊。将第 3 腓骨肌腱卷起并置入关节内[7]。使用直径 1.6 mm 克氏针从关节远端外侧向近端内侧固定并穿过移植肌腱以维持关节对线中立位，如果移植肌腱不够，可以在关节内使用同种异体肌腱或合成球形假体。

术后护理包括从手术室开始的硬质夹板固定，术后 6～8 周免负重，然后拔除克氏针。从 6～8 周开始负重，但是要继续佩戴 4 周助行靴或者短腿石膏。12 周后正常穿鞋。伴有其他治疗措施时，本方案可相应调整。

结果与疗效

非手术治疗有多种，其取决于中足关节病变的位置、范围和持续时间。相当一部分患者需要行中足关节融合术和（或）骨赘切除术。研究发现，对于原发性和创伤后退行性关节病，中足融合的效果较好。一篇对 40 例患者随访 6 年的研究报道，满意率为 93%，融合率 98%（179 个关节中 176 例融合），平均矫正约 8°。Komenda 等的研究发现[1]，32 位需要行中足融合的创伤性关节炎患者，术后临床足部评分获得显著改善，只有 1 例出现无症状性不愈合。该研究中，关节融合的程度或位置、患者年龄或需要翻修手术与否均对临床疗效没有显著性影响。32 例患者中有 7 例发生畸形愈合。其中包括在所有 7 例患者中均发生了第 2 跖骨跖屈畸形，以及在 4 例患者中出现第 3 或第 1 跖骨跖屈畸形。其中仅有 2 例患者需要行手术矫正，采用了背侧闭合楔形截骨术。

11.2　前足关节炎

引　言

多种关节炎通常会影响前足，包括骨性关节炎（OA）、类风湿关节炎（RA）、血清阴性脊柱关节病和结晶性关节炎。其中有些关节炎好发于前足（如类风湿关节炎、痛风性关节炎）。本章主要介绍跚僵硬、前足类风湿关节炎、痛风、焦磷酸盐关节病、草地趾以及第 1 跖趾关节炎的易感因素。

跚僵硬

发病机制

流行病学

跚僵硬是一种累及第 1 跖趾关节的疼痛性关节炎，主要表现为第 1 跖趾关节背伸受限与背侧骨赘形成。跖趾关节的正常活动度约为背伸 100° 和跖屈 30°，其中约 60° 背伸为完成正常步态和日常生活活动所必需。与其他类型的关节炎相比，此类关节炎累及的人群较为年轻。据估计在 60 岁及以上的人群中，其发病率约为 1/45。然而，此类疾病发生于两个年龄段的人群。很少累及青少年，其发病率约为 1/4500。青年患者主要表现为局灶性的骨软骨损伤，而成年患者则表现为弥漫性损伤。

病因学

跚僵硬的确切病因尚不明确。但有许多学者指出，一些可引起跚趾跖趾关节应力增高的因素可能为跚僵硬的易感因素，包括跖骨头扁平、第 1 跖骨过长、第 1 跖骨背伸、鞋子不适、足过于细长、先天性的畸形、腓肠肌挛缩、平足和足旋前。除此之外，创伤也可引起退变的过程。累积性的微创伤也可继发于负重异常、系统性疾病、骨软骨炎、草地趾损伤或感染。除了上述这些易患因素和解剖因素，许多病例的病因还不清楚。

病理生理学

在认识第 1 跖趾关节的病变时，需要谨记第 1 跖趾关节是由凸面的跖骨头和凹面的趾骨近端构成。其稳定性主要靠强壮的内外侧副韧带、厚的跖板和跖骨籽骨悬韧带来维持。第 1 跖趾关节的主要活动是背伸（伴少量跖屈），主要通过趾骨基底沿跖骨头滑动来实现。

不管何种原因引起，跚僵硬的病理机制是由杵臼关节的不匹配和关节运动学的改变引起，导致早期背伸时关节面的压力升高及继发性关节炎[11]。退行性变最初以滑膜炎起病，同时伴有跖骨头背侧关节面的退行性变。跖趾关节强力背伸时，近节趾骨基底部与跖骨头背侧相撞击，造成关节软骨或软骨下骨损伤。随之而来是软骨侵蚀和背侧及外侧骨赘形成。随着骨赘增大与更加突出而更加限制了跚趾的活动范围。背侧的机械性撞击造成关节僵硬，取代了近节趾骨在跖骨头上的滑动。关节破坏相关的疼痛来源于滑膜炎、关节活动以及背伸时背侧骨赘的撞击。足趾跖屈时滑膜的牵拉、趾神经和关节囊在骨赘上的摩擦也可产生刺激并引起疼痛。

诊　断

临床表现

跚僵硬一般表现为第 1 跖趾关节的隐性疼痛、僵硬、肿胀，且无创伤病史。疼痛通常与活动相关，并进展为穿鞋困难,尤其是在穿着高跟鞋时。有时患者有急性骨软骨损伤,会出现关节活动时的弹响和交锁感。病史中除了其特征性表现如疼痛、背伸受限以及第1跖趾关节肿胀之外,患者活动能力下降也非常值得注意。这有助于指导治疗方案的制订。

查体结果因病情的严重程度不同而不同,但其特征性表现为主、被动背伸受限,且背伸时可诱发疼痛。这一背侧撞击征是由于边缘的骨赘引起,骨赘最常出现于背侧,其次是外侧。第1跖趾关节背侧骨突处以及背外侧边缘处常有触痛。突出的骨赘背侧常有皮肤改变(图11.2.1A)。第1跖趾关节可观察到并触及不同程度的肿胀。查体时还可发现神经炎症状,即疼痛,敲击𧿹趾背内侧及背外侧趾神经时感觉异常。前足旋后和以足的外侧缘行走而避免第1跖趾关节发生推进动作等步态异常出现较晚,因为正常行走时只需要15°的背伸即可完成。

骨软骨损伤的患者直到很晚期才出现骨质增生性改变。骨软骨损伤早期的查体可以发现第1跖趾关节被动活动和受压时出现弹响和疼痛。在关节活动时牵伸关节可以减轻上述症状。

影像学特点

影像学检查应包括足的负重位正位、侧位以及斜位X线片。这些可以用来评价关节间隙狭窄的程度。正位片还可用来观察内、外侧骨赘情况,还是评价骨软骨损伤的最佳投照体位。侧位片可以发现背侧骨赘、撞击程度以及游离体的存在情况(图11.2.1B)。斜位片可以显示跖骨头的扁平,也可在正位片上关节间隙因背侧骨赘遮挡而无法观察到时,通过斜位X线片评价剩存的关节间隙。其他影像学方法较少采用,但是偶尔行骨扫描或者MRI扫描可以在普通X线片出现证据之前发现早期的退行性改变或骨软骨缺损。

分级

已存在普通X线片的分级标准。但影像学检查结果可以表现为从完全正常到严重关节破坏之间的任何状态,且第1跖趾关节的影像学受累程度未必同临床症状相一致。其中一种分类系统将此病变分为三级:

Ⅰ级:轻微或无关节间隙狭窄,伴背侧骨赘形成;

Ⅱ级:更广泛的关节间隙狭窄,仅有跖侧关节间隙保存;

Ⅲ级:完全的关节间隙狭窄,严重的关节炎[12]。

因为本分级标准的影像学表现和临床症状之间相关性很差,因而此系统对于制订治疗方案是否有价值尚有待商榷。另一个分类标准分为四级,即除了关节间隙完全丧失,患者第1跖趾关节在全范围活动时均存在疼痛。

治 疗

𧿹僵硬的治疗基于患者的症状、年龄以及活动量的受损程度。非手术治疗主要为应用支具,旨在通过减小第1跖趾关节压力来预防和缓解症状。通过对鞋子的修改来扩大或加深𧿹趾空间以适应增大的关节,并使用硬质的摇椅底以减少关节的活动。硬底的鞋子可以在工作时使用。对于运动员,可在运动鞋内第1跖趾关节位置插入一个摇椅状的硬质鞋垫。有时可以

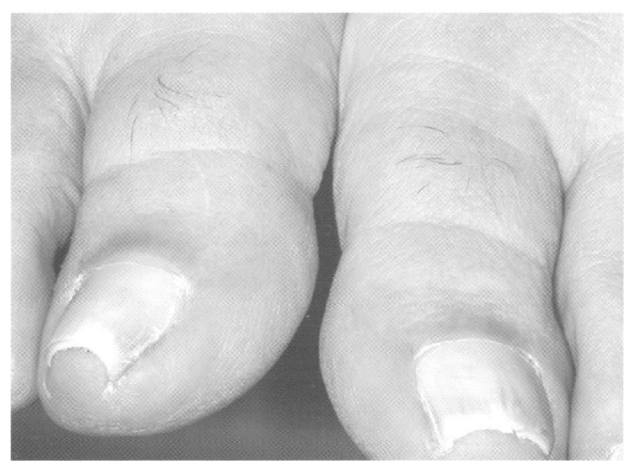
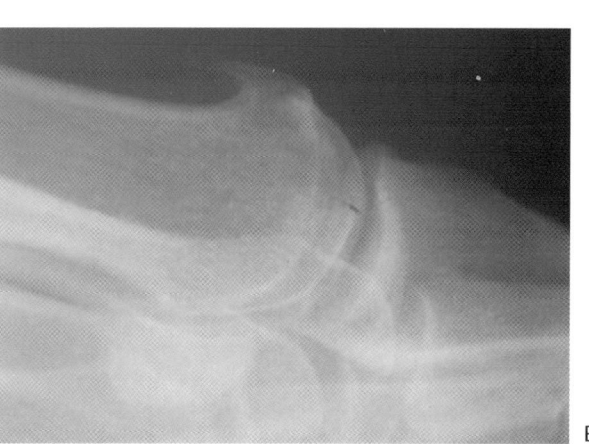

图11.2.1 (A) 𧿹外翻患者第1跖趾关节背侧特征性肿胀和突起(与未受累的左𧿹趾对照);(B) 侧位X线片显示大的背侧骨赘及关节间隙狭窄。

使用摇椅底鞋垫、鞋底跖骨板或钢制鞋底，但这些支具会让患者感到笨重而很少被接受。虽然矫形器可以加强足底、限制活动，但也可因占据了鞋子内的空间而加重症状。因此如果使用矫形器，就必须扩大鞋内空间使其能够同时容纳增大的跖趾关节和矫形器。口服和经皮的非甾体类抗炎药均可以用来减轻症状，关节腔内注射类固醇激素可以暂时缓解急性期的症状。

如果非手术治疗失败，疼痛影响了日常活动，以及存在明显的症状时，就应考虑手术干预。手术的目的在于减轻疼痛、尽量保留活动度、矫正畸形和保留肢体长度。手术方式有多种，但大体可以分为两类：对轻度患者采取的保留关节的手术（清理术，关节唇切除术和近节趾骨背伸截骨术），和症状更严重时的牺牲关节的手术（关节切除成形术、关节间置成形术、较少采用的人工假体关节置换术以及关节融合术）（表 11.2.1）。

手术方法的选择偶尔基于术中对跖骨头关节软骨的评价。但是，更多情况是根据病变程度、患者的目标及期望来选择术式，以取得更好的满意度。

关节唇切除术

对于有弹响或交锁感但无影像学表现的患者，当查体结果提示与游离体或骨软骨损伤有关时，适合行切开或关节镜下关节清理术。但大多数患者的影像学检查会表现出早期的关节退行性改变，并伴有背侧骨赘和背伸疼痛。对于这类患者，首选治疗是行关节唇切除术去除撞击的骨赘。该手术相对比较简单，恢复期短，不影响进一步的手术治疗。关节唇切除术的适应证是伴背侧撞击的早期跚僵硬，但是是否适用于有明显关节腔狭窄的患者，文献中尚存有争议。虽然此术式没有绝对的禁忌证，但是如果用于严重的关节炎患者，术后则可能会残留关节疼痛。

许多学者证实关节唇切除术可获得疼痛减轻及活动度改善等较佳的疗效。Mann 等[13]对 25 例患者进行平均 56 个月的随访，观察到 22 例患者效果优良，关节活动度平均改善达 20°。Feltham 等[14]观察了与年龄相关的关节唇切除术治疗跚僵硬的效果，发现 91% 的患者术后效果良好。在一些临床评价方面，60 岁及以上的患者较其他年龄组的患者平均得分更高，因此作者认为对于 60 岁以上有明显关节外症状的患者，可以选择关节唇切除术。大部分手术效果不满意的原因是跖骨头骨赘切除不充分，术中未能达到 70°~90° 的背伸范围。

表 11.2.1 跚僵硬的手术治疗方法

手术名称	适应证	目标	方法	不足
关节唇切除术	背侧骨赘 轻/中度关节炎	缓解疼痛 改善活动度	去除 1/3 的跖骨头背侧	骨赘切除不充分 严重的关节炎
背伸截骨 （Moberg 手术）	年轻、运动量大的患者 有残留的跖屈功能 背伸功能丧失	增加背伸角度 缓解疼痛	近节趾骨背侧闭合楔形截骨	固定不够牢固 （骨不连）
关节间置成形术	严重的关节病变 患者希望保留关节活动 在老年、久坐患者中可代替 Keller 手术	疼痛缓解 关节活动得以保留	切除近节趾骨基底 多种间置方法	跚趾短缩 转移性跖骨痛 推进无力
关节置换	严重的关节病变 通常不建议使用	功能性关节活动 保留长度	假体置换	植入失败 滑膜炎 关节不稳 年轻、运动量大的患者
关节融合	终末期关节病变	疼痛缓解 稳定 耐久	坚强固定 跖趾关节位置： 15°~20° 外翻，相对于跖骨干背伸 25°~30°，相对于足底背伸 10°~15°	不融合 畸形融合（背伸过度、跚趾不能负重）

手术方法

关节唇切除术可以取背侧或内侧切口，以暴露第1跖骨的背侧骨赘。切开关节囊行滑膜完全切除术，并切除背侧及外侧增生的骨赘。切除的骨量由软骨损伤程度决定，但大部分学者建议切除背侧25%～35%的跖骨头，以在术中达到背伸跖趾关节70°～90°无骨性撞击。可使用矢状锯或骨凿切除跖骨头骨赘。如果有明确的软骨损伤和近节趾骨的骨赘，可将近节趾骨基底部的背侧1/4切除。探查关节外侧并切除骨赘是非常重要的。大多数手术效果不良是由骨赘切除不充分，或关节病变严重但患者对手术效果抱有不切实际的期望造成的。

术后需要穿着硬底鞋，以敷料覆盖切口直至愈合。可在术后数天起行早期功能活动度练习。最终的活动度一般会略小于术中获得的角度，但大多数患者可获得25°的背伸角度增加。角度增加的程度各异，且与患者术后活动度练习的依从性相关。

Moberg 手术（近节趾骨截骨术）

Moberg 术是一种近节趾骨背侧闭合楔形截骨术[11]。如果背侧骨赘较大，则可联合关节唇切除术。Moberg 手术主要适用于年轻且运动量较大的患者，有保留未受累的关节软骨，并希望获得更大背伸角度以满足体育运动（如跑步）的需要。这类患者通常具备跖屈功能，但因撞击和跖侧软组织挛缩造成背伸角度丧失。患者术前必须有足够的跖屈角度才能保证此类手术的成功。这是因为本手术是通过改变运动弧度以增大背伸角度，但并没有真正改变总的关节活动度。该术式的缺陷是截骨后固定不牢固，或者闭合楔形截骨后近节趾骨背伸不充分。最近一项回顾性研究比较了背侧闭合楔形截骨和关节融合术治疗踇僵硬的疗效，发现 Moberg 手术并发症更少，术后胼胝形成更少[15]。此手术建议用于年轻踇僵硬患者，以保留关节活动能力并避免胼胝形成，而建议可将关节融合术作为手术失败的补救方法。

手术方法

在第1跖趾关节内侧或背侧作纵行切口，以显露近节趾骨干。通过截骨去除近节趾骨背侧约5 mm 宽的楔形骨面，将近节趾骨置于相对于跖骨干25°～35°的背伸角度。我们习惯选用2根交叉的克氏针固定，也可以选用门形钉或者螺钉固定。术后4～6周截骨处愈合后，可去除固定物。如果本手术联合关节唇切除术，则需要推迟关节活动度锻炼的时间，直到截骨处愈合后才能开始。

关节切除成形和间置成形术

关节切除成形术由 Keller 于 1904 年首次提出，是指通过切除1/3或1/2的近节趾骨以减轻跖趾关节的压力。对术后患者的长期随访发现了问题。这些问题源于近节趾骨基底部切除后致使跖板和踇短屈肌分离所造成。包括第1足趾仰趾（cock-up）畸形、推进困难、踇趾短缩、继发性踇趾外翻漂浮造成的不稳定，以及横向的跖痛症等。为解决这些问题，改良的 Keller 手术侧重于在关节间置成形时更少地去除近节趾骨，置入关节囊、踇短伸肌腱、卷起的跖肌腱或可再生的组织成分[16-21]。如前文所述，Keller 手术适用于第1跖趾关节严重病变的老年活动较少的患者，并且希望保留跖趾关节活动度时。对于因病情严重而不能实行关节唇切除的年轻重度踇僵硬患者，如希望保留跖趾关节活动而避免行关节融合时，关节间置成形术是不错的选择。许多学者认为关节间置成形术可以减轻疼痛、纠正畸形、提供好的活动度、避免踇趾短缩，以及保持关节稳定性。第1跖骨过短是该手术的禁忌证，因具有造成转移性跖痛症的可能。

Keller 手术和关节间置成形术的结果已经混合在一起。O'Doherty 等[22]在一项前瞻性研究中，将关节融合术和 Keller 关节成形术相比较，发现二者具有相似的患者满意度和疼痛缓解度。但在年轻患者中，Keller 手术因长期随访发现有仰趾畸形、踇趾短缩、推进无力等问题而不受推崇。在这些患者中，关节间置成形术更容易被接受。Berlet 等介绍了将人无细胞再生组织作为间置物重建跖趾关节及籽骨关节面的关节成形术，早期效果较为理想。Hamilton 等也报道采用关节囊和趾短伸肌作为间置物进行的 Keller 手术改良[18]。但是 Lau 等发现，对于中/重度踇僵硬患者，关节间置成形术虽然具有与关节唇切除术类似的减轻疼痛及保留关节活动的作用，但因可出现踇趾无力而满意度较低[21]。他们指出，对于重度踇僵硬患者，与关节融合术相比，关节间置成形术的效果更难预计。

手术方法

Berlet 等介绍了用人无细胞再生组织作为间置物重建跖趾关节和籽骨关节的关节间置成形术。使用背侧切口，切除关节唇，用 McGlamery 剥离器松解籽骨关节周围的粘连。行改良 Keller 截骨术。根据跖骨头大小修剪准备软组织块。在跖骨颈部钻 2 个孔，以穿线器穿过软组织块并将其固定到跖骨上。冲洗并常规关闭伤口。术后患者持续穿足跟负重鞋直至伤口愈合。伤口愈合后开始活动度训练，4 周后改为系带鞋子，必要时可行理疗。

关节置换术

在僵硬的治疗中，最早得到推广的置换假体是趾骨侧单柄半球形假体。但是，本手术可能得到不同的治疗效果。关节置换术的优点包括，能够保留一定的关节活动和第 1 跖趾关节的长度。虽然短期随访效果良好，但长期随访时发现存在许多问题，如植入失败（假体松动、损坏）、滑膜炎、软组织异物反应、关节僵硬、关节不稳、骨质溶解和硅胶垫磨损。患者年轻且活动量大，是第 1 跖趾关节置换后假体生存率低的一个风险因素。大多数效果不满意的患者表现为假体碎裂与骨/软组织反应。新一代假体已经出现，包括钛垫圈和双柄假体。钛垫圈的使用减少了假体磨损与微粒反应，延长了假体使用时间，特别是用于类风湿关节炎患者[23]。这些新一代假体的长期效果尚无报道，因此，仍不建议关节置换术的广泛推广。

第 1 跖趾关节融合术

对于严重的第 1 跖趾关节病变，关节融合术具有可预见的缓解疼痛作用，目前广泛用于治疗终末期踇僵硬。关节融合术的优点是可预见的疼痛缓解、稳定、耐久。但其以丧失活动度为代价。行第 1 跖趾关节融合术后，患者可进行快步行走、骑自行车、打高尔夫球等活动，但跑步有困难，穿鞋不适，且不能穿着高度超过 25 mm 的高跟鞋。成功的关节融合是指骨性融合，并且踇趾位置可以接受。踇趾应融合于外翻 15°～20°，相对于跖骨干背伸 25°～30°或相对于足底背伸 10°～15°，旋转中立位（图 11.2.2）。

目前有多种内固定技术，包括纵向斯氏针、交叉或者斜行拉力螺钉、带有张力带的 Herbert 螺钉，以及背侧接骨板。植骨则不是必需。使用背侧接骨板的缺点是植入物的突出与刺激，有可能需要行二次手术取出内固定物。新近改良的背侧接骨板包括低切迹、设计改进（融合部位不设螺钉孔）、制造材料改变（以钴铬钼合金取代不锈钢），从而增加了接骨板的强度。理论上拉力螺钉或斯氏针的缺点是插入部位的压

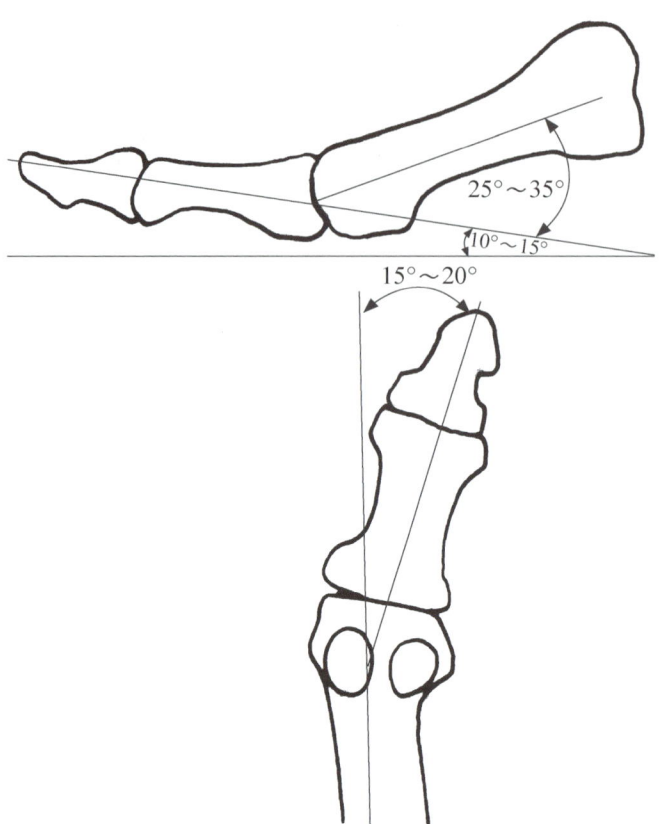

图 11.2.2　第 1 跖趾关节理想的融合位置示意图：相对于跖骨干背伸 25°～30°，相对于足底背伸 10°～15°，相对于第 1 跖骨外翻 15°～20°。（Adapted from Katcherian DA. Pathology of the first ray. In: Mizel MS, Miller RA, Scioli MW. Eds. Orthopaedic knowledge update, foot and ankle, 2nd. Rosemont: American Academy of Orthopaedic Surgeons, 1998; 154.）

力高，从而有发生应力性骨折的潜在风险。许多生物力学研究旨在探讨第 1 跖趾关节融合后理想的内固定方法[24,25]。近期一项研究比较了背侧接骨板、斯氏针、斜行拉力螺钉、Herbert 钉的固定效果，发现背侧接骨板初始硬度最大、失败时的受力最大，故结论认为背侧接骨板强度明显优于其他固定方式[24]。

第 1 跖趾关节融合术治疗终末期踇僵硬可提供可预见的长期的疼痛缓解，而且无论采取哪种类型的内固定都可以达到 90% 以上的愈合率[15,26-29]。其并发症包括不愈合、畸形愈合以及趾间关节炎。踇趾趾间关节退行性变的发病率较高（30%～40%），但是大部分患者没有症状，且几乎没有临床意义。适当的外翻位置有助于减少这一并发症的发生。背伸过度是最常见的融合位置错误，可导致鞋的撞击和踇趾负重能力的丧失（图 11.2.3）。

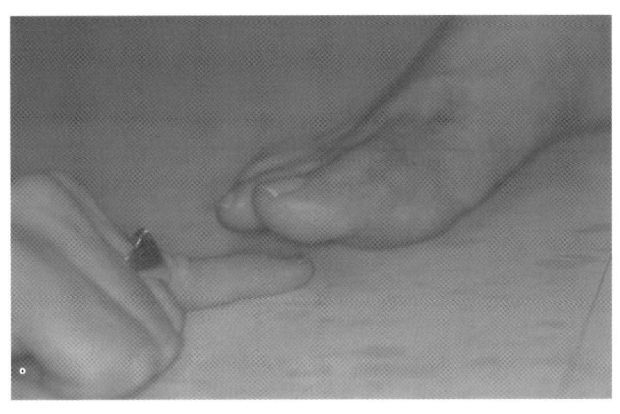

图 11.2.3 第 1 跖趾关节融合后的并发症。此处显示最常见的位置问题：过度背伸可导致穿鞋时撞击以及踇趾丧失负重能力等问题。

手术方法

行背侧接骨板固定时，通过背侧切口暴露第 1 跖趾关节的近节趾骨的软骨面和跖骨的软骨面。可以使用球窝钻清理关节软骨，产生一个凸起的跖骨头和一个凹面的近节趾骨，或使用骨刀和摆锯手动除去关节软骨。在暴露出来的软骨下骨上钻出多个孔，制造 2 个出血的多孔骨面，以促进愈合。固定关节于融合位置（相对于足底平面 15°背伸，10°～15°外翻）并用克氏针临时固定。将足放置于平托盘上模拟负重来再次检查融合位置（图 11.2.4A，B）[30]。可以用手指尖滑过足趾尖下方来判断位置是否理想。接下来放置背侧接骨板，跨过跖趾关节并予以加压（图 11.2.4C，D）。术后可以立刻穿术后硬底鞋负重。

前足类风湿关节炎（RA）

流行病学、病因学和发病机制

类风湿关节炎（RA）是一种进展性系统性炎性病变，主要累及滑膜组织，是足部最常见的炎性病变。在美国，约 1%的人患有 RA。与骨性关节炎类似，其发病率随着年龄增长而增加，在 40～60 岁人群中发病率最高。各个种族中女性患者的发病率是人群总发病率的 3 倍[31]。足部 RA 非常常见，前足和后足的发病率高于中足。据报道近 50%的 RA 患者有活动性的足踝部症状，超过 10 年的活动性 RA 前足 100%会受累[32,33]。通常，RA 早期即累及前足，高达 15%的 RA 患者以前足疼痛为首发症状。疼痛主要因滑膜炎症所致。RA 的关节受累具有典型的对称性，但也可影响关节外组织，造成临床上可观察到的疼痛或畸形。RA 可致多种前足畸形，包括踇外翻/内翻、锤状趾或爪状趾，以及不同程度的跖骨偏斜和（或）跖骨间隙增宽。

RA 是自身免疫性疾病。HLA-DR4 阳性的人群容易罹患此疾病。虽然尚存在争论，有些研究支持感染可以诱发 RA。从免疫学角度讲，高达 80%的成年 RA 患者血清类风湿因子（RF）和反应性抗核抗体（ANA）呈阳性。实际上，RF 水平越高其病情越严重，相反血清 RF 和 ANA 阴性的患者发生关节外疾病的概率较低并且愈后较好。其他的疾病活动性标志物包括 C 反应蛋白（CRP）、红细胞沉降率（ESR）、循环免疫复合物和血小板计数，它们主要反映机体免疫系统的反应能力[34]。

免疫系统反应所致的滑膜炎侵犯并破坏关节囊、软骨、骨及韧带结构。这种迁移性、侵袭性炎性滑膜组织造成关节不稳，并破坏了平滑的关节面。从病理学角度来讲，滑膜增生和韧带松弛首先出现，随后出现关节软骨及周围组织的炎症性破坏。随着机械应力作用于破坏的韧带关节囊组织，最终导致畸形出现。与 OA 相同，RA 的畸形程度与疾病的活动时间相关。RA 与 OA 重要的区别在于，RA 会因侵袭性滑膜炎导致关节旁组织的破坏。在足踝部，腱鞘炎较为常见，最常累及到腓骨肌腱和胫后肌腱。血管炎也会发生，侵犯结缔组织中的皮下血管，诱发类风湿结节。

诊　　断

临床特点

RA 的诊断需要结合临床查体、多项实验室检查以及特征性的 X 线表现（表 11.2.2）。在中足，慢性滑膜炎会导致关节间隙减小和疼痛，但表现不特异；在前足，跖痛症是大部分患者就诊的主诉。前足的 RA 可以导致每个足趾的畸形，包括严重的踇外翻，伴有第 1 跖骨内翻（图 11.2.5A）。跖趾关节最终可能向背侧半脱位，甚至因滑膜炎破坏跖板而发生脱位。这种足趾向背侧的半脱位将前足底脂肪垫拉向远端，改变为一前方结构，从而使得第 2～5 足趾更加向背侧移位。这些畸形会导致步态改变，压力性"跖

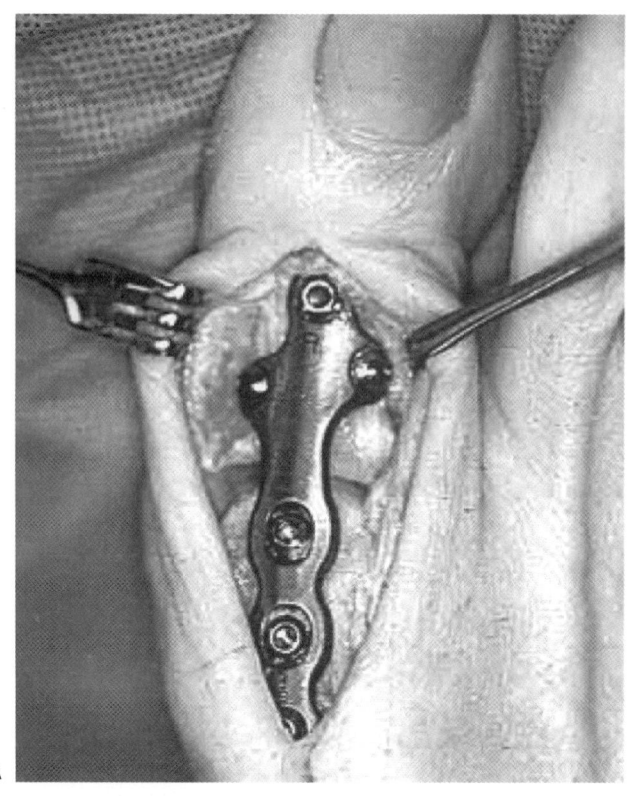
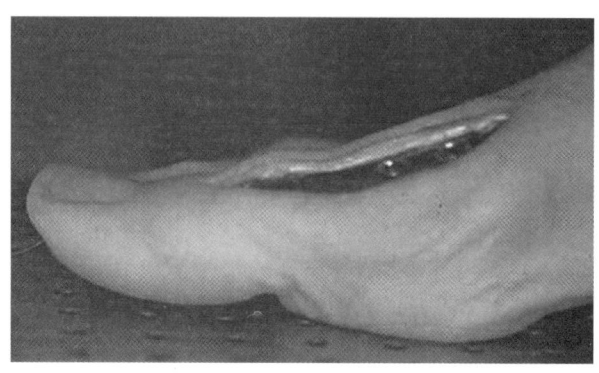
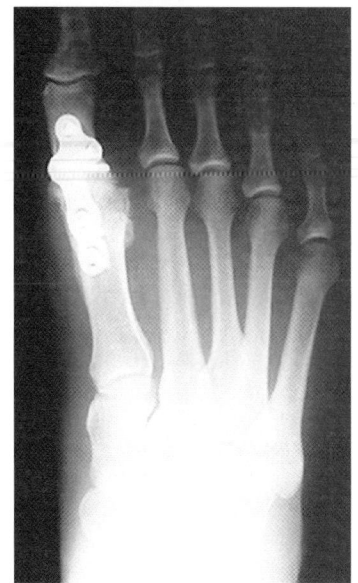
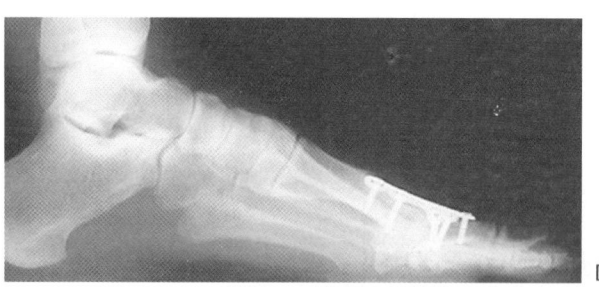

图 11.2.4　第 1 跖趾关节融合术中正位（A）和侧位（B）X 线片。使用金属托盘可帮助术者检查在模拟负重位时，姆趾处于足够的背伸位置。(C, D) 融合术后第 1 跖趾关节的正、侧位 X 线片。注意背侧接骨板的低平设计，以及在融合部位未设置螺钉孔，这降低了内固定断裂的发生率。

痛症"增加，以及跖面出现厚的胼胝（图 11.2.5B）。第 2～5 趾的畸形多种多样，包括爪状趾、卷曲趾和锤状趾畸形，还有第 5 足趾的背侧半脱位。这些畸形可以是僵硬性或柔性的。爪状趾是由于跖趾关节背伸过度造成，并伴有趾间关节的屈曲畸形。锤状趾是近趾间关节屈曲畸形，而跖趾关节和远趾间关节呈伸直状态。类风湿结节可见于前足的多个部位，导致相应的局部特异性症状。如果出现在跖骨间，类风湿结节可引起临近足趾的分离，而有可能被误诊为跖间神经瘤。

表 11.2.2 足部 RA 的临床、影像学和实验室表现

临床表现	影像学特征	实验室特点
前足疼痛、炎症反应性滑膜炎、跖痛症 +/-腱鞘炎（最常见于腓骨肌腱和胫后肌腱）	自软骨下骨开始的骨质疏松 关节周围边缘破坏	HLA-DR4+/- RF+/-
韧带松弛、跖趾关节背侧半脱位/脱位	关节对线不良/半脱位/脱位	ANA+/-
跖侧脂肪垫移动/胼胝形成/类风湿结节	骨性强直——后期发现	CRP、ESR、血小板计数及循环免疫复合物水平升高
足趾畸形（锤状趾、爪状趾、卷曲趾）	X 线正位片上第 2 足趾近节趾骨末端"枪筒征"	

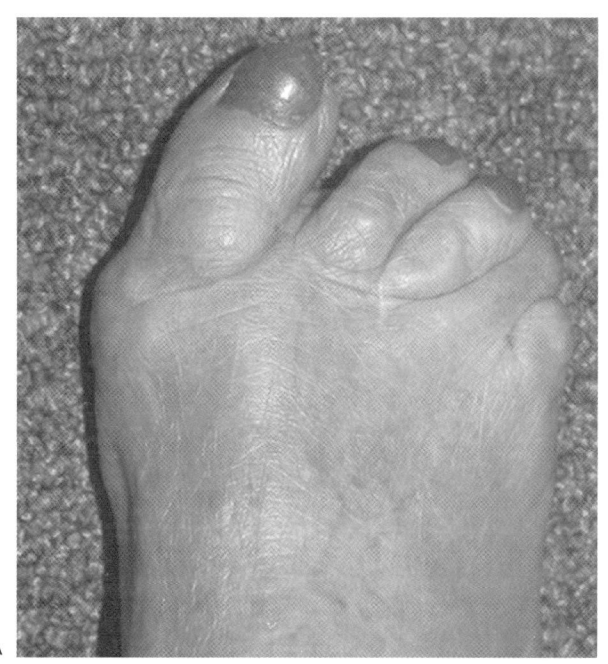

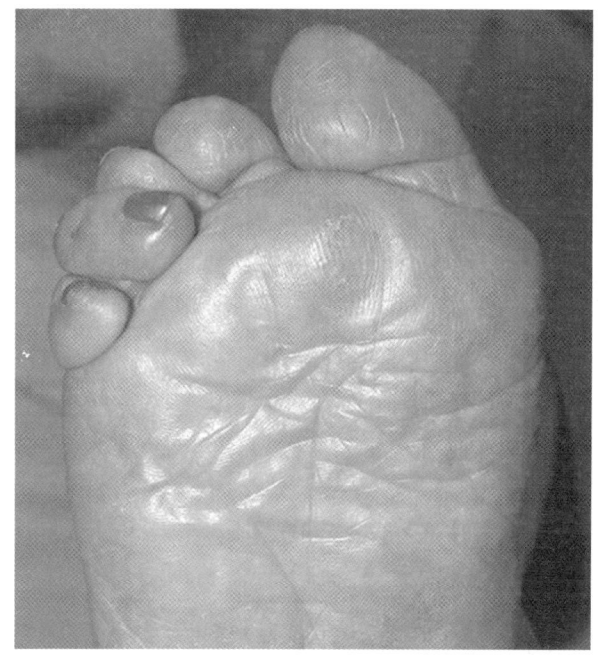

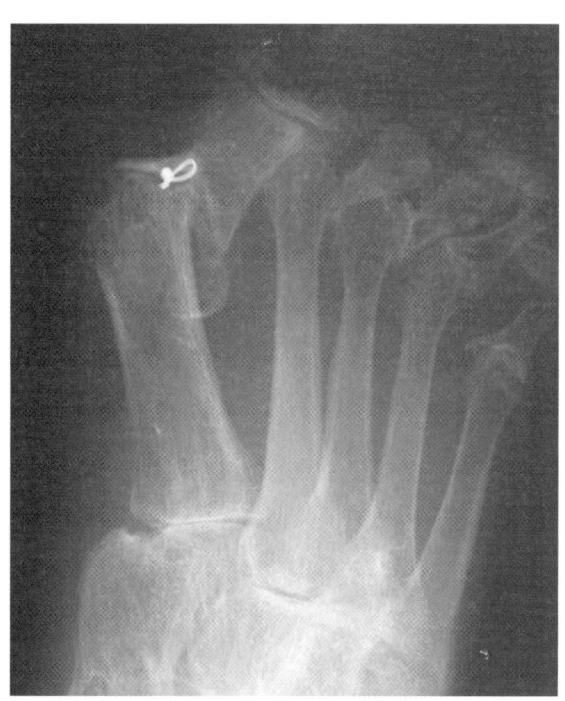

图 11.2.5 类风湿关节炎患者的前足。（A）临床查体见典型的𧿹外翻和第 2～5 趾畸形；（B）跖侧面观示跖侧脂肪垫向远端移位，且足底有厚的胼胝形成；（C）骨质疏松、关节周围侵蚀、𧿹外翻，𧿹趾和第 2～5 趾跖趾关节的半脱位/脱位。

RA 患者趾间关节通常呈过伸状态，造成局部疼痛。跖趾关节脱位会造成严重的疼痛和跖骨头处的滑囊炎。跖面多发的小结节可形成溃疡，有进展为骨髓炎的潜在可能。前抽屉试验可以用来评价跖趾关节的稳定性。固定跖骨头，背向挤压近节趾骨基底，如果出现关节脱位即为阳性，同时可以引发患者的症状。

影像学特点

RA 的持续性和活动性是与其影像学检查改变相关的最重要因素[35]。RA 临床症状的出现早于 X 线改变。需拍摄足的正位、侧位、斜位 X 线片。最初的前足改变主要发生在跖趾关节，以第 1、4、5 跖趾关节为著（图 11.2.5C）。典型的 X 线改变具有对称性，主要表现为软骨下骨的骨质疏松。RA 的另一个典型的早期改变为关节周围边缘的侵蚀破坏，继发性的 RA 此表现出现较晚。中足的关节强直发生较迟，自发性的跖趾关节融合也比较少见。在侧位片上可以观察到近节趾骨在跖趾关节处过伸的程度，正位及斜位片可见第 2~5 趾的脱位。在正位片可见第 2 趾近节趾骨的脱位，表现为"枪筒"症。

治　疗

临床处理

临床上，早期足部 RA 的治疗以理疗和药物治疗为主。这些治疗都是以控制滑膜炎为主要目的。理疗可以预防关节畸形，以及关节活动度的丢失。方案应包括肌肉和韧带的拉伸和加强训练。也可对鞋子进行调整，尤其是对于前足的僵硬性畸形。软质的支具，加宽、加深的适应性鞋子和鞋垫均有一定效果。这些治疗都是为了减轻前足和跖骨头的压力，从而缓解第 2~5 趾的不适。AFO 或 UCBL 支具也是有效的。对于类风湿结节，不论其出现在什么位置，均应修改鞋子以适应，如果不成功则需要手术切除以消除局部症状。

一线的药物治疗主要以控制炎症相关疼痛及肿胀为目的，但不能减缓疾病进程[36]。口服水杨酸、大剂量非甾体抗炎药或小剂量的泼尼松（5 mg/d）是主要治疗药物。延缓疾病进程的药物作为治疗 RA 的二线用药。对已进行了一线治疗，仍存在持续性滑膜炎，或存在影像学侵蚀现象或临床畸形，或伴有关节外疾病时，需行二线药物治疗[36]。这些药物包括氯金酸钠、抗疟药、甲氨蝶呤、硫唑嘌呤、右旋青霉素、环孢素 A、柳氮磺胺吡啶和联合治疗。每周肌肉注射氯金酸钠，或口服氯金酸钠一日 2 次是有效的。金毒性可能造成骨髓抑制、皮炎或膜性肾病，故用药同时需进行监测。甲氨蝶呤的使用剂量为每周 2.5~15 mg，该剂量也可同时作为一线缓解病情的药物，但需要检测口腔炎和骨髓抑制的情况。双氢克尿噻 400 mg/d（需进行眼底检查）或柳氮磺胺吡啶（无磺胺过敏）1~2 mg/d，均为非常有效的缓解病情的治疗方法。关节腔内注射激素类药物也可减轻轻度滑膜炎症状，且如果症状缓解还可以重复使用。

手术治疗

RA 的疾病特点决定了患者可能需要进行多种治疗。限制术后活动和限制负重非常重要，但对处于疾病活动期的患者，这会有加重无力和畸形的可能。围术期，类风湿专家应参与药物治疗，其目的在于促进骨和软组织的愈合，同时最大限度地降低类风湿的活动性。

手术指征取决于活动性疾病的严重程度、患者的功能水平和无力以及畸形程度。理想的手术对象为单关节畸形及炎症活动标志物水平较低的患者。炎症血清标志物水平很高，并且在多个部位不断发生疾病恶化的患者不适合手术。有很多成功的手术方式可供选择，包括滑膜切除术、关节融合术甚至是前足截肢术。时刻牢记处在严重期的 RA 患者其整体功能呈渐进性下降。在这些患者中，"唯软组织"技术通常效果较差，而且有较高的复发率。骨切除术和关节融合术被用于 RA，以降低畸形复发的可能。蹞外翻畸形的 RA 患者可以实施关节融合术，很少部分可行 Keller 间置关节成形术，或者关节置换术。除此之外的其他用于治疗非类风湿蹞外翻的术式，都因为有很高的复发率而不推荐使用。蹞僵硬在此章前面部分已经讨论过，可采取关节唇切除术、间置关节成形术、关节置换术或关节融合术治疗。趾间关节病变可以通过穿硬底鞋防止活动或降低疼痛，或者使用关节融合术。通常，应优先矫正第 1 跖趾关节畸形，而后是第 2~5 跖趾关节畸形。

前足重建手术

既往最广为接受的前足矫正手术是第 1 跖趾关节融合术和第 2~5 跖骨头切除术。蹞趾的切除式成形术和关节置换术均存在畸形复发率高的问题。前足重建手术的目标是通过第1跖趾关节融合来提供内侧的稳定。Thordarson等报道,不进行第1跖趾关节融合的保留关节手术具有相当高的失败率。第1跖趾关节融合联合外侧第2~5跖趾关节成形术,后者达到复位跖侧脂肪垫的作用,可以降低前足压力,缓解跖痛症。随着药物治疗的进展,通过矫正第1序列联合第2~5趾近节趾间关节的成形或融合,来保留关节的治疗已经成为治疗的发展方向。其他的治疗方法包括伸肌腱切断或者近节趾骨切除以降低压力。治疗RA时须谨记,即便第2~5跖趾关节中有1~2个未被"明显"累及,在行前足关节成形术的时候,所有的关节均应进行手术,以避免发生转移性跖痛症。其他手术考虑包括切口和骨的愈合问题,以及松解腓肠肌以减低前足的负荷。

手术方法

纵行切开第1跖趾关节背侧,第2、3跖骨之间背侧,第4、5跖骨之间背侧。应从内到外逐一切除第2~5跖骨头,并呈一个自背侧远端到跖面近端的斜面。置入伸肌腱间置物后以克氏针固定跖趾关节。

第2~5足趾畸形的矫正

当非手术治疗不能减轻症状,患者无法耐受疼痛,和(或)日常活动受到影响时,则应行第2~5足趾的手术矫正。在RA早期,行滑膜切除术去除炎症组织有助于减轻关节压力和缓解疼痛。同时联合进行第1跖趾关节融合术,效果很好。可是前足RA的进展特性决定了通常需要对第2~5跖趾关节和足趾的畸形行进一步手术矫正。

锤状趾和爪状趾畸形矫正

锤状趾和爪状趾畸形的手术治疗原则相同,即矫正各个水平的畸形。且在大多数病例中应先矫正跖趾关节畸形,后矫正近趾间关节畸形。手术治疗的目的在于将跖趾关节和近趾间关节矫正到中立位,最终达到无痛行走。尽管切口有多种类型,但通常选择背侧入路。这样可以保留一个没有手术瘢痕的跖侧面,并保护跖侧的神经血管结构。虽然在单个关节重建时,通常采用背侧的纵行切口,但是通过单个横行切口显露和切除跖骨头也有较好效果。为了达到良好的对位,需要注意切除足够的跖骨头和跖骨颈部,以减少术后发生骨与骨摩擦刺激的风险。切除成形术后,跖侧的胼胝会随着跖侧脂肪垫的重新分布而消散,降低了该处皮肤的应力。轻度的柔软性爪状趾或锤状趾畸形,可行跖趾关节关节囊松解、伸肌腱切断并屈肌腱转位术。对于僵硬性畸形,还可行跖趾关节松解,或行Du Vries关节成形术,即以骨刀去除跖骨头关节面的远端部分。矫正手术中可能还需要进行外侧副韧带松解。第2~5足趾畸形的矫正应在行第1跖趾关节融合术和跖骨头切除术的同时进行。可以通过克氏针固定或是每周更换支持性的软敷料来达到第2~5趾的术后稳定。这可以预防足趾的瘢痕形成并降低畸形复发的风险。皮肤挛缩不应该被忽略,必要时行减压处理。

保留关节的手术治疗

保留关节的手术是前足RA治疗的新概念。前足RA治疗中,建议首先通过改良的Lapidus手术或第1跖骨截骨术纠正拇外翻畸形,以恢复第1序列跖跗关节的稳定性。然后行传统的软组织松解,必要情况下联合跖骨短缩截骨与近趾间关节成形、融合或闭合操作,纠正第2~5趾的畸形,这是文献中最为提倡的方法。保留跖骨头可以方便二次补救手术,也可保留更多的前足活动度来维持其生物力学特性。保留骨和前足的运动可以恢复前足在站立相和推进相的平衡。可能存在的困难在于跖痛症复发,需要翻修手术,以及疾病进一步发展和二次补救手术的必要。

除了那些术前需要行医疗风险评估的患者,RA的手术干预没有特异的绝对禁忌证。

结 果

虽然修改鞋子、物理治疗以及药物治疗都可以限制疾病的进展,但是由于疾病活动所持续的时间和畸形被矫正的程度不同,疗效也各异。

一般来说,结果都是良好的。在一项对20例行拇趾关节融合术的患者进行的研究发现,19例融合成功并对手术满意,只有约10%的患者术后出现疼痛性胼胝[37]。相对于其他前足重建方法,拇趾跖趾关节融合术后效果更好。目前观察发现,范围小或试图保留更多关节的手术其术后畸形复发率更高。尽管行改良手术后(第2~5跖骨斜行短缩截骨和跖趾关节滑膜切除术,结合拇趾跖趾关节植入成形或截骨术),83%的患者术后6年效果满意,但仍存在约12%的跖侧胼胝复发率和30%的第2~5序列的畸形复发率[38]。由此可见，对于年轻、活动量大、有可能再次手术的患者，行保留关节的手术还是非常重要的。

前足结晶沉积性关节病

发病机制

痛风和焦磷酸盐关节病属结晶沉积引起的病变，可累及足部（表11.2.3）。痛风表现为关节内出现针状的尿酸盐结晶，在偏振光显微镜下呈现为标准的负双折射。焦磷酸盐关节病（假性痛风），又称双水焦磷酸钙（CPPD）结晶沉积病，其特征性表现是关节或关节外组织内出现形态各异的CPPD结晶，在偏振光显微镜下呈现弱的正双折射。两种疾病都会造成急性炎症反应性滑膜炎，最常累及第1跖趾关节。

痛风是因嘌呤代谢异常致使尿酸合成增加而导致的代谢性疾病。肾功能异常时由于肾的尿酸清除率下降也会引起尿酸水平上升。血浆中的尿酸达到饱和，导致尿酸单钠结晶沉积在远端关节周围相对乏血管的组织中。这种结晶的出现可导致单关节或者多关节的急性炎性滑膜炎。在大多数痛风病例中，尿酸合成增加的原因尚不明确，但可以和某些疾病（淋巴瘤、白血病、牛皮癣）、某些用药（器官移植术后使用环孢素A）或者某些高嘌呤食物（酒精饮料）有关。血清尿酸水平通常正常。痛风在男性中较为多见，踇趾是最常见的受累区域，50%~70%初次发病发生于此。

90%的痛风患者在其一生中的某个时期会发生第1跖趾关节受累。其他可能受累的足部区域有足背部、足跟以及踝部。除了累及关节之外，尿酸结晶还可以沉积在皮下，被称作痛风结节（图11.2.6）。

CPPD沉积病的发病机制仍不清楚。但常常同既往创伤、痛风以及甲状旁腺功能亢进相关。有症状的疾病通常出现在60岁以上的人群，且无性别差异。这种疾病更多见于膝关节、髋关节、踝关节、腕关节以及肩关节，但也可累及第1跖趾关节，由CPPD沉积导致急性的滑膜炎。炎症反应一般较痛风为轻。目前尚不明确为何尿酸结晶沉积比CPPD沉积造成的反应更严重。

诊 断

急性痛风发作时表现为受累关节严重的疼痛、肿胀、红斑、僵硬、发热，且症状发生突然。发作期一般持续数天到一周。一般发病时没有诱因，但可以继发于轻度创伤或是食用富含嘌呤的食物之后。痛风经常在手术后急性期内发作。诊断可以通过关节穿刺和滑膜液结晶物的分析来确定。一般也可以根据症状史、第1跖趾关节这一特征性部位，以及经常多关节发病的特点，结合血尿酸水平的升高而做出诊断。脓毒性关节炎可有相似的临床表现。如果不能明确诊断，或者临床表现为膝、踝或腕关节的单关节受累，则应行关节穿刺以除外感染。结晶物分析显示为典型的负双折射针状结晶。痛风偶尔会慢性起病，

表 11.2.3　两种前足结晶沉积性关节炎的比较

	痛风	假性痛风
临床表现	僵硬 肿胀 严重疼痛 最常见于踇趾	临床表现较轻 位置多发、少见于足部，最常见于膝关节
影像学特征	后期：关节周围破坏	软骨钙化（常呈线性）
结晶分析	针状的尿酸盐结晶，在偏振光显微镜下呈现为标准的负双折射 血液中尿酸钠水平升高	双水焦磷酸钙（CPPD）结晶，形态各异，在偏振光显微镜下呈现弱的正双折射
治疗	休息 非甾体类抗炎药/吲哚美辛 秋水仙碱 抑制疗法	休息 非甾体类抗炎药/吲哚美辛 秋水仙碱

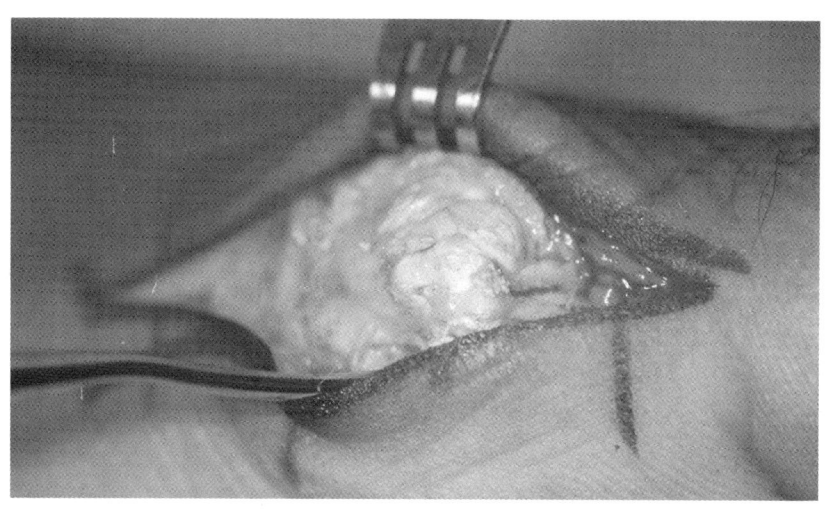

图 11.2.6　术中照片显示痛风石性痛风侵及第 1 跖趾关节的典型表现。

表现为骨质增生和痛风结晶沉积所致的第 1 跖趾关节增大突起。一些患者还同时遭受其他疾病的困扰，如神经病变、糖尿病、血管疾病等，表现为痛风结节部位的溃疡形成。痛风初次发作时，骨与关节面的影像学变化不是很明显。但随着疾病的加重，关节周围的破坏可表现为经典的双侧关节的"鼠咬"样损伤。一般情况下关节面不受累及，但在慢性病例中关节可能会被严重破坏。

通常，焦磷酸盐关节病急性发作与痛风相比临床表现较轻。焦磷酸盐关节病最常见于膝、髋、踝、腕以及肩关节，也可累及第 1 跖趾关节。查体可见红斑、肿胀、僵硬等症状，但疼痛一般较痛风为轻。无诊断性的血液学检查，必须通过关节穿刺发现 CPPD 结晶才可以确诊。结晶物分析显示呈弱的正双折射结晶，形态各异。焦磷酸盐关节病影像学特点包括软骨钙质沉积，关节软骨呈良好线性钙化，或纤维软骨，但很少出现关节破坏。

治　疗

痛风和焦磷酸盐关节病急性发作期的治疗相同。应采用休息、抬高患肢、硬质鞋底、露趾的术后鞋来缓解症状。药物治疗包括大剂量非甾体抗炎药或者秋水仙碱。如果没有药物禁忌证，如胃肠出血、凝血功能障碍或者肾功能不全等，给予吲哚美辛 50 mg，一日 3 次，持续 3～5 天是很有效的疗法。急性发作期，在发病开始的 24～48 小时内秋水仙碱也是有效的疗法，疗效通常很显著。剂量为每 2 小时口服 1 mg 秋水仙碱，直到出现症状减轻或者出现腹泻。48 小时内给药不能超过 7 mg。秋水仙碱诱发的腹泻可导致严重的电解质紊乱，因此出现腹泻后应停药，并监测电解质。秋水仙碱也可以长期服用以降低疾病发作的频率，剂量为每日口服 0.5～1.5 mg 片剂。

无论是痛风还是焦磷酸盐关节病都很少需要手术治疗。当存在慢性痛风结节时，可对有症状部位行清理或者沉积物清除（图 11.10）。痛风和焦磷酸盐关节病所致的严重关节破坏，治疗同第 1 跖趾关节退行性关节炎或者拇僵硬。关节清理术、间置关节成形术和关节融合术均是处理中重度关节破坏的合理选择。

草地趾

发病机制

Bowers 和 Martin[39] 研究发现穿着柔软足球鞋的足球运动员在人工草皮上比赛时，容易发生拇趾的软组织损伤，故于 1976 年提出了"草地趾"的疾病概念。自那时以后，该疾病被扩展为泛指所有的第 1 跖趾关节扭伤，无论其是否在人工草皮上发生。草地趾因第 1 跖趾关节过度背伸造成，随着人工草皮的出现，其发生率和发现率出现增加。但是，此类损伤尚可由多种其他因素引起，如车祸、马镫损伤、芭蕾舞演员的慢性过劳损伤，以及运动员在比赛时的损伤。草地趾在急性期和后续缓解期都可能明显地影响患者的运动能力。研究表明，与踝关节扭伤相比，草地趾尽管发生率相对较低，但其造成的训练及比赛时间延误却更多[40]。由于大多数运动员及教练容易轻视此类损伤，在尚未完全恢复时就过早地返回竞技场，因而该损伤有可能导致拇僵硬、拇外翻或拇内翻等慢性问题。一项对 20 名曾有草地趾病史且随访超过 5 年的运动员进行的回顾性分析发现，50%的患者遗留有持续的症状和特殊的问题，如早期出现的跨僵硬、跨外翻等[40]。这些草地趾损伤的后期遗留问题会导致跨趾慢性不稳和职业运动员提前退役。

草地趾损伤的发病率增加与很多因素有关。大多数学者认为随着使用时间变长，人工草皮的硬度增加，以及人工草皮专用足球鞋柔软性的增加都会造成跖趾关节应力增加。这些问题加之患者本身的因素，如体重、年龄、运动、运动员的位置、扁平足、第1跖趾关节活动受限、跖骨头扁平、踝关节背伸角度增加，以及先前的损伤等，都会增加发生草地趾损伤的风险。尽管各种运动项目中都曾有此类损伤的报道，但最常发生于足球运动员中。

损伤机制与第 1 跖趾关节过度背伸有关。发生于足部牢牢固定于地面上并进一步背伸时，第 1 跖趾关节受到突然的外旋力量。近节趾骨呈背伸状态被挤压在跖骨头背侧关节面上，而跖侧关节囊绷紧试图限制这一超过正常范围的背伸动作。此时，跖侧软组织限制体被拉长或撕裂。第 1 跖趾关节正常的背伸活动范围是 30°～100°。因此第 1 跖趾关节活动度下降的运动员，势必牵伸跖侧关节囊限制性结构，以应对背伸受限。软底且柔软性较高的运动鞋因不能限制第 1 跖趾关节的背伸活动，故可以增加草地趾损伤的可能。这种强力的背伸活动可能还引起第 1 跖趾关节的内翻或外翻应力增加，导致侧副韧带紧张、韧带断裂或近节趾骨基底的撕脱骨折。

诊 断

根据损伤的严重程度不同，临床表现也不同。病史可能是单发的急性损伤，也可能是跨趾的多次嵌顿。一些患者可能回忆起之前某次损伤，且之后恢复相对平稳，但是在几次轻微的重复损伤后，疼痛、肿胀、僵硬等症状逐渐持续下来。草地趾可能包括轻微的扭伤、滑膜韧带结构撕裂、关节软骨挫伤、骨软骨骨折、籽骨骨折、半脱位、脱位以及第 1 跖趾关节骨折脱位。体格检查会发现背侧压痛、第 1 跖趾关节肿胀。急性期可能伴有不同程度的淤血。活动时疼痛且活动受限。可为局限性的轻压痛，也可能为弥漫性的剧烈压痛。通常能够负重，但伴有一定的疼痛，但在严重损伤时，负重时可能出现跛行或是完全不能负重。比赛时，损伤轻微的运动员一般可以忍受疼痛继续比赛，但严重时，运动员可能不能参加训练和比赛。

影像学检查可用来进一步明确损伤的程度。一些专家认为所有草地趾损伤患者都应行影像学检查，但是另外一些专家则认为只有具备严重损伤的临床表现才需要影像学检查。影像学检查可以用来评价骨折、关节不匹配以及已经存在的关节炎。连续的影像学检查可以用来跟踪骨折愈合程度、发现籽骨移位或增宽，以及评价软骨损伤时软骨下骨的吸收情况。最近，MRI 也被用于草地趾损伤，并用于评估软组织关节囊韧带的病变程度[41]。但 MRI 的广泛应用仍然存在争议。

一些学者提出此类损伤的分类方法，用于指导治疗和判断短期愈后情况[40,42]（表 11.2.4）。

表 11.2.4 草地趾损伤的分类和活动指导

分类

Ⅰ级
第 1 跖趾关节关节囊韧带的牵张性损伤
软组织限制结构的轻度撕裂
能够继续活动，可耐受
症状允许时可返回运动场

Ⅱ级
关节囊韧带结构部分撕裂
压痛、淤斑、活动度受限
负重时跛行，活动受限
接受约 2 周休息/辅助治疗后，在症状可耐受的情况下，可返回体育运动

Ⅲ级
关节囊韧带结构完全撕裂，伴或不伴有撕脱骨折
疼痛、肿胀、淤斑、活动明显受限
不能负重，不能参加体育活动
使用拐杖，+/－绷带/调整鞋子
通常停赛 2～6 周，恢复无痛活动后可返回运动场

- **Ⅰ级** 第 1 跖趾关节关节囊韧带的牵张性损伤和软组织的轻度撕裂。局限性压痛伴活动度轻度降低。负重时有轻度疼痛及少许症状，可耐受。患者通常可参与运动。
- **Ⅱ级** 第 1 跖趾关节软组织限制性结构部分撕裂，压痛及淤斑更加严重与弥散。活动度中度受限。通常负重能够耐受，但伴跛行。患者通常不能正常参加比赛。
- **Ⅲ级** 关节囊韧带结构完全撕裂，伴或不伴有撕

脱骨折。明显疼痛、肿胀及淤斑，活动明显受限，不能负重。患者不能参加体育活动[40]。

治疗

绝大部分草地趾损伤采用非手术治疗。初始检查以排除骨折或者脱位，然后治疗目的为保护软组织并允许功能康复。标准的治疗为休息、伤后48小时内冷敷、加压包扎和抬高患肢，并限制活动。非甾体类抗炎药可以用作辅助治疗。在症状允许时，尽早开始关节活动度的锻炼可以减少活动度损失。采用其他可提升活动范围的辅助疗法，如加压冷疗下水浴和超声治疗，可以通过主动消肿和活动瘢痕以帮助增加活动范围。使用绷带绑扎以固定第1跖趾关节并保护受损的软组织，可通过限制第1跖趾关节的过伸以缓解症状。一般使用0.5英寸的绷带环形交叉绕过近节趾骨顶端后固定于跖面，行多层连续层叠环形交叉固定，最后在前足以另一绷带环固定上述层叠绷带的尾端。

极少数病例需要手术治疗。急性手术干预的适应证包括移位的关节内骨折、难复性脱位以及伴有移位的韧带的不稳定性撕脱性损伤。如果撕脱骨片太小，则应切除后行韧带修复。非手术治疗失败后行手术干预的适应证包括有症状的游离体、骨软骨损伤或籽骨骨折不愈合。草地趾的慢性长期遗留问题包括获得性踇僵硬、踇外翻和踇内翻，这些可能需要后续手术干预。

损伤的严重程度和分级决定了能否返回运动场。休息对于缩短活动受限的时间非常重要，但是常因轻视损伤而难以坚持。过早返回运动场会导致慢性损伤，理疗师、训练师、教练以及运动员等要对病情予以足够重视。恢复比赛的进程依据损伤级别而定，其大体指南见下文。

- Ⅰ级扭伤　症状允许后即可返回赛场，即肿胀消退、第1跖趾关节被动背伸达到90°时无疼痛症状即可。
- Ⅱ级扭伤　通常需要休息2周，且肿胀消退、活动度恢复后可开始进行运动。
- Ⅲ扭伤　第1周通常需要拄拐逐渐恢复负重，运动员常需停赛2～6周，体育运动开始时间取决于后续活动度恢复的程度。

患草地趾的运动员，可以用绷带限制第1跖趾关节过度背伸，穿硬底运动鞋或鞋垫以减少应力并限制第1跖趾关节活动。鞋子可以使用前足钢板以限制扭曲、弯曲，从而预防反复损伤。伤后仍然需要穿着合适的鞋子，且需要调整受伤踇趾处的鞋子宽度以获得更大空间。

（肖　犇　译　李淑媛　张建中　校）

推荐阅读

中足关节炎

Myerson MS, Fisher RT, Burgess AR, et al. Fracture dislocations of the tarsometatarsal joints: end results correlated with pathology and treatment. Foot Ankle 1986;6(5):225–242.

草地趾

Watson TS, Anderson RB, Davis WH. Periarticular injuries to the hallux metatarsophalangeal joint in athletes. Foot Ankle Clin 2000;5(3):687–713.

参考文献

1. Komenda GA, Myerson MS, Biddinger KR. Results of arthrodesis of the tarsometatarsal joints after traumatic injury. J Bone Joint Surg Am 1996;78(11):1665–1676.
2. Lakin RC, DeGnore LT, Pienkowski D. Contact mechanics of normal tarsometatarsal joints. J Bone Joint Surg Am 2001;83-A(4):520–528.
3. de Palma L, Santucci A, Sabetta SP, et al. Anatomy of the LisFranc joint complex. Foot Ankle Int 1997;18(6):356–364.
4. Khoury NJ, el-Khoury, GY, Saltzman CL, et al. Intraarticular foot and ankle injections to identify source of pain before arthrodesis. AJR Am J Roentgenol 1996;167(3):669–673.
5. Lucas PE, Hurwitz SR, Kaplan PA, et al. Fluoroscopically guided injections into the foot and ankle: localization of the source of pain as a guide to treatment—prospective study. Radiology 1997;204(2):411–415.
6. Bibbo C, Anderson RB, Davis WH. Complications of midfoot and hindfoot arthrodesis. Clin Orthop Relat Res 2001;(391):45–58.
7. Berlet GC, Hodges Davis W, Anderson RB. Tendon arthroplasty for basal fourth and fifth metatarsal arthritis. Foot Ankle Int 2002;23(5):440–446.
8. Mann RA, Prieskorn D, Sobel M. Mid-tarsal and tarsometatarsal arthrodesis for primary degenerative osteoarthrosis or osteoarthrosis after trauma. J Bone Joint Surg Am 1996;78(9):1376–1385.
9. Sangeorzan BJ, Veith RG, Hansen ST Jr. Salvage of Lisfranc's tarsometatarsal joint by arthrodesis. Foot Ankle 1990;10(4):193–200.
10. Brunet JA, Wiley JJ. The late results of tarsometatarsal joint injuries. J Bone Joint Surg Br 1987;69(3):437–440.
11. Moberg E. A simple operation for hallux rigidus. Clin Orthop Relat Res 1979;(142):55–56.
12. Love TR, Whynot AS, Farine I, et al. Keller arthroplasty: a prospective review. Foot Ankle 1987;8(1):46–54.
13. Mann RA, Clanton TO. Hallux rigidus: treatment by cheilectomy. J Bone Joint Surg Am 1988;70(3):400–406.
14. Feltham GT, Hanks SE, Marcus RE. Age-based outcomes of cheilectomy for the treatment of hallux rigidus. Foot Ankle Int 2001;22(3):192–197.
15. Southgate JJ, Urry SR. Hallux rigidus: the long-term results of dorsal wedge osteotomy and arthrodesis in adults. J Foot Ankle Surg 1997;36(2):136–140, discussion 161.

16. Barca F. Tendon arthroplasty of the first metatarsophalangeal joint in hallux rigidus: preliminary communication. Foot Ankle Int 1997;18(4):222–228.
17. Cosentino GL. The Cosentino modification for tendon interpositional arthroplasty. J Foot Ankle Surg 1995;34(5):501–508.
18. Hamilton WG, O'Malley MJ, Thompson FM, et al. Roger Mann Award 1995. Capsular interposition arthroplasty for severe hallux rigidus. Foot Ankle Int 1997;18(2):68–70.
19. Hamilton WG, Hubbard CE. Hallux rigidus. Excisional arthroplasty. Foot Ankle Clin 2000;5(3):663–671.
20. Harper MC. A modified Keller resection arthroplasty. Foot Ankle Int 1995;16(4):236–237.
21. Lau JT, Daniels TR. Outcomes following cheilectomy and interpositional arthroplasty in hallux rigidus. Foot Ankle Int 2001;22(6):462–470.
22. O'Doherty DP, Lowrie IG, Magnussen PA, et al. The management of the painful first metatarsophalangeal joint in the older patient. Arthrodesis or Keller's arthroplasty? J Bone Joint Surg Br 1990;72(5):839–842.
23. Sebold EJ, Cracchiolo A III. Use of titanium grommets in silicone implant arthroplasty of the hallux metatarsophalangeal joint. Foot Ankle Int 1996;17(3):145–151.
24. Rongstad KM, Miller GJ, Vander Griend RA, et al. A biomechanical comparison of four fixation methods of first metatarsophalangeal joint arthrodesis. Foot Ankle Int 1994;15(8):415–419.
25. Curtis MJ, Myerson M, Jinnah RH, et al. Arthrodesis of the first metatarsophalangeal joint: a biomechanical study of internal fixation techniques. Foot Ankle 1993;14(7):395–399.
26. Mann RA, Oates JC. Arthrodesis of the first metatarsophalangeal joint. Foot Ankle 1980;1(3):159–166.
27. Lombardi CM, Silhanek AD, Connolly FG, et al. First metatarsophalangeal arthrodesis for treatment of hallux rigidus: a retrospective study. J Foot Ankle Surg 2001;40(3):137–143.
28. Fitzgerald JA, Wilkinson JM. Arthrodesis of the metatarsophalangeal joint of the great toe. Clin Orthop Relat Res 1981;(157):70–77.
29. Coughlin MJ, Mann RA. Arthrodesis of the first metatarsophalangeal joint as salvage for the failed Keller procedure. J Bone Joint Surg Am 1987;69(1):68–75.
30. Harper MC. Positioning of the hallux for first metatarsophalangeal joint arthrodesis. Foot Ankle Int 1997;18(12):827.
31. Smith CA, Arnett FC. Epidemiologic aspects of rheumatoid arthritis. Current immunogenetic approach. Clin Orthop Relat Res 1991;(265):23–35.
32. Michelson J, Easley M, Wigley FM, et al. Foot and ankle problems in rheumatoid arthritis. Foot Ankle Int 1994;15(11):608–613.
33. Vainio K. The rheumatoid foot. A clinical study with pathological and roentgenological comments. 1956. Clin Orthop Relat Res 1991;(265):4–8.
34. Persselin JE. Diagnosis of rheumatoid arthritis. Medical and laboratory aspects. Clin Orthop Relat Res 1991;(265):73–82.
35. Caruso I, Santandrea S, Sarzi Puttini P, et al. Clinical, laboratory and radiographic features in early rheumatoid arthritis. J Rheumatol 1990;17(10):1263–1267.
36. Kerr LD. Arthritis of the forefoot. A review from a rheumatologic and medical perspective. Clin Orthop Relat Res 1998;(349):20–27.
37. Mann RA, Schakel ME II. Surgical correction of rheumatoid forefoot deformities. Foot Ankle Int 1995;16(1):1–6.
38. Hanyu T, Yamazaki H, Murasawa A, et al. Arthroplasty for rheumatoid forefoot deformities by a shortening oblique osteotomy. Clin Orthop Relat Res 1997;(338):131–138.
39. Bowers KD Jr, Martin RB. Turf-toe: a shoe-surface related football injury. Med Sci Sports 1976;8(2):81–83.
40. Clanton TO, Ford JJ. Turf toe injury. Clin Sports Med 1994;13(4):731–741.
41. Tewes DP, Fischer DA, Fritts HM, et al. MRI findings of acute turf toe. A case report and review of anatomy. Clin Orthop Relat Res 1994;(304):200–203.
42. Bowman MW. Athletic injuries of the great to metatarsophalangeal joint. In: Adelaar RS, ed. Disorders of the great toe. Rosemont: American Academy of Orthopaedic Surgeons, 1997:1–22.

第 12 章
急性踝关节扭伤、慢性踝关节及距下关节不稳定

GREGORY C. BERLET, G. ALEXANDER SIMPSON

急性踝关节扭伤

发病机制

踝关节扭伤是最常见的运动损伤,约占所有运动损伤的 40%。据估计踝关节扭伤的发病率可高达急诊室就诊患者的 10%,每天每 30 000 人中就有 1 例踝关节内翻损伤发生,每年约 200 万人发生内翻损伤。

流行病学

踝关节扭伤可发生于很多运动中。在某些特定的运动中,踝关节损伤男女比例大致相同。高发年龄为 10~19 岁。占所有篮球运动损伤的 45%,足球运动损伤的 31%。占足球比赛因伤缺阵时间的 10%~15%。约 1/3 的新兵在其 4 年的服役期发生过需要就医的踝关节内翻损伤。

高达 60% 的患者出现外踝扭伤长期后遗症。急性踝关节扭伤的程度和慢性症状之间没有严格的相关性。有趣的是,扭伤 6 个月后是否存在后遗留症状,其最可靠预测因素为是否存在下胫腓联合韧带损伤,而不是力学不稳。慢性踝关节不稳患者最常见的症状是肿胀、无力、明显不稳和疼痛。

解剖学

踝关节外侧由静力性和动力性两种限制结构提供稳定。静力性稳定因素包括踝关节的骨性结构以及韧带,动力性结构为腓骨长、短肌腱。在踝关节抵抗旋转力方面,关节形状占 30% 的作用,剩余 70% 的作用来自软组织。

距骨的形状前宽后窄,踝关节背伸时距骨前方嵌于踝穴内,提供了防止向外侧运动的骨性限制。踝关节跖屈时,距骨最窄的部分位于踝穴内,致使骨性稳定性降低,增加了内翻损伤的风险。

踝关节外侧副韧带包括(图 12.1):

- 距腓前韧带(ATF):起于外踝前缘,止于距骨体外侧面;
- 跟腓韧带(CFL):起于外踝尖前方,止于跟骨的后外侧;
- 距腓后韧带(PTFL)。

踝关节中立位时,距腓前韧带平行于足的长轴。而踝关节跖屈时该韧带变为垂直,功能相当于侧副韧带。跟腓韧带在背伸时紧张。跟腓韧带与距腓前韧带在功能上是一致的,很少单独发生损伤。踝关节由背伸到跖屈全过程中,距腓前韧带是限制内翻的主要结构。

在外踝,腓骨肌腱行经腓骨肌上支持带下面的纤维骨性管道,在远端通过腓骨肌下支持带的深面。腓骨肌上支持带与跟腓韧带走向平行。在前方,腓骨肌

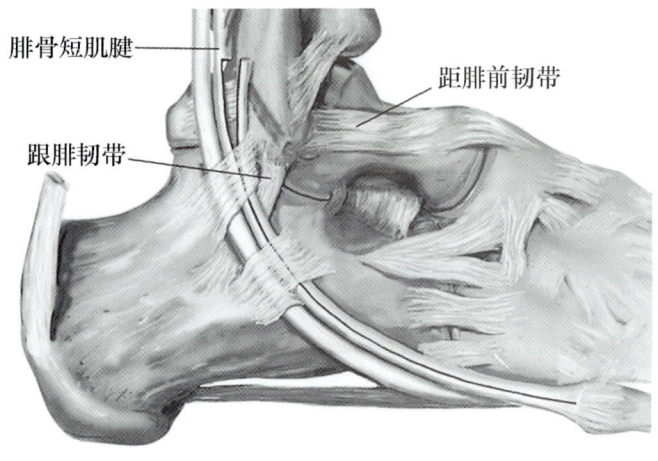

图 12.1 踝关节外侧面观。切取腓骨短肌腱的前半部分，保留腓骨肌上支持带。

腱被固定在腓骨远侧后方的踝后沟内。腓骨短肌腱止于第 5 跖骨基底，腓骨长肌腱经过骰骨的下方止于第 1 跖骨基底和内侧楔状骨。腓骨长、短肌是主要司足的外翻，其中腓骨短肌力量更大。腓骨肌动态稳定踝关节和距下关节。

分 类

踝关节扭伤的分级见表 12-1。据估计，高达 40% 的急性踝关节扭伤患者发生慢性踝关节不稳，后者有两种类型：机械性不稳和功能性不稳（框 12-1）。

诊 断

病史和体格检查

- 体格检查用来证实诊断，并排除其他相关损伤。
- 慢性踝关节不稳患者会出现典型的疼痛、不稳，或者二者同时出现。

表 12.1 踝关节扭伤分级

级别	特征
I	轻微韧带拉伤，轻微肿胀和压痛，无不稳定，几乎无功能丧失
II	韧带部分撕裂，肿胀和压痛明显，轻到中度不稳定
III	距腓前韧带完全断裂，伴有不同程度的跟腓韧带损伤，严重肿胀和压痛，功能丧失，显著不稳定

框 12.1 踝关节不稳分类

功能性不稳
- 主观上踝关节无力
- 活动超过自主控制范围，但未必超过生理活动范围
- 腓骨肌力量减弱
- 腓骨肌反应时间下降
- 距下关节不稳定
- 本体感觉缺失
- 平衡能力下降
- 治疗以理疗为主

机械性不稳
- 有超过正常生理范围的活动
- 前外侧过度松弛
- 接受过理疗
- 持续的机械性外踝不稳定是踝关节稳定性手术的指征

- 患者会有典型的严重内翻扭伤病史或反复扭伤史。
- 病史的一个关键性部分是，如果在两次扭伤的间隔期出现疼痛，那么除了韧带不稳外，另外要高度怀疑有其他病变（表 12.2）。

表 12.2 踝关节不稳出现慢性症状时应考虑到的其他病变

类型	特点
骨性	跟骨前突骨折 距骨外侧突和后突的骨折 踝部骨折 第 5 跖骨基底骨折 胫距关节骨性撞击 骨性和纤维性跗骨联合
软骨性	距骨和胫骨的骨软骨损伤（OCD）
韧带	功能性外侧韧带不稳定 机械性外侧韧带不稳定 距下关节不稳定 下胫腓联合韧带损伤
神经性	腓浅神经麻痹 腓肠神经麻痹
肌腱性	腓籽骨综合征 腓骨长肌腱在腓骨滑车处撕裂 腓骨短肌腱撕裂 腓骨肌腱在腓骨肌上支持带处的不稳
软组织	跗骨窦综合征 踝关节前外侧软组织撞击

临床表现
- 全面的踝关节体格检查包括以下方面：
  - □ 检查踝关节上（膝关节）、下关节（距下关节）
  - □ 下肢力线检查
  - □ 踝关节活动范围
  - □ 寻找最明显的压痛点
  - □ 前抽屉试验、内翻应力试验
  - □ 排除腓骨肌腱病变
  - □ 踝关节本体感觉检查
- 压痛点的检查包括系统检查足踝的骨和软组织解剖结构，触诊如下部位：
  - □ 距腓前韧带
  - □ 距腓后韧带
  - □ 跟腓韧带
  - □ 下胫腓联合韧带
  - □ 跟骰关节
  - □ 胫后肌腱和腓骨肌腱
  - □ 第5跖骨基底部和干部
  - □ 内、外踝
- 下肢力线检查应于患者负重位和坐位下分别进行。
- 评价后足内翻畸形，因其可使踝关节易于发生内翻损伤。
- 跗骨联合会表现为踝关节反复扭伤。
  - □ 跗骨联合患者最常出现后足外翻，并且有不同程度的距下关节活动受限。
  - □ 需要检查后足畸形的柔软性。
  - □ 后足畸形需要在重建韧带时予以矫正。
  - □ 踝关节的功能活动范围是背伸10°~跖屈25°。
- 距下关节运动为沿一条斜轴旋转，该轴线从距骨颈的内侧延伸到跟骨的后外侧。
  - □ 距下关节全部活动范围约20°，但是临床上很难准确测量。
  - □ 距下关节的活动经常参考对侧，以百分比进行评估。
- 行前抽屉试验检查以评估距腓前韧带的功能。
  - □ 检查时患者取坐位且膝关节屈曲90°。
  - □ 固定胫骨，使距骨前移。
  - □ 如果内侧韧带结构完整但外侧韧带不完整则出现旋转移位。
  - □ 与对侧比较，距骨相对胫骨前移增加或者过度移位提示试验阳性。
  - □ 前抽屉试验阳性为：与对侧比较相对移位＞5 mm，或者绝对移位9~10 mm。
  - □ 在试验过程中有明显的终末抵抗感提示距腓前韧带不稳的可能性很小。
  - □ 阳性结果只有与临床症状相一致时才有意义，因为只有一半前抽屉试验阳性的患者出现不稳定症状。
- 腓骨肌的评估包括外翻力量、肌腱在腓骨后的稳定性，沿着肌腱走行范围内的压痛。
  - □ 慢性肌腱半脱位的患者可能描述有卡压伴有踝关节反复软弱无力的不适感。
  - □ 最能诱发肌腱半脱位和脱位的试验是踝关节背伸时抗阻外旋试验。
  - □ 如果检查者使用最大力量仍不能对抗患者足外翻，即认为患者腓骨肌外翻力量是足够的。
  - □ 在诊断为腓骨肌无力之前，应该寻找肌肉力量减弱的病理原因。
- 本体感觉缺失可能表现为踝软无力。
  - □ 神经损伤的机制是，当神经被拉长6%以后，就会发生牵拉损伤。
  - □ 严重的（Ⅲ级）踝关节扭伤可有高达80%的胫神经和腓神经损伤率。
  - □ 本体觉可以采用改良的Romberg试验来评估，该试验让患者首先用未受伤的肢体站立，然后用患肢站立，先睁眼，然后闭眼。
  - □ 稳定度是测量姿态平衡的客观指标，已经被证实与功能性不稳相关。

影像学表现
- 行三个位置（正位、侧位、斜位）的X线检查有助于排除相关的骨性损伤和退变性关节炎。
- 斜位和跟骨轴位片有助于诊断跗骨联合。MRI检查有助于诊断韧带损伤、腓骨肌腱病变和可疑的骨软骨损伤。
- 是否需要拍摄应力位X线片，尚存在争议。
  - □ 使用标准的检测装置有助于提高检测的一致性，例如Telos架，它以对侧肢体作为对照，测量距骨的倾斜度和距骨的前移度。但是对韧带松弛度的判断不同检查者之间有明显差异，因此不推荐将应力位X线片作为手术与否的依据。

相关疾病

前踝撞击外生骨赘（足球踝）可能引起踝关节背伸受限、前踝疼痛和踝关节本体感觉的减退。最常见于运动员尤其是舞蹈演员中。虽然没有确切的证据表明慢性踝关节不稳会导致关节退行性病变，但骨赘可以和关节退行性变并发。反复的关节囊牵张可能导致外生骨赘的生成。

距下关节病变被认为是内翻损伤后引起慢性后足外侧疼痛的原因之一。有10%~25%的踝关节外侧不稳患者发生距下关节不稳，其最常见的病因是距跟骨间韧带断裂。

腓骨肌腱表面的疼痛提示可能存在肌腱炎或者肌腱撕裂。腓骨肌腱炎和创伤性断裂可由严重的踝关节扭伤引起。肌腱炎患者会出现疼痛、肿胀、腓骨肌腱区皮温增高。跖屈内翻或背伸外翻会诱发疼痛。可存在肌腱增厚。肌腱的部分和完全撕裂一般与腱鞘炎有关。肌腱退变和完全断裂经常发生在肌腱狭窄的部位，例如后踝沟、腓骨结节和骰骨沟等。

距骨骨软骨损伤（OCD）会出现疼痛，以及行走或主动活动踝关节时的交锁症状。典型的OCD发生在距骨后内侧或者前外侧。虽然OCD的病因尚存在争议，但大多数前外侧距骨病变表现为经软骨的骨折。在尸体研究中，通过内翻和背伸踝关节，使得距骨前外侧和腓骨撞击，可以产生距骨前外侧OCD。后内侧OCD通常没有症状，且无外伤史。后内侧OCD可能是反复微小创伤的结果。OCD最常见的部位为距骨的中内侧。

治 疗

急性踝关节扭伤

Ⅰ度和Ⅱ度扭伤最好是采用三阶段功能治疗法（表12-3）。功能治疗法可帮助高水平运动员较快重返赛场。关于Ⅲ度损伤的治疗存在一些争议。目前仍推荐采用非手术治疗，具体方法见表12-3。虽然一些专家强调一期修复撕裂的韧带可以获得更好的效果，但针对手术和保守治疗效果的大量比较研究表明，手术治疗效果不比保守治疗更好。然而，手术介入被认为可以减少韧带的再次损伤。

表12.3　Ⅰ~Ⅲ度急性踝关节扭伤的功能治疗法

分度	治疗
Ⅰ	R.I.C.E
Ⅱ	短期相对制动和保护（支具、胶带或者绷带）
Ⅲ	主动全范围活动度锻炼，负重，在斜行板上锻炼本体感觉，加强腓骨肌力量

R，休息；I，冷敷；C，压力固定；E，抬高患肢

慢性踝关节不稳

适应证和禁忌证

踝关节外侧韧带重建的适应证是经过非手术治疗后仍存在长期的、有症状的踝关节机械性不稳定。手术禁忌证包括疼痛但没有不稳、外周血管疾病、周围神经疾病以及不能接受术后处理的患者。

非手术治疗

- 理疗适用于功能性踝关节不稳，以及腓骨肌腱力量薄弱的机械性踝关节不稳。
  - 伸展、本体感觉和腓骨肌力量训练是最重要的。
  - 最佳理疗时间根据最初的肌力情况和康复计划强度的不同而变化。
  - 肌力训练前后的力量测试（如Cybex试验）量化显示进展情况，并且能提高患者的积极性。
- 矫形装置或鞋子的改动可用来治疗足和踝对线不良和不稳。
  - 于鞋子外面足跟外侧增加楔形垫对外踝不稳是有益的，尤其是对于存在动态旋前的跑步运动员。
  - 如果患者有柔软的前足外翻伴代偿性后足内翻，带有前足外侧支撑装置的支具可能有益。
  - 后跟抬高能帮助张开前胫距关节，改善前撞击症状。
- 可通过绷带或外部敷料包扎来增强对踝关节外侧的稳定性，但最近可重复使用的支具应用更加广泛。
- 绷带能给胫距关节提供有效的稳定性，但这种支撑作用在活动10分钟后会降低50%，在活动1小时后基本消失。
- 很多支具都能显著减少踝关节不稳患者的距骨倾斜角度，且效果不随锻炼时间的延长而降低。
- 在排球运动员中，预防性应用绷带并不能改变踝关节扭伤的发生率。
  - 无踝关节扭伤病史的排球运动员，其发生扭伤的概率较低。

- 硬性的踝关节支撑较非硬性的踝关节支撑保护效果更好。
- 绷带费用高、刺激皮肤，因此我们建议以可重复使用的踝关节矫形器，代替预防性绷带捆扎。

手术治疗

治疗踝关节慢性外侧韧带不稳的手术方式多达80种以上。这些方法可以分为非解剖重建（如腓骨短肌腱加强术）和解剖性修复（如Broström修复术）两种。我们根据患者的体质和活动特点来选择外侧踝关节韧带的重建方法：

- 解剖修复（改良的Broström修复术）适用于大多数患者。患者必须没有多发性韧带松弛。该种情况几乎很少适合进行踝关节稳定性重建。
- 改良Broström-Evans（hybrid）修复术适用于不符合以上标准的患者。
- Chisman-Snook重建术（腓骨短肌腱劈开术）适用于肥胖、具有高度再次损伤风险的运动员（如足球队的前锋）、结缔组织病（如Ehlers-Danlos）或者手术失败的患者。部分术者提倡使用异体肌腱移植以减少取材处的损伤，但异体肌腱存在传播疾病的可能。

关节镜适用于治疗距骨骨软骨损伤和踝关节前外侧及前方软组织撞击伤。这些情况下，应先进行关节镜探查，然后进行韧带重建手术。如果怀疑前方撞击由外生骨赘引起，并存在影像学改变的证据时，则需要进行关节镜或开放的前踝减压联合韧带重建手术。

改良的Broström外踝韧带解剖重建术

Broström解剖修复术为直接修复踝关节外侧韧带。距腓前韧带和跟腓韧带虽然断裂但仍然存在。在改良的Broström手术中，将伸肌支持带外侧部分上提至腓骨，覆盖在Broström修复的上面，这种方法能够加强修复，限制内翻，有助于纠正踝关节不稳中的距下关节不稳因素。直接外侧修复的优点在于保留了正常的解剖结构、避免了自体肌腱移植的相关并发症。该技术的缺点在于坚强修复有赖于高质量的组织。

手术方法
- 患者取仰卧位，手术侧臀下垫高。
- 使用大腿止血带。
- 可行两种切口：
  - 当确定没有腓骨肌病变时，采用前侧入路。
  - 当需要暴露腓骨肌腱和踝关节前外侧时，可采用后侧弧形切口。
- 后侧弧形切口自外踝尖近端4～5cm开始，沿腓骨肌腱走行至第5跖骨基底部近端2cm处，注意避免损伤腓浅神经和腓肠神经的分支。
- 掀起皮瓣显露前踝关节囊、腓骨前方与腓骨肌腱。
- 寻找并游离伸肌支持带的外侧部分，备后续重建使用
- 向近端及远端切开腓骨肌腱腱鞘，保留腓骨肌上支持带。
- 前入路则是沿腓骨远端前缘作弧形切口。
  - 切口起自踝关节面水平，止于腓骨肌腱。
  - 沿外踝前缘游离直至关节囊。
- 寻找并游离伸肌支持带的外侧部分，备后续重建使用。
- 切开踝关节前外侧，在距腓前韧带中部切断。
- 该韧带常常退变至不能识别，直至切开关节囊才能看到韧带纤维。
- 于腓骨肌腱下找到跟腓韧带，其走行与腓骨肌上支持带平行。
  - 术中进行应力试验以确定跟腓韧带的完整性。
  - 如果韧带变细、变薄，则需要行韧带的折叠缝合。
  - 于跟腓韧带中段将其切断。
- 切除韧带间的瘢痕组织，以获得韧带与韧带的接触。
- 切除距腓前韧带与跟腓韧带中长达5mm的多余组织。
- 以2根2-0不可吸收缝线重叠缝合跟腓韧带。
- 以2～3根0号不可吸收缝线重叠缝合距腓前韧带。或者以带线锚钉将断裂的韧带直接固定于腓骨上。
- 将踝关节置于轻度跖屈外翻位，拉紧固定跟腓韧带缝线。
- 将后跟悬空后拉紧固定距腓前韧带缝线，以避免距骨前脱位。
- 如果韧带长度不足，可以将腓骨后方骨膜游离后翻转以加强韧带修复。
- 全范围活动踝关节，确保缝线牢固。
- 以可吸收缝线加强缝合前外侧关节囊。
- 随后游离伸肌支持带及附近软组织，以可吸收缝线将其缝合到腓骨远端的骨膜上，覆盖修复后的韧带与关节囊。此处采用可吸收缝线的目的在于降低皮下的线结刺激。
- 关闭皮肤切口，将关节置于背伸中立与轻度外翻位，并以支具固定。

术后处理
- 术后免负重 2 周，然后于中立位下穿可负重石膏 3 周，后更换为可行走足靴 3 周。
- 在鞋内使用环形踝关节支具控制旋转直到理疗结束，在 1 年内进行运动时也应继续佩戴。
- 术后 8 周开始理疗。
- 患者在理疗开始时进行评分，并在 4 个月复查前再次进行。
- 术后 4 个月后恢复体育运动。

结　果

大多数研究报告手术优良率接近 90%。效果不佳被认为与下面几个因素有关：超过 10 年的不稳定、多发性韧带松弛和踝关节骨性关节炎。

改良的 Broström-Evans 法

Evans 法是将整个腓骨短肌肌腱转移，穿过腓骨后与肌腱近端再次重新缝合。另一种方法是用腓骨短肌腱的前 1/3 增强 Broström 重建。实践证明这一改良的 Broström-Evans 方法能在牺牲较少腓侧动态限制结构的情况下增强其静态限制结构，适合于体重大、要求高的非运动员人群（图 12-2）。

手术方法
- 后侧弧形切口起自外踝尖近侧 4～5 cm，沿腓骨肌肌腱止于第 5 跖骨基底部近端 2 cm，避免损伤腓浅神经和腓肠神经的分支。
- 显露腓骨短肌肌腱，同时保护腓骨肌上支持带。
- 劈开腓骨短肌肌腱前 1/3 将其向远端分离，向近端分离至腱腹结合处。
- 切断近端，其远端仍保持附着在第 5 跖骨基底部。
- 按上述方法行改良的 Broström-Evans 修复。
- 将缝线穿过肌腱但不打结，在腓骨尖近侧 2.5 cm 处从前向后在腓骨上钻孔。
- 将劈开的腓骨短肌肌腱由远向近穿过骨孔。
- 在足轻度跖屈和外翻位下拉紧跟腓韧带和距腓前韧带上的缝线。
- 在足轻度跖屈和外翻位下，拉紧转移的静态腓骨肌腱，缝合于肌腱进、出口处的腓骨骨膜上。
- 切除多余的肌腱，以便不影响腓骨后的腓骨肌腱通过。
- 充分活动踝关节，确定缝线牢固。
- 剩余的关节囊缝合和伸肌支持带修复方法同前所述（图 12-3）。
- 术后处理同 Broström 法。

Chrisman-Snook 重建术

Chrisman 和 Snook 改进了 Elmslie 以阔筋膜进行韧带非解剖重建的方法，用劈开的腓骨短肌腱部分代替阔筋膜束。他们认为 Elmslie 技术的成功在于距腓前韧带和跟腓韧带在矢量上都得到了重建。我们建议使用 12～19 cm 长的腘绳肌腱作为移植物。

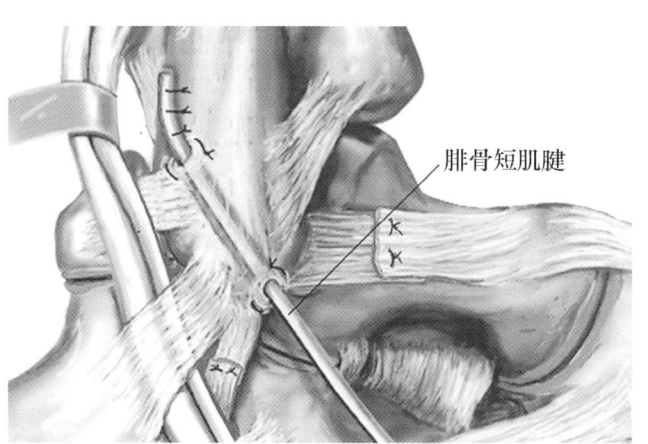

图 12.2　以不可吸收缝线对跟腓韧带和距腓前韧带进行端-端缝合修复。将劈开的腓骨短肌腱的前半束穿过腓骨上的骨道，在出、入口以不可吸收线缝合固定。

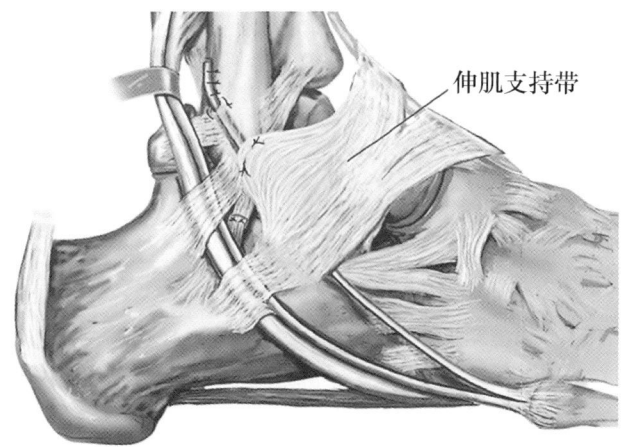

图 12.3　Gould 等用改良的 Broström 法和改良的 Broström-Evans 法进行外侧韧带重建，将伸肌支持带提拉到腓骨远端。

手术方法
- 采用后侧弧形切口，起自外踝尖近侧 4～5 cm，沿腓骨肌肌腱走行，止于第 5 跖骨基底部近侧 2 cm。
- 腓骨肌腱移植物的方向要与距腓前韧带和跟腓韧带的方向相同。
- 钻取 2 条腓骨骨道用于重建和跟腓韧带的止点。
- 第一条骨道起于距腓前韧带的腓骨止点，向上成 30°在腓骨后方腓骨尖近端约 2.5 cm 处腓骨肌上支持带上方穿出。
- 第二条骨道起于腓骨上跟腓韧带的止点，向前向上止于与第一条骨道相遇处，为单皮质骨道。
- 通过分离腓骨远端和后方来暴露跟骨的外侧壁，以确定跟腓韧带的跟骨附着点。钻取直径与移植物相近的单皮质骨道，以界面螺钉将移植肌腱固定于跟骨上。
- 定位距腓前韧带在距骨颈部的止点，平行于距骨上关节面钻取直径合适的双侧透皮质骨道。可使用术中透视来辅助平行骨道的钻取。通过穿线器把持住固定移植肌腱末端的缝线将肌腱带过腓骨骨道，一般从前向后穿过骨道更为容易，然后自下方骨道穿出。
- 将肌腱移植物固定于后踝沟内的腓骨长肌腱和剩余腓骨短肌腱的深面。
- 将移植物拉入跟骨骨道，以界面螺钉固定。
- 将移植物自外向内穿过距骨骨道，需要行内侧小切口以便分离内侧肌腱与软组织，并拉紧移植肌腱。
- 将踝关节固定于中立位后轻度外翻，在距骨颈部自外向内拧入界面螺钉。
- 依术者习惯不同，也可在腓骨骨道处使用界面螺钉。
- 以不可吸收缝线在所有骨道入口与出口处将肌腱移植物与该处骨膜相缝合。
- 术后处理与其他韧带修复方式相同。

结　果

大多数研究中，10 年随访显示，超过 90% 的患者取得了优良的结果。通常患者结果一般或较差的原因是再次受伤。本术式希望达到使患者失去部分内翻功能的效果。

未来的思考

最近研究的一个方向是关节镜下修复外侧韧带，理念来自于肩关节镜的进展。目前只有少量的研究（IV 级证据），但这一理念值得进一步探讨；如何通过更好的术后外固定方式和康复来加速本体感觉的恢复，这一研究也在进行之中；最后，用于单独评价患者恢复情况是否可以重返运动的客观指标也有助于指导未来的康复发展方向。

距下关节不稳定

发病机制

踝关节内翻损伤后，距下关节发生损伤的情况并不少见。然而，距下关节不稳的诊断和治疗却都比较困难。将近 25% 的慢性踝关节不稳患者合并有距下关节不稳。距下关节损伤有四种类型（表 12-4）。该关节的活动主要为内翻和外翻。距下关节的外侧韧带分为三层：

- 浅层包括伸肌下支持带的外侧根。
- 中间层包括伸肌下支持带的中间根和颈韧带。
- 深层由伸肌下支持带的内侧根和骨间韧带构成。

表 12.4　距下关节损伤的分类

类型	描述
I	发生在暴力的后足旋后；如果足在跖屈损伤，可损伤距腓前韧带；颈韧带首先撕裂，然后跟腓韧带撕裂
II	除上述情况外，还有骨间韧带的断裂
III	发生在踝关节背伸时，累及跟腓韧带和骨间韧带
IV	累及所有韧带的严重软组织损伤

诊　断

病史和体格检查

临床表现

- 体格检查方面，单独的距下关节不稳时行前抽屉试验可表现为阳性并有弹响，但不如踝关节不稳表现明显。
- 距下关节不稳最常见症状是跗骨窦区疼痛。
- 相对于未受损伤的一侧，患者可能会有跟骨的过度内旋。
- 也可出现跟骨向前方或远侧过度移位。

影像学表现

- 有几种诊断方法，包括应力位 X 线片、应力 Broden 位 X 线片和关节造影。目前尚无临床认可的诊断标准。
- 距下关节镜在诊断距下关节不稳方面获得部分认可。
- 在内翻应力下出现活动度增加和后关节面张开提示有距下关节不稳。
- MRI 检查通常显示有跗骨窦区炎症、外踝韧带损伤的表现。如果查体也有不稳症状，则需要鉴别距下关节不稳。

治　疗

非手术治疗

- 距下关节不稳的治疗类似于前文所述的踝关节的康复。
- 非手术治疗包括跟腱拉伸、腓骨肌力量加强和本体感觉训练，与踝关节不稳相同。
- 能固定后足并限制距下关节活动的支具具有治疗效果。

手术治疗

由于距下关节不稳几乎都伴有踝关节稳定性的受累，手术处理应为修复跨距下关节的踝关节周围韧带。如前所述，改良的 Broström-Evans 法和 Chrisman-Snook 法能有效治疗距下关节不稳。有报道其他一些方法：一种为取一半腓骨短肌腱穿过腓骨骨道，然后固定于跟骨的后部；另一种方法是取跖肌腱穿过跟骨、距骨和腓骨，绕回后固定于跟骨后部，行 3 条韧带重建。

（肖　犇　译　李淑媛　张建中　校）

推荐阅读

Broström L. Sprained ankles. VI. Surgical treatment of "chronic" ligament ruptures. Acta Chir Scand 1966;132:551–565.

Clanton TO. Instability of the subtalar joint. Orthop Clin North Am 1989;20:583–592.

DiGiovanni CW, Brodsky A. Current concepts: lateral ankle instability. Foot Ankle Int 2006;27:854–866.

Frey C, Feder KS, Sleight J. Prophylactic ankle brace use in high school volleyball players: a prospective study. Foot Ankle Int 2010;31(4):296–300.

Harrington KD. Degenerative arthritis of the ankle secondary to long-standing lateral ligament instability. J Bone Joint Surg Am 1979;61:354–361.

Maffulli N, Ferran NA. Management of acute and chronic ankle instability. J Am Acad Orthop Surg 2008;16(10):608–615.

Malliaropoulos N, Ntessalen M, Papacostas E, et al. Reinjury after acute lateral ankle sprains in elite track and field athletes. Am J Sports Med 2009;37(9):1755–1761.

Pihlajamäki H, Hietaniemi K, Paavola M, et al. Surgical versus functional treatment for acute ruptures of the lateral ligament complex of the ankle in young men: a randomized controlled trial. J Bone Joint Surg Am 2010;92:2367–2374.

Snook GA, Chrisman OD, Wilson TC. Long-term results of the Chrisman–Snook operation for reconstruction of the lateral ligaments of the ankle. J Bone Joint Surg Am 1985;67:1–7.

第 13 章
踝关节及距下关节镜手术

JEFFREY D. JACKSON, RICHARD D. FERKEL, ELLIS K. NAM

13.1 踝关节镜

1918 年，Takagi 在日本首次进行了尸体的膝关节镜检查。1939 年，他报道给一名患者进行了踝关节镜检查。随着光导纤维、视频摄像、小关节手术器械和牵引设备的出现，关节镜已成为诊断和治疗踝关节疾病的一项重要手段。踝关节镜检查允许在直视观察下行关节内结构及踝关节韧带的应力检查。各种关节镜技术不断发展并取得成功，本章将就其进行详细的讨论。

患者选择
适应证

患者应具备反复的疼痛、肿胀、僵硬、不稳、出血、交锁或异常弹响等症状。踝关节镜手术的适应证包括：

- 游离体取出
- 软骨或骨软骨损伤
- 软组织撞击
- 骨赘切除
- 病理活检
- 滑膜切除
- 关节融合术
- 踝关节骨折的关节内评价和治疗
- 踝关节不稳
- 内固定取出

禁忌证

踝关节镜手术的绝对禁忌证包括局部软组织或全身感染，以及严重的僵硬的退行性关节病变。晚期退行性关节病和关节间隙狭窄时，因关节间隙无法牵开，因而不能利用关节镜行关节内部检查。相对禁忌证包括活动受限的中度退行性关节病变、严重水肿、反射性交感性营养不良和血供不良。

患者评估

- 踝关节镜手术的成功有赖于准确的诊断和周密的术前计划。
- 患者评估包括全面了解病史、体格检查和影像学检查。
- 仔细询问主诉，重点了解发病时间、严重性和诱发因素。
- 仔细询问疼痛、肿胀、僵硬、不稳定、卡压、弹响或交锁情况。
- 了解既往病史，特别注意有无类风湿疾病。
- 体格检查包括局部压痛区域的视诊和触诊。
- 检查踝关节的活动度及稳定性，并与健侧比较。
- 需同时检查距下关节稳定性。
- 通常行关节内局部麻醉将有助于诊断。
- 常规血液化验以便查出系统性和类风湿疾病及感染。
- 踝关节穿刺及关节液分析有助于鉴别炎症是否由

感染引起
- 所有患者都应进行常规放射线检查（正位、侧位和踝穴位）。
- 若怀疑有关节不稳定，应进行应力位X线检查。
- 进一步的CT或MR检查有助于评估踝关节骨软骨病变或踝关节周围的软组织病变。
- 三维骨扫描有助于鉴别软组织与骨性病变。

手术室准备

仪器设备

准备直径1.9~4.0 mm不同型号的关节镜头（图13.1.1）。作者推荐使用2.7 mm直径的镜头，尤其适用于狭窄的区域，如内、外侧沟和踝关节后方。既往，直径4.0 mm镜头获得的图像质量优于小关节镜，但随着技术进步，现今各种直径镜头获得的图像质量已经非常接近。与传统的膝关节镜相比，短工作臂（67 mm长）的小关节镜更有利于避免软骨损伤和镜头折断。关节镜的角度，即关节镜物镜端的角度，是另一重要的因素。由于关节镜可以旋转，30°视角关节镜较0°视角关节镜视野更大。最常用且实用的30°视角关节镜用于踝关节及距下关节可获得极佳的视野。70°视角关节镜因可以观察到某些角落（如内侧、外侧沟），而同样可以用于踝关节。但由于存在中央盲区，对操作经验要求较高，因而不常使用（图13.1.2）。

成功的关节镜操作需要采用各种为踝关节专门设计的器械，包括各种探针、剪刀、抓钳、篮钳、刀具、刮匙、骨刀、骨钳和切吸篮钳（图13.1.3）。此外，小关节电动刨削器有助于高效地完成各种操作。这些器械都比膝、肩关节镜器械要短且直径小。刨削刀头有不同的设计，转速为1600~6000 rpm。在狭小的空间内，可以使用2.0~2.9 mm刀头；而在较大空间内，可使用3.5~4.0 mm直径刀头，以减少阻塞，提高切削效率。

可以建立第三入路（如后外侧入路），依靠重力吸引建立高流量入水和出水冲洗系统。少数情况下，如果后侧入路建立困难又需要较高液体压力，也可以使用灌注泵，但要注意防止液体大量外渗到周围软组织，造成筋膜间室压力增加。

踝关节镜手术时行充分的牵引非常重要，牵引不足就无法看到踝关节中央和后踝。可采用无创或有创的技术进行牵引。Guhl推荐使用胫骨远端和距骨穿针的有创式牵引。该方法牵引力大，但存在血管神经损伤、感染、瘢痕和骨折的风险。近年来无创牵引技术几乎全面替代了有创牵引，但无创牵引由于牵引过度和时间过长也可造成血管神经损伤，因此建议间断放松牵引带以防止潜在的并发症发生。我们使用无创环绕足跟和足背的软组织牵引带，通过消毒的支架固定于手术台上达到牵引目的（图13.1.4）。

患者体位

踝关节镜手术时患者可采取侧卧位或仰卧位。较新的俯卧位关节镜技术将在本章末进行讨论。我们推荐采用仰卧位，于患侧臀部垫衬垫，它可以允许术者无需用手把持踝关节，而更方便操作。而且，此位置使得术者更容易在监视器中获得正确定位，同时方便前、后入路操作。

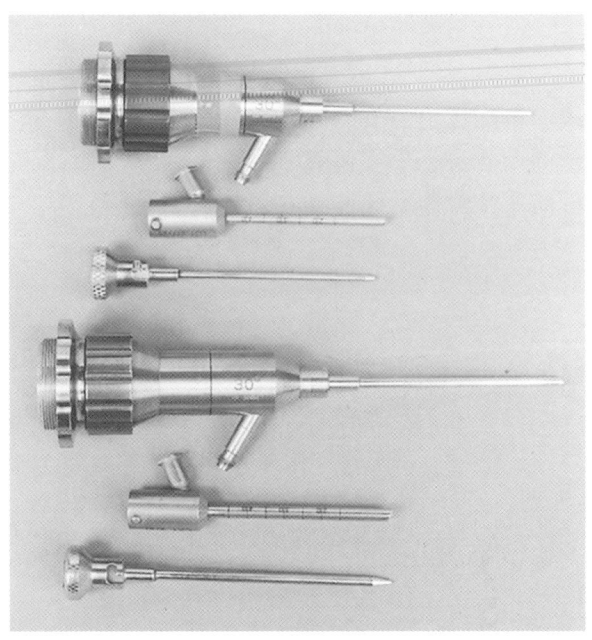

图13.1.1 带有可交换套筒的小关节镜对足踝关节镜手术非常有用。图顶部为直径1.9 mm 30°关节镜。下方为直径2.7 mm 30°关节镜。（From Ferkel RD. Instrumentation. In: Arthroscopic surgery: the foot and ankle. Philadelphia: Lippincott-Raven, 1996: 51.）

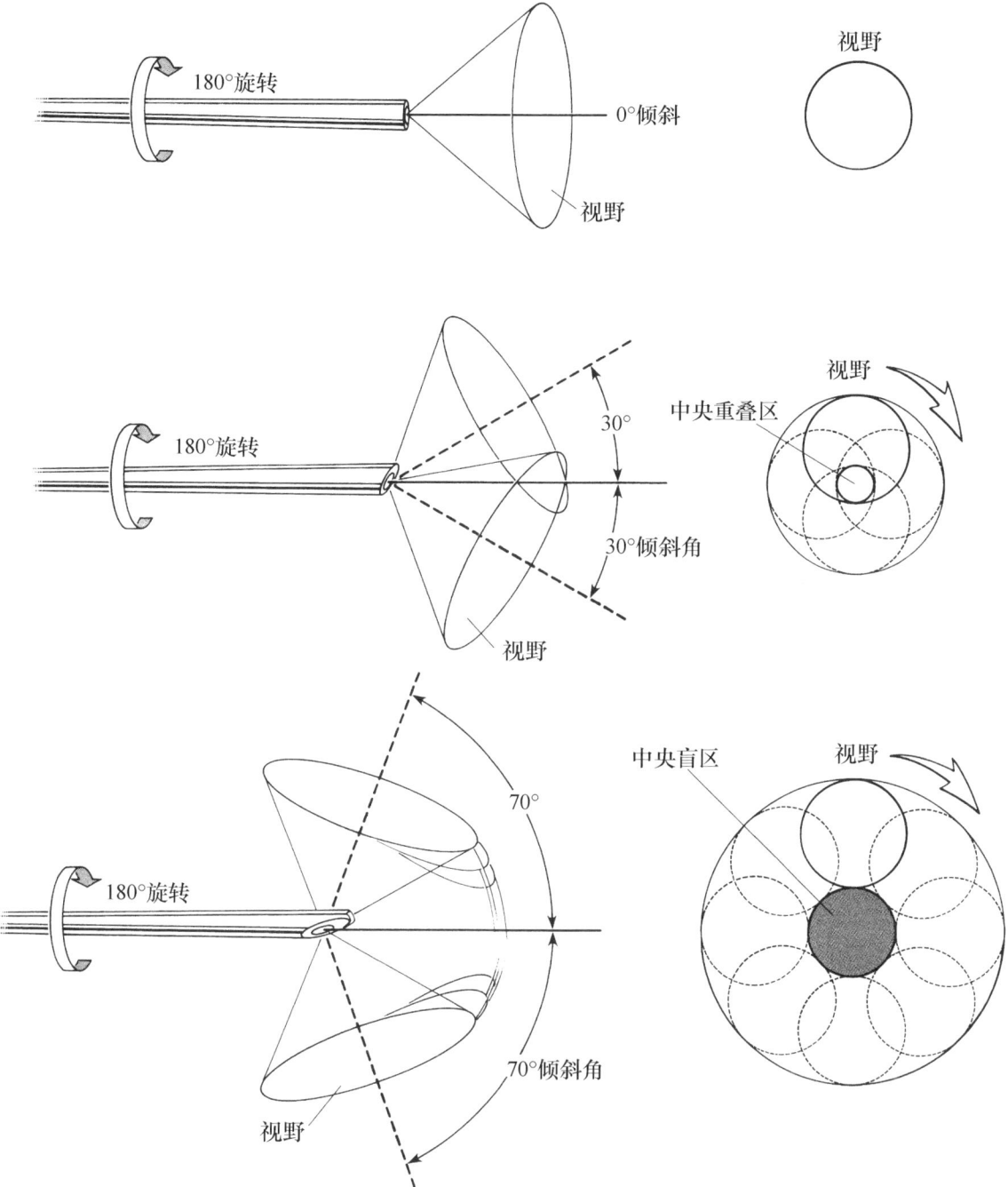

图 13.1.2 30°关节镜（中间图）旋转后因产生重叠的圆形视野，而使得总体视野范围增大；0°关节镜（上图），视野不会因旋转而变化；70°关节镜视野（下图），在旋转时可产生一个中央盲区。(From Ferkel RD. Instrumentation. In：Arthroscopic surgery：the foot and ankle. Philadelphia：Lippincott-Raven，1996：53.)

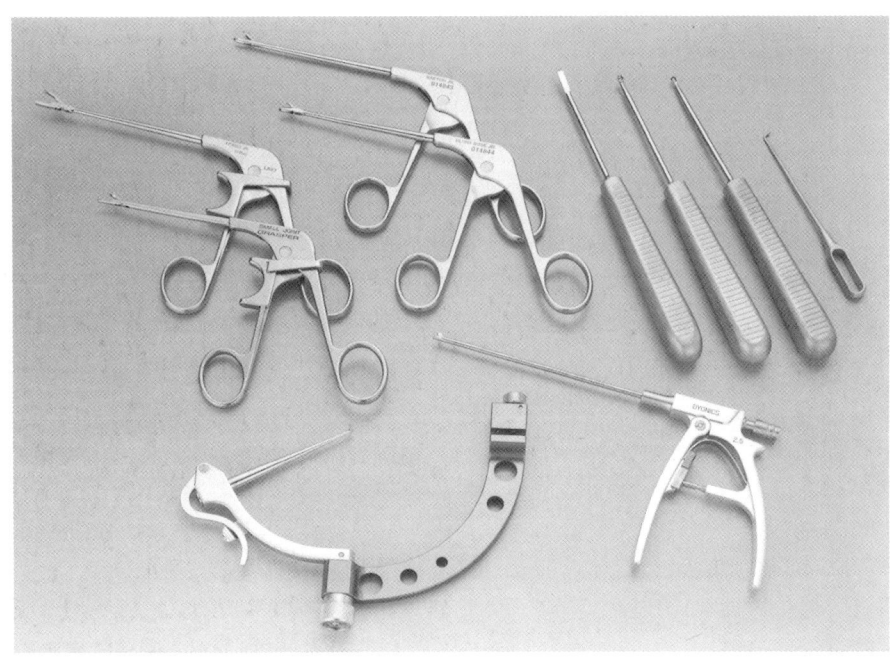

图 13.1.3　小关节镜器械，包括钻孔导向器（MicroVector）、抓钳、篮钳、切吸篮钳、骨膜剥离器、刮匙、探针，可有助于踝关节镜操作。

- 大腿根部绑上止血带后，患肢下放置大腿支撑架，髋关节置于屈曲 45°~50°位。
- 支撑架位于腘窝的近侧，并铺衬垫，以免损伤坐骨神经。
- 旋转患者，使得膝关节和踝关节垂直向上。
- 去除手术台尾部的垫子以利于后踝检查。
- 患肢消毒铺巾时要考虑到方便后入路检查。
- 止血带充气与否由手术医生根据情况而定。
- 无创牵引带固定于足部并与消毒的支架连接。
- 如果行距下关节镜操作，踝关节后方的牵引带应置于腓骨尖以下。
- 采用无菌钳将此牵引带固定于手术台上的无菌单上

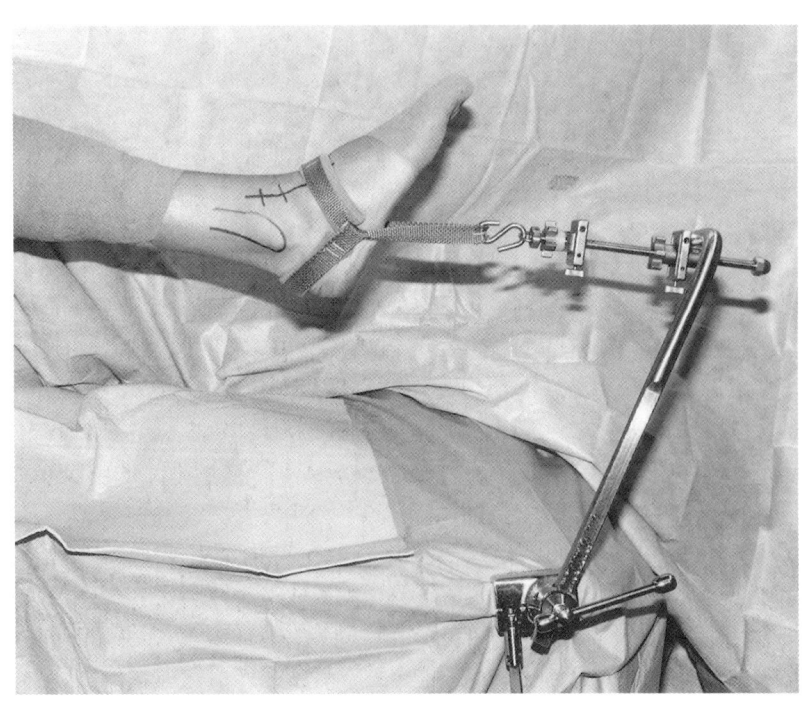

图 13.1.4　患者大腿支撑体位，以无创牵引设备牵引。

手术方法

关节镜入路

与其他部位的关节镜一样，踝关节镜操作时正确的手术入路是获得全面视野的关键。因此必须全面了解踝关节解剖才能防止并发症的发生。术前标记出易受损的解剖结构非常重要。

- 在应用牵引带之前，以记号笔在踝表面标记出足背动脉、腓深神经、大隐静脉、胫前肌腱、第3腓骨肌腱、腓浅神经及分支（足背内侧和足背中间皮神经）。
- 通过内翻、跖屈足部，可以较易识别腓浅神经。
- 同样通过背伸和跖屈踝关节以定位关节间隙。

前方入路

前内侧入路和前外侧入路是最常使用的前方入路。

- 首先在关节线水平紧贴胫前肌腱的内侧建立前内侧入路。
  - 由于大隐静脉和隐神经在内踝前缘穿过关节线，因而建立前内侧入路时一定要注意正确操作。切开皮肤后，需要钝性分离软组织和关节囊。
- 前外侧入路紧贴第3腓骨肌腱外侧，位于关节线水平或其稍近端。
  - 如不注意，在建立前外侧入路时易损伤腓浅神经的一个分支（踝关节镜手术时最常损伤的神经）。前中央入路位于伸趾总肌腱之间，但不推荐使用该入路，因为会增加损伤腓深神经和足背动、静脉的风险，这些解剖结构行经踇长伸肌腱与趾总伸肌腱内缘之间（图13.1.5）

前侧辅助入路

前侧辅助入路作为常规前内侧和前外侧入路的补充，特别在处理狭窄的内外沟时，以便置入器械行软组织或骨性病变的切除。前外侧和前内侧辅助入路最常用（图13.1.5）。

- 前内侧辅助入路位于内踝前缘前方1 cm、下方0.5~1.0 cm处。
  - 该入路对检查内侧沟和评价三角韧带非常有用，特别是在前内入路监视下，经该入路取出粘连于三角韧带深部的小骨块非常有效。
- 前外侧辅助入路位于外踝尖部前缘前方1 cm，平

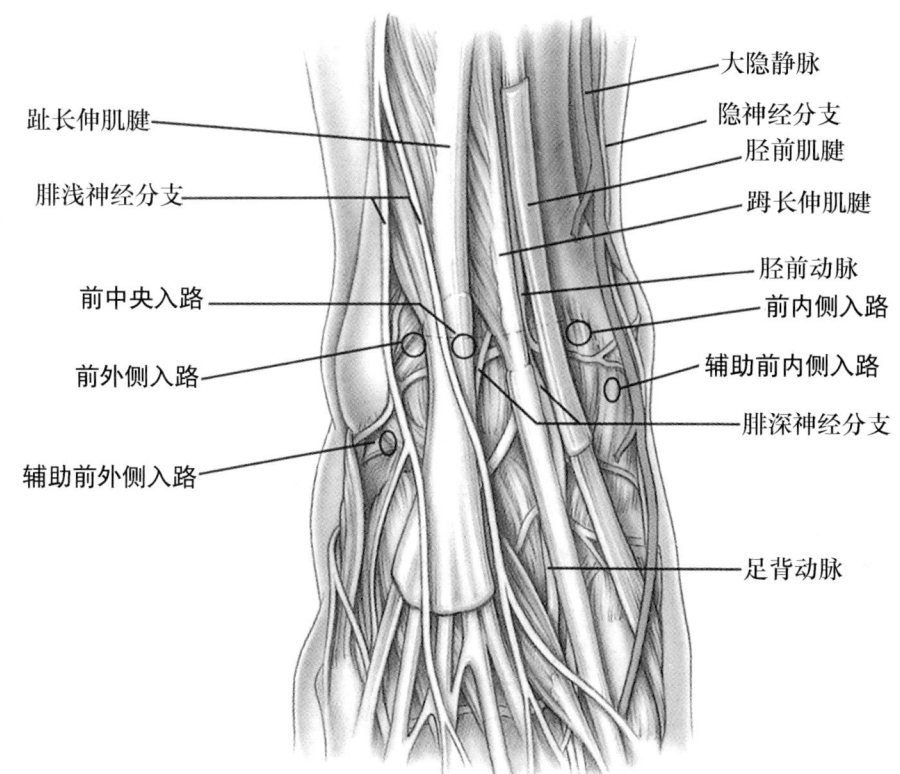

图13.1.5 踝前方解剖。踝关节镜术中使用的三个前侧入路和两个辅助入路。(From Ferkel RD. Diagnostic arthroscopic examination. In: Arthroscopic surgery: the foot and ankle. Philadelphia: Lippincott-Raven, 1996: 104.)

齐外踝尖或稍下方，位于距腓前韧带区域内。
- 当通过前外侧入路观察到小骨块后，可经此辅助入路插入器械取出，同时检查距腓前韧带、距腓后韧带和周围骨性结构。

后侧入路

后侧入路有三个：后外侧入路、经跟腱入路和后内侧入路。

- 后外侧入路最常使用且最为安全。它紧邻跟腱外侧缘，位于腓骨尖上方 1.2 cm 的软的凹陷处，其精确定位会随牵引类型的不同而改变。
  - 该入路通常位于关节线水平或稍低。建立该入路时一定要注意避免损伤腓肠神经分支和小隐静脉（图 13.1.6）。
- 经跟腱入路位于后外侧入路同一平面，但穿过跟腱中央。
  - 根据我们的经验，经跟腱入路限制器械操作，并可能增加医源性跟腱损伤的风险，因此不推荐使用。
- 后内侧入路位于关节线水平，紧邻跟腱内缘。必须避开胫后动脉和胫神经，并要保护𧿹长屈肌腱和趾长屈肌腱。
  - 跟部神经及其分支在此起自踝关节近端的胫神经，走行于胫神经与跟腱内缘之间。
  - 此入路必须建立在𧿹长屈肌腱的外侧，以防止血管神经损伤。
  - 由于有发生潜在严重并发症的可能，后内侧入路极少于仰卧位下使用，但可在俯卧位时常规应用。

后侧辅助入路

- 后外侧辅助入路位于后外侧入路同一水平或稍高。
  - 该入路位于腓骨后侧和𧿹长屈肌腱外侧，后外侧入路以外 1~1.5 cm 处。特别注意避免损伤腓肠神经和小隐静脉。
  - 该入路在行后踝游离体取出需要采用后方视野时非常有用，另外还可用于距骨极后侧骨软骨损伤（OLT）的清理与钻孔术。

入路的建立

- 先建立前内侧入路。触及胫前肌腱，用 22 号针头在其内侧行踝关节穿刺，将无菌乳酸林格氏液注入关节腔。
  - 针头处有液体反流证实已进入关节腔。
  - 使用"点扩"技术建立入路。用 11 号尖刀在胫前肌腱内侧垂直纵行切开皮肤，切开时以食指压住该肌腱以防对其造成损伤。用蚊式钳钝性分离皮下组织直达关节囊并穿透关节囊（图 13.1.7）。
  - 将带钝头穿刺锥的关节镜套筒插入踝关节，取出穿刺锥置入关节镜。
  - 通过前内侧入路检查踝关节

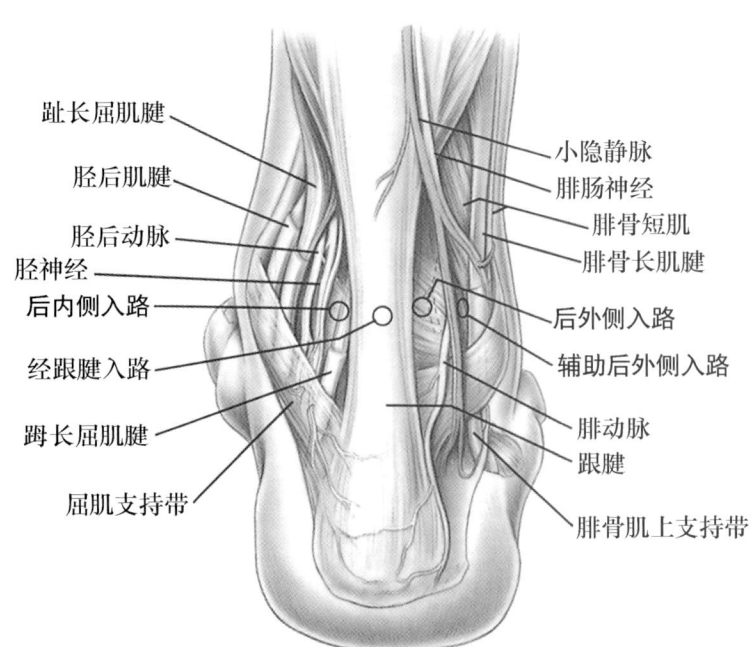

图 13.1.6 踝后方解剖。后踝有三个入路和一个辅助入路。通常只使用后外侧入路。（From Ferkel RD. Instrumentation. In: Arthroscopic surgery: the foot and ankle. Philadelphia: Lippincott-Raven, 1996: 106.）

- 用50ml注射器通过关节镜套管注入液体，继续扩张踝关节。
- 在关节镜监视下，用25号针头穿刺定位前外侧入路的位置。以与建立前内侧入路相同的方法建立前外侧入路。
  - 前外侧入路的位置可因病变不同而变化。
  - 按顺序对关节内结构进行检查。
- 在前内侧入路关节镜监视下，把镜头经过Harty切迹由前向后插入观察后踝，于直接监视下建立后外侧入路（图13.1.8）。
  - 触及外踝尖，于其近侧大约1.2cm处关节线水平，紧贴跟腱插入18号腰穿针，呈45°指向内踝方向（图13.1.9）。
  - 关节镜下可见穿刺针位于下胫腓后韧带和下胫腓横韧带的内侧。
  - 小心置入套管，避免损伤腓肠神经分支和小隐静脉。
  - 后外侧入路主要作为入水通道，通过交换套管系统也可作为检查或器械通道。

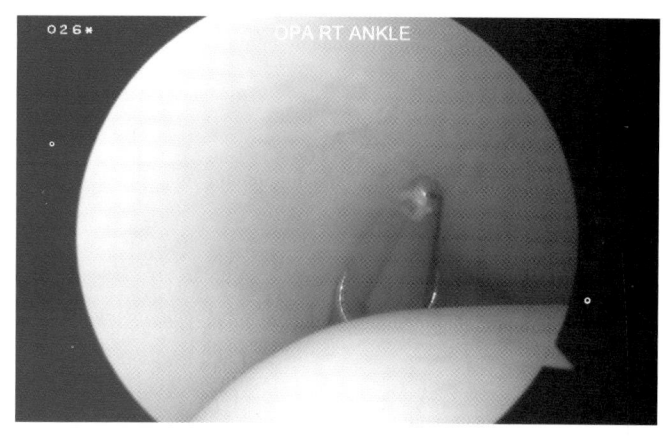

图 13.1.8　建立后外侧入路，从前内侧入路置入关节镜，越过Hardy切迹观察后方结构。

关节镜检查

正常踝关节内解剖结构已经在前文详细介绍过。

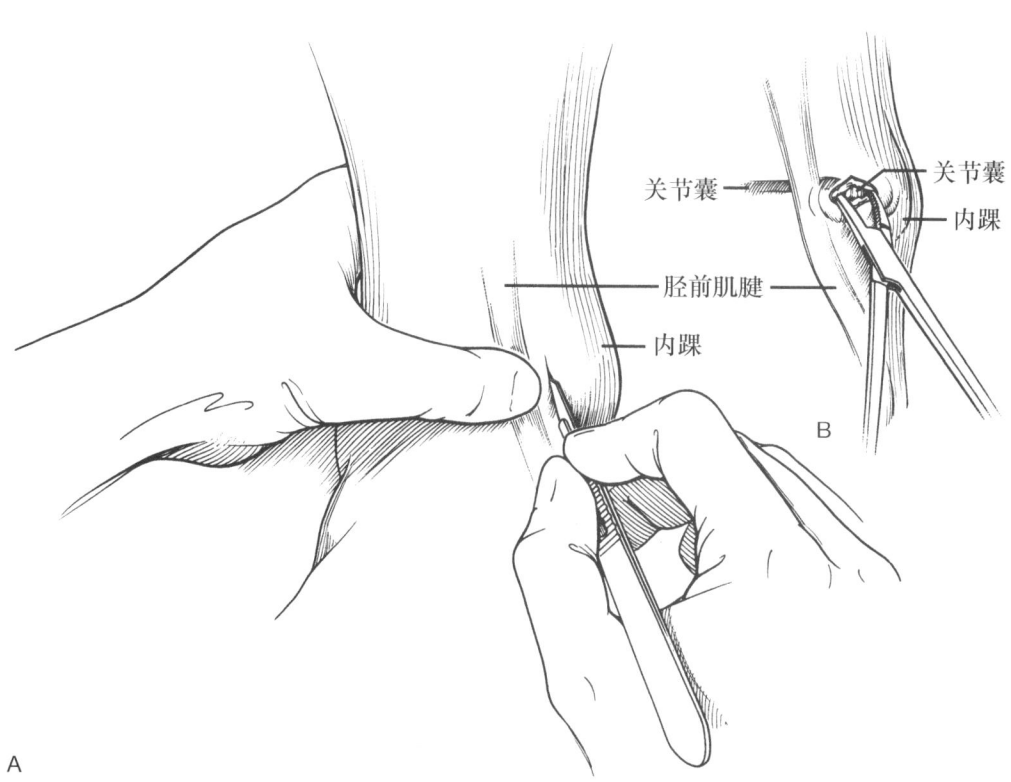

图 13.1.7　建立前内侧入路。（A）用拇指触及胫前肌腱，并在其内侧切开皮肤。（B）用血管钳钝性分离皮下至关节囊。（From Ferkel RD. Diagnostic arthroscopic examination. In: Arthroscopic surgery: the foot and ankle. Philadelphia: Lippincott-Raven, 1996: 108.）

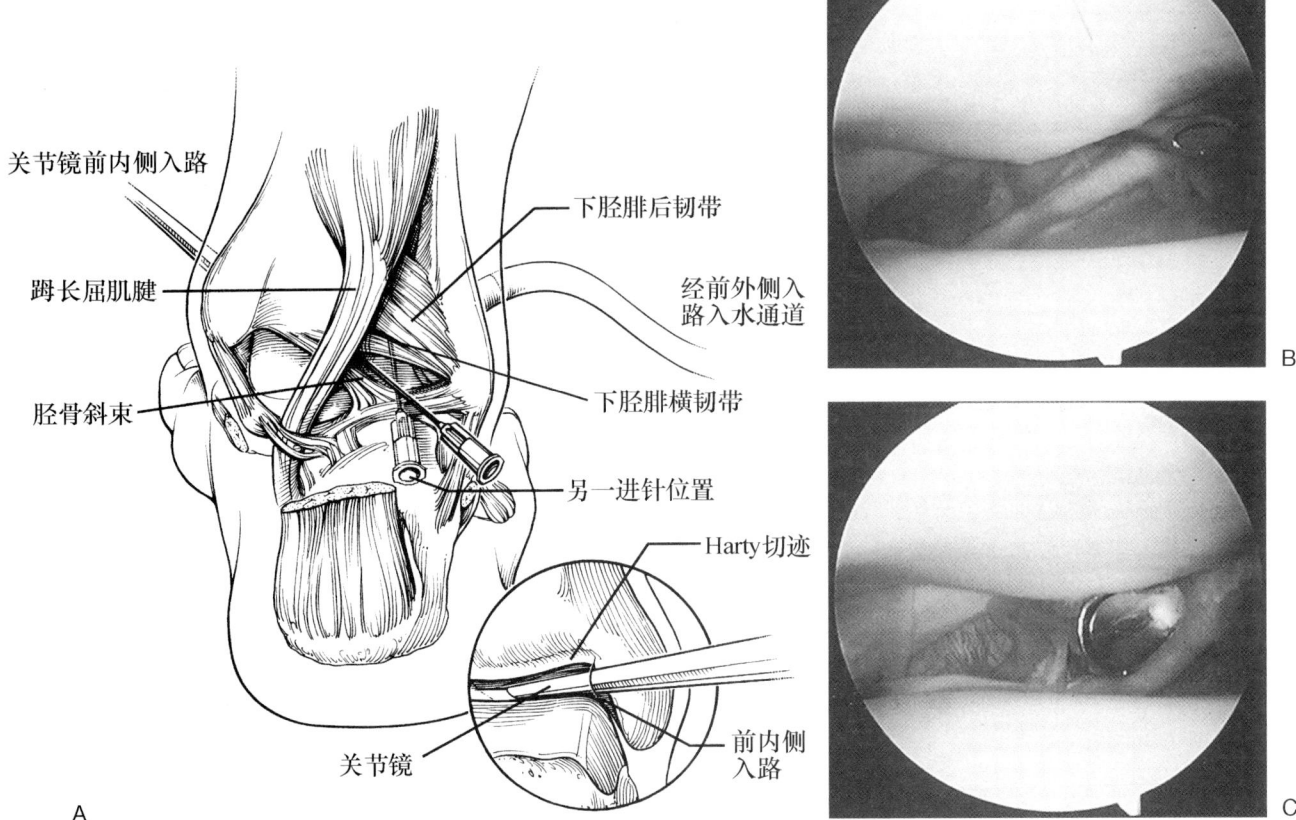

图 13.1.9 建立后外侧入路。（**A**）后面观。灌注经后外侧入路，关节镜经前内侧入路置入。插入：镜头通过 Harty 切迹后，观察后方结构。先插入腰穿针确定后外侧入路的合适位置和方向。（**B**）经前内侧入路置入关节镜观察，腰穿针于下胫腓横韧带的内侧刺入关节囊。（**C**）以腰穿针确定方向合适后，在关节镜监视下，经后外侧入路插入可交换套管，置于下胫腓横韧带的内侧。(From Ferkel RD. Diagnostic arthroscopic examination. In: Arthroscopic surgery: the foot and ankle. Philadelphia: Lippincott-Raven, 1996: 109.)

- 建议使用 21 点踝关节镜检查法，以确保对踝关节行系统、全面的检查。
- 8 个前方检查点为：三角韧带、内侧沟、距骨内侧、距骨中央、距骨外侧、距腓关节面、外侧沟和前沟（图 13.1.10）。
- 6 个中央检查点为：胫距关节内侧、中央和外侧关节面。自前内入路入镜经踝穴内侧窝检查后踝处另外 3 点，包括下胫腓后韧带、下胫腓横韧带和踇长屈肌腱在关节囊的反折（图 13.1.11）。
- 7 个后方检查点为：内侧沟和三角韧带、距骨顶后内侧和胫骨顶后内侧、距骨中央、距骨外侧、距腓后关节面、外侧沟和后侧沟（图 13.1.12）。
- 总之，前内、前外和后外侧入路可以提供很好的视角完成整个踝关节的检查。
- 利用这三个入路，通过重力灌注即可保持充足的流量，因此不需要使用关节灌注泵。

游离体

游离体的出现提示滑膜、软骨或软骨下骨存在着潜在的病变。因而，需同时处理上述潜在问题才能收到较好的疗效。

发病机制

游离体可以是软骨性或骨软骨性的，可来自距骨或胫骨的缺损处、骨赘或退行性关节病。可由踝部严重创伤或轻微损伤造成，如外侧韧带扭伤。多发的软骨性或骨软骨性游离体可来源于滑膜软骨瘤病。该病常见于大关节，但也可累及踝关节。在该病中，关节囊组织内化生的间充质细胞分化为成软骨细胞，产生

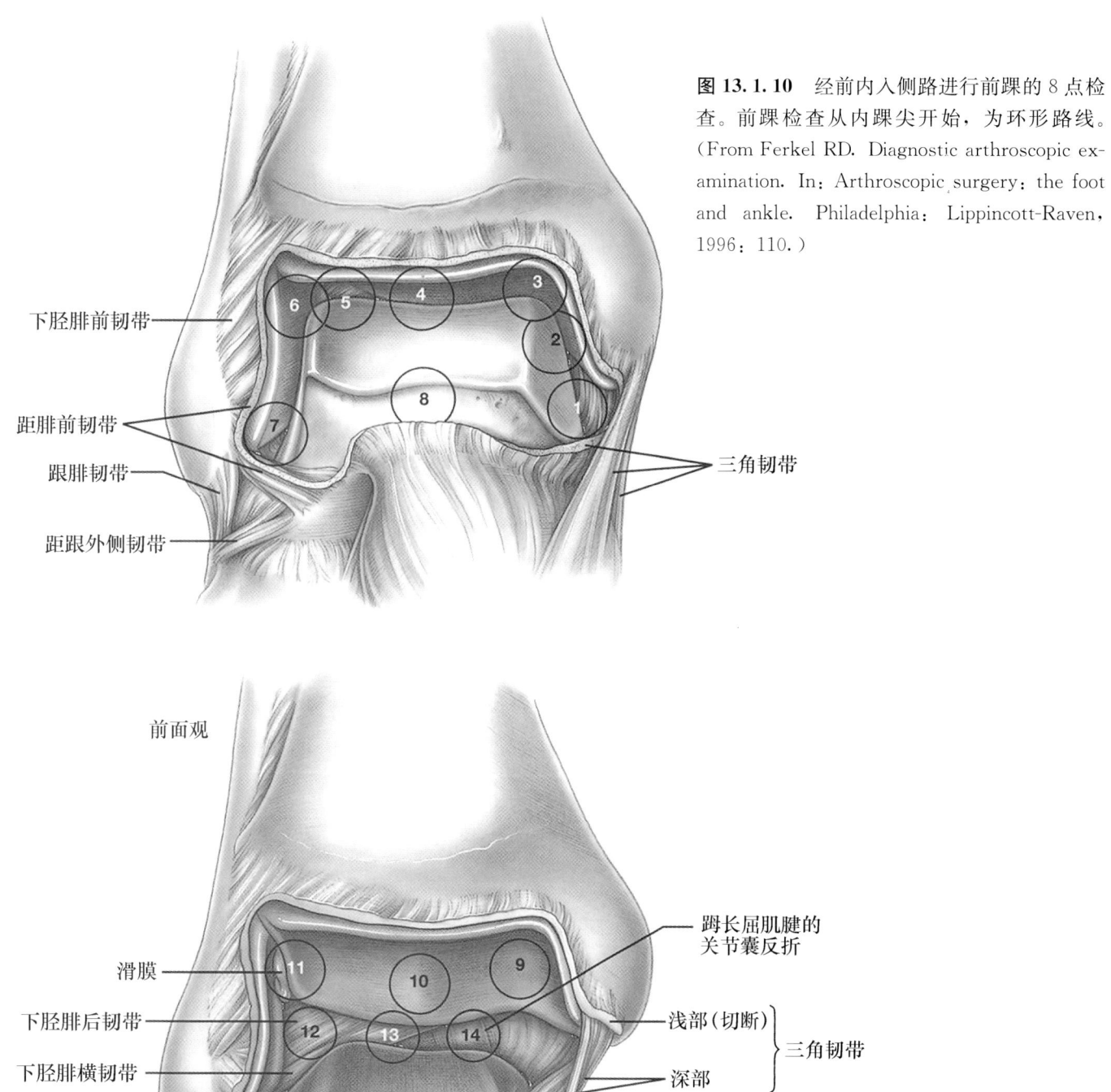

图 13.1.10 经前内入侧路进行前踝的 8 点检查。前踝检查从内踝尖开始，为环形路线。(From Ferkel RD. Diagnostic arthroscopic examination. In: Arthroscopic surgery: the foot and ankle. Philadelphia: Lippincott-Raven, 1996: 110.)

图 13.1.11 经前内侧入路进行 6 点中央检查。镜头进入踝中央，检查胫距关节面，然后镜头进入后方，检查后关节囊结构。(From Ferkel RD. Diagnostic arthroscopic examination. In: Arthroscopic surgery: the foot and ankle. Philadelphia: Lippincott-Raven, 1996: 112.)

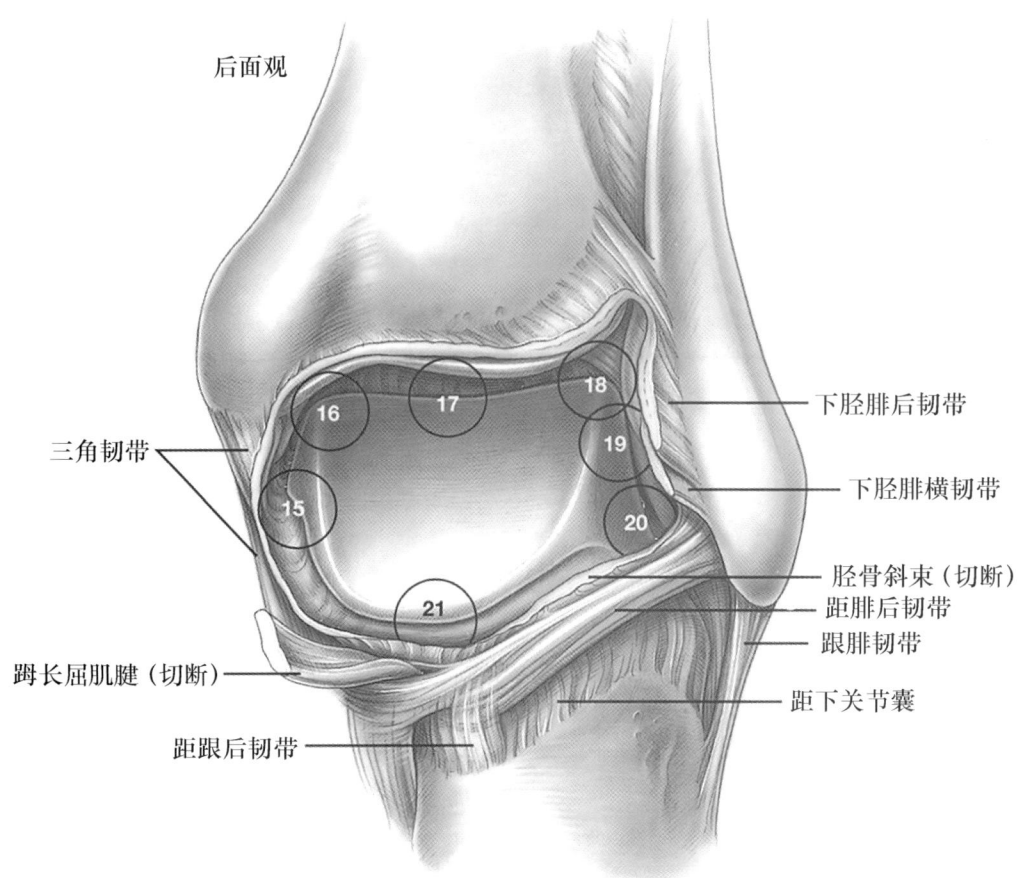

图 13.1.12 经后外侧入路完成 7 点后方检查。从后内侧踝-距骨关节面开始，顺时针方向到后隐窝结束。(From Ferkel RD. Diagnostic arthroscopic examination. In: Arthroscopic surgery: the foot and ankle. Philadelphia: Lippincott-Raven, 1996: 114.)

小的软骨块，这些软骨结节进入关节腔后脱落形成小的游离体。随着软骨块的生长，其中心部分可发生坏死和钙化。这时游离体就可在普通放射线片上观察到（图 13.1.13）

诊 断

病史和体格检查

- 小的游离体可引起关节活动交锁同时伴有疼痛、肿胀和关节活动度降低。
- 如果小的游离体固定在滑膜上而停止关节内刺激，则关节内紊乱症状可自行消除。
- 游离体可因成软骨细胞或成骨细胞增殖而长大，或者因破软骨细胞或破骨细胞的活动而减小。
- 因体格检查表现为压痛区域模糊、可能有活动受限以及交锁，因而可能无法准确判断游离体的存在。
- 游离体很少可以触及。
- 与其他所有踝关节病变相同，必须行仔细的体格检查以排除可引起与关节内疾病相似症状的关节外疾病。
- 需要通过查体和辅助检查以除外：腓骨肌腱半脱位、胫后肌腱损伤或断裂、跗管综合征、跗骨窦综合征、应力性骨折及肌腱炎。

影像学表现

- X 线片通常可发现骨性游离体，除非其叠加在其他骨性结构之上而难以发现，但软骨性游离体在 X 线片上不显影。
- 关节造影，特别与 CT 扫描相结合通常可发现游离体。
- 很少使用骨扫描检查。MRI 检查可显示其他检查无法发现的软骨损伤。
- 应仔细阅读 X 线片、关节造影、CT 扫描和（或）

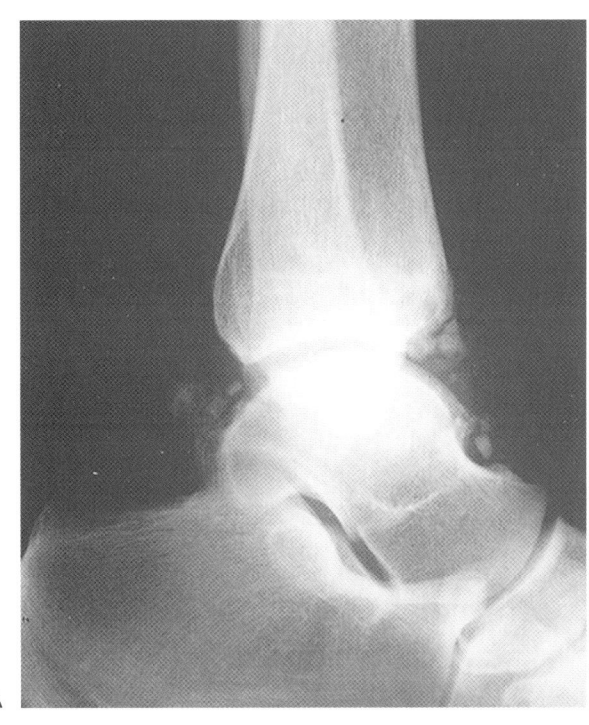
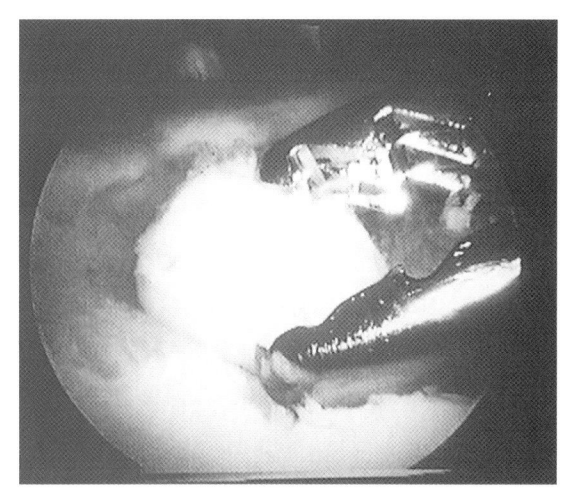

图 13.1.13 （A）侧位 X 线片显示踝关节前、后隐窝内多个游离体。（B）关节镜下以抓钳摘除游离体。(From Ferkel RD. articular surface defects, loose bodies, and osteophytes. In: Arthroscopic surgery: the foot and ankle. Philadelphia: Lippincott-Raven, 1996: 173.)

- MRI 扫描，以发现游离体的来源，如距骨顶、胫骨顶的缺损或骨赘。
- 在普通 X 线片上显示的游离体可能实际上位于关节内、关节囊内或关节外，尤其是位于后踝时。
  - □ 术前应仔细确认病变的位置，以免为取游离体而行关节镜手术时却发现关节内不存在任何的异常
  - □ 关节造影、造影后 CT 扫描、MRI 更适合于区分关节内和关节外病变。

治 疗

- 当游离体位于踝前室时，特别在韧带比较松弛的患者，可以选择经常规前内、前外、后外入路将其取出。但是，应同时检查后踝，因为后隐窝内也可能隐藏有游离体。牵开关节有助于观察后踝。如果踝关节韧带较紧，则必须牵开关节以便操作。
  - □ 位于前踝的游离体通常可经前入路取出。
  - □ 但是，如果器械拥挤不便操作，则可经后外侧入路进入关节镜，自前外或前内侧入路取出游离体。
  - □ 后踝游离体通常比较难以取出。
  - □ 少数情况下需要使用前方中央入路，成三角形操作以便到达后踝。
  - □ 该入路需要穿过趾长伸肌腱总腱鞘。
  - □ 通过前方入路进入关节镜，通常需要从后方进入游离体钳取出游离体。
- 取出游离体后，要仔细检查关节面以确定游离体来源。
  - □ 如果发现软骨或软骨下骨损伤，需予以清理（参见 OLT）。
  - □ 如果是骨赘引起的游离体，需要使用磨钻、骨凿、咬骨钳来清理。
- 使用 4-0 尼龙线缝合伤口。

术后治疗

- 术后使用厚敷料加压包扎，并以后侧夹板固定。
- 术后 5~7 天，拆除缝线及夹板，开始早期活动度练习。
- 进一步行力量和本体感觉的锻炼。

结　果

在没有合并其他病变的患者中，游离体取出后的效果是很理想的。如患者伴有骨性关节炎或创伤性关节炎，或明显的软骨损伤，其愈后则难以预测。

软组织撞击

发病机制

流行病学

踝关节扭伤是一种最常见的运动损伤。每天，每1万人中就有1人发生踝关节内翻扭伤。在西点军校开展的一项研究中，30%的学员在其4年的在校期间发生过踝关节扭伤。不仅如此，据估计10%～50%的患者会出现不同程度的慢性踝关节病变。

踝关节扭伤后慢性疼痛的鉴别诊断包括：

- 距骨骨软骨损伤（OLT）
- 内、外踝的钙化骨片
- 腓骨肌腱撕裂或半脱位
- 跗骨联合
- 关节退行性变
- 神经卡压
- 距骨或跟骨的隐匿性骨折
- 距下关节功能不全
- 反射性交感神经性营养不良/复杂性区域疼痛综合征
- 软组织撞击

踝关节扭伤后慢性疼痛的主要原因是软组织撞击。它可以发生在下胫腓联合、内侧/外侧沟、下胫腓联合间隙或后方，以及后侧沟。

病理生理学

大多数踝关节扭伤为内翻损伤，因此大多数的软组织撞击发生在前外侧。1950年，Wolin等第一次描述了距骨和腓骨之间半月板样的透明条索是引起疼痛的原因。他们认为这种半月板样物质撞击引发疼痛，而将其切除后疼痛症状会消失。1982年，Waller将腓骨前下缘和距骨前外侧的疼痛命名为前外侧角挤压综合征。Ferkel与其他人通过关节镜探查证明了这些情况为滑膜和纤维组织的慢性反应性炎症。邻近部位的距骨或腓骨软骨软化也与此相关。

前外侧软组织撞击（anterolateral soft-tissue impingement，ASTI）通常发生在距腓前韧带的上方，也可位于下胫腓前韧带（韧带联合）的远端（图13.1.14）。有报道认为下胫腓前韧带分离或副纤维束存在是造成软组织撞击的病因。另外，软组织撞击症也可发生于整个外侧沟。

下胫腓联合韧带撞击症可累及下述结构的部分或全部：下胫腓前韧带及其纤维束、下胫腓后韧带的远端和深层部分、下胫腓横韧带、骨间膜（图13.1.14）。下胫腓联合损伤通常被忽视，常见于踝扭伤或隐匿的踝关节骨折。据估计，10%的各类踝关节损伤中存在下胫腓联合韧带的损伤。其最常见于冲撞性运动中，如冰球、橄榄球、足球。

后踝软组织撞击常常位于踝关节的后外侧和后侧中央部分，累及下胫腓后韧带，包括下胫腓横韧带，偶尔累及胫骨斜束（也被称为后踝间韧带，图13.1.15）。后方撞击可单独发病，或与前外侧撞击、下胫腓联合撞击同时发生。但后外侧撞击症通常伴有踝关节后部的纤维化、关节囊炎和滑膜肿胀。

相对于前外侧撞击，内踝软组织撞击在文献中很少被提及。有观点认为，累及三角韧带的内侧撞击常

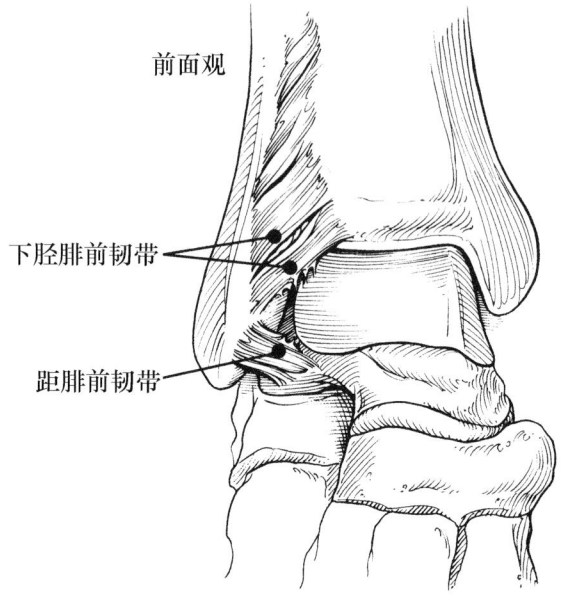

图13.1.14 踝关节前外侧解剖：软组织撞击部位。注意下胫腓前韧带的副纤维束可撞击距骨外侧顶。(From Ferkel RD. Soft-tissue lesions of the ankle. In: Arthroscopic surgery: the foot and ankle. Philadelphia: Lippincott-Raven, 1996: 125.)

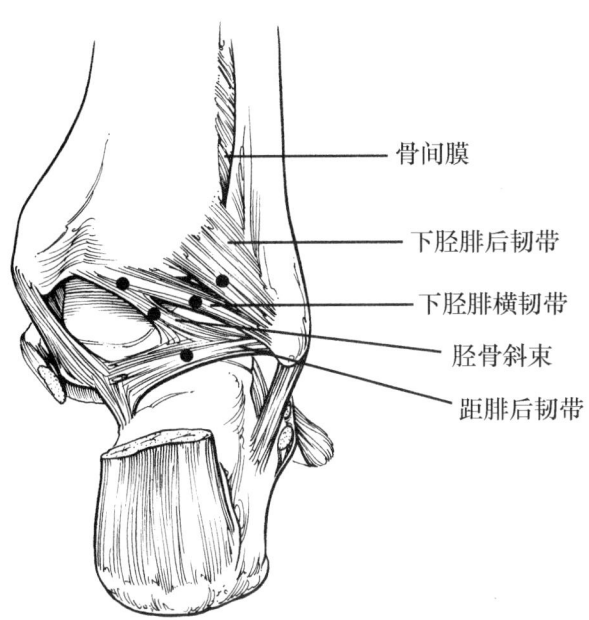

图 13.1.15 后方撞击部位。胫骨斜束（后踝间韧带）也可以成为软组织撞击区域。(From Ferkel RD. Soft-tissue lesions of the ankle. In: Arthroscopic surgery: the foot and ankle. Philadelphia: Lippincott-Raven，1996：134.）

由直接创伤、扭伤造成的瘢痕、先前的手术瘢痕或距腓前韧带撕裂后前后松弛度增加造成。内侧撞击的治疗与前外侧撞击相似，均需要行关节镜清理术。

诊　断

病史及查体

- 典型的踝前外侧撞击症（ASTI）中，患者主诉为定位模糊的踝前疼痛，通常沿踝关节前方和前外侧，有时会累及下胫腓联合韧带及跗骨窦区域。
- 疼痛通常在休息时消失，运动后出现，影响运动能力。
- 体格检查会发现以下部位的压痛：下胫腓联合，前侧沟（包括距腓前韧带和跟腓韧带），有时也可位于后距下关节或跗骨窦区。区分外侧沟疼痛和距下关节疼痛很重要，特别是疼痛位于跗骨窦区域时。
- 存在下胫腓联合撞击时，患者下胫腓联合处压痛剧烈，甚至可延及骨间膜近端。
- 该损伤中，挤压试验阳性，外旋应力试验阳性。
- 因为后方撞击可与前侧撞击以及下胫腓联合撞击同时出现，故查体结果类似，但前者存在后方胫腓骨远端之间的局部疼痛。

影像学特点

- 影像学检查可能发现位于骨间的钙化或异位骨化，提示下胫腓联合远端曾有损伤；腓骨尖和距骨顶部外侧有小骨片，则提示有距腓前韧带损伤。
- 内侧骨化提示三角韧带损伤。
- X 线检查结果常为正常，骨扫描和 CT 检查通常也无阳性发现。
- 大约 30% 的病例行 MRI 检查时可发现外侧沟有病变。
- 应力位 X 线检查结果常为阴性，可以除外踝关节不稳定。
- 近年来，Ferkel 等报道了 MRI 对于检查 ASTI 的有效性和敏感度研究。诊断通常基于矢状位 T1 像和抑脂像（Short Tau Inversion Recovery，STIR）的发现。通过将 24 位经关节镜和临床诊断确定为前外侧撞击的患者，与 16 位对照组成员相对比，发现 MRI 准确度为 78.9%，敏感度为 83.3%，特异度为 78.6%。因此我们认为 MRI 对踝关节软组织撞击的诊断很有意义（图 13.1.16）。

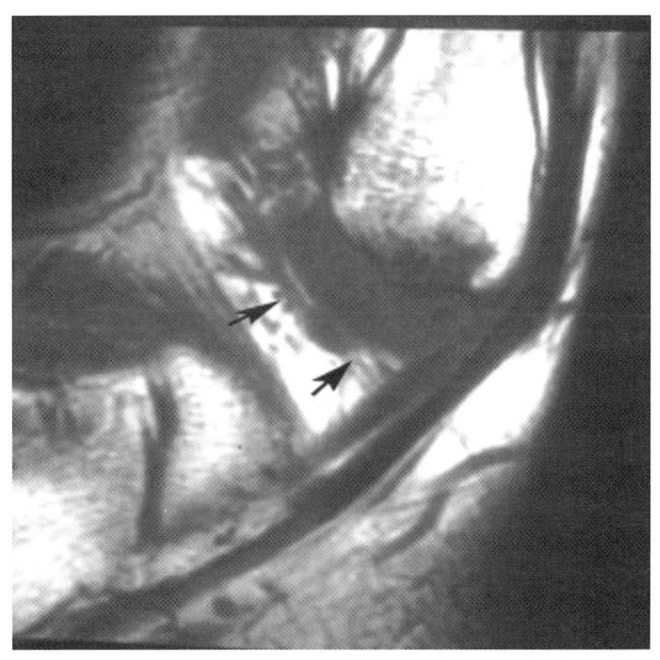

图 13.1.16 踝关节 MRI T1 矢状位像，显示前外侧沟内低信号组织。诊断为前方软组织撞击。

治 疗

行关节镜检查时,通常发现内踝-距骨关节面、踝中央区及前侧沟都是正常的。ASTI 的病变一般局限在下胫腓联合和外侧沟。通常可见包绕下胫腓前韧带前后的滑膜炎,以及距腓前韧带周围的滑膜炎。某些病例中存在外侧沟纤维化以及距骨、腓骨软骨软化。腓骨尖部的软组织内可隐藏有小骨块或游离体(图 13.1.17)。在下胫腓联合撞击中,炎性滑膜可累及下胫腓联合的前后方,有时会出现韧带撕裂和磨损。值得注意的是,如果前方和后方检查不仔细,后侧撞击症很容易被漏诊。如果没有使用特殊的牵引装置,很难发现累及踝后外侧角的滑膜病变。应用刨刀、磨钻、抓钳、篮钳等清理炎性滑膜、增厚的粘连带、骨赘和游离体(图 13.1.18)。注意不要切除残余的距腓前韧带。既往的尸体研究发现,仅有 20% 的下胫腓前韧带可以在关节内看到,切除该韧带的关节内部分不会造成下胫腓关节的不稳定。

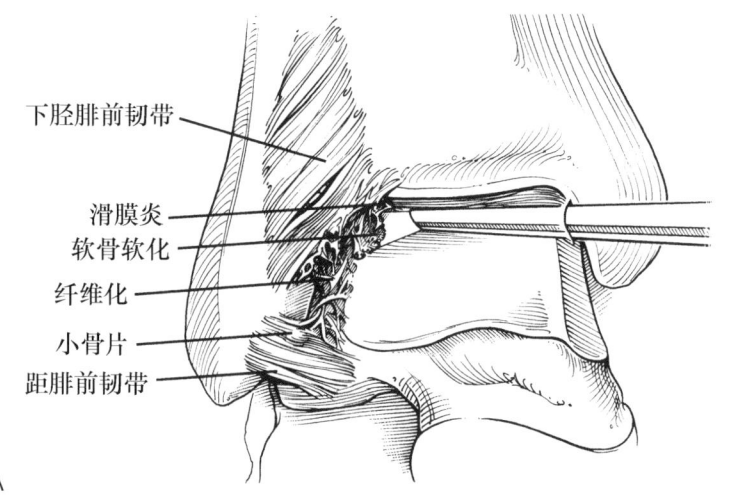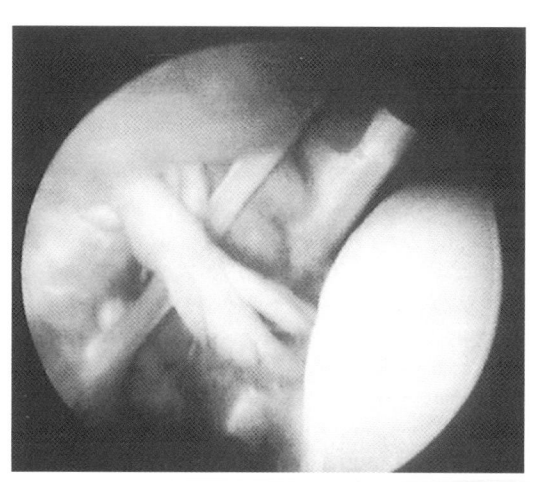

图 13.1.17 软组织撞击。(A)通过前内侧入路观察,前外侧沟内有前外侧软组织撞击,并发滑膜炎、纤维化及软骨软化。(B)前外侧撞击症的关节镜下表现。注意外侧沟内含铁血黄素沉积、瘢痕条索和滑膜炎。(From Ferkel RD. Soft-tissue lesions of the ankle. In: Arthroscopic surgery: the foot and ankle. Philadelphia: Lippincott-Raven,1996: 127.)

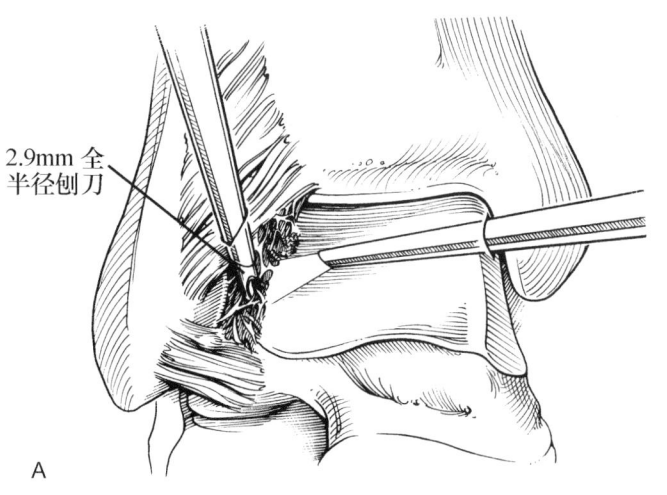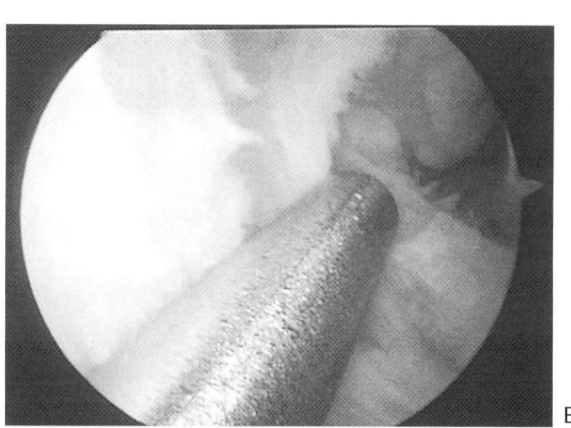

图 13.1.18 清理外侧沟。(A)用小关节刨刀进行清理。包括清除炎性滑膜、增厚粘连条索、骨赘和游离体。(B)在前内侧入路监视下,用全半径刨刀清理外侧沟,避免损伤距腓前韧带。(From Ferkel RD. Soft-tissue lesions of the ankle. In: Arthroscopic surgery: the foot and ankle. Philadelphia: Lippincott-Raven,1996: 134.)

术后处理
- 术后，患足以足后托固定1周。
- 然后更换为控制主动活动（CAM）的可行走足靴2~3周。
- 接下来，在网球鞋内佩戴小型踝关节支具，开始正规的理疗。
- 最后，康复目标都达到后，患者可恢复包括体育运动在内的全部活动。

结　果

实践证明，关节镜治疗ASTI比较成功，可以缓解踝关节内翻扭伤后出现的慢性疼痛。自1983年至2011年，作者使用关节镜对350例ASTI患者进行治疗。最初的31例患者经2年以上随访，发现26例（26/31，81%）取得了主观与客观上的优/良效果，4例（4/31，13%）与术前相比无明显改善，1例较术前更差。后续病例研究取得的结果大致相同。根据许多其他学者报道，此治疗的优良率更高。

相对于前外侧撞击，内侧撞击较不常见，因而得到的重视较少。Egol和Parisien报道了一例怀疑为外翻损伤导致三角韧带深部受损而出现内侧撞击的病例，给予关节清理后症状减轻。Liu和Mirzayan报道了一例踝创伤后出现慢性后内侧撞击的病例，为内侧距骨和胫骨顶部的撞击所致。也有小样本开放手术的成功报道。关节镜清理被认为是有效的治疗方式，但这有待于将来更大样本的病例研究支持。

滑膜病变

关节镜手术者必须明确正确诊断和治疗滑膜病变的要点。在此将集中讨论类风湿关节炎（RA）、色素沉着绒毛结节性滑膜炎（PVNS）、滑膜软骨瘤病和血友病。

发病机制

类风湿关节炎是慢性系统性炎性疾病，其累及关节的方式具有特异性。尽管目前存在多种病因学说，包括细胞介导的免疫反应（T细胞）等，但其确切病因不详。

部分人认为色素沉着绒毛结节滑膜炎是累及滑膜的良性肿瘤。它最常见于膝关节，但也可以累及踝关节，表现为弥散型和局限型两种类型。在踝关节，局限孤立型较弥散型更为常见。

滑膜软骨瘤病很少见于踝关节，且其几乎均为单关节病变。该病变为滑膜内多点软骨细胞化生。随着这些软骨小体的增大，在滑膜组织内形成结节然后成瘤。这些结节可出现钙化或骨化。

血友病是因Ⅷ因子（A型血友病）或Ⅸ因子（B型血友病）缺乏而引起的出血性疾病。通常累及踝关节，表现为轻微创伤即可引起关节内反复出血，最终导致软骨破坏和关节畸形。

诊　断

- 类风湿的临床表现变异很大，可为少数关节短期发病，也可为多关节进展性破坏或脉管炎。
  - 尽管类风湿可累及任何活动关节，但通常自手、腕、膝和足部小关节开始。
  - 该病可进一步影响到肘、肩、踝、距舟关节和距下关节。
  - 类风湿关节炎的影像学特征通常表现为关节周围侵蚀和骨质减少。
  - 术前行踝关节或距下关节的穿刺很重要。
  - CT或MRI有利于发现滑膜炎、关节渗出、关节破坏和其他未曾虑及的疾病。
- 色素沉着绒毛结节滑膜炎，在查体时通常会发现踝部皮肤温度增高、肿胀、压痛同时关节活动度减小。
  - 关节穿刺见暗色浆血性液体。X线对诊断偶有一定帮助。
  - 关节造影可见结节，MRI显示滑膜肿胀和软骨侵蚀（图13.1.19）。
- 滑膜软骨瘤病的诊断依据为关节活动度减小、交锁、肿胀和在X线片上看到踝部多个钙化。
  - 滑膜活检常可确诊。
- 血友病的诊断和治疗都要请血液病专家会诊。
  - 急性期关节红肿、压痛和关节间隙大量消失。
  - X线片上，可见到渗出、骨赘和硬化。
  - 需要与感染相鉴别。

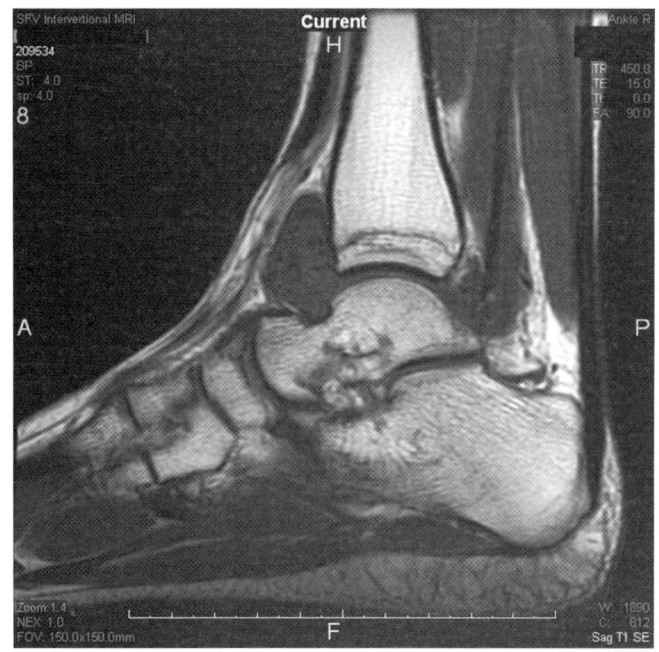

图 13.1.19 踝关节矢状位 MRI T1 加权像，示踝关节前方和后方踝沟内结节样软组织肿块。MRI 诊断符合 PVNS。

治 疗

适应证与禁忌证

类风湿的手术要基于合适的时机、仔细的局部评估和患者全身状况的评价。在踝关节，依病情的严重程度，可见软骨软化和滑膜炎症。在某些情况下，胫骨顶或距骨顶的软骨坏死是原发病理变化。如果患者保守治疗无效，与风湿科医生协商后可考虑行踝关节镜探查。手术的主要指征为疼痛、肿胀或交锁感。关节镜下滑膜切除术仅适用于关节早期病变，而已有广泛的退行性变者疗效较差。使用 2.9 mm、3.5 mm、4.5 mm 的刨刀切除滑膜。始终注意保护邻近关节囊的血管神经结构，使用牵引可有助于完成滑膜全切。尽管有研究者质疑滑膜切除的效果，但如果软骨受累很少，通常可以取得良好的疗效。因此，如果术前 X 线片显示明显的关节破坏，则不能行滑膜切除术。即便在最好的情况下，清理和滑膜切除只可以减缓症状，但不能阻止关节的进一步破坏（图 13.1.20）。

关节镜诊断色素沉着绒毛结节性滑膜炎的依据为：滑膜炎、乳头样突起以及含铁血黄素沉积。此外，损伤表面可见棕红色或黄色的成分。与类风湿关节炎一样，色素沉着绒毛结节性滑膜炎也可在牵引辅助下行滑膜切除术。对局限型的病变，关节镜下病变切除常常可以治愈。而对于弥散型，滑膜切除效果不持久，常常复发（图 13.1.21）。

关节镜治疗滑膜软骨瘤病，包括早期行游离体摘除术，晚期行清理和游离体摘除但不行滑膜切除。开放手术约有 5% 的复发率，但关节镜治疗缺乏系列报道。即使在复发的病例也推荐使用关节镜手术治疗。

对血友病造成的慢性反复出血性滑膜炎，关节镜下滑膜切除可能有帮助。在适当的监测下补充缺乏的凝血因子，关节镜下滑膜切除可减少以后出血的次数和出血的程度。

术后处理

- 术后加压包扎并后方支具固定 7~14 天，以便炎症和水肿消退。
- 软组织肿胀减轻，疼痛缓解后即开始早期活动。

距骨骨软骨损伤

距骨骨软骨损伤（Osteochondral Lesions of the Talus，OLT）有多种病理形式，包括剥脱性骨软骨炎、软骨和骨软骨游离体、骨赘、胫骨和距骨的骨软骨骨折、距骨的囊性变、骨折缺损和关节炎。对于其病因、治疗和愈后一直存在很多争论。

发病机制

OLT 的原因有多种。创伤被认为是主要原因，但原发性缺血坏死也可能是潜在病因，因为大部分 OLT 患者并没有继往创伤病史。内侧损伤多于外侧。内侧损伤更靠后侧，更接近杯状，更深。与外侧损伤不同，内侧损伤一般无移位。外侧损伤更多由急性创伤所致，并且更靠前侧、更浅、薄片状，常常出现移位（图 13.1.22）

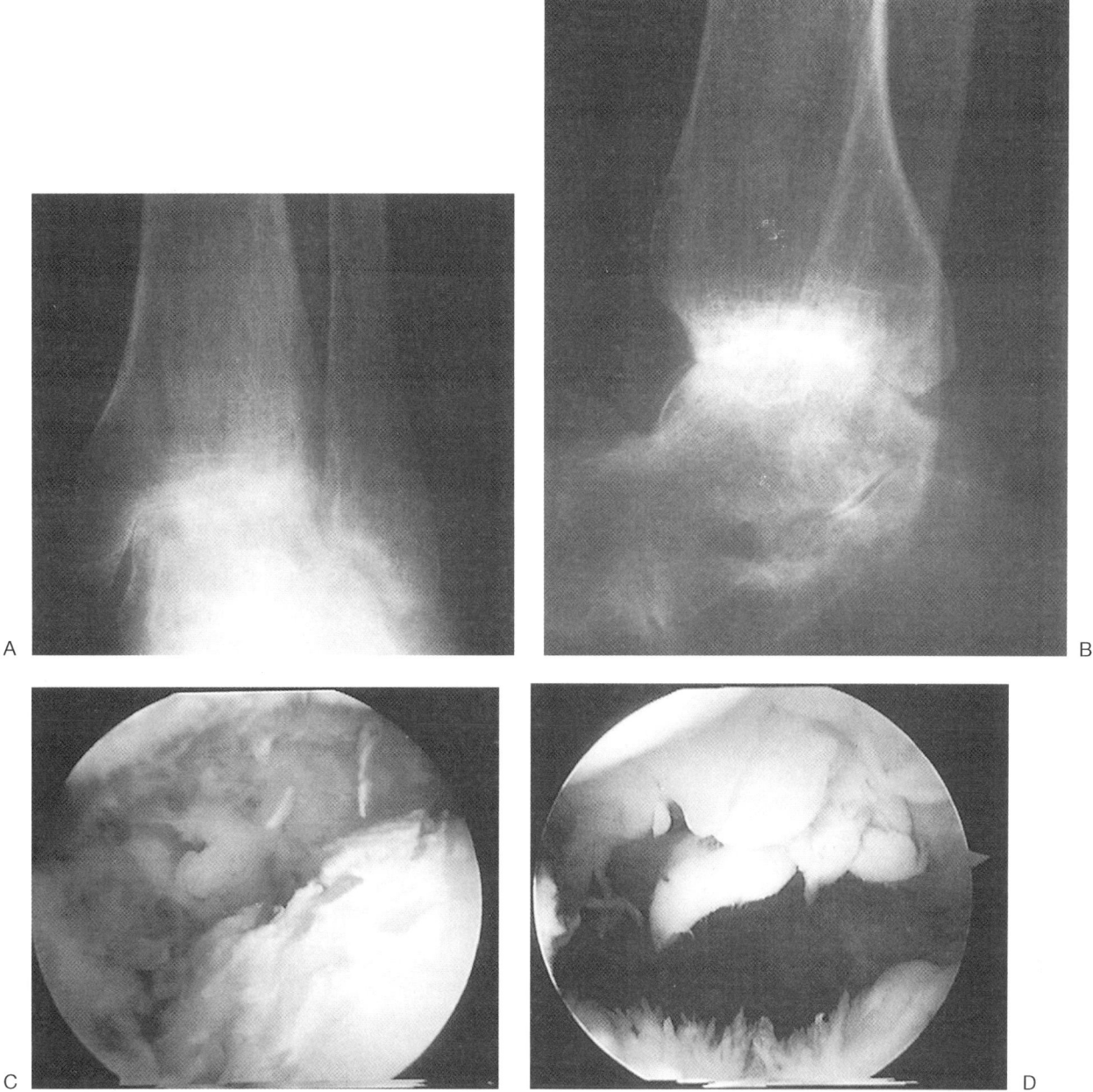

图 13.1.20 类风湿关节炎。53 岁女性，诊断为类风湿关节炎，术后正位（**A**）、侧位（**B**）X 线片。关节间隙明显消失。（**C**）同一患者，关节镜下可见关节软骨缺失，滑膜出血。（**D**）45 岁男性类风湿关节炎患者，关节镜下可见滑膜炎和关节软骨退变。(From Ferkel RD. Soft-tissue lesions of the ankle. In: Arthroscopic surgery: the foot and ankle. Philadelphia: Lippincott-Raven, 1996: 139.)

损伤的分类可提示最初损伤的机制。浅层损伤通常造成片状软骨剥离，而软骨下骨板完整。更严重的损伤深达软骨下骨造成骨挫伤。骨水肿是否达到了软骨下骨表面决定了损伤的结局。如果软骨下骨有缺损，关节液可以进入骨质最终形成骨囊肿。进一步因负重造成正、负压力交替，使关节液在患者每一步行走时被挤压进出骨缺损区。骨质内持续存在的关节液阻止了骨愈合，导致骨囊肿的形成。

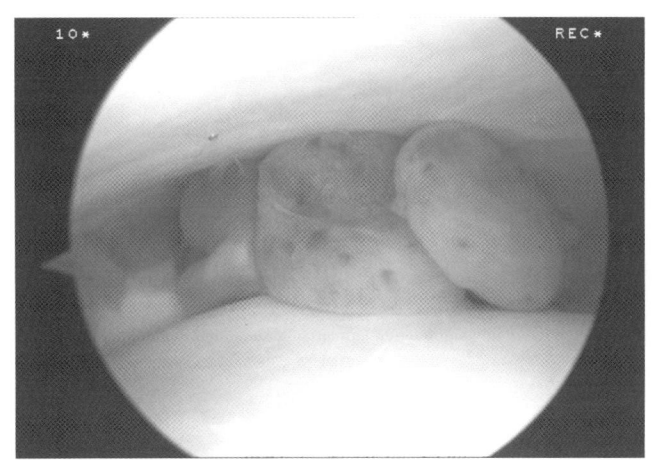

图 13.1.21 自前内侧入路置入关节镜,可见后踝部有大面积的充血、结节样组织,符合色素沉着绒毛结节性滑膜炎(PVNS)诊断。

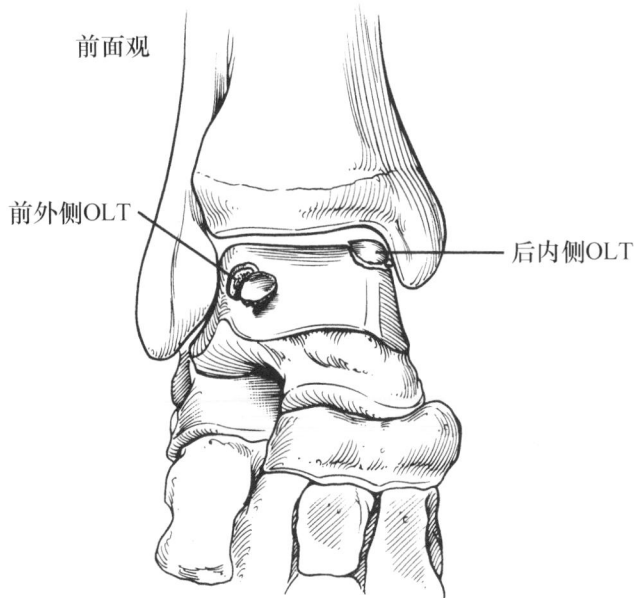

图 13.1.22 骨软骨损伤面积因部位不同而异。外侧损伤倾向于更浅、薄片状。而内侧损伤更深,呈杯状。(From Ferkel RD. Articular surface defects, loooose bodies, and osteophytes. In: Arthroscopic surgery: the foot and ankle. Philadelphia: Lippincott-Raven, 1996: 147.)

分　类

Berndt 和 Harty 提出了 OLT 的影像学分期。根据骨破坏的范围和碎片位移程度将 OLT 分为四期。Ferkel 和 Sgaglione 应用 CT 进行分期,在参考 Berndt 和 Harty 分期的基础上,还囊括了骨坏死、软骨下骨囊变和 X 线片上观察不到的碎片的分离程度(图 13.1.23 和表 13.1.1)。Anderson 使用 MRI 进行 OLT 的分期(表 13.1.2)。1986 年,Prtisch 及其同事提出了根据关节镜下软骨覆盖情况的分期系统。他们将 OLT 分成三级:①完整、质硬、有光泽的软骨;②完整但变软的软骨;③磨损的软骨。他们发现 X 线表现和关节镜下的表现相关性很差,而关节镜下的表现更具有决定愈后的意义。Ferkel、Cheng 和 Applegate 将 CT、MRI 和一种新的关节镜分级系统进行对照分析,发现影像学的表现并不能预测关节镜下发现(表 13.1.3)。他们还发现关节镜下表现是判断远期愈后的最好手段。

诊　断

病史和体格检查

- 诊断 OLT 时需要具有较高的怀疑意识,因为很多情况下医生因患者临床症状和体征表现轻微,而未能行常规的 X 线检查。
- OLT 在损伤后呈急性表现,但大多数为持续的踝关节疼痛,特别在创伤后,如外侧韧带复合体内翻损伤后。
- 常常存在慢性踝关节外侧疼痛或慢性踝扭伤疼痛的病史。
- 常有相关损伤病史,如可询问出踝、下肢骨折或高处坠落史。
- 疼痛区域与损伤区域常常不一致。例如:患者主诉外踝疼痛,但损伤位于内踝。
- 症状常为间歇性,但可有关节僵硬和随负重加重的深部疼痛,以及肿胀、卡压、弹响、交锁和偶尔踝关节软弱无力。

影像学特征

- 在行仔细临床检查之后,需摄三个位置的 X 线片(正位、踝穴位、侧位)。
- 但普通 X 线片并不总能显示损伤。
- Alexander 和 Barrack 报道了在多个跖屈和背伸角度拍摄踝穴位和前后位 X 线片可发现损伤。
- Zinman 等的研究表明,CT 扫描对 OLT 诊断和随访的意义均优于 X 线片(图 13.1.24)
- 在对 OLT 损伤的评估方面,提倡使用 MRI,其效果和 CT 相当。
- Anderson 等比较了 24 例 OLT 患者 MRI 和 CT 检查结果,发现 CT 对于 4 例 I 期损伤漏诊,MRI 则可清晰地显示这些病损。

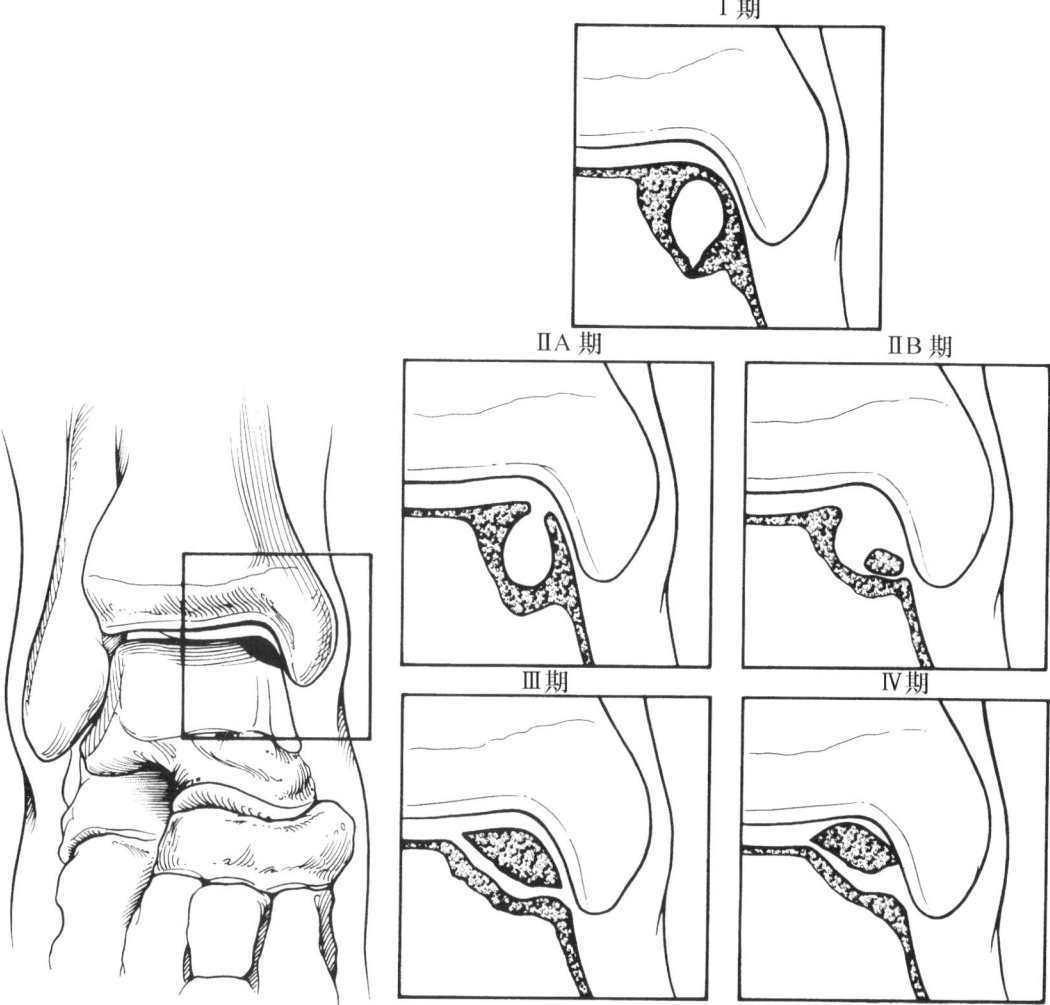

图 13.1.23 OLT 的 CT 分期。(From Ferkel RD. Articular surface defects, loose bodies, and osteophytes. In: Arthroscopic surgery: the foot and ankle. Philadelphia: Lippincott-Raven, 1996: 151.)

表 13.1.1 距骨骨软骨损伤的 CT 检查分期

分期	表现
Ⅰ	距骨顶内囊性变,但距骨顶关节软骨完整
ⅡA	距骨顶囊性变破裂并与关节相通
ⅡB	关节面开放性损伤,表层碎片无移位
Ⅲ	损伤碎片无移位,但其下有透亮线
Ⅳ	碎片移位

(From Ferkel RD. Sgaglione NA. Arthroscopic treatment of Osteochondral lesions of the talus: long term results. Orthop Trans 1993-1994; 17: 1011.)

表 13.1.2 距骨骨软骨损伤的 MRI 检查分期

分期	表现
Ⅰ	软骨下骨小梁压缩,X 线片正常,骨扫描阳性,MRI 示有骨髓水肿
ⅡA	软骨下骨囊肿形成
Ⅱ	碎片不完全分离
Ⅲ	碎片分离但不移位,周围有关节液环绕
Ⅳ	碎片移位

(From Anderson IF, Crichton KJ, Gratan-Smith T, et al. Osteochondral fractures of the dome of the talus. J Bone Joint Surg Am. 1989, 71: 1143.)

表 13.1.3　距骨骨软骨损伤的关节镜检查分期

分期	表现
A	光滑、完整，但是变软，有漂浮感
B	表面粗糙
C	纤维化/裂开
D	扁平或骨暴露
E	游离体、未移位的碎片
F	游离的骨片

(From Ferkel RD, Zanotti-RM, Komenda GA, et al. Arthroscopic treatment of chronic osteochondral lesions of the talus. Am J Sports Med. 2008；36：1750-1762.)

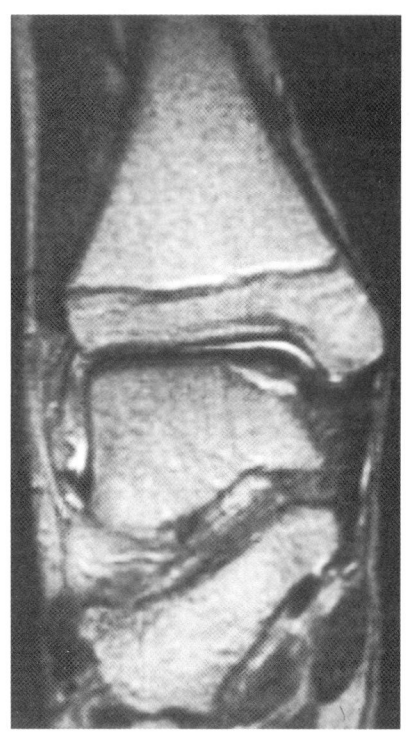

图 13.1.25　MRI 对诊断 OLT 和软组织病变有帮助。注意 OLT 下方的液体，提示骨软骨片已经游离。

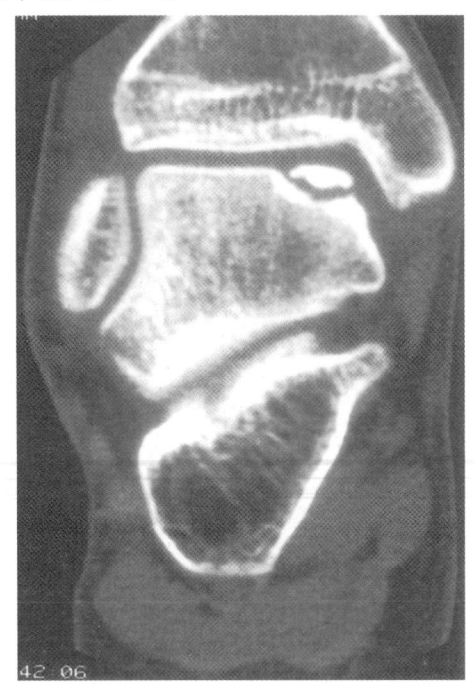

图 13.1.24　CT 扫描清晰显示距骨顶内侧骨软骨损伤。在骨片下的透亮区通常为一层纤维组织膜，可阻止骨愈合。

- 在南加州骨科研究所，我们回顾了 80 例患者的 X 线、CT、MRI 和术中情况，发现如果已知 OLT 诊断，则 CT 冠状位、矢状位和轴位的检查是最佳的选择。
- 但是，如果 X 线片和临床检查不能明确诊断，MRI 则更有价值。因为其对于骨骼和软组织均能显影（图 13.1.25）。

治　疗

OLT 的治疗方法根据损伤严重性、症状出现时间、患者年龄、损伤的程度或分期决定。对于骨片无移位的骨软骨损伤，可以采取非手术治疗；有移位时，可采用关节镜或关节切开手术。作者建议对急性或慢性的 CT 分期为 Ⅰ 期和 Ⅱ 期的 OLT 患者均采取非手术治疗。非手术治疗一般为石膏固定 6～12 周，时间依损伤大小而定。由于没有证据显示非负重治疗效果更好，所以允许患者戴石膏逐渐负重。如果非手术治疗后患者仍有症状，则建议行关节镜探查和治疗。对于所有有症状的 CT 分期Ⅲ期、Ⅳ期的损伤都建议行关节镜手术。而儿童 3 级损伤例外，因其胫腓骨远端骨骺生长板仍然开放，对这类患者建议石膏固定的非手术治疗。

OLT 的开放手术通常需要大切口，和（或）经踝部截骨以便暴露损伤部位，行游离体取出、钻孔和植骨。该术式会造成踝关节不愈合、畸形愈合和关节僵硬。这些切开手术的并发症使得关节镜手术成为治疗此类损伤的理想选择。不管在急性期还是慢性期，对于损伤是行修复还是将游离的损伤碎片取出，都由损伤的大小以及其上是否带有骨质决定。

急性距骨软骨损伤

大多数急性的、小的、游离的软骨片应该被取出，同时对骨床进行相应处理（微骨折、钻孔等）。

但是，如果骨软骨损伤块上有明显的骨质存留，则应尽量将其复位固定。如果骨片较大且解剖复位可行时，复位后固定尤其重要。急性期骨片可以用可吸收棒、螺钉或克氏针固定。外侧损伤较为靠前，较内侧损伤更容易固定。可吸收棒可以准确固定，并允许早期活动，可确保透明软骨的覆盖。我们的经验发现，所有累及距骨前外侧的急性外侧损伤均为内翻损伤。我们将其命名为"LIFT损伤"（lateral inverted osteochondral fractures of the talus，距骨外侧内翻性骨软骨骨折，图13.1.26~图13.1.28）。

慢性距骨软骨损伤

对于慢性OLT，明确损伤部位和范围也很关键。需要联系影像学检查和关节镜检查结果然后做出决定。通常，这些损伤不能重新复位，需要予以清除。这会遗留裸露的骨床。可采取多种穿透软骨下骨达到软骨修复目的的手术方法，包括切除硬化的软骨下骨、软骨下骨钻孔、去除关节面和以尖锐工具制造多个小直径缺损的技术（微骨折术）。穿透软骨下骨可以破坏软骨下骨内的血管，造成出血和富含纤维素的血凝块形成。之后纤维软骨会覆盖病损区，并保护其免受过度载荷。实验性研究显示，由骨髓而来的细胞进入纤维蛋白凝块，生成纤维软骨性关节面。这些细胞起初为未分化的间充质细胞，然后分化为软骨母细胞和软骨细胞。

尽管现有研究没有明确指出哪种方法形成的关节软骨表面最好，但作者建议对于中小面积的损伤采取钻孔，而对于较大的损伤采用钻孔或微骨折。一项对兔实验性软骨损伤修复方式的对照研究显示，钻孔的

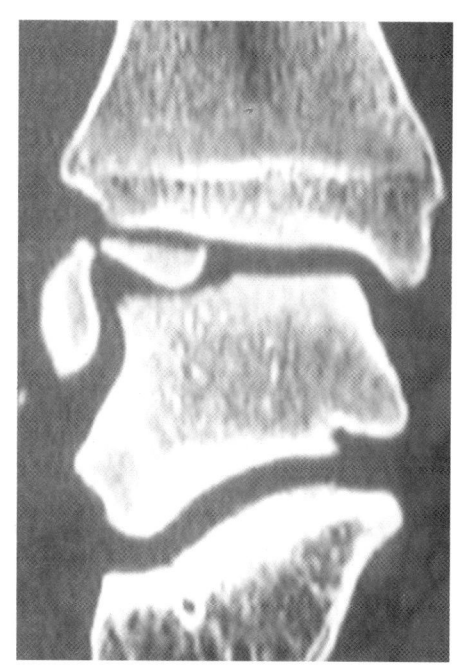

图13.1.27 冠状位CT提示右踝Ⅳ级LIFT损伤。

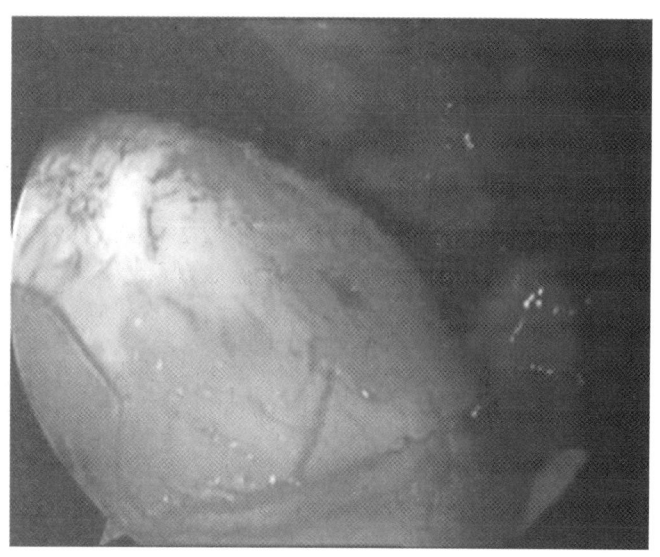

图13.1.28 LIFT损伤图片，使用3根可吸收针将其固定在距骨顶外侧。

长期效果优于关节面清理。

慢性OLT中，对于软骨表面完整但变软的损伤，需经踝入路或是经距骨入路行钻孔治疗。如果损伤区域软骨松动，应予以去除。使用全半径刨刀、高速磨钻、小刮匙、抓钳和香蕉刀行病变清理术。钻孔术通常采用3个入路，或经踝或经距骨使用1.2~1.5 mm的克氏针，间隔3~5 mm进行深约10 mm的钻孔，以刺激血管及新生的纤维软骨修复。使用小关节钻孔导向器（MicroVector）有助于准确定位（图13.1.29）。

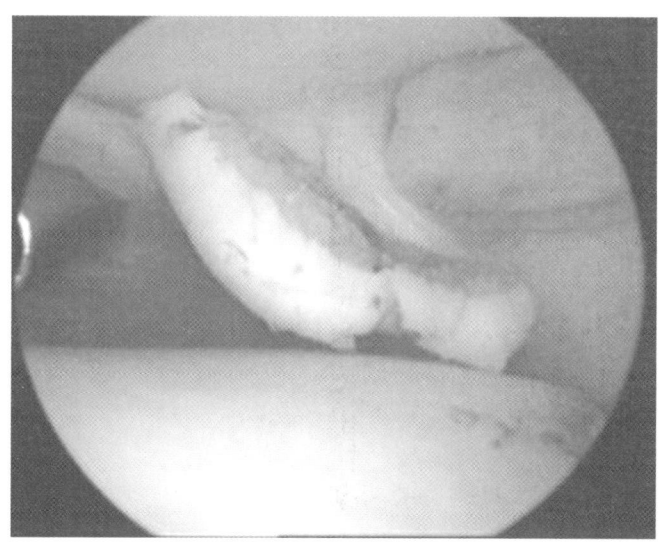

图13.1.26 关节镜下有移位的LIFT损伤。

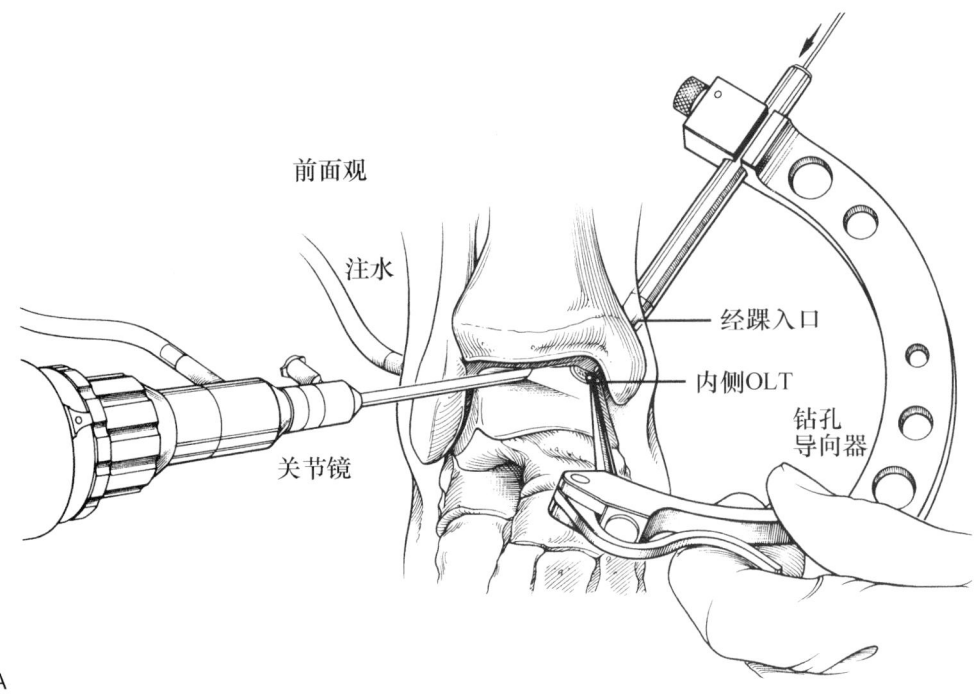

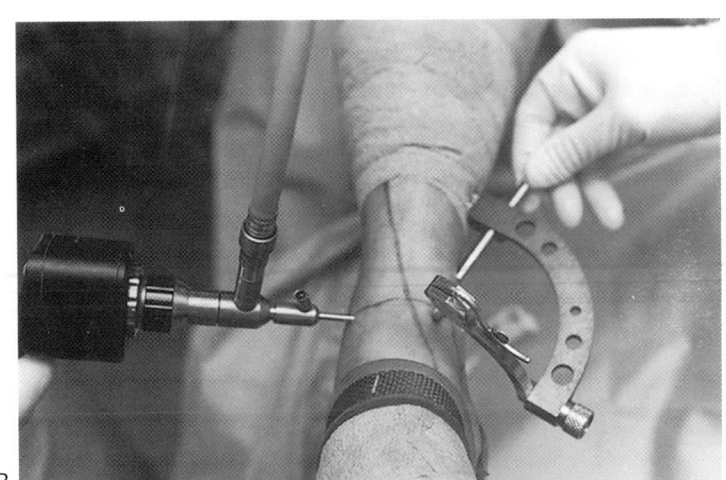

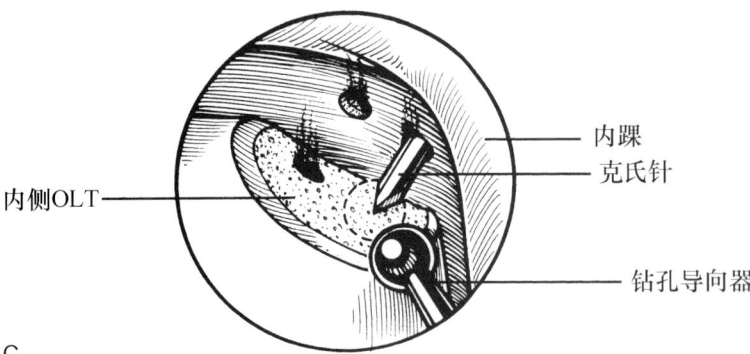

图13.1.29 经前外入路关节镜监视下行经踝钻孔术。（**A**）如果损伤部位靠前，可以在前外侧入路监视下，经前内侧入路钻孔。（**B**）在使用小关节器械时常规使用牵引装置。（**C**）一旦克氏针穿透胫骨远端，要回撤探针以便克氏针钻入距骨。（From Ferkel RD. Articular surface defects, loooose bodies, and osteophytes. In：Arthroscopic surgery：the foot and ankle. Philadelphia：Lippincott-Raven, 1996：163.）

微骨折术

微骨折术是目前广为使用的处理软骨损伤的技术，具有创伤较小、操作简单、术后并发症较少的优点。踝关节的微骨折技术与其他关节相同。首先，要确定损伤的范围，在其边界处制作尖锐、垂直的边缘。然后清除这个区域内的纤维组织和存留的软骨，清理钙化的软骨床，保留软骨下骨。然后使用微骨折器每隔 3~4 mm 打一个 3~4 mm 深的"洞"。打孔由损伤周边开始，螺旋绕圈进行直至中央区域。最后，放松止血带，可以看到血和骨髓成分从孔内渗出。

术后处理

- 手术后，以厚敷料加压包扎，采用后侧支具将踝关节固定于中立位。
- 术后 1 周，切口愈合后开始关节活动练习。
- 绝对免负重 6~8 周，具体时间依据损伤面积的大小而定。

结 果

关节镜处理 OLT 的效果与切开手术相当，且并发症少、恢复时间快。Ferkel 报道了他对 100 多例 OLT 患者的关节镜治疗，66% 为内侧距骨顶损伤，27% 为外侧距骨顶损伤，7% 为中央区域损伤。通过三种不同评价方法，总体优良率为 83%。2 例效果差的患者，CT 分期为Ⅲ期，进行了钻孔但没有进行病灶切除。之后，其中有 1 名患者行病灶切除，以及进一步的钻孔后症状解除。外侧急性损伤可行切除钻孔，或是内固定；内侧损伤行钻孔，或切除加钻孔术。平均随访 50 个月，发现诊断延迟对结果无显著影响。

Schimmer 等最近在 36 例 OLT 患者中研究了关节镜的诊断和治疗效果。他们发现尽管术前进行 MRI 检查，术中关节镜检查仍有助于评价 OLT 的程度和稳定性，并据此决定具体的治疗方案，包括对Ⅰ期病例行继续非手术治疗。他们的结果支持对Ⅱ期、Ⅲ期内侧损伤也进行非手术治疗。

2009 年，Lee 等报道了对 35 例损伤范围小于 1.5 cm^2 的单发 OLT 病例行微骨折治疗的效果。术后 AOFAS 评分示，46% 优秀，43% 良好，11% 较差。最后一次随访时，平均分从 63 增加到 90 分。他们认为微骨折是治疗 OLT 的有效方法。

最近关节软骨损伤的治疗在骨科界引起了广泛的兴趣。刺激透明软骨反应的方式包括带骨膜和软骨周围组织的各类细胞移植、编织样碳-纤维板植入以及自体或异体骨软骨组织移植等。而且，欧洲，尤其最近在美国，针对软骨细胞移植进行了大量的研究。在未来的研究中，希望骨软骨损伤能被关节软骨成功覆盖，而非纤维软骨。

自体软骨移植

适应证与禁忌证

1965 年，Smith 等首次分离培养出软骨细胞，自此开启了自体软骨细胞移植（autologous chondrocyte implantation，ACI）的研究。目前，ACI 分为三代（表 13.1.4）。ACI 适用于既往手术治疗失败的病例，或损伤面积较大且合并骨囊变的患者。损伤面积应大于 1 cm^2。关节面两极均损伤、年龄大于 55 岁的患者都不是 ACI 的合适病例。损伤范围不确定的（没有健康的软骨边界）病例也不适于行此种治疗。

治 疗

ACI 通过两个阶段的手术完成。一期手术为软骨取材。软骨通常取自身体同侧膝关节的髁间滑车，也可以取自距骨。将获得的软骨送入实验室，行细胞培养。于一期取软骨手术的同时，行踝关节镜探查，以了解关节软骨损伤的大小和周围软骨情况，并处理有关的病变。第二期手术要至少在 4 周以后进行。行内踝或外踝截骨，以便于暴露 OLT。清理损伤处的纤维组织和残余软骨，制造锐利的病损边缘，且保证边缘为健康的关节软骨。清理骨表面，但不穿透软骨下骨。采用 A 型的Ⅰ型或Ⅲ型胶原膜或切取的自体骨膜用于移植。将移植物缝合到缺损周边的软骨上，并将培养的软骨细胞注入（图 13.1.30）。新的技术正在尝试进行同期的取材和移植。

表 13.1.4 自体软骨细胞移植的三代技术

系代	描述
Ⅰ	骨膜瓣下软骨细胞混悬液移植
Ⅱ	组织补片下软骨细胞移植或载体框架内软骨细胞移植
Ⅲ	无载体，未成熟的软骨组织移植

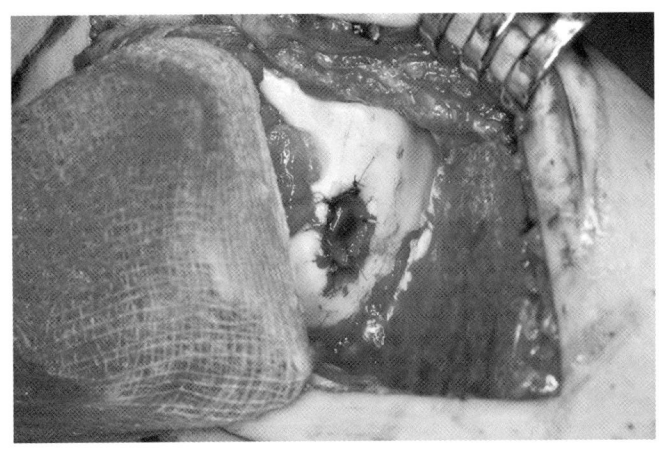

图 13.1.30　右踝行内踝截骨，将Ⅰ型和Ⅲ型胶原膜缝合于距骨骨软骨损伤区。之后将自体软骨细胞注射到膜下。

术后处理

- 术后免负重石膏固定 2 周。
- 当截骨处愈合后，可穿着控制主动活动的鞋开始关节活动度和部分负重练习。
- 4～6 个月后开始低强度的体育活动，6～8 个月时可恢复对抗性运动。高强度运动需要在 12 个月后进行。

结　果

不少医生报道了一系列踝关节 ACI 手术结果，大多数患者取得了良好的效果。短期的效果与钻孔、微骨折和自体骨软骨移植的效果相近。我们最近报道了以第一代 ACI 治疗失败的 OLT 的长期随访结果。平均 70 个月的随访显示：9 例优，14 例良，5 例中等，1 例差。新一代 ACI 类移植会取得更好的效果，但需要进一步的研究证明。

骨软骨移植

骨软骨移植已被证实具有良好的效果。在这项技术中，从同侧膝关节（股骨髁）取材，然后通过切开踝关节移植到 OLT 损伤处。Scranton 等报道了在 50 例较大距骨骨囊肿患者中，采用关节镜下取得的同侧膝关节髁部骨软骨块（通常取自内侧髁结节处）移植治疗其 OLT。平均 36 个月的随访中，45 例（90%）取得了优良的结果。虽然此类手术对技术要求很高，但如果手术成功则可得到良好的效果。

Zengerink 等在 2010 年发表了对 OLT 最佳治疗方式的荟萃分析。他们发现，自体骨软骨移植系统（osteochondral autograft transplantation system,

表 13.1.5	距骨骨软骨损伤的治疗指南
病变	治疗方法
1 型：无症状的损伤	非手术治疗
2 型：有症状，损伤 <10 mm	清理术和钻孔术/微骨折
3 型：有症状，损伤为 11～14 mm	清理、钻孔、微骨折；固定、软骨移植或三明治法自体软骨细胞移植
4 型：有症状，损伤 >15 mm	考虑固定、软骨移植或软骨细胞移植
5 型：大的距骨囊性变	逆行钻孔±骨移植，或三明治法自体软骨细胞移植，或骨软骨移植
6 型：继发损伤	考虑骨软骨移植

(From Zengerink M, Szerb I, Hangody L, et al. Current concepts: treatment of osteochondral ankle defects. Foot Ankle Clin. 2006; 11: 331-359.)

OATS）、骨髓刺激（Bone marrow stimulation, BMS）和自体软骨细胞移植（ACI）的成功率分别是 87%、85% 和 76%。逆行钻孔和固定的成功率分别为 88% 和 89%。与 OATS 以及 ACI 等新技术的治疗效果相比较，骨髓刺激被认为是一种治疗 OLT 的有效方法。因为自体软骨移植（ACI）的花费高，而自体骨软骨移植（OATS）存在膝关节并发症，故他们认为骨髓刺激（BMS）是治疗 OLT 的首选方法。但是，由于文献之间差别很大以及治疗结果的多样化，尚难以认定那种治疗方法最好。我们发现患者的症状和损伤大小对手术的选择很有帮助（表 13.1.5）。

胫距关节骨赘

骨赘由踝关节退行性变引起，但也可以继发于创伤后。与传统的开放手术相比，关节镜下切除骨赘具有并发症少和功能恢复快的优点。

发病机制

骨赘可形成于距骨和胫骨远端的前外侧、内踝前方、胫骨远端的后方。在踝关节前方，胫骨远端常出现的鸟嘴样骨赘，与距骨颈部出现"对吻"状损伤有关。这个损伤常因创伤造成踝关节强力背伸或强力跖屈导致关节囊撕裂而引发。这些骨赘好发于专业的舞蹈演员和跳跃类运动员。胫骨距骨前方的骨赘常见于足球运动员。2002 年，Tol 等通过对踢球时足部位置和触球部位的分析，研究足部骨赘的成因。他们发现，骨赘源于前方关节囊和滑膜的反复创伤，而不是关节过度跖屈的牵拉。

分 类

Scranton 和 McDermott 根据骨赘的大小和踝关节炎程度，将前方的骨赘分为四级（图 13.1.31）。Scranton 和 McDermott 比较了开放手术与关节镜下骨赘切除术的效果，发现 1、2、3 级骨赘关节镜下切除后的康复时间为开放手术的一半。既往曾认为 4 级骨赘不适合行关节镜治疗，但是随着手术方法的进步，手术经验的积累，作者发现 4 级骨赘也可以在关节镜下成功切除。

诊 断

病史及体格检查

- 患者的症状包括疼痛、关节活动度减小，交锁和关节肿胀。
- 患者会描述踝关节前方疼痛，特别是在上楼、下蹲和跑步时出现。
- 查体会发现前方的压痛，且于背伸时疼痛加剧。

影像学特点

- X 线片会显示前方骨赘。
- 通常，胫骨远端和距骨之间的角度大于 60°。
- 但在前方骨赘存在的情况下，该角度会小于 60°。
- 背伸时的外侧应力位 x 线片可显示前方的骨赘撞击。

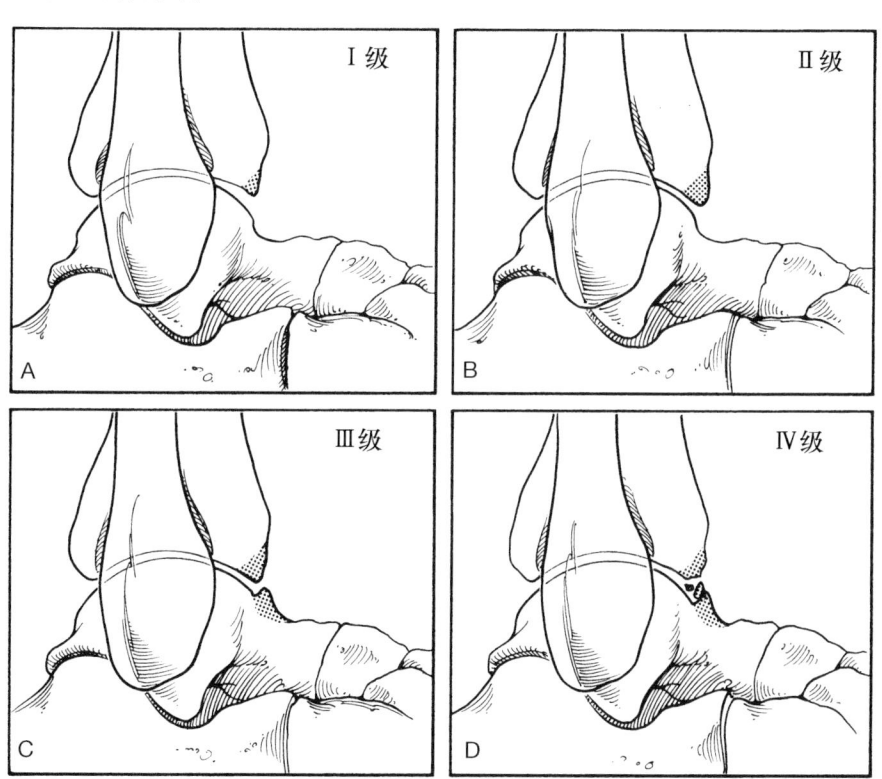

图 13.1.31 Scranton 和 McDermott 踝部骨赘分级。(**A**) 1 级：滑膜撞击，X 线片显示炎性反应，骨赘大小为 3 mm 及以下。(**B**) 2 级：骨软骨反应性增生。X 线片显示骨赘大于 3 mm，但距骨无骨赘。(**C**) 3 级：明显外生骨赘，可有碎片。另外，距骨背侧有继发性骨赘，常伴有骨赘破裂。(**D**) 4 级：胫距关节有明显的骨性关节炎破坏。X 线片显示内、外、后方的退行性关节炎改变。(From Ferkel RD. Articular surface defects, loooose bodies, and osteophytes. In: Arthroscopic surgery: the foot and ankle. Philadelphia: Lippincott-Raven, 1996: 179.)

- Stoller 及同事证实大多数前方骨赘没有症状，所以此类患者需行进一步的诊断性检查。
- 对于有症状的患者，骨扫描、MRI 和 CT 常显示一个有撞击的异常区域，偶尔发现微小的骨折和骨赘不连续（图 13.1.32）。

治 疗

首先选择非手术治疗。包括休息、非甾体类抗炎药物、抬高后跟和关节内注射。如果症状仍然存在，可以考虑行手术治疗。应用机械牵引可以改善踝关节前方的视野，特别是对骨赘上下界限的观察有帮助。但是，有时牵引会导致关节骨赘上方的关节囊紧张。这种情况下，需要通过放松牵引来增加前方操作空间。确定骨赘的前上界非常重要。通常需要仔细抬起或剥离骨赘周围的软组织（图 13.1.33）。操作过程中要避免损伤血管及神经结构。一旦确定骨赘的边界

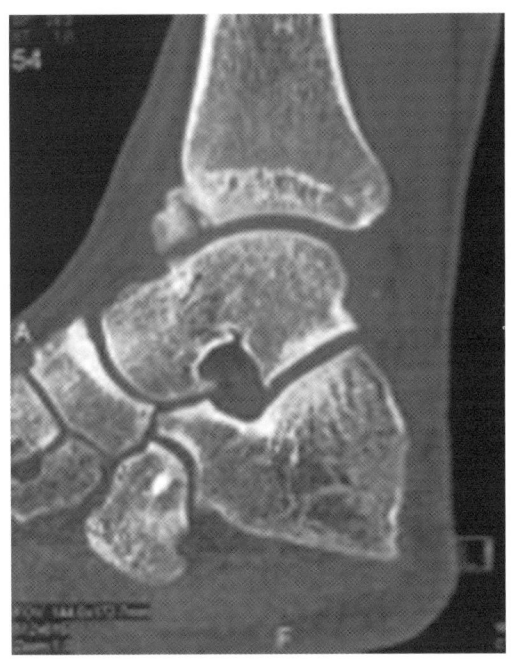

图 13.1.32 一名职业篮球运动员的矢状位 CT 显示前方骨赘骨折。

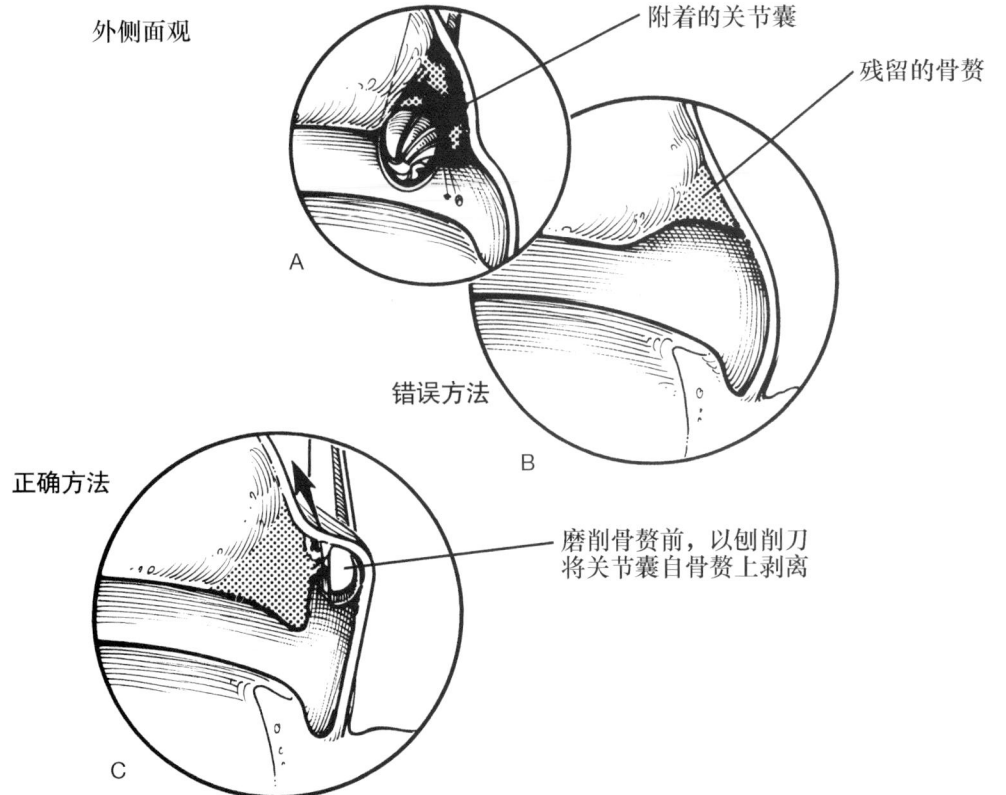

图 13.1.33 以磨钻切除骨赘。（A）由于关节囊附着于胫骨远端，导致骨赘切除方法错误。（B）由于骨赘前方看不到，磨钻切除后残留胫骨远端前方骨赘。（C）正确的方式是用刨刀将前方关节囊与前缘的骨赘相剥离。（From Ferkel RD. Articular surface defects, loooose bodies, and osteophytes. In: Arthroscopic surgery: the foot and ankle. Philadelphia: Lippincott-Raven, 1996: 176.）

后，可以使用小的磨钻、垂体钳或骨刀行骨赘切除（图13.1.34）。在前内和前外入路交替进入手术器械以彻底清除骨赘。注意保持前距骨颈的光滑。建议行术中X线片检查以确定骨赘是否完全清除，及胫骨和距骨颈角度是否恢复正常。有时为了便于完整去除巨大的骨赘和前方骨赘，有必要通过后外侧入路进行关节镜监视。由于骨赘可引起严重的滑膜炎症，关节镜进入关节后，先清除部分滑膜可以得到良好的视野。

结 果

通常在关节镜切除骨赘之后，由撞击引起的疼痛症状会明显减轻，踝关节背伸角度也会增加。但患者的实际愈后还是与其合并的踝关节疾病相关。Martin等报道，单纯骨赘的患者愈后要明显好于广泛关节退变的患者，前者可能为病情较轻或关节退变进程较轻。Branca等对58例前踝骨赘切除的患者进行研究显示，大部分患者效果较佳，但他们注意到在4例Ⅲ期和Ⅳ期的患者中出现病情复发。Ogilvie-Harris等报道了18例前踝骨性撞击切除的病例，39个月随访时，患者不仅背伸程度得到显著改善，疼痛、肿胀、僵硬、跛行和运动能力也有明显改善。

术后处理

术后行支具制动，可以减轻疼痛，有利于切口处皮肤愈合，并降低滑膜窦道的产生。制动5~7天后，鼓励患者行主动的关节活动度练习和渐进性负重训练。

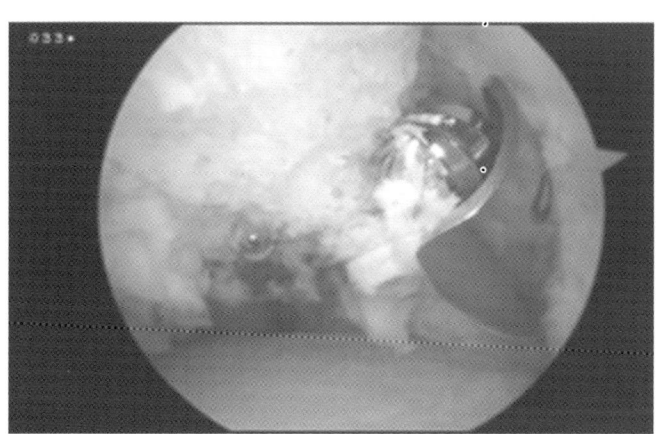

图13.1.34 术中图像示经前内侧入路以磨钻去除前方骨赘。注意刀鞘向前，以保护关节囊和邻近的血管神经结构。

踝关节退行性关节炎

踝关节退行性关节炎因可导致残疾，严重影响患者的生活质量。既往采用踝关节切开融合术治疗终末期的踝关节退行性关节炎。但随着关节镜技术的进步和手术器械的发展，使用小切口即可行关节融合。关节镜下踝关节融合可以减少并发症、缩短住院时间、加速融合进程、美观性好、并发症少，并可以选择不用止血带。其缺点为：学习曲线长，需要昂贵的关节镜器械，不能矫正严重的内、外翻或旋转畸形等。

发病机制

尽管骨性关节炎是最常见的关节炎，但目前对其了解并不透彻。该病可分为原发性（内在因素）或继发性（创伤、感染、先天因素）。两种类型都存在透明软骨的渐进性破坏与骨赘形成。最终，继发于微骨折和尝试性的骨性修复后，软骨下骨出现囊性变。

诊 断

- 骨性关节炎的诊断比较简单，患者有进行性疼痛加重史、关节活动减小和日常生活能力下降。
- 影像学表现为骨赘生成、关节间隙变窄、软骨下骨囊性变等。

治 疗

适应证与禁忌证

通常，首先应行非手术治疗。包括改变运动方式、使用支具和手杖、使用非甾体类抗炎药物等以减轻踝关节应力。非手术治疗无效后，应该选择手术治疗。关节镜下关节融合的指征为，严重的、顽固的踝关节疼痛，且非手术治疗无效。禁忌证包括超过15°的内外翻畸形、异常旋转畸形、明显骨缺损、活动性感染、先前融合手术失败、复杂性区域疼痛综合征、失神经性胫距关节病变，需要获得前后移位时将胫距关节修整为一平面关节。

手术方法

关节镜下踝关节融合术的原则与开放手术相似，包括去除所有透明软骨及其下的坏死骨质，复位到合适的融合位置（外翻5°，背伸中立位），保持关节外形。可采取经皮空心钉经内、外踝固定，或仅经内踝固定。

- 患者取仰卧位，踝关节位置应方便术中透视。
- 牵开踝关节，以便获得最大视野和操作空间。使用环形刮匙、垂体钳、骨刀、电动刨刀和磨钻等器械，依次去除胫骨顶、距骨顶、内外踝的全部关节面。
- 清除所有的透明软骨和硬化骨质，以暴露其下方的松质骨（图13.1.35）。
- 注意保持距骨顶和踝穴的正常解剖轮廓。
- 此时需矫正轻度的内、外翻畸形。
- 避免去除过多的骨质而造成内、外翻畸形。
- 通常可通过前方入路行关节后方的清除，如果磨钻不能达到后沟，则使用15°的刮匙。
- 交替使用前外侧和前内侧入路以完成大部分的清理操作。
- 也可在前方入路监视下，从后外侧入路进入器械以清理关节后方间室。
- 去除约1 mm的骨质以促进出血。
- 完成清理后，使用磨钻在距骨和胫骨表面行"点酒窝"或"点焊"操作，以使表面粗糙化，改善血运，利于融合。
- 胫距骨前方的骨赘需要清除，以防止其阻碍弧形的距骨顶复位进入踝穴。

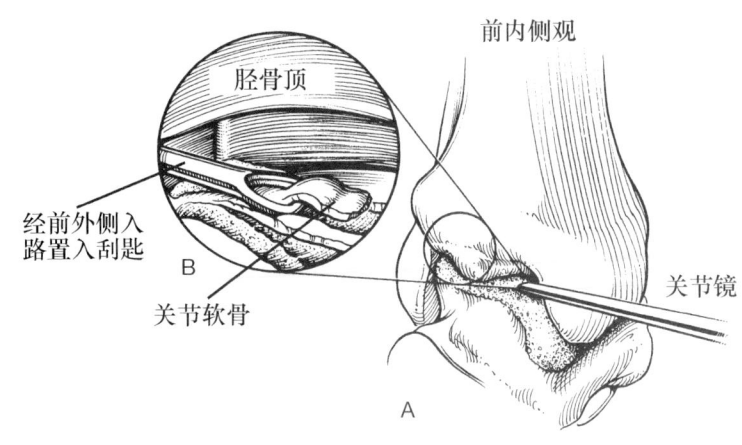
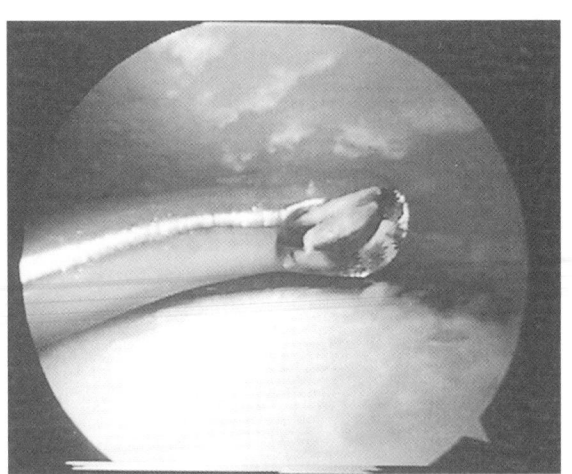
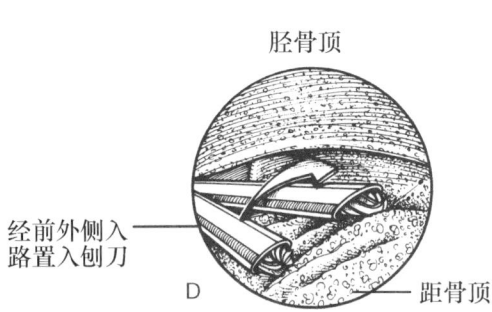
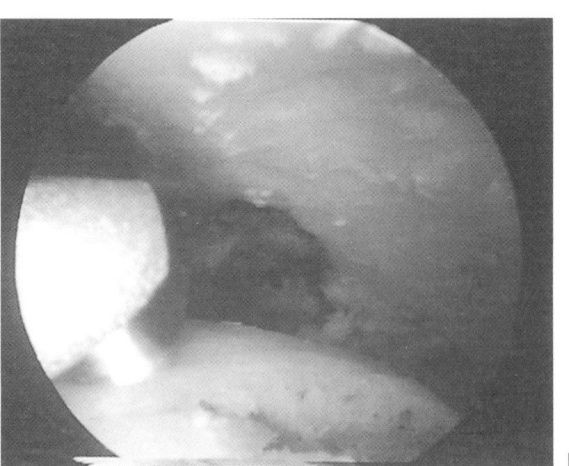

图13.1.35 融合术的关节面准备。（**A**）前内侧入路置入关节镜，前外侧入路置入器械。（**B**）以大号环形刮匙刮除病变的关节软骨。（**C**）关节镜下显示以弯曲刮匙去除胫骨远端软骨。（**D**）用动力磨钻去除软骨下骨板，制造粗糙的出血面。（**E**）关节镜下使用5.5 mm磨钻。（From Ferkel RD. Arthroscopic ankle arthrodesis. In：Arthroscopic surgery：the foot and ankle. Philadelphia：Lippincott-Raven，1996：224.）

- 暴露全部融合面的出血松质骨后，以 2~3 根导针引导 6.5~7.3mm 空心松质骨螺钉经皮行内外踝固定。
- 有多种螺钉固定方法，包括以两根螺钉自内踝固定，或者内、外踝各一根螺钉固定。
- 第三种方法为由内踝或外踝拧入一根螺钉，再由胫骨后方拧入一根螺钉到距骨，或经胫骨前方拧入一根螺钉到距骨。
- 我们推荐内、外踝各一根螺钉，偶尔加一根内踝螺钉或是经胫骨前方至距骨的螺钉以加强固定。
- 第一根导针从内踝近端，刚好在关节线上方与冠状面和矢状面均成 30°钻入，可以获得对距骨体最大的把持。
- 使用小关节钻孔导向器帮助导针定位，使得导针通过胫骨顶与内踝的交汇点进入关节内。
- 外侧导针经腓骨后外侧角进入距骨顶外侧水平与垂直关节面交界处，与矢状面成 45°~50°、与冠状面成 30°的方向打入距骨。
- 当在关节镜下看到导针并确定其位置正确后，将导针退至粗糙的胫骨顶关节面，然后将自体移植物填充进去，特别注意填满骨囊肿清除的位置。
- 然后撤出所有牵开装置和关节镜设备，透视下手动复位融合的踝关节至中立位。
- 保持此位置，分别穿入内、外踝导针，透视下检查导针位置，勿使其进入距下关节。
- 在导针引导下拧入螺钉并再次检查位置（图 13.1.36、图 13.1.37）。
- 如果骨质较松，可以使用第三根螺钉。
- 有时清除关节面后很难恢复踝关节至中立位，则需要进行经皮跟腱延长术。

术后处理

术后，以后侧支具或石膏固定踝关节。1 周后，更换为短腿非负重石膏继续固定 2 周。随后可以使用短腿行走石膏或可拆卸的控制主动活动的步行靴 4~6 周。制动的时间依骨质情况、内固定以及患者依从性而定。所有的保护应持续到 X 线片证实融合牢靠后为止。

结　果

许多学者报道了关节镜下踝关节融合的效果。Ferkel 和 Hewitt 报道了 35 例终末期踝关节骨性关节炎患者，行关节镜下踝关节融合术后，其融合率为 97%，平均融合时间为 11.8 周。上述及其他相关研究均报道了较高的融合率和很低的并发症概率。一项研究将关节镜下踝关节融合术与开放手术相比较，发现关节镜融合时间和康复时间均快于开放组。此融合方法特别适用于老年患者和不能耐受长期非负重的类风湿关节炎患者。

踝关节不稳

外踝扭伤为常见的损伤。多数能顺利恢复，但反复的踝扭伤可导致踝关节慢性不稳定，非手术治疗无效。过去，对非手术治疗无效的患者采用开放的踝部

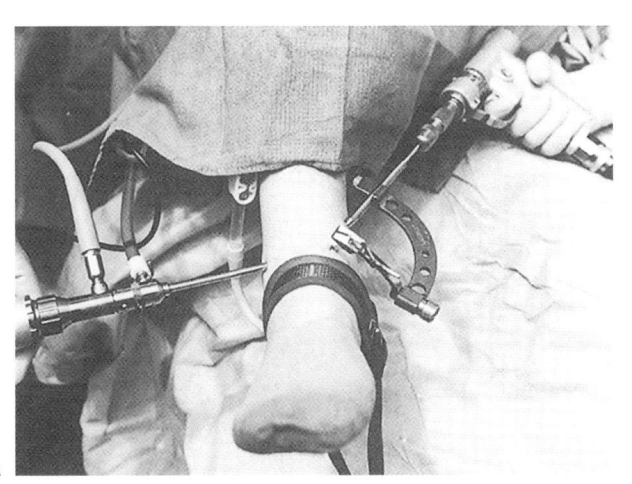
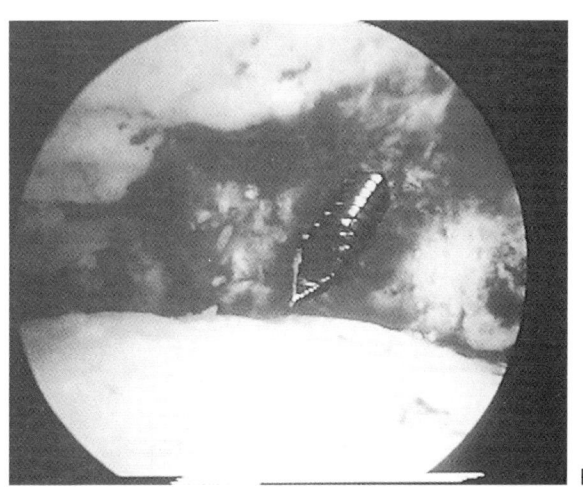

图 13.1.36　空心钉置入。（A）在内踝用小关节导向器辅助准确定位导针。（B）经前外侧入路置入关节镜，监视导针进入内踝的位置。

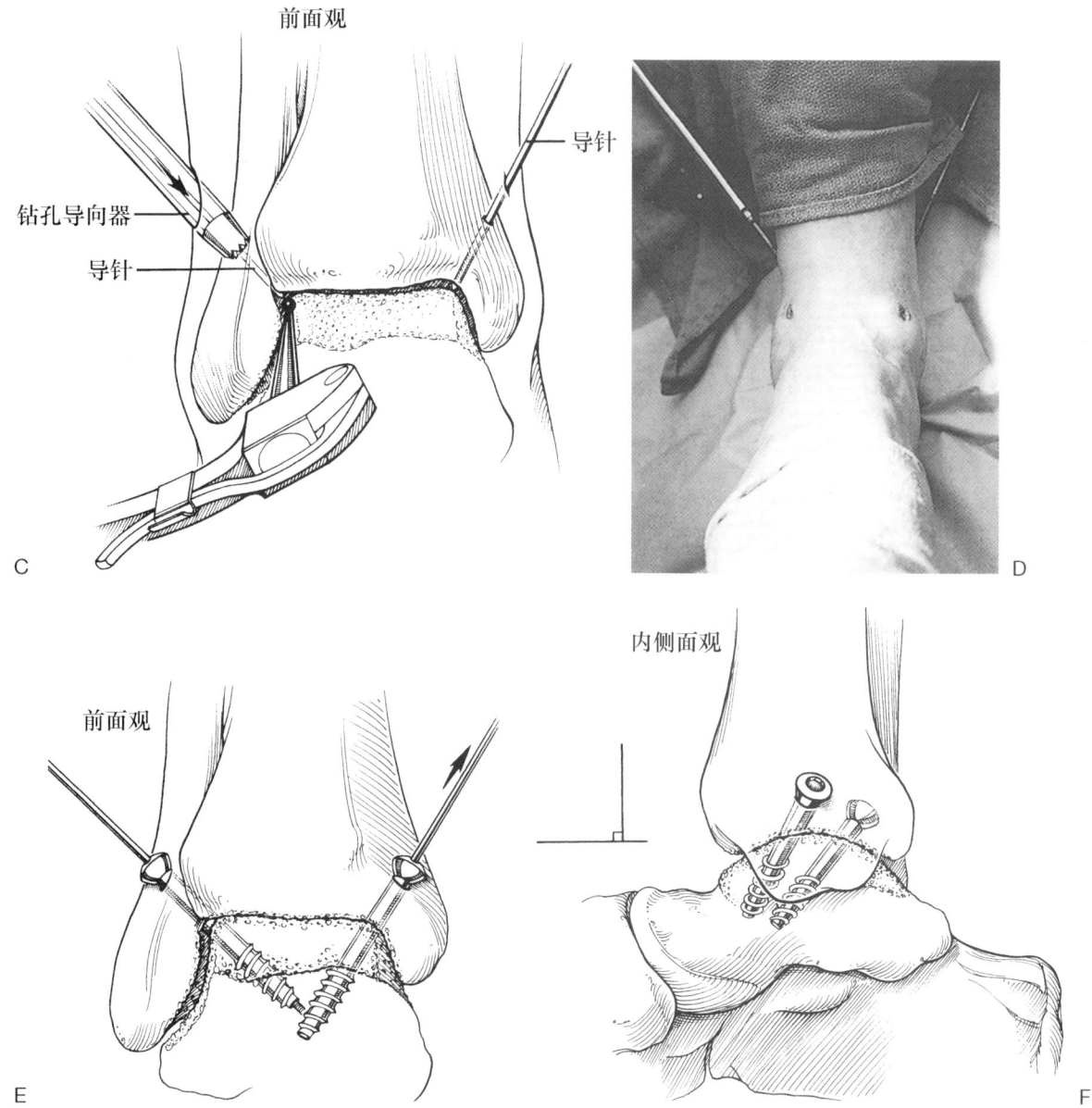

图 13.1.36（续图） （C）与冠状面成 30°、与矢状面成 30°打入内侧导针。外侧导针自腓骨后方打入，与矢状面成 45°～50°，与冠状面成 30°。（D）保持踝关节中立位，置入 1 根 6.5～7.3mm 直径的自攻螺钉。（E）同时置入 2 根螺钉，螺纹不可位于胫距关节之间。（F）去除导针，进一步拧紧螺钉，透视下确认螺钉尖部未进入距下关节。(From Ferkel RD. Arthroscopic ankle arthrodesis. In: Arthroscopic surgery. In: the foot and ankle. Philadelphia: Lippincott-Raven, 1996: 226.)

韧带修复或重建术取得了成功（见第 12 章）。关节镜下治疗复发性踝关节不稳是相对比较新的方法。通常慢性踝关节外侧不稳定都可伴有关节内病变。一项研究发现，92% 的患者合并关节内病损，包括游离体、滑膜炎、OLT、碎骨片、骨赘、粘连和软骨软化。这些伴发问题的漏诊会影响治疗效果，因此我们建议在行稳定性手术前进行关节镜检查。Hawkins 报道了采用关节镜下韧带加强术治疗轻度踝关节不稳。

发病机制

使用扭力仪和生物力学仪测试正常的踝关节韧带发现，在各个测试角度，距腓前韧带都是限制距骨前脱位、内旋和内翻的主要结构。在尸体上进行的应力

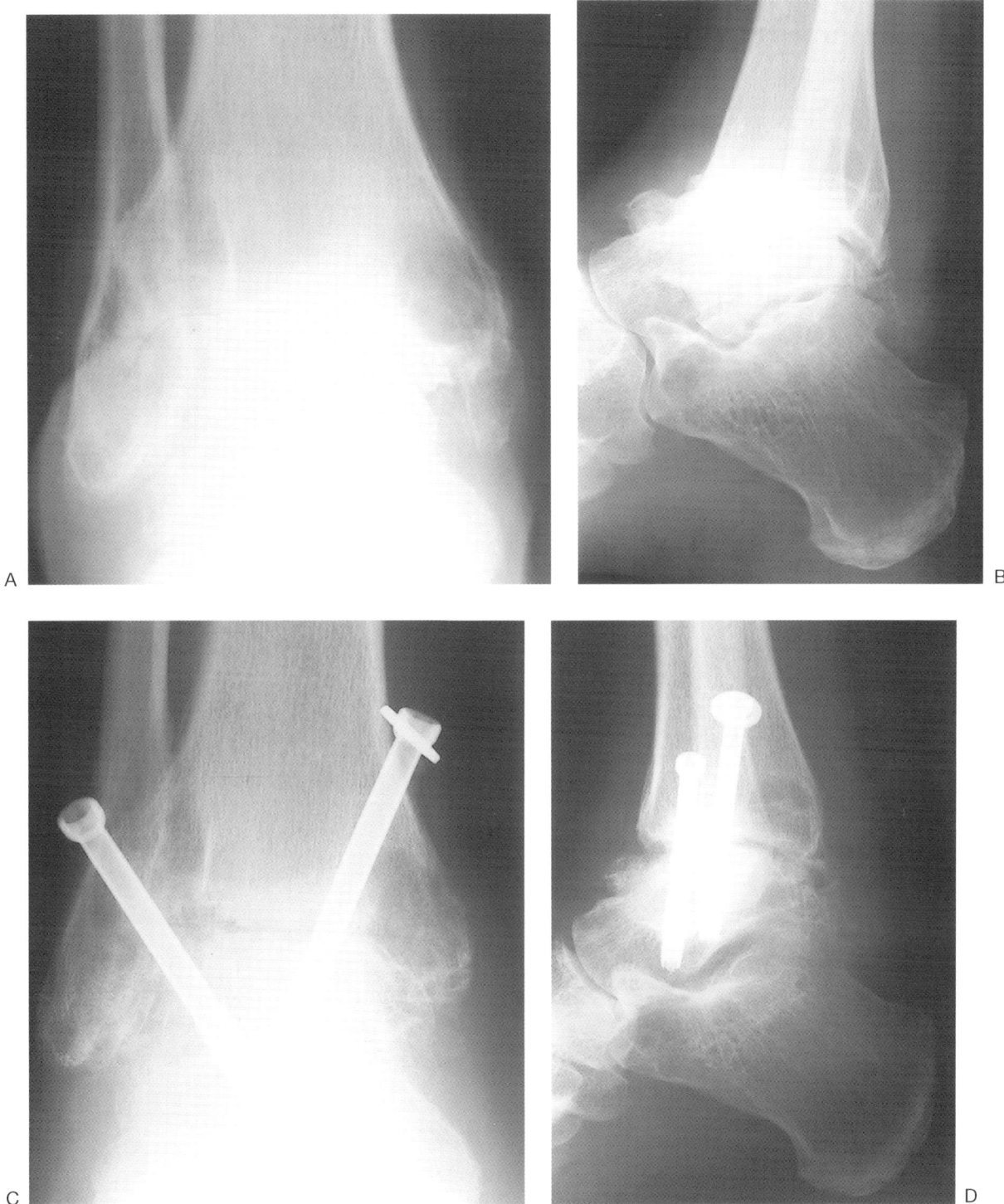

图 13.1.37 关节镜下踝关节融合治疗胫距关节炎。术前 X 线片，正位（A）和侧位（B）均显示重度踝关节骨性关节炎。术后正位（C）和侧位（D）X 线片显示内、外踝螺钉固定。

试验显示，距腓前韧带总是先于跟腓韧带失效。Broström 的研究表明，慢性踝关节外侧不稳定者中罕见跟腓韧带断裂。因此理想的韧带重建是，解剖重建距腓前韧带，同时不限制距下关节活动。限制距下关节活动的手术效果不如距腓前韧带松弛修复术，除非患者同时伴有距下关节不稳定。

诊 断

病史及体格检查

- 慢性踝关节不稳者的主要主诉为每次扭伤后疼痛和肿胀。
- 其次常见主诉为踝关节无力或不稳定感。
- 无法预计的踝关节打软增加了不安全感和不可靠感。
- 其他主述包括无力、僵硬、压痛、分离感、对潮湿或寒冷气候敏感，以及意外出现脚打软。
- 由于距腓前韧带断裂或松弛，查体可见前抽屉试验阳性。
- 距腓前韧带表面可有压痛，注意相关的肿胀和活动时有捻发音。
- 内翻应力试验是另一可靠的检查，于跖屈内翻踝关节时可诱发疼痛。

影像学特点

除了踝关节的三个标准体位 X 线检查以外，应力内翻位 X 线片可见"距骨倾斜"，范围为 6°～17°。与对侧正常值比较非常重要。还有一些术者进行前抽屉应力 X 线检查，但是这一操作难以度量并且可靠性较差。

治 疗

关节镜检查时发现慢性外踝不稳患者的距腓前韧带薄弱、外侧沟内和下胫腓联合韧带处瘢痕形成（图 13.1.38）。应评价合并的损伤，如骨软骨损伤、游离体、软骨软化。关节镜下外踝稳定手术方法上困难，要求较高的关节镜操作技术。

- 我们更倾向于选择改良的 Broström 开放术作为首选治疗方法（见 12 章）。
- 镜下稳定手术采用骑缝钉和缝合锚钉。
- 两种方法都需将距腓前韧带和相应关节囊结构重

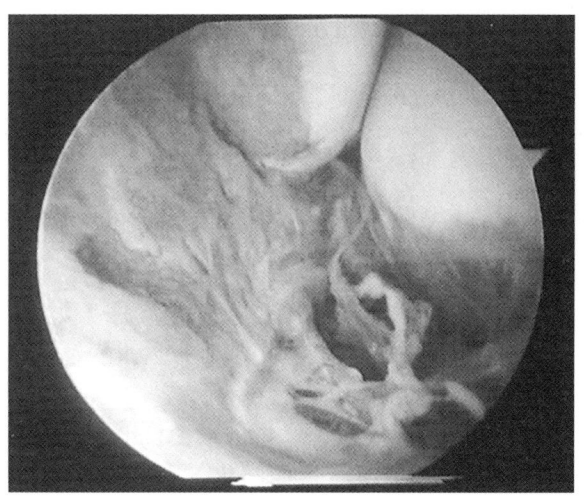

图 13.1.38 关节镜下示右踝关节外侧沟。腓骨位于左侧。距骨位于右侧。距腓前韧带变薄，其距骨附着点处有瘢痕形成。(From Ferkel RD. Arthroscopic approach to lateral ankle instability. In：Arthroscopic surgery. In：the foot and ankle. Philadelphia：Lippincott-Raven，1996：205.)

叠缝合固定于制备好的距骨骨床上。
- 用骨锉在腓骨尖前方约 1 cm 的距骨关节面上制造出血的粗糙骨面。
- 使用锚钉时，将带有 2～3 根缝线的几根"O"形锚钉固定于腓骨或距骨上，然后将邻近锚钉的缝线打结，充分拉紧重叠固定韧带结构。

术后处理

- 术后 3 周时可以足尖点地负重，4 周在石膏固定下可全负重。
- 6 周后，患者更换为步行靴，开始渐进性康复锻炼，可进行自行车和游泳运动。
- 在踝关节完全康复后，建议佩戴有内、外侧稳定支持的轻型支具进行体育运动或体力活动。

结 果

许多学者报道改良 Broström 术能够获得良好的效果。一项对 21 例患者的研究发现，所有患者均恢复了稳定性，60 个月随访时优良率达到了 96%。热能量治疗方法同样应用在外踝韧带稳定的手术中。2002 年，Berlet 等报道了对 16 例距腓前韧带疼痛的患者，行关节囊热皱缩治疗。16 例患者中，13 例为韧带轻度松弛。平均 14.5 个月随访发现，AOFAS

评分从 60.2 增加到 88.5。尽管如此，由于担心热皱缩使得胶原连接的破坏可造成关节囊的热坏死，我们不推荐使用此方法治疗踝关节不稳定。

目前关节镜治疗踝关节不稳定的技术仍然很局限。未来，关节镜技术会有进一步发展。

踝关节骨折

尽管近 50 年来，闭合性或开放性方法治疗踝关节骨折的长期结果有了长足的进步，但仍存在骨折后僵硬、疼痛、肿胀不适等问题。在过去，由于没有办法全面观察踝关节，因而对其关节内的损伤程度了解有限。最近，关节镜下胫骨平台骨折复位和固定所取得的优良效果，激发了人们把同样技术发展应用于踝部的兴趣。

发病机制

1950 年，Lauge-Hansen 根据临床、影像和试验观察提出了踝关节骨折的分型。对各种类型踝关节骨折机制的讨论超越了本章的范围。但是，同其他关节骨折，分析踝关节骨折的一个因素是明确关节受累情况。关节镜可以用来评价韧带损伤，以及取出游离的碎骨块以免其最终引起关节面损害。在某些类型的踝关节骨折中，关节镜还可以用来辅助切开复位和内固定，帮助医生了解损伤并对其行最大程度矫正。

诊　断

病史及体格检查

- 踝关节骨折的诊断通常很直接，患者有踝部外伤病史，并有患肢负重时疼痛和不稳定。
- 应仔细检查血管神经，并明确压痛部位。

影像学特点

- 标准的影像学检查可以明确骨折类型。偶尔需要进行 CT 或 MRI 检查，以判断关节面的损伤范围和程度。

治　疗

适应证与禁忌证

关节镜用于治疗急性踝关节骨折的适应证为：有损伤关节面可能的所有关节内和关节外的骨折。此外，在某些骨折移位小、容易行手法复位、轻度肿胀且无血管神经损伤的病例，可采用关节镜辅助复位和内固定。关节镜还可用于评价和治疗下胫腓联合韧带断裂，评估后踝部胫骨远端骨折固定情况，辅助清除骨碎片和行距骨骨折复位（图 13.1.39）。关节镜治疗的禁忌证为：开放性骨折，伴血管神经损伤，或伴中到重度踝关节肿胀。骨折脱位不是应用踝关节镜的禁忌证，在某些病例中可有选择地应用。踝部骨折急性期行关节镜手术要注意，必须避免液体过度外溢、肿胀和潜在的筋膜间室综合征。

手术方法

- 由于存在大量的碎片、血肿、软骨和骨性碎片，检查开始时视野不清楚。
- 插入刨削器清除血肿和碎片。
- 看到骨折线后，以手法或复位钳行骨折块复位。在关节镜监视下使用克氏针固定骨折块。
- 达到解剖复位后以空心螺钉固定（图 13.1.40）。

术后处理

- 术后按骨折标准程序治疗，包括后方的支具/石膏固定、抬高患肢、禁负重。
- X 线片显示骨折愈合后逐步开始负重。

结　果

Thordarson 等开展了一项随机、前瞻性评价关节镜治疗踝部骨折优点的研究，发现关节镜手术探查加接骨板固定与单纯接骨板固定的临床结果没有显著性差异。然而 9 例行关节镜治疗的患者中，有 8 例存在距骨顶的软骨损伤。且本研究随访时间较短。另一项近期研究中，Ferkel 和 Loren 也发现踝关节骨折中关节面的创伤性损害发病率较高（63%），胫骨和距骨的关节面同时受累。大多数这类损伤存在不稳定或者移位。由此他们得出结论，关节镜在诊断和治疗踝部骨折合并关节面损伤方面非常有价值。Stufkens 等报道了 288 例踝关节骨折使用关节镜进行评价和治疗

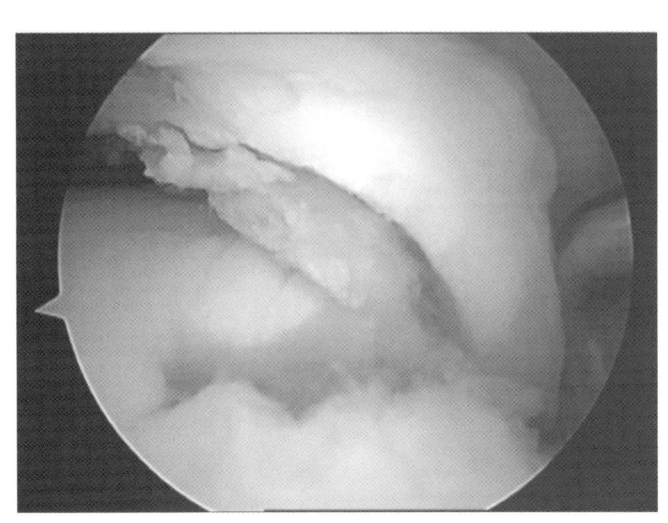
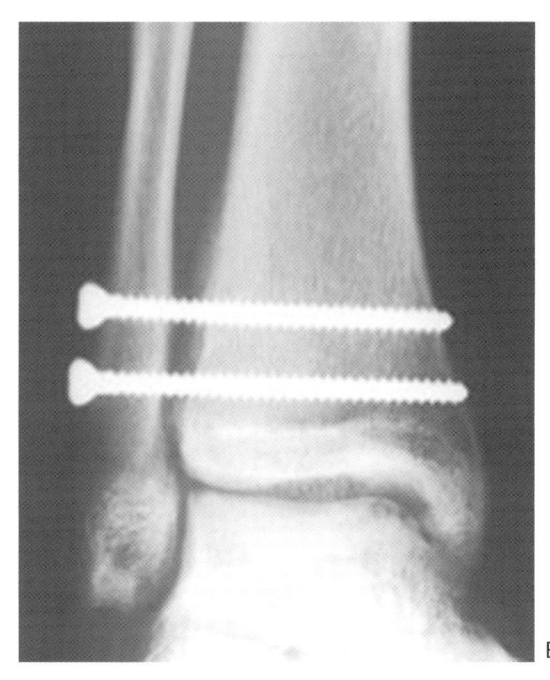

图 13.1.39 患者打棒球入二垒时滑倒，下胫腓联合韧带断裂。(A) 经前外侧入路进镜观察，见距骨顶外侧急性 OLT。如果不采用关节镜，不会发现这一损伤。(B) 右踝关节踝穴位 X 线片示，下胫腓联合复位后，以 2 根全螺纹拉力钉穿过 4 层皮质固定。

的研究，他们发现，术中探及关节面损伤的患者容易出现后续的创伤性关节炎［比值比（OR）=3.4］并且存在亚临床症状（OR=5.0）。损伤位于距骨前方和外侧，或内、外踝的病例愈后较差。关节镜操作对手术时间延长以及相应并发症的影响甚微。但是，需要开展一项设计更合理的随机、前瞻性对照研究，以确定关节镜辅助踝关节骨折的评价和复位是否真正有益。

踝关节镜的并发症

踝关节镜有很多潜在并发症。Ferkel 等报道 612 例病例中总体并发症发生率为 9%。最常见为神经损伤（49%），主要包括腓浅神经（15/27，56%）、腓肠神经（6/27，22%）、隐神经（5/27，18%）、腓深神经（1/27，4%）。神经损害的原因可能为牵引穿针、器械入路，或是刨削过于激进，特别是对前关节囊进行操作时。血管神经损伤常常发生在前中央入路和后内侧入路。其他并发症包括浅表感染、粘连、骨折、深部感染、器械断裂、韧带损伤和切口疼痛。尤其重要的是术者一定要准备一个"黄金回收器"，以随时应对器械断裂。"黄金回收器"为一个可连接吸引器的磁力棒（图 13.1.41）。

图 13.1.40 内踝骨折。(A) 术前 X 线片显示内踝骨折移位伴旋转。(B) 关节镜下见左侧内踝骨折，骨折前部有碎片缺失，不得不去除。(C) 术中透视下钻入克氏针，用于骨折复位。(D) 骨折复位后将克氏针打入骨折近端，关节镜探查复位情况。(E) 透视下确认骨折复位情况。(F) 术后 9 个月 X 线片显示内踝骨折愈合。(From Ferkel RD. Arthroscopic treatment of acute ankle fractures and postfracture defects. In: the foot and ankle. Philadelphia: Lippincott-Raven, 1996: 192.)

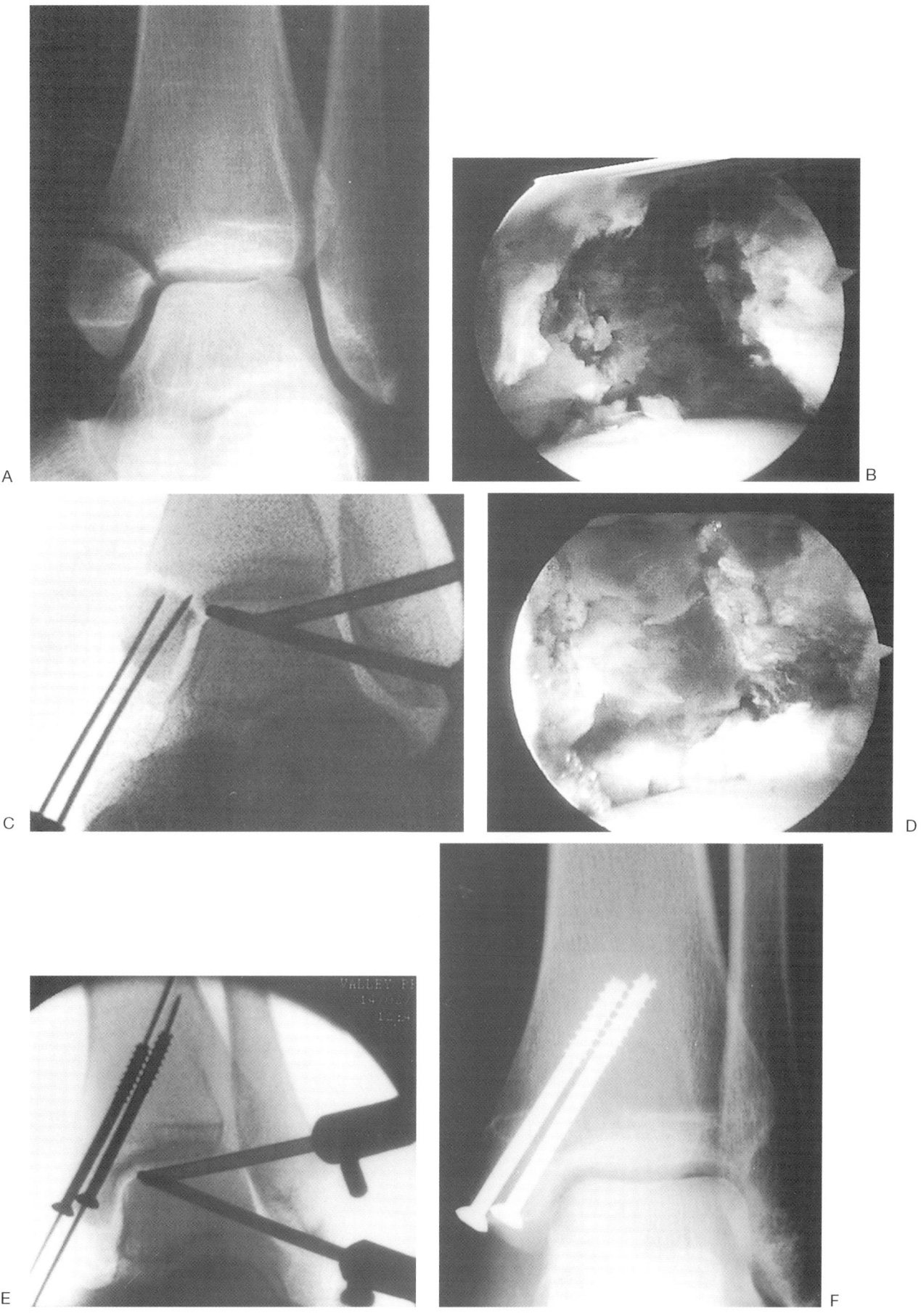

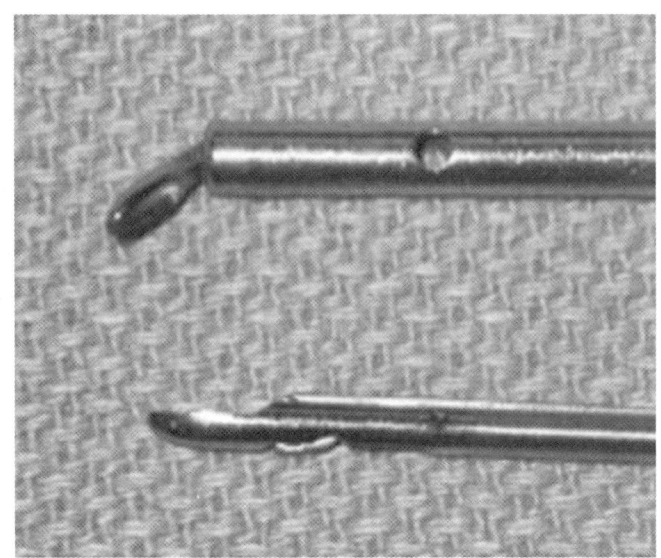

图 13.1.41 本图下方为折断的小号滑膜咬骨钳。上方器械为"黄金回收器"(具有磁力和可连接吸引器装置的小棒),带有破损器械的尾端。下方为折断器械的剩余部分。

612 例患者中有 317 例使用过有创牵引。牵引针可能引起某些暂时性的针道疼痛。2 例术后早期发生胫骨应力性骨折,原因与牵引针位置不合适和康复过于激进有关。1 例因将牵引针穿过腓骨而发生腓骨应力性骨折。据统计,有创牵引未显著增加总体并发症的发生率。浅表伤口感染与入路之间过于靠近、使用套管的类型、早期活动、使用胶带(代替缝合)关闭入路等因素密切相关。深部伤口感染与围术期未使用抗生素有关。术者经验增加也可降低并发症的发生率。最近,Young 等报道应用无创牵引的并发症情况,其 6.8% 的发生率低于之前研究报道的有创牵引并发症发生率。

仔细的术前计划、表面解剖知识的掌握、合适的牵引、熟练的操作技术可帮助减少并发症的发生(表 13.1.6)。最近 12 年,我们使用无创牵引完全代替有创牵引,以避免牵引针的相关并发症。报道的多数踝关节镜并发症都是短暂和轻微的,但也有严重并发症的发生。手术医生必须要养成仔细操作、注意细节的习惯,以最大程度地减少并发症发生。

表 13.1.6　如何避免踝关节镜并发症

- 用尖刀切皮,钝性分离至关节囊,可最大限度降低血管神经及肌腱损伤的风险
- 避免使用前中央入路和后内侧入路,因其存在损伤血管神经及肌腱的潜在风险
- 使用关节镜套筒,以减小入路周围软组织损伤
- 缝合入路,减少伤口问题
- 预防性使用抗生素
- 各个入路间避免过于靠近
- 必要时,通过套管钝性分离至骨表面,经单侧皮质以无创牵引针牵引
- 目前通常采用无创牵引,以避免牵引针的并发症

13.2　距下关节镜

关节镜器械与技术的日益完善使得许多小关节的关节镜操作更加容易并更为广泛使用。1985 年,Parisien 首次报道距下关节镜手术。文献回顾发现仅有少数此类病例的个案报道。值得注意的是,距下关节镜手术通常是指后距下关节或是后距跟关节的关节镜操作。如不清除周围组织以获得更清晰的视野,则关节镜无法进入跗骨窦、前距跟关节和中距跟关节。

患者选择

适应证

诊断性后距下关节镜的适应证包括:非手术治疗无效的持续的距下关节疼痛、肿胀、僵硬、交锁。治疗性距下关节镜的适应证包括:退行性关节病、滑膜炎、游离体、软骨软化、创伤后关节纤维化、跗骨窦综合征、疼痛性三角骨、OLT 和骨折。严重的退行性关节炎可能需要行距下关节融合。最近 Tasto 报道了他的关节镜下距下关节融合术,取得了极高的融合率。无疑距下关节镜手术的其他指征将随其此领域的不断进展而得以不断扩大。

禁忌证

距下关节镜的绝对禁忌证包括局部感染与合并畸形的晚期退行性关节病变。相对禁忌证包括严重水肿、血供不良和严重关节纤维化妨碍解剖观察。

患者评估

- 距下关节评估需先行详细的病史回顾，随后进行仔细的体格检查。
- 必须行负重位 X 线检查，包括斜位片观察踝关节和距下关节。
- 偶尔需要拍摄特殊位如 Broden 位和应力位。
- 所有患者术前均应行保守治疗，如非甾体抗炎药物、冰敷、支具、石膏固定、物理治疗。
- 物理治疗应着重控制炎症（如超声导入或电离子导入治疗）、牵引、增强足踝力量和本体感觉训练。
- 还可采用鞋子修整和矫形鞋垫。
- 采用可拆卸短腿矫形器或石膏，可能对部分慢性距下关节疼痛肿胀患者有效。
- 有时，使用利多卡因（加或不加泼尼松）行距下关节内注射可能有诊断和治疗价值。
- 对有持续症状的患者，应行进一步的诊断性检查。
- 三维 CT 扫描对发现退行性关节病、游离体、骨软骨损伤、三角骨不连接和其他异常有帮助。
- 三相锝骨扫描可鉴别和定位隐匿的病变。
- MRI 扫描有助于评估软组织病变，如周围韧带和肌腱的病变，以及骨软骨损伤和骨髓水肿。

手术室准备

器械和体位

距下关节镜手术体位与踝关节镜相同。手术设备包括止血带、大腿支架、与踝关节镜操作相同的小关节器械，1.9 mm 和 2.7 mm 直径的小关节镜，小关节刨刀、磨钻和其他小型关节镜器械。最初使用 2.7 mm 30°关节镜。2.7 mm 70°关节镜便于观察角落和监视器械操作。有时在特别紧的关节，需要使用 1.9 mm 30°关节镜。绝大多数病例使用 2.9 mm 全半径滑膜切除器和 2.9 mm 磨钻即足够。但也要准备 2.0 mm 直径的刨刀和磨钻。其他经常用到的器械为探针、篮钳、骨刀、抓钳和刮匙。软组织牵引技术同踝关节。

手术方法

关节镜入路

基本入路

- 后距下关节的关节镜操作采用后足外侧的三个入路（图 13.2.1）。
- 行关节镜手术之前，标记出相关的骨性和软组织轮廓非常重要。
  - 用记号笔标记出腓浅神经、腓深神经、足背动脉、腓肠神经、小隐静脉。
  - 腓骨尖和跟腱是定位距下入路的解剖标志。
- 在腓骨尖或稍高水平紧靠跟腱的外缘建立后外侧入路（图 13.2.2）。
  - 建立该入路时易损伤腓肠神经、腓骨肌腱、小隐静脉。
- 中央入路（也叫中间入路）通常位于腓骨尖的稍前、下方。
- 前外侧入路位于腓骨尖的前 2 cm、远侧 1 cm 处。
  - 在中间入路和前外侧入路之间一定要保持足够的距离，以便三角形操作，防止器械拥挤。

辅助入路

采用辅助前外侧和后外侧入路用于另外的器械操作。

- 辅助后外侧入路位于后外侧入路的外侧，要特别小心保护腓肠神经、小隐静脉和腓骨肌腱。
- 辅助前外侧入路很少使用，除非需要进入跗骨窦和前关节面时。

建立入路

- 首先以 19G 针头经后外侧入路位置穿刺关节。
  - 正确的针头位置应平行于关节面。
  - 穿刺后有液体流出说明进针位置正确，已进入关节腔。
  - 行入路定位时一定不要过度向近侧成角，否则容易进入后踝。
- 然后使用 19G 针头经中间入路朝向距下关节的后外侧穿刺。
  - 如液体通过后方入路的针头注入后自中间入路的针头顺畅流出，则证明中间入路位置正确。

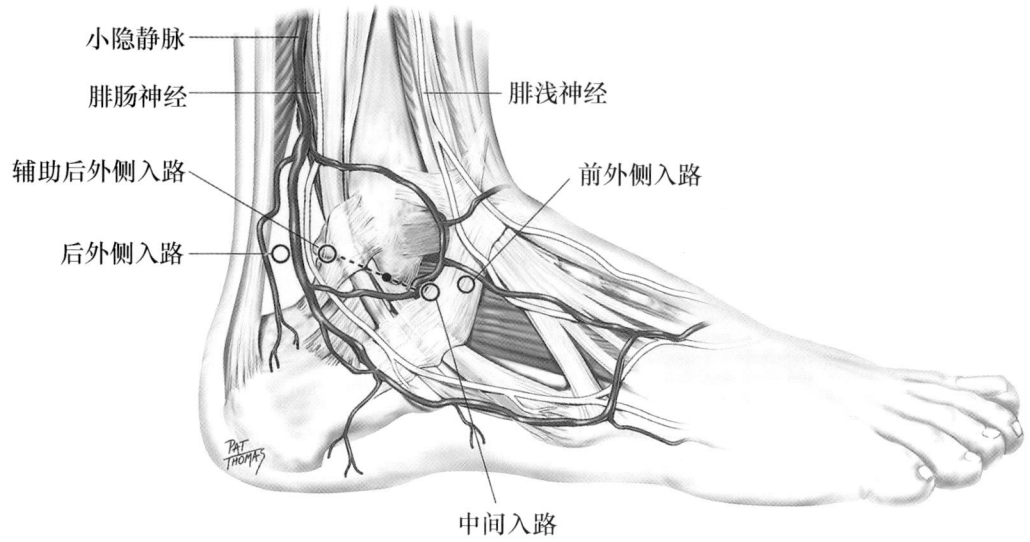

图 13.2.1 距下关节镜入路位置和相关解剖。(From Ferkel RD, Cheng JC. Ankle and subtalar arthroscopy. In: Kelikian AS, ed. Operative treatment of the foot and ankle. New York: McGraw-Hill, 1998: 321-350.)

- 建立中间入路特别注意避免损伤腓浅神经支。
- 通常使用中间入路和后外侧入路行距下关节检查和器械操作。
- 通常需要建立第三入路（前外侧入路），用于进注水管。

必要时建立辅助入路用于处理病变和方便灌洗。偶尔患者需要同时行距下关节镜和踝关节镜手术，这

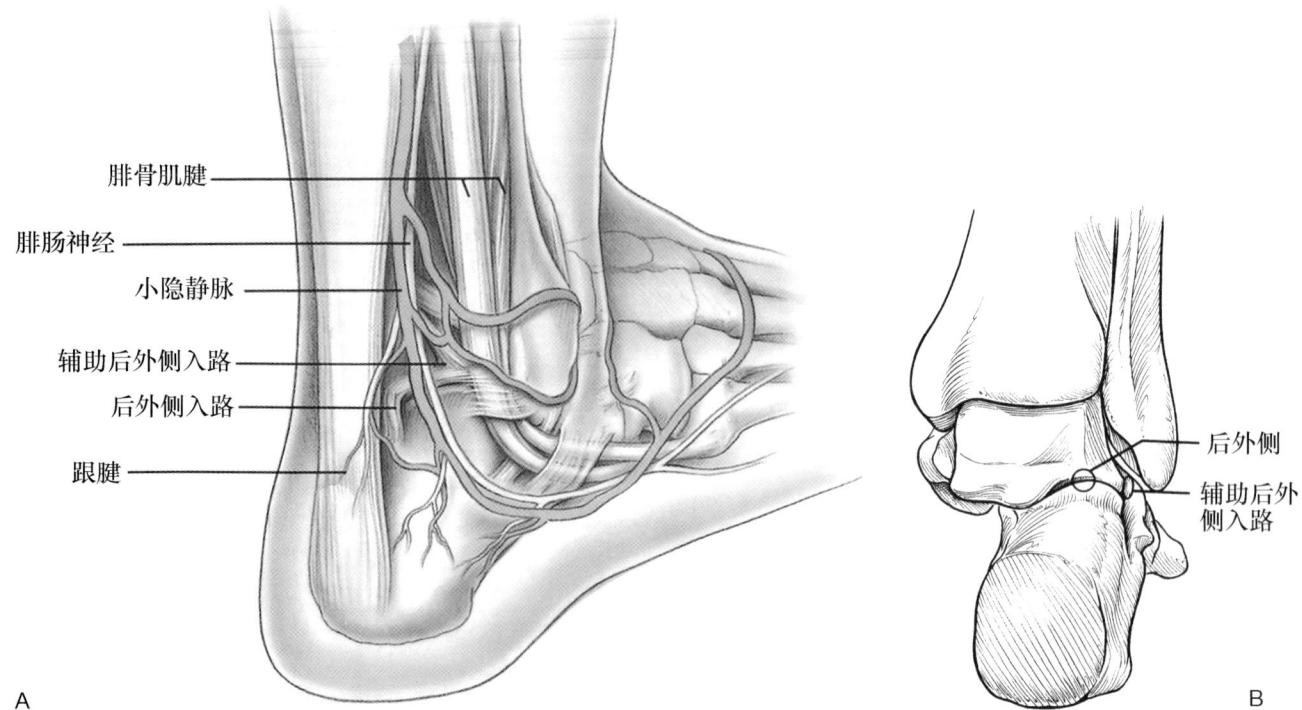

图 13.2.2 后外侧入路。(**A**) 后外侧观，紧贴跟腱外侧建立后外侧入路。辅助后外侧入路位于腓骨肌腱后方，注意不要损伤血管神经结构。(**B**) 后方观：显示后外侧入路与距下关节骨性解剖之间的关系。(From Ferkel RD. Subtalar arthroscopy. In: Arthroscopic surgery: the foot and ankle. Philadelphia: Lippincott-Raven, 1996: 240.)

种情况下应首先行距下关节镜手术，因为踝关节镜手术的液体外渗可导致距下关节镜入路定位困难。谨记后距下关节与后踝关节十分接近。在同期进行踝和距下关节镜手术时，作者可使用同一个皮肤切口，但内部关节囊的穿刺平面不同。

关节镜检查

与其他关节的诊断性关节镜检查一样，建立一个可重复的、系统的距下关节解剖学检查方法非常重要。作者推荐使用由前到后的 13 点检查方法。

- 由中间入路进镜，开始关节镜检查（图 13.2.3）
  - □ 先探查距跟骨间韧带，注意该韧带有深、浅两层。
  - □ 由内向外旋转镜头，观察马鞍样后跟距关节的前方。
  - □ 进一步向外侧检查前外侧角，可见距跟外侧韧带和跟腓韧带的返折。
  - □ 跟腓韧带位于距跟外侧韧带的后方。
  - □ 向内旋转镜头，可见关节面中央和后侧沟。
- 调整关节镜改由后外侧入路进入，可经前外侧入路灌注或经镜鞘灌注（图 13.2.4）
  - □ 由前到后再次行关节镜检查。
  - □ 通过关节间隙可见前方的骨间韧带。
  - □ 从后方可观察到距跟外侧韧带和跟腓韧带的返折。
  - □ 后撤镜头，探查后外侧隐窝和后侧沟。
  - □ 向内旋转镜头，观察后内侧隐窝和后内侧角。
  - □ 最后观察跟距关节面的后侧部分。
- 将镜头改由前外侧入路进入，再次检查。

慢性扭伤后疼痛和跗骨窦综合征

发病机制

距下关节慢性疼痛通常由反复的内翻损伤，影响到踝和距下关节韧带结构而引起。瘢痕形成和纤维化引起撞击样综合征。1958 年，O'Connor 等首次报道了跗骨窦综合征。约有 70% 的病例为创伤后发生，通常是严重的踝内翻扭伤。确切病因尚不明确，但跗骨窦区软组织的瘢痕形成和退行性改变被认为是引起该区域疼痛的最常见原因。跗骨窦和跗骨管内韧带组织中的神经末梢受到损伤，以及本体感觉功能丧失，可能是发病的一个因素。

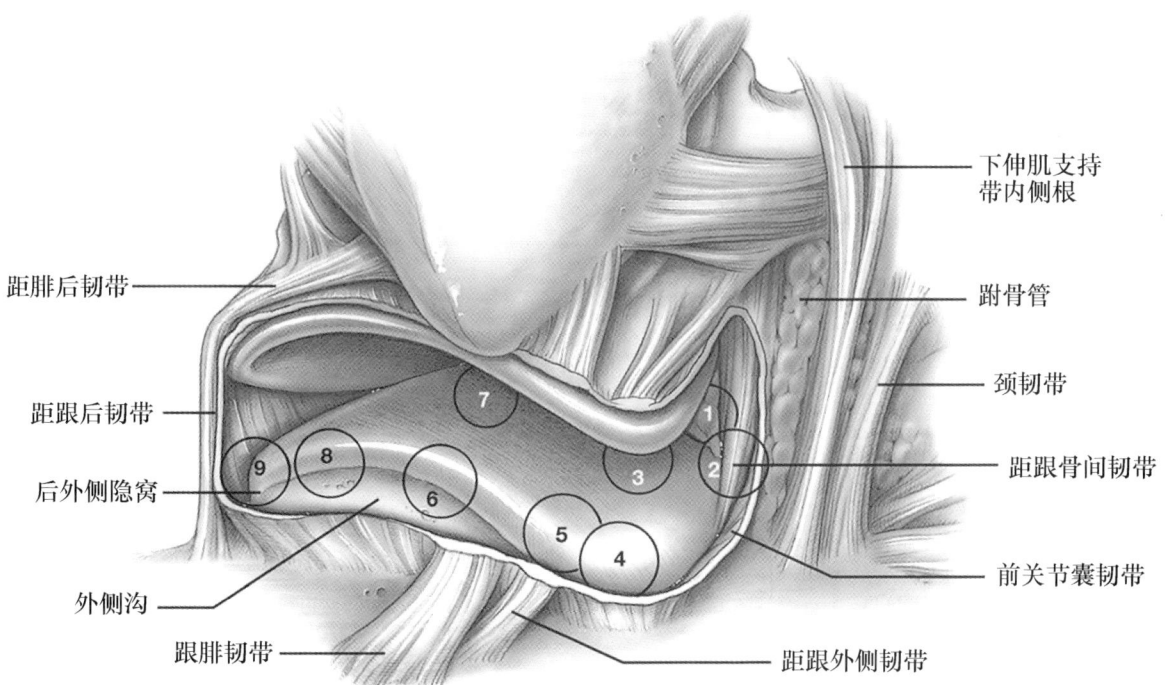

图 13.2.3　自中间入路置入关节镜，于外侧观察距下关节的 6 个检查点。自跟距关节的最内侧开始，逐渐向外侧，然后向后侧顺序检查后距下关节。(From Ferkel RD. Subtalar arthroscopy. In: Arthroscopic surgery: the foot and ankle. Philadelphia: Lippincott-Raven, 1996: 247.)

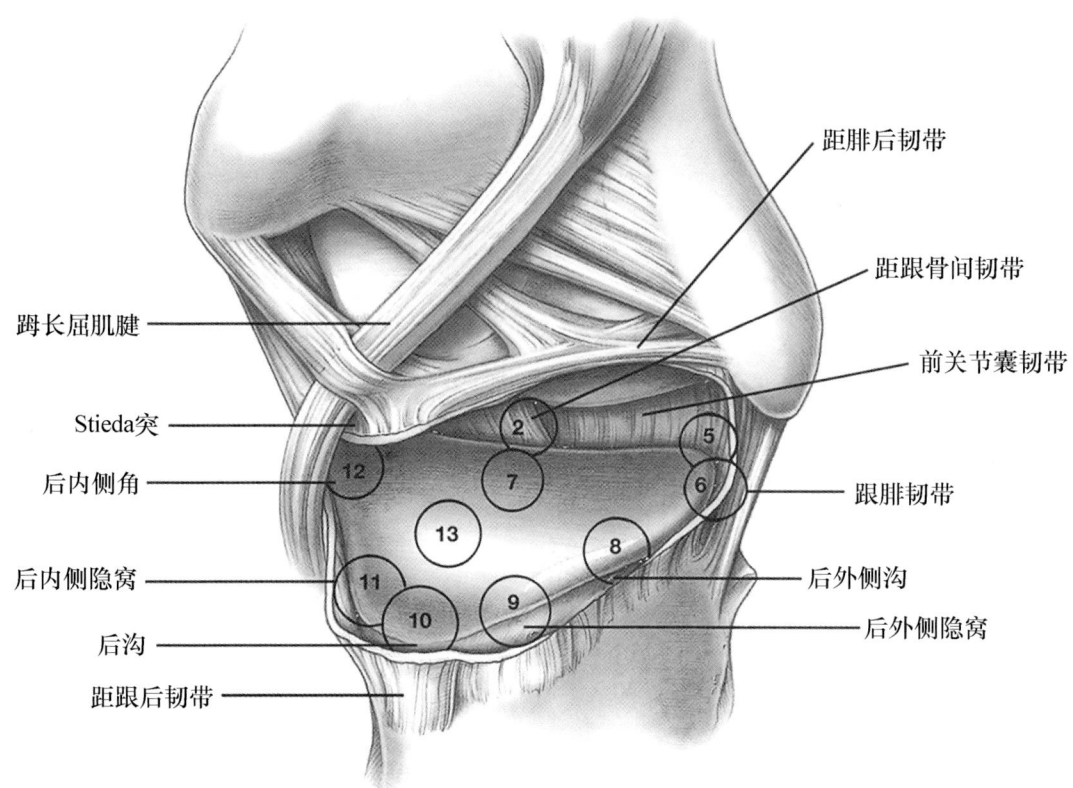

图 13.2.4　从后外侧入路置入关节镜，观察距下关节的 7 个检查点。后方检查由外侧沟开始，到后外侧，然后后方和内侧，最后止于中央部。(From Ferkel RD. Subtalar arthroscopy. In：Arthroscopic surgery：the foot and ankle. Philadelphia：Lippincott-Raven，1996：248.)

诊　断

- 由于跗骨窦、距下关节、踝关节外侧沟的下部位置非常接近，故慢性扭伤后疼痛的准确定位比较困难。
- 选择性封闭注射可以帮助定位疼痛部位，同时有治疗作用。
- 患有跗骨窦综合征时，足外侧疼痛明显。疼痛位于跗骨窦的外侧开口部位，表现为深压、站立、走不平道路和旋转距下关节时疼痛加重。
- 患者也可感到踝关节不稳定或无力，尤其在不平坦的地面上行走时。
- 常规 X 线片和应力检查未发现踝关节或距下关节不稳的征象。
- 选择性距下关节和踝关节内封闭注射对诊断有帮助并有治疗作用。
- 如果手术治疗无效，则需要手术。

治　疗

在某些病例中，当难以区分踝关节和距下关节疼痛时，可同时进行两个位置的关节镜检查。在慢性踝关节扭伤引起疼痛的病例，距下关节会出现滑膜炎、纤维化、瘢痕等表现，病变常出现在踝关节和距下关节的外侧沟。

- 如果发现距下关节内纤维化和瘢痕形成，必要时将其清除。
- 对有跗骨窦综合征的患者，在跗骨窦的外侧 1～1.5 cm 处切除部分骨间韧带、颈韧带和纤维脂肪组织，避免损伤距骨的血供。
- 术后以 4-0 不可吸收尼龙线缝合关闭伤口，加压包扎，以后方支具固定踝关节。
- 5～7 天时拆除支具和缝线，开始关节活动度训练。
- 肿胀消退后，穿小腿弹力加压袜。

三角骨

发病机制

三角骨是位于距骨后方的跗骨，其在人群中的出现率为 2%～14%。该跗骨可能是造成后踝疼痛的原因之一。尽管三角骨可为单独骨块，但它有时可与距骨后外侧结节相融合，被称为 Stieda 突。反复的足背伸和跖屈最终可导致三角骨自距骨外侧结节上骨折。而且可以形成三角骨骨不连，引起疼痛。

诊 断

- 疼痛性三角骨的诊断依据为：三角骨区域疼痛，并于踝关节最大跖屈时加重，X 线片和骨扫描可见病变。
- 如果骨扫描显示三角骨代谢明显增加，表示该区域有骨不连（图 13.2.5A）。
- 在三角骨损伤的患者，MRI 扫描显示距骨后方可有骨髓水肿、积液、软组织肿胀（图 13.2.5B）。
- 另外，CT 可偶尔有助于发现三角骨纤维性骨不连（图 13.2.5C）。

治 疗

- 用直径 2.7mm 的 30°和 70°关节镜经中间入路观察三角骨，自后外侧入路进入器械。
- 用探针检查三角骨，并活动踝关节和距下关节进行动态评价。
- 三角骨骨不连时表现为其与距骨的纤维附着处有明显的活动，有时连接处有软骨软化和纤维化。
- 行三角骨切除时尤其要注意避免损伤其内侧的姆长屈肌腱和神经血管束。
- 插入香蕉刀，松解纤维化的关节囊和距腓后韧带在距骨的附着点（图 13.2.5D）。
- 以刨刀和反角刮匙进一步松解周围韧带和关节囊，以便使三角骨"剥壳"而出。
- 所有器械操作均需在关节镜监视下进行。
- 以抓钳取出松解后的三角骨（图 13.2.5E）。
- 在本章主编报道的系列病例研究中，14% 行距下关节镜手术的患者接受了三角骨切除术。术后以短腿石膏或可拆卸石膏靴制动 3 周，随后进行康复训练。

退行性距下关节炎

传统的距下关节融合术为开放性手术。最近，与关节镜下踝关节融合类似的距下关节融合技术得以开发，并取得良好的效果。

发病机制

与踝关节相同，距下关节炎可由原发性退行性关节病或继发性因素引起，如创伤、炎症。通常，创伤后关节炎是行距下关节融合的最常见原因。

诊 断

- 患者有创伤病史。通常主诉后足在日常生活中有负重疼痛，常伴有肿胀与晨起疼痛。
- 距下关节的正常适应性活动能力丧失，造成患者在不平整地面行走时症状加重。
- 诊断性局部麻醉药注射后症状缓解对于诊断有很大帮助。
- 标准的足踝部影像学检查以及 Broden 位 X 线片对评价距下关节病变和其他疾病有帮助。
- 距下关节 CT 检查有助于诊断。

治 疗

适应证与禁忌证

距下关节融合的指征同踝关节融合，为有持续性不缓解的疼痛且对非手术治疗无效的患者。单纯距下关节退行性变的手术效果较为理想，如跟骨骨折后但距舟关节和跟骰关节正常的病例。与踝关节融合类似，距下关节融合适用于无明显成角或旋转畸形的病例，不适用于跟骨骨折或严重的关节强直有大量骨丢失者。

手术方法

- 需要采用前述的三个入路。
- 交替使用各入路，以清除整个距跟关节软骨面。
- 清除软组织，用环形刮勺和刨刀去除关节面。

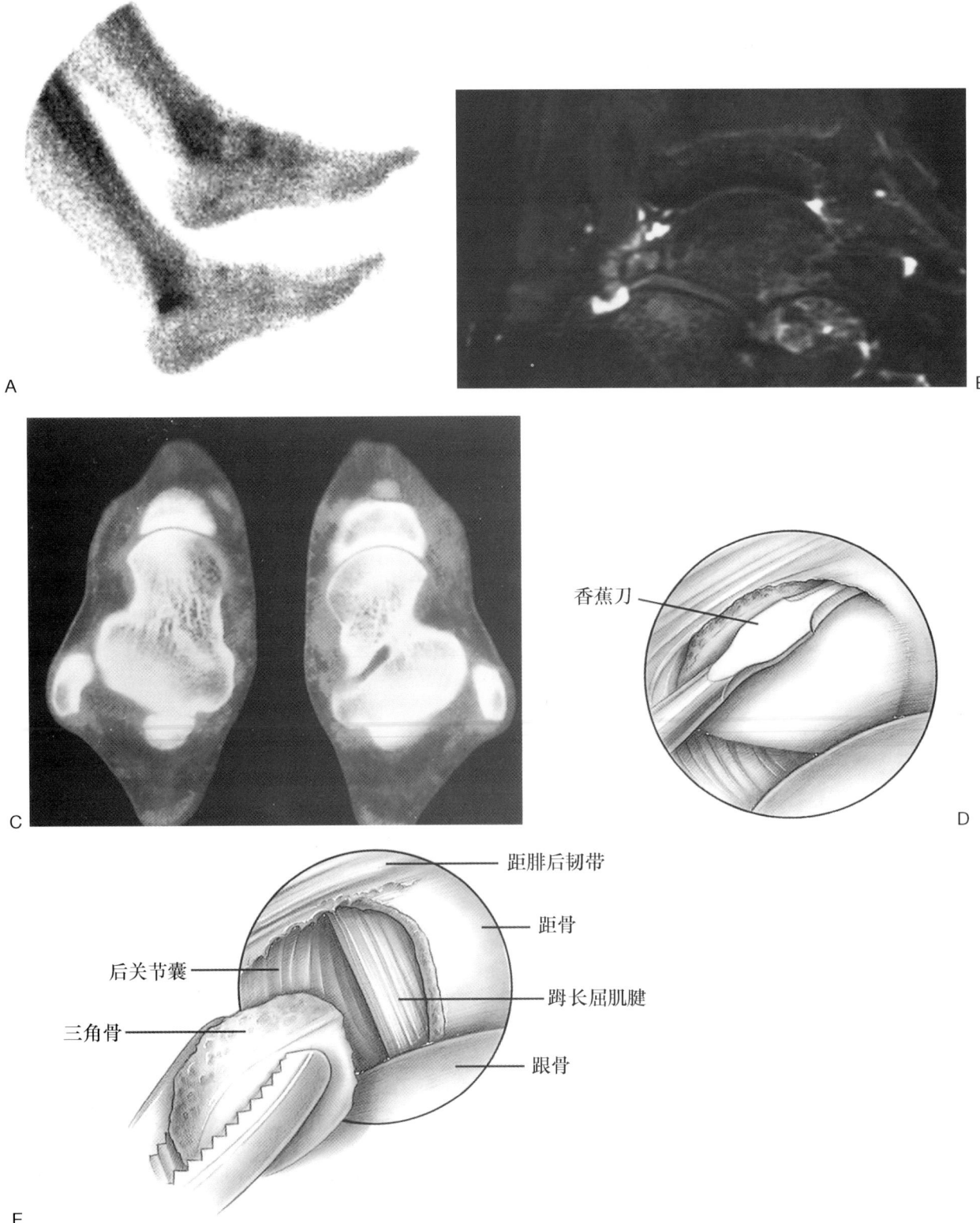

图 13.2.5 三角骨切除术。(**A**) 骨扫描显示三角骨代谢显著增强,提示该部位有骨不连。(**B**) 矢状位 MRI T2 像提示三角骨骨髓水肿。(**C**) 双足轴位 CT 扫描显示右踝有三角骨,而左踝没有。(**D**) 用香蕉刀松解三角骨周围附着的软组织,特别需要注意避免损伤跗长屈肌腱和内侧的血管神经束。(**E**) 游离三角骨后,以抓钳将其取出。(From Ferkel RD. Subtalar arthroscopy. In: Arthroscopic surgery: the foot and ankle. Philadelphia: Lippincott-Raven, 1996: 249-250.)

- 用磨钻清理直至露出出血的松质骨面,并制造粗糙面。
- 将足置于合适的位置(5°外翻)并加压对合骨面。
- 于胫前肌腱的内侧做一小切口,显露距骨颈的前上部分。
- 使用前交叉韧带导向器,以一根 0.125 英寸(3.0 mm)的导针自距骨颈上方穿过距下关节,在跟腱外侧穿出。
- 使用 1~2 枚 6.5 mm 或 7.3 mm 空心螺钉自足跟逆行打入距骨颈。螺钉尖不要突出距骨颈,否则会与胫骨远端撞击。
- Tasto 等报道了关节镜下距下关节融合的研究,平均融合时间为 10 周,没有不融合或其他并发症发生。
- 术后 1 周复查,去除支具和缝线。
- 患者以短腿石膏固定,直到影像学显示骨融合为止。
- 骨性融合后逐渐开始负重。

距下关节镜并发症

距下关节镜可能的并发症类似于已经报道的踝关节镜手术并发症。作者最初的一组 50 例距下关节镜手术中,没严重并发症发生,仅有 1 例术后存在轻微淤斑,但自行吸收。入路部位可发生神经损伤。腓肠神经、腓浅神经和小隐静脉特别容易受损。皮肤切口不要切到皮下,皮下组织要用小血管钳行钝性分离,后置入关节镜鞘管。建立入路时注重细节会最大限度减少并发症的发生。

俯卧位踝关节镜

在后踝病变的治疗中,俯卧位踝关节镜的应用日益增加。许多医生发现此项技术简单易行,因为他们常规不使用后外侧入路。行后踝关节镜手术时,尤其在使用后内侧入路时,需要充分了解此处的解剖结构。

适应证与禁忌证

俯卧位后踝关节镜可用于下述情况:
- 三角骨疼痛
- 后踝软组织撞击
- 后踝撞击导致的骨赘生成
- 游离体取出
- 踝关节软组织清理(如 PVNS)
- 踇长屈肌腱挛缩或腱鞘炎
- Haglund 畸形/足跟后滑囊炎
- 后踝 OLT

当存在操作区域软组织感染或不能触及患者胫后动脉搏动时,禁忌建立俯卧位后踝关节镜的后内侧入路。在无胫后动脉搏动的病例,可行 MRI 检查以明确此处的血管解剖。既往的踝关节后内侧的手术可能破坏此处的解剖结构,造成重要的血管神经损伤。其他的相对禁忌证包括严重水肿和糖尿病血管病变。

体 位

- 患者俯卧于手术台上(图 13.2.6)。
- 使用大腿止血带并于膝关节处加垫。
- 垫高远端胫骨前方,使踝关节悬空手术台上。
- 这样可以保证踝关节在术中的背伸和跖屈不受限。
- 不需要使用牵引装置。

入 路

- 使用后内侧和后外侧入路。
- 两个入路都位于腓骨尖水平,紧贴跟腱(4~5 mm)(图 13.2.7)。
- 在皮肤上画出踝关节前方轮廓,以便定位和穿刺进入器械。
- 通常在外踝尖水平或稍近处先建立后外侧入路。
- 使用"点扩"技术,先以 11 号刀片切开皮肤,再用小止血钳分离软组织。
- 止血钳朝向第一趾蹼间隙(图 13.2.8)。
- 在穿破筋膜前,将血管钳换成带有钝性穿刺锥的关节镜套筒。

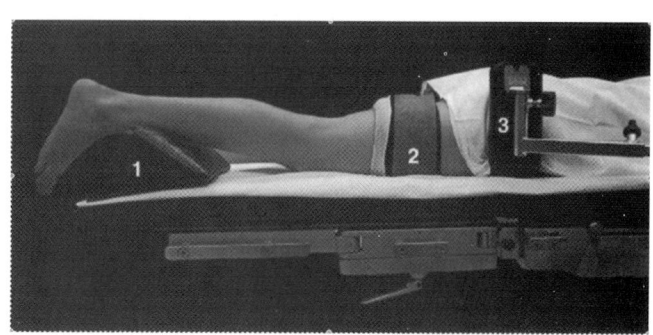

图 13.2.6 俯卧位关节镜手术。患者俯卧于手术台上,大腿上止血带,小腿下置小支架。同侧髋关节支架支撑,允许必要时轻度倾斜手术台。(From van Dijk CN, De Leeuw PAJ, Scholten PE. Hindfoot endoscopy for posterior ankle impingement: surgical technique. J Bone Joint Surg Am 2009;91 (suppl 2):287-298.)

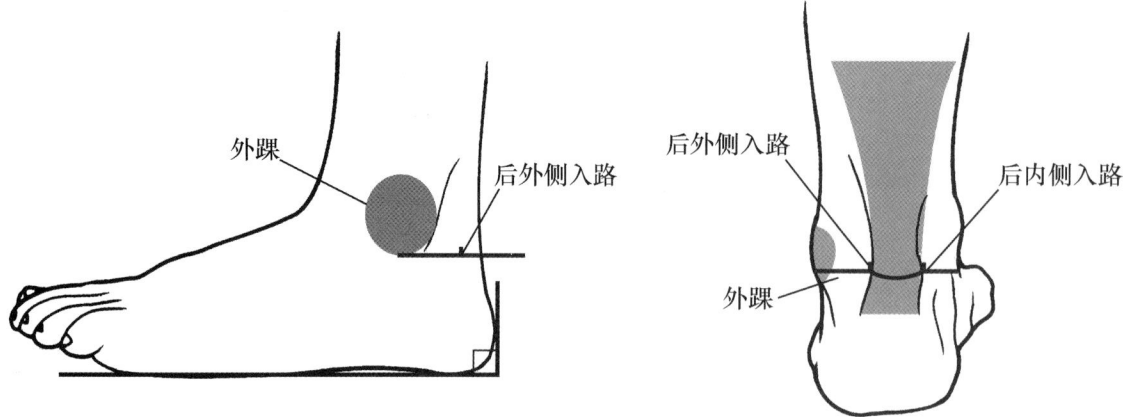

图 13.2.7　行俯卧位踝关节镜手术时，先建立后外侧入路。此入路位于外踝尖水平，跟腱外侧缘 4～5mm 处。后内侧入路在同一水平的跟腱内侧缘建立。（From van Dijk CN, De Leeuw PAJ, Scholten PE. Hindfoot endoscopy for posterior ankle impingement: surgical technique. J Bone Joint Surg Am 2009; 91（suppl 2）: 287-298.）

- 在同一水平上紧贴跟腱建立后内侧入路，同样使用"点扩"方法。
- 使用血管钳分离到关节镜套筒的水平。
- 然后轻轻撤走关节镜套筒，置入关节镜，则可看到血管钳的尖端。
- 用血管钳扩大空间，使用 5 mm 的刨刀清理后踝外侧到𫐓长屈肌腱之间的脂肪和软组织。
  - □ 小腿筋膜（Rouviere 韧带）覆盖于距骨后突之上，在此水平有增厚。
- 在此处，以小血管钳可轻易穿过关节囊。
- 𫐓长屈肌腱是入路的内侧边界。
- 处理完病变区域后，使用 4-0 尼龙线缝合伤口。

术后处理

- 处理依病变而定。
- 除行软骨处理的患者外，大多数患者可使用后托固定，或行软质的包扎。
- 术后 2 天开始主动活动度练习。
- 2～4 天后可以着地负重。
- 术后 10～14 天拆除缝线。

结　果

关于后踝关节镜的报道都是良好的。2008 年，Scholten 等报道了 56 例使用俯卧位关节镜治疗后踝撞击的研究。术后 36 个月随访示，AOFAS 评分从 75 分增加到 90 分。他们发现，劳损性病变的治疗效

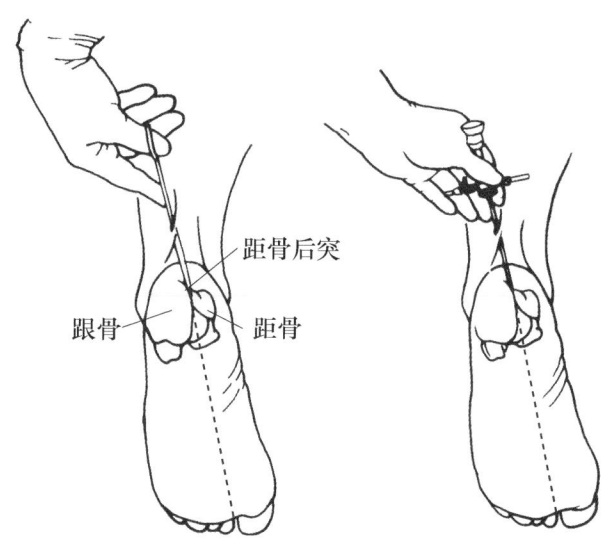

图 13.2.8　使用"点扩"法建立后外侧入路。血管钳和关节镜穿过皮肤切口后，正对第一趾蹼间隙方向进入。（From van Dijk CN, De Leeuw PAJ, Scholten PE. Hindfoot endoscopy for posterior ankle impingement: surgical technique. J Bone Joint Surg Am 2009; 91（suppl 2）: 287-298.）

果优于创伤性病变。并发症发病率很低（小于 3%），只有一例患者出现短暂的跟内侧感觉减退。这一并发症发生率比开放性手术（10%～24%）低很多。

俯卧位踝关节镜是治疗后踝病变的有效方法。但需要充分了解后踝解剖，尤其是后内侧结构，从而就能够安全顺利地完成手术。

（肖　犇　译　李淑媛　张建中　校）

推荐阅读

Albritton MJ, Ferkel RD. 21 point arthroscopic examination of the ankle. AAOS Video, 2006.

Bazaz R, Ferkel RD. Results of endoscopic plantar fascia release. Foot Ankle Int 2007;28(5):549–556.

Berndt AL, Harty M. Transchondral fractures (osteochondritis dissecans) of the talus. J Bone Joint Surg Am 1959;41:988.

Branca A, Di Palma L, Bucca C, et al. Arthroscopic treatment of anterior ankle impingement. Foot Ankle Int 1997;18(7):418–423.

Corte-Real NM, Moreira RM. Arthroscopic repair of chronic lateral ankle instability. Foot Ankle Int 2009;30(3):213–217.

Egol KA. Parisien JS. Impingement syndrome of the ankle caused by a medial meniscoid lesion. Arthroscopy 1997;13: 522–525.

Ferkel RD. Arthroscopic surgery—the foot and ankle. Philadelphia: Lippincott-Raven, 1996.

Ferkel RD, Chams RN. Chronic lateral instability: arthroscopic findings and long-term results. Foot Ankle Int 2007;28(1):24–31.

Ferkel RD, Heath DD, Guhl JF. Neurologic complications of ankle arthroscopy. Arthroscopy 1996;12:200–208.

Ferkel RD, Hewitt M. Long-term results of arthroscopic ankle arthrodesis. Foot Ankle Int 2005;26(4):275–280.

Ferkel RD, Karzel RP, Del Pizzo W, Friedman MJ, Fischer SP. Arthroscopic treatment of anterolateral impingement of the ankle. *Am J Sports Med* 1991;19: 440–446.

Ferkel RD, Scranton PE Jr. Arthroscopy of the ankle and foot. J Bone Joint Surg Am 1993;75(8):1233–1242.

Ferkel RD, Scranton PE Jr, Stone JW, et al. Surgical treatment of osteochondral lesions of the talus. Instr Course Lect 2010;59:387–404.

Ferkel RD, Tyorkin M, Applegate GR, et al. MRI evaluation of anterolateral soft tissue impingement of the ankle. Foot Ankle Int 2010;31(8):655–661.

Ferkel RD, Zanotti RM, Komenda GA, et al. Arthroscopic treatment of chronic osteochondral lesions of the talus: long-term results. Am J Sports Med 2008;36:1750–1762.

Gregush RV, Ferkel RD. Treatment of the unstable ankle with an osteochondral lesion: results and long-term follow-up. Am J Sports Med 2010;38:782–790.

Hermanson E, Ferkel RD. Bilateral osteochondral lesions of the talus. Foot Ankle Int 2009;30:723–727.

Lauge-Hansen N. Fractures of the ankle. II. Combined experimental-surgical and experimental-roentgenologic investigations. Arch Surg 1950;60:957.

Liu SH. Mirzayan R. Posteromedial ankle impingement. Arthroscopy 1993;9: 709–711.

Loren GJ, Ferkel RD. Arthroscopic assessment of occult intra-articular injury in acute ankle fractures. Arthroscopy 2002;18:412–421.

Nam EK, Ferkel RD, Applegate GR. Autologous chondrocyte implantation of the ankle: A 2- to 5-year follow-up. Am J Sports Med 2009;37(2):274–284.

Nery C, Raduan F, Del Buono A, et al. Arthroscopic-assisted Broström-Gould for chronic ankle instability: a long-term follow-up. Am J Sports Med 2011;39(11):2381–2388.

Schimmer RC, Dick W, Hintermann B. The role of ankle arthroscopy in the treatment strategies of osteochondritis dissecans lesions of the talus. Foot Ankle Int 2001;22(11):895–900.

Scholten PE, Sierevelt IN, van Dijk CN. Hindfoot endoscopy for posterior ankle impingement. J Bone Joint Surg Am 2008;90:2665–2672.

Scranton PE, Frey CC, Feder KS. Outcome of osteochondral autograft transplantation for type-V cystic osteochondral lesions of the talus. J Bone Joint Surg Br 2006;88:614–619.

Sitler DF, Amendola A, Bailey CS, et al. Posterior ankle arthroscopy: an anatomic study. J Bone Joint Surg Am 2002;84:763–769.

Tasto JP. Arthroscopic subtalar arthrodesis. Tech Foot Ankle Surg 2003;2:122–128.

Tol JL, Struijs PA, Bossuyt PM, Verhagen RA, et al. Treatment strategies in osteochondral defects of the talar dome: a systematic review. Foot Ankle Int 2000;21:119–26.

Van Buecken KP, Barrack MD, Alexander AH, Ertl J. Arthroscopic treatment of transchondral talar dome fractures. Am J Sports Med 1989;17:350.

Van Dijk CN, de Leeuw PAJ, Scholten PE. Hindfoot endoscopy for posterior ankle impingement: surgical technique. J Bone Joint Surg Am 2009;91(suppl 2):287–298.

Van Dijk CN, Reilingh ML, Zengerink M, et al. The natural history of osteochondral lesions of the ankle. Instr Course Lect 2010;59:375–386.

Waller JM. Hindfoot and midfoot problems of the runner. Symposium on the foot and leg in running sports. St. Louis: Mosby, 1982.

Williams MM, Ferkel RD. Subtalar arthroscopy: indications, techniques, and results. Arthroscopy 1998;14:373–381.

Wolin I, Glassman F, Sideman S, Levinthal DH. Internal derangement of the talofibular component of the ankle. Surg Gynecol Obstet 1950;91:193–200.

Young BH, Flanigan RM, Digiovanni BF. Complications of ankle arthroscopy utilizing a contemporary noninvasive distraction technique. J Bone Joint Surg Am 2011;93(10):963–968.

Zengerink M, Szerb I, Hangody L, et al. Current concepts: treatment of osteochondral ankle defects. Foot Ankle Clin 2006;11:331–359.

Zinman C, Reis ND. High resolution CT scan in osteochondritis dissecans of the talus. Acta Orthop Scand 1982;53:697–700.

第 14 章
足踝部创伤

DAVID B. THORDARSON

足踝部创伤虽然不危及生命，但可造成长期残障，这一点已形成共识。有两项研究对比了合并和不合并足部创伤的多发伤患者的愈后，发现多系统创伤后存活的患者如果合并足部创伤，其功能受损会更为严重。本章将简要介绍足踝部创伤的机制、临床表现、正确的影像学检查方法，以及足踝部骨折与脱位的分型与治疗。

踝关节骨折

发病机制

虽然理论上讲，踝部骨折应包括踝关节的所有损伤，但是踝穴负重穹顶部的骨折（胫骨顶——Pilon 骨折）因愈后较差且难以治疗，将在单独的部分介绍。大多数踝关节骨折的损伤机制为踝部旋转损伤。损伤时踝部的姿势和外力的作用方向通常决定了骨折的类型。这些力学机制将在后文的分型系统中重点列出（如 Lauge-Hansen 分型）。特殊情况，包括踝关节中立位时发生的严重外旋损伤，可导致下胫腓韧带联合损伤，偶尔合并高位腓骨骨折（Maisonneuve 骨折）。

诊 断

病史和体格检查

临床表现

患者应具备与骨折情况相符合的外伤史。有时，有糖尿病患者就诊时只有轻微的甚或没有明确的外伤史，这时要怀疑是否为 Charcot 神经性关节病变。除了受伤机制外，其他相关病史因素包括是否有合并症，如对伤口愈合有影响的糖尿病和外周血管疾病，以及能干扰伤口和骨折愈合的吸烟史。

- 体格检查包括畸形程度和软组织的肿胀程度。
- 开放性骨折应予以明确，并优先处理。
- 还应注意神经血管的情况，尤其是出现脱位时，神经血管损伤的可能性就更大。

影像学表现

- 踝关节标准的 X 线检查体位包括正位、侧位以及踝穴位，通常根据上述三个体位的检查结果足以对损伤进行分型并确立治疗方案。
- 有时，如果患者出现小腿更近端的压痛，或踝内侧间隙明显增宽，却无明显腓骨骨折，则需拍摄胫腓骨全长 X 线片，以排除 Maisonneuve 损伤中的高位腓骨骨折。

分 型

旋转性踝关节骨折有两种常用的分型系统。Dennis-Weber 分型系统（表 14.1，图 14.1～14.3）与 Lauge-Hansen 型系统（表 14.2，图 14.4），后者考虑了受伤时足的姿势与损伤外力的特点。

治 疗

- 对于所有有移位的踝部骨折，最初都采用闭合复位并使用夹板或石膏固定。

表 14.1　旋转性踝关节骨折的 Dennis-Weber 分型系统

分型	描述
A	骨折位于下胫腓联合以下。最常有撕脱损伤并伴有斜行或是垂直方向的内踝骨折（与旋后内收损伤一致；图 14.1）
B	骨折在关节面水平开始，斜行向近端延伸。可能伴有横行内踝骨折或是有三角韧带断裂（与旋后外旋损伤一致；图 14.2）
C	骨折位于关节线之上，一般伴有下胫腓联合损伤。可伴有内踝横断撕脱骨折或三角韧带断裂（与旋前外旋损伤相同；图 14.3）

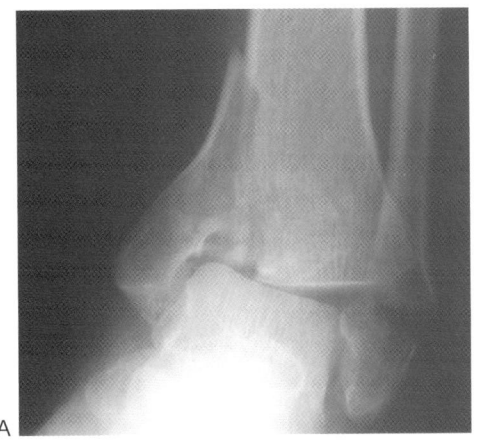 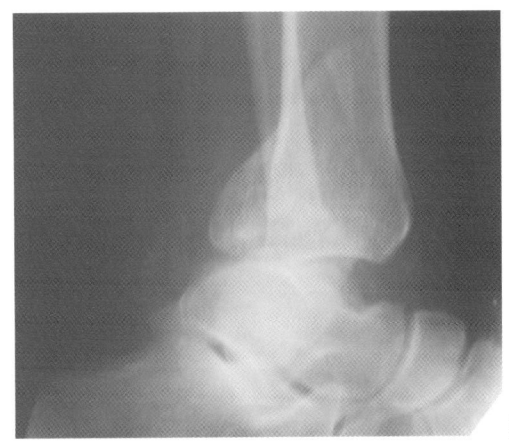

图 14.1　正位（A）与侧位（B）X 线片示 Weber A 型踝关节骨折。注意腓骨的横行骨折线位于胫骨顶水平之下，而内踝为垂直骨折。

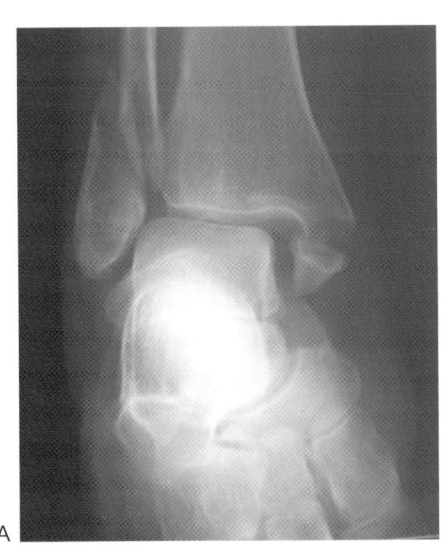 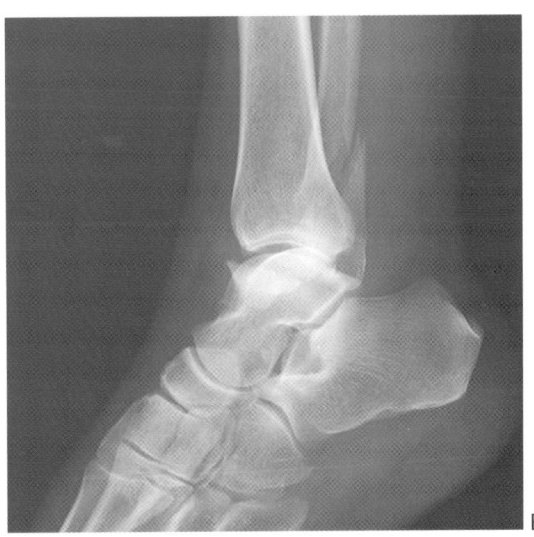

图 14.2　正位（A）与侧位（B）X 线片示 Weber B 型踝关节骨折。注意双踝骨折的形态，内踝为横行骨折，腓骨为斜行骨折，骨折从踝穴处开始。

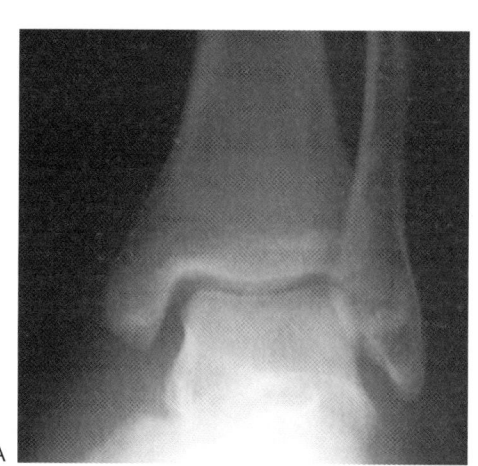
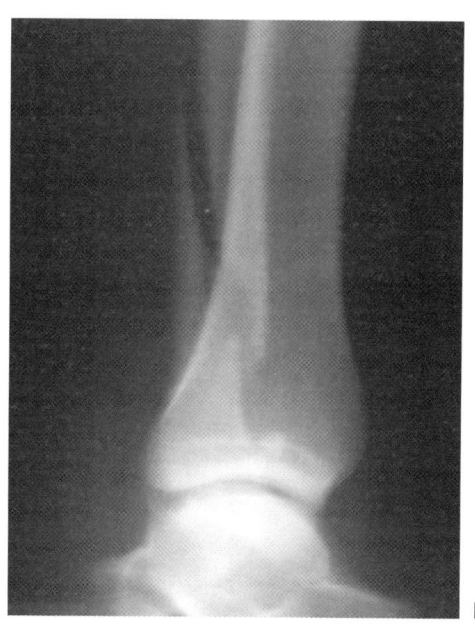

图 14.3 正位（A）与侧位（B）X 线片示 Weber C 型踝关节骨折。注意腓骨骨折位于胫骨顶水平以上，在此病例中，内踝完整。

- 如果可以达到关节的闭合解剖复位，则骨折可行非手术治疗，一般以短腿非负重石膏固定 6 周，然后辅以不同时长的保护性负重石膏或者可拆卸足靴治疗。
- 必须对患者进行定期随访，以排除在骨折愈合过程中出现骨折端的再次移位。
- 在旋后-外旋（SER）Ⅱ 型损伤中存在一种特殊情况，该种病例没有踝关节内侧损伤，骨折稳定，在患者可耐受的情况下，可允许其着石膏或足靴在治疗的全过程中负重。也有医生提出只需使用马镫形支具进行保护即可。
- 如果闭合复位后仍有大于 1~2 mm 的距骨移位，在患者没有手术禁忌的前提下，应行切开复位手术。既往研究表明，很小的距骨移位残留会显著增加关节内的接触压力。还有一项研究表明，在旋前-外旋（PER）骨折模型中，腓骨的移位会增加关节内接触压力，影响最大的是腓骨短缩，其次为腓骨向外侧移位，再次为残留外旋。

一般来说，双踝骨折不适合采用闭合复位和石膏固定，因为没有一个稳定的方向能复位踝关节（图 14.5）。旋前-外旋（PER）型骨折，由于韧带在腓骨骨折水平断裂，故行闭合复位后出现移位残留的概率较高。通常，腓骨骨折的水平越高，不稳定的程度就越大。

手术复位时，除了要评价骨折位置是否达到解剖复位，还要评估下胫腓联合的稳定性。在踝平面以上以接骨板固定腓骨后，大多数手术医生主张术中对下胫腓联合的稳定性进行检查，因为该处刚好处于下胫腓联合和骨间膜损伤的高度（图 14.6）。三角韧带断

表 14.2 旋转性踝关节骨折 Lauge-Hansen 分型系统

分型	描述
旋后-外旋型（SER）	与 Weber B 型骨折一致。 有重要特点的是 SERⅡ 型骨折，此骨折没有内侧损伤，因为其是力学上稳定的骨折，故不需要手术复位，伤后在可耐受下即可负重。
旋前-外旋型（PER）	与 Weber C 型骨折一致。 损伤包括胫骨顶近端的骨折并伴有下胫腓联合损伤和骨折水平的骨间膜损伤
旋后-内收型	与 Weber A 型骨折一致。 外踝骨折为位于踝穴以下的横行骨折，内踝骨折为斜行或是垂直走行
旋前-外展型	腓骨斜行骨折，位于踝穴以上，伴内踝骨折或三角韧带撕裂（图 14.4）

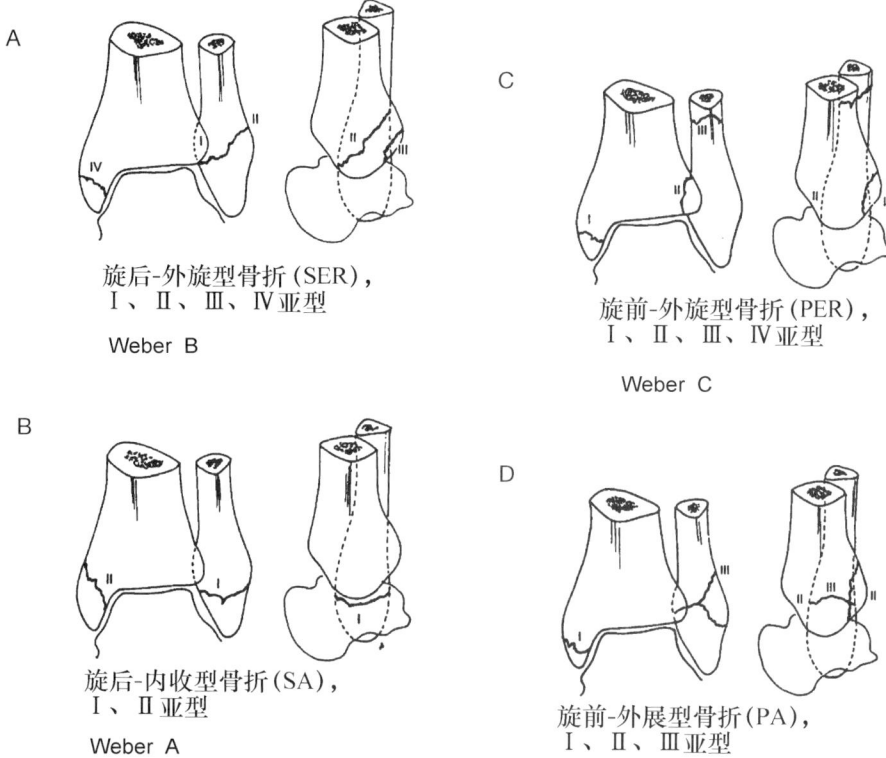

图 14.4 A~D：踝关节骨折的 Lauge-Hansen 分型。注意每种类型的亚型（Ⅰ~Ⅳ）。旋后-内收型与 Weber A 型骨折一致，旋后-外旋型与 Weber B 型骨折一致，旋前-外旋型与 Weber C 型骨折一致。旋后或旋前是指损伤时足部的位置，而命名的第二部分是指造成骨折的力的方向（如，外旋或内收/外展）。(From Weber ME. Ankle fractures and dislocations. In：Chapman MW，ed. Operative orthopaedics. Philadelphia：JB Lippincott，1988：471-485.)

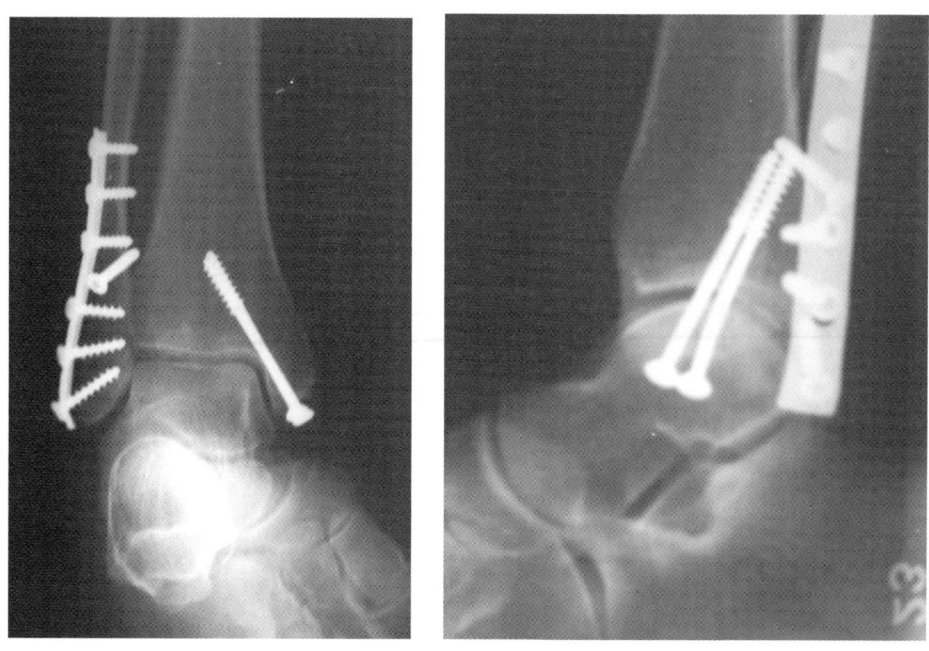

图 14.5 术后正位（A）与侧位（B）X 线片示 Weber B 旋后-外旋型踝关节骨折双踝行内固定术后。

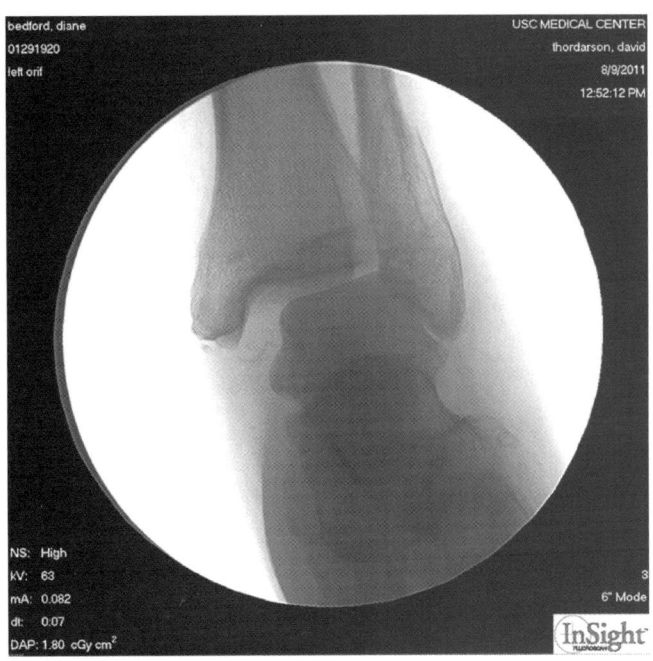 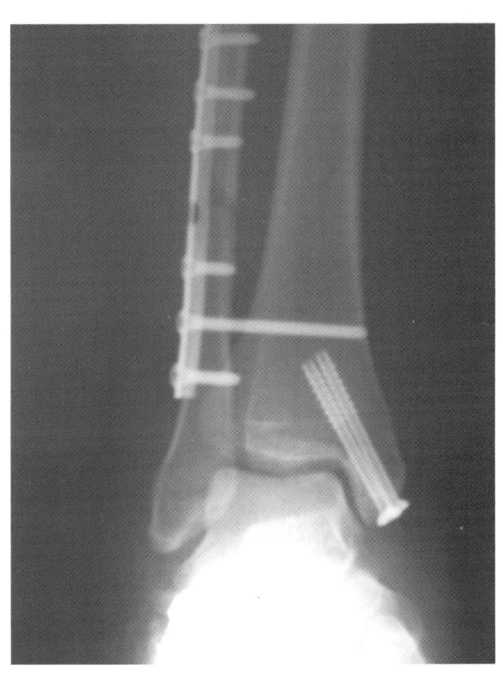

图 14.6　Weber B 旋后-外旋型 Ⅳ 型骨折术中外旋应力试验。可见明显的内侧不稳定，提示三角韧带断裂，因而是不稳定型骨折。

图 14.7　Weber C 旋前-外旋型 Ⅳ 型骨折患者行切开复位内固定后正位 X 线片。内固定采用了标准的内侧固定和外侧接骨板固定，并使用 3.5 mm 不锈钢皮质螺钉行 3 层皮质固定。

裂的患者比内踝骨折的患者稳定性更差，因为内踝骨折行内固定后，通过附着在内踝的三角韧带确实可以恢复一定的内侧稳定性。而三角韧带断裂或者高位腓骨骨折的患者，特别是高于踝关节面 4.5 cm 的腓骨骨折，固定腓骨骨折后通常仍然会遗留有明显的下胫腓联合不稳。此时，大多数手术医生会使用一枚下胫腓螺钉固定以稳定下胫腓联合，促进韧带软组织的愈合。目前对于固定的方式尚无一致意见，有人使用小螺钉（3.5 mm），有人用大螺钉（4.5 mm），有人用 3 层皮质固定，有人用 4 层皮质固定（图 14.7）。此外还有人使用纽扣缝合装置（图 14.8），因其有一定弹性，且不需要二次取出。在下胫腓螺钉是否需要取出，以及取出的时间上也存在争议。作者倾向于骨折术后 3~4 个月时取出螺钉，但在术后 6 周即可允许患者负重。有的术者常规不取下胫腓螺钉。

结　果

一般来说，有移位的踝关节骨折行解剖复位后效果较好。尽管已经解剖复位，但创伤后关节炎仍可能发生，最有可能是因为骨折造成了软骨的损伤。一项关节镜研究发现，79% 的患者有一定程度的软骨损伤，特别是 Weber C 型的旋前-外旋（PER）型骨折。患者会有一定程度的关节僵硬，但大多数患者骨折愈合后可完全恢复活动。有研究报道，无并发症的踝关节骨折愈合后 1 年甚至 2 年后仍存在一定程度的功能受损。

Pilon 骨折

发病机制

胫骨 Pilon 骨折是累及胫骨远端负重面或相邻的胫骨干骺端的骨折。此类骨折是最严重的踝关节损伤，因为骨折破坏了关节的负重面。常见的损伤机制为轴向负荷伤，或高处坠落伤，或由交通事故中足部撞击地面造成。还有一些是没有明显冲击的低能量损伤，此时由于旋转的力量造成关节面劈裂。关节损伤复杂和胫骨远端软组织有限，导致手术治疗后出现较高的伤口并发症概率。

诊　断

体格检查与病史

- 大多数胫骨 Pilon 骨折患者有下肢的高能量创伤史。

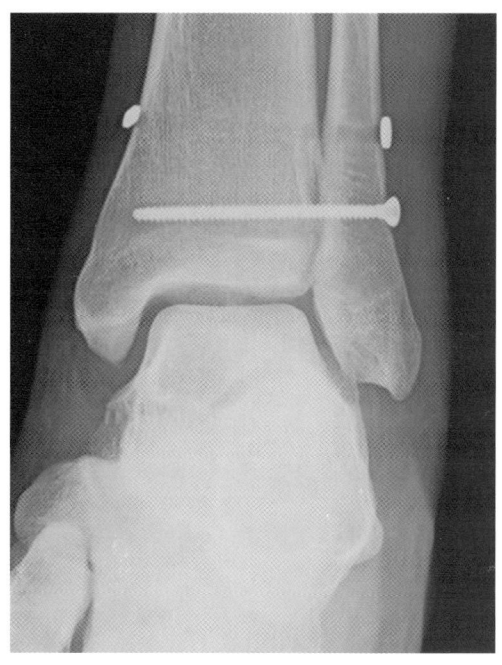
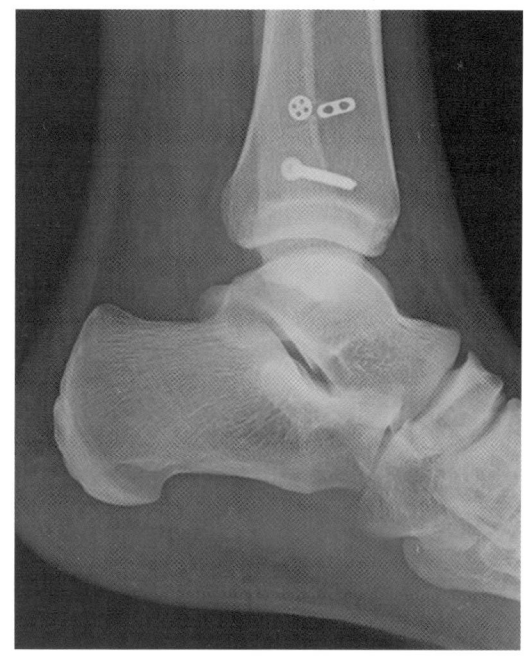

图 14.8 高位腓骨骨折（Maissoneuve 骨折）使用 3.5 mm 不锈钢皮质骨螺钉和柔性的纽扣装置固定，踝穴位和侧位 X 线片（Tightrope；Athrex，Maples，Florida）。

- 由于损伤的高能量特性，并发其他骨骼肌肉系统和其他系统创伤的概率较高。
- 少数情况下，患者主诉为严重的旋转损伤，比如发生在滑冰时，这可导致踝穴顶的劈裂而不是轴向冲击。此类损伤愈后相对较好。
- 除了熟悉损伤的机制，还要进行相关病史评估。有些因素可能会增加伤口愈合风险，如糖尿病和外周血管疾病。
- 吸烟史可造成伤口愈合问题以及骨折愈合不佳，也应予以重视。

临床特点

- 开放损伤应予以记录，并急诊行手术冲洗清创。
- 而闭合性骨折时，则应注意患者软组织肿胀的程度和骨折后水泡形成。骨折水泡有两种：
  - 清亮水泡——在真皮与表皮的结合部出现撕裂伤，而还保留有成片的上皮细胞，可快速再上皮化。
  - 血泡——是更为严重的损伤，无成片的上皮细胞残留，如经该区域手术切开，出现伤口并发症的可能性更大。
- 一般来说，应先等待水泡处形成新的上皮，再在该处行手术切开。

影像学特点

- 所有患者均应行标准的正、侧位 X 线检查，以评估踝关节面、腓骨、相邻的干骺端损伤程度。
- 有时，斜位片可有助于进一步定位骨折的解剖部位。
- CT 扫描有助于术前和术中的方案制订和指导治疗，通过检查关节面的粉碎程度，可以更准确地预判手术效果。

分 型

Pilon 骨折常用的分型系统有两类：Rüedi-Allgöwer 分型（表 14.3，图 14.9）和 AO-OTA 分型（表 14.4，图 14.10）。

治 疗

大多数胫骨 Pilon 骨折有移位，因而必须行手术

表 14.3 胫骨 Pilon 骨折 Rüedi-Allgöwer 分型

分型	描述
Ⅰ	劈裂骨折，位于胫骨远端，无关节面移位
Ⅱ	轻到中度关节面移位，伴有大的关节面骨折块，只有极小或没有粉碎
Ⅲ	关节面的粉碎性骨折，邻近的干骺端严重受损

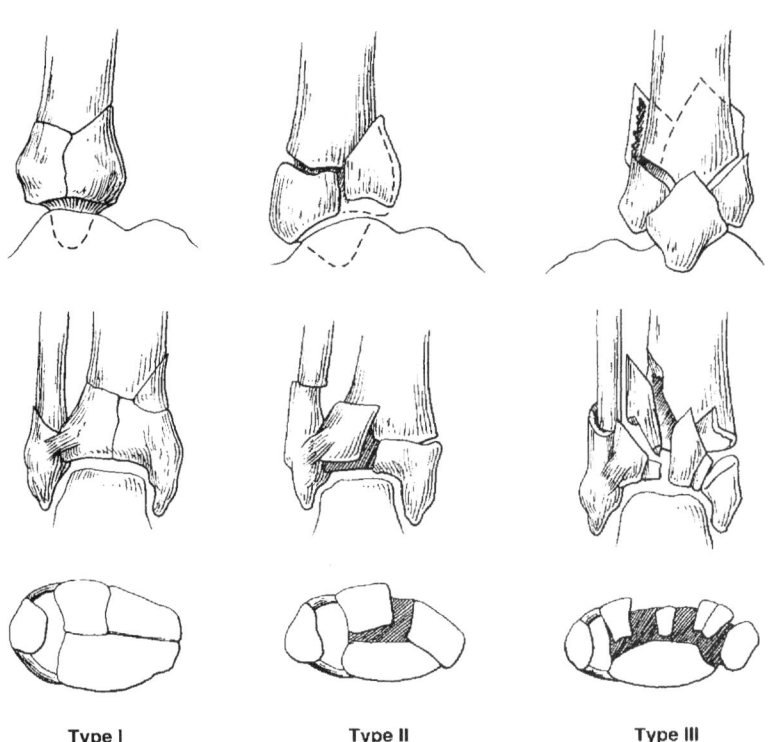

图 14.9 胫骨 Pilon 骨折 Rüedi-Allgöwer 分型示意图。（From Müeller ME, Allgower M, Schneider R, et al. eds. Manual of internal fixation: techniques recommended by the OA-ASIF group, 3rd ed. New York: Springer-Verlag, 1991: 279.）

复位以恢复胫骨顶的负重面。少见的无移位 Rüedi-Allgöwer Ⅰ型骨折，可以用短腿非负重石膏固定约 6 周，然后保护下负重。

由于骨折外周软组织包裹受损，经常出现水泡，术后出现伤口并发症的概率很高。所以通常待软组织肿胀消退后，才行最终的胫骨关节面重建术。最近有报道提出，通过使用便携式外固定架作临时固定可以减少伤口并发症。方法为沿踝关节的内侧部分放置一个临时外固定架，维持软组织长度，大多数医生同时于腓骨行切开复位内固定（ORIF），因为外侧的软组织通常不像胫前远侧软组织那样损伤严重。

胫骨远端最终的确切内固定要延迟到水肿完全消退时进行，大多数在受伤后 5～21 天。

手术治疗

确切的手术固定通常为切开复位接骨板内固定，操作时要重视生物学原则，达到最少量软组织剥离和避免骨折片丢失。

切开复位接骨板内固定

目前这种治疗方法已或多或少取代了外固定架，因其可以避免外架针道感染、骨折块直接控制不佳和患者接受度低的问题。近来的研究强调使用间接复位技术的生物学原则，术中跨越术区牵引下利用软组织连接来辅助骨折复位，行细致的软组织操作，强调无张力关闭切口，能减少伤口并发症的出现率。

- 手术切口要预先计划，以便能提供充分的入路以处理各种类型的骨折。如今大多数医生最常选用的是单个前外侧切口（图 14.11）。
- 当需要多个切口时，切口间皮肤间距要尽量大，以尽量降低伤口皮肤坏死的风险。
- 使用胫骨干专用的低切迹锁定接骨板从前外侧或内侧固定，可以获得更好的稳定性、更小的软组织张力、更低的内固定刺激症状。同时结合上文提到的技术，可进一步降低伤口并发症的发生率（图 14.12）。
- 由深至浅重建关节面。随着逐步复位，深部的关节结构在表浅结构复位后即不可见。

表 14.4　胫骨 Pilon 骨折 AO-OTA 分型

分型	描述
A	关节外骨折
B	部分关节受累
C	整个关节受累

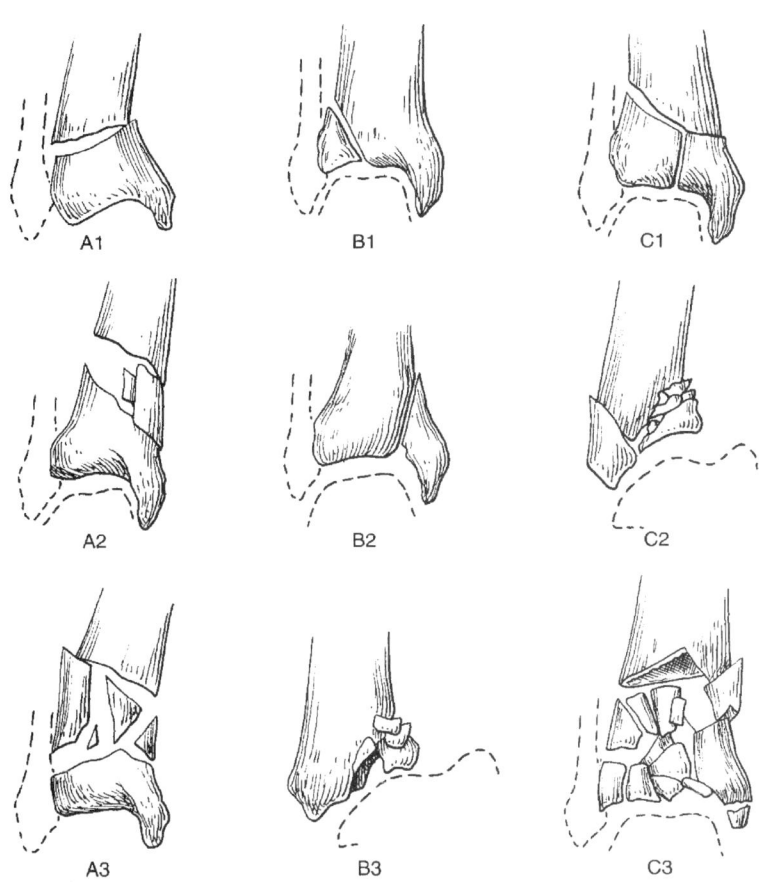

图 14.10 胫骨 Pilon 骨折 AO-OTA 分型示意图。(From Orthopaedic Trauma Association Committee for Coding and Classification. Fracture and dislocation compendium. J orthop Trauma 1996；10 (suppl 1)：S57.)

- 术前 CT 扫描有助于在骨折表面直接定位切口，减少为了移动骨块所需的软组织剥离（图 14.13）。
- 对于延伸到骨干的长骨折线，一些外科医生选择皮下放置接骨板的方法，在远端作一小切口，沿胫骨皮下插入接骨板，接骨板近端采用经皮螺钉固定，这样可以减少软组织创伤（图 14.14）。
- 通过高清晰透视机和激光定位确定近端螺孔，可有助于确定近端螺钉切口的位置。

并发症

切口并发症

- 在条件较差的软组织处行切开手术，术后可能发生灾难性的切口并发症，包括感染与骨髓炎。
- 关于避免伤口并发症最重要的概念包括，延迟手术、使用临时的外固定直至软组织比较健康（水疱治愈，软组织水肿消退）、术中行细致的软组织操作，并无张力关闭切口。
- 表浅皮肤坏死可以通过局部伤口护理治疗。
- 全层皮肤缺损导致其下骨与内固定物外露时，则需要采用积极的治疗手段，大多数情况下需行皮瓣转移以覆盖伤口。

骨髓炎

- 骨髓炎一般只见于有严重伤口并发症的患者中。
- 最好的治疗方法是通过积极治疗避免发生深处伤口裂开以及出现骨与内固定物外露。

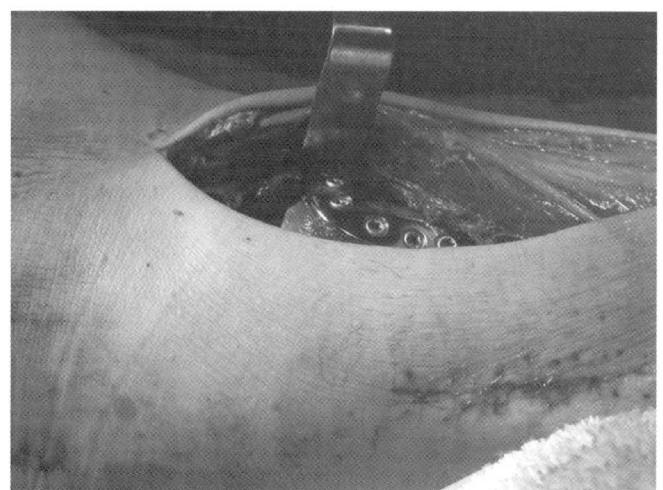

图 14.11 照片示前外侧切口，可见前方锁定接骨板。切口近端可见腓浅神经斜行穿过。

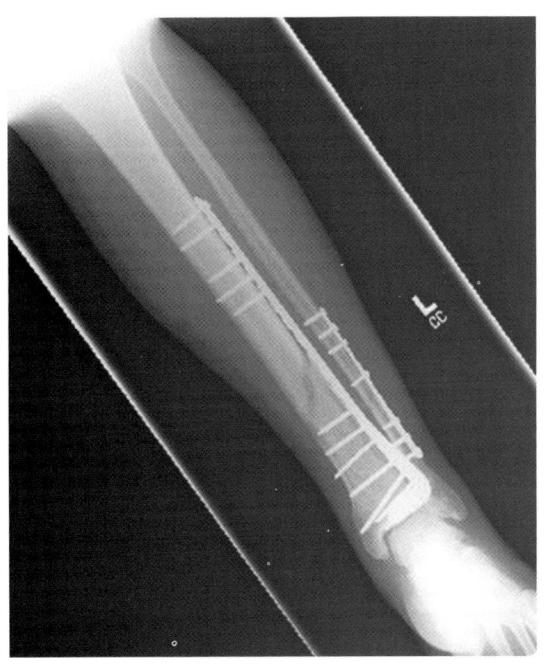 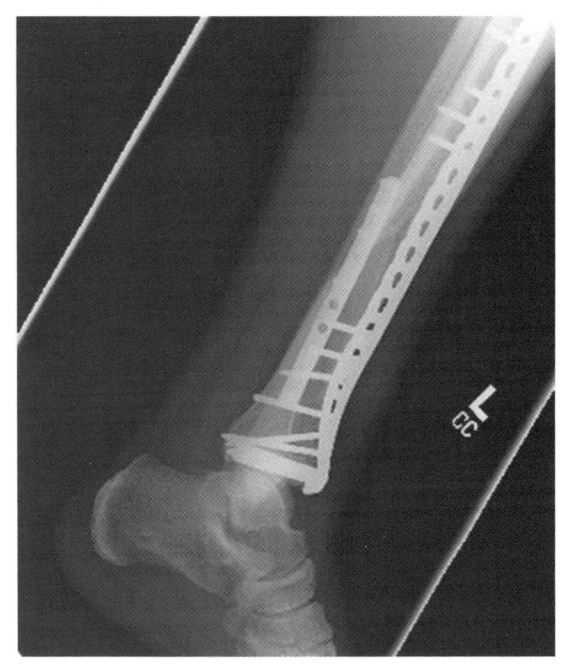

图 14.12 正位和侧位 X 线片示累及关节的 ⅡC 型 Pilon 骨折，经前外侧接骨板固定，腓骨骨折行外侧接骨板固定。

- 慢性骨髓炎必须积极清创并植骨，在可挽救的病例通常需要进行踝关节融合术。
- 膝下截肢术常常是慢性骨髓炎最好的挽救性手术。

关节炎与关节强直

- 胫骨 Pilon 骨折后关节强直是由大量的创伤后纤维化和关节炎所致。
- 虽然解剖复位和稳定的固定允许术后早期活动以利于减少关节强直，但这仍是一个相对普遍的并发症，发生后难以处理，除非行踝关节融合。

骨折不愈合、延迟愈合和畸形愈合

- 干骺-骨干结合处的骨折不愈合在那些复杂的高能量损伤病例中并不少见。
- 如果 12 周时还没有确切的骨折愈合证据，就应该考虑行骨折处植骨（图 14.15）。
- 骨折畸形愈合相对较多见，最好的避免方法是在最初治疗时达到稳定复位。

创伤性关节炎

- 很多研究记录中，几乎所有 Pilon 骨折病例都有不同程度创伤性关节炎的影像学表现。一些研究表明，Pilon 骨折类型、创伤性关节炎的发生率和不佳的愈后之间具有相关性。
- 一些研究显示骨折复位的质量和临床结果相关。

结果与转归

总体上，胫骨 Pilon 骨折的愈后与骨折最初的移位程度，即最初的创伤程度，关系最为密切。无术后伤口并发症的解剖复位最有可能获得好的效果，但是解剖复位本身并不能保证一定会有好的结果。一项前瞻性随机研究发现，在最短为 2 年的术后随访时，所有 Ⅱ 型和 Ⅲ 型 Ruedi 骨折患者均出现了关节间隙狭窄。另一项近期的研究中，术后 5 年与 12 年随访分别显示，31 名患者中有 27 名不能跑步，14 人换了工作，但是几乎没有患者行二次手术。这些患者术后平均获得了 2.4 年的症状改善。

距骨颈和体部骨折

发病机制

约有 50% 的距骨严重损伤为颈部和体部的骨折。它们通常由高能量创伤引起，例如交通事故或高处坠落伤。理论上的损伤机制为距骨颈过度背伸，距骨颈

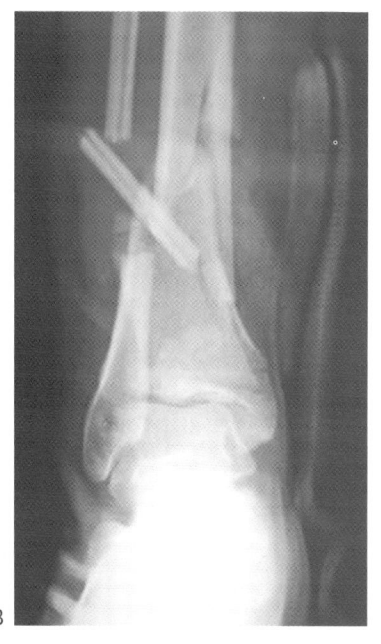
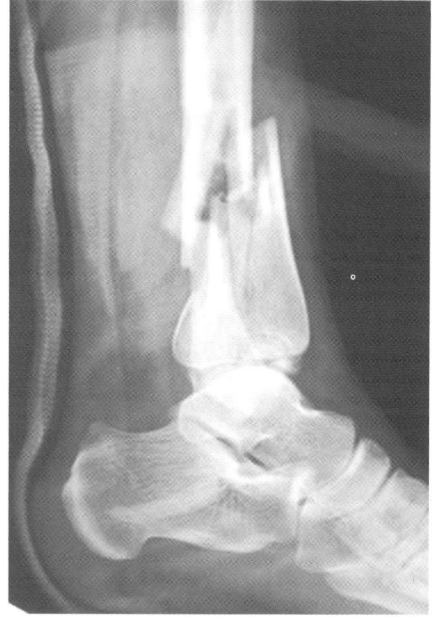
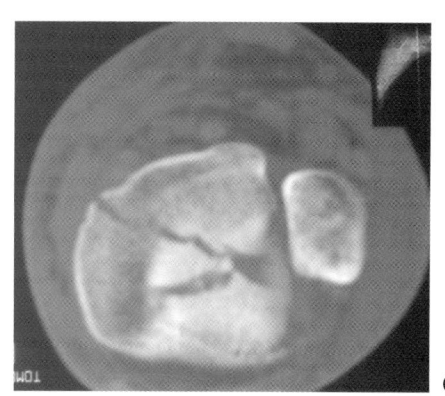
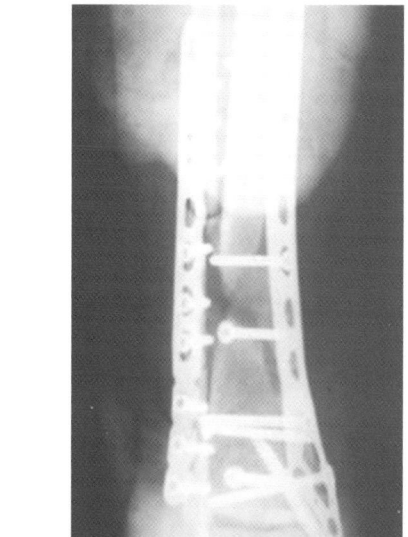
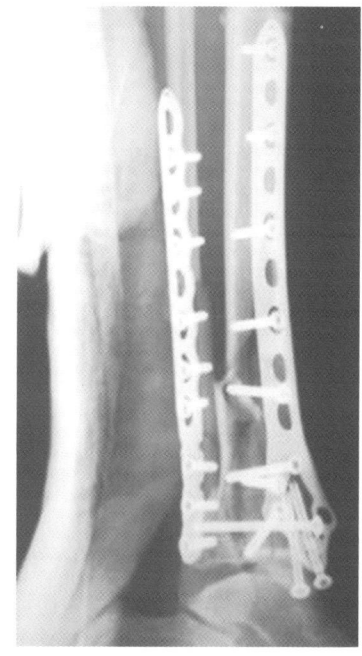

图 14.13 （A）术前正位 X 线片示 Pilon 骨折伴有高位的腓骨骨折，严重累及关节面。（B）术前侧位 X 线片。（C）术前 CT，恰位于胫骨顶关节表面近端的水平切面像。（D）术后正位 X 线片示胫骨与腓骨以低切迹接骨板固定。（E）术后同一患者的侧位 X 线片。

和体部撞击胫骨前唇造成损伤，但在实验室中以这种损伤机制很难重复出类似的骨折。

有必要了解距骨的血管解剖，由于距骨体部血供有限，致使骨折后容易出现缺血坏死（avascular necrosis，AVN）。距骨体上没有肌腱附着，其表面的 2/3 被关节软骨所覆盖，所以可供血液进入的区域有限。距骨的动脉血供来自以下几个途径：

- 跗骨管动脉——胫后动脉的分支，供应内侧 1/2～2/3 的距骨体。
- 跗骨窦动脉——由胫前动脉的一支和腓动脉的分支汇合而成，与跗骨管动脉在距骨颈下组成吻合支。
- 三角动脉分支——跗骨管动脉的分支，同三角韧带深层一同从内侧进入。在距骨颈和距骨体部发生移位性骨折后，此动脉可能为唯一保存的血供来源。

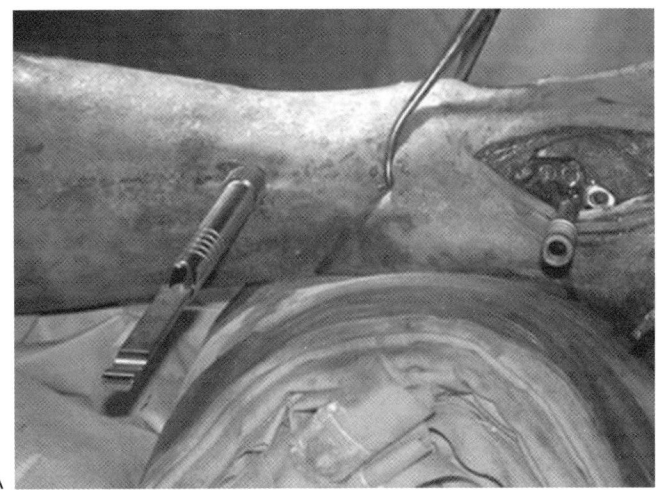
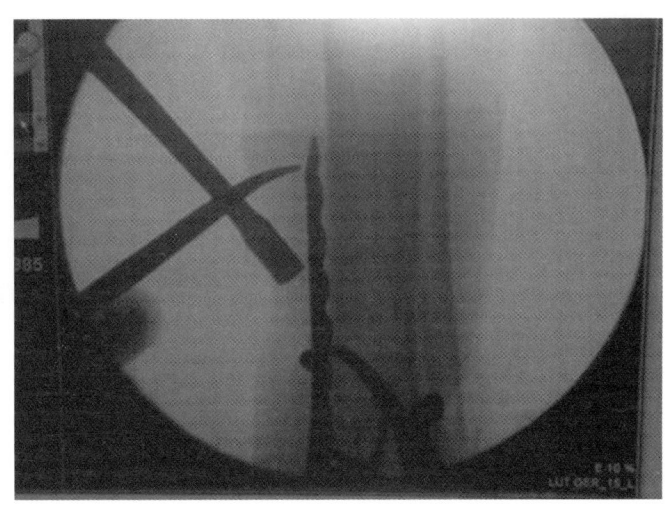
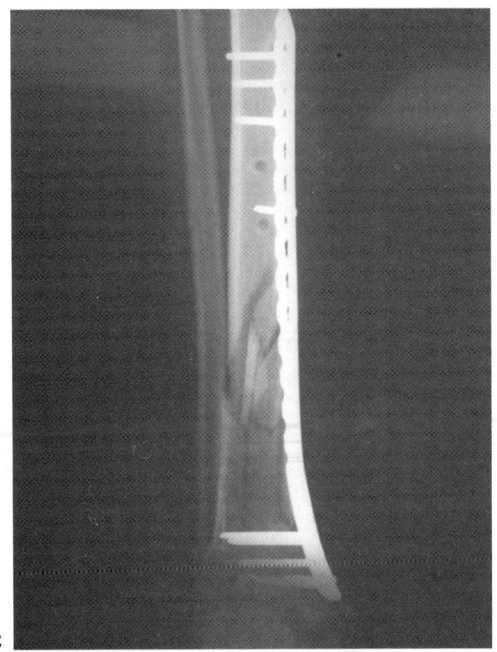

图 14.14 （A）照片示在内侧放入 Pilon 接骨板前行经皮切口，约 7 cm 长。注意图片中间部分，以把持器经皮将接骨板固定于骨面上，测深器所在为经皮螺钉固定的位置。（B）术中前后位透视以确定接骨板在骨面上，并用止血钳尖在接骨板近端定位钉孔。（C）同一患者经皮置入 Pilon 接骨板后的正位 X 线片。注意未行固定的大块骨折，其在术中未显露，因为没有进行骨周围组织剥离，术后愈合快。

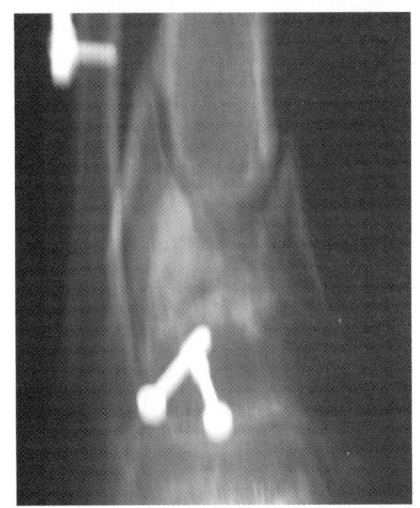

图 14.15 术后 4 个月时 X 线片，可见胫骨干骺-骨干部分的骨折未愈。

诊　断

病史和体格检查

- 患者有高能量创伤史。
- 许多患者由于这次高能量创伤会并发其他肌肉骨骼系统创伤，20%~50% 的患者伴有内踝骨折。

临床特点

- 骨折后迅速出现的肿胀常常掩盖了骨折的移位和脱位。
- 在严重损伤的病例，可在踝关节的后内侧皮下触及距骨体。
- 在严重的损伤中，神经血管结构通常不会损伤。
- 在这些患者中开放损伤的发生率相对较高。

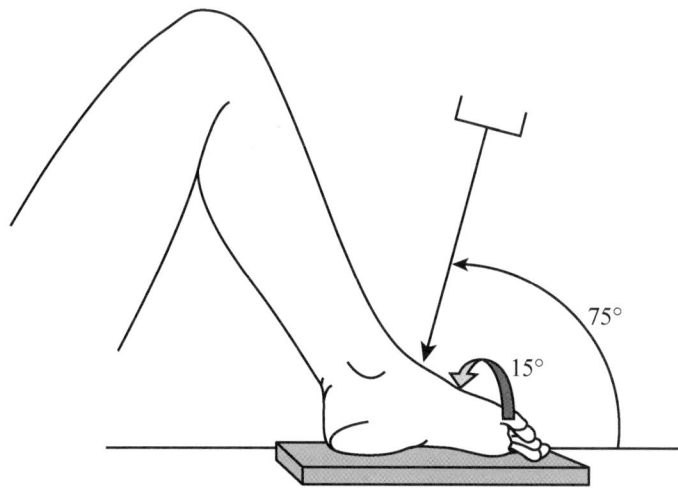

图 14.16 图示拍摄 Canale 位时正确的投照与足部姿势，以显示距骨颈部内翻与外翻的对位情况。注意踝关节位于最大跖屈位，足部旋前 15°，X 线自尾侧向头侧相对于片盒成 75°角投照。

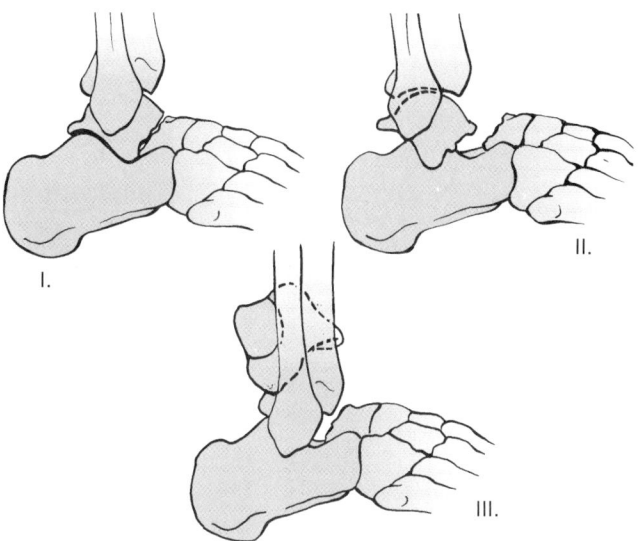

图 14.17 距骨颈骨折的 Hawkins 分型。

影像学特点

- 在距骨的前后位和侧位 X 线片上骨折通常清晰可见。
- 改良 Canale 位（图 14.16）能最清楚地显示距骨颈的内翻或外翻移位。

分　型

距骨颈骨折采用 Hawkins 分型（表 14.5，图 14.17）。

治　疗

- 在 Hawkins Ⅰ型骨折中，踝关节可被置于中立位，没有移位的表现。
  - 这种情况很少见，患者可以石膏固定大约 8 周，之后 1 个月以限制主动活动的步行靴保护行走。如果将明显的非移位骨折的踝关节置于中立位时，出现骨折移位，则该骨折实际为 Hawkins Ⅱ型。
- Hawkins Ⅱ型骨折（图 14.18）应立即行闭合复位治疗。
  - 最大程度的跖屈、牵引足部，常可将距骨头部骨块与距骨体部相复位。
  - 内翻与外翻应力可在水平面上使颈部复位。
  - 达到近解剖复位后，可允许手术延迟进行。
- Hawkins Ⅲ型骨折，有距骨体脱位，应当直接进行手术，因为闭合复位成功的可能性微忽其微（图 14.19）。
  - 行手术治疗时，应联合前内侧与前外侧两个入路。

表 14.5　距骨颈骨折的 Hawkins 分型

分型	描述
Hawkins Ⅰ	无移位，稳定的骨折 AVN（缺血性坏死）概率 0%～10%
Hawkins Ⅱ	有移位的骨折伴有距下关节对合不良或脱位 AVN 概率 20%～50%
Hawkins Ⅲ	距下关节和踝关节错位，常为距骨体部向后内侧脱位 AVN 概率 80%～100%
Hawkins Ⅳ	少见，为 Hawkins Ⅲ型伴有距舟关节脱位，有头部骨折块 AVN 的风险

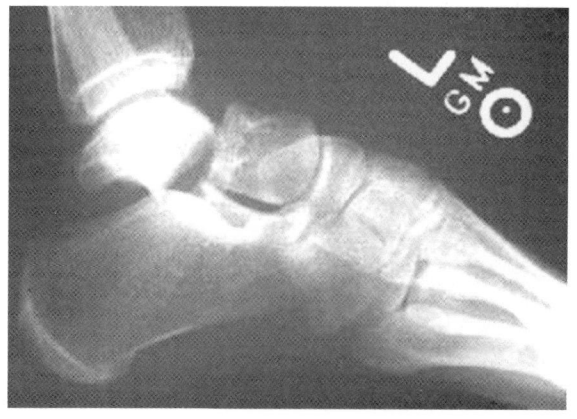

图 14.18 移位的 Hawkins Ⅱ型骨折复位前的侧位 X 线片。注意距下关节后脱位，而踝关节对合正常。

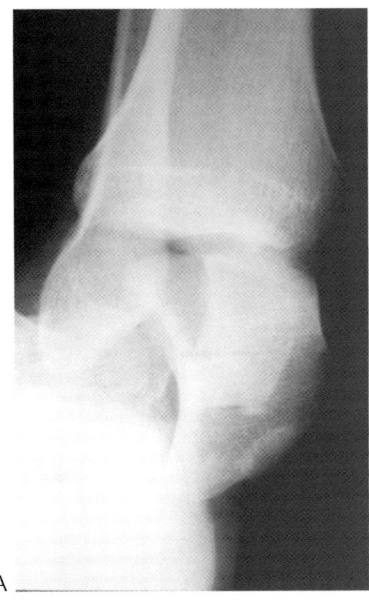
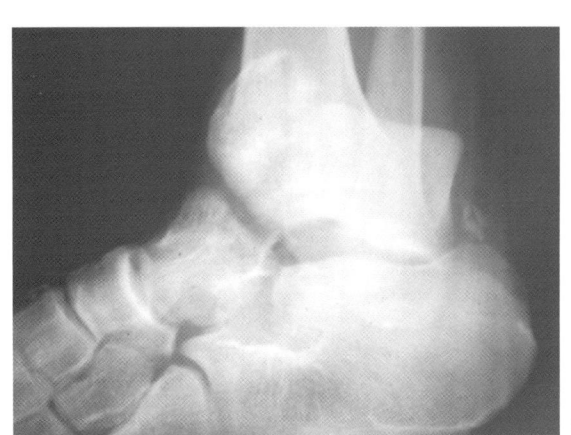

图 14.19　Hawkins Ⅲ 型骨折的正位（A）和侧位（B）X 线片，距骨体向后内侧脱位。

- 前内侧入路——在内踝的前方舟骨结节的背侧显露距骨颈内侧。
- 前外侧入路——在腓骨前尖部至第 4 跖骨基底部显露距骨颈外侧，并可及距下关节。
- 如果存在内侧粉碎性骨折时，通常使用 3.5mm 全螺纹皮质骨钉而非拉力钉固定，以避免出现骨块内翻（图 14.20）。
- 使用钛钉固定可以术后行 MRI 检查（图 14.21）。
- 虽然从后方拧入螺钉能带来更多的生物力学稳定性，但是这需要行第 3 个切口（在患者仰卧位时操作非常困难），因两个前方的切口需用来复位；我个人认为不需要再做此切口。
- Hawkins Ⅲ 型骨折复位时需要更长的内侧切口，内踝如果没有骨折，通常还要行内踝截骨以辅助复位。
- 牵引针应置于跟骨下方，帮助将距骨体回纳入踝穴。
- 距骨体骨折时，由于内踝妨碍了骨折探查，故常需行内踝截骨以利于显露术野和复位距骨体（图 14.22）。

并发症

- 术后可能出现皮肤坏死和骨髓炎，尤其是 Hawkins Ⅲ 型骨折治疗延迟时，体部骨折片上的皮肤

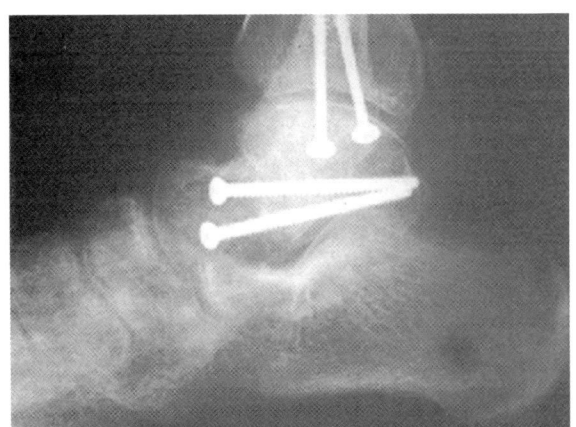

图 14.20　距骨颈骨折行切开复位内固定术（ORIF）使用皮质螺钉固定后的侧位 X 线片。

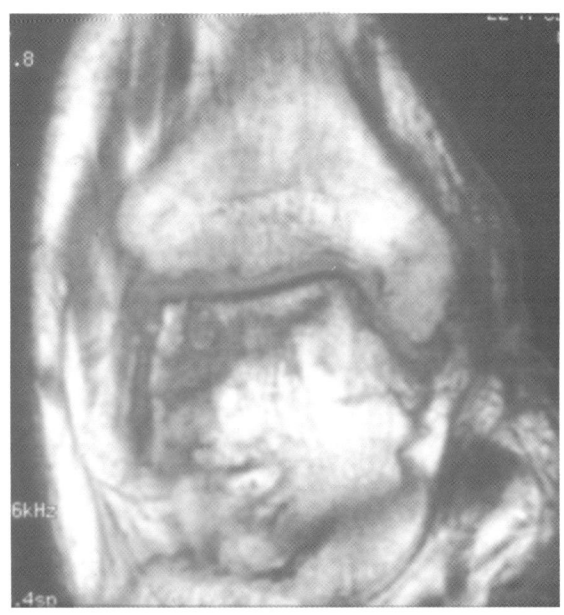

图 14.21　术后冠状位 MRI 示软骨下塌陷和囊性变，符合距骨体 AVN 的表现。注意内踝处钛钉对影像的干扰很小。

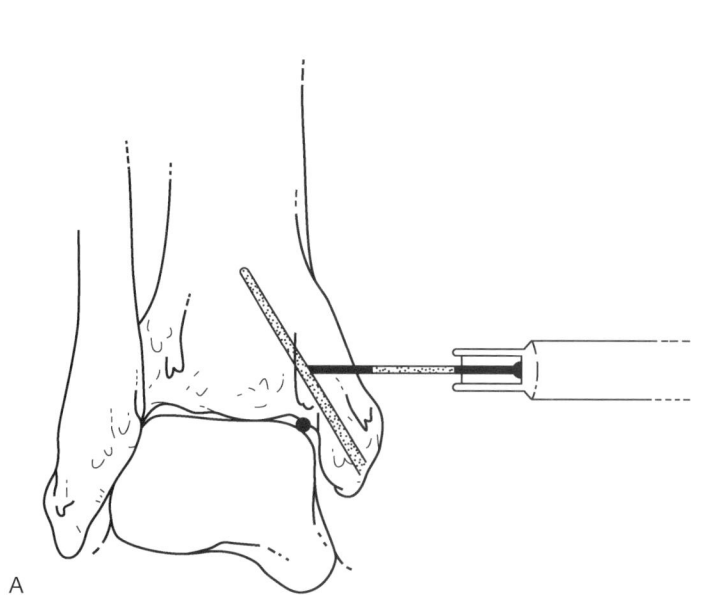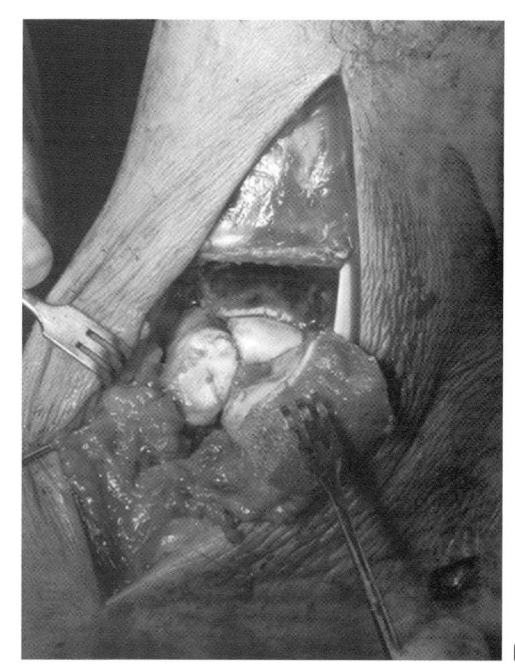

图 14.22 （A）示意图示阶梯样截骨技术。摆锯沿水平方向切开胫骨，截线位于胫骨顶部上方约 1 cm 处，并在其腋部水平停止。使用骨刀从前向后完成截骨。松解前方关节囊和胫后肌腱腱鞘的浅层与深层时要小心。注意保护三角韧带，以能够将骨块翻向远端。（B）术中照片示阶梯样截骨后用尖锐的 Senn 拉钩向下牵开骨块。当胫后肌腱出现在伤口近端视野中时，说明距骨顶部的骨折被复位。

会出现坏死。
- 骨不愈合并不常见，但是畸形愈合很多见，尤其见于距骨颈内侧粉碎性骨折时。最好的对策就是术中达到解剖复位和坚强内固定。
- 在粉碎性骨折中，有时需要在距骨颈的内侧以一块小的接骨板固定（图 14.23）。
- 内翻畸形愈合很难治疗，大多数的情况下需要采取距舟关节融合或三关节融合术，延长内侧柱以纠正内翻-旋后畸形。有个别病例报道行距骨颈部截骨治疗，但是这有发生距骨体缺血坏死的风险。
- 距骨颈骨折后最常见的并发症是距下关节炎和关节纤维化，在一些研究报道中，患者出现率大于 60%。而踝关节炎和强直则很少发生。
- 缺血性坏死（AVN）是距骨颈和体部骨折后最严重的并发症。
  □ 影像学检查包括寻找 Hawkins 征，即损伤后 6～8 周在踝关节的正位 X 线片上出现软骨下的透亮线。这提示存在活动性的软骨下骨萎缩，反映血供完整（图 14.24）。不过缺少此征也并不代表一定会出现缺血性坏死。
  □ 如果内固定使用了对 MRI 检查影响很小的钛钉，则可在距骨颈骨折 6～12 周内行 MRI 检查以证实有无缺血性坏死发生。一项 MRI 研究表明，患者如果有 50% 的距骨体缺血坏死，则可发生骨面塌陷（图 14.21）。
  □ 因为长期愈后的不确定性和再血管化期相当长，距骨缺血性坏死很难治疗。尽管有些研究提倡延长非负重时间，但是另外一些研究证实这并没有帮助。我个人倾向于即使有缺血性坏死出现，在向患者交代塌陷的风险后，只要骨折愈合就允许患者负重。

距骨其他部位的骨折

距骨外侧突骨折

- 此类骨折约占所有距骨体骨折的 1/4，常被忽视。
- 由于常因内翻伤造成，所以易与踝关节内翻扭伤相混淆。
- 损伤机制可为内翻损伤导致的撕脱骨折，或者外翻损伤时的撞击造成。
- 常见于雪橇运动中，因此也被称为"雪橇踝"。
- 通过仔细检查踝关节的正位 X 线片，通常可以发现骨折存在。CT 扫描有助于显示骨折片的大小和

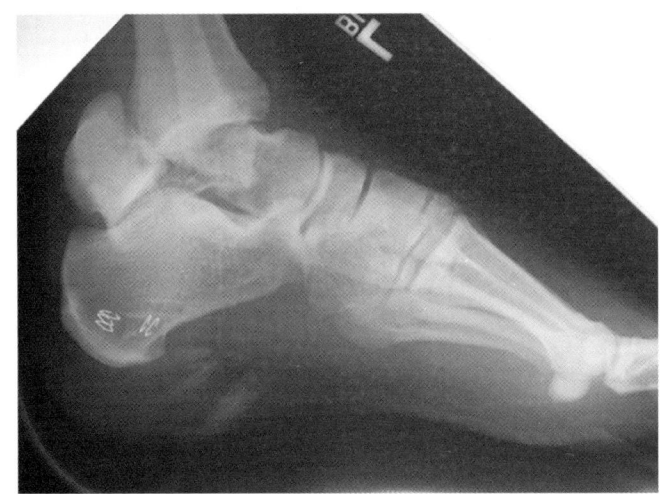
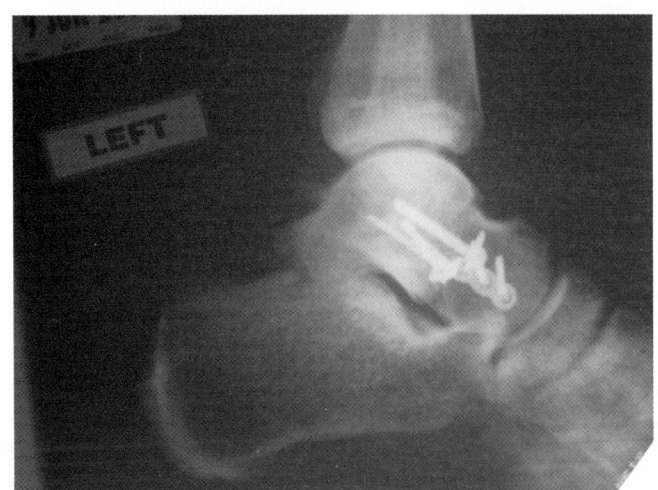
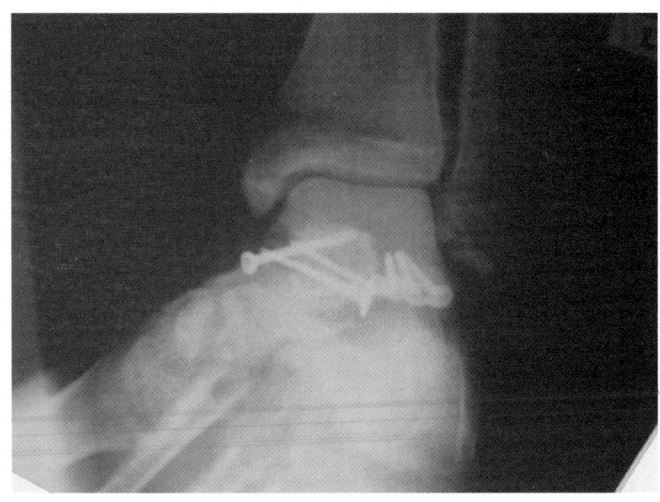

图 14.23 （A）侧位 X 线片示 Hawkins Ⅲ 型距骨颈骨折。此片中难以观察骨折的粉碎程度。（B）术后踝关节的正位与侧位 X 线片示骨折以内侧螺钉与外侧跗骨窦的小接骨板固定。

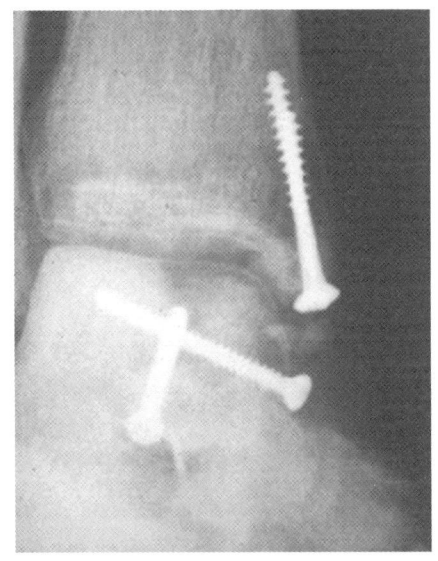

图 14.24 正位 X 线片，沿距骨顶的内侧面可见 Hawkins 征阳性，表明此处血运完整，而外侧半距骨体已经硬化。

有无粉碎性骨折（图 14.25）。
- 无移位的骨折采取制动 3 周治疗，有移位的骨折需行手术治疗。
- 切除粉碎的骨片。偶尔，大的骨片需要切开复位内固定（ORIF）。

距骨头部骨折

- 此类骨折罕见，大约占距骨骨折的 5%。
- 通常是由于距骨头撞击舟骨后引起的压缩骨折，或者是由于剪切力导致的纵向斜行骨折。
- 大多数此类骨折源于距舟关节的半脱位和脱位损伤。
- 移位性骨折应行切开复位内固定，通常需要采用无头螺钉或者可吸收棒或螺钉穿过关节软骨进行固定。

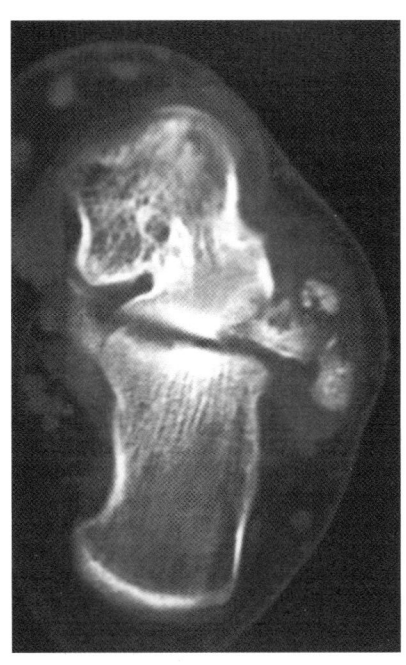

图 14.25 CT 示距骨外侧突粉碎性骨折。

距骨后突骨折

- 距骨后突骨折发生于过度屈曲的撞击伤，或是过度背伸造成的撕脱伤。此类骨折在放射线片上很难与三角骨相鉴别。
- 骨折一般很小，可通过制动来非手术治疗。
- 有时骨折会引发持续的症状，需要手术切除。极少情况下，骨折较大，可通过切开复位内固定来治疗。

跟骨骨折

发病机制

病因学

跟骨是最常发生骨折的跗骨（约占所有跗骨骨折的 60%）。75% 的跟骨骨折是关节内骨折。大部分此类骨折为高能量损伤并且伴有其他相关疾病：

- 脊柱骨折——10%
- 其他肢体骨折——25%
- 双侧跟骨骨折——10%
- 开放骨折——约 5%

大多数跟骨骨折为发生在 35～45 岁男性中的高处坠落伤，且常与工作有关。由于复杂的骨折解剖和表面软组织损伤后条件较差，使得切开复位内固定术变得困难和复杂。未复位的关节内跟骨骨折会引发很多相关问题（框 14.1）。

框 14.1 未复位的关节内跟骨骨折的相关问题

- 距下关节±跟骰关节关节炎或关节僵硬
- 腓骨肌腱撞击±跟腓撞击
- 足跟增宽，造成穿鞋困难
- 踝骨靠近地面伴足跟部被鞋磨伤
- 因距骨处于背伸的位置，踝关节背伸度相对减少，造成胫距骨前缘过近，继发关节炎性改变
- 跟腱止点抬高，造成腓肠肌无力
- 肢体长度不等
- 跟骨缩短，腓肠肌的杠杆力臂缩短，从而无力

诊 断

体格检查和病史

- 大多数跟骨骨折患者有高处坠落伤或者高能量损伤史，如车祸外伤。
- 患者伤后不能行走，常常并发上文所述的合并伤。
- 其他重要的病史要素还有相关的病史，特别是糖尿病史与周围血管疾病史，这两者都可增加伤口愈合问题的风险。
- 有无吸烟史特别重要，因为吸烟可增加伤口并发症的概率。

临床特点

- 体格检查判断软组织的完整性至关重要，因为患者可能有开放骨折。
  - 严重的肿胀应予以记录。
  - 皱纹试验（wrinkle test）是一种用来评估软组织肿胀程度的客观试验。检查时背伸并外翻踝关节，如果在踝关节的前外侧无皮肤褶皱，则此时过度肿胀可能会影响切开复位的安全。

影像学特点

- 最初的影像学检查包括正位、侧位和后足 Harris 轴位 X 线片。通过这些可以初步判断骨折的移位程度，侧位 X 线片是评价关节面压缩情况最为敏

感的影像学检查手段。
- Bohler 角可以在侧位 X 线片上测量，正常为 30°～35°。
- Harris 轴位 X 线片可以观察跟骨后结节骨块的内翻程度。Broden 位通常只在术中复位时应用，拍摄时保持踝关节中立位并内旋足部，并使 X 线与垂直线呈 10°～40°位拍摄，可重点检查后关节面。
- CT 扫描极大提升了医生观察骨折解剖改变的能力。
    - 冠状面断层能显示后关节面，横断面能评估短缩程度和跟骰关节受累情况。矢状面可观察关节面旋转和压缩的程度，比冠状面更为清楚（图 14.26）。

分　型

跟骨骨折分型有 X 线片（表 14.6，图 14.27）分型和 CT 扫描 Sanders 分型（表 14.7，图 14.28）两类。Sanders 分型系统对于判断愈后更为重要，因为分型越高，愈后越差。并可指导手术治疗方法，因为大多数

表 14.6　跟骨骨折的 X 线分型

分型	描述
关节压缩	继发骨折线位于移位的关节骨折块下方，穿出后结节的上面
舌状骨折	继发的骨折线穿出跟骨结节后方，残留大块的后结节连接于移位的后关节面骨折块上（图 14.27）

手术医生对Ⅳ型骨折直接行一期距下关节融合术。

治　疗

非手术治疗

虽然未复位的骨折可引发很多问题（框 14.1），但是很多跟骨骨折仍然采取非手术治疗。非手术治疗包括以 Jones 敷料加压包扎，避免负重约 6 周，然后

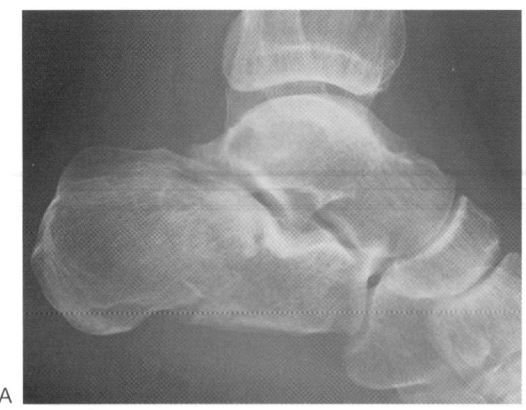
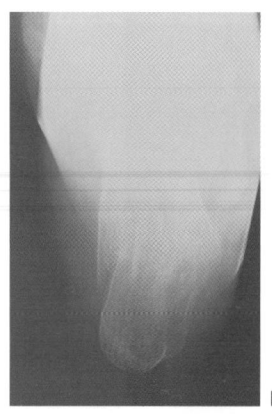
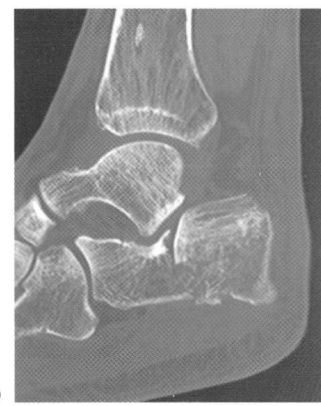
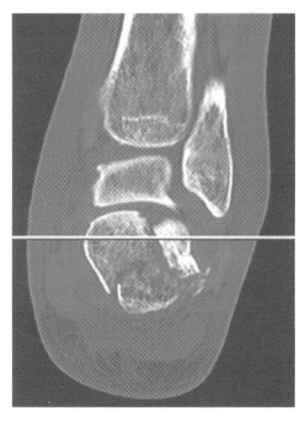
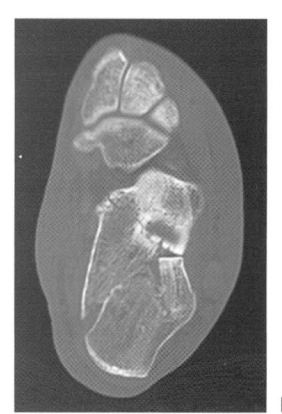

图 14.26　侧位 X 线片（**A**）、Harris 轴位 X 线片（**B**）、矢状位 CT 片（**C**）、冠状位 CT 片（**D**）以及水平位 CT 片（**E**）显示关节内跟骨骨折伴移位。骨折在侧位 X 线片上明显，但是关节面的压缩在矢状位 CT 片上更明显。冠状位 CT 片显示相对小但是有移位的后关节面骨块。

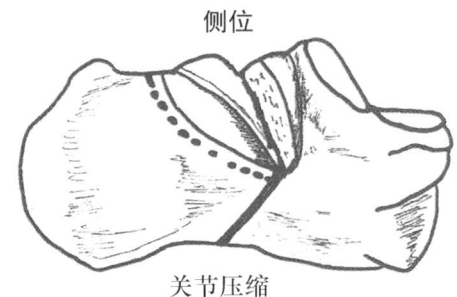

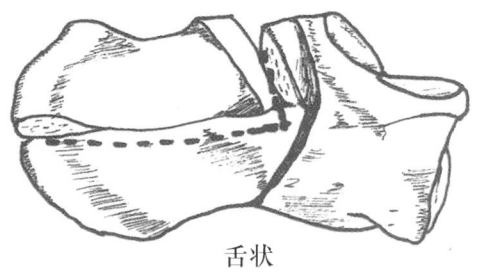

图 14.27 跟骨舌状骨折和压缩骨折示意图（见正文）。

表 14.7 跟骨骨折的 Sanders CT 分型

分型	描述
Ⅰ	无移位
Ⅱ	冠状位经载距突平面扫描可见 2 块主要骨折块
Ⅲ	3 块主要的关节骨折块
Ⅳ	高度粉碎，有 4 块或更多的关节骨折块

逐渐增加负重。非手术治疗的绝对指征是无移位的跟骨骨折。相对禁忌证包括重度吸烟者，或高龄、有糖尿病、严重的粉碎性骨折、双侧骨折或者与工作有关的骨折。一个大样本随机前瞻性研究表明，双侧跟骨骨折，尤其是有工人补偿金的骨折患者，手术预后不佳。

手术治疗

- Sanders Ⅱ型和Ⅲ型骨折应该进行手术复位。
- 多数手术医生都建议采用可延长的"L"型外侧入路，将跟骨外侧面的皮瓣整个掀起，术中用牵引针"无接触"技术把持皮瓣。
- 然后按下面顺序复位骨折：

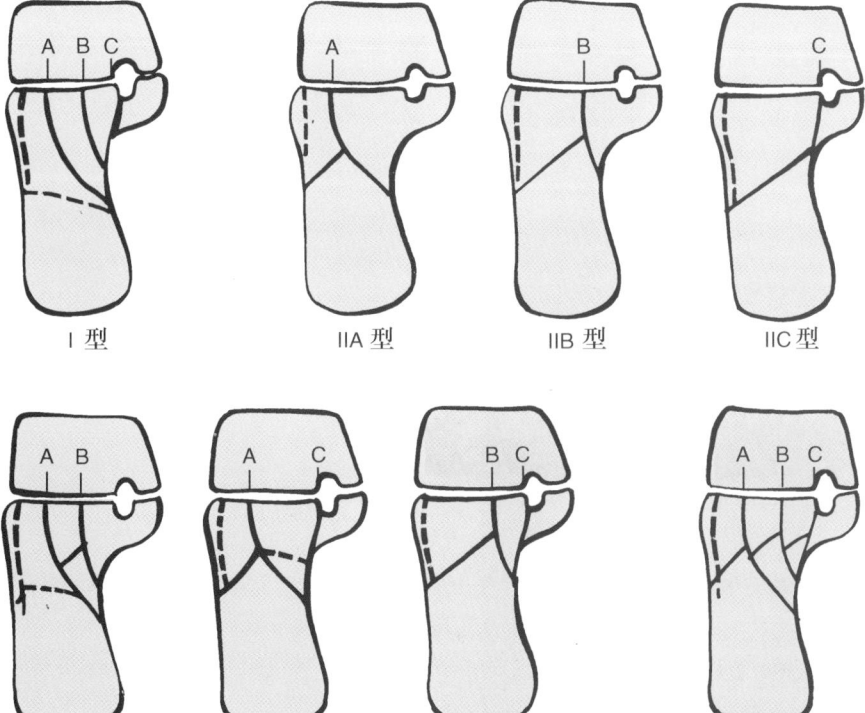

图 14.28 Sanders 分型图示。（Adapted from Sanders R, Fortin P, Pasquale T, et al. Operative treatment in 120 displaced intra-articular calcaneal fractures: results using a prognostic CT scan classification. Clin Orthop 1993; 290; 87-95.）

- ☐ 复位前突
- ☐ 复位后结节
- ☐ 复位后关节面
■ 使用合适的低切迹接骨板（通常是锁定板）和螺钉维持复位（图14.29）。
■ 近来，更多的手术医生开始使用更小的跗骨窦入路，或是经皮完成整个手术操作，以减少术后并发症出现，特别是术后的疼痛、肿胀和僵硬，并可减少伤口并发症出现（图14.30）。
■ 术后行双层关闭。
■ 伤口愈合后即开始进行关节活动度练习，以最大程度地减少术后僵硬。

一项研究表明，在Sanders ⅡC型骨折中，因后关节面和载距突位于同一骨折块内，因此可经皮用一根粗针行闭合复位，随后螺钉固定，这样就可以避免采用长外侧入路引起的术后切口并发症。在一些关节面严重粉碎骨折或者软骨下骨裸露的患者，可以一期行距下关节融合术。提倡者报道这种治疗方法可以缩短残障时间。

结果和并发症

关于跟骨骨折的手术治疗和非手术治疗的比较，文献报道结果是矛盾的。一些研究显示非手术治疗有更好的效果，而另一些研究证实手术治疗有相同或更好的效果。最近一项大规模前瞻性随机研究表明，手术治疗和非手术治疗总体上效果相同。然而，进行分层统计后发现，非手术治疗的患者需二次融合的比例更高，某些患者群中（例如女性和单侧骨折的患者、非工作相关损伤、骨折复位后移位小于2 mm、粉碎性骨折或者轻工作量者）行手术治疗后效果更好。

■ 因为严重的伤口并发症常造成骨和内固定物外露而导致骨髓炎，故伤口裂开仍然是最可怕的并发症。

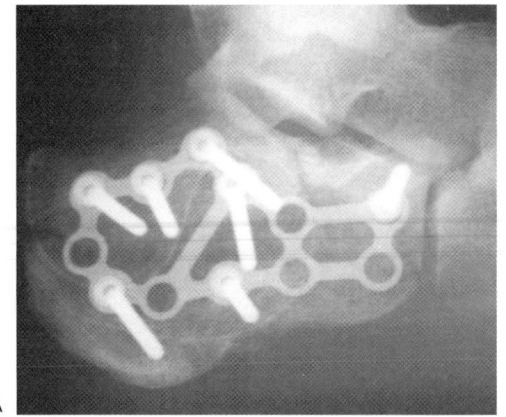
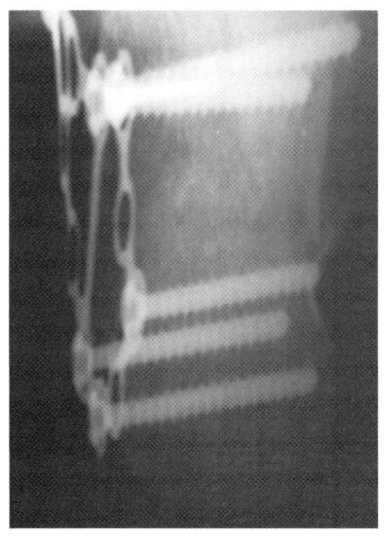
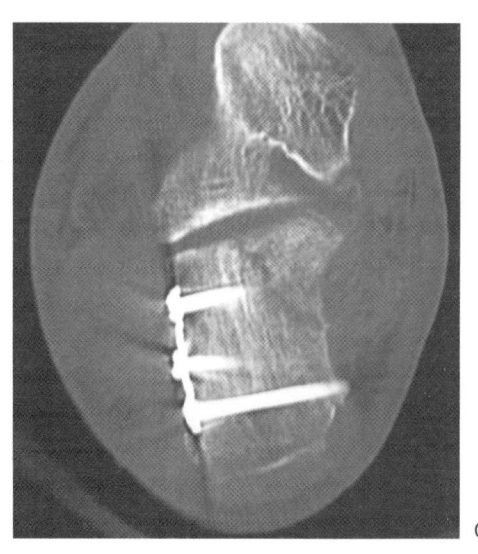

图14.29 （A）术后侧位与（B）Harris轴位X线片，以及CT扫描（C），示复位良好的Sanders ⅡB型骨折。

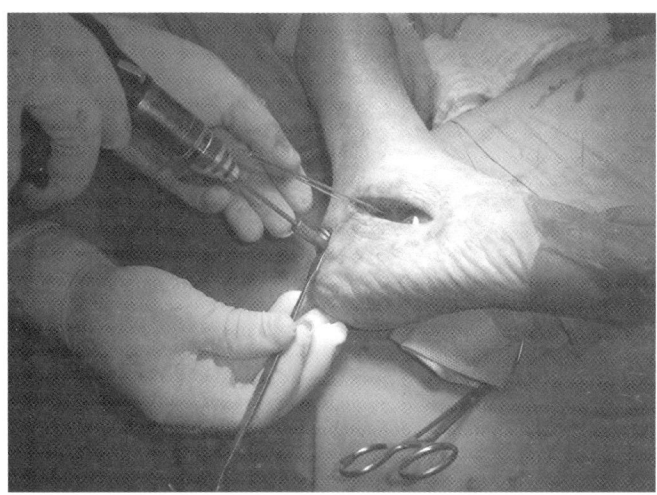

图 14.30 术中照片示跗骨窦小切口入路。注意在跟骨后结节区经皮独立的小切口固定接骨板的后面。

- □ 预防是最好的处理方法，在软组织水肿消退之前避免进行手术。
- □ 有吸烟史和糖尿病的患者也有较高的伤口并发症风险，但这些情况是否是手术的相对禁忌证，仍有争议。
- 一定程度的距下关节退变和关节炎经常存在，尽管进行积极的术后康复，大部分患者仍会损失 1/3～1/2 的距下关节活动度。
  - □ 关节僵硬由多个因素引起：如关节的非解剖复位，更多见的是关节内粘连，或是在受伤时出现的软骨损伤。

其他跟骨骨折和软组织问题

跟骨撕脱骨折

- 尽管跟骨常因轴向负荷发生骨折，如高处坠落伤，但是偶尔也会由于腓肠肌和比目鱼肌复合体的剧烈收缩而导致跟骨后结节上部的撕脱骨折。
- 骨折可累及跟骨后关节面的后方，但通常属于关节外骨折。
- 此类骨折因其表面皮肤被牵拉，经常需要急诊手术处理。
- 存在任何明显的移位时，都应行进行切开复位，以避免皮肤坏死（图 14.31）。
- 通常可以使用间接复位法。
- 如果没有发生皮肤坏死，那么此类骨折比关节内骨折的愈后要好，因为关节面受严重损伤的概率小。

跟骨前突骨折

- 跟骨前突骨折发生于后足跖屈-内翻损伤时的撕脱伤。
- 跟骨前突分歧韧带附着处可出现不同大小的骨块撕脱。
- 通常骨折可在后足的侧位和斜位 X 线片上看到。
- 此类骨折治疗上同踝关节扭伤，即休息、冰敷、加压包扎、抬高患肢，如果骨折不愈合并出现症状，可手术切除小骨折片。
- 少数情况下，骨片较大，直径大于 1 cm，并累及跟骰关节的大部分结构。较大的骨块如果有移位，应行切开复位内固定。

骨筋膜室综合征

- 骨筋膜室综合征是跟骨骨折中需要立即手术处理的软组织问题。
- 足部有 5 个主要的间室，在高能量损伤中易于发生筋膜间室综合征。
- 跟骨的间室是独立的。
- 患者主诉为超出骨折严重程度的疼痛，且疼痛不断加剧。
  - □ 被动背伸足趾时，缺血的足弓跖侧肌肉组织受到牵拉会引起疼痛。
- 如果怀疑患者有骨筋膜室综合征出现，或是肿胀严重，或患者出现神志改变时，均应当测量筋膜间室的压力。
- 处理此类灾难性的并发症时，需要切开受累的间室，并敞开切口。

距下关节脱位

发病机制

距下关节脱位经常发生于高能量损伤。内侧距下关节脱位发生在足部跖屈同时前足受力内翻时，可造成距舟关节与距下关节同时脱位。内侧脱位可造成距骨头部"扣眼"样突破趾短伸肌腱与前关节囊并发生嵌顿，有时可造成闭合复位受阻。外侧脱位发生在足部跖屈伴有前足受到外翻应力时。外侧脱位能导致距骨头突破距舟关节囊，胫后肌腱位于距骨颈的背侧，阻碍闭合复位。

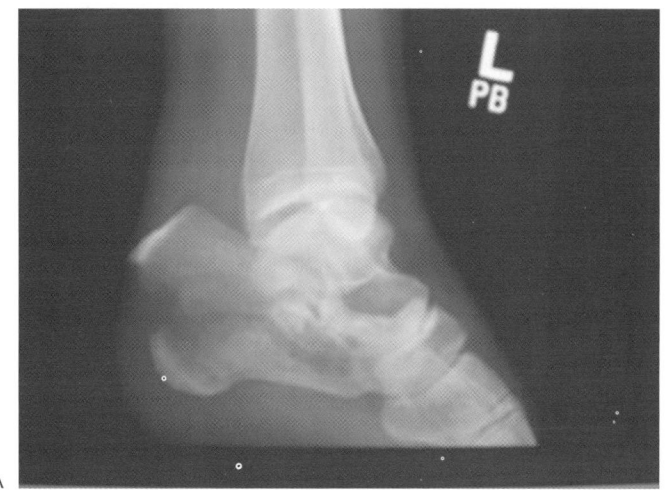
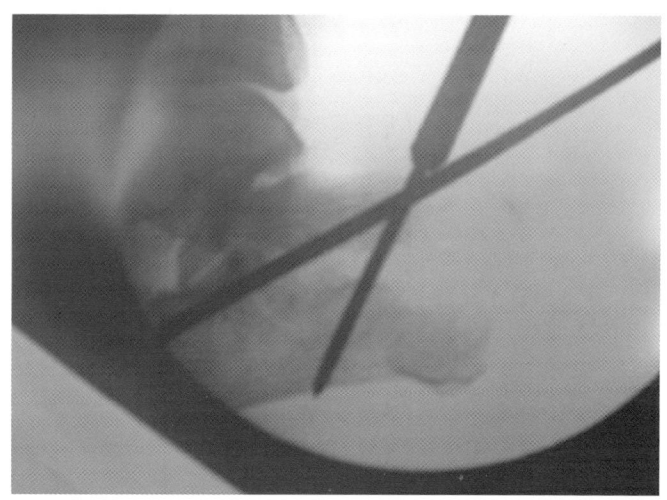
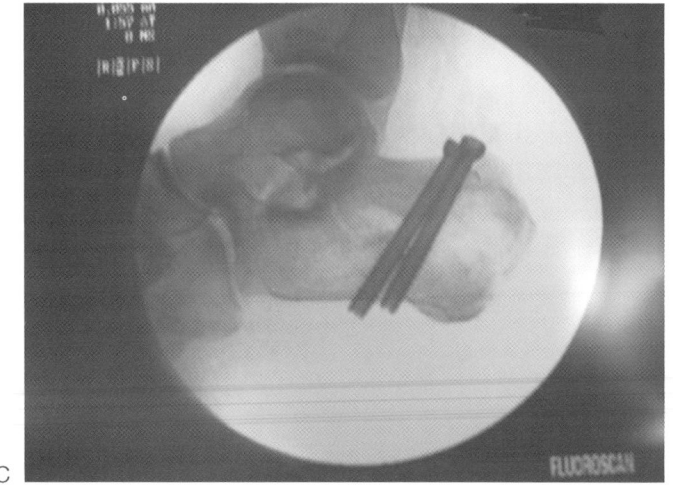

图 14.31 （A）术前侧位 X 线片示跟骨撕脱骨折，骨折块向后撑起皮肤。（B）术中透视侧位示以一根光滑的粗针从后向前打入跟骨，用于经皮复位骨折。在穿过后结节从背侧向跖侧打入螺钉前，以一根带有标记的导针测深。（C）术后 X 线片示空心螺钉固定骨折。注意距下关节后关节面已经复位。

诊 断

病史和体格检查

- 病史和上文所述的损伤机制一致。
- 足部外观的临床表现可提示脱位的方向。
  - 内侧脱位时，足部跖屈、内收、旋后。
  - 距骨头表面的皮肤被拉伸。
  - 外侧脱位时足部旋前并外展，沿后足侧可以触及距骨头。

影像学特点

- 至少要拍摄后足的正位、侧位和斜位 X 线片。从这三个体位片上一般能较易判断出脱位的方向（图 14.32）。
- 有时，距舟关节的双密度征是脱位后最明显的放射线特点。
- 虽然 CT 检查不是诊断所必需，但是一些外科医生提倡复位后进行扫描，检查距下关节内有无残片，距骨头部有无损伤。

分 型

距下关节脱位分为两型：内侧型即足部向内侧移位，外侧型即足部向外侧移位。

治 疗

- 距下关节脱位应紧急进行闭合复位，以避免皮肤坏死和神经血管损伤。
- 在全身麻醉或者大剂量镇静剂下尝试进行牵引和复位。
- 在距骨头上方直接施加压力，并结合复位活动可有助于复位。
- 大多数内侧距下关节脱位都能闭合复位，距骨头

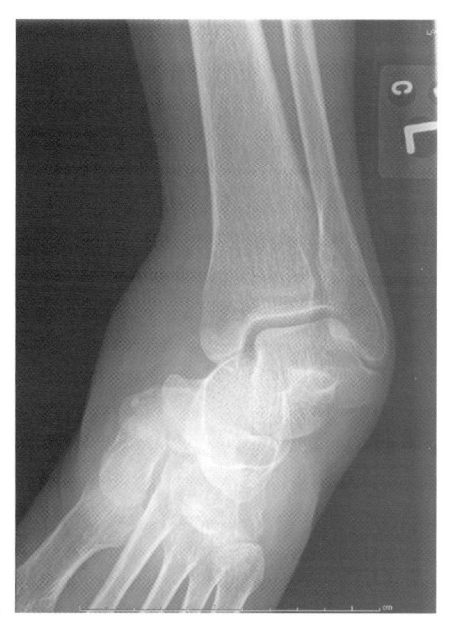
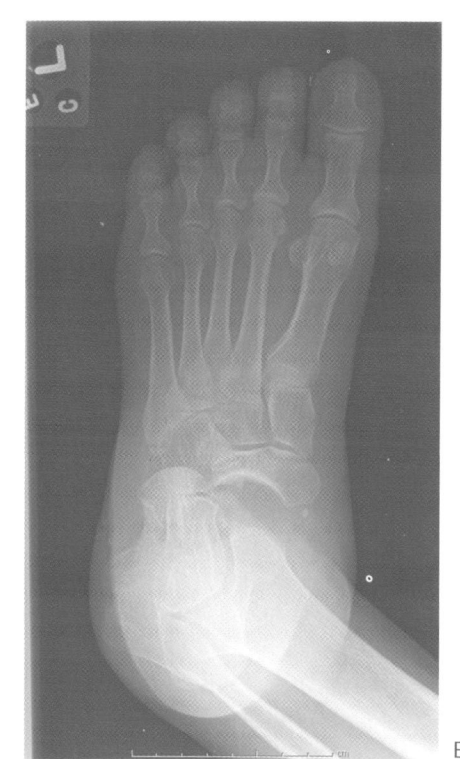
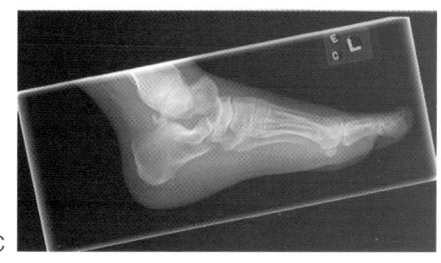

图 14.32 A：踝关节正位和足正位 X 线片示距下关节向内侧脱位。B：足部正位 X 线片可见明显的距舟关节内侧脱位。C：侧位 X 线片清晰可见距下关节对合不良。

可通过伸趾短肌腱或距舟关节囊裂孔被复回。
- 由于胫后肌腱缠绕于距骨颈的背侧部分，外侧脱位可能无法闭合复位。
- 如闭合复位失败，则应该尽快进行切开复位，以避免出现皮肤坏死和神经血管损伤。
- 复位后复查 X 线片以明确是否解剖复位。
- 一些医生提倡行 CT 扫描，这样可以明确是否有关节内碎片或是距骨头骨折。
- 骨折复位后应该固定 3～4 周，然后开始轻微的活动和负重。
- 复位后应即刻开始足趾活动度训练，以防止伸肌腱粘连。

并发症

虽然大部分脱位都可以较易复位，并且取得较好的效果，但是诊断上的延误会增加距下关节炎和后期关节僵硬的发生率。距骨头撞击骨折也能引发创伤后关节僵硬和疼痛。距下关节脱位后很少发生缺血性坏死。

舟骨骨折

发病机制

舟骨骨折相对少见，其分类如下：
- 撕脱骨折（背侧缘骨折）——这是最常见的类型，但是很少受到重视，因为临床表现更像韧带损伤，通常被视为扭伤而对症处理。
- 舟骨结节骨折——在足部急性外翻损伤时，由胫后肌收缩造成，由于胫后肌的止点广泛，骨折很少发生移位。骨折可伴有隐匿性中跗关节半脱位、骰骨骨折或者跟骨前突骨折。如果没有移位，可以对症处理，以可行走石膏或行走靴固定4～6周。少数情况下移位的骨折需行切开复位内固定。
- 舟骨体部骨折——最严重的损伤（见后文）。
- 舟骨应力性骨折（见后文）。

舟骨体部骨折的受伤机制可为直接或者间接性。直接暴力，例如挤压伤经常会导致粉碎性骨折。间接暴力包括足部跖屈位坠落伤，会导致轴向压缩。由于大量韧带断裂，间接损伤经常会合并较大的移位。

应力性骨折的机制，与人体其他部位相似，由反复的应力造成。最常见和跑步活动有关。这种骨折很少见，经常被误诊，一些研究显示其平均确诊时间需4个月。舟骨体部的中间部分是血供的分水岭区域，这个部位最容易发生此类骨折。背侧血供来自足背动脉的分支，内侧来自胫后肌腱附着点舟骨结节，跖侧来自足底内侧动脉，中间1/3为乏血供区。

诊 断

病史和体格检查
- 急性舟骨体部骨折表现为沿足弓内侧面的疼痛，受伤机制与之前所述一致。
- 应力性骨折患者经常隐匿性起病，在跑步活动中出现中足内侧疼痛。

临床特点
- 查体时，急性舟骨体部骨折的患者经常有明显的压痛、肿胀，并且在尝试后足的运动时引发疼痛。
- 移位的骨折会出现足部内收-旋后畸形。
- 舟骨应力性骨折的患者会有轻微的弥漫性压痛或者没有局部压痛，经常无肿胀。

影像学特点
- 怀疑有舟骨骨折的患者应做后足的正位、斜位和侧位X线检查。
- 急性骨折，骨折面通常比较明显。
- 术前准备时行冠状面和横断面的CT扫描能更好地反映骨折的解剖和粉碎的部位。
- 在舟骨应力性骨折的患者，X线片有时会显示不完全的骨折线或者正常影像学表现。
- 如果怀疑有舟骨应力性骨折，CT扫描有助于确诊。
- 骨扫描显示在应力性骨折部位有活动增强。
- MRI检查也能显示舟骨应力性骨折，但是不能像CT扫描那样显示骨折的解剖。

分 型

通常只有舟骨体部的骨折采用分型系统（表14.8，图14.33）。

治 疗

体部骨折
- 无移位的舟骨体部骨折，可以短腿非负重石膏将踝关节固定于中立位。通常，患者禁止负重4～6周，然后穿步行靴保护性负重4～6周。
- 有移位的骨折需要切开复位内固定，解剖复位，保持距舟关节的完整性与活动度。
- 严重的粉碎性骨折，尤其是Ⅲ型骨折，由于骨折难以修复，一项研究将关节面复位60%或以上定义为充分复位。
- 手术中，患者取仰卧位，在胫前、胫后肌腱之间作前内侧切口。
- 在大多数情况下，由于舟骨的近侧关节面难以显露，常需要一个外侧的辅助切口以扩大术野。
- 直接或间接的复位方法可复位骨折。
- 在粉碎不严重或是无粉碎骨折的病例，跖外侧和背内侧骨折片可以复位后以拉力螺丝钉固定。
- 由于舟楔关节本质上是不活动的，所以有严重粉碎骨折存在时，可将大的舟骨骨折片固定在相应的楔骨上，因为要将螺钉穿过粉碎的舟骨骨折片非常困难，或者是不可能的（图14.34）。

表14.8 舟骨骨折的分型

分型	描述
1	骨折线位于冠状面，前足无成角畸形
2	主要骨折线从背外侧走行至足底内侧，主要的骨折块及前足向内侧移位，造成内收畸形，通常不累及舟楔关节
3	中央部分粉碎性骨折，通常由轴向应力造成；多数情况下治疗困难，并且预后不佳

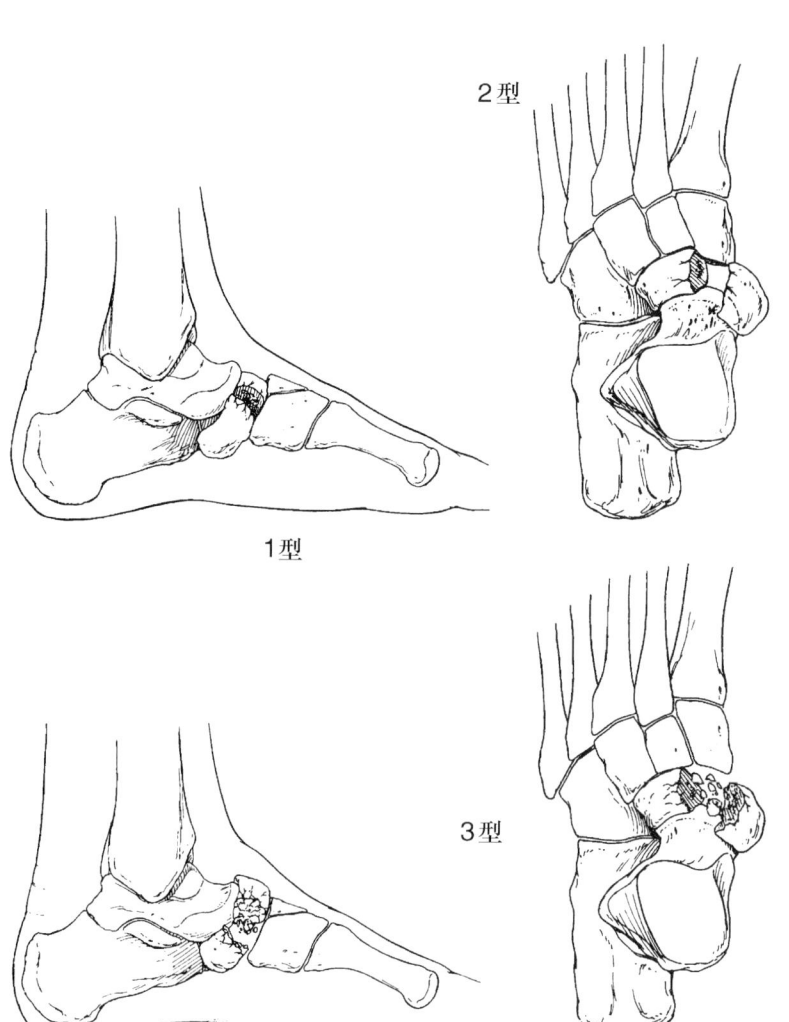

图 14.33 舟骨体骨折的分型，1～3 型（见正文）。(From Thordarson DB. Fractures of the midfoot and forefoot. In: Myerson MS, ed. Foot and ankle disorders, vol 2. Philadelphia: Elsevier, 2000: 1282.)

- 术后以短腿非负重石膏制动，直至有骨折愈合的早期影像学征象，通常需要禁止负重至少 6 周。之后再以短腿可行走石膏或足靴制动 4～6 周。

结　果

治疗效果取决于解剖复位的程度。一项研究显示，所有 I 型骨折和 2/3 的 II 型骨折都有可能获得解剖复位。III 型骨折中只有一半能获得满意的复位。其平均 4 年的随访报道，2/3 的患者效果良好，19% 的患者效果尚可，14% 的患者效果差，此研究可反映出此类骨折损伤的严重程度。最常见的并发症是距舟关节的创伤性关节炎。但在一项研究中，移位的舟骨骨折行切开复位内固定后，有 1/3 的患者出现中央 1/3 区的缺血性坏死，有 2 名患者出现了整个舟骨的缺血性坏死，其中 1 名出现了骨质塌陷。

舟骨应力性骨折

- 几乎所有的这类骨折都无移位（图 14.35）。
- 非手术治疗包括 6～8 周的非行走短腿石膏固定。如果骨折不愈合，或者，少数情况下出现骨折移位时，则建议切开复位采用拉力螺钉固定，术中可以植骨也可以不植骨。
- 有观点认为高水平运动员发生舟骨应力性骨折时应行手术治疗以缩短伤病时间，但是近来的一项 meta 分析表明，短腿石膏固定和禁止负重即能达到最好的治疗效果。
- 如在应力性骨折区出现硬化，可直接在骨折块背侧做有限的切开，并用一个小刮匙清理骨折面，如果空隙够大，还可进行局部植骨，或是用钻开窗，以背侧拉力螺钉固定促进愈合。
- 舟骨应力性骨折一旦愈合，往往恢复很好。

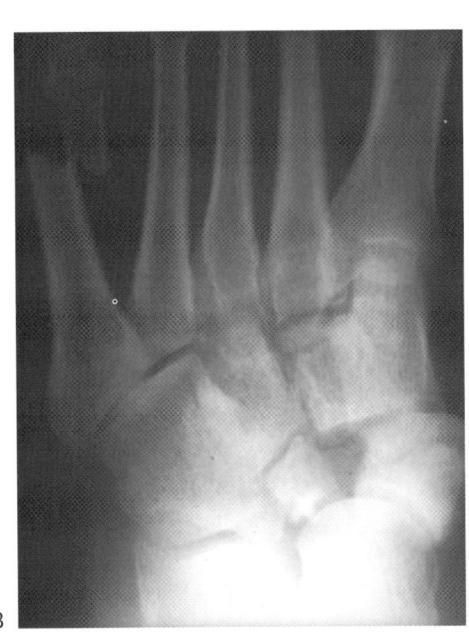
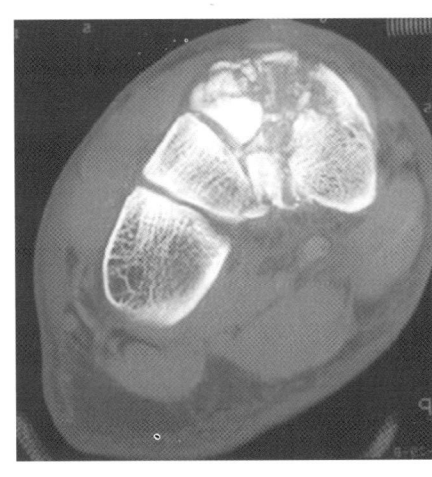
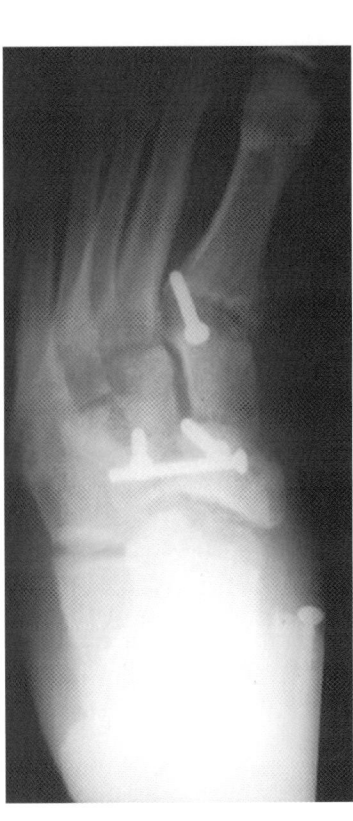

图 14.34 正位 X 线片（A）、水平面 CT 扫描（B）和术后 X 线片（C）示粉碎的舟骨骨折，较大的骨块固定在楔骨上。

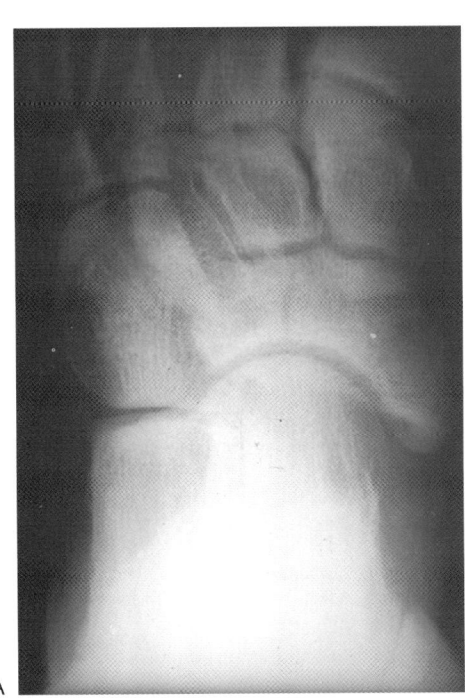
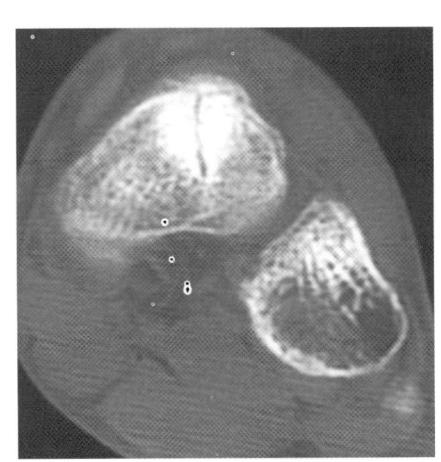

图 14.35 （A）患者正位 X 线片可见舟骨应力性骨折，起病为隐匿的中足内侧疼痛。（B）冠状位 CT 扫描见不完整的骨块并有足背侧骨痂形成。

跖跗关节（Lisfranc）损伤

发病机制

Lisfranc 损伤相对比较少见，仅约占所有骨折的 0.2%。虽然此类损伤一般与高能量创伤有关，如机动车辆交通事故或者高处坠落伤，但是也有一些发生于相对低能量的扭转伤。

两种不同的力量可造成后一类型的损伤：

- 直接暴力损伤——挤压伤，如车辆碾压足部。常常合并软组织的损伤，并可能发生筋膜室综合征，尤其见于足背动脉弓和跖动脉弓在第1、2跖骨之间的交通支断裂时。
- 间接机制——足部跖屈时的轴向负荷或者严重外展导致背侧韧带的断裂。这种损伤常见，例如足部撞击到汽车的地板，足部跖屈落地时以后跟着地，以及从马上摔落时足仍套在马镫里。

跖跗关节的解剖结构决定了其功能，也决定了治疗方式。

- 第2跖骨基底部为楔形，背侧较宽，位于第1和第3跖骨基底之间，有很好的稳定性，活动性很小（图14.36）。
- 致密的韧带附着使跖骨基底部牢固地固定在相应的跗骨上。
- 内侧3个跖骨基底分别与各自的楔骨相关节，第4和第5跖骨与骰骨形成关节。
- 跖跗关节跖面的韧带连接更坚强。
- 第2~5跖骨基底部通过致密的跖骨间韧带相互连接。
- 在第1和第2跖骨之间没有跖骨间韧带。取而代之的是 Lisfranc 韧带，自第2跖骨基底部斜行走行至内侧楔骨。

足部有三个柱结构：

- 内侧柱——包括第1跖列和相应的跖楔关节。
- 中柱——包括第2与第3跖列和相应的第2、第3跖楔关节。
- 外侧柱——包括第4和第5跖列和骰骨。

内侧3个跖列活动性很小，而第4和第5跖跗关节活动度大，因此在临床上两柱模式更有实用意义。所以任何手术固定都需要保留第4和第5跖跗关节的

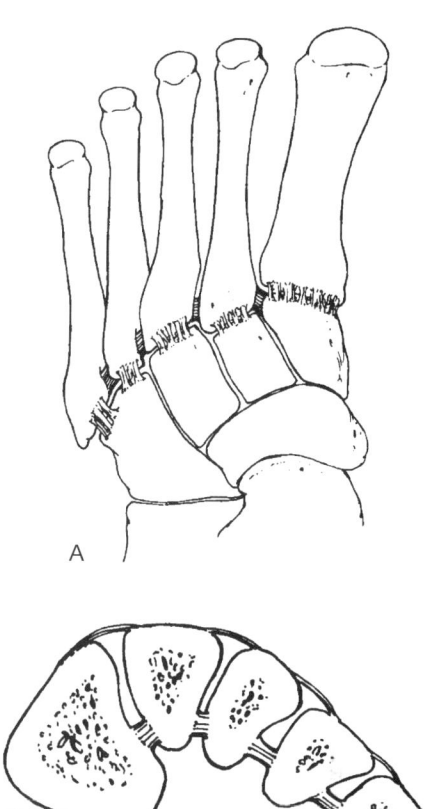

图 14.36 跖跗关节的骨与韧带结构示意图。(A) 背侧观可见强大的韧带位于跖骨基底与邻近的跗骨上。(B) 冠状切面可见第2跖骨在足横弓中起拱石样作用。(From Thordarson DB. Fractures of the midfoot and forefoot. In: Myerson MS, ed. Foot and ankle disorders, vol 2. Philadelphia: Elsevier, 2000: 1266.)

活动度。这些韧带和骨性解剖特点决定了中足损伤的多变性。由于第1和第2跖骨之间没有跖骨间韧带，所以该部位容易发生分离。

诊 断

- 任何有中足疼痛的患者必须予以高度怀疑。
- 损伤机制应该和以前描述的损伤模型一致。
- 多发伤的患者应仔细检查其足部，因为多发伤患者中20%的这类损伤在最初检查时漏诊。

病史和体格检查

临床特点

- 查体，患者随损伤程度不同，有不同程度的肿胀和畸形。

- 患者在其中足损伤区域均有压痛。
- 尝试进行这些关节活动度检查时，会引发疼痛。
- 有时，在足弓中部区域的淤斑对此种损伤有诊断意义。

影像学特征

- 中足的 X 线检查包括足部的标准正位、侧位和 30°斜位。
- 拍摄时注意 X 线必须垂直照射足背，而不是垂直于地面，否则将导致跖跗关节倾斜，干扰正常的影像学关系。
- 由于损伤形式多样，故应检查每个跖骨及其对应的跗骨（图 14.37）。
  - 正位片：第 2 跖骨内缘与中间楔骨的内缘应当构成一条连续的线，第 1、第 2 跖骨间隙与中间楔骨与内侧楔骨之间的间隙大小相等。
  - 30°斜位片：第 4 跖骨内缘和骰骨内缘应当构成一条连续的线，第 3 跖骨外缘和外侧楔骨外缘构成一条直线。第 2 和第 3 跖骨之间的间隙应与中间楔骨与外侧楔骨之间的间隙相等且相对应。
  - 侧位片：无跖骨相对于跗骨的背侧移位或是少数情况下的跖侧移位。

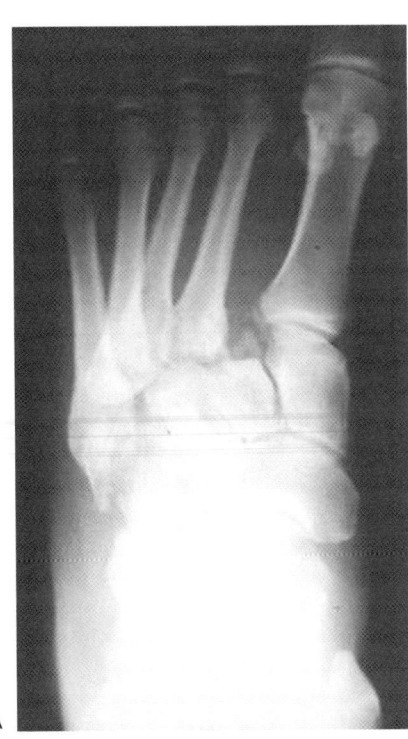
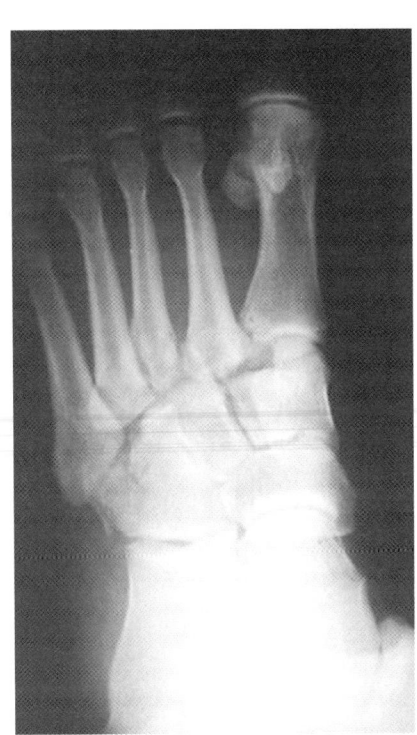
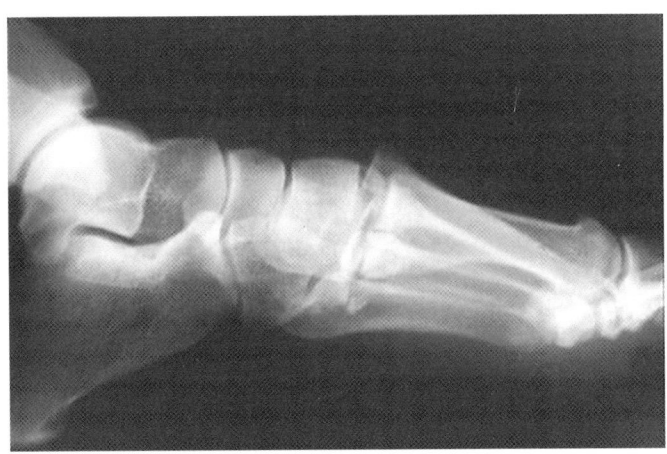

图 14.37 Lisfranc 损伤的正位（A）、斜位（B）和侧位（C）X 线片。

- 另外，要检查第 1 和第 2 跖骨之间隙中是否有小的撕脱骨折片（Fleck sign，斑点征），这种体征提示有 Lisfranc 韧带的撕脱骨折，是 Lisfranc 损伤的特有体征。
- 如果不能确诊，可以与对侧健足的 X 线片进行对照。
- 应力位片可提供进一步的诊断帮助。
  - □ 跖屈应力片上的背侧间隙提示背侧韧带不稳。
  - □ 在不稳定的病例中，外展-旋前和内收-旋后位片可分别显示外侧和内侧的移位。
- 在亚急性期，可对比双侧的站立位侧位片，以评估不稳定。
- 中足的 CT 扫描能明确粉碎性骨折，但一般对诊断和制订治疗计划不是必须的。

分 型

Lisfranc 损伤有多种分型方法。最重要的是确定骨折有无移位，因为有移位的骨折需要手术复位。最全面的分型包括三种类型，其中还有亚型（表 14.9，图 14.38）。

表 14.9 跗跖关节损伤的分型

分型	描述
A	在任何平面和方向上都存在完全对位不良
B1	仅累及第 1 跖列的部分对位不良
B2	部分对位不良，一个或更多外侧跖骨移位
C1	分散状脱位，第 1 跖骨向内侧脱位，第 2～5 跖骨部分对位不良
C2	分散状脱位，第 2～5 跖骨完全分离脱位

治 疗

手术适应证禁忌证

因为有潜在的长期并发症，大多数有移位骨折都需要手术治疗。我认为对于伴有明显不稳定或是有 Lisfranc 关节移位的患者，只要身体条件允许都应该选择手术治疗。

- 手术固定遵循常规的骨折切开手术原则，包括达到解剖复位与坚强的内固定。
- 尽管有人采用经皮克氏针固定法，但是经皮操作很难确保解剖复位，因而大多数医生还是倾向于切开手术。

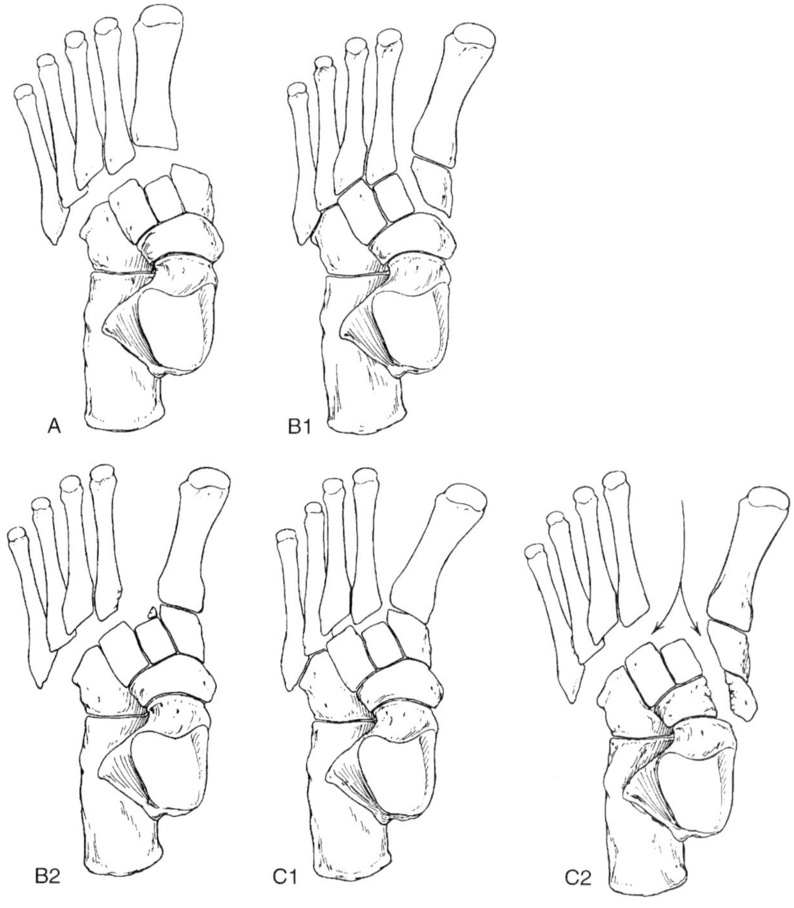

图 14.38 跗跖关节骨折分型系统（见正文）。(From Thordarson DB. Fractures of the midfoot and forefoot. In: Myerson MS, ed. Foot and ankle disorders, vol 2. Philadelphia: Elsevier, 2000: 1271.)

- 内固定可采用克氏针或螺钉。
  - 克氏针固定的优点是便于置入和取出，缺点是有移位、感染风险和复位失败的可能。尤其是克氏针通常在术后 6~8 周取出，此时软组织还没有完全愈合。
  - 螺钉固定更加牢固，但是技术操作比较困难，大多数外科医生在软组织愈合后会常规取出螺钉。因为螺钉固定要穿过关节面，目前有些医生也推荐进行接骨板固定，以降低医源性软骨损伤的风险。

手术技术

- 手术要延迟到软组织水肿消退后才能进行。
- 采用两个纵切口显露跖跗关节：
  - 第一个切口在第 1、2 跖骨间隙背面，可以显露第 1、2、3 跖跗关节；是处理部分分离型骨折的唯一适合切口。
  - 第二个切口以第 4 跖骨基底部为中心，可以复位和固定第 3、4、5 跖骨。
- 行内侧切口时，向外牵开神经血管束。
- 由于足底粉碎性骨折相对比较常见，故应检查所

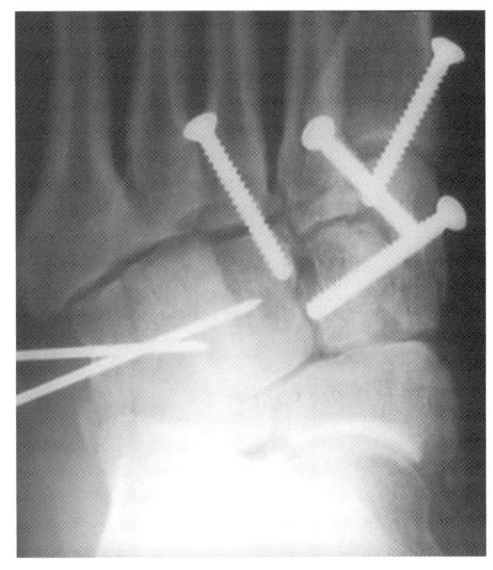

图 14.39　Lisfranc（跖跗关节）骨折脱位术后 X 线片，示内侧骨折以螺钉固定，骰骨骨折以克氏针固定。

有的关节，以确认是否有骨软骨碎片
- 第 1 或第 2 跖骨首先复位哪一个都可以。
- 每个关节以至少 2 枚克氏针 90°交叉固定，或者用至少 1 颗全螺纹皮质骨螺钉，或是 1 块背侧接骨板固定（图 14.39、图 14.40）。

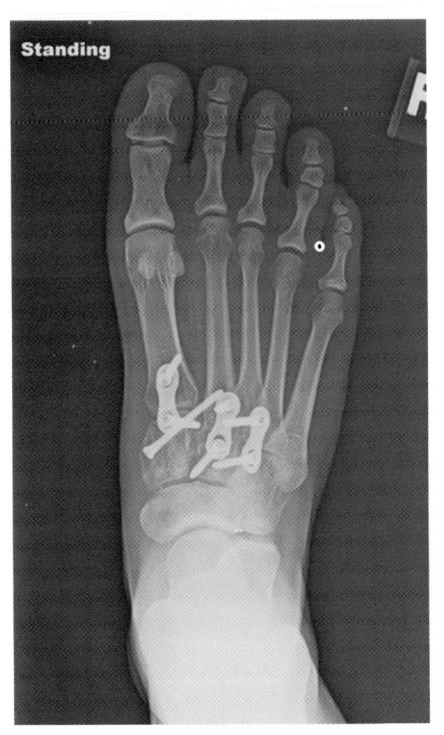
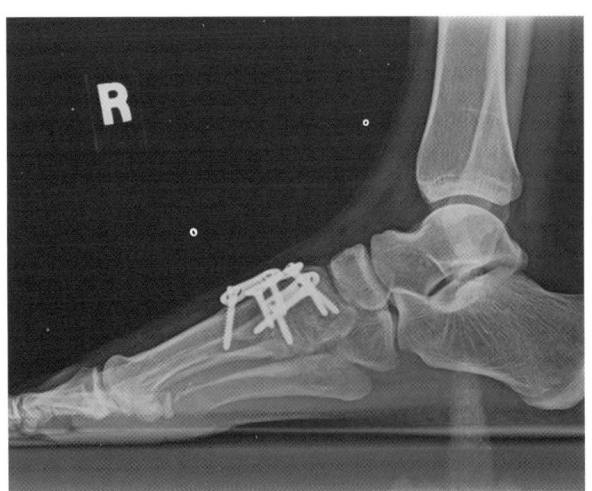

图 14.40　术后正位与侧位 X 线片示以背侧接骨板代替螺钉行 Lisfranc 损伤内固定治疗。有的术者认为因没有螺钉穿过关节面中央，故发生创伤后关节炎的可能性较低。

- 由于第4和第5跖跗关节有很大的活动度，大多数医生只使用克氏针固定这些关节，然后在术后6～8周时取出，以最大限度地减少这些重要关节的僵硬。
- 有些病例，因骰骨压缩造成外侧柱明显的短缩（即胡桃夹损伤，Nutcracker injury）。在这些病例中，骰骨或以外固定架间接复位，或通过植骨和内固定直接复位。
- 如果骰骨骨折通过植骨和内固定不能获得足够的稳定，那么可以在第5跖骨和跟骨间外侧放置外固定架或者皮下接骨板，直至出现充分的骨愈合。
- 患者带短腿石膏禁负重6～8周，然后取出克氏针。
- 带有经过很好足弓塑型的短腿行走石膏另外固定4～6周。
- 再佩带定制的矫形器6个月，以保护中足。

结 果

几乎所有的近期研究都提倡对此类严重的移位损伤采取手术治疗。闭合复位和石膏制动的治疗效果令人失望。一些研究显示螺钉固定比克氏针固定效果更好，因为可以更好地维持复位。一般说，解剖复位比非解剖复位效果好。然而解剖复位也并不能确保均会有较佳的治疗效果。创伤性关节炎不仅与复位的程度有关，也和最初损伤时关节面的受累程度有关。尽管通过手术行解剖复位，仍有一些患者会有持续的疼痛和关节炎发生。近来，一项前瞻性随机证据水平Ⅰ级的研究表明，相对于切开复位内固定，一期融合可获得更可预期的疼痛缓解。

楔骨和骰骨脱位

- 楔骨和骰骨单独的骨折或脱位很少见。
- 大多数此类骨性损伤是跖跗关节损伤的一部分，后者的损伤力量分散至跖跗关节、舟楔关节或者楔骨间关节。
- 单纯的楔骨或骰骨损伤其治疗原则同跖跗关节损伤。

跖趾关节和趾间关节脱位

发病机制

跖趾关节和趾间关节脱位不常见。其中第1跖趾关节最常受累。第1跖趾关节脱位的分型见表14.10和图14.41。

治 疗

- 闭合复位后，大多数脱位是稳定的，以行走石膏或者足靴制动，第一个2～4周内限制背伸。
- 如果籽骨从近节趾骨上撕脱并回缩，则需行手术治疗。

跖骨骨折

发病与损伤机制

跖骨骨折可源于直接或间接暴力伤。第1到第4跖骨骨折通常是由作用于足背的直接打击造成。间接力量如扭转力更多造成第5跖骨骨折，尤其是基底结节部。

跖骨的骨性和韧带解剖结构与脱位类型有着临床相关性。除了前面所述的跖骨基底部有致密的韧带相互连接外，在跖骨颈水平也有跖骨间韧带将相邻跖骨相互连接。由于跖骨在近侧和远侧都有软组织支持，故单一跖骨骨折很少发生大的移位。而多根跖骨骨折后由于相邻支持组织的破坏往往会有大的移位。跖骨

表 14.10 踇趾跖趾关节脱位分型

分型	描述
Ⅰ	跖板断裂，致使踇趾与相连的籽骨脱位到跖骨头背侧，使跖骨头被锁定于跖侧，不可复位
ⅡA[a]	籽骨间韧带断裂，籽骨间隙增大，近节趾骨坐于跖骨头背侧
ⅡB[a]	1个或2个籽骨出现横行骨折

[a] ⅡA型与ⅡB型通常可以成功地进行闭合复位。

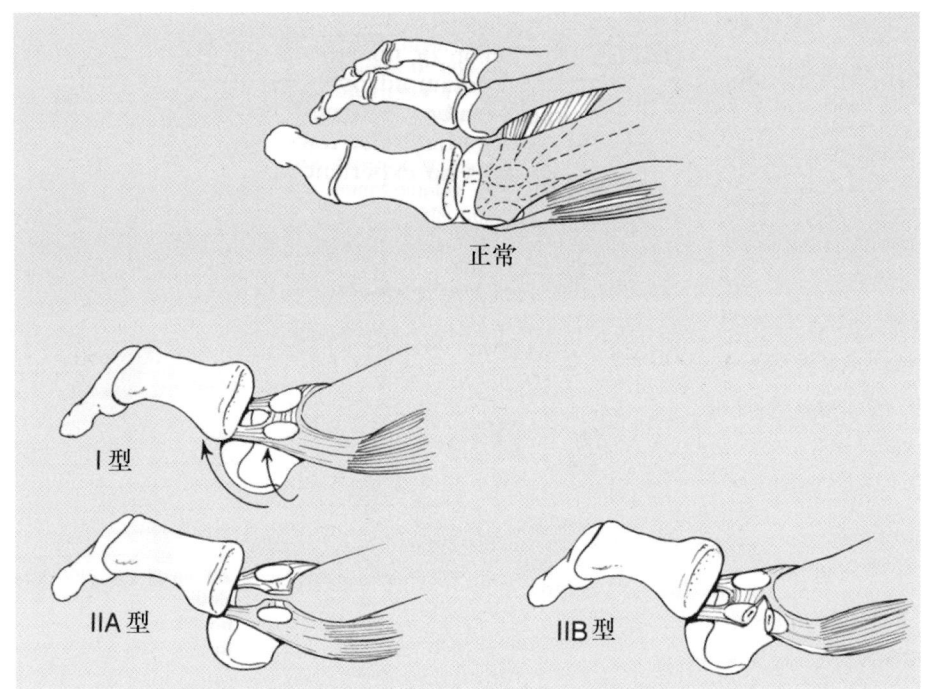

图 14.41 跛趾跖趾关节脱位的分型（见正文）。(From Thordarson DB. Fractures of the midfoot and forefoot. In: Myerson MS, ed. Foot and ankle disorders, vol2. Philadelphia: Elsevier, 2000: 1293; after Jahss MH, ed. Disorders of the foot and ankle: medical and surgical management. Philadelphia: WB Saunders, 1991: 1129.)

是负重骨，其矢状面的移位容易造成前足负重的改变。骨折向跖侧移位会造成负重增加，常引起难以处理的跖侧角化症和疼痛。背侧移位会导致相邻跖骨过度负重，形成"转移性跖痛症"。

诊 断

病史和体格检查

临床特点

- 病史应与前文所述的特定损伤机制相一致。
- 体格检查会发现在骨折部位有压痛和不同程度的肿胀。

影像学特点

- 患足的正位、侧位和斜位 X 线片可见骨折部位和移位情况，包括跖屈或背伸移位。
- 有时，前足的切线位片——放大的籽骨像——能更好地显示跖侧或背侧移位。

治 疗

手术适应证禁忌证

治疗的目的为达到骨折成功愈合、正常的负重分布、无疼痛的足。第 2～5 跖骨单发骨折因不会出现严重移位，故可行非手术治疗。一般来讲，建议患者戴 4～6 周步行石膏或穿硬底鞋，然后在疼痛允许的情况下可更换为有支持的网球鞋。

第 1 跖骨由于韧带支持较少且负重较多，骨折后更容易发生移位，因而需要更为积极的治疗。骨折解剖复位后，可用螺钉和接骨板内固定。

- 多发性跖骨骨折患者常见明显的移位。
- 髓内针固定相对容易插入，可以保持合适的对位。
- 第 1～3 跖骨骨折可以采取以骨折部位为中心的纵切口作为入路。
- 切开后将大小合适的髓内针在骨折部位逆行从骨折线穿至前足远端的跖底皮肤（图 14.42）。将所有的远端跖骨块都以针固定后，复位骨折，然后

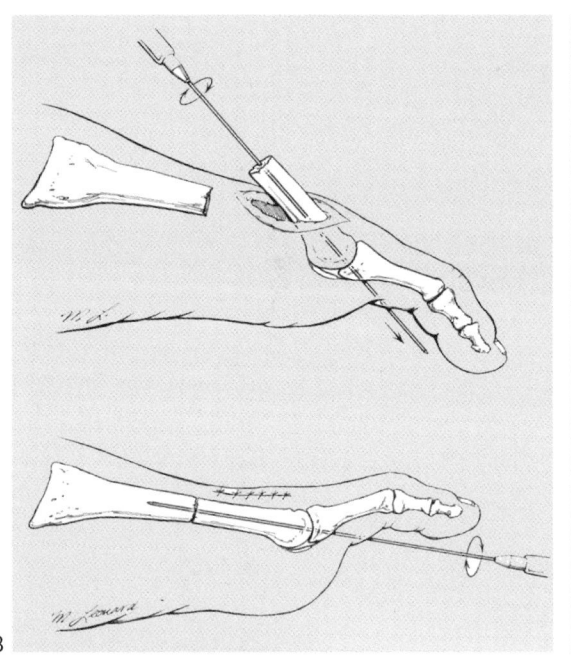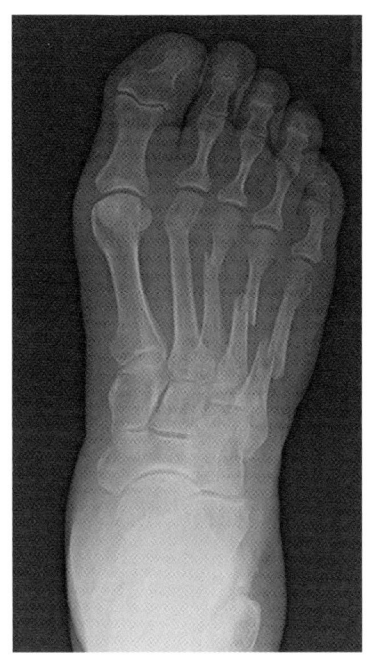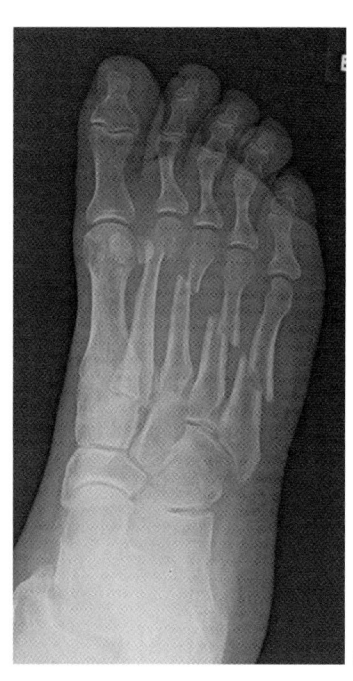

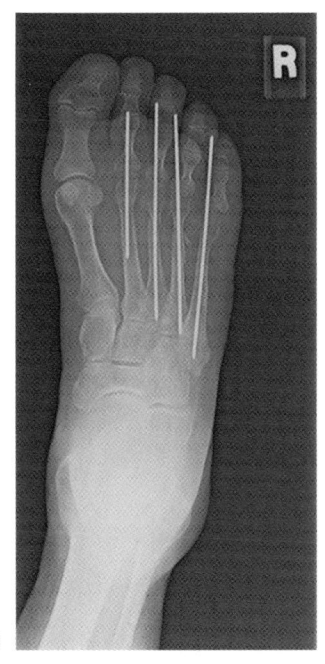

图 14.42 （A）示顺行将克氏针自跖骨干部向足底部穿出。（B）示复位跖骨骨折后逆行将克氏针穿过骨折线处行骨折内固定。（C）前足正位与斜位 X 线片示第 2~5 跖骨骨折移位。（D）术后正位 X 线片示第 2~5 跖骨骨折进行髓内固定。

再自前足远端把持将其穿过骨折两断端，固定骨折。
- 一般的，跖骨骨折以单根纵向的克氏针行髓内固定即可以提供愈合所需的足够稳定性，不会发生前足负重的改变。
- 患者以短腿非负重石膏固定 4~6 周，然后以步行靴再固定 4~6 周。
- 克氏针通常在术后 6~8 周后取出。
- 通常大多数跖骨都能达到理想愈合且有很少的长期后遗症。
- 主要的并发症为畸形愈合，可导致前足负重分布的改变。

跖骨应力性骨折

- 典型的患者是刚开始接受训练的新兵或者突然加大运动量的周末跑步者。
- 因为第 2 跖骨最长、活动性最小、承担的反复应力最大，所以它是第 2~5 趾中最好发应力性骨折的小跖骨。
- 骨折部位有局限性压痛。
- 最初的 X 线片常表现正常，在骨折 2~4 周后才有骨痂的阳性表现。

第 5 跖骨基底部撕脱骨折

- 第 5 跖骨基底撕脱骨折也称舞蹈者骨折（dancer's fractures），比较常见（图 14.43）。
- 常见的损伤机制是足部内翻损伤。
- 患者有中足外侧疼痛。
- 查体可及第 5 跖骨基底部压痛。
- X 线片上一般会显示第 5 跖骨基底结节有大小不定的骨折片，由于腓骨短肌止点宽大，骨折通常没有移位。
- 虽然一项影像学研究认为此类骨折是由足底筋膜束撕脱造成，但作者认为其更常由腓骨短肌撕脱造成。
- 通常采取对症治疗。
- 有时，疼痛很严重，以至于需要步行石膏或行走靴固定 1~2 周，然后足部包扎并且穿支撑性运动鞋。
- 舞蹈者骨折几乎都能愈合且没有任何后遗症。

干骺端-骨干骨折

发病机制

第 5 跖骨干骺端-骨干连接处可出现急性骨折和应力性骨折。急性骨折通常是由前足的内收暴力造成。第 5 跖骨近端干骺端-骨干连接处血供独特，存在一个血供分水岭（图 14.43）。一条营养动脉大约在近中 1/3 交界处进入跖骨内侧。血供还可由腓骨短肌止点处进入跖骨结节。血供的分水岭区易发生骨折不愈合。急性骨折后，大多数医生建议先以短腿非负重石膏固定 6~8 周，然后以行走靴固定 2~4 周。如果发生骨折不愈合，其治疗与应力骨折相同。

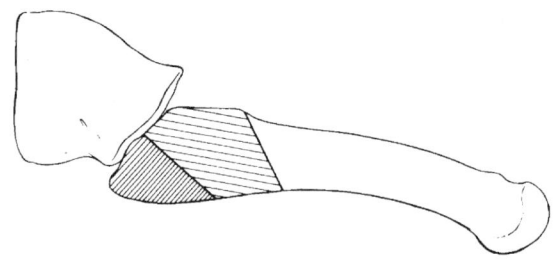

图 14.43 示第 5 跖骨基底部，阴影区代表跖骨结节骨折。斜线交叉处为血供的分水岭，易出现应力骨折和骨折不愈合。（From Myerson MS, ed. Foot and ankle disorders, vol 2. Philadelphia: Elsevier, 2000：1291.）

诊 断

在此区由于反复的创伤和相对缺乏的血供，可发生应力性骨折。在发生应力性骨折前，有的患者常有不明显的与活动有关的前驱疼痛出现。X 线片常显示骨折部位的硬化或者骨折处少量骨溶解。通常，这些患者有轻度的高弓内翻-旋后的足部姿势，这样的姿势会使足外侧部分长期承受过度负荷。

治 疗

因为这种骨折有相当高的骨折不愈合率，所以关于采取何种治疗最合适仍存在争议。非手术治疗需要延长短腿非负重石膏固定的时间，至少 6 周。尽管制动期延长，但是仍有患者发生骨折不愈合。高水平运动员或其他活动较多的人通常行髓内螺钉固定。经过固定后的患者愈合较快，有一个可预测的功能受限期，再骨折的发生率也较低。尽管有报道行髓内螺钉固定时可植骨也可以不植骨，但是一般没有必要植骨（图 14.44）。

- 术中沿足部外侧缘中段做 1~2 cm 切口。
- 使用较大空心钉的导针沿第 5 跖骨基底部的背内侧，与髓腔方向一致置入。
- 根据术前 X 线片决定螺钉螺纹的大小，以较好地填充髓腔。
- 通常使用髓内螺钉可以获得可预测的效果。
- 如果内固定引发症状，可根据需要取出。
- 大多数患者在术后应以支具保护，使第 5 跖骨不负重，还可以矫正柔韧性的高弓内翻足畸形。

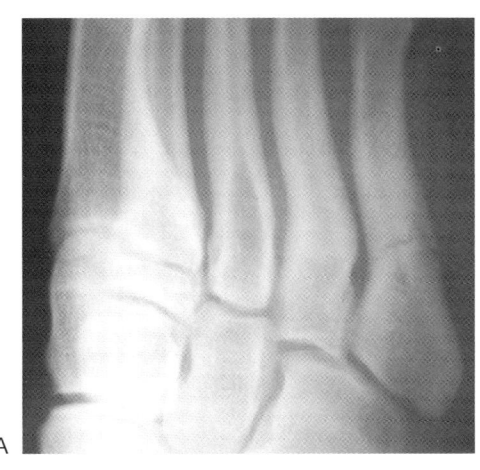
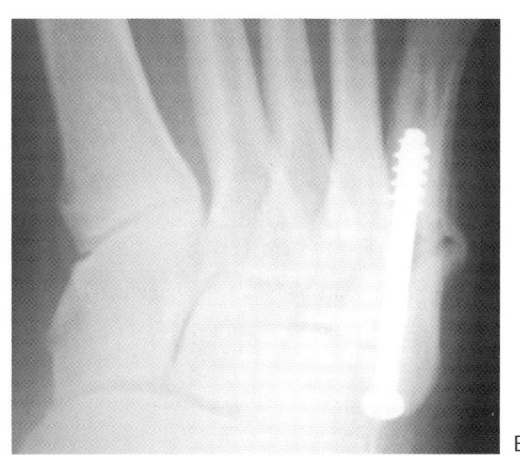

图 14.44 (A) 正位 X 线片示一大学生篮球队队员在扭伤足部后，出现完全性应力骨折。(B) 术后 X 线片示经髓内螺钉固定后出现骨愈合。

籽骨骨折

发病机制

籽骨骨折可由直接或间接创伤引起。由掉落物体砸伤或因高处坠落导致的直接损伤较为常见。间接损伤是因𧿹趾过度背伸造成的撕脱性骨折。

诊 断

体格检查和病史
- 患者有上面所说的直接或间接创伤病史。

临床特征
- 体检发现患者在所累及籽骨区有点状压痛，内侧籽骨损伤更常见。
- 背伸时会加剧疼痛。

影像学特征
- 必须的检查包括正位、侧位和籽骨切线位 X 线片。
- 急性骨折会有不规则的边缘，而二分籽骨边缘相对光滑。

治 疗
- 短腿行走石膏或行走靴制动 4～6 周，然后使用支撑性鞋保护 4～6 周。
- 症状消失经常需 4～6 个月。
- 由于籽骨血供相对较差，延迟愈合或不愈合经常发生，以内侧籽骨尤甚。
- 籽骨骨折的进一步治疗参见第 6 章。

趾骨骨折

发病机制
- 𧿹趾和其他足趾骨折经常是由直接创伤造成。
- 𧿹趾骨折常由坠落物体直接砸伤，或因患者不慎踢到固定物上造成。
  □ 这种骨折通常没有移位，非手术治疗即可，穿木底鞋限制活动待疼痛消失后改穿运动鞋。
  □ 有时，大的骨折片会发生严重移位，并累及趾间关节或跖趾关节，此时需要行切开复位内固定术。
- 第 2～5 小足趾骨折较常见，经常是因踢到固定物上直接创伤造成，如夜间赤脚踢到桌子或椅子腿上发生骨折，也叫"夜行者骨折"（night walker fracture）。
- 这些骨折基本上不需手术，只需将受伤的足趾用胶带与邻趾固定即可（"伙伴式固定"，buddy taping）。
- 骨折压痛在 3～4 周后减退。

（王　智　译　李淑媛　张建中　校）

推荐阅读

Arntz CT, Veith RG, Hansen ST. Fractures and fracture dislocations of the tarsometatarsal joint. J Bone Joint Surg Am 1988;70:173–181.

Bibbo C, Anderson RB, Davis WH. Injury characteristics and the clinical outcome of subtalar dislocations: a clinical and radiographic analysis of 25 cases. Foot Ankle Int 2003;24:158–163.

Boden SD, Labropoulos PA, McCowin P, et al. Mechanical considerations for the syndesmotic screw—a cadaveric study. J Bone Joint Surg Am 1989;19:1548.

Buckley R, Tough S, McCormack R, et al. Operative compared with nonoperative treatment of displaced intra-articular calcaneal fractures: a prospective, randomized, controlled multicenter trial. J Bone Joint Surg Am 2002;84:1733–1744.

Canale ST, Kelly FB. Fractures of the neck of the talus. J Bone Joint Surg Am 1978;60:143–156.

Goldie I, Peterson L, Lindell D. The arterial supply of the talus. Acta Orthop Scand 1974;45:260.

Hawkins LG. Fractures of the neck of the talus. J Bone Joint Surg Am 1970;52:991–1002.

Jahss MH. Traumatic dislocations of the first metatarsophalangeal joint. Foot Ankle 1980;1:15–21.

Joy G, Patzakis M, Harvey J. Precise evaluation of the reduction of severe ankle fractures. J Bone Joint Surg Am 1974;56:979.

Lauge-Hansen N. Fractures of the ankle. Combined experimental surgical and experimental rank analogic investigation. Arch Surg 1950;60:957.

Lindvall E, Haidukewych G, DiPasquale T, et al. Open reduction and stable fixation of isolated, displaced talar neck and body fractures. J Bone Joint Surg Am 2004;86(10):2229–2234.

Ly TV, Coetzee C. Treatment of primary ligamentous Lisfranc joint injuries: primary arthrodesis compared with open reduction internal fixation. A prospective, randomized study. J Bone Joint Surg Am 2006;88(3):514–520.

Marsh JL, Weigel DP, Dirschl DR. Tibial plafond fractures. How do these ankles function over time? J Bone Joint Surg Am 2003;85:287–295.

Michelson JD. Fractures about the ankle. J Bone Joint Surg Am 1995;77:142.

Myerson MS, Fisher RT, Burgess AR, et al. Fracture dislocations of the tarsometatarsal joints: end results correlated to pathology and treatment. Foot Ankle 1986;6:225–242.

Ruedi TP, Allgower M. Fractures of the lower end of the tibia into the ankle-joint. Injury 1969;1:92–99.

Sanders R, Fortin P, DiPasquale T, et al. Operative treatment in 120 displaced intraarticular calcaneal fractures. Results using a prognostic computed tomography scan classification. Clin Orthop 1993;290:87–95.

Sangeorzan BJ, Benirschke SK, Mosca V, et al. Displaced intraarticular fractures of the tarsal navicular. J Bone Joint Surg Am 1989;71:1504–1510.

Shereff MJ. Complex fractures of the metatarsals. Orthopedics 1990;13:875–882.

Teeny SW, Wiss DA. Open reduction and internal fixation of tibial plafond fractures: variables contributing to poor results and complications. Clin Orthop 1993;292:108–117.

Thordarson DB. Complications after treatment of tibial pilon fractures: prevention and management strategies. J Am Acad Orthop Surg 2000;8:253–265.

Thordarson DB. Talus fractures. Foot Ankle Clin 1999;4:555–570.

Thordarson DB, Krieger LE. Operative vs. nonoperative treatment of intra-articular fractures of the calcaneus: a prospective randomized study. Foot Ankle Int 1996;17:2–9.

Thordarson DB, Motamed S, Hedman T, et al. The effect of fibular malreduction on contact pressures in an ankle fracture malunion model. J Bone Joint Surg Am 1997;79:1809–1815.

Torg JS, Moyer J, Gaughan JP, et al. Management of tarsal navicular stress fractures: conservative versus surgical treatment: a meta-analysis. Am J Sports Med 2010;38(5):1048–1053.

Torg JS, Pavlov J, Cooley LH, et al. Stress fractures of the tarsal navicular. J Bone Joint Surg Am 1982;64:700–712.

Wyrsch B, McFerran MA, McAndrew M, et al. Operative treatment of fractures of the tibial plafond: a randomized, prospective study. J Bone Joint Surg Am 1996;78:1646–1657.

Yablon IG, Heller FG, Shouse L. The key role of the lateral malleolus in displaced fractures of ankle. J Bone Joint Surg Am 1977;59:169.

索 引

A

Agility 型关节假体　229
Akinette 截骨　159
Akinette 手术　162
Akin 手术　132
Arizona 支具　223

B

Bohler 角　336
Broden 位　233，336
Brodsky 分型　110
Broström-Evans 法　272
Broström 外踝韧带解剖重建术　271
Budapest 诊断标准　100
白细胞标记扫描　105
本体感觉缺失　269
苯酚神经阻滞　55

C

Canale 位　233
Charcot-Marie-Tooth 病　67
Charcot 关节病　109
Chevron 手术　132
Chopart 关节　6，231
Chrisman-Snook 重建术　272
Cotton 截骨术　203
CPPD 沉积病　262
CRPS 临床诊断标准　100
草地趾　140，263
侧副韧带平衡手术　156
成人获得性平足症　41
创伤性关节炎　328
创伤性神经瘤　97
槌状趾　33，142
锤状趾　33，142

D

Dennis-Weber 分型系统　321
Du Vries 关节成形术　261
Dwyer 截骨　76
代谢性结晶状关节病　220
单纯跟骰关节融合术　237
单纯后方骨性撞击　190
单纯距下关节融合术　234
单纯距舟关节融合术　236
单足提踵试验　199
弹簧韧带复合体　6
第 1 跖趾关节融合术　256
第 1 跖趾关节研磨试验　32
第 5 跖骨基底部撕脱骨折　352
多趾征　24

E

Eichenholtz 分期法　110
Evans 手术　203

F

Freiberg 病　145，165
反射性交感神经营养不良　98
非止点性跟腱炎　182
腓肠肌-比目鱼肌复合体　29
腓肠肌部分延长术　60
腓肠神经卡压综合征　93
腓骨长肌移位　75
腓骨短肌腱撕裂分级　195
腓骨肌腱鞘炎　193
腓浅腱膜　94
腓浅神经卡压综合征　90
分柱理论　246
缝匠趾　144
跗骨窦综合征　313
跗横关节　6，231
跗三角骨　190
俯卧位踝关节镜　317
复杂性局部疼痛综合征　98
副腓骨疼痛综合征（POPS）　197

G

Girdlestone-Taylor 手术　152
改良 McBride 手术　131
改良的 Wagner 溃疡深度/缺血分型　106
干骺端-骨干骨折　352
高弓足　70
跟腓韧带　267
跟骨背侧闭合楔形截骨术　211
跟骨骨骺炎　212
跟骨骨折　335
跟骨后滑囊炎　207
跟骨后角　209

跟骨弧形截骨 77
跟骨前突骨折 339
跟骨撕脱骨折 339
跟骨外侧闭合楔形截骨术 76
跟骨下疼痛综合征 212
跟腱后皮下滑囊炎 207
跟腱延长 60
跟腱炎三联征 183
跟痛症 207
骨筋膜室综合征 339
骨扫描 105
骨髓炎 327
关节唇切除术 254
关节间置成形术 255
关节镜下踝关节融合术 302
关节匹配度 128
关节切除成形 255
关节融合术 223
关节置换术 256

H

Haglund 畸形 207
Haglund 综合征 207
Harris 轴位 336
Hawkins 分型 331
后侧浅间室 10
后侧深间室 10
后踝软组织撞击 286
后踝撞击症 190
后足骨髓炎 109
后足退行性关节病 231
滑膜病变 289
滑膜切除术 223
滑膜软骨瘤病 289
踝-肱指数 105
踝部骨赘分级 299
踝关节不稳 303
踝关节骨髓炎 109
踝关节骨折 307
踝关节骨赘切除术 223
踝关节合并后足退行性关节病 239
踝关节合并距下关节退行性关节病 240
踝关节假体 229
踝关节镜的并发症 308
踝关节扭伤分级 268
踝关节融合术 223
踝关节退行性关节病 220
踝关节外侧副韧带 267
踝关节外侧韧带复合体 8
踝关节阻滞技术 12

踝管 10,85
踝管综合征 85
踝前外侧撞击症 287
踝足矫形器 40
获得性痉挛疾病 46
获得性外侧足趾畸形 148

J

Jones 骨折 16
Jones 手术 74
机械性不稳 268
鸡眼 145,171
急性腓骨肌腱脱位 193
急性腓骨脱位分级 195
急性跟腱断裂 173
急性踝关节扭伤 267
急性距骨软骨损伤 294
挤压试验 31
脊髓刺激器 101
脊髓灰质炎 70
假性痛风 262
间置成形术 255
腱周炎 186
交叉趾 157
焦磷酸盐关节病 262
绞盘机制 212
矫形融合 251
近节趾骨基底闭合楔形截骨术 162
近节趾骨截骨术 255
经皮三段跟腱部分切开松解术 59
胫跟融合术 240
胫后肌腱功能不全 198
胫后肌腱劈开转移术 66
胫后肌移位 64
胫距跟融合 240
胫距关节骨赘 298
胫前肌腱断裂 186
胫前肌腱劈开部分移位术 61
痉挛型畸形 42
痉挛型马蹄内翻足 50
痉挛型脑瘫 44
痉挛型足部畸形 48
局限性顽固性足底角化病 171
距腓后韧带 267
距腓前韧带 267
距骨骨软骨损伤（OCD） 270,290
距骨后突骨折 334
距骨颈骨折 331
距骨头部骨折 334
距骨外侧内翻性骨软骨骨折 295

距骨外侧突骨折 333
距下关节 7
距下关节不稳 270，273
距下关节撑开植骨融合 234
距下关节镜 310，311
距下关节脱位 339

K

Keller 手术 134，255

L

Lachman 试验 149
Lauge-Hansen 分型系统 322
Lisfranc 关节 4，247
Lisfranc 韧带 4，247
类风湿关节炎 289
离心性力量训练 184

M

Manchester 分级 32
Matles 试验 177
Mitchell 手术 132
Moberg 手术 255
Mulder 征 81
慢跑者足 85
慢性腓骨肌腱半脱位 193
慢性跟腱断裂 177
慢性跟腱炎 186
慢性踝关节不稳 270
慢性距骨软骨损伤 295
慢性跖腱膜炎 215
弥散性顽固性足底角化病 172
姆长屈肌腱炎 190，191
姆长伸肌腱断裂 188
姆长伸肌腱移位 137
姆短伸肌腱移位 137
姆僵硬 252
姆内翻 136
姆外翻 124
姆外翻角 128
姆趾间外翻 127

N

脑瘫 44
内侧韧带复合体 8
内在肌群 8

P

Pilon 骨折 227，324
POPS 194

PTTD 198
皮肤灌注压 105

Q

前抽屉试验 30
前跗管综合征 89
前间室 9
前外侧角挤压综合征 286
前外侧软组织撞击 286
前足骨髓炎 109
前足关节炎 252
前足类风湿关节炎 257
前足重建手术 260
枪筒征 151
青少年姆外翻 136
屈-伸肌腱转位术 152
全踝关节置换术 228
全接触石膏 107

R

Rüedi-Allgöwer 分型 325
肉毒素 56
软鸡眼 145
软组织撞击 286

S

Schon 分型 112，337
Semmes-Weinstein 尼龙单丝 104
Sever 病 210，212
Silfverskiold 试验 30
Stieda 突 315
三关节融合术 238，239
三角骨 314
三角骨切除术 316
色素沉着绒毛结节滑膜炎 289
神经性关节病 220
失用症 52
失语症 52
手术松解胫神经 86
手足徐动症 46
双关节融合 238

T

Thompson 试验 35，174
糖尿病足 103
疼痛性残端神经瘤 85
痛风 262
骰骨脱位 349
退行性距下关节炎 315

V

Valleix 现象　86
V-Y 推进术　180

W

Wagner 糖尿病足溃疡分型　106
Weil 跖骨头短缩截骨术　155
外侧间室　9
外侧柱关节融合　251
外侧柱关节炎　251
外侧柱跖跗关节切除成形术　251
外伤性神经损伤　95
顽固性足底角化病　146
微骨折术　295，297
舞蹈者骨折　352

X

下胫腓联合　8
下胫腓联合韧带撞击症　286
小关节镜器械　278
小趾滑囊炎　142，144，160
血友病　289

Y

遗传性运动感觉神经病　66
硬鸡眼　145
游离体　282
游离体摘除术　223
原位融合　249
远端软组织手术　131
远趾间关节切除成形术　156

Z

诊断性注射　222
跖板复合体　125
跖板损伤　140
跖骨背侧闭合楔形截骨术　78
跖骨骨髓炎　109
跖骨骨折　349
跖骨固有内收角　126
跖骨间夹角　128
跖骨头骨软骨病　145
跖骨头无菌坏死　145
跖骨应力性骨折　351
跖骨远端关节固角（DMAA）　126
跖间神经瘤（Morton 神经瘤）　80
跖腱膜松触术　217
跖腱膜炎　212
跖痛症　34，142
跖楔关节背侧楔形截骨融合术　78
跖疣　146
跖趾关节不稳定　142
止点性跟腱炎　207
趾长伸肌腱移位　74
趾骨骨折　353
趾骨间夹角　128
趾间关节脱位　349
趾屈肌腱松解术　63
趾总神经　80
中足骨髓炎　109
舟骨骨折　341
皱纹试验　335
爪状趾　33，142
锥体外系运动失调　48
籽骨半脱位　141
籽骨骨折　352
籽骨关节炎　141
籽骨切除术　139
自体软骨细胞移植　297
足部矫形器　38
足底内侧神经卡压　85
足底外侧神经卡压　85
足底脂肪垫　212
足跟叩击试验　31
足过度背伸征　174
足趾血管压力　105